22. Jahrestagung der Deutschen Gesellschaft für Plastische und Wiederherstellungschirurgie
18. bis 20. Oktober 1984, Hamburg

Die Ästhetik von Form und Funktion in der Plastischen und Wiederherstellungschirurgie

Kongreßthemen: Operative Fächer und Ästhetik
Fehlbildungen und Anomalien – Ästhetische Chirurgie
Traumatologie – Mikrochirurgie, Onkologie – Freie Vorträge

Herausgegeben von G. Pfeifer

Mit 343 Abbildungen und 58 Tabellen

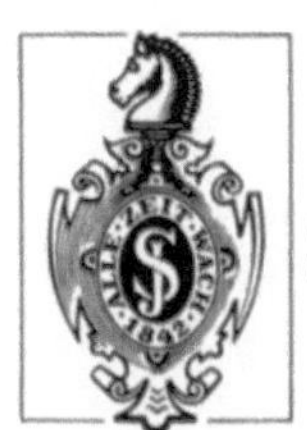

Springer-Verlag Berlin Heidelberg GmbH

Herausgeber

Prof. Dr. Dr. Gerhard Pfeifer
Nordwestdeutsche Kieferklinik
Universitätsklinik Eppendorf
Martinistraße 52, D-2000 Hamburg 20

ISBN 978-3-540-15829-5 ISBN 978-3-662-06634-8 (eBook)
DOI 10.1007/978-3-662-06634-8

CIP-Kurztitelaufnahme der Deutschen Bibliothek. Die Ästhetik von Form und Funktion in der plastischen und Wiederherstellungschirurgie : [18.–20. Oktober 1984, Hamburg] / hrsg. von G. Pfeifer. – Berlin ; Heidelberg ; New York ; Tokyo : Springer, 1985. (... Jahrestagung der Deutschen Gesellschaft für Plastische und Wiederherstellungschirurgie ; 22)
ISBN 978-3-540-15829-5

NE: Pfeifer, Gerhard [Hrsg.]; Deutsche Gesellschaft für Plastische und Wiederherstellungschirurgie: ... Jahrestagung der Deutschen ...

2124/3140-543210

Vorwort

Das Leitthema der 22. Jahrestagung der Deutschen Gesellschaft für Plastische und Wiederherstellungschirurgie vom 18.–20. Oktober 1984 im Kongreßzentrum Hamburg folgte traditionell dem Konzept unserer interdisziplinären wissenschaftlichen Gesellschaft, unter fachübergreifenden Aspekten über operative Probleme, neue Methoden sowie über Spätergebnisse zu berichten und offene Fragen zu diskutieren.

Im Verlauf von 100 Jahren hat die Chirurgie eine zunehmende Spezialisierung erfahren, die den wissenschaftlichen und klinischen Fortschritten Rechnung trägt. Da selbständig gewordene Arbeitsgebiete oft ähnliche oder sogar identische Probleme haben, ist die Rückbesinnung auf die gemeinsame Herkunft und auf das Wesen chirurgischer Prinzipien ein Gebot unserer Zeit. Dazu gehört auch die Wiederherstellung von Form und Funktion mit dem Übergang von der dritten zur vierten Dimension.

Arbeitsteilung und unterschiedliche Schwerpunkte haben es mit sich gebracht, daß seit Jahrzehnten weltweit „allgemeine plastische Chirurgie" und „organgebundene plastische und Wiederherstellungschirurgie" betrieben und in verschiedenen Vereinigungen gepflegt werden. Für beide Richtungen spielt die Ästhetik eine wesentliche Rolle.

Der Umfang des Tagungsberichtes läßt erkennen, daß dieses Thema für alle in unserer Gesellschaft vertretenen Kollegen aus der Chirurgie und ihren Teilgebieten (Kinderchirurgie, plastische Chirurgie, Unfallchirurgie) sowie aus der Augenheilkunde, Gynäkologie, Hals-Nasen-Ohren-Heilkunde, Mund-Kiefer-Gesichtschirurgie, Neurochirurgie, Orthopädie und Urologie Bedeutung hat. Dazu nehmen nach einem herausragenden medizinisch-historischen Festvortrag Repräsentanten aller operativen Fächer Stellung. Trotz Vorverlegung des Beginnes unserer Tagung konnten leider nicht alle Vortragsanmeldungen berücksichtigt werden.

Die Veranstaltung mußte neben unverminderter Klinikarbeit vorbereitet und bewältigt werden. Ich danke dafür allen meinen Mitarbeiterinnen und Mitarbeitern sehr herzlich, den einen für ihre Hilfe bei der Kongreßgestaltung, den anderen für die dazu erforderliche Entlastung in der Klinik.

Der Springer-Verlag hat es, wie schon seit 8 Jahren, übernommen, auch die Vorträge der 22. Hamburger Tagung in großzügiger Ausstattung erscheinen zu lassen. Dafür danke ich den Verlagsmitarbeitern vielmals und wünsche dem Jahresband eine gute Aufnahme bei allen Interessenten für die plastische und Wiederherstellungschirurgie.

Hamburg, im Oktober 1985 | Gerhard Pfeifer

Vorwort

Das Leitthema der 22. Jahrestagung der Deutschen Gesellschaft für Plastische und Wiederherstellungschirurgie vom 18.–20. Oktober 1984 im Kongreßzentrum Hamburg folgte traditionell dem Konzept, [illegible] wissenschaftlichen Gesellschaft, unter interdisziplinären Aspekten [illegible] operative Probleme, neue Methoden [illegible] Langzeitergebnisse zu betrachten und offene Fragen zu diskutieren.

Im Verlauf von [illegible] Jahren hat die Chirurgie eine zunehmende Spezialisierung erfahren, die [illegible] wissenschaftlichen und klinischen Fortschritten Rechnung trägt. Da [illegible] Probleme [illegible] und auf das Wesentliche [illegible] die Wiederherstellung von Form und Funktion [illegible].

Abschätzung [illegible] hat sich gerade [illegible] plastischen [illegible] Organ [illegible] Wiederherstellung [illegible] Ästhetik eine wesentliche Rolle.

Die Gliederung des Tagungsprogramms [illegible] Themen [illegible] alle [illegible] Gesellschaft [illegible] der Chirurgie und ihrer Teilgebiete [illegible] Augenheilkunde, Gynäkologie, Hals-Nasen-Ohren-Heilkunde, Mund-Kiefer-Gesichtschirurgie, Neurochirurgie, Orthopädie, Urologie [illegible] Darstellungen nach einem [illegible] Stellung [illegible] werden.

[illegible] Verwaltung [illegible] Mitarbeiter [illegible] Kongreßgestaltung [illegible] Klinik.

[illegible] Verlag [illegible] die Vorträge der 22. Hamburger Tagung [illegible] Auflage [illegible] Klinikern [illegible].

Hamburg, im Oktober 1985 [illegible]

Inhaltsverzeichnis

Mitarbeiterverzeichnis*

* Die Anschrift jedes erstgenannten Autors ist bei dem entsprechenden Beitrag angegeben

** Seite, auf der der Beitrag beginnt

Begrüßungsansprache des Präsidenten

Sehr verehrte Gäste, meine Damen und Herren,
liebe Kolleginnen und Kollegen!

Zur 22. Jahrestagung der Deutschen Gesellschaft für Plastische und Wiederherstellungschirurgie heiße ich alle Ehrengäste, Gäste und Mitglieder in Hamburg herzlich willkommen.

Namentlich begrüße ich den Vertreter des Senates der Freien und Hansestadt Hamburg, Herrn Senator Prof. Meyer-Abich, Präses der Behörde für Wissenschaft und Forschung, den Präsidenten der Universität Hamburg, Herrn Dr. Fischer-Appelt, den stellvertretenden Sprecher des Fachbereiches Medizin, Herrn Prof. Braun, sowie den Präsidenten der Ärztekammer Hamburg, Herrn Dr. Krauel.

Ein besonders herzlicher Gruß gilt unseren Ehrenmitgliedern, von denen Herr Wollwich und Herr Schmid unter uns sein können. Herr Willenegger und Herr Witt haben wegen anderer Vortragsverpflichtungen brieflich herzliche Grüße und die besten Wünsche übermittelt, die ich auch von meinem verehrten Lehrer Karl Schuchardt, dem Nestor unserer Gesellschaft zu überbringen habe, da sein Befinden zur Zeit zu seinem großen Bedauern eine Teilnahme an unserer Tagung nicht zuläßt.

Für das Sanitätswesen der Bundeswehr und in Vertretung des Inspekteurs heiße ich den Präsidenten der Deutschen Gesellschaft für Wehrmedizin Herrn Admiralarzt Wedel herzlich willkommen.

Unsere relativ junge Gesellschaft ist die Konsequenz einer unaufhaltsamen chirurgischen Spezialisierung. Daraus ergab sich die Einsicht, gemeinsame Interessen über Trennungszwänge zu stellen. Es ist deshalb nützlich und wichtig, an unsere beiden Gründer und ihre Vorstellungen zu erinnern:

Von Seemen brachte 1961 während der 78. Tagung der *Deutschen Gesellschaft für Chirurgie* den Stein ins Rollen. Er sagte: „Es soll erstrebt werden, daß die sich teilweise abzeichnende Absplitterung von Spezialgebieten der Plastischen und Wiederherstellungschirurgie vermieden wird. Aber darüber hinaus wäre es erwünscht und wir streben zu erreichen, daß sich der Sektion für Plastische und Wiederherstellungschirurgie auch Mitglieder anderer operativer Fachgebiete, so unter anderem der Gynäkologie, der Kiefer- und Gesichtschirurgie, der Ophthalmologie, der Orthopädie und der Urologie anschließen."

5 Jahre später hat Bürckle de la Camp als zweiter Präsident dieses Konzept folgendermaßen bekräftigt: „Da sich unter dem Dach der ‚Plastischen und Wiederherstellungschirurgie' alle Fachgebiete der Medizin vereinigen, die solche Operationen zu ihren Aufgaben zählen, haben wir uns bemüht, von Anfang an in unserer ‚Deutschen Gesellschaft für Plastische und Wiederherstellungschirurgie' alle diese Disziplinen zu vereinigen, also die Chirurgie, die Orthopädie, die Kieferchirurgie, die Hals-Nasen-Ohrenheilkunde, die Neurochirurgie, die Urologie, die Augenheilkunde." – Ich habe diese

Die Ästhetik von Form und Funktion
in der Plastischen u. Wiederherstellungschirurgie
Herausgegeben von G. Pfeifer

Betrachtungen hier mit voller Absicht angestellt, um festzulegen, daß wir nicht Fachgebiete, die in ihrer Arbeit uns verwandt sind, absplittern lassen wollen, sondern daß wir eng verbunden mit ihnen Schulter an Schulter arbeiten wollen. Und damit vertreten wir auch die Entwicklung unseres Forschungs- und Behandlungsgebietes, dem vor über 100 Jahren Zeis erstmals einen Namen gegeben und wie es uns Dieffenbach, von Langenbeck, Lexer, Axhausen und andere gegeben und zum Weiterausbau hinterlassen haben.

Diese Begleitworte sind eine Art Credo unserer Gesellschaft geblieben. Sie haben ihre Aktualität behalten und heute ein noch größeres Gewicht als früher. Ich freue mich deshalb sehr, daß alle deutschen wissenschaftlichen Gesellschaften der operativen Fächer meine Einladung positiv aufgenommen haben und in Person von Präsidenten oder Vorstandsmitgliedern an dieser Sitzung teilnehmen, namentlich von den Deutschen Gesellschaften für Chirurgie, Unfallchirurgie, Gynäkologie, Hals-Nasen-Ohrenheilkunde, Kopf- und Halschirurgie, Mund-, Kiefer- und Gesichtschirurgie, Neurochirurgie, Opthalmologie, Orthopädie und Urologie.

Regelmäßige Einladungen an die Präsidenten dieser Gesellschaften werden auch in Zukunft dazu beitragen, das Verständnis für die Notwendigkeit einer engeren Zusammenarbeit in der Plastischen und Wiederherstellungschirurgie zu fördern. Natürlich sind die Gewichte von Fach zu Fach verschieden. Das hängt auch damit zusammen, daß viele Maßnahmen der Wiederherstellung gar nicht als ein besonderer Anteil sondern als zugehörige Phase einer Operation empfunden werden. Ich hoffe deshalb, daß auch in den in unserer Gesellschaft schwächer vertretenen Disziplinen die Überzeugung wächst, daß wir in unseren plastischen und rekonstruktiven Aufgaben oft gar nicht weit voneinander entfernt sind. Unsere Tagungen und später die Kongreßbände geben dafür viele Anregungen und Informationen.

Unsere interdisziplinäre Zusammenarbeit hat sich jetzt 22 Jahre bewährt und sie hat Zukunft, denn sonst hätte ich nicht die Möglichkeit wie jeder meiner Vorgänger im Amt, viele neue Mitglieder herzlich begrüßen zu können.

Arbeitsteilung und unterschiedliche Schwerpunkte haben es mit sich gebracht, daß seit Jahrzehnten weltweit „Allgemeine Plastische Chirurgie“ und „Organgebundene Plastische und Wiederherstellungschirurgie“ betrieben und in verschiedenen Gesellschaften gepflegt werden. Über dieses Thema hat es viele Diskussionen gegeben, insbesondere dann, wenn die Aufgaben von berufsständischen Organisationen und wissenschaftlichen Vereinigungen miteinander verquickt wurden oder wenn es um den nationalen und internationalen Vertretungsanspruch ging.

Das Rad der Geschichte läßt sich jedoch nicht zurückdrehen. So schmerzlich es für unser Mutterfach die Chirurgie auch sein mag, alle aus ihr stammenden und im Verlaufe von mehr als hundert Jahren selbständig gewordenen operativen Disziplinen haben die Plastische und Wiederherstellungschirurgie ihres Gebietes natürlich mitgenommen, gepflegt und weiterentwickelt. Das ist aber auch im Zentralfach geschehen. Die Existenz von 5 Teilgebieten in der Chirurgie, denen vielleicht noch weitere folgen werden, läßt erkennen, daß selbst im Abstammungsfach kein Chirurg mehr alles leisten kann sondern speziellen Entwicklungen Raum und Anerkennung gegeben werden muß. Es ist deshalb nicht nur ein Anachronismus sondern auch unredlich, wenn jemand behauptet, er beherrsche die Plastische und Wiederherstellungschirurgie von Kopf bis Fuß. Niemand kann diesem Anspruch mehr nachkommen. Auch die „Allgemeine

Plastische Chirurgie" ist im Ausland zu einer Dachgesellschaft geworden mit Spezialisierung für bestimmte Organbereiche. Damit ist nun die Situation eines Wegekreuzes entstanden, an dem sich nach unterschiedlichen Weiterbildungsgängen Aufgaben und Interessen treffen.

Ich war und bin deshalb der Auffassung, daß die Plastische und Wiederherstellungschirurgie in einem Lande nur wachsen, blühen und gedeihen kann, wenn sich die Erkenntnis durchgesetzt hat, daß es sowohl eine Allgemeine Plastische Chirurgie als auch eine organgebundene Plastische und Wiederherstellungschirurgie geben muß. Nichts liegt näher als an einem Strang zu ziehen, um international ein Optimum an Repräsentanz und Beachtung zu erreichen, insbesondere in unserem Lande, das über 100 Jahre eine führende Position in der Plastischen und Wiederherstellungschirurgie inne hatte. Es ist deshalb höchste Zeit, daß die deutsche Vertretung international wieder mit einer Stimme spricht und so wie es die Gründungsväter unserer Gesellschaft wollten, allen Allgemein- und Spezialchirurgen als Heimstatt und Plattform dient, die an der Plastischen und Wiederherstellungschirurgie ihres Arbeitsgebietes besonderes Interesse haben. Die Satzung unserer Gesellschaft bietet dafür ebenso wie die Satzung der Deutschen Gesellschaft für Chirurgie vor Einführung der Teilgebiete den passenden liberalen Rahmen. Dann wird es auch wieder zu gemeinsamen Tagungen, zu noch größerer Beachtung unserer Publikationen im In- und Ausland und zu einem Miteinander anstelle des Neben- oder Gegeneinanders kommen können. Es ist mein großer Wunsch, daß diese Vision bald Wirklichkeit wird.

Als Teilnehmer aller früheren Tagungen habe ich mich manchmal gefragt, worin die Attraktivität einer Gesellschaft liegt, die über das eigene Fachgebiet hinaus zusätzliches Engagement erfordert und in der berufliche und akademische Ambitionen keine große Rolle spielen. Aus eigenem Erleben und vielen Unterhaltungen habe ich den Eindruck gewonnen, daß jüngere Kollegen nach jahrelanger fachspezifischer Arbeit zunehmend mit Aufgaben der Wiederherstellungschirurgie konfrontiert werden und ihren Orientierungshorizont erweitern möchten. Denn während die Behandlung von Krankheiten, Verletzungen und Fehlbildungen zunächst den anatomischen und organspezifischen Erfordernissen folgt, gibt es für die zweite Phase operativer Eingriffe – die Wiederherstellung von Funktion und Form – Prinzipien, die fachübergreifend ähnlich oder sogar identisch sind.

Das fängt bei der Formung von Hohlorganen an, betrifft die Stabilisierung von Skeletteilen, alle Arten von Transplantationen, die Inkorporation von Fremdmaterial oder die Auffüllung von Defekten und endet schließlich mit der Verschluß- und Nahttechnik an der Oberfläche.

Dieser jüngeren Generation sollte unsere besondere Aufmerksamkeit gelten, denn ihr wird später die Bewahrung der Tradition und die interdisziplinäre Pflege der Plastischen und Wiederherstellungschirurgie anvertraut sein.

Wir Älteren entdecken noch andere Vorzüge als Mitglieder unserer Gesellschaft. Wer an vielen berufsständischen Gefechten teilgenommen hat, empfindet zunächst die Friedfertigkeit und Toleranz auf unseren Tagungen als wohltuend. Brust, Hand, Nerven, vordere Schädelbasis, Lider, Nase und Gesicht sind dem Blickfeld von Weiterbildungsordnungen, Operationskatalogen und Berufspolitik etwas entrückt. Was zählt, ist die Leistung und erst sekundär die fachliche Herkunft der Referenten. Gemeinsame Interessen und persönliche Kontakte haben nach etwas stürmischen Anfangsjahren allmählich ein Klima des Vertrauens geschaffen. Das ist meiner Ansicht nach die kostbarste Errungenschaft im Leben unserer Gesellschaft.

Aber auch das Informationsbedürfnis spielt für uns Ältere eine große Rolle. Wir werden zwar auf unseren Spezialgebieten immer erfahrener, haben es dafür aber schon aus zeitlichen Gründen in Amt und Würden zunehmend schwerer, über unsere Fachzäune hinweg auf dem Laufenden zu bleiben. Wer von uns denkt nicht manchmal mit etwas Wehmut an sein Studium zurück, als er von Stunde zu Stunde Neues aus der gesamten Heilkunde zu hören und zu sehen bekam.

Ein Teil dieses breiten Spektrums ist in unserer Gesellschaft verankert worden und erhalten geblieben. Wer nicht mehr in der Lage ist, die Primärliteratur anderer Fachdisziplinen zu lesen, begrüßt dankbar die Möglichkeit, kurz und präzise aus erster Hand über Fortschritte informiert zu werden. Ich bin deshalb den Gepflogenheiten meiner Vorgänger gern gefolgt, bei der Programmgestaltung die Fachgrenzen in den Sitzungsabschnitten zu vernachlässigen.

Unsere interdisziplinären Leitthemata sollen die wissenschaftliche Neugier und das Interesse an praktischen Fragen wachhalten und die Aufmerksamkeit auch auf Gebiete jenseits der Medizin lenken. Im letzten Jahr haben wir uns mit den Biomaterialien beschäftigt und dabei Chemie, Physik und Technik einbezogen. Dieses Jahr führt der Weg nun in die entgegengesetzte Richtung, in die Philosophie unter dem Hauptthema „Die Bedeutung der Ästhetik von Form und Funktion in der Plastischen und Wiederherstellungschirurgie bei Anomalien, Krankheiten und Verletzungsfolgen,"

Dabei geht es um wesentliche Fragen: Wie empfinden Patienten ihr Schicksal, und wie verhält sich ihre Umwelt? Wie empfinden wir unsere Tätigkeit, und wie beurteilen wir die Ergebnisse unserer Bemühungen, wie war es früher, und wie ist es heute?

Auf diese Fragen möchten wir gern zeitgemäße Antworten finden, denn die Rückbesinnung auf das Wesen des Menschen als Teil der Natur macht auch vor den bisher gültigen Urteilskriterien in der operativen Medizin nicht halt. Die ohnehin sehr subjektive ästhetische Betrachtungsweise hat in zunehmendem Maße eine soziale Komponente bekommen, die ich mit den drei Stichworten ‚absolute Indikation, relative Indikation und Wunschoperation' nur andeuten kann.

Leider kommt die handwerklich-technische Seite mit ihren phänomenalen Fortschritten häufiger und schneller in die Schlagzeilen als es nützlich ist. Sie ist jedoch nur Mittel zum Zweck.

Oft bleibt unberücksichtigt oder verborgen, wie es in unseren Patienten aussieht. Wie verarbeiten sie ihre Ausnahmesituation? Was geht in ihnen vor, wenn ihnen Therapiepläne mit mehreren Operationen vorgeschlagen werden wie z.B. bei Anomalien, nach Tumoroperationen, Trümmerfrakturen oder Verbrennungen. Lassen sich ihre Erwartungen erfüllen, oder ist es erforderlich, behutsam und allmählich auf die Grenzen chirurgischer Möglichkeiten hinzuweisen. Alle diese Fragen lassen erkennen, daß die Ästhetik als Begleitschatten der Plastischen und Wiederherstellungschirurgie manchmal mehr, manchmal weniger im Vordergrund steht, aber als zentraler Bestandteil des Lebensgefühles immer große Beachtung verdient.

Nun habe ich nicht nur die angenehme Pflicht, sondern auch die Ehre und Freude, Ihnen drei Grußadressen ankündigen zu können. Zunächst spricht Herr Senator Meyer-Abich.

Grußworte

Für den Senat der Freien und Hansestadt Hamburg

Senator Prof. Dr. K.M. Meyer-Abich

Sehr verehrte Kolleginnen und Kollegen, meine Damen und Herren!

Zur 22. Jahrestagung Ihrer Deutschen Gesellschaft für Plastische und Wiederherstellungschirurgie begrüße ich Sie im Namen des Hamburger Senats und im Namen der Bürger dieser Stadt. Es ist mir außerdem eine besondere Freude, da ich im Hauptberuf Philosoph bin, Sie gerade zu dem philosophisch orientierten Thema Ihrer Tagung mit einem Grußwort bedenken zu dürfen.

Besonders beeindruckt hat mich bei der Durchsicht Ihres Programms zunächst, wie sehr nicht nur in den konservierenden, sondern auch in den operativen Fächern, wie sie hier vertreten sind, immer wieder der Wunsch nach interdisziplinärer Zusammenarbeit in einem größeren Rahmen zum Ausdruck kommt. Der technische Fortschritt hat es offenbar mit sich gebracht, daß eine Grenzsituation erreicht wird, in der sich einmal auch in Ihren Gebieten die Frage stellt, wie weit es human und sinnvoll ist, alle operativen Möglichkeiten auszuschöpfen, und zum anderen die Frage, wie weit in Zukunft wissenschaftliche, beispielsweise medizinische Fortschritte von der Solidargemeinschaft der Gesellschaft finanzierbar sein werden.

Diese Frage wird sicherlich ein zentrales Thema der künftigen Gesundheitspolitik bleiben. Sie ist aber nicht auf die Medizin beschränkt.

Für sehr bedeutsam halte ich gerade in diesem Zusammenhang das Hauptthema Ihrer Tagung, nämlich die ästhetische Bewertung unseres Handelns. Denn es sieht mir so aus, daß die Bildung der ästhetischen Urteilskraft eine ganz entscheidende Voraussetzung dafür ist, daß wir Lösungen der großen Probleme der Industriegesellschaft finden, soweit es Lösungen gibt. Ich denke dabei insbesondere an die Umweltprobleme.

Wir haben ja durch Wissenschaft und Technik versucht, uns nach dem von Francis Bacon so pointiert formulierten Programm der Entsündigung des menschlichen Verstands sozusagen einen Schleichweg zurück ins Paradies zu bahnen, haben uns dabei sehr rücksichtslos unserer natürlichen Mitwelt bedient und außer acht gelassen, daß wir selber ein Teil der Natur sind – und zwar ein Teil, der in besonderer Weise Verantwortung für das Ganze trägt.

Erst seitdem wir in Gestalt der Umweltprobleme erkennen, daß wir mit der natürlichen Mitwelt auch die natürlichen Grundlagen unseres eigenen Lebens vernichten, versuchen wir zu retten, was noch zu retten ist. Aber die Umweltpolitik hat offenbar noch keinen Halt gegen die zerstörerischen Kräfte gefunden und kommt jedenfalls bisher immer wieder zu spät.

Die Ästhetik von Form und Funktion
in der Plastischen u. Wiederherstellungschirurgie
Herausgegeben von G. Pfeifer

Demgegenüber, und darauf möchte ich Sie aufmerksam machen, hat es von Anfang an – seit weit mehr als hundert Jahren, also ungefähr seitdem es die Industrialisierung in Deutschland gegeben hat – eine ästhetische Kritik der Umweltzerstörung gegeben. Zum Beispiel haben Heimatschützer hier in der Gegend, in Schleswig-Holstein, sich gegen die Beseitigung der Knicks, der bepflanzten Wälle zwischen den Feldern ausgesprochen. Und zwar haben sie sich dagegen eigentlich gewandt, weil diese Knicks zur Schönheit der Landschaft gehörten und weil die Beseitigung der Knicks die Schönheit der Landschaft beeinträchtigte. Sie haben das dann so ähnlich rationalisiert, wie es auch heute oft geschieht, wenn gesagt wird, Umweltschutz sei um der Gesundheit willen notwendig oder um irgendwelcher ökonomischer Vorteile willen. Damals war es nicht die Ökonomie, die für gesellschaftliche Bewertungen im Vordergrund stand, sondern das Militär. Sie haben also als Grund angegeben, diese Knicks seien wichtig, weil man sich dahinter gut verstecken und besser schießen könne, um das Land zu verteidigen; deswegen sollten die Knicks bleiben.

Aber das war genauso vorgeschoben wie die ökonomische Rationalität, die man heute immer wieder bemüht, um zu begründen, etwas dürfe nicht kaputt gemacht werden. In Wirklichkeit folgte die Kritik einer Art Frühwarnsystem, und zwar einem ästhetischen Frühwarnsystem dafür, daß hier etwas passiert, was bös' endet, und wie bös' es endet, das erleben wir ja heute unter anderem durch das Sterben des Walds. Inzwischen sehen wir außerdem, daß die Knicks auch landschaftsökologisch wahrhaft nützlich gewesen sind. Aber das Entscheidende ist, daß das ästhetische Sensorium eine Art Frühwarnsystem – ein plastischer, aber etwas zu technischer Ausdruck – gegen die Zerstörung der industriellen Welt sein kann.

Von grundsätzlicher Bedeutung ist, wie mir scheint, insbesondere, daß, wenn wir etwas als schön erfahren, wir es ja als es selbst in seinem Eigenwert als schön erfahren, und nicht nur als schön oder irgendwie nützlich für uns. Sondern zur wirklichen Erfahrung von Schönheit gehört, wie Kant sagte, auch das interesselose Wohlgefallen, etwas in seinem Eigenwert gut zu finden. Daß es z.B. Wale gibt, gehört auch dann zur Schönheit oder zur ästhetischen Qualität der Welt, wenn noch keiner von uns je einen Wal gesehen hat, und dasselbe gilt für die Zwergbarsche, wenn es sie außer im Tennessee-River nirgends sonst mehr gibt.

Der ästhetische Sinn hilft uns also, die Dinge in ihrem Eigenwert zu respektieren, die natürliche Mitwelt um ihrer selbst willen gelten zu lassen, nicht nur aus menschlichem Eigennutz und Interesse – und eben dies ist, wie mir scheint, das Kriterium, das uns in der Umweltpolitik abgeht.

Für den Arzt nun, meine Damen und Herren, ist es ja wohl immer schon selbstverständlich, daß der Patient um seiner selbst willen und nicht um des Arztes willen behandelt wird. Möglicherweise kann uns die Medizin auf dem Weg zu einer sozusagen universalen Gesundheitswissenschaft, die den Menschen und die natürliche Mitwelt umfaßt, ein Vorbild sein, und vielleicht können Sie durch diesen Kongreß ein wenig dazu beitragen, daß dieser Weg gegangen wird.

Ansprache des Präsidenten der Universität Hamburg

Dr. P. Fischer-Appelt

Herr Präsident, sehr verehrter, lieber Herr Pfeifer,
Herr Senator, meine Damen und Herren!

Im Namen der Hamburger Universität begrüße ich Sie alle, meine Damen und Herren, sehr herzlich aus Anlaß der 22. Jahrestagung Ihrer Vereinigung, die den schönen Namen „Deutsche Gesellschaft für Plastische und Wiederherstellungschirurgie" trägt. Ich gestehe Ihnen, daß von diesem Namen und dem darin beschriebenen Handlungsziel eine nicht geringe Faszination ausgeht. Wir sind gewohnt, Wissenschaft in ihrer disziplinären Gestalt in Erfahrung zu bringen und uns im Rahmen einer solchen Gliederung, in der wir selbst einen Ort haben, mit aller Neugier und allem Engagement dem Fortschritt der Disziplin zu widmen. Es liegt jedoch zumeist ein anderer Bezugsrahmen vor, wenn wir in dieser Weise gegenstandsbezogen zusammenarbeiten, wie es in Ihrem Falle gegeben ist. Und nicht allein gegenstandsbezogen: auf den Menschen bezogen, auf ihn als leidende Kreatur, die durch Friktionen, Verletzungen und Beeinträchtigungen der verschiedensten Art in ihrer Funktionsfähigkeit, mehr noch: in ihrer Menschlichkeit verletzt ist.

Es gibt ein Wort im Talmud, Sanhedrin 38a, an dem man ablesen kann, daß die Individualität des Menschen vielleicht nicht allein eine Erfindung der griechischen Tradition in der abendländischen Welt ist. „Durch drei Dinge unterscheidet sich der eine Mensch von dem anderen: durch seine Stimme, durch sein Gesicht und durch seine Ansichten." Dieses Wort aus dem Talmud bringt uns in Erinnerung, daß Stimme und Gesicht offenbar wesentlichste Merkmale zur Bestimmung unserer Persönlichkeit und damit unserer Individualität sind. Die hebräische Tradition ordnet die Stimme dem Gesicht vor. Vielleicht ist darin ein Reflex der jahrhundertelangen Auseinandersetzung mit einer heidnischen Umgebung zu erkennen, in der der Bilderkult und also die Bilder selbst und insofern diese Bilder als menschliche Bilder, als Masken, und das ist ja die ursprüngliche Bedeutung des Wortes Person, zum Vorschein kamen, auch beschworen werden konnten, in der diese Bilder gleichsam eine kritische Dimension unserer Erfahrung darstellen. Es ist sicher keine Möglichkeit in diesem Wort zu entdecken, das eine gegen das andere auszuspielen; es ist aber wohl darin die Erfahrung bewahrt, daß die Stimme auf das Gehör angewiesen ist und das Gehör auf das Wort, und das Wort, das uns erreicht, ist vielleicht das früheste, das uns überhaupt Menschlichkeit gewährt – ein Name nämlich, und nicht ein Begriff. Vielleicht fängt alle Wissenschaft mit einem Namen an, unentdeckt, verborgen und doch Geistesgegenwart allein verbürgend; so auch die Medizin.

Vor 13 Jahren hatte ich die erste Gelegenheit, auf einem großen Kongreß zu Ehren von Herrn Schuchardt in Eppendorf anläßlich seines 70. Geburtstages die Bedeutung der Kiefer- und Gesichtschirurgie für die Wiederherstellung des Gesichtes kennenzulernen. Unter Ihnen, meine Damen und Herren, befinden sich viele Kolleginnen und

Die Ästhetik von Form und Funktion
in der Plastischen u. Wiederherstellungschirurgie
Herausgegeben von G. Pfeifer

Kollegen, die zur Wiederherstellung der deformierten menschlichen Gestalt von Kopf bis Fuß zu jeweils ihrem Teil beizutragen versuchen. Aber am faszinierendsten erscheint uns allen die Wiederherstellung eines Gesichtes. Daß dies auf eine Weise möglich geworden ist, wie wir das an vielen Bildern gesehen haben, an Menschen erfahren haben, daß Menschen dies selbst in Erfahrung bringen können, daß sie wieder sie selbst werden, so wie sie sich einmal bekannt gemacht haben und sich selbst bekannt waren, das finde ich eine der wichtigsten Entwicklungen in der Medizin – etwas, was uns damit versöhnen kann, daß wir mit unseren Erfindungen und Entwicklungen auch so viel unbeherrschtes Vorgehen in die Welt gebracht haben, da wir doch noch immer verstärkt in dem Widerspruch leben, in dem das Herstellen unserer gegenständlichen Welt und die Beherrschung unserer Mittel und Möglichkeiten als die Qualität, uns selbst zu beherrschen, in Divergenz zueinander stehen.

Ich freue mich sehr, meine Damen und Herren, daß Sie als Menschen ganz verschiedener Ansichten hierher nach Hamburg gekommen sind. Sie haben diese nicht nur fachlich begründet, sondern auch menschlich, sozial, politisch. Was wäre unsere Welt, wenn wir nicht alle verschiedene Ansichten hätten und uns darum bemühen müßten, einen Konsens zu finden, in dem wir gemeinsam leben wollen – und hinter einem Konsens steckt immer diese Art des Wollens. Es ist ja sogar in der Wissenschaft so, daß die Unterschiedlichkeit der wissenschaftlichen Ansichten zuweilen größer zu sein scheint als die Zahl der Personen, die sie teilen. Und insofern ist auch Konsens, auf diesem scheinbar so sehr nach allgemeinen Regeln geordneten Felde, das wichtigste überhaupt – Konsens, der sich durch die Kritik unserer Erkenntnis bildet.

Das Letzte, was man bei diesem Wort bedenken kann, ist die Frage, welche Aussichten wir eigentlich haben, wenn uns Stimme, Gehör und Ansichten zu eigen sind. Ich vermag darüber prophetisch nichts zu sagen und wissenschaftlich schon gar nicht, denn das hängt von den Fortschritten der jeweiligen Disziplin oder auch in diesem Verbund, den Sie vertreten, von ihrer gemeinsamen Arbeit ab. Aber ohne Aussicht zu leben auf das, was unsere Hoffnung trägt, ein wenig Gerechtigkeit, ein wenig Freiheit, ein wenig Frieden mehr zu verwirklichen, als wir sie gegenwärtig besitzen, ohne Aussicht darauf, Menschen zu einem lebenswerten Leben zu verhelfen, wird, denke ich, niemand seine Arbeit zufrieden und gewürdigt tun können. Daß Sie dies alle tun mögen und daß Sie diese Tagung in Hamburg in dieser Aussicht bestärken möge, das ist mein Wunsch, den ich Ihnen ganz persönlich und namens der Hamburger Universität übermitteln möchte.

Grußwort des stellvertretenden Sprechers des Fachbereichs Medizin

Prof. Dr. W. Braun

Herr Senator, Herr Präsident, sehr verehrte Damen, meine Herren,
liebe Kolleginnen und Kollegen, lieber Herr Pfeifer!

Es ist mir eine Ehre und eine Freude, zur Eröffnung der 22. Jahrestagung der Deutschen Gesellschaft für Plastische und Wiederherstellungschirurgie allen Teilnehmern und Gästen die besten Grüße und Wünsche des Fachbereichs Medizin der Universität Hamburg zu übermitteln. Wir verstehen das als Zeichen der Anerkennung, aber auch der Ermunterung, wenn Sie Hamburg jetzt wiederholt zum Ort Ihrer wissenschaftlichen Auseinandersetzungen gemacht haben.

Ihre Gesellschaft hat in Hamburg einen zentralen Stützpunkt in einem großen Universitätsklinikum mit allen chirurgischen Disziplinen sowie in allgemeinen und frei gemeinnützigen Hamburger Krankenhäusern. Die Tradition auf dem Gebiet der Plastischen und Wiederherstellungschirurgie in unserer Stadt reicht bis ins letzte Jahrhundert zurück, hat aber besonders nach dem 2. Weltkriege durch Herrn Schuchardt und Herrn Bischoff – beides frühere Präsidenten Ihrer Gesellschaft – großen Auftrieb bekommen. Inzwischen hat sich die Erkenntnis längst durchgesetzt, daß die klinische Verwirklichung neuer wissenschaftlicher und technischer Ergebnisse und Entwicklungen auf den Gebieten der Fehlbildungen, Tumoren und Verletzungen nur interdisziplinär gewährleistet werden kann.

Nach Herrn Schuchardt hat das in unserem Universitätsklinikum Herr Kollege Pfeifer zu einem großen Teil auf den Weg gebracht und die Mund-, Kiefer- und Gesichtschirurgie ebenso zu einem Kristallisationspunkt der Plastischen und Wiederherstellungschirurgie in Hamburg gemacht wie Herr Jungbluth – Ihr Präsident vor 2 Jahren – die Unfallchirurgie. Auch in den anderen operativen Kliniken für Augenheilkunde, Gynäkologie, Hals-Nasen-Ohrenheilkunde, Herz- und Gefäßchirurgie, Kinder- und Abdominalchirurgie, Neurochirurgie, Orthopädie, sowie Urologie gehört die Wiederherstellungschirurgie zu den Selbstverständlichkeiten des täglichen Arbeitsprogrammes. Das ist auch in den anderen Hamburger Krankenhäusern so.

Und wie anderswo auch, wird bei uns über unterschiedliche Auffassungen, insbesondere in der Definition der Plastischen Chirurgie und ihrem Verhältnis zur Wiederherstellungschirurgie diskutiert. Daß die Grenzen fließend sind, haben schon die Gründer dieser Gesellschaft v. Seemen und Bürckle de la Camp vor 20 Jahren festgestellt. Das hat sich bis heute nicht geändert. Der Entwicklung hat diese Diskussion eher genützt. Möglicherweise ist es sogar die so vorprogrammierte Dynamik, die eine der Ursachen dieser schnellen und stürmischen Entwicklung ist.

Fächerübergreifendes, gemeinsames Handeln bringt für Patienten immer und sofort Vorteile. Es wird bei uns gepflegt, auch in der Tumor-Diagnostik, -Therapie und -Nachsorge. Es wird in Eppendorf gepflegt in der Zusammenarbeit der Grundlagenforschung mit der Klinik, wie sich aus dem Eingang von einigen Methoden aus Sonderforschungsbereichen direkt in die Therapie in letzter Zeit nachweisen läßt.

Die Ästhetik von Form und Funktion
in der Plastischen u. Wiederherstellungschirurgie
Herausgegeben von G. Pfeifer

Die jüngste Entwicklung auf diesem Gebiet ist die Institutionalisierung eines Norddeutschen Zentrums für Craniofaciale Anomalien. Bisher eher begrenzte Therapiemöglichkeiten sollen optimiert werden für eine Reihe von Patienten mit schweren Mißbildungen. Über Aufgaben und Möglichkeiten eines solchen Zentrums wird Sie Herr Kollege David, unser australischer Gast, anschließend eingehend informieren.

Meine Damen und Herren, als Vertreter eines theoretischen Fachs, der Pharmakologie, ist mir besonders gut bewußt, was hier für Hintergrundarbeit nötig ist, um therapeutische Erfolge zu gewährleisten oder zu verbessern. Anaesthetika, Analgetika, Cytostatica, Antibiotica, Plasma-Ersatzmittel und vieles andere, um pharmakologiespezifische Umstände zu nennen, müssen neben vielen anderen entwickelt, erprobt, sicher gemacht werden, damit operiert werden kann. Kausalität und Kontinuität sind gegeben und erkennbar. Für den Fachmann eigentlich eine Selbstverständlichkeit.

In der öffentlichen Diskussion werden die Akzente jedoch ungleich gesetzt. Jeder erfolgreiche große oder auch kleine Schritt in der Therapie wird gefeiert, gefordert, der Routine zugeführt und ist damit häufig auch ohne weitere Reflektion Selbstverständlichkeit im täglichen Leben. Neue Erfolge werden erwartungsgemäß schnellstens adaptiert und übernommen. Auffällig und weniger zu erwarten sind die Begleittöne, die gleichzeitig gegen eine Reihe von Gebieten, auch der medizinischen Grundlagenforschung angeschlagen werden. Kollegen, die die Grundlagen des einen oder anderen Verfahrens oder Vorgehens erarbeiten, werden entweder wegen der angewendeten Methoden oder aus Gründen, die aus vielerlei anderen Quellen zusammenfließen oft hart und nicht immer fair kritisiert. Wenn aber die Zusammenhänge zwischen Ursache und Wirkung.in der Kausalkette Grundlagenforschung-Therapie nicht gesehen, verdrängt oder absichtlich verneint werden, entsteht der Eindruck daß der medizinische Fortschritt einfach, unter anderem sozusagen zum Null-Tarif zu haben ist. Das ist ein großer Irrtum. Hier scheint mir Aufklärung dringend, ganz dringend nötig wenn die Bemühungen um Patienten, denen immer noch ungenügend oder gar nicht geholfen werden kann, einen Sinn behalten sollen und wenn unsere Therapie nicht eines Tages von ihren eigenen Grundlagen im Stich gelassen werden soll. So wünsche ich dieser Tagung viel Erfolg, nach innen, aber ganz besonders auch nach außen.

Vielen Dank.

Festvortrag

Die Geburt der Ästhetik im alten Griechenland und ihre Beziehungen zu bildender Kunst, Gymnastik und Medizin (Erweiterte Fassung des Vortrages)

M. Michler

Em. Direktor des Institutes für Medizingeschichte der Universität Gießen, Ernst-Putz-Straße 36, D-8788 Bad Brückenau

Charles Lichtenthaeler zum 70. Geburtstag in Verehrung und Freundschaft.

Am Anfang seiner „Antiken Ästhetik" schreibt Wilhelm Perpeet den einprägsamen Satz: „Geschichte der Ästhetik ist keine der Kunstphilosophie, weil philosophische Ästhetik Philosophie des Schönen und nicht der Kunst und schöne Kunst die Ausnahme und nicht die Regel ist" [1]. Diese scharfe Abgrenzung des Begriffes muß eine Heilkunde betroffen machen, die in dem Ausdruck «Ästhetische Medizin» einen Schutzschild sah, um sich in ihren seriösen Bemühungen um eine menschenwürdige Wiederherstellung von Form und Funktion am kranken und mißbildeten Menschen abzugrenzen von dem, was unter Namen wie „Schönheitsmedizin" oder „kosmetische Chirurgie" im Schwange ist.

Wer von Ästhetik spricht, muß also von Schönheit reden. Seit August G. Baumgarten vor knapp 250 Jahren die Ästhetik als neue philosophische Disziplin begründete, war ihr Ziel "*die Vollkommenheit der sensitiven Erkenntnis als solcher; und das ist die Erkenntnis der Schönheit*". Bezeichnenderweise nennt sich ein Standardwerk des vorigen Jahrhunderts in seiner ersten Auflage: „Die Schönheit und die schöne Kunst" und in seinen weiteren dann schlicht: „Ästhetik" [2]. Seit ihrem Bestehen also fragt die Ästhetik nach dem Schönen, und ihr Begründer gab ihr diesen Namen, weil sie anders als Logik und Ethik nicht der *cognitio intellectiva* zugänglich, sondern nur durch die *cognitio sensitiva* empfindbar und beobachtbar ist [3]. Während die beiden alten philosophischen Disziplinen mit Denken und Vernunft als gemeinsamer Erkenntnismethode ihre Namen von ihrem Inhalt ableiten, bezeichnete Baumgarten – aus der rationalistischen Schule von Christian Wolff – die neue nach dem nur ihr eigenen Erkenntnisweg mithilfe sinnlicher Wahrnehmungen. Schließlich bedeutete «*αἴσθησις*» schon in der griechischen Medizin «Empfindung» im neurologischen Sinn [4], und Ausdrücke wie Par- oder Hyperästhesie bezeugen das noch in unserer Fachsprache.

Wie kontrovers auch immer die weitere Entwicklung der Ästhetik verlaufen ist, darin herrscht Einigkeit, daß ihre Entstehung ohne die klassische Antike, ohne deren

Die Ästhetik von Form und Funktion
in der Plastischen u. Wiederherstellungschirurgie
Herausgegeben von G. Pfeifer

Bezeichnung	Einteilung
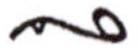 „der Oberarm" = 5/7 der großen Elle	20 Finger (griechisch πυγών)
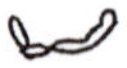 2/3 der kleinen Elle	16 Finger (der griechische Fuß)
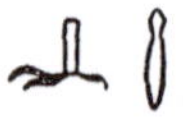 „die große Spanne" = 1/2 große Elle	14 Finger (die griech. σπιθαμή)
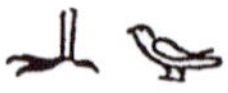 „die kleine Spanne" = 1/2 kleine Elle	12 Finger
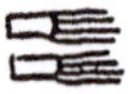 (2 Hände mit 8 Fingern)	8 Finger
Faust = 1/4 der kleinen Elle	6 Finger
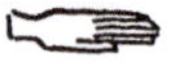 Hand	5 Finger
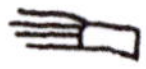 „die Handbreite" = 1/7 der großen, 1/6 der kleinen Elle	4 Finger
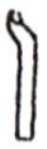 „die Fingerbreite"	(griechisch δάκτυλος) mit den Teilstücken 1/2, 1/4, 1/5, 1/6 usw. bis 1/16 Finger

Abb. 1. Aufstellung der vom menschlichen Körper abgeleiteten ägyptischen Längenmaße

Fragen nach dem Wesen des Schönen kaum denkbar ist. Mochte daher Perpeets Definition allzu lapidar klingen, auch von ihm bleibt unbestritten, daß sich Ästhetik stets auch dem Schönen in den Künsten als Untersuchungsobjekt zugewandt hat, wenn die Kunst selbst die Schönheit zu ihrem Ideal erhob. In Hellas, am zeitigen Mittag der griechischen Kultur, begegnen wir nicht nur einem solchen Höhepunkt in den Künsten, gleichzeitig wagt die Vernunft mithilfe von Philosophie und Wissenschaft zum ersten Mal eine Welt der rationalen Ordnung und trifft dabei ebenfalls auf das Schöne in all seinen Ausdrucksformen. Die Empfindung für Schönheit und das Bestreben, sie mithilfe der Vernunft ins geistige Weltbild einzuordnen, begegnen einander.

Dieses 5. und 6. vorchristliche Jahrhundert bezieht auch die Körpererziehung in seinen geistigen Wandel ein und löst die sportlichen Wettkämpfe so weit aus ihren kultischen Bindungen, daß die körperliche Leistungsfähigkeit rationalen Erwägungen zugänglich wird, die den Arzt und Gymnasten auf den Plan rufen [5]. Körperpflege, gymnastische Durchbildung und der Beginn einer diätetischen Lebensführung aber lehren auch Bildhauer und Erzgießer ein neues Menschenbild; – der Grieche wird sich seiner Wohlgestalt bewußt und entdeckt sein eigenes Schönheitsideal.

Jene Zeit des Staunens und Fragens, Rechnens und Ordnens suchte aber auch die Schönheit in verläßliche Formeln zu fassen, denn selbst diese verlangte bei den Griechen nach Maß und Zahl – nicht nur in Musik oder Architektur, sondern auch in der leiblichen Schönheit des menschlichen Körpers. Dem kam entgegen, daß schon die Ägypter die Längenmaße von der menschlichen Anatomie abgeleitet hatten (Abb. 1), und von ihnen auch die ersten Landvermessungen stammen [6]. Doch erst griechisches Denken vermochte diese von menschlichen Körperteilen entliehenen Größen in ein System abhängiger Zahlen zu fügen [7] und die Rechenfehler in der Geometrie zu beseitigen.Der Ursprung solchen Strebens im 6. vorchristlichen Jahrhundert lag beim jonischen Griechentum der kleinasiatischen Küste. Hier tauchen auch die beiden berühmten Asklepiadenschulen Kos und Knidos aus dem Dunkel der Geschichte, obwohl das westgriechische Kroton wohl noch älter war [8].

Wer aber die Entwicklung der Zahl zum ordnenden Prinzip, wer ihren Einfluß auf ästhetische Maßstäbe in der Kunst, proportionales Denken in der Heilkunde und dosierte Maßnahmen beim gymnastischen Training sucht, wird seine Aufmerksamkeit Unteritalien und Sizilien zuwenden müssen, der „Magna Graecia" jener Zeit. Orte wie Kroton, Tarent und Syracus entwickeln als geistige Mittelpunkte erste ästhetische Grundbegriffe und führen zu deren Verknüpfung mit Gymnastik, bildender Kunst und Medizin [9].

Hier bündeln sich die zur Rede stehenden Fragen wie Strahlen in einem Brennpunkt, und man muß zunächst Pythagoras nennen, der, auf Samos geboren, seit 532 in Kroton seine besten Jahre verbrachte. Wäre er nach Jacob Burckhardts berühmtem Aufsatz über „Die geschichtliche Größe" einzuordnen, man müßte ihn den mythischen Gestalten und Religionsstiftern zugesellen [10], zumal Burckhardt selbst ihn kaum anders gesehen hat [11].

Unsicher wie seine Lebenszeit mit ihrer Jugend im frühen 6. Jahrhundert (ca. 580–500) bleibt für uns auch sein Aussehen. Nach einem Kontorniaten, einer Falschmünze aus dem 4. nachchristlichen Jahrhundert, mit dem traditionellen Bildnis einer Sitzstatue, die zwar mit seinem Namen, aber ohne Kopf aus der Erde kam, und einer zweizeiligen, anekdotenhaften Beschreibung seiner Bekleidung bei Aelian [12] glaubt man, in der Büste aus dem Kapitolinischen Museum seinen Kopf in Marmor zu besitzen (Abb. 2).

Auch sein Werk ist nur noch in wenigen Bruchstücken vorhanden. Oswald Spengler sah in ihm einen jener großen Philosophen, die als Tatmenschen zugleich Gesetzgeber und Staatsmänner sind, und der in seiner Mathematik *„infolge einer großartigen, durchaus religiösen Intuition mit innerster Gewißheit" die Zahl als „Zeichen der vollendeten Begrenzung" und „Wesen alles Wirklichen" begriff* [13].

Das freilich läßt sich sagen: Auf Reisen nach Ägypten und Babylonien wurde er mit den Grundzügen des nach ihm benannten Satzes $a^2 + b^2 = c^2$ bekannt [14], und in Kroton gründete er eine philosophisch-religiöse Gemeinschaft mit strengen Aufnahmebedingungen und strikten Regeln für die Lebensführung. Ihre esoterischen Mitglieder widmeten sich unter Anleitung des Meisters magisch-religiösen Übungen und philosophischem Denken bei asketischer Lebensweise. Die exoterischen verstanden ihren politischen und ethischen Einfluß so weit auszudehnen, daß ihre Macht bald auch in anderen unteritalischen Städten wie Tarent und Metapont spürbar wurde. Das aber schuf ihnen Gegner, die ihre Entmachtung betrieben und den Meister zwangen, im Alter nach Metapont auszuwandern. So wechselten sie schließlich auch ins Mutterland hinüber, wo sie in Theben einen ihrer Stützpunkte gründeten und in Athen Freunde besaßen [15].

In der Frühzeit seiner Gründung hat der Orden entscheidend zur Blüte Krotons beigetragen. Die Wirkung des Meisters auf seine Ordensbrüder und -schwestern muß nach-

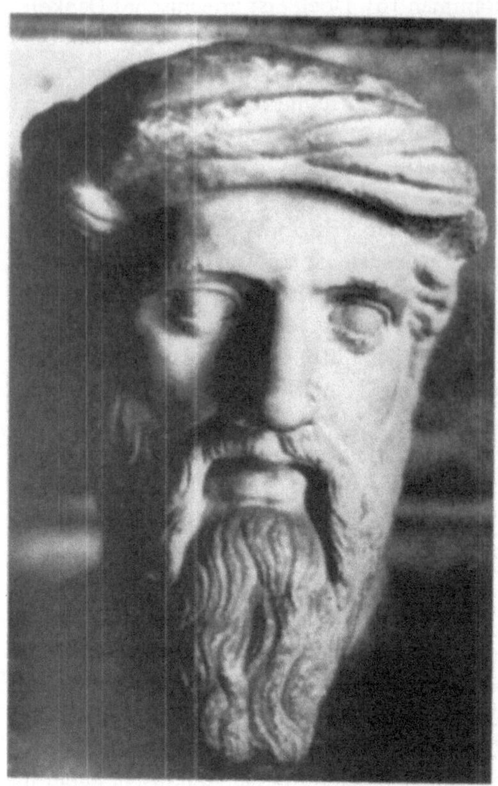

Abb. 2. Pythagoras (?). Späte Kopie nach einem Original aus dem 5. Jhdt. v. Chr. Rom, Kapitolin. Museum

haltig gewesen sein, ihre Verehrung wiederum grenzenlos. Das aber, und die Tatsache, daß er nichts Schriftliches hinterließ, um nicht gegen die selbstverordnete Geheimnispflicht zu verstoßen, begründen hinreichend, warum seine Person so rasch im Schleier der Legende ihre historischen Konturen verlor, und seine eigene Lehre sich von der seiner Schüler kaum noch trennen läßt. Nicht grundlos hat daher schon zweihundert Jahre später Aristoteles keine Schrift mehr über Pythagoras, sondern eine „Über die Phythagoreer" verfaßt [16]; denn nur selten kann seine Lehre von der seiner näheren Schüler klar unterschieden werden [17].

Pythagoras lehrte die Unsterblichkeit der Seele, ihre Wanderung oder Metempsychose und ihre Palingenesia, d. h. Wiedergeburt in einem anderen Körper. Um dabei nicht in niedere oder gemeine Lebewesen abzusteigen, sondern die höchsten Menschenformen zu erreichen, hatte man ein Leben in kathartischer Reinheit von Körper und Seele zu führen, das man später den «Bios Pythagoreios» nannte. Er bestand im wesentlichen aus einer Askese mit verschiedenen Formen der Enthaltsamkeit, die der Meister von den Gymnasten, den Sportlern übernahm, welche sie übten um ihrer agonistischen Siege willen. Auch Denken kann verderben oder veredeln, und deshalb hatte man nach Erkenntnis und Weisheit zu streben, einer «*σοφία*» freilich, die mit dem späteren Weisheitsbegriff der Sophisten wenig gemein hatte und eher in der verfeinerten «*ἅγια σοφία*» der Spätantike eine sublimierte Entsprechung fand [18].

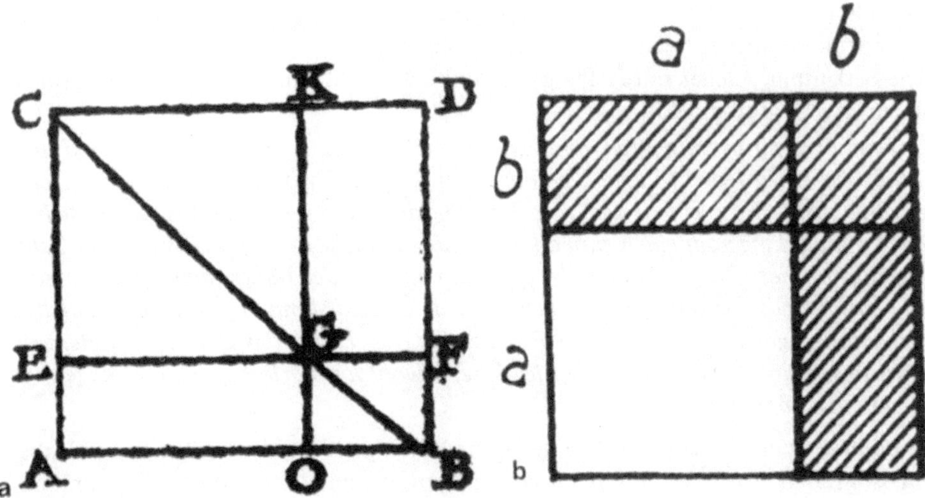

Abb. 3a, b. Geometrische Darstellung der Formel: $(a^2 + b^2)$. **a** Zeichnung des Euclid mit Diagonale, **b** Zeichnung mit schraffiertem Gnomon, d. h. mit der Differenz von a^2

Die mystisch-magische Religiosität, die eine solche Lebensform neben ersten rationalen Regungen mitbestimmte [19], interessiert hier weniger als der dritte Pfeiler pythagoreischer Lehre, die Mathematik. Denn, daß sich nach den ersten geometrischen und arithmetischen Entdeckungen Mathematik zu einer wirklichen Wissenschaft entwickelte, ist dem einstimmigen Zeugnis der Antike zufolge den Pythagoreern zu danken [20]. Als Pythagoras am Monochord die Beziehung zwischen Saitenlänge und Tonhöhe in Zahlen auszudrücken vermochte, begann eine neue Ära griechischen Denkens. Die Abhängigkeit der Töne von einfachen Zahlenverhältnissen schien ihm das Wesen der Dinge in der Zahl zu erschließen; denn die Töne hatten sich als die Verkörperung von Zahlen erwiesen, qualitative Unterschiede in der «*αἴσθησις*», in der Wahrnehmung, ließen sich auf quantitative zurückführen und aus ihnen ließ sich der Kanon der Tonintervalle ableiten. Hatte Thales das Wasser zum Urelement erklärt [21] und war Anaximander das «*ἄπειρον*» der „unbegrenzte Urstoff", aus dem die vier Elemente Wasser, Erde, Feuer und Luft mit ihren entgegengesetzten Qualitäten feucht-trocken, warm-kalt hervorgingen [22], so blieb dies ein Denken in Stoffen, mit dem man ohne Zahlen nicht weiterkam. Nur selten in der Geschichte der Wissenschaften hat daher eine Entdeckung so revolutionäre Folgen gehabt wie die der Zahl als Erkenntnismittel, der Zahl als Schlüssel der Vernunft im Kosmos und auf Erden [23]. Ihre weiteren Schritte in der Mathematik zwingen die Pythagoreer die Arithmetik mit der Geometrie zu verbinden; denn die alte Schulformel $(a + b)^2 = a^2 + 2\,ab + b^2$ beweisen sie durch die bekannte geometrische Figur. Die Differenz der Quadrate $(a + b)^2$ und a^2 nannten sie «Gnomon», Richtmaß [24] (Abb. 3). Doch die Zahl ist nicht nur Richtschnur der Geometrie geworden, Pythagoras wird der Ausspruch zugeschrieben, „*alles ist Zahl*", und aus den Zahlenverhältnissen der Tonintervalle errechnet er das arithmetische und harmonische Mittel: Oktave, Quint und Quart verhalten sich wie 2:1, 3:3, 4:3. Dabei stellen Quint und Quart das arithmetische und harmonische Mittel dar [25], und aus dieser Harmonielehre entsteht seine „sectio canonis".

Die Bedeutung solcher Entdeckungen mithilfe der Zahl rühmt daher der Pythagoreer Philolaos aus Kroton um 450:

„Denn Erkenntnis vermittelt ihrer Natur nach die Zahl und ist bestimmend und lehrreich für einen jeden in allem, was er nicht weiß und worin er unkundig ist. Denn überhaupt nichts wäre einem klar von den Dingen, weder im Verhältnis zu sich selbst, noch in Verbindung vom einen zum anderen, gäbe es nicht Begriff und Wesen der Zahl. Diese aber ordnet alles ins Innere der Seele ein mithilfe der Wahrnehmung (αἴσθησις), macht es einander erkennbar und bringt es in Übereinstimmung mit der leiblichen Wahrnehmung gemäß der Natur des Richtmaßes (der Physis des Gnomon), indem sie die Worte scheidet (loslöst) und zwar jegliche, sowohl von den unbegrenzten Dingen wie auch von den endlich begrenzten."

Wird in diesem Absatz der Zahl eine eigene Physis gegeben, die Endliches und Unbegrenztes umfaßt, wird sie zum *γνώμων* der *αἴσθησις* und führt auf den Weg zum proportionalen Denken, so bleibt sie im folgenden zwar weiterhin magisch-religiösem Dienst verhaftet, wird aber gleichzeitig rational auf jedes Menschenwerk bezogen:

„*Du kannst aber sehen, daß nicht nur in den dämonischen und göttlichen Dingen die Natur der Zahl Kraft und Geltung besitzt, sondern überall, auch in allen menschlichen Werken und Worten, wie auch bei allen Verrichtungen von Handwerk, Kunst und Wissenschaft und in der Musik*".

Mit diesem Satz ist der Weg zum rationalen Denken beschritten und gleichzeitig der Ästhetik eine Richtschnur an die Hand gegeben: Nach den Erfahrungen in der Musik wird ihr nun auch die bildende Kunst unterstellt. Doch auch die Ethik soll an der Zahl einen Maßstab gewinnen, denn: „*Lüge nimmt die Zahl gar nicht in sich auf und auch die Harmonie nicht … Lug und Trug durchwehen sie nicht, denn diese sind ihrer Physis feindlich und verhaßt; die Wahrheit aber ist der Zahl angemessen und eingeboren* [26]".

Mochten die Pythagoreer auch zu weit gehen, wenn sie metaphysische Begriffe wie „Vollendung" oder ethische wie „Gerechtigkeit" durch Zahlensymbole ausdrücken wollten [27], die Verbindung von Musik und Mathematik hatte die Erkenntnis von Harmonie und Rhythmus und deren eigentliches Wesen freigelegt und zum proportionalen Denken geführt. Das allein, so Werner Jaeger, genügte, „*den Griechen die Unsterblichkeit in der Geschichte der menschlichen Bildung zu sichern*" [28].

Solche Einsicht berührt alle Bereiche menschlichen Daseins, und die Pythagoreer übertrugen sie wesenseigen auch auf ihre *δίαιτα*, ihren *βίος*, ihre Lebensweise und bekräftigten beispielsweise, *sie würden die Jungen an regelmäßige und angemessene Nahrung gewöhnen, um ihnen zu zeigen, daß Ordnung und Ebenmaß, Taxis und Symmetrie, die wahre Schönheit darstellten* und verbinden hier «schön» (*καλός*) mit «wohlgeordnet» (*εὔρυθμος*) und «gut» (*ἀγαθός*) [29]. An anderer Stelle soll Pythagoras selbst gesagt haben, *die Liebe zur wahren Schönheit („τὴν ἀληθῆ φιλοκαλίαν") läge in der Arbeit und im Wissen begründet …, ebenso stellten Wissen und Erfahrung, „das wahrhaft Schöne und Anständige (εὐσχήμων) und die wahre Liebe zur Schönheit dar"* [30]. So entsteht noch bei den frühen Pythagoreern selbst neben der Harmonie im Kosmos und in der Musik eine ethisch gesteuerte, harmonische Lebensordnung, die Schönheit, Eurythmie und Symmetrie mit Gutsein, Zuträglichkeit und Anstand verbindet.

Dabei bleibt anzumerken: Nun ist das griechische «καλός» von Anbeginn kein so glattes Wort wie das deutsche «schön». Schon wenn Homer in der Odyssee den Hafen der Phäaken „schön" nennt, will er damit nicht nur die Schönheit des Bauwerks oder der Landschaft kennzeichnen, sondern seine gute Schiffbarkeit und Sicherheit der Ankerplätze. Auch die Hippokratiker empfehlen, die Extensionsbinden für die Einrenkung der Hüftluxation nach innen sehr schön (παγκάλως) herzurichten, damit der Patient möglichst fest hängt [31]. In «καλός» ist daher nicht nur unser «schön» enthalten, es besitzt auch einen Beigeschmack von «tauglich».

Hier erhält jedoch der Schönheitsbegriff eine ganz neue Dimension: Indem «schön» (καλός), «gut» (ἀγαθός), «angemessen» (σύμμετρος), «zuträglich» (σύμφορος), «wohlgeordnet» (εὔρυθμος) und «anständig» (εὐσχήμων) einander nahe gerückt werden, bildet der Schönheitsbegriff auch innerhalb der Morallehre keine hohle Maske mehr, sondern ist erfüllt von ethischen Werten und sittlichen Forderungen. Mit dieser Annäherung beginnt für die griechische Philosophie der Weg zur *Kalokagathie,* bis bei Platon ethisches und ästhetisches Empfinden zur organischen Einheit verschmelzen [32], aber auch bis zum Gebet des Sokrates am Ende des Phaedrus [33], jenes Dialoges, den schon Winckelmann als *„Platons Gespräch über die Schönheit"* bezeichnete [34].

Doch Musik besteht nicht nur aus Tönen, auch Rhythmus läßt sich in Zahlen fassen. Nur blieb dessen Entschlüsselung nicht auf die Musik beschränkt, sie bezog sich auch auf den Vers in der Poesie mit seinen metrischen Regeln.

Die politische Entwicklung dieses 5. vorchristlichen Jahrhunderts begünstigte aber die bisher verachtete Prosa und rückte sie stärker in den Vordergrund. Redner in der Volksversammlung, vor Gericht und bei Staatsfeiern wollten nicht nur belehren, rechtfertigen und gedenken, sondern Gefühle wecken, ermuntern und Massen gewinnen. Die Redekunst, auf die schöne Form der Sprache angewiesen, bildet daher eine Kunstprosa aus, die bis zu einem gewissen Grad lehrbar wurde, und die den Vergleich mit der Poesie nicht zu scheuen brauchte.

Bewußt verzichtet sie auf die starre Metrik und entwickelt dafür Rhythmus und Sprachmelodie, formt das Ebenmaß symmetrisch gebauter Satzglieder, achtet auf Stabreim, Halbreim und Silbenreim und gliedert den Text in strenger Disposition durch markante Übergänge und mithilfe von These und Antithese und kunstvollen Parallelen. Auch die Wortwahl, die alltägliche und vulgäre Ausdrücke meiden soll, trägt zum Wohllaut dieser Kunstprosa bei [35].

Gorgias von Leontini (ca. 480–380 v. Chr.), nach seiner Geburtsstadt benannt, die heute unscheinbar zwischen Catania und Syrakus liegt, war als Schüler des Empedokles in jungen Jahren mit medizinischen und naturwissenschaftlichen Fragen beschäftigt. Im reifen Mannesalter wurde er berühmt, als er 427 v. Chr. in einer großartigen Rede für seine Vaterstadt die Athener um Hilfe gegen Syrakus bat. Das geschah kurz nach Anfang des selbstzerstörerischen Peloponnesischen Krieges, zwei Jahre nach des Perikles Tod durch die Pest in Athen. Angesichts des zerfleischenden Bruderkrieges trat er später freilich für die „homonoia" ein, nach der die heutigen Griechen, durch drei Jahrtausende sensibilisiert, einen der größten Plätze Athens benannt haben. Seine Altersjahre widmete er dem Beruf eines Redners und Redelehrers, im Lande umherziehend, wie das damals auch bei Ärzten üblich war. Als Anleitung zu seiner Kunst schuf er eine „Techne der Rhetorik", ein Handbuch der Redekunst, dem er als Muster eine Lob- und Verteidigungsrede der schönen Helena und eine Apologie des Palamedes gegen Odysseus beigab [36]. Obwohl er Vorgänger besaß, wird man ihn daher als Begründer der Rhetorik bezeichnen dürfen innerhalb jener zehn Redner, aus denen die Athener später den „Kanon der Redekunst" zusammenstellten. In seinem Buch aber lehrte er, *die Rhetorik sei „die Werkmeisterin der Überredung in Hinsicht auf das Gerechte und Ungerechte", will er „die Seelen durch Worte lenken" und achtet auf die gewandte Nutzung des günstigen Augenblicks, des Kairos, um durch geschickte Anpassung an die Situation eine zusätzliche Wirkung zu erzielen.* So tritt in seiner Theorie zwangsläufig an die Stelle des Guten das Zweckmäßige, aus der Erfahrung, *man müsse selbst befreundete Menschen zu ihrem Vorteil täuschen, wie die Medizin, wenn sie einem Kranken eine heilsame Arznei, gegen die er sich sträubt, in einer Flüssigkeit unmerklich eingibt.*

Damit prägt Gorgias den Begriff der „berechtigten Täuschung", die sich auch der Redner nötigenfalls zu nutze machen darf, und verweist zugleich auf ein Gebiet, wo sie geradezu geboten erscheint: Die Kunst. In der Tat hat er seine Rhetorik nach Wesen und Wirkung mit der Plastik und Malerei verglichen und alle Künste als verwandt empfunden. Gorgias ist dafür als Schöpfer der griechischen Ästhetik gefeiert worden, und er ist tatsächlich „*der Entdecker der bewußten und beabsichtigten Illusion*" [37]. Wer die überkommenen Bruchstücke seiner Reden liest, kann sich des Zaubers ihrer Sätze bisweilen schwer entziehen, und seine literarische Wirkung reichte weit über die Rhetorik hinaus. Unmittelbar nach ihm lockern bereits gediegene Historiker, wie Thukydides und Xenophon die Nüchternheit ihrer Berichterstattung durch Einfügung von Reden auf [38], und die „*Γοργεῖα ῥήματα*" und „*σχήματα*", die gorgeische Ausdrucksweise und seine Satzfiguren, wurden zur stehenden Redewendung [39].

Dennoch darf man nicht übersehen, daß die ästhetischen Bestrebungen der Pythagoreer und die seinen grundverschiedene Wege gingen: Während die ersten über Mathematik und Harmonie zu einem teilweise objektivierbaren Urteil über die Schönheit und zu ihrer Anlehnung an die Ethik zu gelangen suchten, klammerte Gorgias bei der Ästhetik ethische Erwägungen bewußt aus, um mithilfe des „holden Scheins" die Menschen unbewußt psychagogisch zu leiten. Er, der in seiner Jugend in der geistigen Nähe der Pythagoreer und der Heilkunst begonnen hatte, endete so als Sophist, und die Geschichte trägt nicht nur seinen Ruhm weiter, sondern auch Platons Mißbilligung [40].

Dabei hatte er das zweifelhafte Glück, hundert Jahre alt zu werden [41]: Anderthalb Jahrzehnte nach Pythagoras' Tod geboren, erlebte er die großen Siege über die Perser und die geistige Hochblüte seines Vaterlandes, er überlebte Euripides und Sophokles, Perikles und Sokrates, und auch Polyklet und Phidias, die Bildhauer. Doch die bittere Neige blieb ihm nicht erspart, sein Senium fiel bereits in die Zeit der Bruderkriege und äußeren Drangsale, der inneren Zerissenheit und des Landesverrats, der als keiner mehr galt, der Staatsintrigen, Denunziationen, Vertreibungen und des Diebstahls von öffentlicher und privater Hand. In seinen letzten Jahren scheint er sich nach Larissa in den thessalischen Norden zu Freunden oder gar Verwandten zurückgezogen zu haben wie sein großer dorischer Vetter Hippokrates von Kos aus dem östlichen Kolonialraum, falls wir der Überlieferung Glauben schenken dürfen [42].

Der wissenschaftshistorischen Forschung ist es geläufig, daß die Entstehung eines so vielfältigen Begriffes, wie der Ästhetik, oft von sehr unterschiedlichen und sogar gegensinnigen Strebungen gefördert werden kann, bis von einer bestimmten Entwicklungsstufe an eine unter ihnen die Führung übernimmt. Zweifellos erweist sich auch das Äußere der platonischen Dialoge vom sophistischen Bemühen um Formschönheit beeinflußt. Doch der Sokratesschüler und Freund zeitgenössischer Pythagoreer mußte auch die Frage nach dem inneren Wert der Schönheit von neuem stellen. Daß die Antwort auch ihm nur schrittweise gelang, und wir beiden kontroversen Strömungen in milder Form auch in der bildenden Kunst begegnen werden, zeigt der große Hippias-Dialog [43], Platons erstes Gespräch über die Schönheit [44]. Er läßt es zwischen Sokrates und dem genannten Sophisten stattfinden, der ein Buch über Frauenschönheit verfaßt haben soll [45]. Doch mag der Dialog auch die Beziehungen zwischen den Sinneswahrnehmungen des Sehens und Hörens und der Schönheitsempfindung erörtern [46], die Abklärung der Schönheit selbst bleibt trotz mehrfacher Ansätze offen [47]. Der Dialog trägt daher auch den Untertitel: „*Περὶ τοῦ καλοῦ, ἀναστρεπτικός* Über die Schönheit, gründlich, aber ergebnislos disputiert". Erst im Phaedrus mit dem Untertitel: „*Περὶ τοῦ καλοῦ·ἠθικός* – Über Schönheit – ethisch betrachtet" gibt Platon die volle Begründung der Ästhetik und ihre Eingliederung ins philosophische Wertsystem. Ihre Entwicklung im weiteren Verlauf der Antike braucht hier nicht weiter verfolgt zu werden.

Waren Mathematik und Musik, Literatur und Philosophie unmittelbar an der Entstehung der griechischen Schönheitslehre beteiligt, so bleibt die Frage nach der Rolle der bildenden Kunst. Hier aber mahnt ausgerechnet ein Archäologe zum Umweg über die Medizin. Heinrich Bulle schrieb in der Einleitung zu seinem Werk „Der schöne Mensch im Altertum" um die Jahrhundertwende: „*Vollkommene Schönheit baut sich auf auf vollkommener Gesundheit und auf der vollkommen gleichmäßigen Ausbildung aller der Anlagen, die die Natur in den menschlichen Organismus gelegt hat*" [48].

Der Medizinhistoriker muß die Verlegenheit unserer modernen Medizin über einen solchen Satz eingestehen, nachdem ihr wenige Jahre nach Bulles Worten die Definition der Gesundheit als autistisch-undiszipliniertes Denken endgültig ausgetrieben worden war [49]: Schon zuvor war in der „Eulenburgschen Real-Encyclopädie" «Gesundheit» als Stichwort nicht einmal mehr aufgenommen [50]. Obwohl in jüngster Zeit Gebiete wie Rehabilitation oder Wiederherstellungschirurgie wenigstens eine gewisse Vorstellung von der Gesundheit für ihr ärztliches Handeln benötigen, spricht man auch heutzutage fadenscheinig von einem „*vieldeutigen Begriff, der sich z. B. im Falle einer symptomlosen Gesundheitsstörung mit dem – nicht weniger vielfältigen – ‚Krankheit' überschneiden kann*" [51]. Unwillkürlich denkt man an Kants Wort [52]: „Eine Definition ist ein zureichend deutlicher und abgemessener Begriff" [53].

Von dieser Unsicherheit in der Abgrenzung von Gesundheit und Krankheit ist die Medizin noch nicht allzu lange belastet [54], eine altgriechische Heilkunde ohne klaren Gesundheitsbegriff aber war schlechthin nicht vorstellbar. Noch vor der Blüte des großen Hippokrates schreibt der westgriechische Arzt Alkmeon von Kroton unter pythagoreeischem Einfluß [55]:

Gesundheitsbewahrend sei das Gleichgewicht (ἰσονομία) der Kräfte, des Feuchten und Trocknen, Kalten und Warmen, Bittren und Süßen und der übrigen Gegensätze. Krankmachend aber sei das Übergewicht (μοναρχία) eines von diesen; denn verderblich sei die Alleinherrschaft eines jeden von ihnen. Krankheitsverursachend sei auch ein Übermaß an Wärme oder Kälte, Krankheiten erfolgten auch aus einem Übermaß oder Mangel an Nahrung und was den Ort angehe, so würden Blut, Mark oder Hirn betroffen.

Bisweilen entstünden diese aber auch aus äußeren Ursachen, nämlich auf Grund der Beschaffenheit von Wässern oder Landstrichen, oder wegen Überanstrengungen oder Not- und Unfällen oder aus ähnlichen Ursachen. Die Gesundheit aber beruhe auf der angemessenen Mischung (κρᾶσις) ihrer Eigenschaften [56].

Diese älteste Definition der Gesundheit als Gleichgewicht aller dem Organismus innewohnenden Kräfte schickt sich an, als *„dynamischer Gesundheitsbegriff“* im modernen Gewand neu belebt zu werden [57].

Immerhin war sie elastisch genug, während der Antike dem wachsenden medizinischen Wissen auf lange Zeit gerecht zu werden [58]; sicherlich auch deshalb, weil sie eine Krasenlehre in Gegensatzpaaren ohne Bindung an Elemente oder Körpersäfte vertrat, daneben örtliche Krankheitsveränderungen anerkannte und zwischen äußeren und inneren Krankheitsursachen unterschied. Ihre Gliederung ist einfach: Zunächst werden Gegensatzpaare aufgezählt, deren Verhältnis zueinander im Gleichgewicht gehalten werden muß, doch wird deren Anzahl ausdrücklich offengelassen. Auch die Beschreibung der Krankheitsursachen geschieht für die inneren Krankheiten in Gegensatzpaaren und ihr Befall wird mit dem Hinweis auf das Blut humoralem Denken ebenso gerecht wie dem lokalistischen die Verankerung in Mark und Hirn. Danach werden unter den äußeren Krankheitsfaktoren die klimatischen von den Gewaltanwendungen getrennt. Hermann Diels hat das Wort «*ἀνάγκη*» mit „Folterqual“ wiedergegeben, und spätere Übersetzer haben nicht selten Ausdrücke gewählt, die eine Differenzierung der Heilkunde voraussetzen, wie sie sich erst allmählich entwickelt haben dürfte. Doch «*ἀνάγκη*» bedeutet die zwanghafte Not, und man sollte dem Wort diese allgemeine Bedeutung erhalten; denn sie deckt alle äußeren Gewalteinwirkungen auf den menschlichen Körper von den Sport-, Unfall- und Kriegsverletzungen bis zu Folterqualen, sowie Brand- und Erfrierungsschäden. Die Unterteilung der äußeren Krankheitsursachen in klimatische, die innere Leiden hervorrufen, und Gewalteinwirkungen mit ihren äußeren Verletzungen und Verunstaltungen ist deshalb so interessant, weil sie bereits in so früher Zeit andeutet, wie wichtig dem griechischen Arzt die Unversehrtheit des Körperäußeren war. Eine solche Definition der Gesundheit konnte daher auch dem Menschen in seiner Lebensweise, dem Sportler für sein Übungsregime und dem Künstler für sein Menschenbild Genüge leisten.

Seine medizinhistorische Bedeutung aber erhält Alkmeon als erster praktischer Anatom und Physiologe, den die Geschichte kennt. Auf Grund von Tiersektionen [59] wurde er zum Entdecker der *αἴσθησις* als der Lehre von der physiologischen Leistung der Sinnesorgane, wobei er sie von den Verstandesfunktionen trennte.

Diese waren nur dem Menschen eigen und unterschieden ihn von den Göttern wie von den übrigen Lebewesen; denn: *„Über das Unsichtbare und das Vergängliche besitzen nur die Götter Gewißheit, den Menschen aber ist es nur erlaubt, aus Zeichen folgernd zu schließen“* [60]. Ist hiermit einerseits das typisch ärztliche Symptomdenken angesprochen [61], so ist andererseits eine klare Grenze zwischen dem geistigen Vermögen von Göttern und Menschen gezogen. Ebenso unmißverständlich zieht er diese zwischen Mensch und Tier mit den Worten: *„Der Mensch unterscheidet sich von den übrigen Lebewesen dadurch, daß er allein versteht; die anderen empfinden zwar, aber verstehen nicht, da Verstehen einen anderen Vorgang als Empfinden darstellt“* [62].

Seine Beschreibung der Sinneswahrnehmungen und -werkzeuge aber kann nur mithilfe von Tiersektionen zustande gekommen sein. Er behauptete, *wir hörten mit den Ohren, weil in ihnen ein Hohlraum vorhanden sei, denn dieser töne und die Luft töne dagegen. Wir riechen mit der Nase zugleich mit der Einatmung, indem wir die Luft bis zum Gehirn hinaufzögen. Mit der Zunge aber würden wir die Geschmacksqualitäten unterscheiden, und auch diese gäbe ihre Empfindungen zum Gehirn weiter. Die Augen sähen durch das sie umgebende Wasser, besäßen aber selbst Feuer und so würde unser Sehvermögen durch das Leuchtende und Durchsichtige bestimmt. Alle Sinneswahrnehmungen aber seien irgendwie mit dem Gehirn verknüpft, deshalb würden sie auch zu Schaden kommen, wenn dessen Sitz plötzlichen Bewegungen und Erschütterungen ausgesetzt werde; denn es würden auch die Gänge (πόροι) in Mitleidenschaft gezogen, durch welche die Empfindungen hingelangten* [63].

Indem Alkmeon Sinneswahrnehmung und Verstandesfunktion gemeinsam im Hirn lokalisiert, gelangt er als erster zum Cerebrum als Zentralorgan des menschlichen Körpers [64], wo die empfangenen Sinneseindrücke rational verarbeitet werden. Mochte diese physiologische Ordnung noch lange Zeit umstritten bleiben, sie war auf empirischem Wege gefunden, bevor die große Zeit der griechischen Kunst begann. Sie bildet die Voraussetzung für die somatischen Grundlagen einer in der Entstehung begriffenen Ästhetik.

Die neuen Erkenntnisse waren durch Tiersektionen gewonnen, eine Humananatomie gab es damals nicht. Diesen Mangel bekommen stets zwei Bereiche zu spüren: Medizin und Menschendarstellung in der bildenden Kunst. Nun wird von Pythagoras nicht nur berichtet, er habe Maße und Gewichte eingeführt [65], Plutarch erzählt auch – was noch der große Agricola in der Einleitung zu seiner Schrift „De mensuris ..." erwähnt [66], *er habe das Längenverhältnis der einzelnen Glieder und des ganzen menschlichen Körpers zueinander gekannt und, da die Stadionlänge zu Olympia nach dem Fuß des Herakles bemessen war, auch dessen Gestalt und Größe genau und vortrefflich berechnen können* [67].

Auch der Pythagoreer Eurytos, Schüler des Philolaos, versuchte nach Berichten von Aristoteles und Theophrast [68], mithilfe der Zahl den menschlichen Körper zu erfassen, indem er dessen Abbild mit Mosaiksteinchen auslegte und nachbildete, um so zu der „Zahl des Menschen" oder zu der „Zahl des Pferdes" zu gelangen. War das letzte ein Irrweg, so zeigt es doch gleichfalls die Neigung des 5. Jahrhunderts, das Ebenmaß des Menschen numerisch zu erfassen. Das aber blieb der bildenden Kunst vorbehalten.

Wer nämlich von der meßbaren Harmonia des menschlichen Körpers spricht, muß den Namen Polyklet nennen. Unter den bedeutenden Bildhauern seiner Zeit hat er sich ernsthaft um die Ästhetik in der Darstellung des menschlichen Körpers Gedanken gemacht und dessen Normen und Zahlenverhältnisse mithilfe der vom Menschenleib entlehnten Maße zu erfassen gesucht. In Polyklet reift die Kunstästhetik zu einem Wissensbereich heran, und es fügt sich gut, daß ihr Begründer zugleich ausübender Künstler war [69].

Von seinem Leben wissen wir wenig [70], und Plinius kann mit der 90. Olympiade, dem Jahr 420 v. Chr., erst seine späte Schaffenszeit bezeichnen [71]. Seine Blüte wird in den Jahren zwischen 460 und 415 v. Chr. gelegen haben, und mit seiner Werkstatt machte er Argos „*zum zweiten Mittelpunkt des Kunstbetriebes neben Athen*" [72]. Die Bildung athletischer Figuren begründete seinen Ruhm, obwohl ihm auch bedeutende Götter- und Sagengestalten gelangen und er beim Wettstreit um die beste Darstellung einer verwundeten Amazone für den Artemistempel in Ephesos vor Phidias, Kresilas und Phradmon den Sieg davontrug [73]. Er hat die Schönheit des menschlichen Leibes als Ansatz und Ziel seiner Arbeit betrachtet, und hinsichtlich der Sorgfalt und Anmut seiner Gestalten wurde ihm von den meisten Alten die Palme zuerkannt [74].

Für die Kunstästhetik aber wurde sein „Kanon", seine „Richtschnur" zur schönen bildnerischen Gestaltung menschlicher Figuren ausschlaggebend. Das Buch ist verloren, und nur kümmerliche Reste lassen noch seinen Inhalt ahnen. Galen und Plutarch müssen das Werk noch gekannt haben, zumindest über Chrysipp, den stoischen Philosophen, den Galen in diesem Zusammenhang zitiert. Dem Stoiker galt als *Gesundheit des Körpers die Symmetrie der Elemente warm und kalt, feucht und trocken, als Schönheit aber die Symmetrie der Glieder, „nämlich eines Fingers zum anderen, aller Finger zur Mittelhand und Handwurzel, dieser aller zur Elle, der Elle zum Arm und aller Teile zu allen, wie es im Kanon des Polyklet geschrieben steht. In dieser Schrift zeigt nämlich Polyklet alle Symmetrien des Körpers auf..."* [75].

Diese Beschreibung kann nicht vollständig sein, denn sie begnügt sich mit der Erwähnung der einzelnen Teile des Armes und ihrer Verhältnisse zueinander, doch über den restlichen Körper erfahren wir nichts. So wäre schon viel gewonnen, wenn sich andernorts wenigstens eine Aufzählung jener Körperteile finden ließe, die in einer Proportionslehre der menschlichen Gestalt berücksichtigt worden sein müssen, ungeachtet dessen, wie weit diese bereits indirekt rekonstruiert ist. Nun bemerkt Galen unmittelbar nach dem Zitat: *„Die Schönheit des Körpers auf Grund der Symmetrie seiner Teile im Verhältnis aller zueinander ist ebenso Sache von Ärzten wie von Philosophen".* In der ärztlichen Praxis war solche Untergliederung in Gesundheit und Schönheit tatsächlich nicht annehmbar, hier konnte es nur eine einheitliche Patientenuntersuchung geben. Niemand wußte dies so gut wie Galen, der darüber ausführlich geschrieben hat. In der diagnostischen Technik seiner Schrift „Ars medica" erfahren wir daher über die Inspektion des Körpers und den Vergleich seiner Teile: *Leicht zu erkennen seien Fehler in der Größe, der Figur, der Zahl oder der Haltung, soweit sie der Sinneswahrnehmung zugänglich seien. So wären Umfang und Konfiguration des Schädels und damit des Gehirns offensichtlich, und im folgenden zählt er die weiteren Teile auf, die im vorangehenden Zitat nur unvollständig genannt sind, so Größe und Form des Thorax, der Schulterblätter, Schultern, Oberarme, Ellenbeugen und Unterarme, danach von der unteren Gliedmaße Hüfte, Femur, Unterschenkel und Füße. All das, so wiederholt er, sei nicht schwer zu diagnostizieren, was Form und Beschaffenheit betreffe oder Größe, Zahl und Art der Vergliederung der sich zusammenfügenden Teile. Und er trennt diese „äußere Anatomie" in der Folge von der Untersuchung interner Teile als der „inneren", über die man nur durch Sektionen Kenntnis erhalten könne* [76].

Diese „äußere Anatomie" aber interessiert in der Tat gleichermaßen Medizin und bildende Kunst, und sie stellt ebenso gut Ärzte- wie Künstleranatomie dar. Sie könnte daher auch bei Galen von Polyklets Denken mitbestimmt sein, zumal er ihn und seinen Kanon in seinen Werken mehrfach zitiert hat. Jedenfalls lassen sich dem Text all jene Körper- und Gliedermaßenabschnitte entnehmen, die im Polyklet-Fragment unerwähnt geblieben, für die Proportionsmessungen, wie sie Polyklet in seinem Kanon wiedergegeben haben muß, aber unentbehrlich sind und dessen Grundgerüst folgende Maßeinheiten

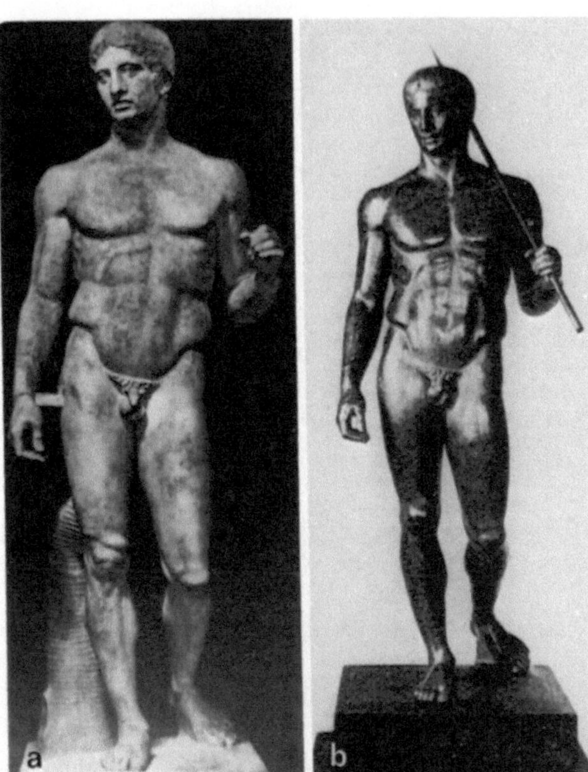

Abb. 4a, b. Polyklet, Doryphoros. **a** Marmorkopie aus der Palästra von Pompeji, Nationalmuseum Neapel. (Das Bronzeoriginal ist um 440 v. Chr. entstanden), **b** Rekonstruktion des Bronzeoriginals, Universität Erlangen

darstellen: 4 Finger (δάκτυλοι) = 1 Handbreit (παλαιστή), 4 Handbreiten = 1 Fuß (πούς), $1^1/_2$ Fuß oder 6 Handbreiten = 1 Elle (πῆχυς), 4 Ellen oder 6 Fuß = 1 Klafter (ὀργυιά) [77]. Daß in diese Messungen auch Kopf und Rumpf einbezogen waren, und der Fuß als Maß gebraucht wurde, dürfte durch die Beschreibung von Galens explorativem Vorgehen eine zusätzliche Stütze erhalten.

In Polyklets Kanon prägt sich somit für die Kunst ein hellenischer Wesenszug aus, jener Sinn für Zahlenverhältnisse, Ebenmaß und Proportion, wie in der Mathematik des Pythagoras und der rhythmisch geordneten Rede des Gorgias. Ob er deshalb von den Pythagoreern beeinflußt war, ist umstritten, aber doch wahrscheinlich [78].

Doch Polyklet hat nicht nur seine Kunsttheorie geschrieben, am Doryphoros, dem Speerträger, hat er seine Idee von der menschlichen Schönheit und deren Proportionen auch in die Praxis umgesetzt. Der junge Athlet, – der steht und nicht etwa schreitet – verteilt sein Gewicht auf Stand- und Spielbein mit einer natürlichen Anmut, die eine harmonische Zahlenlehre allein nicht erklärt. Die Ausgewogenheit gleichwertiger Teile, etwa des angespannten und des entlasteten Beines, der Stellung beider Hüften, der angehobenen und fallengelassenen Schulter, des lanzentragenden und des frei herabhängenden Armes erzeugen eine Bewegtheit im Stand, der dennoch ein Gleichgewicht und einen Rhythmus so gegensätzlicher Haltungen und Bewegungen ergibt [79] (Abb. 4a, b).

In jüngster Zeit aber wurde durch Hans v. Steuben am Doryphoros anhand der vom menschlichen Körper gewonnenen Maße eine genaue proportionale Analyse vorgenom-

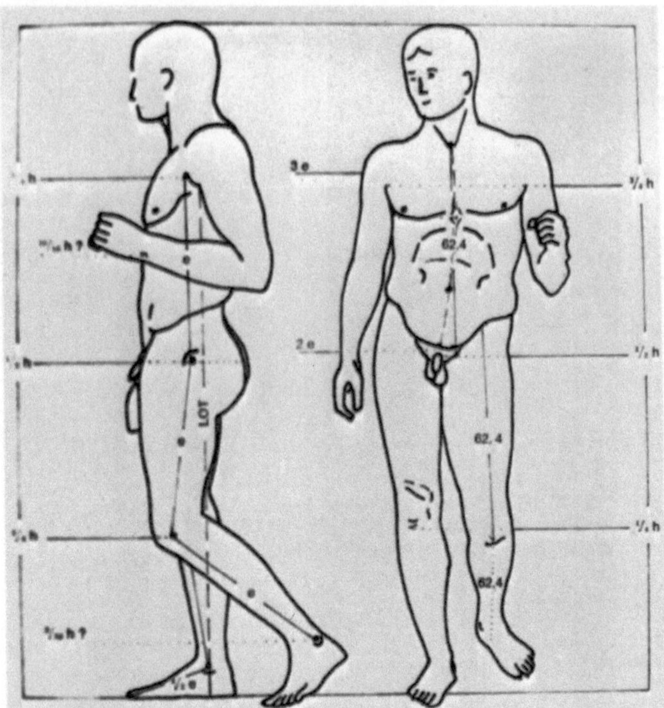

Abb. 5. Proportionsskizze des Doryphoros von H. v. Steuben, vorn und seitlich

men, (Abb. 5). Sie ergab zwar keine vollständige, doch eine weitgehende Übereinstimmung mit der für den Kanon erschlossenen Harmonie [80]. Dabei maß die Gesamthöhe 4 Ellen, zwei vom Kopfende bis zur Symphyse und von dort wiederum 2 bis zum Fuß des Standbeins. Auch der Kopf (Abb. 6a) – als Beispiel für einzelne Teile, dessen Gesicht nur beim ersten Blick den Eindruck vollkommener Gleichmäßigkeit erweckt, zeigt immer wieder geringe Abweichungen von der mathematischen Proportion (Abb. 6b), wie sie die Tabelle von Abb. 6b wiedergibt. Selbst die drei ineinandergelegten Vierecke bilden mit ihren gestrichelten Linien nur annähernd Quadrate, von denen das eine immer ein viertel so groß ist wie das andere, so daß sich ihr Verhältnis in einfachen Zahlenreihen ausdrücken läßt. Auch die Gesichtshälften zeigen geringe Abweichungen von der Symmetrie, und diese unablässigen leichten Variationen, die bis in die Zangen des Haaransatzes nachzuweisen sind, lassen sich nicht als ständige versehentliche Verstöße gegen die Regelmäßigkeit der Proportionslehre erklären.

Hier aber vermögen noch Philon, der Mechaniker, und Plutarch Auskunft zu geben. Beim ersten ist ein Satz aus dem Kanon erhalten, dessen Verständnis sich erst nach den Meßergebnissen endgültig erschließt: „*Das Schöne entsteht durch viele Zahlen und doch etwas daneben*“, d. h. die Zahlen und ihr Verhältnis bilden die wesentliche Grundlage, am Ende aber bleibt etwas Unberechenbares, bevor die Vollendung des Kunstwerks erreicht ist [81]. Verständlich wird nun auch der Satz bei Plutarch: „*Polyklet, der Bildhauer, sagte: ‚Am schwierigsten wird die Arbeit, wenn das Nagelstadium er-*

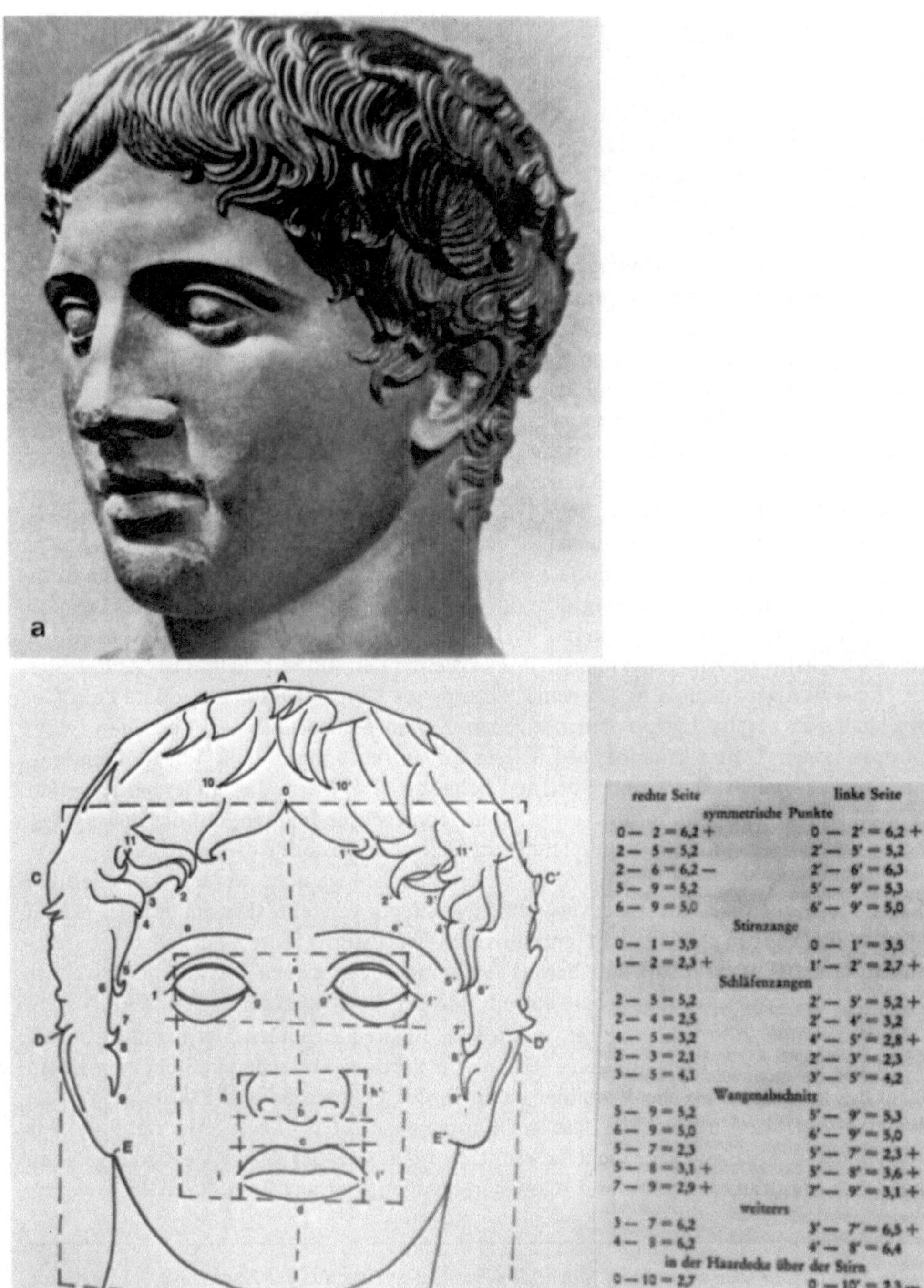

rechte Seite	linke Seite
symmetrische Punkte	
0 — 2 = 6,2 +	0 — 2' = 6,2 +
2 — 5 = 5,2	2' — 5' = 5,2
2 — 6 = 6,2 —	2' — 6' = 6,3
5 — 9 = 5,2	5' — 9' = 5,3
6 — 9 = 5,0	6' — 9' = 5,0
Stirnzange	
0 — 1 = 3,9	0 — 1' = 3,5
1 — 2 = 2,3 +	1' — 2' = 2,7 +
Schläfenzangen	
2 — 5 = 5,2	2' — 5' = 5,2 +
2 — 4 = 2,5	2' — 4' = 3,2
4 — 5 = 3,2	4' — 5' = 2,8 +
2 — 3 = 2,1	2' — 3' = 2,3
3 — 5 = 4,1	3' — 5' = 4,2
Wangenabschnitt	
5 — 9 = 5,2	5' — 9' = 5,3
6 — 9 = 5,0	6' — 9' = 5,0
5 — 7 = 2,3	5' — 7' = 2,3 +
5 — 8 = 3,1 +	5' — 8' = 3,6 +
7 — 9 = 2,9 +	7' — 9' = 3,1 +
weiters	
3 — 7 = 6,2	3' — 7' = 6,5 +
4 — 8 = 6,2	4' — 8' = 6,4
in der Haardecke über der Stirn	
0 — 10 = 2,7	0 — 10' = 2,3 —
1 — 10 = 2,8 +	1' — 10' = 2,3 —

Abb. 6a, b. Kopf des Doryphoros. **a** Aufnahme von halblinks, **b** Proportionsskizze von vorn von H. v. Steuben mit Tabelle der Maße

reicht ist'", d. h. wenn der Künstler mit dem Nagel letzte Hand an sein Werk legt [82]. Auch hier ist jene äußerste Feinheit gemeint, bei der die Zahl nicht mehr weiterhilft. Im nämlichen Sinn läßt sich ein anderes Plutarch-Zitat auffassen, für dessen Herkunft aus dem Kanon vieles spricht, und *wonach sich das Schöne aus vielen Zahlen vollendet, die zu einem καιρός, zu einer günstigen Gelegenheit zusammenkommen müssen, auf Grund einer gewissen Symmetrie und Harmonie, das Häßliche aber aus einem zufällig Fehlenden oder unpassenden Zusatz alsbald tatsächlich entsteht* [83].

Man darf den Künstler mit diesen Bemerkungen nicht mißverstehen: Mit ihnen will er seine mathematische Genauigkeit sicher nicht aufheben, aber das Bewußtsein schärfen, daß es darüber eine nur dem Auge faßbare Wahrnehmung gibt, zu der die Richtschnur mit ihren Zahlen zwar hinzuleiten vermag, doch müssen diese sich zur „günstigen Gelegenheit" fügen, zu jenem Kairọs, den die Griechen sich wie Chrọnos als tauben Gott gedacht hatten [84], und dessen Unwägbarkeit auf unserem Feld bereits im ersten hippokratischen Aphorismus erkannt wurde: *„Das Leben ist kurz, die Kunst ist lang, der ‚Kairọs' aber ‚spitz'"*, und das heißt, schwer zu fassen [85].

Mag daher das Schaffen des Phidias unmittelbar von der Natur angeregt aus einer sicheren Intuition entstanden sein, so dürfen Angemessenheit und Schönheit bei Polyklet nicht als etwas Erzwungenes oder Gekünsteltes mißverstanden werden. Sie spiegeln unmittelbar jene Formkraft wider, die selbst zum Vorbild wird. Das beweist seine künstlerische Ausstrahlung über die Antike hin, wo offensichtlich im unmittelbaren Schülerkreis an einem Pan mit Syrinx der Einfluß des Doryphoros zu spüren und selbst Augustus im Panzerhemd noch immer diesem Leitbild verpflichtet ist (Abb. 7a, b).

Nicht weniger nachhaltig war seine Wirkung als Kunstästhet bis in unsere Zeit. Gewiß hat sich bereits Lysipp seinen eigenen Kanon geschaffen, aber doch den Doryphoros seinen Lehrer genannt [86]. Dieser Faden führt weiter über Vitruv, Leonardo da Vinci, Albrecht Dürer und Gottfried Schadow [87] bis in die modernen Künstleranatomien, wo der Doryphoros, aufgelöst in geometrische Figuren, mit der Bewegungsachse des Körpers und mit eingezeichnetem Skelett dargestellt ist [88] (Abb. 8).

Daß derartige Vorbilder nur von solchen Epochen gesucht werden, in denen die Kunst Schönheit als Ideal zu verwirklichen sucht, versteht sich am Rande. Schon Winckelmann aber sprach nicht grundlos von Wachstum, Blüte und Fall der griechischen Kunst [89], und so klagte bereits zweihundert Jahre nach Polyklet der erwähnte Stoiker Chrysipp: „Wir sind ja bald soweit, daß wir die Misthaufen malen" [90].

Indes, ein Kanon genügt nicht, um solche Figuren zu bilden, der Künstler bedarf auch des lebendigen Idols, um seine Vision vom schönen Menschen in Stein zu meißeln und Erz zu gießen. Solche Vorbilder übten in den Gymnasien und Palästren. Wer die Wettläuferin, wie sie beim Herafest in Olympia anzutreten pflegte [91], mit Polyklets verwundeter Amazone vergleicht, erkennt, wo der Künstler solche Gestalten gesehen hat (Abb. 9a, b). Gymnasten und Agonisten besaßen aber nicht nur durch ihr Training,

---

Abb. 7a, b. Der Doryphoros als Vorbild. **a** Pan mit Syrinx aus der Nachfolge des Polyklet. Bronzestatuette, National-Bibliothek Paris, **b** Panzerstatue des Augustus aus der Prima Porta in Rom, Vatikan ▶

Abb. 8a–c. Der Doryphoros als Lehrfigur einer modernen Künstleranatomie. **a** In geometrische Figuren aufgelöst, **b** Mit Bewegungsachse, **c** Mit anatomischem Skelett

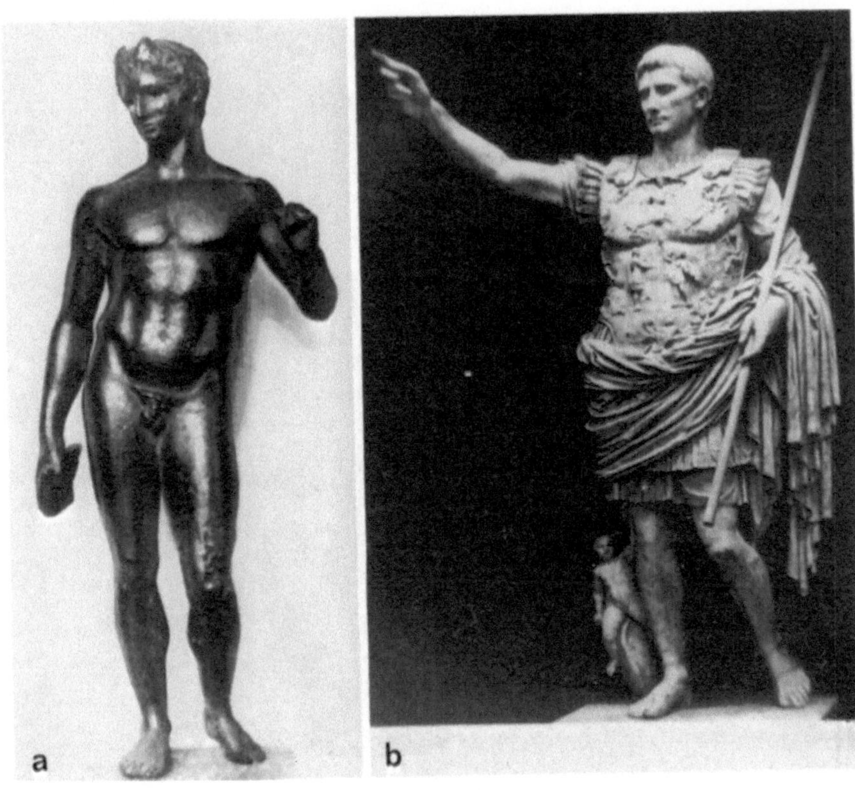

Abb. 7

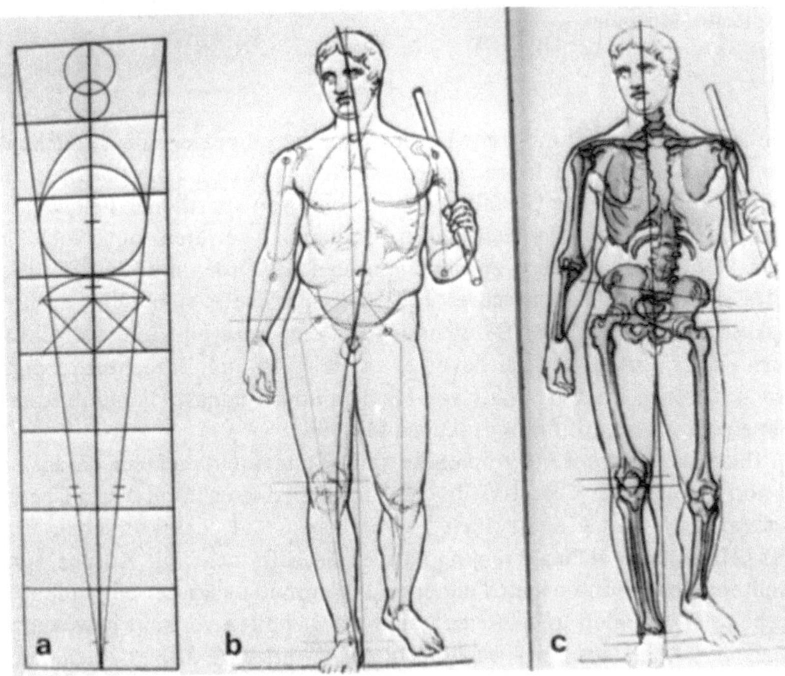

Abb. 8

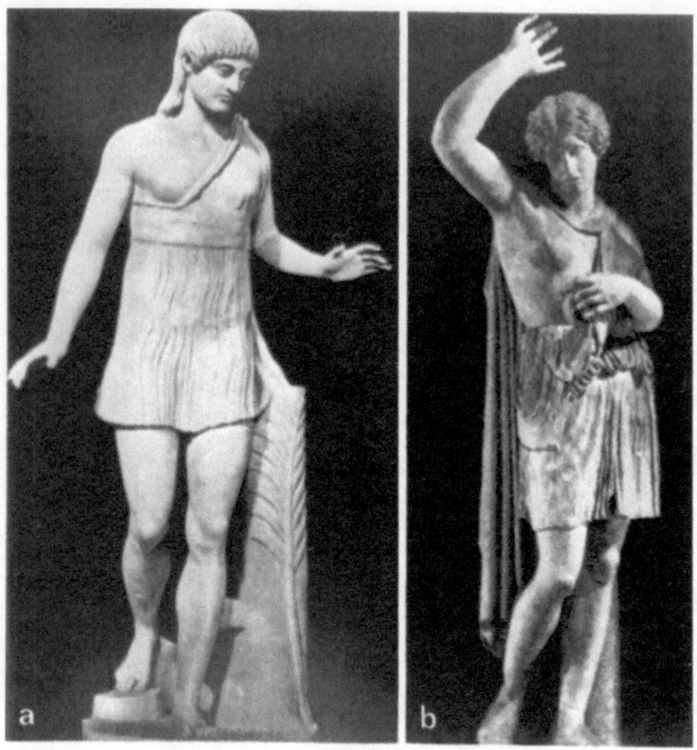

Abb. 9a, b. Sportler als Vorbilder für die bildende Kunst; in Ruhestellung: **a** Wettläuferin um 470 v. Chr., Rom, Vatikan. **b** Die verwundete Amazone des Polyklet, Rom, Kapitolin. Museum

sondern auch auf Grund ihrer Lebensweise diese Euexie, eine Bezeichnung, die damals zur medizinischen Fachsprache gehörte. Im Umkreis der Pythagoreer, in Kroton und Tarent, müssen solche Gestalten als Ergebnis von sportlicher Leistung und angemessener Lebensweise zum ersten Mal in Erscheinung getreten sein. Noch Justin weiß von dem wohltätigen Einfluß zu berichten, den der Orden auf die öffentliche Zucht und Sitte in so früher Zeit ausübte [92]. Hier entwickelte sich daher auch der Begriff der Askese als ursprüngliche Bezeichnung für eine gezügelte und verzichtbereite Lebensform des Sportlers, schon bevor er in Religion und Brauchtum Eingang fand [93]. Auch die enge Nachbarschaft von Medizin und Gymnastik kann in so früher Zeit nicht ohne gegenseitigen Einfluß geblieben sein [94].

Ikkos von Tarent, Olympionike und Trainer entwickelte daraus schließlich eine rational gesteuerte Diätetik für den jungen Athleten, und Platon berichtet von ihm, daß er diese Gelegenheit auch zur sittlichen und charakterlichen Erziehung nutzte [95]. In einem solchen Training wurden deshalb nicht nur Körper, sondern auch Gesichter geformt, und neben Trainer und Arzt muß daher der bildende Künstler mit dem Leben der Athleten und ihrem Training am ehesten vertraut gewesen sein. Betrachtet man den Apoll aus einer westgriechischen Werkstatt, wie er Rache an den Niobekin-

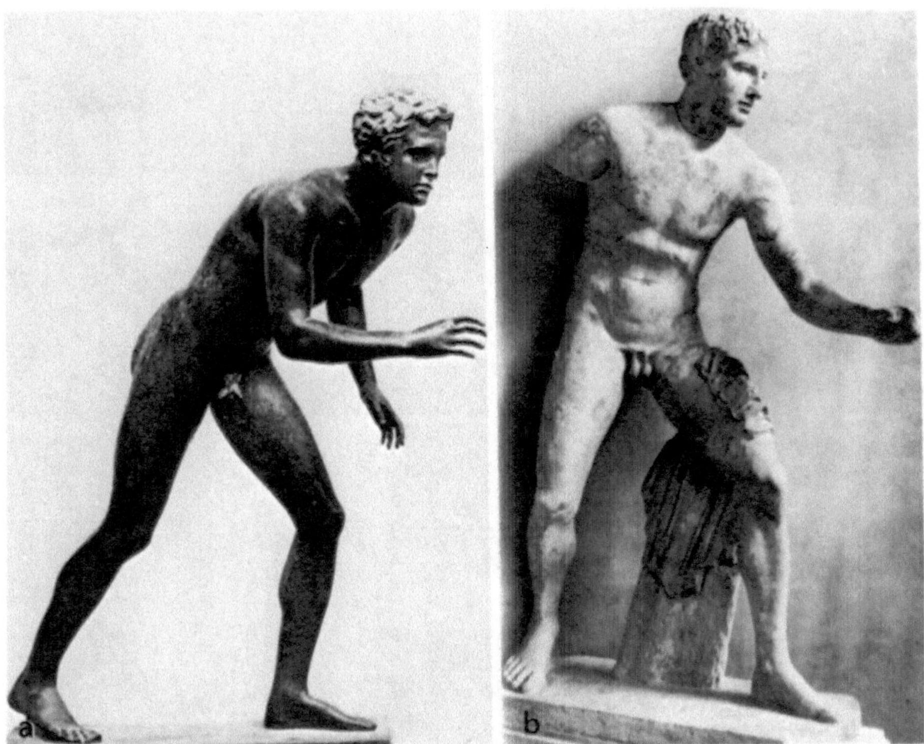

Abb. 10a, b. Sportler als Vorbilder für die bildende Kunst; in Bewegung: **a** Ringer in Ausgangsstellung zum Kampf. Aus dem Ringerpaar des Lysipp; Bronzekopie aus Herculanum, Nationalmuseum Neapel. **b** Apollon nimmt Rache an den Niobiden. Westgriechische Arbeit aus der 1. Hälfte des 5. Jhdts., Rom, Konservatorenpalast

dern nimmt, und Lysipps Ringer in Ausgangsstellung zum Kampf, dann gibt es keinen Zweifel, woher die Inspiration des Künstlers stammt [96] (Abb. 10a, b). Wie genau diese Bildner die einzelnen Sportarten kannten, zeigen zwei Vasen, an denen der Unterschied zwischen Kurz- und Langstreckenlauf klar zu erkennen ist; Zeichnungen aus einer modernen Künstleranatomie erübrigen jedes weitere Wort [97] (Abb. 11a, b). Schon Winckelmann wußte, daß die Gymnasien *„die Schulen waren, wo den Künstlern in der übenden Jugend die Schönheit der Formen des menschlichen Körpers gegenwärtig wurde"* [98]. Auch den modernen Künstler hat daher immer wieder die Darstellung von Olympioniken gereizt, wie hier Nurmi von Renée Sintenis und Ulrike Meyfarth von Arno Breker (Abb. 12a, b). So sehr diese Figur auch der Künstlerhand Brekers wesenseigen ist, ebenso großartig führt sie über die Jahrtausende hinweg zum Doryphoros zurück, als ob die abendländische Kultur niemals einen Bruch erlitten hätte.

Die enge Berührung mit dem nackt übenden Menschen führte den Bildner aber auch zur anatomischen Entdeckung und Erforschung des menschlichen Körpers. Vielleicht war dies das Höchste, was die bildende Kunst des 6. und auch des 5. Jahrhunderts neben ihrer eigentlichen Aufgabe geleistet hat; denn ohne genaue Kenntnis dessen, was

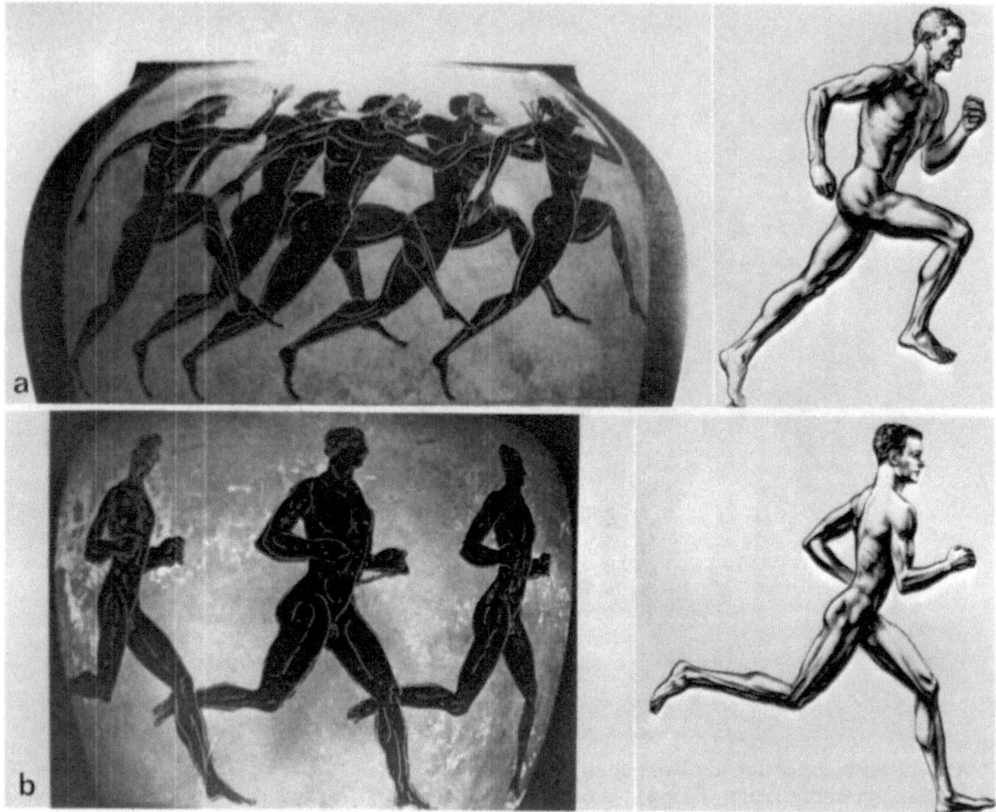

Abb. 11a, b. Kurz- und Langstreckenlauf einst und jetzt. **a** Kurzstreckenlauf, Vase kurz vor 500 v. Chr. Metropolitan Mus. of Art, New York, **b** Langstreckenlauf, Vase um 330 v. Chr. Brit. Mus., London, mit Vergleichsbildern aus einer Künstleranatomie

oben als „äußere Anatomie" bezeichnet wurde, war die Schönheit des menschlichen Leibes nicht in den spröden Stein und das harte Erz zu bannen. Gerade über Polyklet ist gesagt worden, seine rhythmische Symmetrie beruhte auf einer genauen Kenntnis des menschlichen Organismus und seines Aufbaus, und ein Vergleich zwischen einem anatomischen Rumpf ohne Körperdecke und dem Torso einer antiken Kopie des Doryphoros bestätigt dies eindrucksvoll [99] (Abb. 13a, b). Ein Ausschnitt des angewinkelten linken Armes vom Doryphoros zeigt sogar angedeutet den halb angespannten M. brachioradialis, der auf der anatomischen Skizze voll angespannt dargestellt ist (Abb. 14a, b). Auch die genaue anatomische Kenntnis der Hüftsilhouette und des linken Beines ist bezwingend (Abb. 15a, b).

Solche Kenntnisse blieben keineswegs auf die große Kunst beschränkt: Ein Vergleich aus der Keramik zeigt den eindrucksvollen Unterschied zwischen einer Vase mit Ringkämpfern aus der Zeit vor Polyklet und einer Schale mit Theseus, wie er den Minotaurus besiegt, danach (Abb. 16a, b).

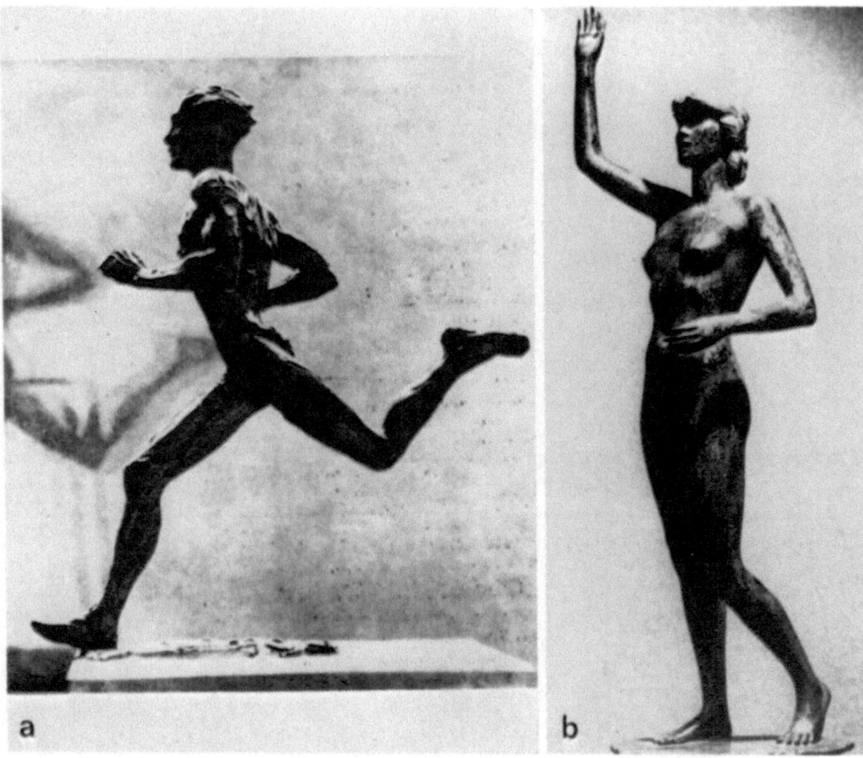

Abb. 12a, b. Sportler in der bildenden Kunst der Moderne. a Der Läufer (Nurmi) von Renée Sintenis, b Ulrike Meyfarth von Arno Breker

Wie präzise diese Anatomie war, verdeutlicht vielleicht am stärksten die Tatsache, daß sich die Renaissance-Medizin und Spätere eine Manier daraus machten, antike Torsi zu benutzen, um an ihnen die Anlage alter Stützverbände zu demonstrieren oder in ihrem Inneren einen anatomischen Situs darzustellen (Abb. 16c, d). Schon in der klassischen Antike bildete daher die Anatomie eine Grundlagenwissenschaft für die Ästhetik der Menschendarstellung. Proportionslehre und Anatomie, erst beide gemeinsam machen das ganze Geheimnis Polyklets aus, und sein Verdienst zugleich; denn damit ist er unser Lehrer bis zur Gegenwart geblieben [100].

Solchen Kenntnissen hatte die Heilkunde des 6. und 5. vorchristlichen Jahrhunderts nicht eben viel entgegenzusetzen. Wir hörten von Alkmeons Tiersektionen, doch dann bleibt es lange Zeit still. Erst mit dem Aufblühen der Schulen von Kos und Knidos in der 2. Hälfte des 5. vorchristlichen Jahrhunderts gelangt die Medizin auf einen bescheidenen anatomischen Wissensstand, der auch in der „äußeren Anatomie" mit den soeben aufgezeigten Kenntnissen in der bildenden Kunst schwerlich Schritt halten kann [101].

Für den Medizinhistoriker sollte diese Feststellung keinen überraschenden Befund darstellen. Nur etwas verschämt und gleichsam nebenher haben Wissenschaftsgeschichte

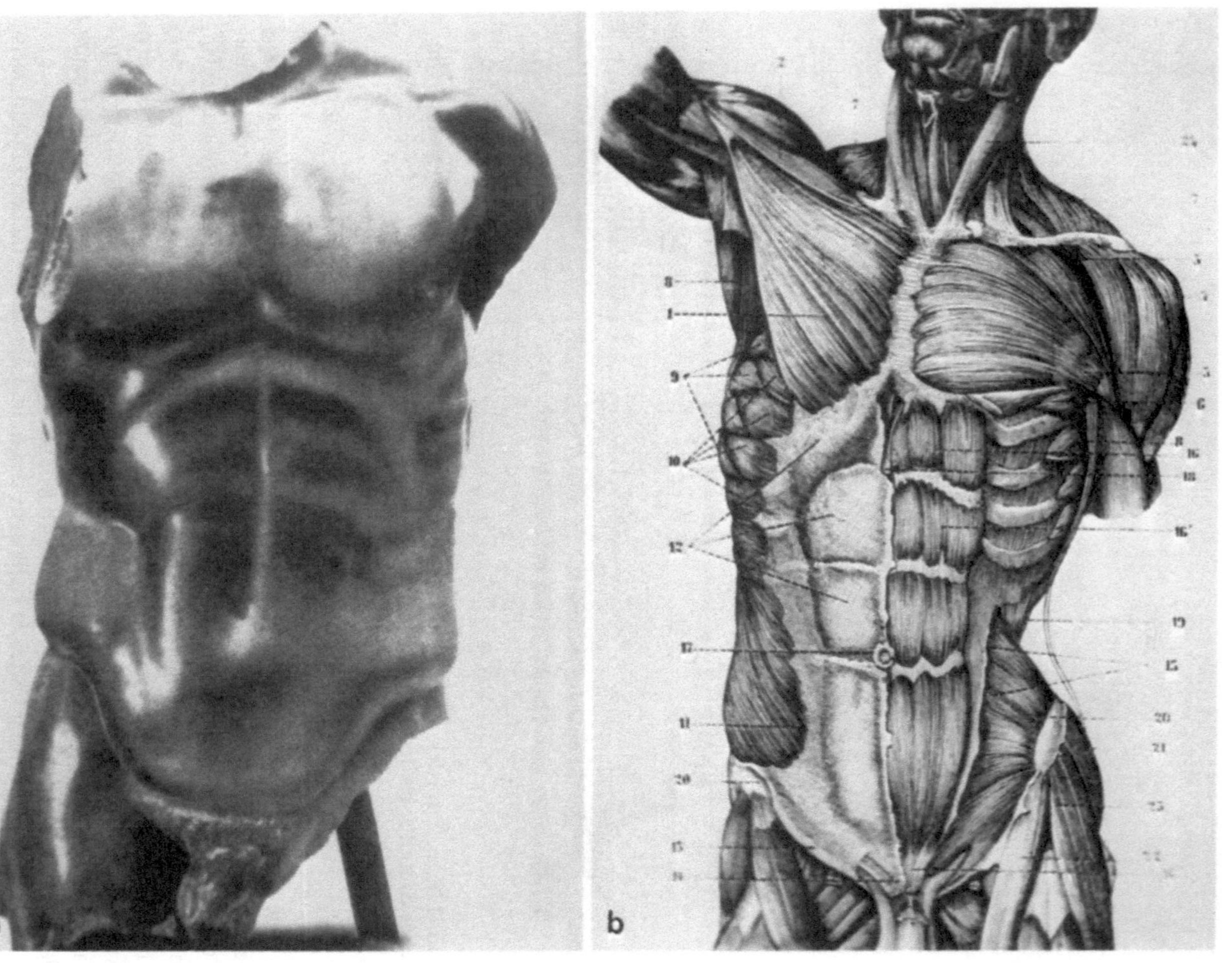

Abb. 13a, b. Bildende Kunst und Anatomie. **a** Basalttorso des Doryphoros (Kopie), Uffizien, Florenz, **b** Männlicher Rumpf nach Präparation

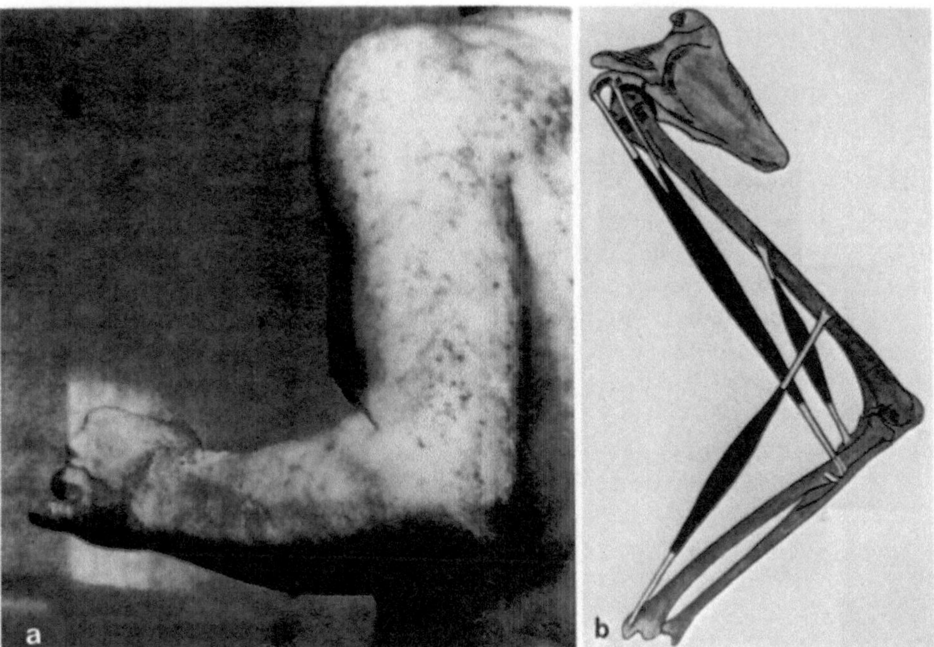

Abb. 14a, b. Anatomische Einzelheiten I. **a** Linker, angewinkelter (Speer tragender) Arm des Doryphoros mit leicht angespanntem M. brachio-radialis, **b** Muskelskizze eines stark angespannten M. brachio-radialis (Funktionell anatomisch betrachtet)

und Anatomie bisher der Tatsache gedacht, daß bei der Erneuerung der Anatomie in der Renaissance die bildende Kunst mit Leonardi da Vinci der Medizin mit Andreas Vesalius um fast hundert Jahre vorangegangen ist. Bei allen sachlichen Fehlern beeindruckt noch immer die Intensität und Bildkraft der bekannten Situsdarstellung von Leonardo, obwohl sie fast hundert Jahre früher angefertigt wurde als die des Vesal, der zudem als Künstler für seine Zeichnungen den Tizianschüler Stefan von Kalkar zur Verfügung hatte [102]. Hier pflücken wir am Rande unseres Themas eine neue historische Erkenntnis. Was in der Renaissance vor sich ging, hat sich etwa tausend Jahre früher in der Antike schon einmal ereignet: Anatomie mußte erst darstellbar gemacht werden, bevor sie in der Medizin von Nutzen sein konnte. Sie mußte jeweils durch die Hand des bildenden Künstlers gegangen sein, bevor sie der Arzt zu seiner wissenschaftlichen Grundlage auszubauen vermochte. Auch in Athen dauerte es danach keine hundert Jahre, und der Asklepiadenspross Aristoteles benutzte im Lykeion anatomische Tafeln zur Erläuterung seiner Vorlesungen [103].

So bleibt die Frage, wie weit auch die praktische Medizin an den vielfältigen und weitverzweigten Bemühungen teilnahm, Schönheit zu ergründen und Schönheit zu erstreben. Niemand wird um diese Zeit aufsehenerregende Operationsverfahren erwarten [104]. Dennoch hatten sich Hippokrates und seine Schüler für die Behandlung von Frakturen und Luxationen in der Physis einen Maßstab gesetzt, wie er auch heute

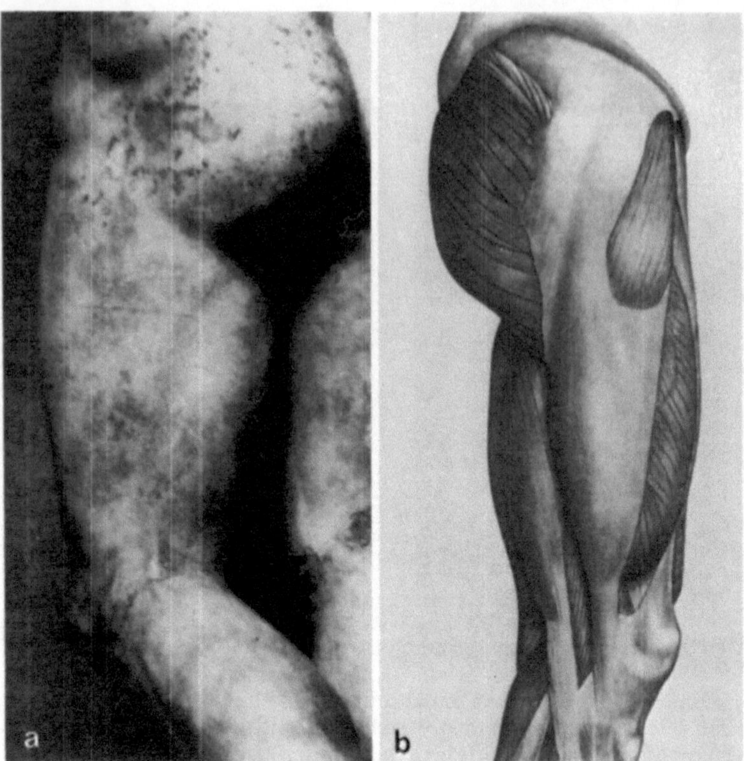

Abb. 15a, b. Anatomische Einzelheiten II. **a** Linke Hüftsilhouette und linkes Bein des Doryphoros, **b** Funktionell-anatomische Darstellung von Hüfte und Bein (Tractus iliotibialis)

kaum höher gedacht werden kann. Physis aber – mit Natur nur unzulänglich wiedergegeben – bildet einen der erhabensten Begriffe griechischen Denkens, der seine Bindung an das göttliche Numen niemals verlor [105]. Daher eignete ihm auch eine zwingende Kraft, *„une nécessité naturelle“* [106], die, ob nun als wachsende, prägende, art- und formerhaltende Natur, der Medizin ihre eigenen Gesetze diktierte. Für den Arzt ergab sich daraus die Pflicht, die Natur des Körpers zu kennen, um richtig zu behandeln [107], für den Chirurgen, die Physis als gewachsene Form der einzelnen Gliedmaßen und Körperteile zum „Gnomon“, zur Richtschnur, zu nehmen, wenn er eine Schulter lege artis reponieren wollte. Er erzielte so gleichzeitig die morphologische Heilung, die funktionelle Wiederherstellung und den Rückgewinn der Wohlgestalt. Damit war für diese frühe Traumatologie ein therapeutischer Normbegriff gewonnen, wie er höher auch heute nicht gedacht werden kann, und der sie befähigte, der übrigen Medizin weit vorauszueilen [108].

„Schön und sachgerecht ist daher die Einrichtung gemäß der Natur (κατὰ φύσιν)“ heißt es von der Einrenkung der Hüftluxation [109], und für alle Frakturen war die Idealstellung, die ursprünglich gewachsene Form, das geforderte therapeutische Ziel. Selbst die „Reposition“ eines Klumpfußes und sein Fixationsverband hatten κατὰ

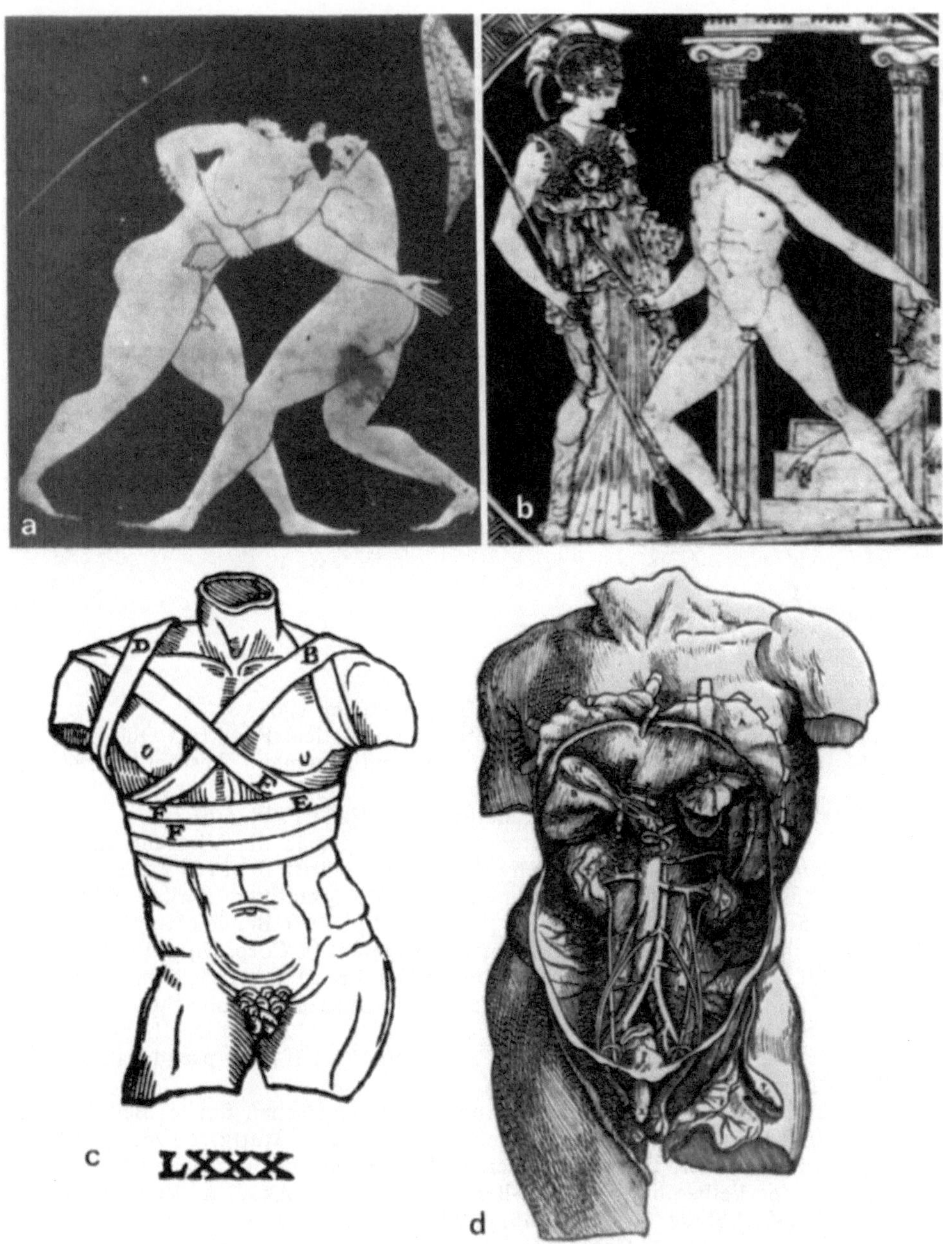

Abb. 16a–d. Antike Vasenmalerei und Renaissancemedizin zeigen beide deutlich den Kenntnisstand, der mit dem Zeitalter Polyklets in der „äußeren Anatomie" erreicht war. **a, b** Vasenbild eines Ringkämpfers um 520 v. Chr. und die Schale des Aison: Theseus besiegt den Minotaurus (um 340 v. Chr.). – Neben dem deutlichen Stilwechsel zeigt a) eine ungenaue und teilweise falsche anatomische Darstellung, während bei b) die präzise Wiedergabe der „äußeren Anatomie" hervorsticht, **c, d** Thorax-Schulterverband (Cataphracta) bei Vidus Vidius und Situsdarstellung aus Vesals Fabrica, beide um 1550

φύσιν zu erfolgen, denn die Hippokratiker hielten ihn für eine Ausrenkung im Mutterleib [110]. Physis als therapeutisches Postulat dieser alten Knochenchirurgie wird damit zugleich zum ersten ästhetischen Normbegriff, den sich die Medizin für ihre eigenen Bedürfnisse geschaffen hat; denn es gibt – von Ausnahmen abgesehen – kein besseres Wiederherstellungsergebnis als die naturgewachsene Form.

Aus dem therapeutischen Postulat aber entwickelten die alten Ärzte schon damals sogleich eine wissenschaftliche Erkenntnismethode, die erst in jüngster Zeit von Konrad Lorenz wieder aufgewertet worden ist, und die in der Plastischen und Wiederherstellungschirurgie neben Maß und Zahl unbewußt tagtäglich geübt wird: „*Die Gestaltwahrnehmung als Quelle wissenschaftlicher Erkenntnis*" [111], denn auch medizinische Ästhetik bedarf der Gestalt-„Wahrnehmung" und ist daher berechtigt, ihren Namen zu führen, so sie sich nur des Stückchens vergänglicher Menschenschönheit nicht schämt, das unabdingbar ihr zugehört.

Anmerkungen

1. Wilhelm Perpeet, Antike Ästhetik, Freiburg/München 1961, S. 7
2. August Gottlieb Baumgarten, Aesthetica acroamatica, Frankfurt/Oder 1750–1758 (unvollendet), Bd. I § 14 (p. 6). – Joseph Jungmann, Aesthetik, Freiburg 1886[3], Vorwort zur zweiten Auflage, p. IX
3. Vgl. dazu auch B.'s früheres Werk: Metaphysica, Halle 1738, § 662
4. Schon die Pythagoreer unterteilten die Psyche gemäß der Vierzahl. In: *νοῦς, ἐπιστήμη, δόξα* u. *αἴσθησις*; Archytas soll eine Schrift *Περὶ νοῦ καὶ αἰσθάσιος* verfaßt haben (Diels-Kranz, Fragmente der Vorsokratiker, Berlin 1960[9], 58 [45] B15 (Bd. I p. 455) und 47 [35] 9, 5 (Bd. I p. 439). Bei den Hippokratikern findet sich *αἴσθησις τοῦ σώματος* für Körpergefühl (s. Corp. Hipp. De med. vet. c. 9; Ed. Littré I p. 498f. Ed. Kuehlewein Vol. I p. 9); in der Spätzeit bei Galen sowohl in seinen medizinischen wie auch in seinen philosophischen Schriften: z. B. De locis affectis lib. III c. 14 (Ed. Kühn VIII 212) und De Hippocratis et Platonis Placitis lib. IX c. 1 (K. V 722ff.). Zum Begriff s. die pseudogalenischen Definitiones medicae Nr. 115 (K. XIX 378f.)
5. Vgl. dazu Ludwig Drees, Der Ursprung der Olympischen Spiele, Beiträge zur Lehre und Forschung der Leibeserziehung, Schorndorf/Stuttgart 1962, p. 124ff. und Julius Jüthner, Die athletischen Leibesübungen der Griechen, Teil I: Geschichte der Leibesübungen, Sitz.-Ber. d. Österreich. Akad. d. Wiss., Phil.-hist. Kl., Bd. 249, Abhdlg. 1, Wien 1965, p. 97f. u. Anm. 270
6. Zum Rechnen und zur Geometrie im alten Ägypten vgl. Adolf Erman, Ägypten und ägyptisches Leben im Altertum, in der Neubearbeitung von Hermann Ranke, Tübingen 1923, p. 423ff.
7. Zum ägyptischen System der Längenmaße und seinem Fortschritt in Griechenland vgl. Hans-Joachim v. Alberti, Maß und Gewicht, Geschichtliche und tabellarische Darstellungen von den Anfängen bis zur Gegenwart, Berlin 1957, p. 34ff.
8. Vgl. hierzu: Galen, De methodo medendi lib. I c. 1 (K. X 5f.); Herodot, Hist. lib. III c. 131, Ed. Teubner (Kallenberg) p. 302, s. jedoch Verf., Demokedes von Kroton, Der älteste Vertreter westgriechischer Heilkunde, Gesnerus 23 (1966) 219 u. Anm. 28

9. Größe und Bedeutung von Syrakus und Tarent dürfen als bekannt vorausgesetzt werden. Welch beachtlichen Machtfaktor aber auch Kroton selbst in politischer Hinsicht damals dargestellt haben muß, versuchte trotz der verzweifelten Quellenlage seinerzeit bereits Ulrich Kahrstedt zu demonstrieren in seinem Aufsatz: Zur Geschichte Großgriechenlands im 5. Jahrhundert, Hermes 53 (1918) 180ff.
10. Jacob Burckhardt, Die historische Größe, in: Weltgeschichtliche Betrachtungen c. 5: Das Individuelle und das Allgemeine, Stuttgart 1941, p. 227ff.
11. Ders., Griechische Kulturgeschichte, Stuttgart 1952, Bd. I pp. 51, 381 u. 464; Bd. II p. 173
12. Aelian, Variae historiae lib. XII c. 32; Ed. Tauchnit. Leipzig 1882, p. 173
13. Oswald Spengler, Der Untergang des Abendlandes, München Nachdr. 1973, p. 58 u. 77
14. Vgl. Euclid, Elementa lib. I, Propos. XLVII. Theor., Ed. Elrington, p. 28ff. mit Fig. 68 auf Tab. II
15. Diels-Kranz, a.a.O. 14 [4] 7; 16; – für Athen sei an Platons Akademie erinnert
16. Nur als Fragment erhalten; sie findet sich in: Aristotelis fragmenta, Ed. Val. Rose, Leipzig 1886 (Teubn.) und neuerdings auch in Fragmenta selecta, Ed. W. D. Ross (Oxford, Class. T.) 1955, vermehrt um die Stücke von P. Wilpert, Reste verlorener Aristotelesschriften, Hermes 75 (1940) 371ff.
17. Die erste grundlegende Übersicht über die Quellen und ihre Bewertung gab Eduard Zeller, Die Philosophie der Griechen in ihrer geschichtlichen Entwicklung, Teil I erste Hälfte, Nachdr. Darmstadt 1963[7], p. 361–617. Die bedeutendste weitere Abklärung in jüngster Zeit geschah durch Walter Burkert, Weisheit und Wissenschaft, Studien zu Pythagoras, Philolaos und Platon, Erlanger Beiträge zur Sprach- und Kunstwissenschaft, Bd. X, Nürnberg 1962. Doch üben gegen seinen weit gehenden Minimalismus in der Quellenbewertung die Übersichtsartikel in den neuesten Handbüchern eine gewisse Zurückhaltung; vgl. K. v. Fritz, Art. Pythagoras und Pythagoreer, in: Lexikon der Alten Welt Sp. 2488ff. und Heinrich Dörrie, Art. Pythagoras und Pythagoreer, in: Der kleine Pauly, Bd. 4, Sp. 1264ff.
18. Vgl. Näheres dazu auch K. Praechter, Die Philosophie des Altertums, in: Ueberwegs Grundriß der Geschichte der Philosophie Bd. I, Tübingen 1953[13], p. 62ff. – Zur Ausbildung der Askese innerhalb der griechischen Gymnastik vgl. Verf., Griechischer Sport als Anstoß zur Entwicklung einer Bewegungstherapie. Sein Verfall im Zeitalter der Spätantike und seine Fortentwicklung bis zur Moderne, Vortrag vor der Jungius-Gesellschaft Hamburg, November 1978; erweiterte Fassung im Druck
19. Vgl. W. Burkert, a.a.O. Abschn. VI c. 2 u. 4, p. 404ff. u. 441ff.
20. Vgl. J. L. Heiberg, Geschichte der Mathematik und Naturwissenschaften im Altertum, in: Hdbch. d. Altertumswiss., Abt. V, Teil I, Bd. 2, München 1960, p. 2f. – Zur Problematik der alten historischen Tradition vgl. Kurt Reidemeister, Das exakte Denken der Griechen, Hamburg 1949, p. 18ff. und zur Analyse pythagoreischen Gedankenguts in der Mathematik pp. 31ff.; 52; 91
21. Diels-Kranz, a.a.O. 11 [1] A1 (27), A12, A13, A15, A23; vgl. Hermann Diels, Doxographi Graeci, Berlin und Leipzig 1929, nach Register s. v. Thales p. 701
22. Diels-Kranz, a.a.O. 12 [2] A1 (1); A9 u. 9a, A10, A14, A16; B1, B2, B3
23. Zu den genannten vorsokratischen Philosophen in medizinhistorischer Sicht vgl. H. E. Sigerist, Anfänge der Medizin, Zürich 1963, p. 567f. – Zur Entdeckung der Zahl vgl. Franz Dornseiff, Das Alphabet in Mystik und Magie, Leipzig und Berlin 1925, p. 13f. und Julius Stenzel, Metaphysik des Altertums, in: Hdbch. d. Philosophie, München – Berlin 1931, p. 45
24. Vgl. J. L. Heiberg, a.a.O. p. 3; – Euclid. Element. lib. II, Defin. II et. Propos. IV, Tab. II, Fig. 6
25. Vgl. K. Reidemeister, a.a.O. p. 24f.
26. Diels-Kranz, a.a.O. 44 [32] B11 (gekürzte Wiedergabe, frei nach Diels)

27. Vgl. K. Praechter, a.a.O. p. 68 u. 70; ferner: Jacob Klein, Die griechische Logistik und die Entstehung der Algebra, in: Die Begriffswelt der Vorsokratiker, Darmstadt 1968, p. 493 ff.
28. Werner Jaeger, Paideia, Bd. I, Berlin 1954^{3}, p. 224
29. Diels-Kranz, a.a.O. 58 [45] D7, Bd. I p. 474 u. 477
30. Diels-Kranz, a.a.O. 58 [45] D10
31. Odyssee VI, 260; – Corp. Hipp., De articulis c. 70 (L. IV 292; Kw. II 226)
32. Vgl. Max Pohlenz, Der Hellenische Mensch, Göttingen 1947, p. 223 f. – Zu dieser Entwicklung s. bereits Sokrates bei Xenophon, Memorabilia lib. III c. 8, 5; Ed. Tauchnit. Bd. II, p. 98
33. Platon, Phaidros 279B u. C; Ed. Hermann (Teubn.), Vol. II, p. 267 f.
34. Johann Joachim Winckelmann, Geschichte der Kunst des Altertums, München o. J. (Ed. nach der Ausgabe von V. Fleischer, Berlin – Wien 1913), p. 15
35. Vgl. Albin Lesky, Geschichte der griechischen Literatur, Bern und München 1957/58^{3}, p. 399 ff. – M. Pohlenz, a.a.O. p. 259 ff. und Fritz Baumgarten, Franz Poland u. Richard Wagner, Die hellenische Kultur, Leipzig und Berlin 1913^{3}, III 6: Die Beredsamkeit, p. 525 ff.
36. Diels-Kranz, a.a.O. 82 [76] B11 u. 11a
37. Vgl. Wilhelm Nestle, Griechische Geistesgeschichte von Homer bis Lukian, Stuttgart 1944, Gorgias und seine Schule p. 179–186
38. Bei Thukydides vgl. z. B. die berühmte Rede des Perikles auf die Gefallenen lib. II 34 ff. und Otto Regenbogen, Thukydides, Politische Reden, Leipzig 1949; – bei Xenophon, Hellenica, z. B. lib. I c. 6, 6 ff.; lib. II c. 3, 24 ff. u. c. 4, 40 f., Ed. Tauchnit. Vol. IV p. 24 ff., 52 ff., 70 f. etc.
39. Vgl. z. B. Xenophon, Sympos. c. 2, 26; Ed. Tauchnit. Vol. V p. 104 und Dionysius Halicarn., De admirab. vi dicendi in Demosth. 5; Ed. Tauchnit. Vol. VI p. 152
40. Platon, Gorgias, c. 13, 458C–459C; c. 18, 463A–C; c. 36, 480A–481B; c. 58, 502E–503B, Ed. Hermann (Teubn.) Vol. III p. 215 ff., p. 222 f., p. 249 f., p. 280 f.
41. Vgl. Heinrich Dörrie, Art. Gorgias, in: Der kleine Pauly, Bd. 2, Sp. 848
42. Für Gorgias: Diels-Kranz, a.a.O. 82 [76] A19; – für Hippokrates: Soran, Vita Hippocratis § 11; CMG IV, Leipzig und Berlin 1927, p. 177
43. Zur Frage seiner Echtheit und zur zeitlichen Reihenfolge von Hippias maior und Phaedrus vgl. A. Lesky, a.a.O. p. 583 u. 581; ferner: H. Dörrie, Art. Platon, in: Der kleine Pauly, Bd. 4, Sp. 902
44. Zum Phaedrus als weiterem Gespräch über die Schönheit vgl. oben S. 17
45. Athenei Deipnosoph. lib. XIII, sect. 89 (609); Ed. Tauchnit. Vol. III p. 371
46. Platon Hippias maior c. 22–27 passim, 297D–303A; Ed. Hermann, Vol. III, p. 388 ff.
47. Ibidem, c. 18 f. u. 28, 294E–295A u. 303A–D; p. 383 u. 396 f.; – vgl. dazu: Joseph Jungmann, a.a.O. p. 7
48. Heinrich Bulle, Der schöne Mensch im Altertum, München und Leipzig 1912^{2}, Sp. 5
49. Vgl. E. Bleuler, Das autistisch- undisziplinierte Denken in der Medizin und seine Überwindung, Berlin 1922^{3}, p. 52 ff.
50. Real-Encyclopädie der gesammten Heilkunde, hrsg. von Albert Eulenburg Bd. 9, Wien und Leipzig 1896^{3}; Fehlanzeige auf p. 186
51. Reallexikon der Medizin Bd. 3, München – Berlin – Wien 1971, Sp. G/109
52. Immanuel Kant, Logik · Methodenlehre § 99 (conceptus rei adaequatus in minimis terminis; complete determinatus). Ed. Weischedel, Bd. III, Darmstadt 1959, p. 572 [A 217]
53. Dabei kennt der Königsberger Philosoph durchaus solche Begriffe, die einer vollständigen Definition nicht zugänglich sind. Doch fordert er deren genaue Erörterung (Exposition) und Beschreibung (Deskription), um zu einer deutlichen Vorstellung zu gelangen, die einen Begriff soweit wie möglich eingrenzt, auch wenn

man zu keiner vollständigen Definition gelangen kann. – Ibid., § 105, Bd. III, p. 574f. [A 220]

54. Vgl. z. B. Ludwig August Kraus, Kritisch-etymologisches medicinisches Lexikon, Göttingen 1844, p. 913 s. v. Sanitas, oder Castelli, Lexicon Medicum Graeco-Latinum, Neapel 1761, Tom. II, p. 218 s. v. sanitas

55. Zur Unsicherheit seiner genauen Lebenszeit vgl. Friedrich Solmsen, (Griechische Philosophie und die Entdeckung der Nerven, in: Antike Medizin, hrsg. von H. Flashar, Darmstadt 1971, p. 203f.). Er setzt ihn im Gegensatz zu früheren Autoren wie z. B. Max Wellmann (Die Schrift Περὶ ἱρῆς νούσου, Sudh. Arch. 22 (1929) 296ff.) nicht an den Anfang des 5. vorchr. Jhts., sondern in dessen Mitte. Seine Argumente sind jedoch keineswegs zwingender als die Wellmanns. Bei allem Respekt vor solchen Bemühungen dürfte ein offenes „ignoramus" jeder wissenschaftlichen Erörterung dienlicher sein.

56. Diels-Kranz, a.a.O. 24 [14] B4.
a) Mag auch die Quelle noch so große Zurückhaltung auferlegen, an der Echtheit des Fragments dürfte heute kein Zweifel mehr bestehen, nachdem schon Hermann Diels, der es noch in der Erstausgabe der Doxographi Graeci (Berlin 1879, Prolegomena, p. 223f.) für unecht hielt, später schrieb, die wissenschaftliche Prosa des Alkmaion und des Philolaos stehe dem pythagoreischen Wesen am nächsten (Kleine Schriften, hrsg. von W. Burkert, Darmstadt 1969, p. 272 = Ein gefälschtes Pythagorasbuch, Arch f. Gesch. d. Philosophie III, 1890, 457)
b) Ob A. Pythagoreer war, muß dahingestellt bleiben, jedenfalls vertritt er einige Ansichten, die nicht der pythagoreischen Tradition entsprechen. Andererseits zeigen andere Stücke unzweifelhaft Einfluß und Zusammenhang mit dem Orden. Schließlich wäre es eher verwunderlich, wenn er als Krotoniate frei davon geblieben wäre. So dürfte das Vorhandensein geistiger Berührungspunkte zwischen beiden heute communis opinio sein. Erna Lesky hielt den pythagoreischen Einfluß auf Alkmeon sogar für entscheidend (Alkmeon bei Aetios und Censorin, Hermes 80 (1952) 250).
c) Unzweifelhaft war A. Arzt, denn nur ein solcher konnte Entdeckungen machen, zu denen auch die Beobachtung Kranker erforderlich war (vgl. Th. Gomperz, Griechische Denker, Bd. I, Leipzig 1903^2, p. 119ff.). Gewiß besteht auch in dieser Frage weitgehend Einigkeit, doch sind in jüngster Zeit vereinzelt auch Zweifel laut geworden. Indessen befand sich in Kroton nicht nur der Pythagoreerorden, sondern auch eine der ältesten Ärzteschulen Griechenlands, so daß der Ort sogar als „Stadt der Gesundheit" bezeichnet worden ist (Alexander Schenk Graf v. Stauffenberg, Trinakria, München – Wien 1963, p. 116). Alles spricht daher dafür, daß A. Angehöriger dieser Schule war. – Ob man Pythagoras und seine nächsten Schüler hingegen als Ärzte bezeichnen darf, wird man mit Zurückhaltung und Bedacht beantworten müssen (vgl. W. Burkert, a.a.O. p. 271 und Fridolf Kudlien, Der Beginn des medizinischen Denkens bei den Griechen, Zürich und Stuttgart 1967 passim). Eines aber sollte klar ausgesprochen werden: Schamanentum und rationales medizinisches Denken lassen sich in dieser Zeit nicht künstlich trennen; beides ist oft in ein- und derselben Person vorhanden gewesen, beispielsweise noch in Empedokles. Wann man im Lauf einer solchen Entwicklung dem einzelnen das Epitheton „Arzt" zubilligen will, ist daher letztlich Ermessenssache.
d) Größte Schwierigkeiten bereitet noch immer das Wort „ἰσονομία", und das ursprüngliche Mißtrauen gegen dieses Fragment rührte nicht unmaßgeblich auch von diesem Ausdruck her. Er findet sich schon bei Herodot (lib. III c. 80 u. lib. V c. 37; Ed. Kallenberg (Teubn.) Vol. I p. 276 u. Vol. II p. 19) und bedeutet hier die politische Rechtsgleichheit im demokratischen Sinn. Hinge Alkmeons Isonomie als Metapher damit zusammen, dann würde die Vermutung zutreffen, die E. D. Phillips geäußert hat (Greek Medicine, London u. Southampton 1973, p. 21), jener hätte das Wort gemeinsam mit μοναρχία aus dem Staatsleben des

5. Jhts. übernommen, in dem die Entwicklung von der Tyrannis und Feudalherrschaft zu den Polisdemokratien stattfand. Immerhin findet sich das Wort bei Platon (Polit. lib. VIII c. 14, 563B) für die Gleichstellung von Männern und Frauen gebraucht. Das aber entspräche einem Grundsatz, den als ersten die Pythagoreer um ihrer Seelenwanderungslehre willen verfochten haben. Eine solche Vorstellung ist daher bei Alkmeon schon deshalb nicht auszuschließen, weil es sich jeweils um Gegensatz-Paare wie bei Mann und Frau handelt. In jedem Fall aber dürfte das Wort keinerlei Bedenken mehr erwecken, wenn man sich nur grundsätzlich einschließlich des gesamten Textes seiner problematischen Herkunft bewußt bleibt

57. Vgl. die „Grundsätze für eine zeitgemäße Behandlung in den Heilbädern und Kurorten" vom Deutschen Bäderverband in Bonn, abgedruckt in den Deutschen Bäderkalendern der letzten Jahre. Hier fußt der dynamische Gesundheitsbegriff freilich auf den modernen Erkenntnissen der Chronobiologie, wie sie sich in Arbeiten von G. Hildebrandt dargestellt findet; z. B. Chronobiologische Grundlagen der sogenannten Ordnungstherapie, Therapiewoche 24, 36 (1974) 3883 oder Outline of Chronohygiene, Chronobiologia Vol. III Nr. 2, 1976

58. Vgl. Corp. Hipp., De prisca medicina c. 14 und die weitere Entwicklung dieser Thesen in c. 15; Ed. Littré, Vol. I p. 600ff.; Ed. Kuehlewein, Vol. I p. 14f. und Platon, Sympos. c. 12, 186 CD; Ed. Hermann, Vol. II p. 156, worauf Diels bereits verwiesen hat. Doch ist es eigentümlich, daß gerade er, der den „Anonymus Londinensis ex Aristotelis iatricis Menoniis et aliis Medicis Eclogae (Berlin 1893) herausgegeben hat, in diesem Zusammenhang Platons Freund Philistion von Lokri, einen späten Vertreter westgriechischer Heilkunde, nicht erwähnt, dessen Gesundheitslehre – ebenfalls fragmentarisch – darin enthalten ist (XX Zle. 25–50, p. 36f.; vgl. die dtsch. Übersetzung von Heinrich Beckh und Franz Spät, Berlin 1896, c. XXIV § 1–3, p. 28f.). Vermag auch der Vergleich zwischen Alkmeons Fragment aus trüber Quelle und dem des Philistion in der Sprache des Peripatos philologisch schier unlösbar erscheinen, medizinisch wäre er äußerst lehrreich. Denn bei aller Problematik zeigt doch eine nähere Überprüfung, daß die Zeilen 25–42 bei Diels (§ 1 u. 2 bei Beckh-Spät) Alkmeons Gesundheitslehre im nach-empedokleischen Gewand wiedergeben, zusätzlich bereichert und differenziert durch unterdessen gewonnene rationelle und praktische Erfahrungen. Die Zeilen 42–50 (§ 3 bei Beckh-Spät) hingegen sind sprachlich so stark vom Peripatos eingefärbt, daß sich ihr ursprünglicher Sinn nur mithilfe der Fragmente des Empedokles und durch Galen einigermaßen zurückgewinnen läßt. Immerhin würde das für die westgriechische Heilkunde, die sonst so zusammenhanglos und zerrissen erscheint, eine gewisse geistige Kontinuität nahelegen. Übrigens hat hinsichtlich der Qualitätenlehre innerhalb beider Fragmente bereits Heinz Happ auf die Abhängigkeit Philistions von Alkmeon aufmerksam gemacht, wobei er allerdings auch bei dem Krotoniaten die Bindung an die Vierzahl voraussetzt (Der chemische Traktat des Aristoteles, in: Synusia, Festgabe für Wolfgang Schadewaldt, Pfuldingen 1965, p. 293f.). Richtig W. Burkert, a.a.O. p. 273f.

59. Richtig gedeutet bereits von Petersen/Unna, De Alcmaeone Crotoniata, Phil.-hist. Studien, Heft 1, Hamburg 1832, p. XI. Ausführlich erörtert die Frage nach der Art der Sektionen Julius Hirschberg, Vorlesungen über Hippokratische Heilkunde, Leipzig 1922, p. 19f.

60. Diels-Kranz, a.a.O. 24 [14] B1

61. Zu *τεκμαίρεσθαι* vgl. Frisk, Griech. Etym. Wörterb. Bd. II, p. 866: *τέκμαρ* n. heißt: ‚Zeichen, Wahrzeichen'. Davon ist erst später ‚*τεκμαίρεσθαι*' gebildet, was damit korrekt übersetzt ist, zumal das von ihm später abgeleitete Substantiv ‚*τέκμαρσις*' f. ebenfalls ‚Das Schließen aus Zeichen' bedeutet. Sicherlich war es daher verfehlt, wenn Josef Schumacher (Antike Medizin, Berlin 1940, p. 73) hier die Begründung des Analogieschlusses sehen wollte, vielmehr hatte bereits J. Wachtler (De Alcmaeone Crotoniata, Leipzig 1896, p. 101) recht, wenn er

schrieb: „et medicae artis naturae propria ac quasi innata esse illa sententia videtur"

62. Diels-Kranz, a.a.O. 24 [14] B1a in erweiterter Form s.: Theophrast, De sensu et sensilibus IV 25; Ed. Wimmer, p. 326

63. Diels-Kranz, a.a.O. 24 [14] A5. –
1. Zu Solmsen (a.a.O. p. 205 f.) läßt sich abschließend bemerken: Alkmeon muß zu diesen Beobachtungen und Feststellungen Schädelsektionen an Tieren vorgenommen haben. Dabei zeigten ihm Nase und Ohr unabweislich, daß sie *πόροι*, hohle Gänge zum Gehirn besitzen. Eine späte Quelle berichtet, er habe es als erster gewagt, Augen herauszuschneiden (Diels-Kranz 24 [14] A10). Diese Nachricht muß zutreffen, denn nur, wer ein Auge seziert hat, kann wissen, daß es „Wasser", sprich: Kammerwasser, enthält, wie schon Theophrast berichtet (Diels-Kranz 24 [14] A5). Die Nachricht 24 A10 von Chalcid in Tim. gewinnt daher an Vertrauenswürdigkeit, und man wird auch ihren weiteren Inhalt ernst zu nehmen haben: Wer ein Auge herausschneidet, muß auf den Sehnerven treffen, er muß ihn als eigenes anatomisches Gebilde liegen sehen – was noch nicht bedeutet, daß er den Charakter des anatomischen Substrats erkennt. Aber Alkmeon, das geht aus der folgenden Schilderung klar hervor, muß ihn weiter freigelegt und auch das Chiasma opticum registiert haben, ja sogar die Einmündung ins Gehirn. Im Analogieschluß von Nase und Ohr wird er die Gebilde der Sehnerven für *πόροι* = Gänge gehalten haben; das geht aus dem Ende des Fragments hervor. Offenbleiben muß, was er als „Weg" von der Zunge zum Gehirn angesehen hat. – Bemerkenswert ist, daß er den Tastsinn völlig übergeht. Bedenkt man, daß er sich in seiner Gesundheitsdefinition nicht an die Vierzahl hält, dann dürfte dieser Gesichtspunkt auch hier zu keiner Erklärung taugen. Überlieferungslücken lassen sich nicht ausschließen, immerhin wird Empedokles von Theophrast kritisiert, weil er sich in seiner Sinnesphysiologie über Geschmack und Tastsinn überhaupt nicht geäußert habe (Diels-Kranz 31 [21] A86), während er dabei Alkmeon übergeht. Insgesamt aber dürfte die Feststellung von Hermann Diels noch heute Geltung besitzen: „Bei all seinen ins Gebiet der Medizin gehörigen Untersuchungen ist Alkmeon vom Experiment ausgegangen" (Gorgias und Empedokles, Sitz. – Ber. d. Kgl. Preuss. Akad. d. Wiss., Berlin 1884, p. 343 f.).
2. Andererseits gibt eine jüngere Publikation (Die großen Ärzte, Geschichte der Medizin in Lebensbildern, hrg. von W. Piensch mit Einführung von Chr. Probst, München 1982, Abtlg. Biographisches Lexikon, p. 303, s. v.) Anlaß, noch einmal klar festzustellen, was eigentlich längst ausgestanden sein sollte:
a) Unter Hinweis auf Anm. 59 sei hier nochmals betont, daß es sich um keine Menschenanatomie, sondern nur um Tiersektionen gehandelt haben kann.
b) Ob A. Venen und Arterien erkannte, bleibt nach wie vor fraglich.
c) Daß er den Sehnerven als eigenes anatomisches Gebilde bemerkt hat (siehe oben), bedeutet noch nicht, daß er ihn als Sehnerven erkannte; dafür spricht keiner der vorhandenen Berichte und keines seiner Fragmente, soweit sie von dieser Frage handeln.
d) Daß er Operationen am Auge durchgeführt habe, ist aus der Luft gegriffen, vielmehr muß er bei seinen Tiersektionen ein – oder mehrere (?)-Augen ausgeschnitten haben und traf dabei auf das anatomische Gebilde des Sehnerven, dessen Verlauf er (Diels-Kranz 24 [14] A10 zufolge) weiter verfolgt haben muß und dabei sogar das Chiasma opticum beobachtet haben dürfte. Doch spricht alles dagegen, daß er darin einen Sinnesnerven und seine spezifische Funktion erkannte, aber vieles dafür, daß er darin „Gänge" sah, die von den Augen zum Hirn führten. Das enukleierte Auge muß er freilich weiter aufgeschnitten haben, sonst könnte er nicht von „den zahlreichen Häuten" und vom Kammerwasser wissen.

64. Vgl. G. Senn, Die Entwicklung der biologischen Forschungsmethode in der Antike und ihre grundsätzliche Förderung durch Theophrast von Eresos, Veröffentl. d. Schweiz. Ges. f. Gesch. d. Med. u. d. Naturwiss. VIII, Aarau 1933, p. 17

65. Diels-Kranz, a.a.O. 14 [4] 12
66. Georgius Agricola, „De mensuris, quibus intervalla metimur“, Basel 1550, Widmungsbrief an Christoph v. Carlowitz
67. Plutarch, Librorum perditorum fragmenta, 'Eκ τῶν Bίων, α: Vita des Herakles; Ed. Tauchnit. Vol. VI p. 393 = Aulus Gellius, Noctes Atticae, lib. I c. 1; Ed. Bipont., Vol. I p. 37
68. Diels-Kranz, a.a.O. 45 [33] 2 u. 3
69. Völlig verkannt und mißverstanden bei H. Diels, Antike Technik, Neudruck Osnabrück 1965, p. 17f.
70. Zum folgenden vgl. E. Fabricius, Art. Polyklet, in: RE XXI 2, Sp. 1707–1722 und E. Berger, Art. Polyklet, in: Lexikon der Alten Welt, Sp. 2397–2399
71. Plinius, Nat. Hist. lib. XXXIV c. 19, 49f.; Ed. Rackham (Loeb), Vol. IX, p. 164
72. So schon J. Overbeck, Geschichte der griechischen Plastik, Bd. I, Leipzig 1869², p. 340
73. Plinius, ibid. 53, Rackham p. 166
74. Quintilianus, Institutionis Oratoriae, lib. XII c. 10, 7; ed. Buchheit (Teubn.), Vol. II p. 402f. – Vgl. Hans v. Steuben, Der Kanon des Polyklet, Tübingen 1973, p. 26f.
75. Diels-Kranz, a.a.O. 40 [28] A3 = Galen, De placitis Hippocratis et Platonis, lib. V c. 3; K V 448f. – Vgl. H. v. Steuben, a.a.O. p. 69ff.
76. Galen, Ars medica, c. 19, K. I 352ff.
77. Vgl. Friedrich Hultsch, Griechische und römische Metrologie, Berlin 1882², p. 27ff.
78. Dezidiert gegen pythagoreischen Einfluß äußern sich: M. Pohlenz, a.a.O. p. 249; W. Burkert, a.a.O. p. 269, Anm. 78 und H. v. Steuben, a.a.O. p. 23 mit Anm. 50 u. 51. Unter den zahlreichen Befürwortern befinden sich immerhin die beiden profunden Kenner der Vorsokratik H. Diels, Antike Technik, a.a.O. p. 17f. und Walther Kranz, Die Kultur der Griechen, Sammlung Dieterich Bd. 113, Leipzig 1943, p. 364; ferner K. Praechter, a.a.O. p. 73, und André Bonnard, Civilisation grecque, dtsch. Übersetzung unter dem Titel: Die Kultur der Griechen, Bd. II, Dresden o. J., p. 58. – Im übrigen vgl. im folgenden S. 26, Anm. 83
79. Zum „Kontrapost“ und der „Ponderierung“ von P.'s Statuen vgl. Friedrich Hiller, Formgeschichtliche Untersuchungen zur griechischen Statue des späten 5. Jahrhunderts v. Chr., Mainz 1971, p. 6ff., bes. p. 9 u. 13
80. Zum folgenden vgl. H. v. Steuben, a.a.O., für die Gesamtfigur bzw. den Körper p. 31–50 mit Abb. 10 und für Kopf und Gesicht p. 11–20 mit Abb. 1 (in diesem Aufsatz Abb. 5 u. 6b)
81. Diels-Kranz, a.a.O. 40 [28] B2; vgl. Dietrich Schulz, Zum Kanon Polyklets, Hermes 83 (1955) 215f.
82. Diels-Kranz, a.a.O. 40 [28] B1; Übersetzung gemäß Liddell-Scott, Greek-Engl. Lex. p. 1234 s. v.
83. Zu vergleichen sind: Dietrich Schulz, a.a.O. p. 200ff. mit der zitierten Plutarchstelle (Moralia, De recta ratione audiendi, c. 13) und H. v. Steuben, a.a.O. p. 50ff. Dabei versteht sich am Rande, daß dieses Zitat Polyklet wieder ganz eng an die Pythagoreer anschließt, wie Schulz p. 203 auch ausdrücklich betont
84. vgl. H. Lamer, Art. Kairos, RE X Sp. 1508ff.
85. Corp. Hipp., Aphor. I 1; Ed. Littré, Vol. IV p. 458. – Zur Bedeutung des Begriffes in der griechischen Geistesgeschichte vgl. Victor Engelhardt, Die geistige Kultur der Antike, Stuttgart 1956, p. 8ff.
86. Cicero, Brutus 86, 296; Ed. Ernesti, Vol. I p. 579
87. Vgl. Leonardo da Vinci, Tagebücher und Aufzeichnungen, übers. u. hrg. von Theodor Lücke, Leipzig 1953³, p. 208, Taf. XIII und Jean Mathé, Leonardo da Vinci, Anatomische Zeichnungen, Genf 1978, p. 28f. u. 35f. – Insgesamt zu der Linie Vitruv, Leonardo da Vinci, Albrecht Dürer und Schadow vgl. H. v. Steuben, a.a.O. p. 68ff.

88. Vgl. Friedrich Meyner, Künstler-Anatomie, neu bearbeitet von Curt Siegel, Leipzig 1951^2, p. 172f. Abb. 155–157; zur Messung des Kopfes vgl. auch W. Tank, Form und Funktion, Bd. IV, Dresden 1955, p. 54, Bild 38. – Zur Fixierung der Körperachse vgl. F. Hiller, a.a.O. passim, bes. p. 76
89. J. J. Winckelmann, a.a.O. Einleitung u. p. 125
90. Stoicorum veterum Fragmenta, Ed. H. v. Arnim, Leipzig 1903, III 714
91. Vgl. Pausanias, Graeciae Descriptio, lib. V. c. 16, 2f.; Ed. Tauchnit. Vol. II p. 159f.
92. Justinus, Histor., lib. XX c. 4; Ed. Tauchnit. p. 158
93. Zum Verhältnis zwischen Agon und Askese vgl. Verf., Griechischer Sport als Anstoß zur Entwicklung einer Bewegungstherapie. Sein Verfall im Zeitalter der Spätantike und seine Fortentwicklung bis zur Moderne, Vortrag vor der Jungius-Gesellsch., Hamburg, November 1978; erweiterte Fassung im Druck
94. E. A. Freeman, History of Sicily from the earliest time, Oxford 1891, Bd. II c. V, p. 88, nennt Kroton schlechthin „city of wrestlers and physicians". – Siehe ferner: Verf., Das Problem der westgriechischen Heilkunde, Sudh. Arch. 46 (1962) 138f.
95. Diels-Kranz, a.a.O. 25 [15] 1 u. 2; Platon, Leges, lib. VIII c. 7; Ed. Hermann, Vol. IV p. 262ff. (muß mit Kontext gelesen werden)
96. Zu Apoll vgl. die Ausführungen bei Hans Walter, Griechische Götter, München 1971, p. 312ff.; zum Ringerpaar aus Herculanum H. Bulle, a.a.O. Textband Sp. 179f.
97. Zu den Vasenbildern vgl. M. J. Finley u. H. W. Pleket, Die Olympischen Spiele in der Antike, Tübingen 1976, p. 80f. und zu den sportanatomischen Darstellungen W. Tank, a.a.O. Bd. 5, p. 57f.
98. J. J. Winckelmann, a.a.O. p. 145
99. Jean Charbonneaux, Roland Martin, Francois Villard, Die griechische Kunst III: Das klassische Griechenland, aus dem Französischen von Werner Gebühr und Franz Otting, München 1977, p. 172. – Zur Erforschung des „körperlichen Organismus" allgemein durch die griechischen Künstler im 6. vorchristlichen Jahrhundert vgl. H. Bulle, a.a.O. Sp. 67f., speziell zu Polyklet Sp. 97ff. und 206f.
100. Vgl. F. Meyner, a.a.O. p. 7ff.
101. Zum Mangel von Grundwissenschaften wie Anatomie in der Medizin – allerdings bei angemessener historischer Bewertung der geistigen Leistungen in der koischen und knidischen Schule – vgl. Charles Lichtenthaeler, Hippokrates und die wissenschaftliche medizinische Theorie, München 1967, p. 17ff.
102. Zur Situsdarstellung des Leonardo vgl. z. B. Tagebücher und Aufzeichnungen, a.a.O. Tafel VI oder: Anatomische Zeichnungen aus der Kgl. Bibliothek auf Schloß Windsor, Hamburger Kunsthalle 1979, A2 etc. – Zur Situsdarstellung bei Vesal vgl. dessen Fabrica, Basel 1543, lib. V, Fig. 20, p. 370
103. Zum Gebrauch von Tafeln im Anatomieunterricht des Lykeion vgl. Werner Jaeger, Aristoteles, Berlin 1955, p. 359 und Ingemar Düring, Aristoteles, Heidelberg 1966, p. 512f.
104. Dazu vgl. F. Kudlien, Wissenschaftlicher und instrumenteller Fortschritt in ihrer Wechselwirkung in der antiken Chirurgie, Sudh. Arch. 45 (1961) 329ff.
105. Vgl. W. Nestle, Hippocratica, Hermes 73 (1938) 7; Wiederabdruck in: W. Nestle, Griechische Studien, Stuttgart 1948, p. 522f. und H. Leisegang, Art. Physis, in: RE XX 1, Sp. 1139. – In anderem Zusammenhang auch K. Deichgräber, Die Epidemien und das Corpus Hippocraticum, Abhdlg. d. Preuss. Akad. d. Wiss. Phil.-Hist. Kl. Nr. 3, Berlin 1933, p. 127
106. Vgl. Charles Lichtenthaeler, Thucydide et Hippocrate ..., Genève 1965, p. 166
107. Vgl. K. Deichgräber, Die Stellung des griechischen Arztes zur Natur, Göttinger Akademische Reden 6, Göttingen 1938, p. 28
108. Vgl. zu dieser Entwicklung des Begriffes: Verf., Die praktische Bedeutung des normativen Physis-Begriffes in der Hippokratischen Schrift „De Fracturis-De

Articulis", Hermes 90 (1962) 385ff., in deren Ausführungen am Ende freilich auch die Grenzen selbst einer so hoch gesteckten Zielsetzung für die Praxis aufgezeigt werden mußten

109. Corp. Hipp., De articulis c. 70; Ed. Kw. Vol. II p. 224f.; Ed. Littré Vol. IV p. 288

110. Vgl. Verf., Die Klumpfußlehre der Hippokratiker, Sudh. Arch. Beiheft 2, Wiesbaden 1963, p. 20–36 und De artic. c. 62; Ed. Kw. Vol. II p. 213; Ed. Littré Vol. IV p. 266: „ἐς τὴν φύσιν τὴν δικαίην ἄγειν".

111. Konrad Lorenz, Gestaltwahrnehmung als Quelle wissenschaftlicher Erkenntnis, Gesammelte Abhandlungen Bd. II, München 1970, p. 255ff. (Zusammenfassung p. 300)

Quellennachweis der Abbildungen

Abb. 1. H. J. v. Alberti, Maß und Gewicht, Berlin 1957, Tabelle 1, p. 20

Abb. 2. K. Schefold, Die Bildnisse der antiken Dichter, Redner und Denker, Basel 1943, p. 161, Nr. 1 (Ausschnitt des Kopfes aus der Büste)

Abb. 3. *a* Euclidis Elementorum, Ed. Elrington, Tabelle II, Fig. 6 zu Lib. II
b J. L. Heiberg, Geschichte der Mathematik und Naturwissenschaften im Altertum, München 1960, Fig. 1, p. 3

Abb. 4. *a* G. Hafner, Kreta und Hellas, Baden-Baden 1968, p. 162
b H. Bulle, Der schöne Mensch im Altertum, München und Leipzig 1912, Abb. 18, Sp. 98

Abb. 5. H. v. Steuben, Der Kanon des Polyklet, Tübingen 1973, Abb. 10, p. 39

Abb. 6. *a* J. Charbonneux, R. Martin, F. Villard, Das klassische Griechenland, München 1971, Abb. 185, p. 171
b H. v. Steuben, a.O., Abb. 1, p. 13

Abb. 7. *a* H. Bulle, a.O., Tafel 48
b K. Hönn, Augustus und seine Zeit, Wien 1953^3, Abb. 19

Abb. 8. F. Meyner, Künstleranatomie, Leipzig 1951^2, Abb. 155–157, p. 172f.

Abb. 9. *a* H. Bulle, a.O., Tafel 142
b J. Charbonneux etc., a.O., Tafel 394, p. 340

Abb. 10. *a* H. Bulle, a.O., Tafel 91
b H. Walter, Griechische Götter, Abb. 288, p. 313

Abb. 11. *a/b* Vasen: M. J. Finley, H. W. Pleket, Die Olympischen Spiele der Antike, Tübingen 1976, Tafel VIIa und b
Läufer: W. Tank, Form und Funktion, Bd. V, Dresden 1957, Bild 46 und 47

Abb. 12. *a* Hanna Kiel, Renée Sintenis, Berlin 1956, p. 35
b Copyright Atelier Arno Breker

Abb. 13. *a* H. v. Steuben, a.O., Tafel 37
b J. Kollmann, Plastische Anatomie des menschlichen Körpers für Künstler und Freunde der Kunst, Leipzig 1910^3

Abb. 14. *a* H. v. Steuben, a.O., Tafel 25 (Ausschnitt)
b H. Hoepke, Das Muskelspiel des Menschen, Stuttgart 1949^3, Bild 70, p. 77

Abb. 15. *a* H. v. Steuben, a.O., Tafel 25 (Ausschnitt)
b F. Pauwels, Gesammelte Abhandlungen zur funktionellen Anatomie des Bewegungsapparates, Abb. 20, p. 214

Abb. 16. *a* J. Charbonneux, R. Martin, F. Villard, Das archaische Griechenland, München 1968, Abb. 342, p. 298
b J. Charbonneux etc., Das klassische Griechenland, Abb. 304, p. 269
c Vidus Vidius, Chirurgia ..., Paris 1544, Fig. 80, p. 447
d Andreas Vesalius, Humani corporis fabrica, Basel 1543, lib. V, Fig. XX, p. 370

I. Operative Fächer und Ästhetik

Neue Entwicklungen in der cranio-facialen Chirurgie

Deutsche Übersetzung des in englischer Sprache gehaltenen Vortrags mit freundlicher Genehmigung des Verfassers

D.J. David

South Australian Cranio-Facial Unit, Adelaide Children's Hospital, King William Road, North Adelaide, South Australia 500

Auf dem Gebiet der cranio-facialen Chirurgie haben in den letzten Jahren einige neue Entwicklungen stattgefunden. Wenn man die technischen Fortschritte, vom einfachen Röntgenbild über das gewöhnliche Tomogramm hin zum Computertomogramm mit seiner zweidimensionalen Darstellung und weiter zu dem neuen Computerprogramm 3D83 (Abb. 1), für die wissenschaftlichen Grundlagen der Chirurgie nutzt, dann ist

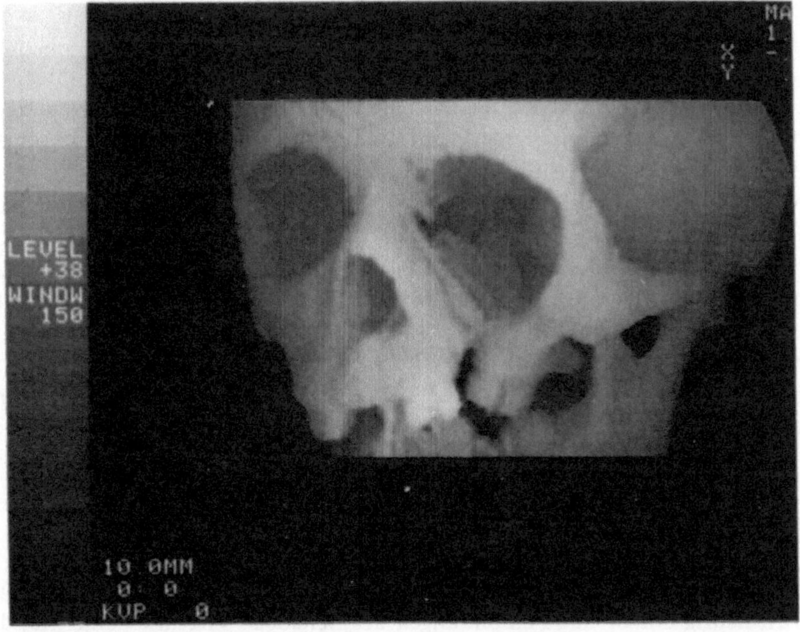

Abb. 1. Dreidimensionale CT-Rekonstruktion einer lateralen Gesichtsspalte

Die Ästhetik von Form und Funktion
in der Plastischen u. Wiederherstellungschirurgie
Herausgegeben von G. Pfeifer

man in der Lage, die cranio-facialen Fehlbildungen mit fortschrittlichen Mitteln zu untersuchen und die Behandlungsmethoden weiter zu verbessern.

Schwere cranio-faciale Mißbildungen sind komplexe, dreidimensionale Störungen in einem anatomischen Gebiet, in dem viele vitale Strukturen dicht beieinander liegen. Diese Störungen springen dem Betrachter förmlich ins Auge und haben deshalb auch eine große ästhetische Bedeutung.

Die chirurgische Herausforderung wurde zuerst von Sir Harold Gillies und Steward Harrison angenommen, die Ende der vierziger Jahre die erste erfolgreiche Le Fort III-Osteotomie bei einem Patienten mit Crouzon-Syndrom durchführten. Seit jener Zeit bis in die späten sechziger Jahre haben viele verschiedene Autoren versucht, Fehlbildungen der orbito-cranialen Region durch Knochentransplantationen und kosmetische chirurgische Eingriffe an der äußeren Haut zu korrigieren.

Der entscheidende Fortschritt jedoch wurde von Paul Tessier im Jahre 1957 mit der Anwendung eines kombinierten neurochirurgischen und gesichtschirurgischen Zuganges zum orbito-cranialen Komplex erzielt. Das war der Weg, der die Entwicklung der cranio-facialen Chirurgie zu dem hochentwickelten multidisziplinären Behandlungskonzept ermöglichte, das heute weltweit in einer Anzahl von Zentren angewendet wird.

Wie bei den meisten großen Fortschritten war Tessiers Idee im Prinzip sehr einfach. Er fand heraus, daß das cranio-faciale Skelett subperiostal bis zu einem Abstand von 1 cm zum foramen opticum gefahrlos freigelegt werden kann. Weiterhin machte er die Erfahrung, daß bei gemeinsamem Vorgehen mit einem Neurochirurgen, der die vordere Schädelgrube freilegt, der cranio-faciale Chirurg eine Schädelosteotomie mit anschliessender dreidimensionaler Mobilisierung ohne Risiko durchführen kann. Dieses Team-Konzept wurde von Ian Munro aus Toronto weiter entwickelt und erfolgreich in die moderne chirurgische Praxis eingebaut.

Das „South Australian Cranio-Facial Unit" entspricht dieser Team-Konzeption und ist eine Fortentwicklung der Idee Tessiers, diese komplizierten Probleme multidisziplinär zu lösen. Wegen der relativen Seltenheit dieser Fehlbildungen ist jedoch ein ökonomisches Arbeiten dieses Teams erst bei einem großen Einzugsgebiet möglich. Wenn die Arbeitsgruppe für eine große Bevölkerungsgruppe zuständig ist, dann sorgt eine große Patientenzahl dafür, daß das Team leistungsfähig und erfolgreich arbeitet und sich nach wissenschaftlichen Grundsätzen entwickelt.

Ich möchte Ihnen nun einige neue Perspektiven in der Behandlung cranio-facialer Formabweichungen aufzeigen, und zwar bei Schädelsynostosen, bei fronto-ethmoidalen Meningoencephalocelen bei Spalten und bei schweren Unfallfolgen. Schließlich möchte ich über die Verbindungen zweier neuer Richtungen in der plastischen und rekonstruktiven Chirurgie berichten, über die Kombination der Mikrogefäßchirurgie mit der cranio-facialen Chirurgie.

Schädelsynostosen

Die Schädelsynostosen sind eine Folge vorzeitiger Verknöcherung der Suturen und gehen häufig einher mit Fehlbildungen des Schädels. Virchow bemerkte, daß die vorzeitige Verknöcherung einer Sutur zu einer Wachstumshemmung in der Richtung senkrecht zu dieser Sutur führt, woraus allgemein bekannte Mißbildungen resultieren: wie Scaphocephalie, Trigonocephalie, Turricephalie, Oxycephalie und Triphyllocephalie.

Als das klinische Interesse an den Fehlbildungen des Schädels zunahm, stellte sich heraus, daß einige der schwersten Formen einer Schädelsynostose mit anderen Geburtsfehlern einhergehen. So findet man z.B. beim Crouzon-Syndrom ein kleines Gesicht, multiple Nahtverknöcherungen, eine Progenie und einen hochen, spitzen Gaumen; beim Apert-Syndrom gibt es ähnliche Störungen und zusätzliche Mißbildungen der Hand.

Eine Chirurgie, die allein darauf abzielt, den Hirndruck zu entlasten, würde diese Störungen unberücksichtigt lassen.

Neue Methoden waren nötig und ein neues chirurgisches Konzept. Im Gegensatz zu Virchows rein mechanischer Theorie war Moss von 1959–1975 ein Verfechter der These, daß eine vorzeitige Nahtverknöcherung die Folge einer zugrunde liegenden allgemeinen Dysplasie der Schädelbasis sei. Die dreidimensionale Rekonstruktion eines Falles von Apert-Syndrom (Abb. 2) zeigt die starke Deformierung der lamina cribrosa und der vorderen Schädelgrube. Moss vertrat die Meinung, daß die Synostose eine Folge dieser Fehlbildung an der Schädelbasis sei und daher ein Symptom und nicht die Ursache dieser Fehlbildung.

Wir in Adelaide sind nicht völlig der gleichen Ansicht. Es ist unseres Erachtens denkbar, daß die einzelnen Fehlbildungen, die mit einer Craniosynostose einhergehen, die Folge des veränderten Wachstums der gesamten Hirnkapsel sind, wobei wir als

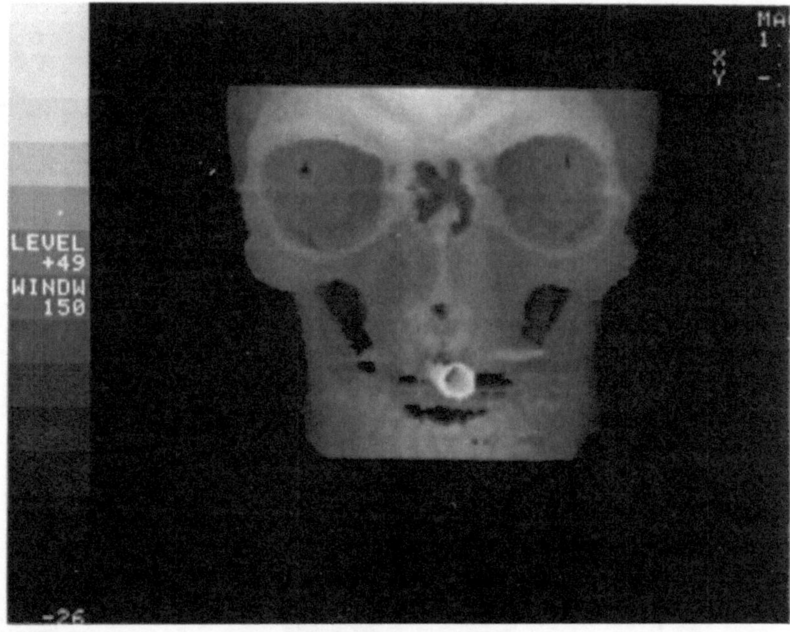

Abb. 2. Dreidimensionale CT-Rekonstruktion bei einem Apert-Syndrom mit einem kleinen Gesicht

„Hirnkapsel" die Schädelbasis und das Schädeldach verstehen mit dem Pericranium, der Dura und allen anderen angrenzenden Skelettanteilen.

Bei der extremen Form einer Craniosynostose kann die Wachstumshemmung der Hirnkapsel zu einer Erhöhung des intrakraniellen Drucks führen wie z.B. bei einem Patienten mit Crouzon-Syndrom (Abb. 3). Für diese Fälle verwenden wir den Begriff „Craniostenose"; Ebenso kann man von „Orbitastenose" sprechen, um eine Verengung der Orbita mit resultierendem Exophthalmus zu beschreiben. Delaire und seine Kollegen prägten 1963 den analogen Begriff der „Facialstenose", für eine Einengung des Gesichtskeletts im Bereich der oberen Luftwege.

Diese Anomalie beim Crouzon- und Apert-Syndrom ist Ausdruck einer lokalen Wachstumsstörung in Verbindung mit vorzeitiger Nahtverknöcherung. Bis zu einem gewissen Grad kann man dann darüber diskutieren, ob die Gesichtsfehlbildung auch eine Folge der primären Dysplasie im Bereich der Schädelbasis ist.

Insgesamt sehen wir also die vorzeitige Nahtverknöcherung als eine wichtige lokale Manifestation einer zugrundeliegenden Wachstumsstörung des Schädels an. Diese Störung kann auf eine Region beschränkt sein oder generalisiert auftreten. Insoweit stimmt dieses Konzept mit der Auffassung von Moss überein, daß die Craniosynostose keine isolierte Fehlbildung darstellt. Wir glauben, daß eine vorzeitige Schädelnahtverknöcherung eine sehr konkrete Bedeutung für ein insgesamt gestörtes craniocerebrales Wachstum hat. Die Hirnkapsel wird unnachgiebig und reagiert nicht mehr in normaler Weise auf die durch den Wachstumsdruck des Gehirns entstehenden Kräfte. Diese Kräfte jedoch sind in der ersten Lebensphase besonders groß.

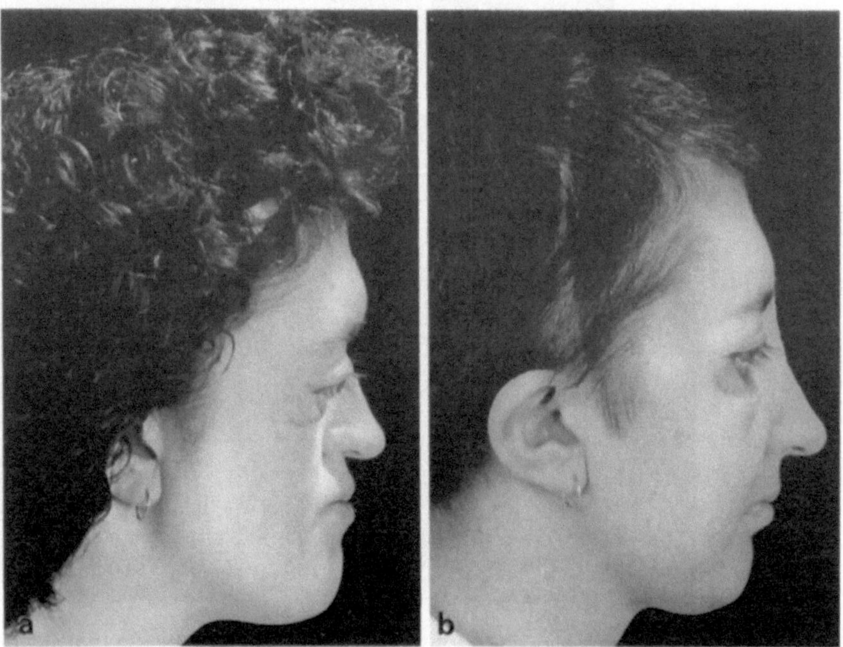

Abb. 3. a Schweres Crouzon-Syndrom präoperativ. **b** Postoperativer Befund bei demselben Patienten

Die experimentellen Ergebnisse von Persson et al. (1979) und unsere chirurgischen Erfahrungen unterstützen das klassische Konzept, daß die Suturen bis zu einem gewissen Grade die Art und das Ausmaß der Fehlbildungen des Schädeldaches bestimmen. Wir haben daher ein Konzept der regionalen skelettalen Wachstumsstörung entwickelt. Man ist versucht, sogar noch etwas weiter zu gehen. Wenn man die Röntgendarstellung einer schweren kombinierten Craniosynostose sieht (Abb. 4) und auf die stark verbogenen Keilbeinflügel aus der Blickrichtung von hinten und von oben schaut (wobei der hintere Teil durch den Computer entfernt wurde), dann kann man sich einen nach oben gerichteten Druck der Dura auf die sicht entwickelnde Orbitofrontalregion gut vorstellen. Mit anderen Worten, das Konzept von Moss, nach dem die Schädelbasis das Schädeldach durch die Anheftung der Dura verformt habe, wäre damit auf den Kopf gestellt.

Ob die vorzeitige Verknöcherung der Gesichtsschädelsuturen bei den Gesichtsfehlbildungen eine größere Rolle spielt kann noch nicht gesagt werden. Selbst wenn zukünftige Forschungsergebnisse zeigen sollten, daß dies nicht der Fall ist, glauben wir, daß auch diese Fehlbildungen das Resultat einer embryonal bedingten regionalen skelettalen Wachstumsstörung sind.

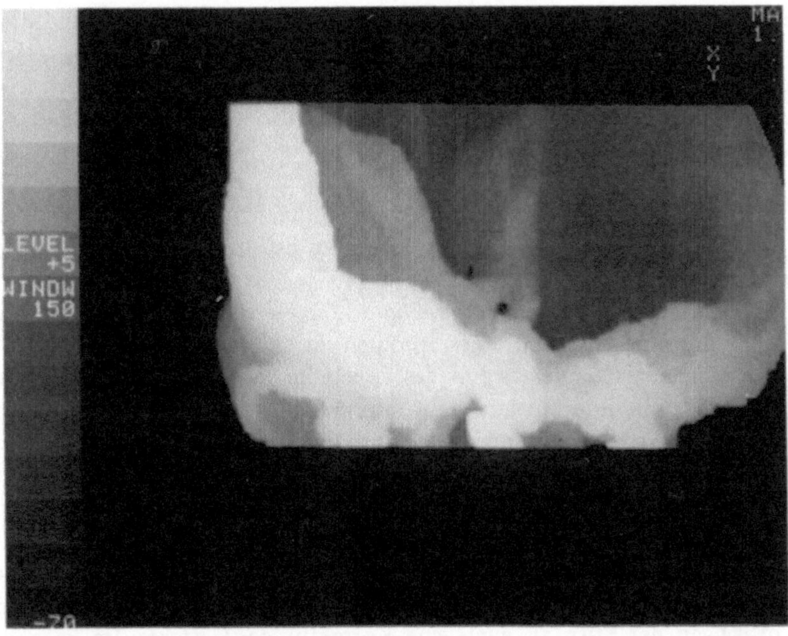

Abb. 4. Dreidimensionale CT-Rekonstruktion eines schweren Craniosynostose-Syndroms aus der Sicht von hinten, mit aufwärts gebogenen Keilbeinflügeln

Therapie

Die Behandlungsprinzipien fußen daher auf der Kenntnis des zugrunde liegenden Pathomechanismus. Die Wachstumsstadien sind für den Chirurgen wichtig und haben bei den verschiedenen Craniosynostosen eine unterschiedliche Bedeutung. Wir unterscheiden drei therapeutisch relevante Wachstumsphasen:

Phase I: In einem Alter bis zu 12 Monaten wird operiert, um den Wachstumsdruck des Gehirns auszunützen, so daß nach einer Lösung der Suturen das Hirnwachstum wieder normale Verhältnisse herstellen kann.

Phase II: In der Zwischenphase (vom 2. bis zum 10. Lebensjahr) kann noch keine endgültige chirurgische Korrektur vorgenommen werden, weil das Wachstum noch nicht abgeschlossen ist, aber funktionelle oder psychosoziale Gründe können eine Operation notwendig machen.

Phase III: Vom 10. Lebensjahr an kann die endgültige Operation durchgeführt werden.

Bei Patienten mit einer Plagiocephalie (Abb. 5) hat die Behandlung in der *ersten Phase,* wie sie von Hoffmann und Mohr befürwortet wird, zu einigen Problemen geführt. Die unvollständige Durchtrennung des Supraorbitalrandes und die Spange über der Dekompressionszone behindern die Remodellierung. Unser eigenes Konzept besteht darin, die Ostektomie auszudehnen und einen gänzlich freien fronto-orbitalen Komplex zu schaffen entsprechend der Methode von Daniel Marchac. Allerdings befürwortet Marchac die beidseitige Osteotomie, sogar für einseitige Störungen. Wir glauben nicht, daß das unbedingt notwendig ist, es sei denn es handelt sich um ein älteres Kind. Bei den Crouzon-Fällen muß unter Umständen die frühzeitige Operation ausgedehnter sein, um die Craniostenosen zu beseitigen, die das Gehirn einengen und dadurch das Kind gefährden.

Operationen in der *mittleren Phase* können angezeigt sein, weil Augenprobleme oder Symptome aufgrund eines erhöhten intrakraniellen Druckes auftreten, oder aus psycho-sozialen Gründen, wenn das Leben für das Kind unerträglich wird. Dies sind z.B. Kinder mit intermittierendem interkraniellen Druckanstieg, bei denen das Vorbringen der Frontoorbitalregion gleichzeitig zu einer Erweiterung des Schädels führt. Bei älteren Kindern, die unter ihrem Aussehen leiden, kann ein Vorbringen des gesamten Stirn-Gesichts-Bereiches aus kosmetischen Gründen erforderlich sein.

In der *dritten Phase,* beim älteren Kind oder Erwachsenen, können bis dahin unoperierte unicoronale Synostosen endgültig korrigiert werden. Unkorrigierte Fälle mit dreidimensionaler Verformung benötigen eine ausgedehntere Operation, sowohl ein Vorbringen der Stirn als auch eine Korrektur des Gesichts. Im Falle eines Patienten mit Crouzon-Syndrom kann so transkraniell die gesamte Stirn-Gesichts-Region nach Tessier vorbewegt werden (Abb. 6). Dabei sind alle Kombinationen einer Le Fort III-Osteotomie mit oder ohne Le Fort I zusammen mit einem Vorbringen des Supraorbitalrandes und einer Schädeldachmodellierung möglich.

Nun zu der Beziehung zwischen schweren medianen cranio-facialen Spalten und den frontoethmoidalen Meningo-Encephalocelen. Wir haben uns mit den Encephalocelen

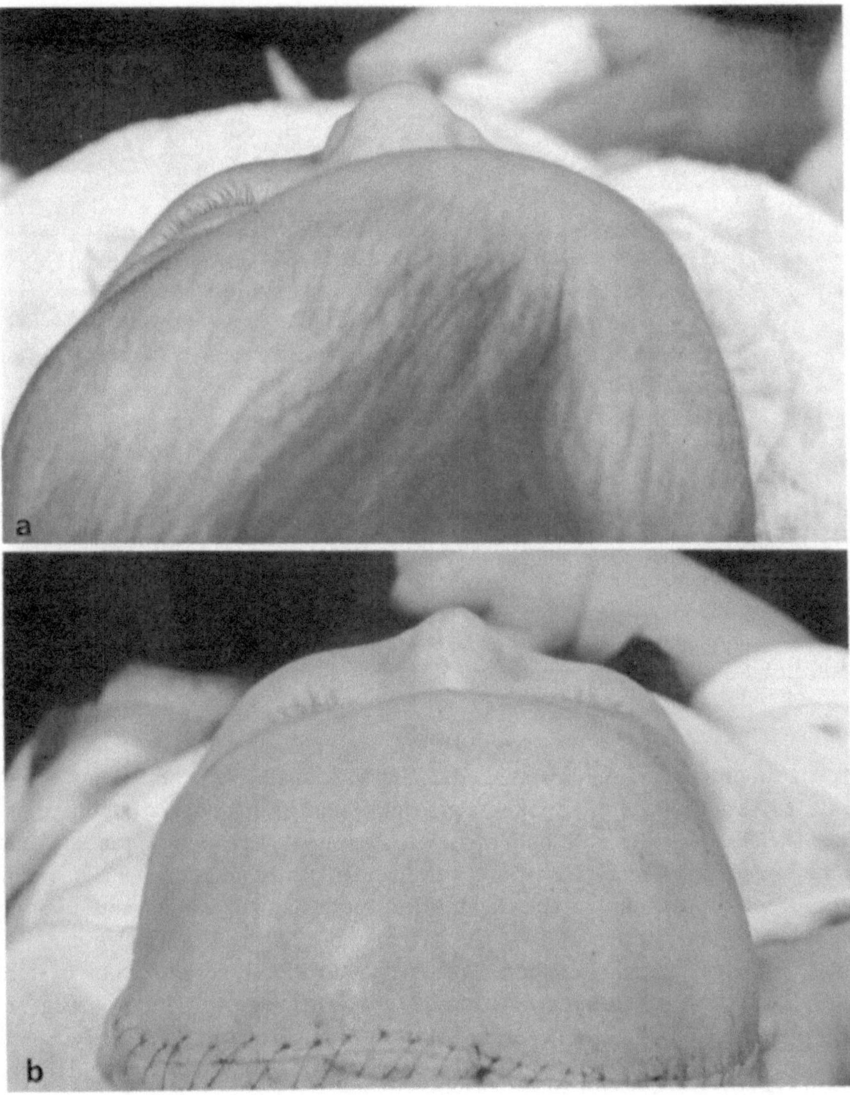

Abb. 5. a Links frontale Plagiocephalie präoperativ. **b** Links frontale Plagiocephalie postoperativ

und den medianen und paramedianen Gesichtsspalten befaßt und sind zu dem Schluß gekommen, daß es unterschiedliche Formen gibt und daß die Encephalocele keine Spalte darstellt, sondern eine Hernie des Gehirns und der bedeckenden Schichten durch das Foramen caecum. In der hier angesprochenen Form der Encephalocele liegt die Pforte in der vorderen Schädelgrube immer an der Stelle des Foramen caecums. Bei der naso-frontalen Form liegt das Nasenskelett unterhalb des Defektes, bei der naso-ethmoidalen Form liegt das Nasenskelett oberhalb des Gesichtsdefektes und bei der naso-orbitalen Form schließlich liegt der Defekt in der medialen Orbitawand.

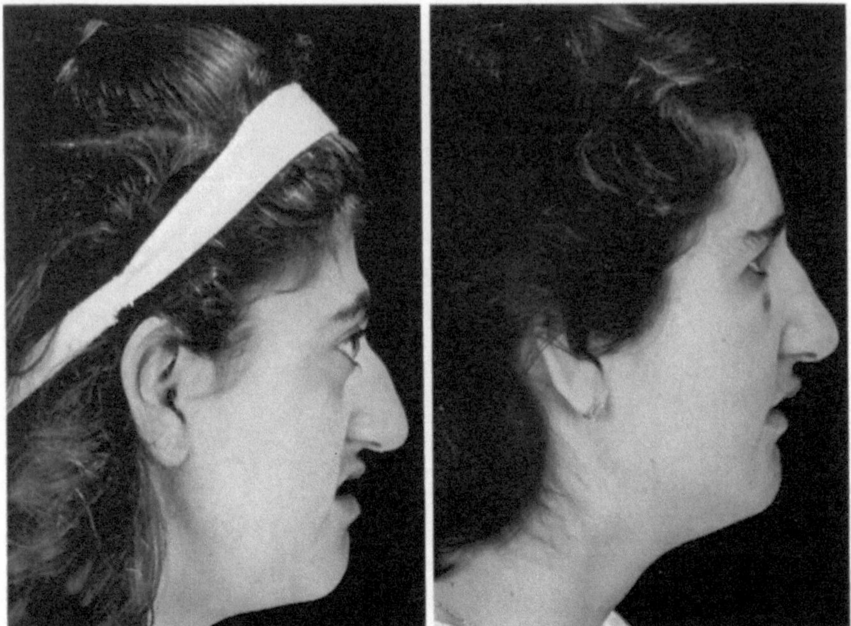

Abb. 6. a Crouzon-Syndrom vor einem vollen fronto-facialen Vorschub. **b** Postoperativer Zustand, derselbe Patient

Wir möchten darauf hinweisen, daß die Encephalocelen immer mit einem Hochgesicht (Abb. 7a) und die Spalten stets mit einem Breitgesicht kombiniert sind (Abb. 7b). Die Spalte sollte zu einem späteren Zeitpunkt, die Meningocele dagegen schon früher operiert werden. Es ist notwendig, den Enstehungsmechanismus einer Fehlbildung zu kennen, um zu entscheiden, wie sie behandelt werden muß. Patienten mit Meningo-Encephalocelen sollten so früh wie möglich behandelt werden. Wenn die Patienten aber schon älter sind (Abb. 7a) und ein Hypertelorismus besteht, sollte alles, was sie an Fehlbildungen aufweisen, korrigiert werden. Das Ergebnis kann akzeptabel ausfallen. Es ist jedoch besser, wenn sie operiert werden, solange Gehirn und Augen noch wachsen und die oberen Luftwege auf die Remodellierung des Gesichtes Einfluß nehmen können. Je jünger daher ein Patient ist, desto besser werden die Erfolge sein (Abb. 8).

Schwere Unfallfolgen

Noch eine Bemerkung zu den Aufgaben des Cranio-facialen Teams im Falle eines cranio-facialen Traumas. Wenn ein derartiges Team gut organisiert ist und die Zusammenarbeit harmonisch ist, kann es sich sehr schnell auf akute Probleme einstellen und sie lösen. So können wir als *ein* Team auch cranio-faciale Traumen behandeln. Wenn intrakranielle Luft oder ein intrakranielles Hämatom vorliegen oder wenn röntgenologisch eine therapiebedürftige Fraktur des Stirnbeins, Orbitadaches oder der Schädel-

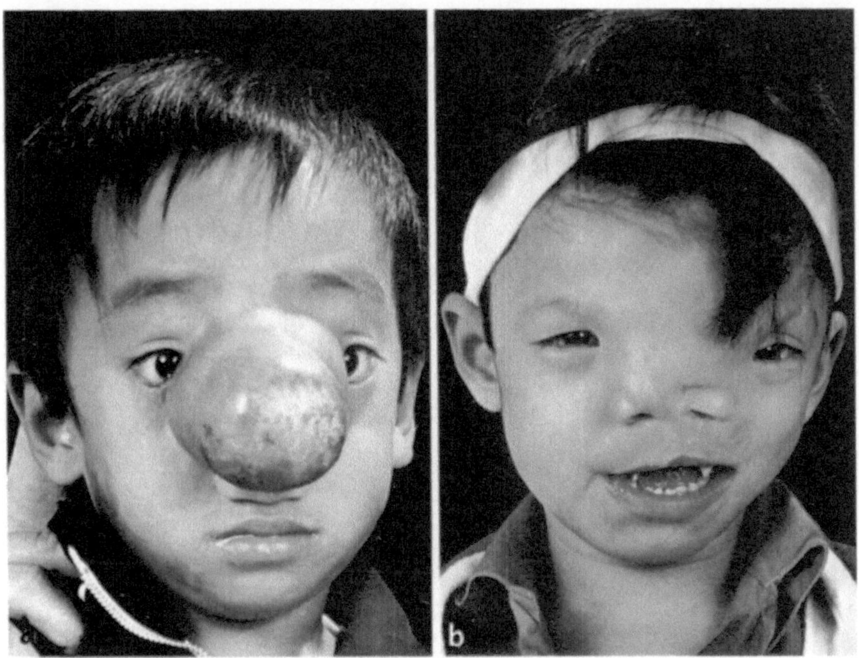

Abb. 7. **a** Frontoethmoidale Meningo-Encephalocele mit Hochgesicht. **b** Komplexe Gesichtsspalte mit Breitgesicht

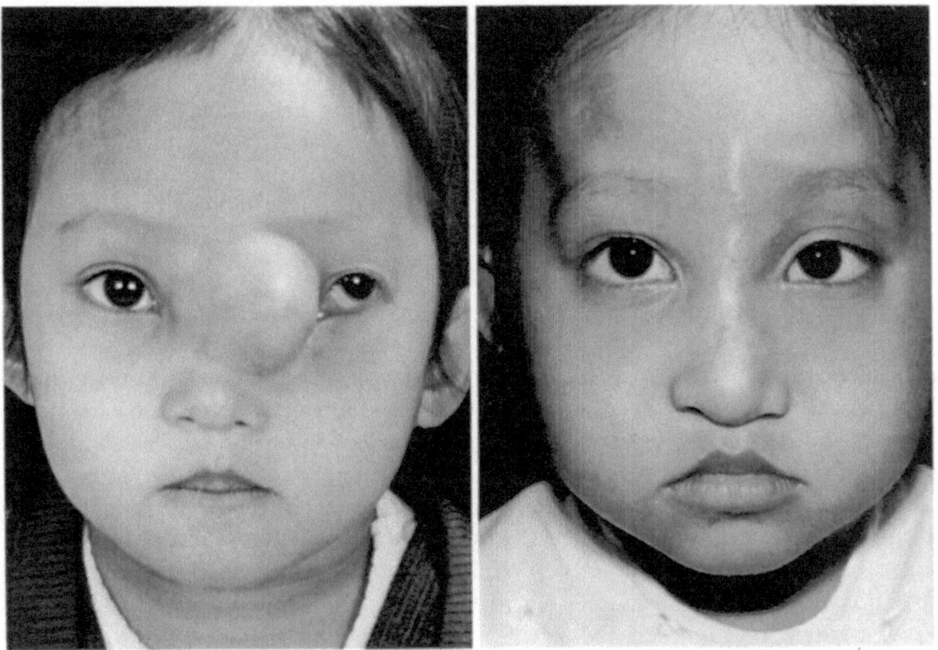

Abb. 8. **a** Frontoethmoidale Meningo-Encephalocele präoperativ. **b** Postoperativer Befund bei demselben Patienten

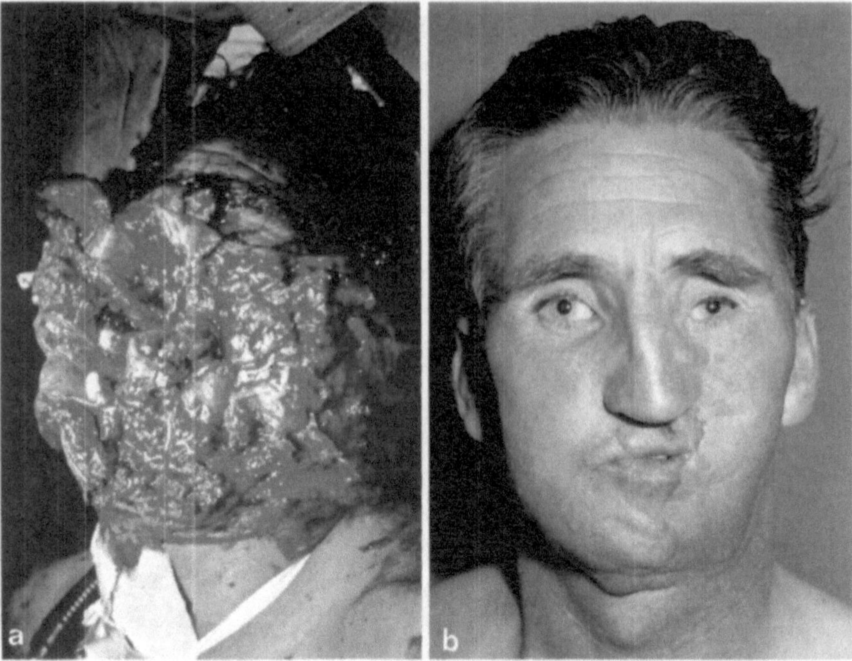

Abb. 9. a Schußverletzung vor Versorgung. **b** Derselbe Patient nach Transplantation eines Osteomyocutanlappens von der Hüfte zum Gesicht mit mikrochirugischer Anastomose

basis nachgewiesen ist, kann der cranio-faciale Chirurg von Anfang an mit dem Neurochirurgen zusammenarbeiten. Wir haben das probiert und halten die Ergebnisse für befriedigend (Abb. 9). Ein großer Vorteil ist die Verkürzung der Krankenhausverweildauer um die Hälfte der Zeit. Angesichts der derzeitigen wirtschaftlichen Lage und des Druckes seitens der Politiker und der Regierung ist dies von nicht geringer Bedeutung.

Cranio-faciale Mikrochirurgie

Anschließend möchte ich noch die Kombination von cranio-facialer Chirurgie und Mikrogefäßchirurgie erwähnen. Die Abb. 9b zeigt das Ergebnis bei einem Patienten mit einer Schußverletzung, bei dem sowohl die Techniken der cranio-facialen Chirurgie als auch ein freier Osteomyocutanlappen von der Hüfte angewendet worden sind.

Die letzte Abbildung zeigt einen schweren Fall von hemi-facialer Mikrosomie bei dem mit der einfachen und typischen Rekonstruktion des Jochbogens und des Kiefergelenkes begonnen wurde (Abb. 10). Wir fuhren fort mit multiplen Osteotomien, der Präperation des Nervus facialis und einem Osteomyocutanlappen von der Hüfte mit mikrovasculären Anastomosen und erzielten schließlich das abgebildete Ergebnis. Eine derartige Operation führten wir erstmalig 1977 durch.

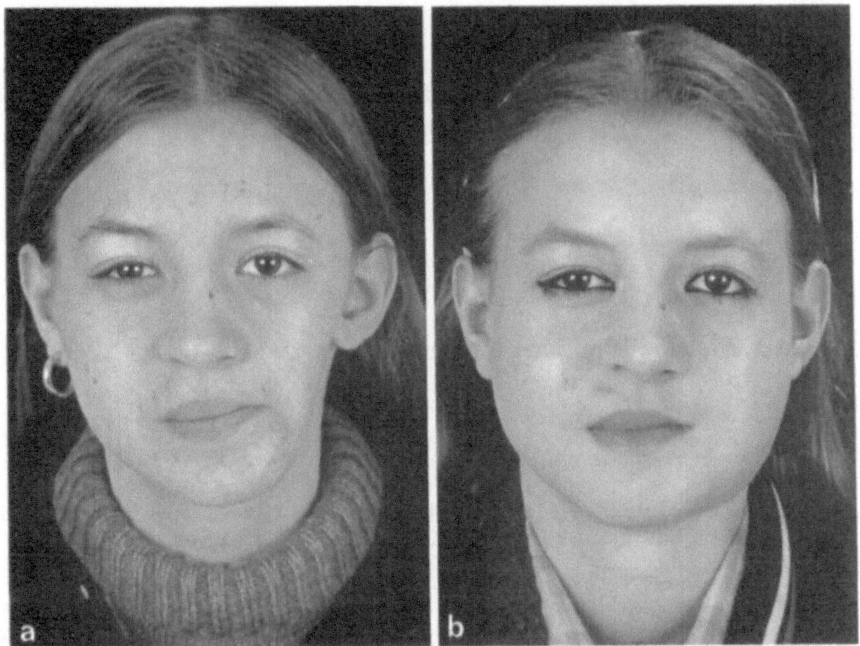

Abb. 10. a Linksseitige hemi-faciale Mikrosomie präoperativ. **b** Dieselbe Patientin postoperativ nach maxillärer und mandibulärer Osteotomie und Transplantation eines Osteomyocutanlappens von der Hüfte zum Gesicht mit mikrochirurgischer Gefäßanastomose

Herr Präsident, meine Damen und Herren, ich habe Ihnen einen kleinen Überblick über die Arbeit unseres Zentrums gegeben. Ich danke Ihnen für Ihre Aufmerksamkeit und hoffe gezeigt zu haben, wie einige schwierige cranio-faciale Probleme zweckmäßig angegangen werden können.

Literatur

David DJ (1984) New Perspectives in the Management of Severe Cranio-Facial Deformity. Annals of the Royal College of Surgeons of England 66 (4):270–9

David DJ (1984) Fronto-Ethmoidal Meningoencephaloceles: Morphology and Treatment. Br J Plast Surg 37:271–284

David DJ, Poswillo D, Simpson DA (1982) The Craniosynostoses: Causes, Natural History and Mangement. Springer, Berlin Heidelberg New York

Delaire J, Gaillard A, Landais W, Renaud Y (1963) Considerations sur les Synostoses Prematures et leur Consequences au Crane et a la Face. Rev Stomatol 64:97–106

Gillies H, Harrison SH (1950/51) Operative Correction by Osteotomy of Recessed Malar Maxillary Complex in a Case of Oxycephaly. Br J Plast Surg 3:123–127

Marchac D, Renier D (1982) Cranio-Facial Surgery. Craniosynostosis. Little, Brown & Company, Boston

Moss ML (1959) The Pathogenesis of Premature Cranial Synostosis in Man. ACTA Anatomy 37:351–370 Basel

Tessier P (1971) The Scope and Principles – Dangers and Limitations and the Need for Special Training – in Orbito-Cranial Surgery. Butterworth, Australia
Virchow R (1857) Untersuchungen über die Entwicklung der Schädelgrube im gesunden und krankhaften Zustande und über den Einfluß derselben auf Schädelform, Gesichtsbildung und Gehirnaufbau. Georg Reimer, Berlin

Aspekte der Ästhetik in der Chirurgie

H. Rudolph

II. Chir. Klinik für Unfall-, Wiederherstellungs-, Gefäß- u. Plastische Chirurgie, Diakoniekrankenhaus Rotenburg, Elise-Everdieck-Straße 17, D–2720 Rotenburg/Wümme

Meine Vorbereitungen zu diesem Referat begannen mit einer Umfrage unter Ärzten und Nichtärzten:

Was ist Ästhetik in der Chirurgie?

Die Antworten darauf lassen es mir notwendig und angebracht erscheinen, den höchst wandelbaren Begriff der Ästhetik – speziell für die Chirurgie – zu definieren und dies ohne Aufzählung der verschiedenen philosophischen Richtungen der letzten 400 Jahre:

Ästhetik in der Chirurgie ist das Suchen nach Schönheit, pragmatisch – kunsthandwerklich das Herstellen oder Wiederherstellen eines normalen Zustandes, was immer auch zu welcher Zeit unter Normalität verstanden wird [2, 4].

Seit jeher waren Menschen bestrebt, Veränderungen des menschlichen Körpers durch Geburtsfehler oder Alter, Erkrankungen oder Verletzungen, zu korrigieren.

Ein exzellentes, wenn auch utopisches Beispiel dafür ist „Der Jungbrunnen" von Lucas Cranach aus dem Jahre 1546. Weniger utopisch waren die Versuche mit handwerklich bereits 1564 erstaunlich vollkommenen Prothesen, fehlende Gliedmaße oder Teile derselben zu ersetzen [5].

Bewundernswert die in einigen Fällen erfolgreichen Bemühungen durch gestielte Lappen eine indische oder besser gesagt „chinesische" Nase wiederherzustellen, ein Verfahren, welches Tagliacozzi im 16. Jahrhundert wiederentdeckte [5].

Gleichwohl mußten diese Bemühungen Stückwerk bleiben, da die wesentlichen technischen und wissenschaftlichen Grundlagen fehlten.

Ästhetische, mehr noch kosmetische Chirurgie, sind nur in Überflußepochen, bzw. -ländern möglich, denn sie sind nun man an einen Überfluß an *Wissen,* einen Überfluß an *technischen Möglichkeiten* und damit zwangsläufig auch an einen Überfluß an *wissenschaftlichen Reichtum* gebunden, denn sie sind teuer und bei nicht vitaler Indikation durchaus entbehrlich.

Die Ästhetik von Form und Funktion
in der Plastischen u. Wiederherstellungschirurgie
Herausgegeben von G. Pfeifer

Ästhetik und Chirurgie waren an und für sich früher eine contradictio sine qua non. Mangelhafte hygienische und räumliche Verhältnisse – wie der Holzschnitt von der Titelseite des opus chirurgicum des Paracelsus zeigt [5] – sowie die anästhesiologischen Unzulänglichkeiten waren die größten Hindernisse einer ästhetisch schönen Berufsausübung, dies aber aus unserer Sicht.

Zweifelsfrei aber erlauben unsere heutigen hygienischen, räumlichen, technischen und organisatorischen Gegebenheiten ein ästhetisches Arbeiten.

Niemals aber darf diese ästhetische Arbeit *allein* Selbstzweck sein. Wir würden damit einem unärztlichen chirurgischen Ästhetizismus huldigen.

So selbstverständlich und geradezu banal es auch klingen mag, unser gemeinsames Ziel ist und bleibt der Dienst am Patienten, die Erfüllung seiner berechtigten, ästhetischen Ansprüche.

Diese ästhetischen Ansprüche können *formalästhetisch* oder *funktionsästhetisch* sein, je nachdem, ob es sich dabei im angeborene Fehlbildungen oder erworbene Fehlheilungen nach Erkrankungen oder Unfall handelt.

Bei diesen Patienten besteht – wie Gelbke es ausdrückte – der Verlust des „Artenschemas", das Herausfallen aus der Norm und damit der berechtigte Wunsch – in vielen Fällen auch das Recht – auf Rehabilitation [1].

Dies ist die Aufgabe der Plastischen und Wiederherstellenden Chirurgie.

Es ist dabei unerheblich, ob es sich um eine formale Restitutio oder um eine funktionelle Reintegration handelt, wie z.B. im Bereich der aktiv beweglichen Körperteile.

Bei letzteren sollte die Indikation zum Eingriff nur gegeben sein, wenn auch die Mithilfe des Patienten bei der unbedingt erforderlichen Nachbehandlung gewährleistet ist.

Ganz anders die kosmetische Chirurgie.

Patienten mit dem Wunsch nach einer kosmetischen Korrektur fehlt, – wie Gelbke es ausdrückt – „ein gewisses Maß an gefallenerweckender Ebenmäßigkeit oder Anmut". Sie wollen aus dem Mittelmaß in die Gruppe der Bevorzugten aufsteigen [1].

Im Gegensatz zur Ästhetik ist der Begriff der Kosmetik der herrschenden Mode unterworfen, die sich oft nur um weniges langsamer ändert als eine Infektion an Knochen oder Gelenken Zeit zur Ausheilung braucht.

Ich denke dabei an Schönheitssymbole wie Nofretete oder die Göttin Selket im antiken Ägypten. Die vielzitierten üppigen Rubenschen Formen des Mittelalters waren ubiquitär und nicht an Rubens gebunden.

Dabei ist zu bedenken, daß Fett und Dickheit im Mittelalter und selbst bis zum 19. Jahrhundert nicht dominierten wie zahlreiche Beispiele beweisen.

In unserer Zeit schlußendlich dann die sehr schlanken, teilweise aber auch schon unästhetischen Hungerfiguren der Medien.

Die amerikanische Kunsthistorikerin Anne Hollander schreibt dazu: „Wahrscheinlich ist es vor allem der Entwicklung der Kamera zuzuschreiben und weit weniger sozialen Veränderungen und medizinischen Kenntnissen, daß Fettleibigkeit heute so trübe betrachtet wird. Die Filmkamera zeichnet die Bewegungen auf, die Linse neigt dazu, die Figur des Menschen umfangreicher erscheinen zu lassen, als sie tatsächlich ist. Sie scheint sie mit einer Aura zu umgeben. Deshalb muß die ideale Kamerafigur schlank sein. Das Kino transportiert den kameratauglichen schlanken Körper schließlich ins allgemeine Bewußtsein" [3].

Eine der Hauptgefahren in der kosmetischen Chirurgie besteht jedoch darin, daß nur das Äußere bei häufig psychisch vorgeschädigten Menschen verändert und damit das Ergebnis fragwürdig wird.

Es ist sicher nicht unbedenklich, aus modischen Gründen, die Brustumfänge von Stripteasetänzerinnen oder Augenpartien von Asiatinnen zu korrigieren. Dennoch hat die kosmetische Chirurgie zweifelsfrei ihre Berechtigung. Sie muß nur seriös, eben ärztlich und in Sorge um den Menschen gehandhabt werden.

Grundlage aller chirurgischen Handlungen aber ist und bleibt

die Beherrschung des chirurgischen Handwerks!

Dies beginnt bereits bei der Incision.

Beachtung der Spaltlinien der Haut, Ausnutzung von Hautfalten, gewebeschonendes Operieren unter Benutzung des entsprechenden, falls nötig mikrochirurgischen Instrumentariums sind wesentliche Voraussetzungen für den späteren Erfolg. Nahtmaterial und Nahttechnik spielen ebenfalls eine sehr wichtige Rolle.

Patienten haben nach einer gelungenen Operation, besonders wenn es sich um das weibliche Geschlecht handelt, bei Beschwerdefreiheit die früheren Leiden längst vergessen. Sie leiden aber weiterhin intensiv an einer unschönen Narbe, so unwesentlich diese im funktionellen Zusammenhang auch sein mag und nur selten – zumal in unseren Breiten – sind die operativen Maßnahmen auf die Erzeugung derartiger Keloide gerichtet.

Lassen Sie mich einige Körperregionen kurz streifen, auf welche in den folgenden Beiträgen noch ausführlich eingegangen wird.

Das Gesicht spielt eine herausragende Rolle.

Abstehende Ohren bei Damen – in starker Ausprägung auch bei Herren – haben einen mehr als kosmetisch störenden Effekt, sie können unästhetisch sein.

Ähnliches gilt für unschöne Nasen, mögen sie bei Männern auch zuweilen zur klassichen Berühmtheit führen wie das bekannte mittelalterliche Phinophym des Domenico Girlandaios aus dem 15. Jahrhundert. Sie können im täglichen Leben – und hier nicht nur durch die psychische Belastung – als belächeltes Objekt eine nachhaltige Beeinträchtigung erfahren.

Fettgewebsreduktionsplastiken sind relativ selten aus ästhetischen Gründen, meistens kosmetisch indiziert, wie die Abbildung einer Türkin bereits um etwa 6 000 vor Chr. beweist. Dabei muß immer bedacht werden, daß ein anhaltender Operationserfolg häufig durch eine kaum getrübte Eßlust gefährdet wird.

Probleme bereiten schwere narbige Veränderungen nach Operationen mit nachfolgenden Strahlenschäden, wie bei dieser Patientin mit Narbenplatte, häufig rezidivierendem Erysipel sowie Lymphfisteln und Schultersteife, die erst nach ausgedehnter Verschiebeplastik infektfrei, fistelfrei und beschwerdefrei bei zufriedenstellender Beweglichkeit des Schultergelenks wurde.

Alle Eingriffe an den Extremitäten – insbesondere an Knochen und Gelenken – sowie den empfindlichen Feinstrukturen von Hand und Fuß sind nicht nur in formaler, sondern besonders im funktionellen Sinn von großer ästhetischer Bedeutung.

Störungen im Urogenital- oder Analbereich ziehen u.U. Gesellschafts- und Erwerbsunfähigkeit nach sich.

Ein korrigierender ästhetischer Eingriff kann hier wieder ein Leben lebenswert machen.

Eine für viele Männer gedanklich nicht nachvollziehbare Bedeutung hat die Brust für die Frau. Diese Bedeutung kann nicht hoch genug eingeschätzt werden.

Wichtig sind selbstverständlich die Patientinnen zufriedenstellende Eingriffe.

Im Vordergrund haben aber immer lebenserhaltende oder zumindest wesentlich lebensverlängernde Maßnahmen zu stehen, die vor rein kosmetischen Effekten einen *absoluten* Vorrang haben.

Diese Patientinnen haben ein Anrecht auf die besten operativen Möglichkeiten, die aber nur durch vorbildliche interdisziplinäre Zusammenarbeit und in wissenschaftlich kritischer Beobachtung gewährleistet sind. Mit interdisziplinären Differenzen wird ihnen dabei nicht geholfen.

Nur der Arzt, der die wissenschaftlichen, technischen und operativen Maßnahmen mit *allen* Alternativeingriffen beherrscht, wie sie die moderne Chirurgie und hier insbesondere die plastische und wiederherstellende Chirurgie mit der Mikrochirurgie bieten, wird diese Eingriffe auch mit gutem Gewissen durchführen dürfen. Die Patienten werden es ihm danken.

Literatur

1. Gelbke H (1970) Die Bedeutung des Ästhetischen im Bereich des Lebens und der Medizin. Dtsch Ärzteblatt 47:3526–3529
2. Meyer M (1983) Ästhetische Erfahrung – oder Erfahrung des Ästhetischen? Merkur 7 (37. Jahrg):762–768
3. Decker J (1977) Als fett noch schön war. Welt am Sonntag 46
4. Bender P (1971) Ästhetik: Was ist Kunst? Frankfurter Hefte – Zeitschrift für Kultur und Politik. Heft 6
5. Lyons AS, Petrucelli II RJ (1980) Die Geschichte der Medizin im Spiegel der Kunst. Du Mont, Köln

Ästhetik in der Orthopädie

G. Friedebold

Orthopädische Klinik und Poliklinik der Freien Universität Berlin im Oskar-Helene-Heim, Clayallee 229, D-1000 Berlin 33

Schönheit setzt Harmonie voraus, Übereinstimmung nicht nur äußerlich erkennbarer Merkmale, sondern auch Übereinstimmung mit geistig-seelischer Haltung. Ästhetische Betrachtungweise des Menschen kann sich daher nicht allein auf morphologische

Die Ästhetik von Form und Funktion
in der Plastischen u. Wiederherstellungschirurgie
Herausgegeben von G. Pfeifer

Form beschränken; sie bezieht vielmehr in besonderer Weise die vom Willen gesteuerte Funktion mit ein.

FORM *und* FUNKTION statt FORM *oder* FUNKTION bestimmen die ästhetische Problematik plastischer Operationen aller Gebiete. Für die Orthopädie gilt diese Beziehung für den gesamten Bewegungsapparat: Wirbelsäule, Thorax, obere und untere Extremität. Der Orthopäde Lothar Kreuz hat in seinem Buch „Begegnung mit Aphrodite" dieser ästhetischen Seite unseres Faches eine Art Denkmal gesetzt. Künstlerische Ausdruckformen im Bild oder in plastischer Gestaltung spiegeln nicht nur den Zusammenhang zwischen Form und Funktion wieder; sie lassen vielmehr immer wieder ihre Abhängigkeit voneinander erkennen: die Plastik des Diskuswerfers stellt keine formale Dokumentation dar, sie führt vielmehr dem Betrachter eine geballte, vom Willen beherrschte Kraft vor Augen, die Ausdruck vollendeter Darstellung harmonisch geprägter Funktion ist.

Und wer wollte im Lächeln der Gioconda Leonardos nur einen formal eingefangenen Gesichtsausdruck erblicken, anstelle einer zutiefst im seelischen Bereich angesiedelten Funktion!

Wenn somit beide Elemente ästhetischer Betrachtung „Form" und „Funktion" durch harmonische Übereinstimmung bzw. Ergänzung eine gesamte Einschätzung letzlich unerläßlich erscheinen lassen, erfordert doch die spezielle Problematik an Rumpf und Extremitäten unterschiedliche Wertungen und nicht zuletzt durch die individuellen Vorstellungen des Patienten auch differenzierte Indikationen.

Im Bereich des Rumpfes steht der Wunsch nach Korrektur der Form eindeutig im Vordergrund. Die schweren Deformitäten der *Wirbelsäule* werden spätestens in den Entwicklungsjahren zum ästhetischen Problem, wenn der Kontakt mit Gleichaltrigen in Schule und Sportverein die Auffälligkeit in der Gemeinschaft deutlich werden läßt. Stellte hier in Zeiten der alten Krüppelfürsorge meistens die psychologische Führung, die Unterbringung derartiger Jugendlicher in Heimen und Anstalten die oft einzige Lösung dar, so stehen der modernen Orthopädie heute Verfahren zur Verfügung, die eine weitgehende Korrektur der Formen ermöglichen und dem Behinderten seine ästhetische Auffälligkeit nehmen. Die Prüfung der *Funktion* erstreckte sich auf die Thoraxorgane. Sie ist zwar im Hinblick auf den Zeitpunkt der operativen Korrektur aufschlußreich (Stoboy), nur in seltenen Fällen jedoch ausschlaggebend für die Indikation.

Die Korrektur der Form ist – da diese dauerhaft nur durch Fusion zahlreicher Wirbelsäulensegmente erreichbar ist – letztlich immer mit einer Einschränkung der Funktion verbunden. Der versteifte Abschnitt kann nur als Ganzes starr bewegt werden. Die Rumpfbeugung bleibt weitgehend auf die Hüftgelenke beschränkt. Seitneigungen und Torsionen sind nur in geringem Umfang in den nicht versteiften Segmenten möglich. Da jedoch bei schweren Skoliosen im Laufe des Lebens ebenfalls mit zunehmenden Bewegungsbehinderungen zu rechnen ist, ist der definitive Verlust an Funktion als relativiert anzusehen. Er wird aus Gründen der Ästhetik im allgemeinen ohne Zögern in Kauf genommen. Auch die Sprengelsche Deformität (Abb. 1, 2) geht weitaus weniger mit Funktionsausfall als mit ästhetischer Beeinträchtigung einher.

Bei den *Thoraxdeformitäten* besteht eine vergleichbare Problematik. Die Deformität läßt sich nach der Position des Sternums klassifizieren. Zu unterscheiden sind die Abhebung des Sternums nach vorn bei der Kielbrust, die Verlagerung des Ster-

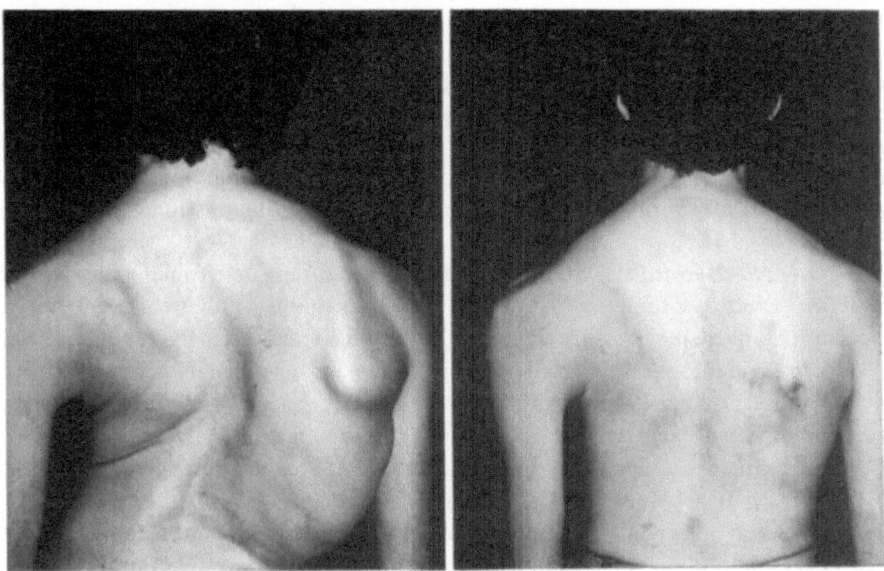

Abb. 1. Schwere skoliotische Deformität vor und nach Korrektur mit Harrington-Technik

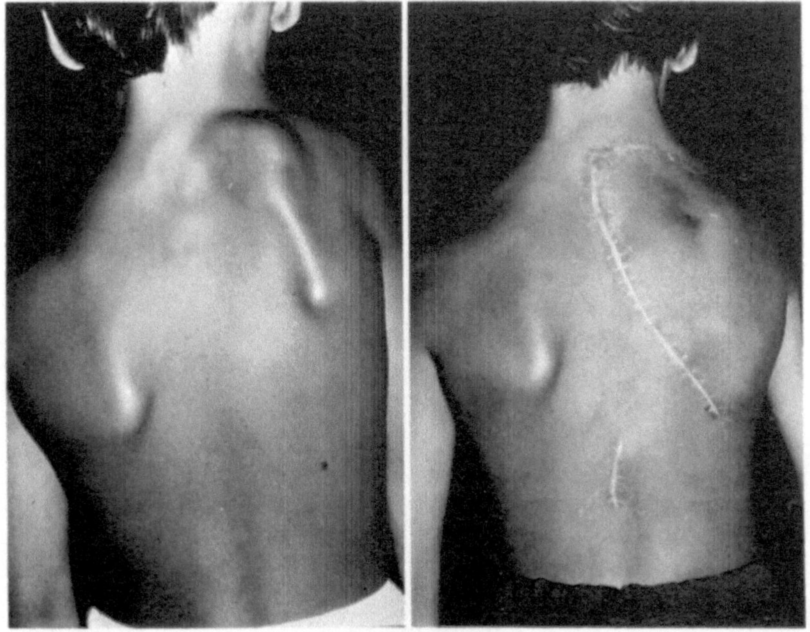

Abb. 2. Sprengelsche Deformität: vor und nach Korrektur. Technik nach Green

nums nach hinten bei der Trichterbrust; es besteht hierbei eine Annäherung an die Wirbelsäule sowie die Verdrehung der Sternumachse um 90°, das Sternum sagittale. Trotz der Raumveränderung im Inneren ist selbst bei schweren Trichterbrüsten die Beeinträchtigung der Thoraxorgane gering. Auch hier steht also der Wunsch nach einer ästhetischen Korrektur der Form im Vordergrund. Die Operationstechnik hat – dem primum movens der Deformität entsprechend – am Sternum anzusetzen. Der Korrektur der Deformität muß die Stabilisierung folgen, die das schwierige Problem darstellt.

Bei der *Kielbrust* wird das Sternum nach Durchtrennung der Rippenansätze und inkompletter Querosteotomie in Höhe des Trichterbeginns – in der Regel also am Manubrium – nach hinten angewinkelt. Die Stabilisierung erfolgt hier durch Nähte mit starken Seidenfäden, die nach Resektion der ansteigenden Rippenpfeiler durch Rippenstümpfe und seitlichen Sternalrand beiderseits gelegt werden. Dieses einfache Vorgehen hat sich als ausreichend und dauerhaft erwiesen.

Die Korrektur der *Trichterbrust* (Abb. 3) gestaltet sich aufwendiger. Sie ist besonders schwierig bei breit ausladendem Trichter. Anhebung des Brustbeins ist in jedem Falle unerläßlich. Nur bei sehr schmalem Trichter, der jedoch in der Regel keine Operationsindikation darstellt, kann auf die Längsspaltung des Sternums verzichtet werden. Diese Längsspaltung ermöglicht ein dachfirstähnliches Aufrichten, so daß die vordere Thoraxwand ausgeglichen erscheint. Bei breitem Trichter sind zusätzlich keilförmige Osteotomien der betroffenen Rippen notwendig, um spätere sagittale parasternale Furchen zu vermeiden. Die Retraktionstendenz der angehobenen Thorax-

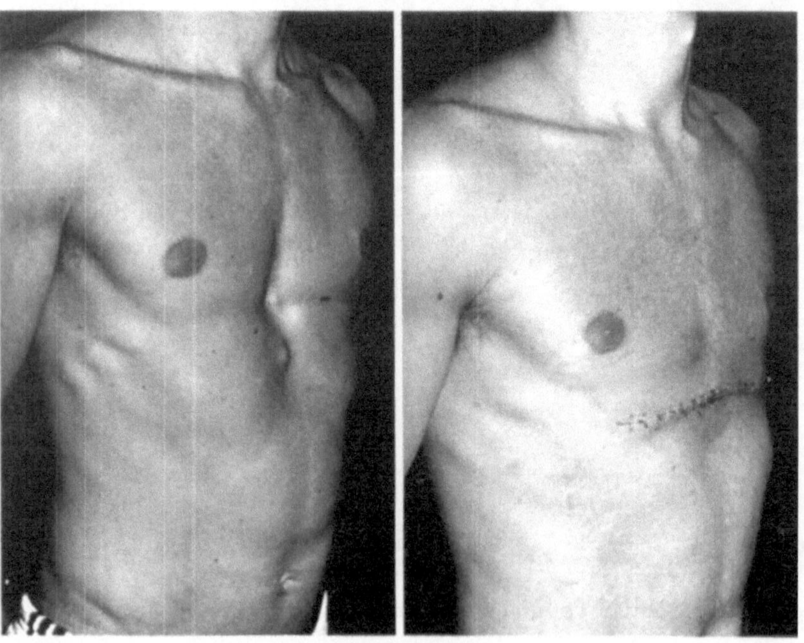

Abb. 3. Trichterbrust vor und nach Korrektur, eigene Technik

vorderwand ist groß; zur Stabilisierung kann daher auf Osteosyntheseverfahren nicht verzichtet werden. Die Aufrechterhaltung der vollen Atemexkursionen ohne Beschränkung auf das Zwerchfell, die gerade nach intraoperativer Ablösung der Pleura von großer Bedeutung ist, verbietet die Anwendung starrer Materialien, z.B. Platten. Bewährt hat sich der rotationsgesicherte halbstarre Kirschner-Draht, der – nach ventral vorgebogen und unter Spannung auf die Rippen vernäht – die Einziehung des Sternums bei der Atmung verhindert. Er wird für die Dauer eines Jahres belassen und kann dann ambulant durch zwei kleine Schnitte entfernt werden.

Beim *Sternum sagittale* erfordert die notwendige Torsion des Brustbeins um seine Längsachse, daß die Osteotomie unterhalb des Manubriums komplett erfolgt. Während auf der nach ventral torquierten Seite die ansteigenden Rippenpfeiler auch hier reseziert werden müssen, um den asymmetrischen Kiel zu beseitigen, ist auf der eingesunkenen Gegenseite eine Anhebung der Thoraxwand durch Osteotomie und Abwinkelung der Rippen zu erreichen. Die Stabilisierung ist auch hier unter Verzicht auf metallisches Osteosynthesematerial durch kräftige Nähte möglich.

Im Bereich der *Extremitäten* liegen die Verhältnisse grundsätzlich anders: Hier ist die Funktion für Alltag und Beruf von so überragender Bedeutung, daß ein auch nur teilweiser Verlust ins Gewicht fällt. Die Entscheidung, ob die Korrektur einer Fehlform gerechtfertigt ist, hat daher zunächst diesen Gesichtspunkt zu berücksichtigen.

Häufigster Korrekturwunsch an der *unteren* Extremität sind ins Auge fallende Abweichungen der Achsen, d.h. O- und X-Beine. Das Problem betrifft naturgemäß vor allem jüngere Frauen. Während bei X-Beinen im allgemeinen nur stärkere Grade als auffällig und daher als korrekturbedürftig angesehen werden, werden O-Beine (Abb. 4)

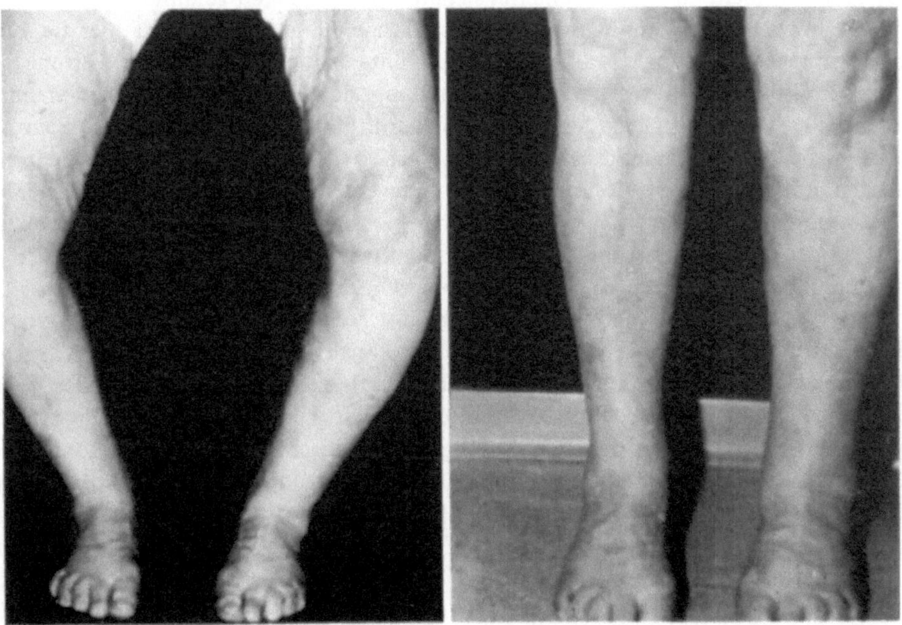

Abb. 4. Schwere Genua vara vor und nach Korrektur durch Tibiakopfosteotomie

auch bei geringerem Ausmaß häufig bereits als eine Beeinträchtigung der Schönheit angesehen. Nur wer vor der Operation Angst hat, versteckt sie hinter weiten Hosen. Freizeitsport und freizügigere Mode sind jedoch mit den eigenen ästhetischen Vorstellungen nicht in Einklang zu bringen. Die Operation muß einzeitig ausgeführt werden, da der Patient auch nicht vorübergehend mit asymmetrischen Beinachsen herumlaufen muß. Die keilförmigen Osteotomien erfolgen in der Regel im Bereich des Schienbeinkopfes. Dabei sind wegen der Doppelseitigkeit äußere Spanner nicht gut zu verwenden; Mittel der Wahl ist die Osteosynthese mit Spezialplatten. Sofortige Übungen sind möglich; Belastungsbeginn kann nicht vor Ablauf von acht Wochen erfolgen. Auch das schwere Genu recurvatum stellt zunächst ein ästhetisches Problem dar. Mit zunehmendem Lebensalter verschiebt sich die Indikation zu diesen Korrektureingriffen vom ästhetischen in den klinischen Bereich, da mit den ersten präarthrotischen Beschwerden die Deformität Krankheitswert gewinnt.

Auch *Fußdeformitäten* können Korrekturwünsche begründen, die sich weniger auf funktionelle Beeinträchtigung und Beschwerden stützen, als auf ästhetische Vorstellung. Daß die ästhetische Unauffälligkeit in der Gesellschaft gelegentlich die Wiederherstellung der Funktion auch um den Preis eines höheren Risikos herausfordert, sei an einem Einzelfall aufgezeigt: Eine schwere bakterielle Infektion hinterläßt ein schmerzhaft belastbares fibrös versteiftes Kniegelenk in achsengerechter Situation. Der damals 59jährigen Frau war alles an einer Beweglichkeit des Kniegelekes gelegen, damit sie wieder mit übereinandergeschlagenen Beinen im Kreise anderer sitzen könne. Dies geschah im Jahre 1966 und führte zu meiner zweiten Kniegelenksalloarthroplastik, die noch heute – nach 18 Jahren – einwandfrei funktioniert. Ein derartiges Vorgehen sollte strenge Ausnahme bleiben, da die für die untere Extremität wichtigere Funktion, die *Stabilität,* nicht zu Gunsten einer unsicheren Beweglichkeit gefährdet werden darf.

An der *oberen* Extremität ist die Fragestellung eine ganz andere, da hier die dynamisch geprägte Funktion des Greiforgans nur unter besonders kritischer Wertung eine Formkorrektur gestattet. Die Wiederherstellung der Funktion kann hier vielmehr wesentliche Veränderungen der Form erfordern, etwa die Arthrodese des Schultergelenkes bei der Deltamuskellähmung zur Verbesserung des Aktionsradius oder eine valgisierende Osteotomie des Humerus bei schwerer Adduktionskontraktur oder die Versteifung eines schmerzhaft arthrotischen Sattelgelenkes in Oppositionsstellung des Daumens. Der rein ästhetische Gesichtspunkt der Formkorrektur betrifft auch am Arm besonders die Achse. Hier ist es vor allem der als störend empfundene einseitige Cubitus varus als Folge einer vorangegangenen Verletzung der Wachstumsfugen des distalen Humerus. Genaue Festlegung der Winkelmaße und extraarticuläres Vorgehen bestimmen hier die Korrekturosteotomie. Es empfiehlt sich, den Abschluß des Wachstums abzuwarten, da erst dann die Situation endgültig zu beurteilen ist. Eingriffe, die nur unter Einbeziehung des Ellenbogengelenkes durchgeführt werden können, erfordern größte Zurückhaltung, da hierbei die Verbesserung der Form nicht selten mit einem deutlichen Verlust der Bewegungsfreiheit erkauft wird, da das Ellenbogengelenk wie kein anderes zu periarticulären Einsteifungen bis zur Verknöcherung neigt.

Die überragende funktionelle Bedeutung der menschlichen Hand gestattet nur selten rein formale Korrekturen. Vielmehr müssen häufig ästhetische Vorstellungen dem Ziel der Wiederherstellung einer auch nur primitiven Greiffunktion geopfert werden. Es darf auch nicht übersehen werden, daß die Hand nicht nur Greiforgan, sondern auch

Sitz der Tastempfindungen ist; ein Umstand, der die Indikation zu wiederherstellenden Eingriffen wesentlich mitbestimmt. Der sich für das ästhetische Prinzip an der Hand ergebende Gesamtkomplex ist daher von besonderer Art und erfordert eine eigene Darstellung. Dies soll mein Mitarbeiter, Herr Zilch, in einem eigenen Beitrag entwickeln. Die moderne myoelektrische Prothese ermöglicht nicht nur einen wertvollen Ersatz verlorener Funktion; sie befriedigt auch durchaus ästhetische Wünsche.

Meine Damen und Herren, in einigen grundsätzlichen Darstellungen sollte gezeigt werden, in welchem Maße eine ästhetische Betrachtungsweise im Bereich des Bewegungsapparates Möglichkeiten eröffnet, den Vorstellungen des Patienten nach gesellschaftlicher Unauffälligkeit und mehr Schönheit zu entsprechen, aber auch wo eine übergeordnete Betrachtungsweise diesen Möglichkeiten Grenzen setzt.

Ästhetische Probleme in der Urologie

R. Tauber

Urologische Klinik und Poliklinik der Ludwig-Maximilians-Universität, Klinikum Großhadern (Direktor: Prof. Dr. med E. Schmiedt), Marchioninistraße 15, D-8000 München 70

Ästhetik wird in Mayers Lexikon als Wissenschaft, die allgemeine Probleme der Kunst im weiteren Sinne und des Schönen (Erhabenen, Häßlichen, Tragischen, Komischen usw.) im engeren Sinne behandelt, definiert.

Wenn es schon schwer ist, eindeutig sagen zu können, etwas ist schön, so ist es doch um vieles einfacher zu sagen, etwas ist nicht schön, nämlich dann wenn die üblichen Normen verlassen werden. Hier finden wir naturgemäß viele Beispiele im Bereich von Krankheiten und der Heilkunde, so z.B. bei Patienten mit Scrotalhernien oder Hydrocelen. In solchen Fällen kann der Arzt eingreifen, nicht nur kurativ oder lindernd im Bezug auf die Krankheit als solche, sondern auch auf die Seele des Menschen, wenn es ihm gelingt die Integrität des Körpers wieder herzustellen, möglicherweise sogar zu verbessern, zumindestens aber wenn grobe Abweichungen von der Norm halbwegs korrigiert und was nicht bedeutend ist, vermieden werden können. Zwar wird auch durch korrekten Wundverschluß das Auftreten von Hernien nicht völlig zu vermeiden sein, aber ihre Häufigkeit wird sicherlich erheblich reduziert werden können, wobei auch einer kosmetischen Hautnaht besonderes Augenmerk geschenkt werden sollte.

Im Gegensatz dazu kann der Arzt bei Nichtbeachtung anatomischer und funktioneller Gegebenheiten selbst der Urheber von Entstellungen sein wie bei Narbenbrüchen und beim Anus praeter-Vorfall. Diese Krankheiten sind nicht nur unästhetisch, sondern können auch lebensbedrohlich sein. So stellt die postoperative abdominale

Die Ästhetik von Form und Funktion
in der Plastischen u. Wiederherstellungschirurgie
Herausgegeben von G. Pfeifer

Wunddehiscenz in etwa 30% eine tödliche Komplikation dar, deren Auftreten durch anatomiegerechte Schnittführung weitgehend vermieden werden können.

Neben der optimalen Schnittführung gilt die besondere Sorgfalt dem anzulegenden Urostoma. Sein optimaler Sitz sollte bereits präoperativ im Sitzen, Liegen und Stehen bestimmt und angezeichnet werden.

Im höchsten Grade als unästhetisch werden die Störungen der sogenannten Intimsphäre des Menschen empfunden, sei es nun die *Sexualphäre* oder eine *Urinkontinenz.*

Besonders unästhetisch ist das Auftreten von Condylomen im *Genitalbereich,* sowohl beim Mann als auch bei der Frau. Sie werden an unserer Klinik nicht operativ, sondern mit dem Neodymyac-Laser behandelt, wodurch der Defekt vollständig unauffällig verheilt.

Ein weiteres ästhetisch-urologisches Problem ist die Impotentia coeundi. Von den angebotenen Erektionshilfen verwenden wir derzeit die flexible Jonas-Prothese. Sie wird am besten nach Kelami infrapubisch eingesetzt. Sie ist je nach Bedarf flexibel und kann zu Miktion und Kohabitation in die entsprechende Stellung gebracht werden.

Die Ursache einer Impotenz kann auch ein zu spät beseitigter Priapismus sein. Nur der rasche Entlastung der abflußbedingten Corpora cavernosa kann eine Heilung bringen. Der häufig geübte femoro-cavernöse Shunt nach Grayhack wird heute durch die direkte Drainage der Corpora cavernosa mit dem Corpus spongiosum behandelt.

Besonders unästhetisch ist die *Urininkontinenz.* Absolut urininkontinente Menschen werden aus der menschlichen Gesellschaft praktisch ausgestoßen. Sie haben weder eine Chance zum geselligen Zusammenleben noch zur Berufausübung oder zur Aufnahme gegengeschlechtlicher Beziehung.

Wir erreichen nach der von Schmiedt angegebenen Scrotallappenplastik eine Kontinenz, indem ein Scrotallappen gebildet wird und über die Harnröhre in die Blase eingezogen wird. Durch Implantation eines artifiziellen Sphincters kann die Kontinenz ebenfalls wieder hergestellt werden.

Bei der Frau läßt sich eine Harnröhrenscheidenfistel mit der Bulbo-cavernosus-Fettlappenplastik beseitigen. Hierbei wird nach Incision der Haut über beiden großen Labien ein ca. 10 cm langer Muskel-Fettlappen mobilisiert, der nach Verschluß der Harnröhre gestielt zwischen Harnröhre und der zu verschließenden Vagina nach Drainage eingelegt wird.

Ästhetik in der Frauenheilkunde

F.K. Beller

Univ.-Frauenklinik, Domagkstraße 11, D-4400 Münster

Die Vorstellungen eines plastischen Chirurgen über das, was er formen will, benötigen Anschauungsmaterial über Form und gegebenenfalls Funktion. Das braucht nicht unbedingt etwas mit Ästhetik zu tun zu haben. Im Zusammenhang mit diesem Begriff stellt sich die Frage, ob sich diese Vorstellungen aus der angewandten Kunst ableiten lassen. Dies wäre wichtig, weil der plastische Chirurg die Technik und die Formgebung nur am lebenden Körper üben kann, denn das Studium an der Leiche ist nicht möglich, da Haut und Muskel, also sein Arbeitsmaterial, nach dem Tode ihren Turgor verlieren.

Bei der Behandlung von Entwicklungsstörungen von adolescenten Mädchen, richtet man sich nach dem englischen Pädiater Tanner, der eine Einteilung über die Brustentwicklung entworfen hat. Das Tanner-Studium kann in Beziehung gesetzt werden zur Ausbildung der geschlechtstypischen Haarentwicklung (Pubarche), ersten Periodenblutung (Menarche). Damit stellt sich für die Form der weiblichen Brust die Grundfrage: Gibt es, unabhängig von modischen Strömungen, eine typische Grundform? Bis zum Jahre 1983 war in keinem Lehrbuch oder Operationsatlas der plastischen Chirurgie eine derartige Grundform der weiblichen Brust im geschlechtsreifen Alter angegeben. Erst in seinem Operationsatlas hat der geniale amerikanische Chirurg John Bostwick 1984 dokumentiert, daß die typische Form der weiblichen Brust in der Geschlechtsreife eine Tropfenform darstellt, eine Angabe, deren Richtigkeit anschaulich in jeder Illustrierten nachvollzogen werden kann. Anhand der Darstellung der weiblichen Brust bei den Ägyptern kann man die Probleme, die sich bei der Zeichnung der dreidimensionalen Darstellung ergeben haben, gut verfolgen. Nachdem dieser wichtige Schritt geschaffen war, ist eine merkwürdige Lücke in der bildenden Kunst der letzten 2 000 Jahre zu beobachten. Die Maler nahmen diese einfache Beobachtung nicht zur Kenntnis, daß die Grundform der weiblichen Brust in der frühen Geschlechtsreife eine Tropfenform ist. Das ist schwer verständlich, es sei denn, man wollte einen Realitätsbezug verhindern, weil das sexuell anstößig sein könnte. Aber es kam etwas anderes hinzu: bei der Darstellung weiblicher Akte wurden heranwachsende Mädchen bevorzugt. Als besonders typisches Beispiel sei die „Venus mit Cupido" von Lucas Cranach d.J. um 1540 genannt (Alte Pinakothek, München), bei der sich dies nicht nur aus der Brustform, sondern auch aus dem Behaarungstyp erkennen läßt. Zieht man das Tanner-Stadium und die Fotographien des bekannten New Yorker Fotografen David Hamilton, der dafür bekannt war, daß er vorwiegend 16–17jährige Mädchen fotografierte, heran, so läßt sich ableiten, daß die Venus von Milo, die bei den Griechen als die Idealform des weiblichen Körpers galt, ein 16jähriges Mädchen gewesen sein mußte. In vielen Gemälden des Mittelalters läßt sich zeigen, daß die Künstler, selbst wenn sie Körper geschlechtsreifer Frauen malten, in diese Körper Brüste junger Mädchen setzten. Wiederum als Beispiel von vielen sei Rubens genannt, der in seine, wie wir heute empfinden, fleischigen, aber sinnesfroh bezeichneten Akte,

Die Ästhetik von Form und Funktion
in der Plastischen u. Wiederherstellungschirurgie
Herausgegeben von G. Pfeifer

Brüste malte, die dem Tanner-Stadium IV entsprachen, also einer Brust eines 17–18jährigen Mädchens. Erst im frühen 20. Jahrhundert läßt sich aus gezeichneten Akten die Tropfenform der Brust erkennen z.B. bei Rodin um 1910. Es ist schwer zu beurteilen, warum die natürliche Form der Brust über einen Zeitraum von 2 000 Jahren nicht richtig gemalt wurde, aber es scheint einen Hinweis darauf zuzulassen, daß zu allen Zeiten die ästhetische Form modischen Beurteilungen unterworfen war. Bekannt ist, daß Michelangelo und Raphael keine weiblichen Modelle verwenden durften. Das mag die Form der Brüste der Skulpturen über der Florentinischen Kapelle erklären. Man mag es einem formbedachten plastischen Chirurgen nicht als Häresie auslegen, wenn er die Formgestaltung der Brust der Figur „Notte" mit einer Kapselkontur III.º nach einer daneben gegangenen Brustaufbauoperation vergleicht.

Wenn die Brust in der frühen Geschlechtsreife einer Tropfenform entspricht, so unterliegt sie natürlich Altersveränderungen, mit denen sich der plastische Chirurg auseinandersetzen muß. Die zunehmende Ersetzung des Drüsenkörpers durch Fett, das keine gute „Haltefunktion" hat, führt dazu, daß die Schwerkraft der Erde wirksam wird. Bostwick hat auch diese Veränderungen klar dargestellt, aber er hat ein wunderbares Vorbild, nämlich die von Hans Baldung 1544 gemalten „Die sieben Lebensalter des Weibes" (Museum der bildenden Künste, Leipzig), die er vermutlich gar nicht gekannt hat. Mein Einwand gegen die realistische Darstellung der weiblichen Brust gilt nicht für die Brust der alternden Frau, die von vielen Malern des Mittelalters richtig gezeichnet wurde, so z.B. von Dürer in seinem „Altes Weib mit Geldsack".

Was haben diese Ausführungen mit dem Begriff „Ästhetik" gemein? Plato und insbesondere Xenophon in seinem Werk „Memorabilia" haben die Ästhetische Philosophie begründet. Oft wird das Werk von Baumgarten, 1773, herangezogen, nachdem unsere Sinneswahrnehmungen den Begriff Schönheit unterscheidet in natürlich und künstlich. Wenn wir dem folgen, gibt es eine ästhetische Chirurgie nicht, sondern nur eine persönliche Einstellung in der man sich als Ästhet bezeichnet. In der Tat möchte ich für mich den Anspruch eines Ästheten in Anspruch nehmen, aber vermutlich ist der Patientin der sachliche Handwerker gleich lieb. Der Terminus Plastischer und Wiederherstellungschirurg ist daher weniger anspruchsvoll, aber sicher richtiger, zumal wir uns die Freiheit des Künstlers nicht nehmen dürfen, sondern eine Form schaffen müssen, die der natürlichen entspricht, oder ihr zumindest angenähert ist.

Neurochirurgie und Ästhetik

M. Samii

Neurochirurgische Klinik des Krankenhauses Nordstadt, Haltenhoffstraße 41,
D-3000 Hannover

Ästhetische Gesichtspunkte haben in der Neurochirurgie lange Zeit eine weniger bedeutsame Rolle gespielt. Vordergründiges Ziel war es immer, eine vitale Bedrohung des Lebens zu beheben.

Erst die Einführung mikrochirurgischer Techniken in die Neurochirurgie erlaubt es, ästhetische Aspekte genügend zu berücksichtigen.

Ein weites, zum Teil fachübergreifendes Behandlungsfeld stellen die *Mißbildungen* am Schädel- und Wirbelsäulenskelett dar. Hier müssen die cranialen und spinalen *Verschlußstörungen* zunächst genannt werden. Die gesamte Sagittallinie kann als Prädilektionsstelle angesehen werden mit Bevorzugung der occipitalen Abschnitte. Sie sind mit einer Meningocele, Encephalocystomeningeocele, Encephalocystocele oder Encephalocele vergesellschaftet. Spinale Verschlußstörungen äußern sich als totale oder partielle Spina bifida, letzte mit überwiegender lumbosacraler Lokalisation. Gegenüber den seltenen, nicht cystischen Formen, stehen Mißbildungen mit Hydrops zahlenmäßig im Vordergrund. Auch hier können sich Anteile der Rückenmarkshäute oder des intraduralen Inhaltes in den Hydrops hineinwölben. Es besteht immer eine absolute Operationsindikation infolge Verletzungs- oder Infektionsgefahr. Die Mikrochirurgie hat die Prognose, beispielsweise durch sorgfältige Präparationsmöglichkeit der Caudafasern, entscheidend verbessern können. Ästhetische und funktionelle Gesichtspunkte der plastischen Chirurgie kommen in der Verschiebelappentechnik zur Anwendung.

Craniostenosen des Kindes führen zu Schädeldeformierungen und dadurch zu einem ästhetischen Problem. Mit einer verwirrenden Vielfalt von Begriffen hat man die bizarren Verformungen zu beschreiben versucht. Die beidseitige Verknöcherung der Kranznaht führt zum Turricephalus, die zusätzliche Verknöcherung der Teil- und Lamdanaht schafft einen Oxycephalus. Die Schädelausdehnung ist dann nur noch in vertikaler Richtung möglich. Kombinationen der Nahtsynostosen mit Mißbildungen des Gesichtes liegen bei dem Crouzon-Syndrom vor. Die Verbindung mit einer fast immer symmetrischen Syndaktylie an Händen und Füßen sowie Aplasie der Endphalangen ist als Acrocephalo-Syndactylie bekannt. Die Operation mit Eröffnung der verknöcherten Schädelnähte ist zur Volumensausdehnung des Gehirns nötig, dient aber auch einer begreiflichen ästhetischen Beeinträchtigung.

Angeborene *Schädelweichteildefekte* im Bereich des behaarten Kopfes, hauptsächlich nahe der Mittellinie, müssen genannt werden. Bei größeren Defekten kann eine plastische Deckung erforderlich werden. Die Ausprägung eines *Sinus pericranii* kann mit größeren Knochenlücken verbunden sein und bedarf aus Sicherheitsgründen der Entfernung bzw. plastischen Deckung. Craniale und spinale *Fisteln* können lediglich die Haut durchsetzen oder durch Knochenlücken hindurch in den intrakraniellen

Die Ästhetik von Form und Funktion
in der Plastischen u. Wiederherstellungschirurgie
Herausgegeben von G. Pfeifer

Raum reichen, dort hauptsächlich in der hinteren Schädelgrube; sie haben dann Beziehung zu einem Dermoid- oder Epidermoidtumor. Die operative Behandlung beseitigt die Infektionsgefahr und die gleichzeitige ästhetische Beeinträchtigung.

Auch in der *Neurotraumatologie* kommen ästhetische Faktoren zum Tragen. Ausgedehnte Skalpierungsverletzungen, Zertrümmerungen des frontobasalen *Schädelskelettes* und der knöchernen Orbita führen zu einer ästhetischen Deformierung. Rekonstruktionen der Schädelkalotte, der Schädelbasis, der Orbitawände, insbesondere des Orbitabodens mit autologem Knochen- und alloplastischem Material erfüllen ästhetische und funktionelle Forderungen.

Ein modernes Konzept zur operativen Behandlung von schweren *Verletzungen des Wirbelsäulenskeletts* mit Stabilisierung pathologisch beweglicher Segmente dient nicht nur der Behandlung neurologischer Ausfallserscheinungen und einer frühen Mobilisierbarkeit des Patienten, sondern kann auch einer späteren Gibbusbildung vorbeugen.

Die Versorgung *peripherer Nervenverletzungen* mittels mikrochirurgischer Technik, Nerventransplantation und Mikronähten hilft der funktionellen Rehabilitation einerseits und der ästhetischen Wiederherstellung der Extremität andererseits. Besonders die Beurteilung und Indikationsstellung zur operativen Behandlung schwerer Plexus brachialis-Schädigungen hat eine große Wandlung erfahren. Die ästhetisch entstellende Amputation ganzer Gliedmaßen können wir nicht mehr befürworten.

Auch in der intrakraniellen *Tumorchirurgie* haben ästhetische Gesichtspunkte große Bedeutung gewonnen. Mit Einführung mikrochirurgischer Operationstechniken können die Hirnnerven in ihrem Verlauf an der Schädelbasis präpariert und funktionell erhalten werden. Dieses ist für den ästhetischen Gesichtsausdruck des Patienten von entscheidender Bedeutung. Lähmungen der Augenmuskeln mit Bulbusdevitation, zerstörende Eingriffe am Trigeminusnerv mit der Gefahr einer Keratitis neuroparalytica und Entstellungen durch Paralyse des N. facialis gehörten lange Zeit zu dem Opfer, welches der Patient zur Beseitigung seiner vitalen Lebensbedrohung oder zur Behandlung schwerster Schmerzen bringen mußte. Solche Schädigungen können wir heute entweder völlig vermeiden oder durch sofortige Rekonstruktion des Hirnnerven auf ein Minimum reduzieren. Eingriffe zur Behandlung der Trigeminusneuralgie, welche diesen Nerven funktionell zerstören, werden von uns beispielsweise nicht mehr verantwortet.

Ein modernes neurochirurgisches Behandlungskonzept dient heute nicht nur der Sanierung eines pathologischen Prozesses, sondern der *Erhaltung oder Wiederherstellung von Form und Funktion.* Hiermit erreichen wir für den Patienten ein ästhetisch allseits zufriedenstellendes Resultat.

Die Bedeutung der ästhetischen Einheiten des Gesichtes in der Wiederherstellungs-Chirurgie

E. Kastenbauer

Freie Universität Berlin, Universitäts-Klinikum Charlottenburg, Hals-Nasen-Ohren-Abteilung, Spandauer Damm 130, D-1000 Berlin 19

Bei rekonstruktiven Eingriffen im Gesichtsbereich soll nach Möglichkeit die flächenweise Wiederherstellung bestimmter Regionen angestrebt werden, in die sich unser Gesicht aufgrund verschiedener musculärer und mimischer Einheiten und organgegebener Flächen unterteilen läßt. Wir sprechen hierbei von den ästhetischen Einheiten unseres Gesichtes (Converse 1964), deren regionale Intaktheit beim Betrachten eines Gesichtes als unversehrt oder solitär rekonstruiert erscheinen muß, damit wir ein Gesicht als normal empfinden. Daneben sind selbstverständlich beim Planen und Legen von Incisionen die Spannungslinien (RSTL) zu beachten, die sich nicht überall – wie zum Beispiel im Bereich der vertikalen Stirnfalten, der lateralen Augenwinkelregion und des seitlichen Nasenabhanges – mit den Faltenlinien unseres Gesichtes decken.

Die Problematik der Wiederherstellung der einzelnen regionalen ästhetischen Einheiten stellt sich uns stets dann, wenn regional übergreifende Gesichtshautdefekte gesetzt werden müssen. Bei dem in den Abb. 1a, b demonstrierten Fall mußte wegen eines Plattenepithelcarcinomes des Nasenbodens und des Nasenflügels die Nasen- und Wangenregion mitangeschnitten werden. Da die Patientin bei der Planung zur Rekonstruktion die Einwilligung zur Lappenentnahme aus dem Stirnbereich verweigerte, mußte in etwas atypischer Weise ein sehr breit angelegter Wangenlappen zur einzeitigen Rekonstruktion des Nasenflügels und des Nasenbodens herangezogen werden. Da damit eine solitäre regionale Rekonstruktion der Nasenregion und der Wangenregion nicht möglich war, erscheint das Resultat nach der Erstoperation ausgesprochen unschön. Auch nach der zweiten Korrektur zeigt sich noch ein leichtes Überschreiten der Nasenregion in die ästhetische Einheit der Wange und deren ungenügende konturmäßige Absetzung, so daß die Patientin das Resultat zwar als befriedigend, jedoch nicht als gut empfand.

Liegen Tumordefekte im Bereich des Nasenflügels, der Wange und der Oberlippe vor, so werden hier drei ästhetische Einheiten in das Tumorgeschehen miteinbezogen. Auch hier gilt, daß die Rekonstruktion der verschiedenen ästhetischen Einheiten pro Region solitär erfolgen muß, um zu einem ästhetisch befriedigenden Resultat zu kommen. Die Rekonstruktion dieses Defektes (Abb. 2a–c) erfolgte im Bereich der Oberlippe mittels eines subcutan gestielten inselförmigen Hautlappens, für den seitlichen Nasenanteil wurde ein Wangenlappen herangezogen, der Wangendefekt wurde durch eine einfache Verschiebeplastik geschlossen.

Bei der Wiederherstellung von durchgehenden Nasen- und Wangendefekten muß bei der Wiederherstellung der verschiedenen regionalen ästhetischen Einheiten auch gleichzeitig der knöcherne Defekt der seitlichen Nasenwandung bzw. der medialen Kieferhöhlenbegrenzung ersetzt werden. Hierzu hat sich uns der Stirnhautlappen

Die Ästhetik von Form und Funktion
in der Plastischen u. Wiederherstellungschirurgie
Herausgegeben von G. Pfeifer

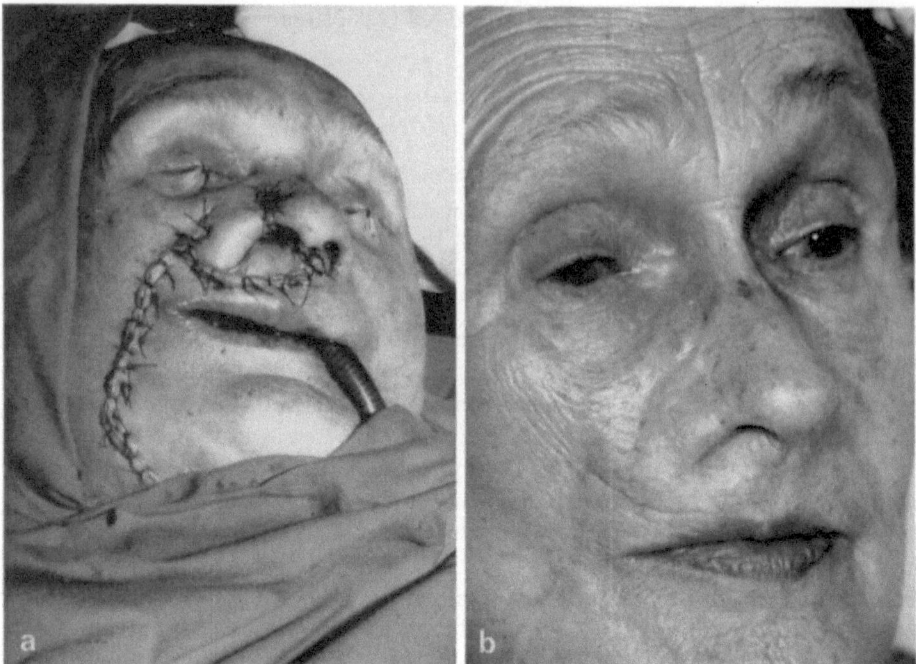

Abb. 1a, b

nach Converse bewährt, wobei im seitlichen Lappenanteil eine Hautzone von 1–2 cm desepithelisiert wird und für die Wiederherstellung der seitlichen Nasenwandung bzw. der medialen Kieferhöhlenwandung in die Tiefe versenkt wird. Der von der Wange herangeschobene Hautlappen wird mit der Epithelgrenze des Stirnhautlappens vernäht, so daß in etwa wiederum eine natürliche Abgrenzung der beiden Regionen erzielt werden kann.

Bei der Wiederherstellung des medialen Augenwinkels beziehungsweise des Nasenabhanges sind für die Innenauskleidung relativ robuste Hautlappen erforderlich, um das Einsinken der medialen Lidpartie zu verhindern, da die Lamina orbitalis und die knöcherne Nasenwandung aus onkologischen Gründen nicht selten entfernt werden muß. Für die Innenauskleidung der Nase eignet sich der mediale Stirnhautlappen ausgezeichnet, der mit seiner Epithelfläche aus Naseninneren umgeklappt wird. Die Außenabdeckung der Nase wird am besten mit dem Stirnhautlappen nach Converse geschaffen.

Am auffälligsten wird eine ungenügende Rekonstruktion im Bereich der Nase, da diese für sich eine komplette ästhetische Einheit darstellt. Wird bei einem subtotalen Verlust der Nase dieser Defekt nur partiell wiederhergestellt, so kann dies mitunter aufgrund des unterschiedlichen Hautcolorits zu einem ästhetisch unbefriedigenden Resultat führen. In diesen Fällen ist es mitunter besser, die gesamte Weichteilbedeckung der Nase mit einem einzigen Stirnhautlappen wiederherzustellen.

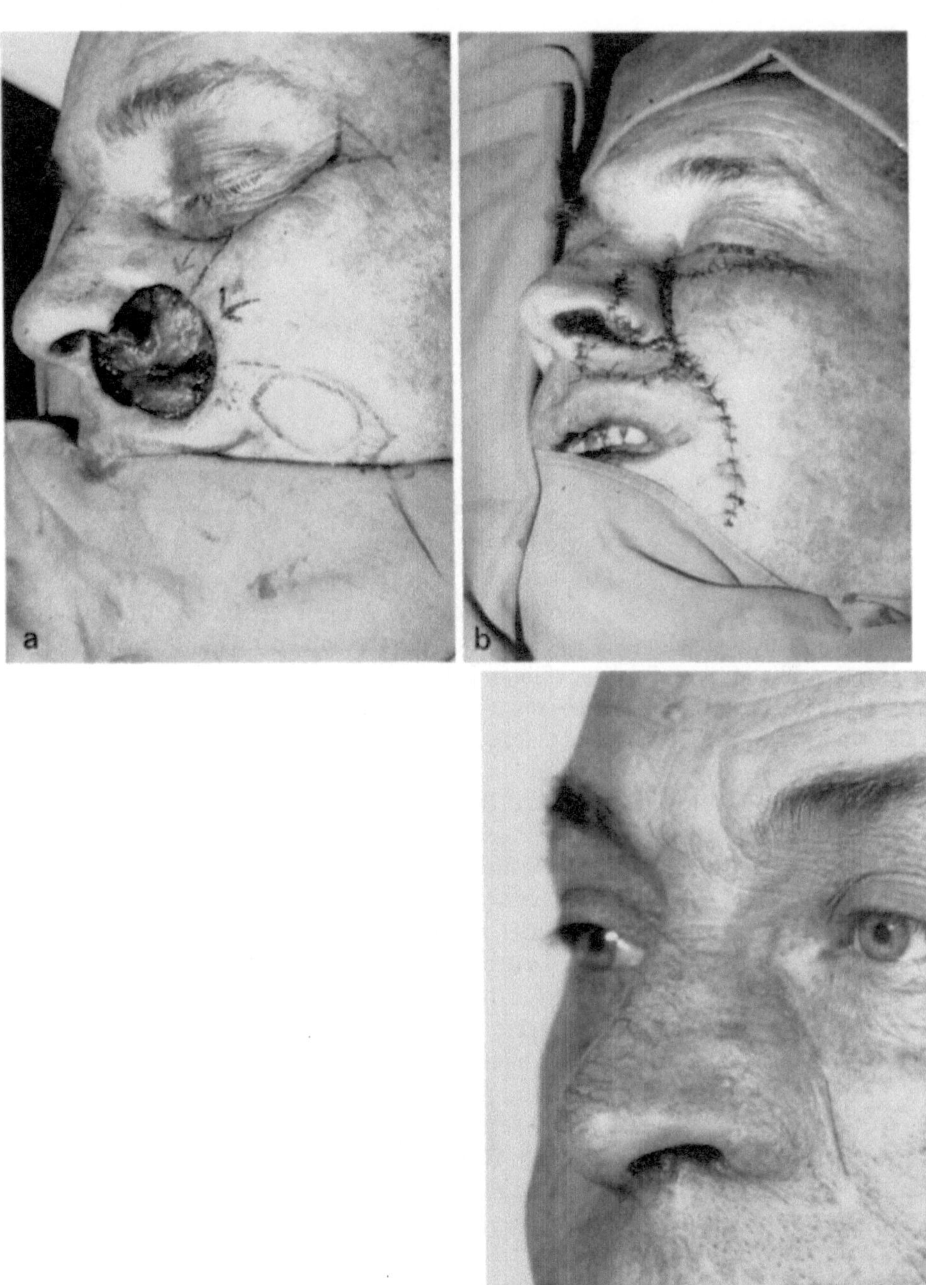

Abb. 2a–c

Literatur

Converse JM (1964) Reconstructive plastic surgery. Principles and procedure in correction, reconstruction and transplantation. Vol I, II. Saunderns, Philadelphia London

Auge und Ästhetik

H. Neubauer

Universitäts-Augenklinik, Josef-Stelzmann-Straße 9, D-5000 Köln 41

Was wir als Ästhetik, die Lehre vom Schönen und Ausgewogenen, bezeichnen, wäre ohne das Auge nicht möglich. Es gibt Forscher, die alle Ornamentik auf das archaische Augenmotiv – die Miribota – zurückführen [3].

Augenzauber, Schutz vor dem bösen Blick – all das reicht weit über 5 000 Jahre zurück. Und das Spiel mit der Macht des Auges findet auch heute nicht nur zwischen Herrn und Hund statt.

Wie sich die Bedeutung des Auges seit Homer in der Literatur niedergeschlagen hat, ist uns allen bekannt.

Daß aber der Ausdruck des Auges eigentlich von Form und Weite der Lidspalte, dem Fehlen entzündlicher Erscheinungen und auffälliger Veränderungen in seiner Umgebung, abhängt, wird manchem erst klar, wenn er Patienten mit derartigen Befunden sieht. Daß jedes Lebensalter seine eigenen ästhetischen Maßstäbe hat, wissen wir im Grunde. Ein Auge, das dank künstlicher Hilfsmittel noch im Matronenalter erotische Reizsignale senden soll, kann seine Trägerin lächerlich machen.

Nun hängen ästhetische Maßstäbe nicht allein von tradierten Kulturnormen ab. Sie sind der Mode unterworfen. Der Jugendkult schafft Idole, denen es nachzueifern gilt.

Mit Erschrecken sehen wir die im Übermaß „verjüngten" Gesichter einst sehr lebendiger Schauspielerinnen wieder. Da rührt sich oft kaum mehr ein Muskel. Damen, die der Publicity solche Opfer bringen, werden nun zum Vorbild für zahlreiche alternde Frauen.

Weil das Auge das cardinale Ausdrucksfeld des menschlichen Gesichtes ist, wird die funktionelle und ästhetische Korrektur der Alterslider manchmal zu einer diffizilen Aufgabe.

Mit Blepharoplastik bezeichnete man früher jede Wiederherstellungsoperation an den Lidern. Im englischsprachigen Schrifttum hat sich die Beschränkung dieses Terminus auf die operative Korrektur des Alterslides durchgesetzt. Es ist für viele plastische Chirurgen die einzige Lidplastik, die sie durchführen.

Die Ästhetik von Form und Funktion
in der Plastischen u. Wiederherstellungschirurgie
Herausgegeben von G. Pfeifer

Die Tendenz geht dahin, auch schon bei jüngeren Frauen die Bedingungen für die große Augenkosmetik dadurch zu verbessern, daß man die Oberlidfalte höher legt und durch Fettentnahme dem Oberlid ein interessanteres Profil gibt [1, 2, 5].

Bildvergleiche aus der einschlägigen Literatur zeigen, daß vielfach auch dann die Entnahme von intraorbitalem Fett aus dem Oberlid als erforderlich angesehen wird, wenn ein nach unserer Meinung gleichwertiger Zustand sich auch durch Höherverlagerung der Lidfalte, mit mäßiger Entnahme von Haut und Orbicularis, hätte erreichen lassen. Zumal bei konstitutionell schlanken Patientinnen sollte auch der Umstand Berücksichtigung finden, daß solche Frauen im Alter nicht selten wegen „eingesunkener Oberlider" um kosmetische Korrektur bitten.

Kenner wissen, daß die Dogmatisierung der Entnahme von Orbitafett bei der Korrektur des Alterslides in westlichen Ländern zunächst zu einer beachtlichen Zahl von Erblindungen geführt hat [7]. Wenn die Lidhaut mobilisiert und der Musculus orbicularis durchtrennt ist, kann man sich durch Druck auf den Augapfel hinter dem Septum orbitale anstehendes Fett deutlich machen. Durchtrennt man das Septum in diesem Bereich, stößt man nicht auf freies Fett, sondern auf eine zarte Hülle, die das Fettkompartiment nach vorn abschließt und die recht kräftige Gefäße führen kann.

Wenn es wegen ungenügender Blutstillung in des eröffnete Fettkompartiment nachblutet, verteilt sich das Hämatom nicht in der Orbita, wie wir früher glaubten. Es hat sich gezeigt, daß zwischen der Tenonschen Kapsel des Auges und dem Periost der Orbita radiäre Septen bestehen [4]. Eine massive Auftreibung eines Kompartiments durch ein Hämatom kann die arterielle Versorgung der Netzhaut drosseln.

Daher wird in der neueren amerikanischen Literatur größter Wert auf sorgfältige Blutstillung gelegt, es werden – auch bei ambulanten Patienten – Eispackungen bis zu 48 h empfohlen und bei stationärer Behandlung für die ersten Stunden nach dem Eingriff zu halbstündiger Kontrolle durch eine erfahrene Schwester geraten.

Bei älteren und alten Patienten ist die Entnahme orbitalen Fettes häufig hilfreich. Wir führen sie dann durch, wenn sich beim Druck auf die geschlossenen Lider deutliche umschriebene Vorwölbungen, meist nasaler oder temporaler Fettkompartimente, zeigen. Man darf aber nicht vergessen, daß die Altersvorgänge an den Augenlidern sämtliche Gewebe betreffen und z.B. in der Mehrzahl der Fälle eine durch Erschlaffung der Lidsehnen bedingte Verländerung der Lidkante besteht. Die Korrektur des Alterslides sollte sich darauf ebenso einstellen wie auf die horizontale Straffung der Haut am Unterlid, für die der äußere Lidwinkel der tectonische Bezugspunkt ist.

Bei blepharochalatischer Veränderung am Unterlid jüngerer Menschen („Augensack"), kann Fettentnahme dann sinnvoll sein, wenn sich einwandfrei umschriebene Vorwölbungen des Septum orbitale darstellen. Ist dies nicht der Fall, so kann der Operateur sich und dem Patienten das Risiko der Fettentnahme ersparen [6, 7].

Wichtig ist, daß man, vor allem bei jüngeren Patienten, bei der Entnahme von Orbitafett hinsichtlich Quantität und Technik vorsichtig verfährt.

Ich wollte eine Lanze dafür brechen, daß wir zwar jenseits der rein medizinischen Indikation unbedingt auch ästhetische Aspekte berücksichtigen, andererseits aber die Operationstechnik nach Befund und dem Grade degenerativer Veränderungen individuell gestalten. Wir sollten dabei auch die Ästhetik des alternden Gesichtes respektieren.

Literatur

1. Baker ThJ, Gordon HL (1982) Upper lid blepharoplasty. In: Aston SJ, Hornblass A, Meltzer MA, Rees ThD (eds) III. Internat Symp Plastic and Reconstructive Surgery of the Eye and Adnexa. Williams and Wilkins, Baltimore London, p 292, 293
2. Castanares S (1951) Blepharoplasty for herniated intraorbital fat; anatomical basis for new approach. Plast Reconstr Surg 8:46
3. Koenig O (1975) Urnotiv Auge. Piper, München Zürich
4. Koornneef L (1977) Spital aspects of orbital muscolofibrous tissue in man. Swets and Zeitlinger, Lisse
5. Putterman A (1982) Cosmetic Oculoplastic Surgery. Grune & Stratton, New York, p 31, 146, 186
6. Swartz RM, Schultz RC (1975) Dry eye following blepharoplasty cause of coincidence? Plast Reconstr Surg 54:644–647
7. Waller RR (1979) Is blindness a realistic complication in blepharoplasty procedures? Ophthalmology (Roch) 85:730–735

Beziehungen zwischen Form, Funktion und Ästhetik in der Mund-Kiefer-Gesichtschirurgie

N. Schwenzer

Osianderstraße 2–8, D-7400 Tübingen

Befassen wir uns einmal näher mit dem Begriff „Ästhetik", der aus dem griechischen „aisthanesthai = wahrnehmen" abgeleitet wird, stoßen wir auf den deutschen Philosophen Baumgarten, der 1750 die Lehre von den Gesetzen des (guten) Geschmacks, der Kunst, des Schönen, begründet hat. Diesen Gesetzen wird bei operativen Eingriffen im sichtbaren Teil des menschlichen Körpers, in der Mund-Kiefer-Gesichtsregion, eine besondere Bedeutung beigemessen. Dies geht auch aus der Tatsache hervor, daß Begriffe wie „Verschönerung" und Maßnahmen, die dazu führen „jünger" oder „bedeutender" zu erscheinen, mit der Chirurgie dieses wichtigen Körperteils gleichgesetzt werden. Auch wenn man derartige Interpretationen des Laien, aus denen sich bekanntlich die Mehrzahl der Patienten rekrutiert, relativiert, ist doch deutlich zu erkennen, daß dem menschlichen Gesicht mit seinen typischen Knochen-, Weichteil- und Organstrukturen als „Ort sozialer Kommunikation" und „Siegel der Identität" im Zusammenhang mit Operationen eine besondere Bedeutung beigemessen wird. Der Patient ist „entstellt", wenn der Gesichtsausdruck, der Physiognomie und das Mienenspiel, das Ausdrucksmittel seiner Affekte, gestört sind.

Jeder kennt das Gefühl des Befremdlichen, welches ein „zerstörtes Gesicht" in uns hervorruft und den uralten Wunsch des Menschen, der das Häßliche mit dem Bösen

Die Ästhetik von Form und Funktion
in der Plastischen u. Wiederherstellungschirurgie
Herausgegeben von G. Pfeifer

und das „Schöne", das „Ästhetische", das „Harmonische" mit dem „Guten" in Beziehung setzt, nach einem wohlgeformten Äußeren ohne erworbene und angeborene Mängel. Wir müssen daher der Tatsache Rechnung tragen, daß das Ergebnis aller operativen Eingriffe, die in mehr oder weniger großem Umfang der Herstellung oder Wiederherstellung der Form und der Funktion verletzter, deformierter und/oder andersweitig erkrankter Bereiche des Gesichtes dienen, unter ästhetischen Gesichtspunkten beurteilt wird (Becker 1976).

Zweifellos ist die Wechselbeziehung zwischen Form und Funktion in dem auf kleinstem Raum zusammengedrängten Organsystem besonders eindrucksvoll, da Formstörungen die Funktion und Funktionsstörungen die Form beeinflussen. Beides kann aber auch ästhetische, nicht selten auch Störungen des seelischen Wohlbefindens, also auch eine Form der Funktionsstörung, zur Folge haben.

Die starke Verflechtung zwischen Funktion, Form und Ästhetik unterstreicht die Notwendigkeit und Vorteile einer organgebundenen regionalen plastischen Chirurgie. Sie verlangt vom Chirurgen neben den speziellen technischen Voraussetzungen Harmoniegefühl und ein offenes Auge für die bildende Kunst (Pfeifer 1979).

Anhand einiger Beispiele aus der Gruppe der Verletzungen, der Tumoren und der Fehlbildungen sollen die Beziehungen zwischen Form, Funktion und Ästhetik erläutert werden.

Verletzungen

Als typisches Krankheitsbild, bei dem zahlreiche Strukturen zerstört, Funktionen gestört werden und der Patient entstellt ist, ist das kombinierte Knochenweichteiltrauma des Gesichtes zu nennen, wie wir es bei Verletzungen verschiedenster Art vor uns haben. Die Versorgung der Knochenwunde unter Anwendung moderner Osteosyntheseverfahren und die Wiedervereinigung der Weichteile dient der anatomischen und funktionellen Wiederherstellung des Gesichtes, des stomatognathen Systems und der Ästhetik (Schwenzer 1973). Ist dies durch Sofortmaßnahmen nicht möglich, kann durch Reosteotomien, Transplantationen von Knochen und Knorpel und Weichteilen die Sekundärrekonstruktion erfolgen, wobei die fachspezifischen technischen und prothetischen Hilfsmittel vielfach unerläßlich sind (Schuchardt 1972).

Tumoren

Bei Tumoren können Form, Funktion und somit auch die Ästhetik bereits durch Größe und Sitz des Tumors gestört sein. Die operative Entfernung kann in vielen Fällen zur Wiederherstellung von Form und Funktion führen.

Besondere Probleme ergeben sich bei Tumoren, bei denen im Interesse einer radikalen Entfernung Defekte geschaffen werden müssen. Hier würden von allem im Gesicht erhebliche Entstellungen auftreten, wenn nicht in der Mehrzahl der Fälle durch geeignete Nahlappen oder freie Transplantationen eine Defektdeckung möglich wäre (Abb. 1). Typische Beispiele für die gleichzeitige Wiederherstellung von Form, Funktion und Ästhetik sind z.B. Lippen- oder Wangendefekte (Schwenzer 1975). Man

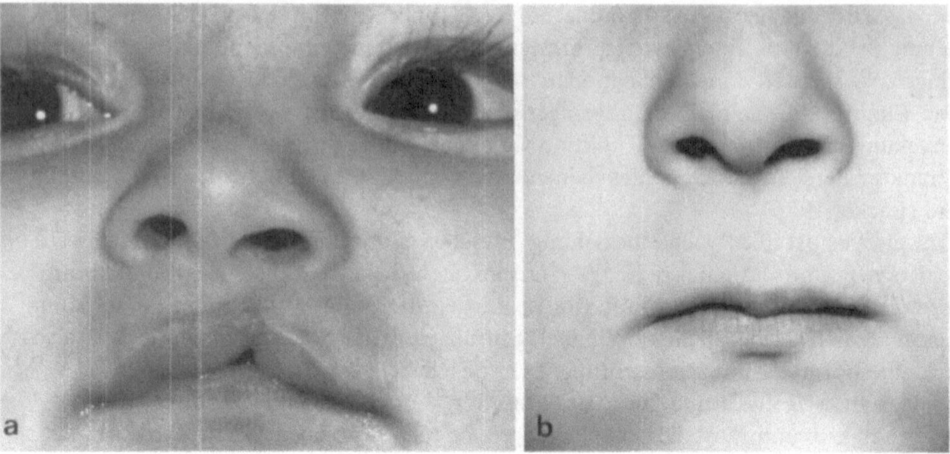

Abb. 1. a Partielle Lippenspalte, **b** Ergebnis nach Lippenverschluß (Schnittführung nach Tennison)

kann hier noch weitere Beispiele wie Unterkiefer- und Oberkieferersatz mit anschliessender prothetischer Versorgung nennen.

Fehlbildungen

Der Zusammenhang zwischen Form, Funktion und Ästhetik ist besonders deutlich bei den Fehlbildungen zu erkennen. Als häufigste angeborene Fehlbildung sind die Lippen-Kiefer-Gaumenspalten zu nennen. Der Spaltverschluß gehört ebenso wie die Koordi-

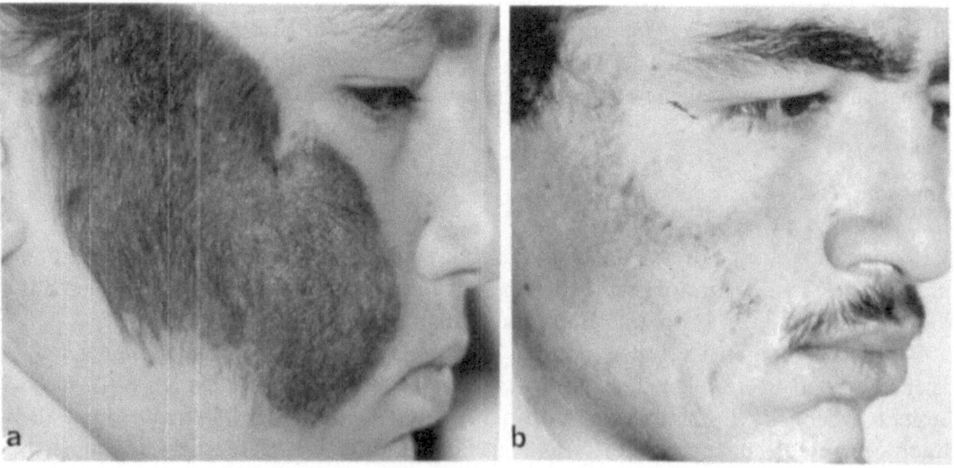

Abb. 2. a Ausgedehnter Tierfellnaevus der rechten Wange, **b** Ergebnis nach schrittweiser Excision und Nahlappenplastik

nierung orthopädischer Maßnahmen zur Korrektur der Kieferstellung zu den wichtigsten Aufgaben unseres Fachgebietes. Die Erstoperation ist jedoch für das Schicksal des Kindes ausschlaggebend, da sich hier Fehler verhängnisvoll auf die gesamte Entwicklung des Gesichtes auswirken können (Abb. 2).

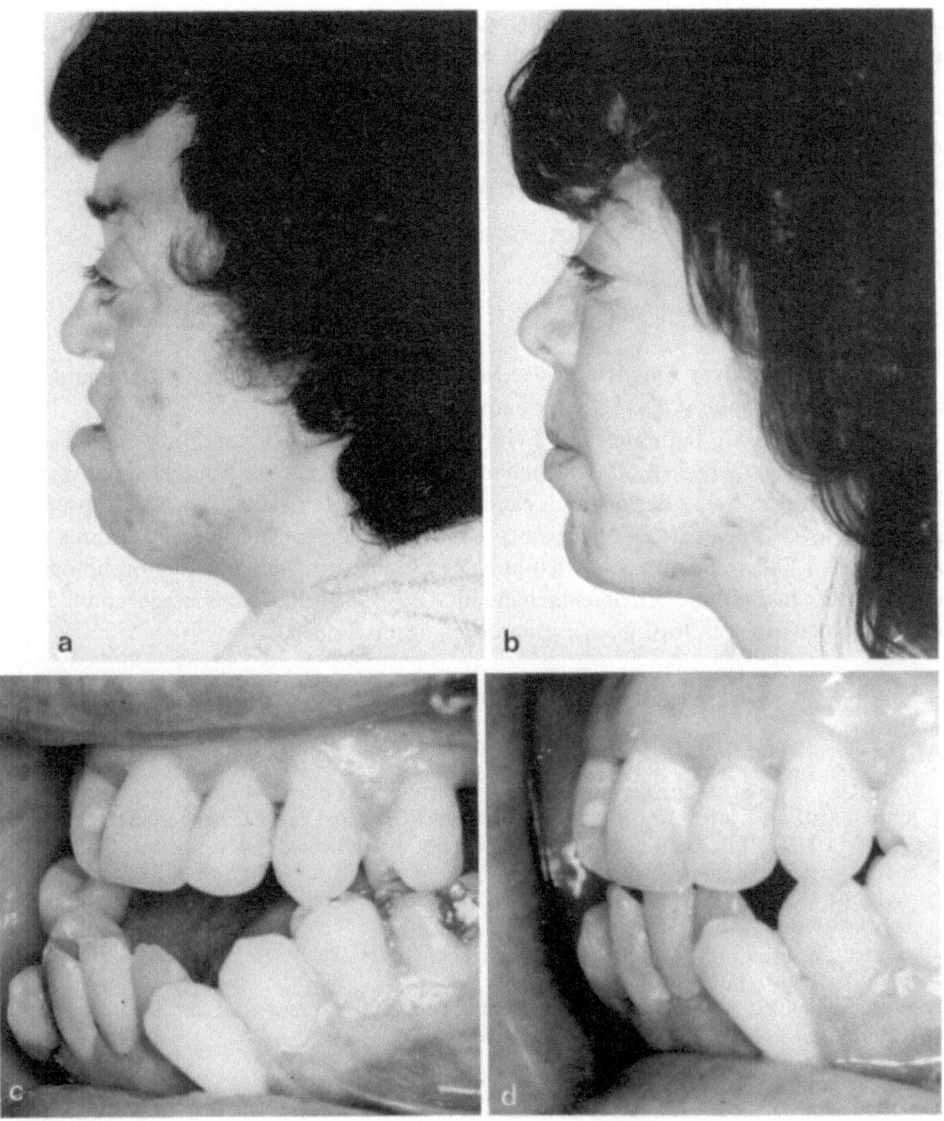

Abb. 3. a Starke Entstellung durch einen M. Crouzon mit Rücklage und Hypoplasie des Mittelgesichtes, **b** Korrektur durch Mittelgesichtsvorverlagerung und Kinnverschiebeplastik, **c** Präoperative Occlusion (Pseudoprogenie), **d** Postoperative Zahnstellung, die eine normale Kaufunktion ermöglicht

Auch beim erwachsenen Spaltträger gibt es zahlreiche Möglichkeiten zur Form- und Funktionsherstellung. Ich möchte hier nur an die sogenannte „Spaltnase" erinnern, die vielfach auch nach perfekt operierter Lippe den Spaltträger erkennen läßt.

Aus der Vielzahl der anlagebedingten Fehlbildungen, die wir beim jugendlichen Erwachsenen häufig operieren, möchte ich die Dysgnathien erwähnen, bei denen die immer vorhandenen Störungen der Occlusion und Artikulation auch gleichzeitig erhebliche Störungen des Aussehens bedingen. Hier sind durch Osteotomien und Verlagerungen des Kiefers immer auch erhebliche ästhetische Verbesserungen zu erzielen, die für den Patienten häufig wichtiger sind als das verbesserte Kauvermögen (Abb. 3).

Lassen Sie mich am Ende meiner Ausführungen auch noch auf die rein ästhetischen Störungen eingehen, und zwar am Beispiel der Profilplastik. Durch relativ einfache Maßnahmen ist es möglich, aus einem wenig ansprechenden Profil ein harmonisches zu machen und mit der ästhetischen Verbesserung auch die seelische Harmonie des Betroffenen wiederherzustellen.

Zusammenfassung

Das Ergebnis operativer Eingriffe in der Mund-Kiefer-Gesichtsregion wird immer auch unter dem Gesichtspunkt der Ästhetik beurteilt.

Bei Verletzungen, Tumoren und Fehlbildungen, die meist mit Form- und Funktionsstörungen einhergehen, lassen sich die Beziehungen zwischen Herstellung von Form und Funktion und der dadurch gleichzeitig erreichten ästhetischen Verbesserung am deutlichsten demonstrieren. Es kann dabei vor allem gezeigt werden, daß es sich hier in vielen Fällen um eine Knochen- und Weichteilchirurgie in einem morphologisch und funktionell besonderen Bereich handelt. Die Bedeutung einer organgebundenen regionalen plastischen Chirurgie wird hierdurch unterstrichen.

Literatur

Becker R (1976) Fortschritte und Schwerpunkte in der plastischen und wiederherstellenden Mund-, Kiefer- und Gesichtschirurgie. Fortschr Kiefer Gesichtschir 21:11

Pfeifer G (1979) Prinzipien der operativen Wiederherstellung der Mund-Kiefer-Gesichtsform. Fortschr Kiefer Gesichtschir 24:8

Schuchardt K (1972) Plastisch-chirurgische Korrekturen nach Gesichtsverletzung. Therapiewoche 22

Schwenzer N (1973) Das menschliche Gesicht. Operative Wiederherstellung und Korrektur. Dtsch Ärztebl 70:3386

Schwenzer N (1975) Plastisch-chirurgische Sofortmaßnahmen bei der Operation von Basaliomen der Gesichtshaut. Therapiewoche 24:6526

II. Fehlbildungen und Anomalien

Funktionelle und ästhetische Aspekte der craniofacialen Chirurgie im Kleinkindesalter

J. Mühling[1], J. Reuther[2] und N. Sörensen[3]

[1] Klinik und Poliklinik für Kieferchirurgie der Universität, Pleicherwall 2, D-8700 Würzburg
[2] Direktor der Klinik und Poliklinik für Kieferchirurgie der Universität, Pleicherwall 2, D-8700 Würzburg
[3] Neurochirurgische Klinik und Poliklinik der Universität, Josef-Schneider-Straße 11, D-8700 Würzburg

Craniofaciale Fehlbildungen entstehen durch prämature Synostosierung einer oder mehrerer Schädelnähte (Moss 1959). Durch den vorzeitigen Nahtverschluß entsteht ein Mißverhältnis zwischen dem Volumen der Schädelkapsel und dem wachsenden Gehirn, so daß der Hirndruck ansteigt.

Dies hat funktionelle Störungen zur Folge. Ein chronisch erhöhter intrakranieller Druck führt zur Hirnatrophie mit irreparablen Funktionsausfällen (Marchac und Renier 1982). Besonders gefährdet ist der Nervus opticus, so daß ohne operative Druckentlastung Erblindung durch Opticusatrophie droht (Sörensen 1983). Dies deutet sich oft schon durch eine Stauungspapille an. Bei unbehandelten Fällen kann auch die geistige Entwicklung deutlich gehemmt sein. Oft wird die intrakranielle Druckerhöhung wegen fehlender klinischer Symptome erst nach Dekompensation durch ein Trauma oder andere Erkrankungen erkannt.

Durch die Synostosierung ist das Schädelwachstum senkrecht zur befallenen Naht gehemmt. Daraus resultieren Fehlbildungen am Neurocranium, die sich auch auf das Viscerocranium ausdehnen. Die Folge davon ist die Unterentwicklung des Mittelgesichts mit Atmungsbehinderung, Occlusionsstörungen und offenem Biß bis zur Pseudoprogenie. Bei einseitigen Nahtsynostosen tritt eine Gesichtskoliose auf, die bis in den Unterkiefer reichen kann. Ferner kann es durch die Abflachung der knöchernen Orbitae zum Exophtalmus kommen, der bei extremen Fällen durch den mangelnden Lidschluß zu Hornhauterosionen mit Visusbeeinträchtigungen führt.

Dem craniofacialen Eingriff liegen daher zwei wesentliche Prinzipien zugrunde, nämlich die Wiederherstellung der Funktion und gleichzeitig die Verbesserung der Ästhetik (Mühling et al. 1984). Durch die umfangreichen Osteotomien kann durch die aktive intrakranielle Volumenvermehrung und durch die Eröffnung der prämatur synostosierten Nähte die intrakranielle Druckentlastung erreicht werden. Durch die

Die Ästhetik von Form und Funktion
in der Plastischen u. Wiederherstellungschirurgie
Herausgegeben von G. Pfeifer

Osteotomie der Schädelbasis und die Korrektur der Fehlstellung wird das Wachstum in die physiologische Richtung gesteuert, wobei der Wachstumsdruck des Großhirns mit einbezogen wird.

Liegt eine beidseitige Coronarnahtsynostose vor, kann sich das typische Bild des *Oxycephalus* mit Anstieg des intrakraniellen Druck entwickeln (Abb. 1). Durch das totale Advancement wird der Hirndruck normalisiert. Gleichzeitig wird die nach distal gekippte Stirnregion mit kleinem Nasofrontalwinkel aufgerichtet und ausgeformt. Durch die Vorverlagerung kommt es zu einer Verbesserung der Protrusio bulbi mit Ausbildung einer physiologischen Supratarsalfalte und einer Verstärkung der Augenbrauenprojektion (Abb. 2).

Beim *Trigonocephalus* (Abb. 3), dem eine vorzeitige Verknöcherung der frontalen Naht zugrundeliegt, sollte der Eingriff schon frühzeitig, d.h. im Alter von 2–6 Monaten durchgeführt werden, da durch die Hemmung der Frontallappenausbildung eine Beeinträchtigung der geistigen Entwicklung vermutet wird. Nach Ausformung des orbitalen Segments durch Schwächung oder Grünholzfraktur läßt sich Funktion und Form wiederherstellen. Der frontale Knochendeckel muß durch Ausformung oder Rotation dem orbitalen Segment angepaßt werden, um einen harmonischen Übergang zur Stirn zu erhalten.

Dem *Plagiocephalus* (Abb. 4a, 5a) liegt eine unilaterale Coronarnahtsynostose zugrunde, wodurch es zu einer Abflachung von Stirn und Hinterhaupt auf der befallenen Seite kommt. Die einseitige Wachstumshemmung verursacht im Viscerocranium eine

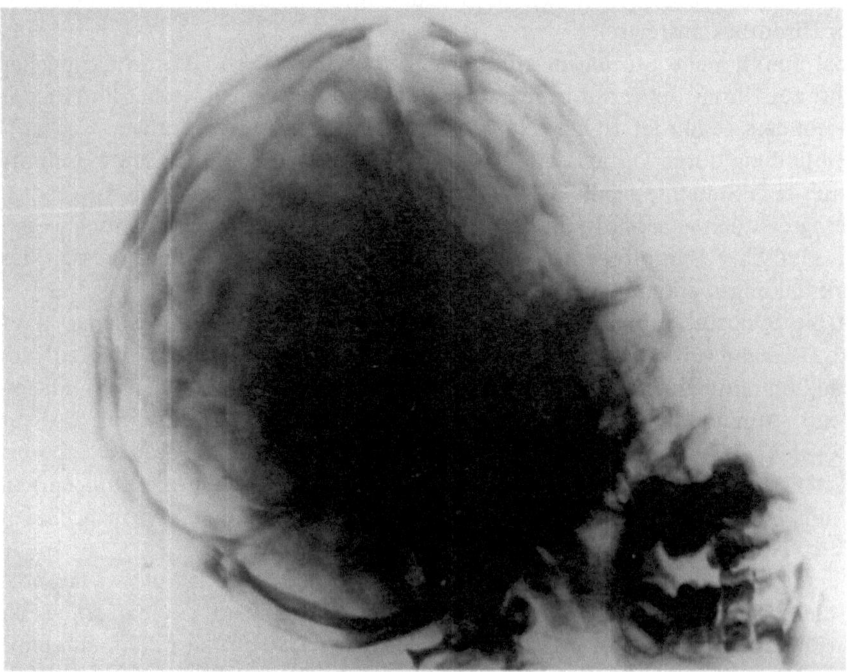

Abb. 1. Seitliches Röntgenbild eines Oxycephalus mit starken Impressiones digitales

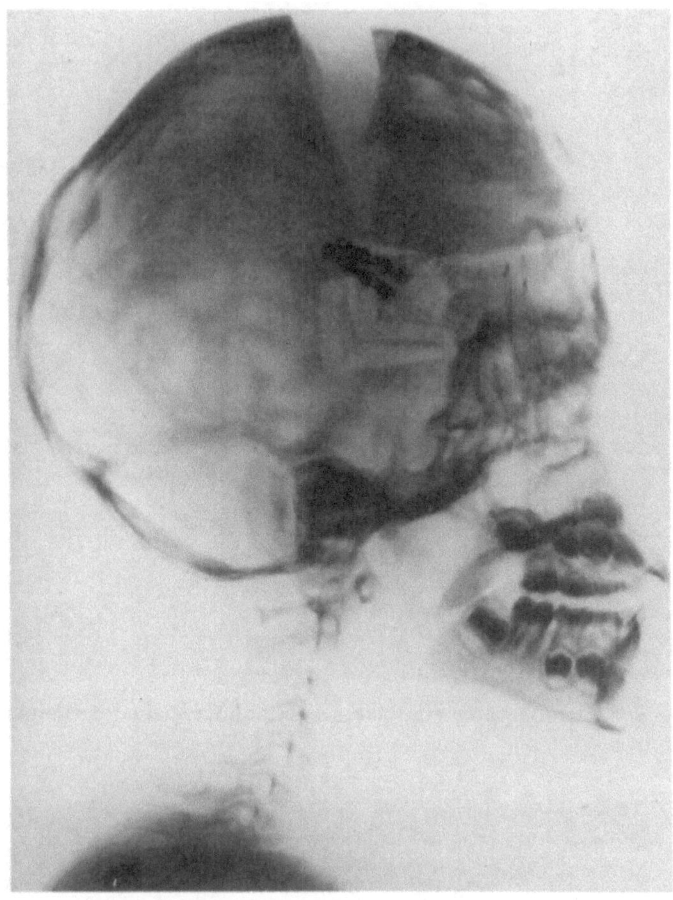

Abb. 2. Postoperatives Röntgenbild des gleichen Patienten mit harmonisierter Schädelform und abgesenktem intrakraniellen Druck

Gesichtskoliose, wobei besonders die Nasendeviation zur kranken Seite und der Fehlstand der Augenachse auffallen. Nach der vollständigen frontoorbitalen Osteotomie wird das orbitale Segment auf der betroffenen Seite ausgeformt, so daß es ab Orbitamitte analog zur gesunden Seite in einem harmonischen 90°-Bogen an den Schädel anschließt (Abb. 4b, 5b).

Beim *Brachycephalus,* der durch eine bilaterale Coronarnahtstenose verursacht wird, fällt besonders die sagittale Verkürzung von Schädel- und Schädelbasis mit meist starkem Hirndruck auf. Der obere Anteil der Stirn ist stark nach vorn gewölbt, wodurch es zu einem extrem konkaven Naselprofil kommt (Abb. 6). Beim Advancement wird das orbitale Segment horizontal vorverlagert. Die entstehende Stufe im Bereich des Nasenrückens wird osteoplastisch überbrückt. Nach dem Entlastungseingriff kann sich das Schädelwachstum normal entwickeln, wobei vor allem die anterocaudale Entwicklung der Maxilla nicht mehr gehemmt ist.

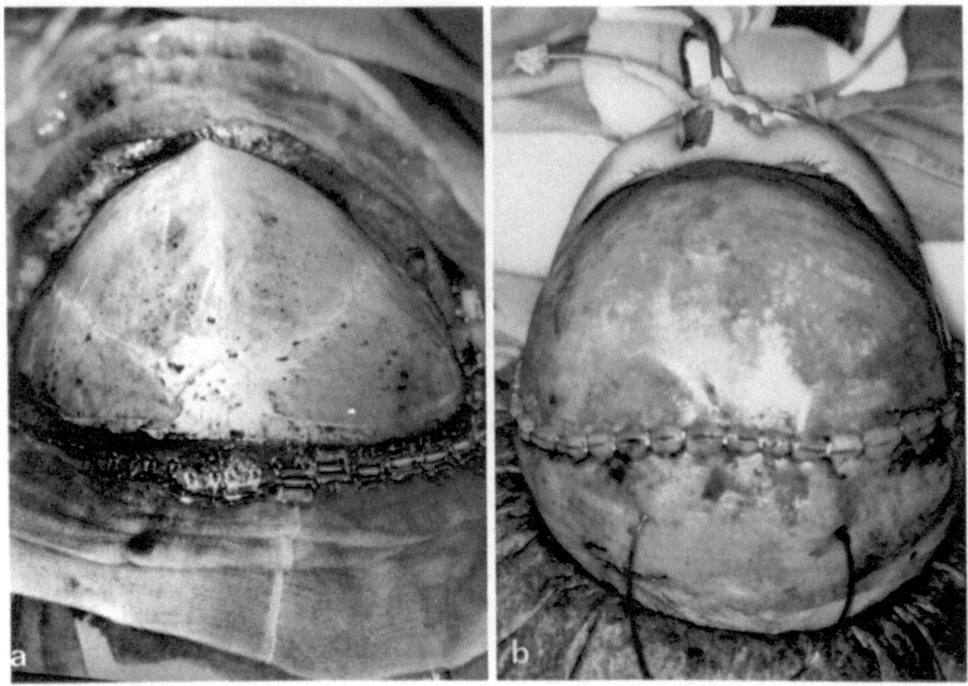

Abb. 3. a Intraoperativer Situs eines Trigonocephalus, **b** Gleicher Patient direkt postoperativ

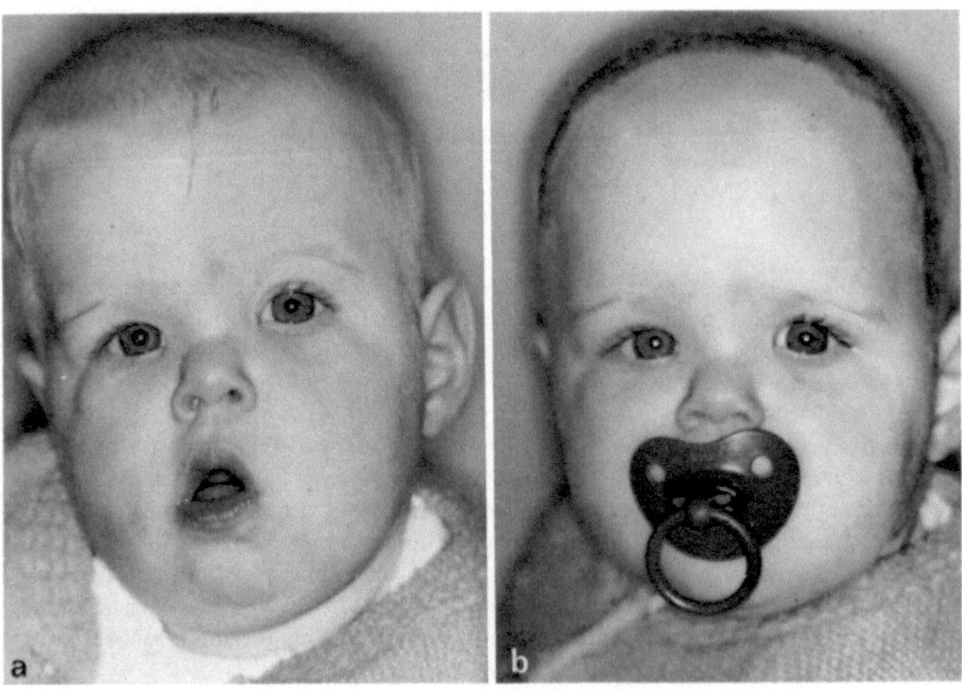

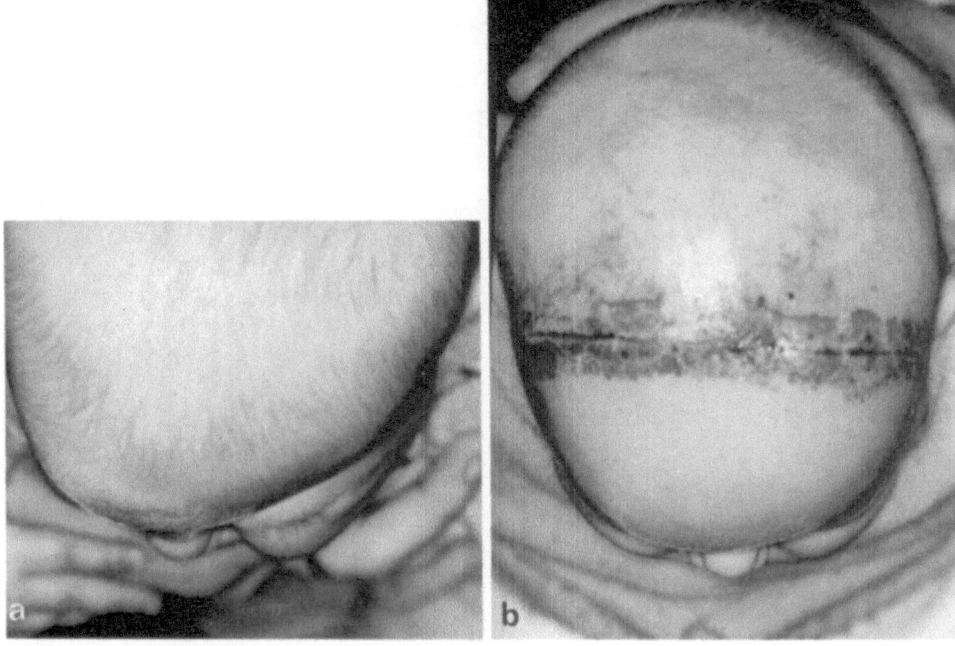

Abb. 5a, b. Craniale Ansicht des gleichen Kindes prä- und postoperativ

Zusammenfassend läßt sich sagen, daß durch die craniofacialen Eingriffe im frühen Kindesalter nicht nur der Ausbildung funktioneller Störungen vorgebeugt wird, sondern auch in ästhetischer Hinsicht zufriedenstellende Ergebnisse erzielt werden. Auch bei sehr ausgeprägten Formen gelingt es meist, die Schädelform zu harmonisieren und das Wachstum in eine günstigere Richtung zu steuern.

◀ **Abb. 4. a** Plagiocephalus mit starker Gesichtsskoliose, **b** Gleiches Kind 10 Tage postoperativ

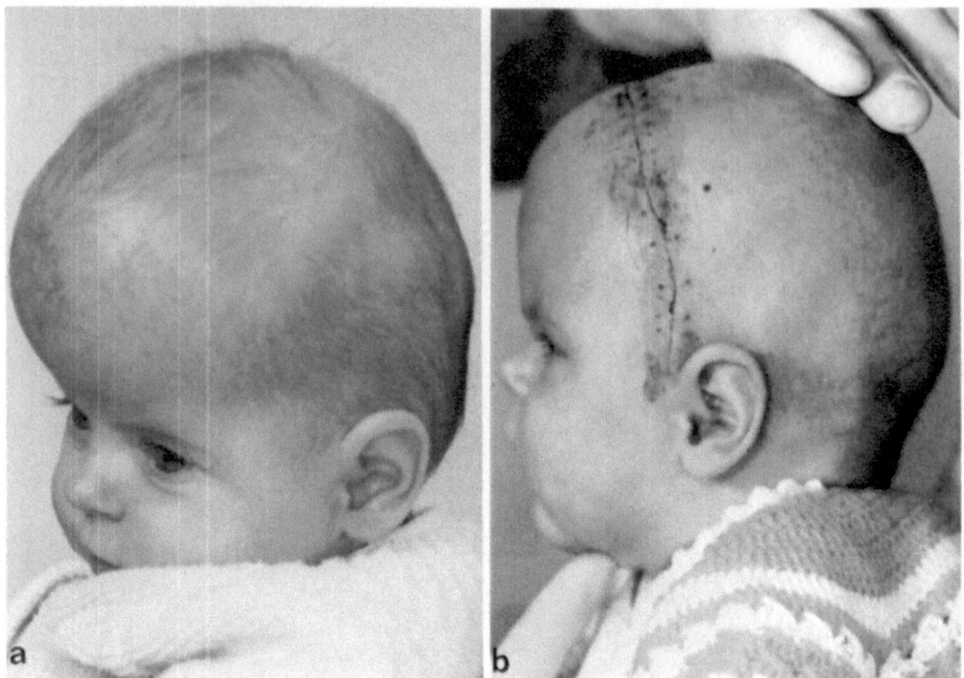

Abb. 6a, b. Brachycephalus prä- und 10 Tage postoperativ

Literatur

1. Marchac D, Renier D (1982) Craniofacial Surgery for Craniosynostoses. Little, Brown and Comp, Boston
2. Moss ML (1959) The pathogenesis of premature cranial synostosis in man. Acta Anat 37:351
3. Mühling J, Reuther J, Sörensen N (1984) Operative Behandlung craniofacialer Fehlbildungen am Beispiel der prämaturen Synostosen. Der Kinderarzt, 15. Jg, Nr 8: 1022–1023
4. Sörensen N (1983) Uni- und bilaterales Advancement bei prämaturen Coronarnahtsynostosen. In: Kley W, Naumann C (Hrsg) Regionale plastische und rekonstruktive Chirurgie im Kindesalter. Springer, Berlin Heidelberg New York

Skelettverlagernde Operationen zur Harmonisierung des Gesichtsprofils – Probleme der stabilen Fixation von Osteotomiesegmenten

H.G. Luhr

Klinikum der Universität, Kieferchirurgische Abteilung, Robert-Koch-Straße 40, D-3400 Göttingen

Korrekturen von Profilstörungen des Gesichts sind durch Transplantationen oder Implantaten unterschiedlichster Materialien – oder aber durch Osteotomie und Verlagerung einzelner Skelettabschnitte möglich. Die Fixation solcher Skelettabschnitte kann durch Drahtosteosynthese oder Miniplattenverschraubung erfolgen. Die Miniplattenosteosynthese hat gegenüber der Knochendrahtnaht zweifellos folgende Vorteile

1. erhöhte Stabilität;
2. Überbrückung von Spalten zwischen osteotomierten Segmenten (d.h. auch das Halten notwendiger *Distanzen*);
3. drei-dimensionale Stabilisierung von Segmenten;
4. der Verzicht auf eine langdauernde intermaxilläre Immobilisation.

Insbesondere der letzte Punkt ist für solche Patienten entscheidend, bei denen überwiegend ästhetische Gründe die Motivation für einen Korrektureingriff bilden. Eine postoperativ freie Mundöffnung mit all ihren positiven Konsequenzen vermag zweifellos, dem Patienten den Entschluß zu einer Operation zu erleichtern.

Mit Ausnahme von umschriebenen Segmentosteotomien, die relativ einfach mit Platten zu fixieren sind, können jedoch bei der Verlagerung des gesamten zahntragenden Ober- und Unterkiefers Probleme auftreten.

Sie betreffen in erster Linie ungewollte und unkontrollierte Verlagerungen des Kiefergelenks mit den möglichen Konsequenzen von postoperativen Gelenkbeschwerden und der Ursache für Rezidive.

Wenn zur Korrektur des Gesichtsprofils eine Verlagerung des *Unterkiefers* erforderlich wird, ist das am weitesten verbreitete Operationsverfahren die sagittale Spaltung nach Obwegeser-Dalpont. Bei diesem Verfahren besteht das Problem der Einstellung des zentralen Fragmentes schon bei der einfachen Drahtnahtfixierung der Segmente und in viel größerem Maße bei der von Spiessl inaugurierten stabilen Zugschraubenosteosynthese. Daß bei der Rückverlagerung des Unterkiefers die Osteotomieflächen teilweise divergieren, hat schon Freihofer 1977 gezeigt. Wenn man derartig divergente Flächen mit Zugschrauben aufeinander zwängt, muß notwendigerweise eine Verlagerung des zentralen Fragmentes unter Einschluß des Kieferköpfchens resultieren. Als Folgen solcher Verlagerungen des Condylus haben sowohl Sitzmann (1979) als auch Ewers (1980) im Tierexperiment z.T. erhebliche Umbauvorgänge und degenerative Prozesse an knorpeligen und knöchernen Gelenkstrukturen nachgewiesen. Wenn auch die praktisch-klinische Bedeutung derartiger Störungen des articulären Gleichgewichts unterschiedlich beurteilt wird, scheint uns jedoch eine möglichst exakte Positionierung des zentralen Fragmentes unter weitmöglichstem Ausschluß einer unkontrollierten Gelenkverlagerung bei einer Osteosynthese von entscheidender Bedeutung.

Die Ästhetik von Form und Funktion
in der Plastischen u. Wiederherstellungschirurgie
Herausgegeben von G. Pfeifer

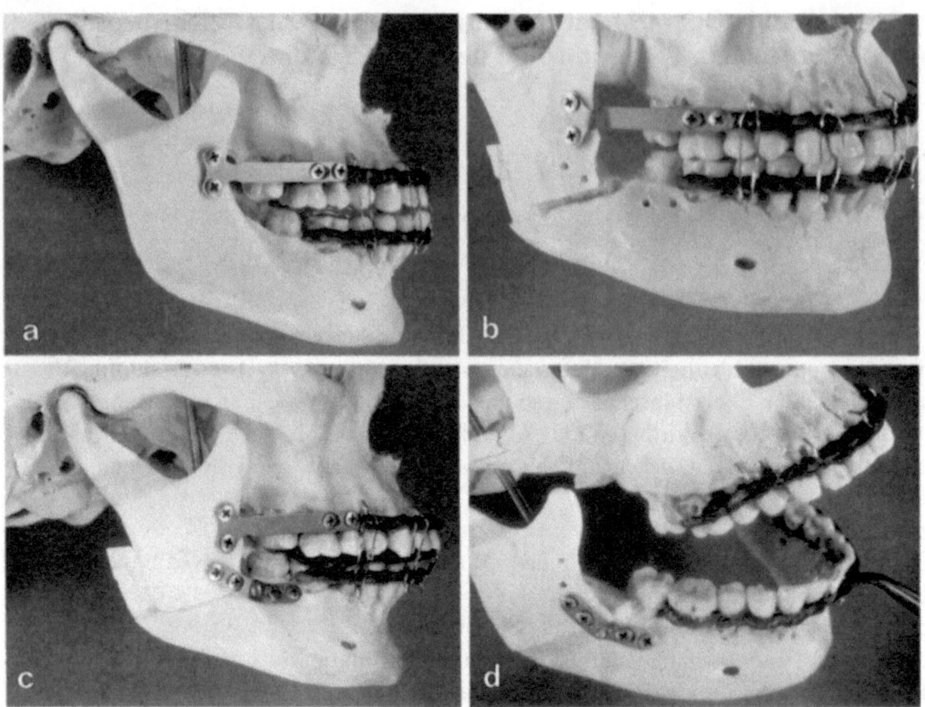

Abb. 1a–d. Positionierung des zentralen Segmentes und des Unterkiefergelenkes bei der sagittalen Spaltung des Unterkiefers. **a** Fixierung der sogenannten „Positionsplatte" in der durch eine Schlüsselschiene gesicherten habituellen Interkuspidation. Die Platte wird durch Schrauben lateral der Vorderkante des aufsteigenden Astes und an einer kleinen Kunststoffkonsole der Oberkieferschiene (oder der Brackets) fixiert, **b** Nach Durchführung der sagittalen Spaltung des Unterkiefers und Einstellung des peripheren Segmentes in der gewünschten Position wird die *während* der Spaltung gelöste Positionsplatte wieder eingesetzt. Durch Verwendung der gleichen Bohrlöcher im Knochen und in der Kunststoffkonsole der Oberkieferschiene wird damit exakt die ursprüngliche Gelenkposition wiederhergestellt, **c** In der durch die Positionsplatte gesicherten Gelenkposition wird jetzt der Osteotomiespalt durch eine sorgfältig den Oberflächenkonturen angebogene Miniplatte überbrückt. Die Verankerung der Schrauben im zentralen Segment erfolgt hier nur monocortical, so daß die lingual liegende Lamelle in keinem Fall tangiert wird. Es erfolgen zuerst die Bohrungen in den Rundlöchern der Platte mit Einsetzen der beiden äußeren Schrauben. Erst dann werden durch Vorbohren im *großen* Durchmesser der Kompressionslöcher die beiden zusätzlichen Schrauben eingedreht, um in diesem Fall jede Kompressionswirkung zu vermeiden, **d** Nach der Fixierung der beiden Segmente durch eine überbrückende Miniplatte wird die Positionsplatte entfernt und die Occlusion kann freigegeben werden

Wegen der schon geschilderten Situation inkongruenter Osteotomieflächen kommt zur Stabilisierung am ehesten eine *distanzhaltende* Plattenosteosynthese[1] in Frage, wie wir sie seit mehreren Jahren an bisher 50 Fällen angewandt haben. Eine notwendige Voraussetzung für eine Plattenstabilisierung ist jedoch die Positionierung des zentralen Fragmentes. Spiessl (1974) und Raveh (1983) haben Apparaturen vorgestellt, um diese wichtige Position des Gelenks zu sichern. Wir verwenden hierzu L- oder T-Platten des Miniplattensystems. Im folgenden bezeichnen wir diese als *Positionsplatten* und erläutern das Vorgehen der besseren Übersicht wegen am Modell (Abb. 1a–d).

1. Schraubenfixierung der Platte lateral der Vorderkante des aufsteigenden Unterkieferastes und an einer individuell angefertigten Kunststoffkonsole der Oberkiefer-Schiene (oder der Brackets) in durch Schlüsselschiene gesicherter habitueller Interkuspidation (Abb. 1a).

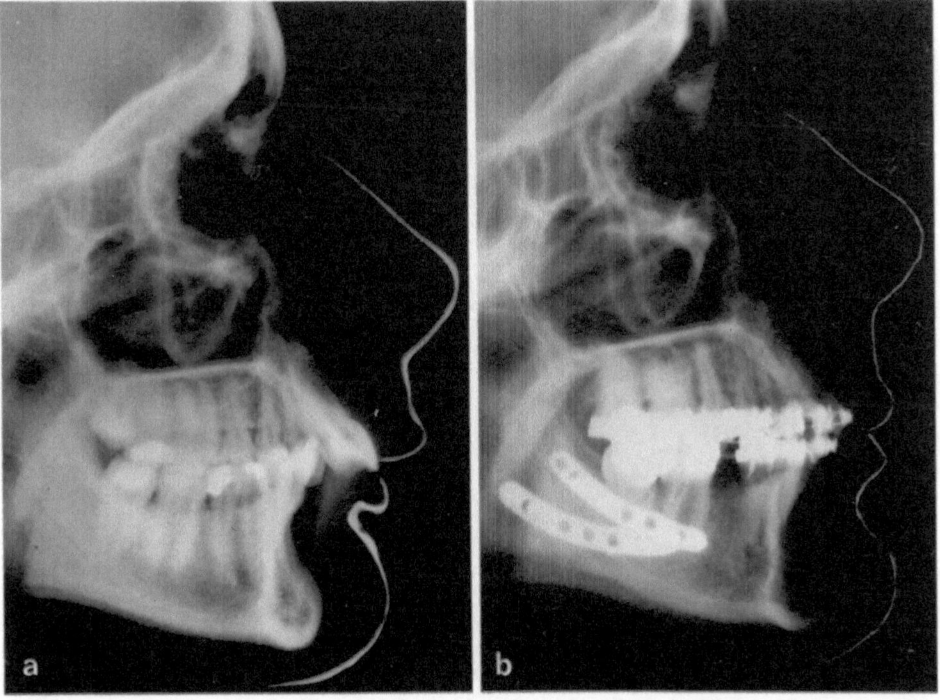

Abb. 2a, b. Operative Korrektur der Retrogenie durch sagittale Spaltung mit Vorverlagerung des Unterkiefers und Miniplattenosteosynthese ohne postoperative intermaxilläre Immobilisation. **a** Präoperatives Fernröntgenbild, **b** Das Ergebnis des Eingriffes zeigt im Fernröntgenbild die gewünschte Harmonisierung des Gesichtsprofils

[1] Wir verwenden die Vitallium Miniplatten. Wegen der bekannten hohen Resistenz gegen Korrosion dieser Kobalt-Chrom-Molybdän-Legierung brauchen die Platten nicht wieder entfernt zu werden, so daß ein Zweiteingriff entfällt

2. Temporäre Entfernung der Platten, deren späteres Wiedereinsetzen in exakt der gleichen Position durch die unverändert bleibenden Schraubenlöcher gewährleistet ist.
3. Lösung der intermaxillären Fixation, sagittale Spaltung, Verlagerung des peripheren Unterkiefers und Resektion behindernder Knochenpartien.
4. Einstellung der gewünschten Occlusion und Wiedereinsetzen der Positionsplatten (Abb. 1b). Damit sind die Kieferköpfchen in der *ursprünglichen* Position eingestellt.
5. Überbrückung des Osteotomiespaltes durch exakt der Oberfläche angepaßte Miniplatte und Verschraubung (Abb. 1c).
6. Positionsplatten werden endgültig entfernt und die Occlusion wird freigegeben (Abb. 1d).

Eine Überprüfung der Gelenkposition noch während der Operation ist durch ein Registrierverfahren möglich, das wir gemeinsam mit unseren Kieferorthopäden angegeben haben (Luhr et al. 1984). Zeigt diese Analyse eine unerwünschte Gelenkver-

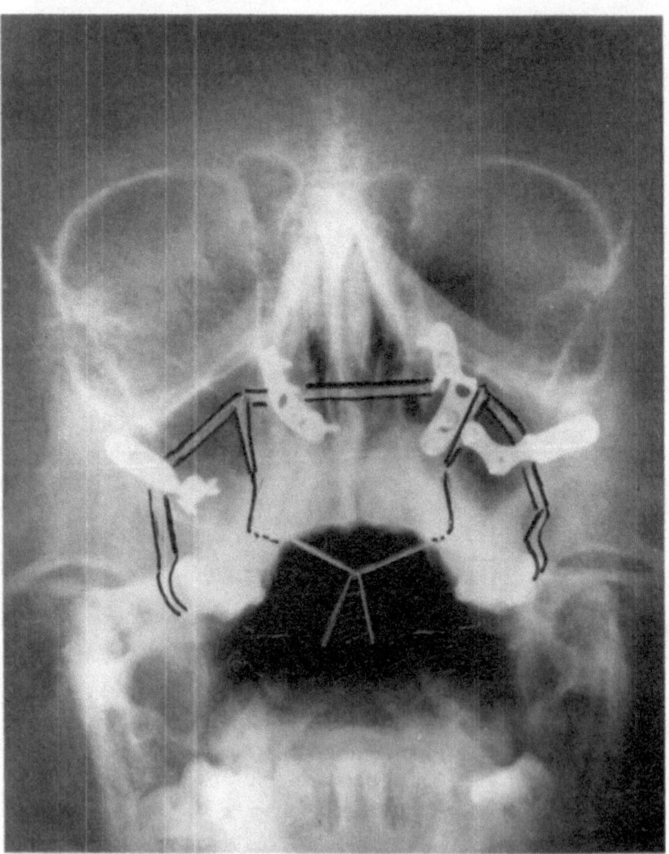

Abb. 3. Das postoperative Röntgenbild zeigt schematisch die Knochenschnittführungen einer dreigeteilten Oberkieferosteotomie und die Stabilisation der Segmente durch Miniplatten

lagerung, kann sie durch Lösen der vorderen Plattenschrauben und Neueinstellung korrigiert werden. Das Verfahren eignet sich sowohl für die operative Korrektur der Progenie als auch für Fälle, die zur Harmonisierung des Gesichtsprofils eine *Vorverlagerung* des Unterkiefers erfordern (Abb. 2).

Bei skelettverlagernden Operationen, die das Mittelgesicht betreffen, hat sich die Miniplattenosteosythese besonders bewährt. Das Problem der Schraubenverankerung auch in diesen relativ dünnen Knochenabschnitten ist durch selbstschneidende Schrauben gelöst. Unerwünschte Gelenkverlagerungen sind zwar auch bei diesen Eingriffen möglich[2], aber offenbar in nicht so großem Ausmaß wie bei Eingriffen am Unterkiefer. Der Vorteil der postoperativen freien Mundöffnung bei Miniplattenstabilisation auch *mehrerer* Mittelgesichtssegmente (Abb. 3) ist offensichtlich und erleichtert dem Patienten den Entschluß zur operativen Korrektur ästhetisch ungünstiger Gesichtsproportionen (Abb. 4).

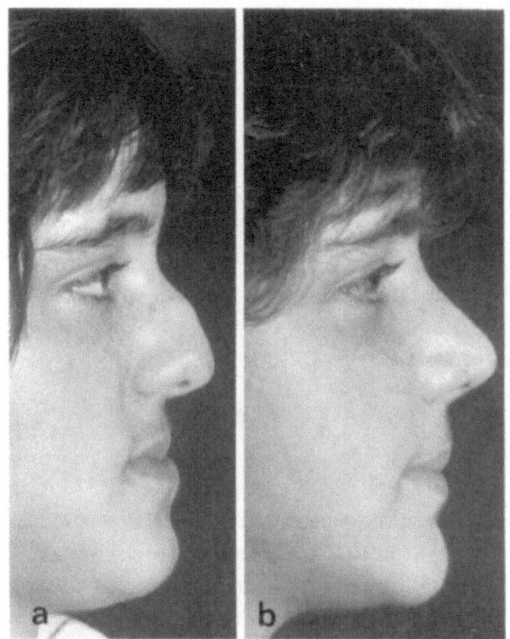

Abb. 4. **a** Oberkieferrücklage und Mittelgesichtshypoplasie, **b** Durch dreigeteilte Oberkieferosteotomie mit Plattenstabilisation sowie eine Nasenkorrektur ist eine Harmonisierung des Gesichtsprofils gelungen, ohne die Patientin durch eine postoperative intermaxilläre Immobilisation zu belasten

---

2 Wir prüfen zur Zeit die Notwendigkeit einer Gelenkpositionierung auch bei Oberkieferverlagerungen

Literatur

Ewers R (1980) Die temporomandibulären Strukturen Erwachsener und ihre Reaktion auf operative Verlagerungen – eine klinische und tierexperimentelle Studie. Habilitationsschrift, Med. Fakultät Freiburg

Freihofer HP (1977) Modellversuch zur Lageveränderung des Kieferköpfchens nach sagittaler Spaltung des Unterkiefers. SSO 87:12

Luhr HG, Schauer W, Jäger A, Kubein-Meesenburg D (1984) Formveränderung des Unterkiefers durch kieferorthopädisch-chirurgische Maßnahmen mit stabiler Fixation der Segmente. Fortschr Kieferorthop

Raveh J, Boux M, Sutter F (1983) Resultate nach sagittaler Spaltung am Unterkiefer und gleichzeitiger Oberkieferosteotomie unter Anwendung eigener Methoden. SSO 93:734

Sitzmann F (1979) Klinische und tierexperimentelle Untersuchungen über Kiefergelenksveränderungen und der Okklusion. Habil.-Schrift Erlangen-Nürnberg

Spiessl B (1974) Osteosynthese bei sagittaler Osteotomie nach Obwegeser/Dalpont. In: Schuchardt K (Hrsg) Fortschr Kiefer- u. Gesichtschir Bd XVIII. Thieme, Stuttgart

Ästhetische Ergebnisse der chirurgischen Korrektur der vertikalen Mittelgesichtshyperplasie

W. Hörster und J. Beyer

Genterstraße 3–5, D-5000 Köln 1

Einleitung

Die vertikale Mittelgesichtshyperplasie, auch als gummy-smile oder long face Syndrom bekannt, zeichnet sich durch ein typisches klinisches Erscheingungsbild aus.

1. Die Unfähigkeit die Lippen zwanglos zu schließen.
2. Veränderte Weichteil-Frontzahlrelation im Sinne einer totalen Exposition der oberen Frontzähne bei zwangloser Lippenhaltung.
3. Exposition der oberen fixen und zum Teil auch mobilen Gingiva bei Spreizen des Mundes, wie z.B. beim Lachen.

In vielen derartigen Fällen findet sich eine weitgehende Regelocclusion, nicht selten ist aber eine derartige Mißbildung auch mit verschiedenen Formen von Occlusionsstörungen vergesellschaftet (Epker 1980).

So kann die operative Maßnahme nur die Korrektur der vertikalen Mittelgesichtshyperplasie oder auch die Korrektur der Occlusionsstörung gleichzeitig beinhalten (Hörster, Posselt, Uerdingen 1984).

Es wird sich im Folgenden lediglich auf die chirurgische Korrektur der Mittelgesichtshyperplasie ohne Occlusionsstörung bezogen.

Die Ästhetik von Form und Funktion
in der Plastischen u. Wiederherstellungschirurgie
Herausgegeben von G. Pfeifer

Präoperative Diagnostik und Planung

Die präoperative Diagnostik ist im wesentlichen eine klinische, da schon der Primäraspekt an der klinischen Diagnose keinen Zweifel läßt.

Der von Ricketts angegebene Winkel der oberen Gesichtshöhe im Profilröntgenbild N/CF/A untermauert cephalometrisch den klinischen Befund (als Punkt CF ist das Lot von PT auf die Frankfurter Horizontale zu verstehen. Klinische Norm = 53 ± 3° (Ricketts) (Abb. 1).

Das Ausmaß der Knochenresektion kann anhand des Röntgenprofilbildes durch Änderung des oberen Gesichtshöhenwinkels in den Normbereich und durch Änderung der Oberlippen-Frontzahnrelation in den Normbereich weitgehend bestimmt werden.

Operatives Vorgehen

Das operative Vorgehen entspricht zunächst, bezüglich der Knochenschnittführung, dem von Obwegeser (1969) angegebenen Verfahren in dem der Oberkiefer ca. 5–6 mm unterhalb des foramen infraorbitale im Bereich der facialen Kieferhöhlenwand beiderseits vom Schädelskelett abgelöst wird. Ebenso werden die mediale Kieferhöhlenwand und die linea zygomaticoalveolaris beiderseits, so wie apertura piriformis mit

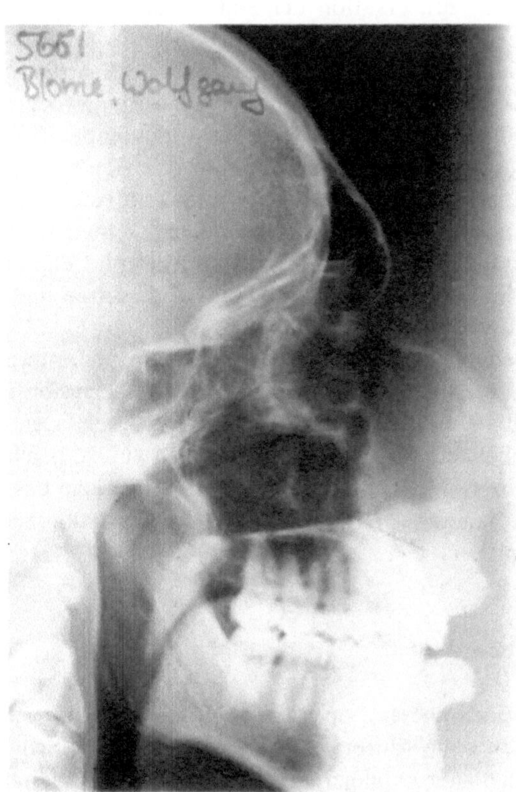

Abb. 1. Röntgenbild eines Patienten mit vertikaler Mittelgesichtshyperplasie, N/CF/A Winkel nach Rickett = 60°

dem Meißel oder der Fräse durchtrennt. Nach Abmeißeln des tuber maxillae vom processus pterygoideus wird die noch bestehende Knochenverbindung im Bereich der hinteren Kieferhöhlenwand durch Caudalrotation des Oberkiefers frakturiert bis die gesamten knöchernen Strukturen des osteotomierten Kiefers von cranial gut einsehbar sind. Es kann dann entsprechend dem präoperativ festgesetzten Wert Knochen circulär von den Kieferhöhlenwandungen, sowie von der Vomer Leiste, ggf. auch von der Septumunterkante, reseziert werden, sodaß eine zwanglose Höherverlagerung der mobilisierten Maxilla erfolgen kann.

Es wird dann die intermaxilläre Fixation zur Sicherung der Occlusion durchgeführt. Darauf werden die gegeneinander fixierten Kieferanteile nach cranial rotiert bis Knochenkontakt im Bereich der linea zygomaticoalveolaris und der apertura piriformis erreicht wird. Eine Kontrolle der Stellung des Oberkiefers erfolgt durch zwangloses Halten der Oberlippen- und Nasenregion, wobei eine Lippen-Frontzahnrelation von 2–3 mm sichtbarer Oberkieferfrontzähne angestrebt wird. Ist diese Relation noch nicht erreicht, kann nach Caudalrotation eine ergänzende Knochenresektion erfolgen. Nach Abschluß der Knochenresektion werden die gegeneinander fixierten Ober- und Unterkiefer erneut nach cranial bis zum Knochenkontakt rotiert, wobei sorgfältig eine Luxation der Mandibula im Kiefergelenk vermieden werden muß.

Zur Vermeidung der postoperativen intermaxillären Verschnürung und zur Fixation der Occlusion erfolgt dann die übungsstabile Plattenosteosynthese, indem an der linea zygomaticoalveolaris und an der apertura piriformis, wo genügend Knochensubstanz zur Fixation der Platten zur Verfügung steht, Osteosyntheseplatten eingebracht werden (Hörster, Beyer 1983).

Die Platten werden entsprechend der anatomischen Gegebenheiten gebogen, wobei im Gegensatz zur Oberkiefervorverlagerung, wo ein treppenförmiges Biegen der Platten erforderlich ist, eine nach innen verlaufende Stufe in die Platten eingebracht werden muß, da nach Knochenresektion die Kieferhöhlencircumferenz im osteotomierten Kieferbereich geringer ist als die im nicht osteotomierten.

Sind die Platten so angebogen, daß keine Kippungen und Verdrehungen der Platten oder des osteotomierten Kiefers durch die Plattenfixation erfolgen können, werden Bohrlöcher eingebracht, Gewinde geschnitten und 6 bzw. 8 mm lange Schrauben zur Fixation der Platten eingebracht (Abb. 2).

Nach Fixation aller vier Platten wird die intermaxilläre Verschnürung gelöst. Läßt der Unterkiefer sich zwanglos in die Occlusionssituation führen, können alle intermaxilläre Fixationsbehelfe entfernt werden. Den Abschluß des Eingriffes bildet der speicheldichte Nahtverschluß, der von 16–26 geführten Schleimhautschnittführung.

Die medikamentöse perioperative Therapie besteht in 2 x 250 mg Solu-Decortin H, zu Anfang und nach Zweidrittel der Operationszeit gegeben, und in Gaben von Antiphlogistica.

Ergebnisse

Die nach diesem operativen Vorgehen durchgeführten Eingriffe, zur Zeit ca. 20, zeigten ohne Antibioticatherapie nur geringe Schwellungsneigung und zeichneten sich durch nahezu völlige postoperative Beschwerdefreiheit aus. Rezidivierungen im Sinne

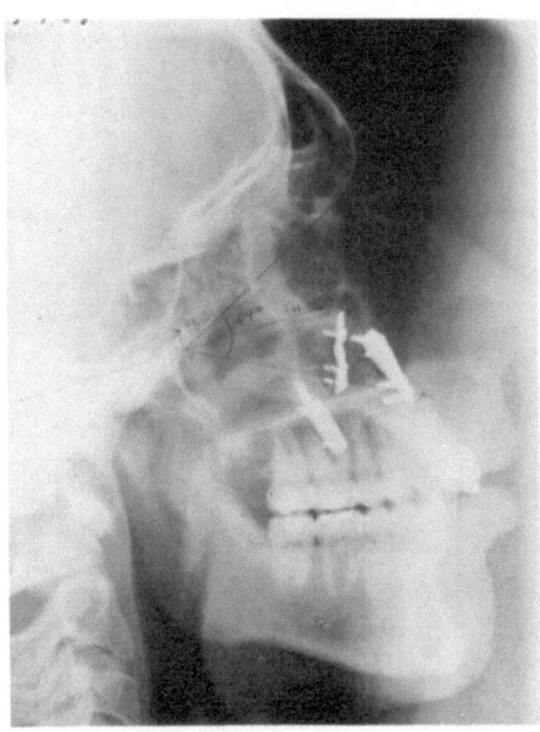

Abb. 2. Derselbe Patient nach Oberkieferkürzung und Fixation des Oberkiefers durch übungsstabile Plattenosteosynthese, N/CF/A Winkel = 54°

einer Veränderung der Occlusion oder im Sinne einer erneuten Verlängerung des Mittelgesichtes wurden nicht gesehen. Bei gutem Allgemeinbefinden wurden die Patienten am 4.–6. postoperativen Tag aus der stationären Behandlung entlassen.

Aufgrund der breiten verhandenen Knochenadaptationsflächen wurde auf Knochentransplantate verzichtet. Arbeitsfähigkeit lag bei den meisten Patienten nach drei, bei einigen spätestens nach vier Wochen wieder vor.

Diskussion

Das angegebene Operationsverfahren eignet sich in hohem Maße zur chirurgischen Korrektur der vertikalen Mittelgesichtshyperplasie unter Vermeidung der für Patienten und Anästhesisten außerordentlich nachteiligen intermaxillären Verschnürung.

Bei unveränderter Occlusion ist der kosmetische und ästhetische Effekt derartiger Eingriffe als außerordentlich günstig zu bewerten (Abb. 3–6). Postoperative Negativaspekte wurden nicht gesehen.

Eine gewisse Schwierigkeit stellt die präoperative Festlegung der zu resezierenden Knochenanteile dar. Annäherungsmäßig kann das Ausmaß der erforderlichen Resektion sicherlich durch das Fernröntgenbild und die Angleichung des Winkels der oberen Gesichthöhen nach Ricketts an den Normbereich erreicht werden. Eine klinische Kontrolle intra operationem ist jedoch unvermeidlich, wobei darauf geachtet werden

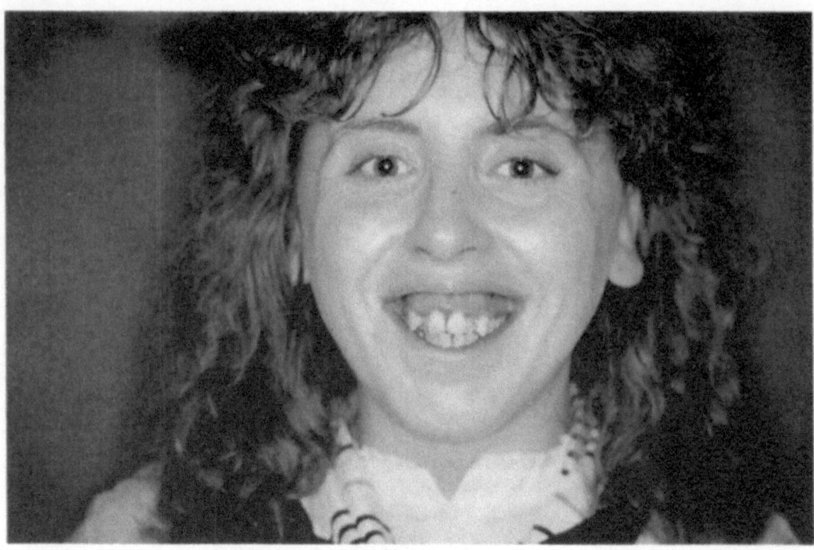

Abb. 3. Patientin mit typischem klinischem Aspekt einer vertikalen Mittelgesichtshyperplasie

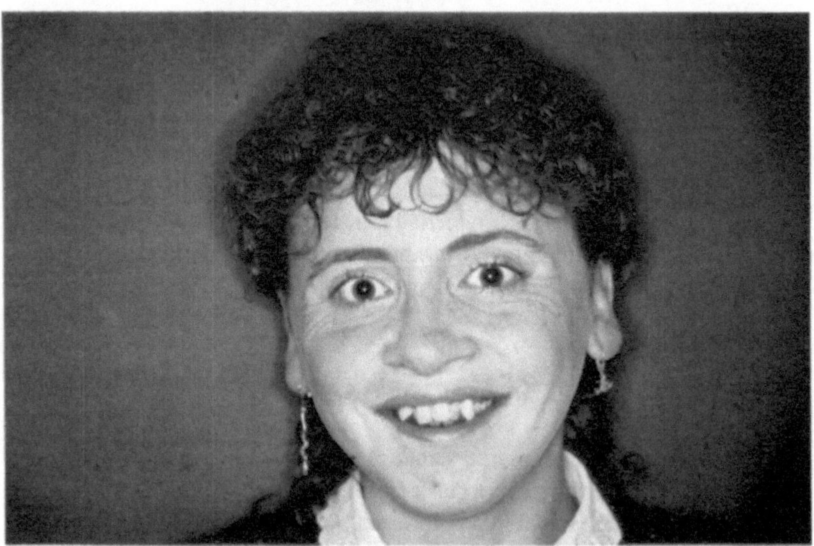

Abb. 4. Dieselbe Patientin ein halbes Jahr nach Oberkieferverkürzung um ca. 1 cm, postoperativ keine intermaxilläre Verschnürung; die geplante und erforderliche kieferorthopädische Behandlung wurde von der Patientin als nicht mehr notwendig postoperativ abgelehnt

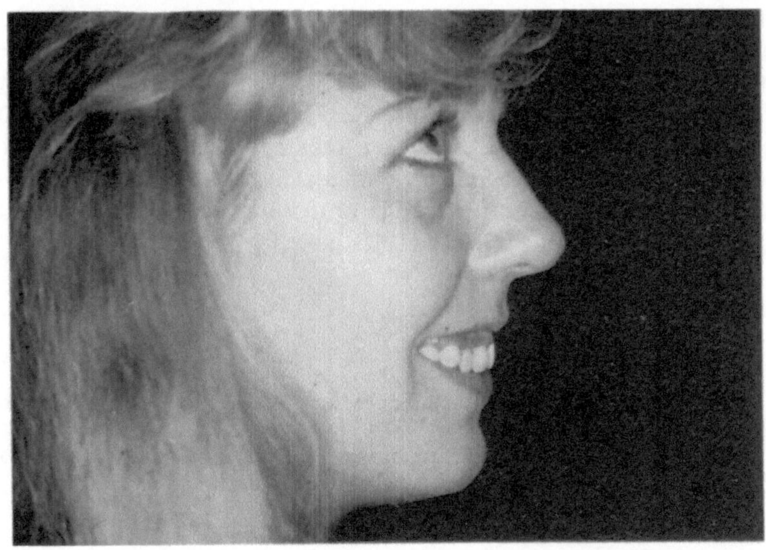

Abb. 5. Bei Spreizen der Lippen massiv exponierte Gingiva bei gummy-smile Syndrom, Blick von lateral

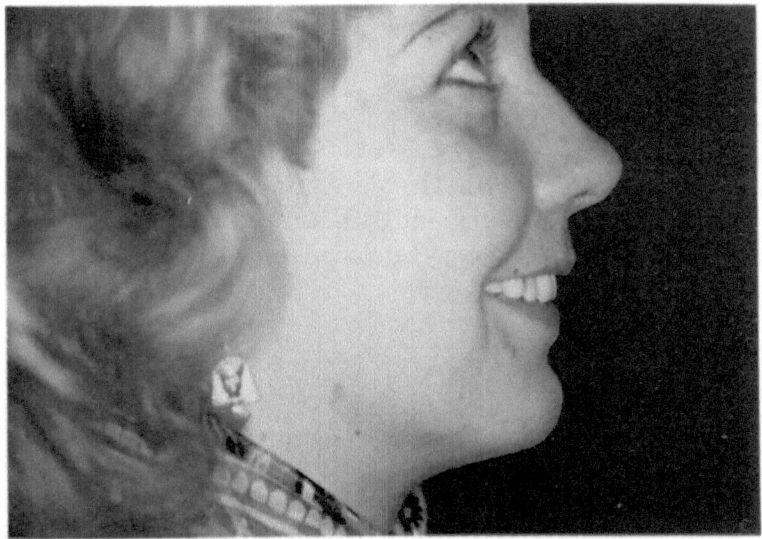

Abb. 6. Dieselbe Patientin drei Monate post operationem (Oberkieferkürzung um 7 mm, Occlusionsfixation durch übungsstabile Plattenosteosynthese)

muß, daß durch die nasale Intubation keine Verziehungen von Oberlippe und Nase nach cranial erfolgt, wodurch eine falsche Lippen-Frontzahnrelation vorgetäuscht wird.

Obwohl die Osteosyntheseplatten, wie auch ein Teil der Schrauben, frei zur Kieferhöhle exponiert sind, wurden akute oder chronische Sinusitiden nicht beobachtet. Einen Grund hierfür sehen wir in der intra operationem durchgeführten Resektion eines Teils der medialen Kieferhöhlenwand, wodurch ein breiter Abfluß von der Kieferhöhle zur Nase gewährleistet wird. Die Entfernung der Platten erfolgt ca. 1/2–1 Jahr post operationem ambulant in Lokalanästhesie.

Literatur

1. Epker BN (1980) Dentofacial deformaties, Surgical of orthodontic correction. Mosby Co, p 238
2. Hörster W, Beyer J (1983) Surgical correction of maxillary malformations without intermaxillary fixation. Reprint from transaction 1983, the 8th International Congress of Plastic Surgery, Montreal, Canada
3. Hörster W, Posselt P, Uerdingen R (1984) Verbesserung des Profils durch kombinierte orthodontisch-chirurgische Maßnahmen. Fortschr Kieferorth 45:324–330
4. Obwegeser H (1969) Surgical correction of small or retrodisplaced maxillae. Plast Reconstr Surg 43:351
5. Ricketts RM: Rocky Mountain Data Systems Inc. The University Instruction Manual

Einfache und kombinierte Alveolarfortsatz- und Kinnosteotomien zur Funktionsverbesserung und ästhetischen Profilkorrektur unter besonderer Berücksichtigung verschiedener Osteosyntheseverfahren

G. Gehrke, D. Riediger und F. Schmetzer

Abt. für Kiefer- und Gesichtschirurgie im Zentrum Zahn-, Mund- und Kieferheilkunde der Universität, Osianderstraße 2–8, D-7400 Tübingen

Bei der Indikation zur operativen Korrektur von Form- und Lageveränderungen des Untergesichtes gilt es, neben funktionellen Gesichtspunkten auch ästhetische Gegebenheiten, wie Formen und Maße des harmonischen Gesichtsprofils in die Planung einzubeziehen (Schmelzle 1979).

Geht man bei der Operationsplanung von der Überlegung aus, mit einem möglichst kleinen Eingriff ein optimales Ergebnis zu erzielen (Scheibe et al. 1983) und zieht die Rezidivprophylaxe ins Kalkül, bietet sich in ausgewählten Fällen die Blockosteotomie im frontalen Unterkieferkörper als vorteilhaftes Verfahren an. Die Blockosteotomie

Die Ästhetik von Form und Funktion
in der Plastischen u. Wiederherstellungschirurgie
Herausgegeben von G. Pfeifer

kann bei Formen des Deckbisses, des offenen Bisses, der Mikrogenie, der bialveolären Protrusion sowie bei asymmetrischen Kieferdeformitäten ggf. in Kombination mit Eingriffen am Oberkiefer indiziert sein, wenn durch kieferorthopädische Maßnahmen keine Besserung mehr zu erreichen ist und die Dysgnathie Krankheitswert hat (Pfeifer 1973).

Sagittale Ektomien im Kinnbereich als alleinige oder ergänzende Korrekturmaßnahmen werden bei der Progenie, insbesondere bei bestehendem zirkulärem Kreuzbiß angewandt. Zur Harmonisierung des Gesichtsprofils im Kinnbereich sind in vereinzelten Fällen zusätzliche Korrekturen wünschenswert, die durch horizontale Osteotomieformen (Köle 1964; Schwenzer 1982) erreicht werden.

An der Tübinger Klinik wurden in den letzten fünf Jahren von Oktober 1979 bis Oktober 1984 75 Operationen im frontalen Unterkieferkörper und Kinnbereich durchgeführt. Als klinisches Beispiel zeigen wir eine Patientin mit Mikrogenie mit Tiefbiß und tiefer Supramentalfalte, bei der eine Blockosteotomie des Unterkieferalveolarfortsatzes mit Vorverlagerung durchgeführt wurde (Abb. 1–6).

Nach der Registrierung wird in einer Modelloperation die Ektomie einer unteren Spange und die seitliche osteoplastische Einlagerung des so gewonnenen Materials simuliert. Die vorgesehene Position des Fragmentes wird intraoperativ mit Hilfe eines Bißschlüssels eingestellt und fixiert. Der Wundverschluß gelingt in solchen Fällen problemlos durch ein Drehläppchen aus der Wangenschleimhaut. Eine anschließende occlusale Rehabilitation ergänzt das Verfahren und verhindert ein Rezidiv. Mit der Korrektur der Funktion ergibt sich außerdem die gewünschte positive Beeinflussung der Ästhetik: das Unterlippenprofil erscheint harmonisch, die tiefe Supramentalfalte ausgeglichen.

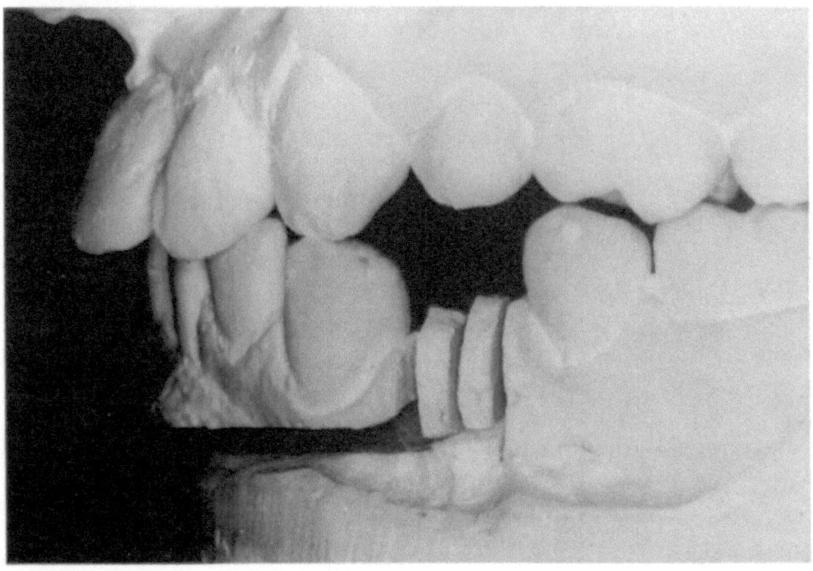

Abb. 1. Modelloperation mit seitl. osteopl. Einlagerung der frontal ektomierten Spange

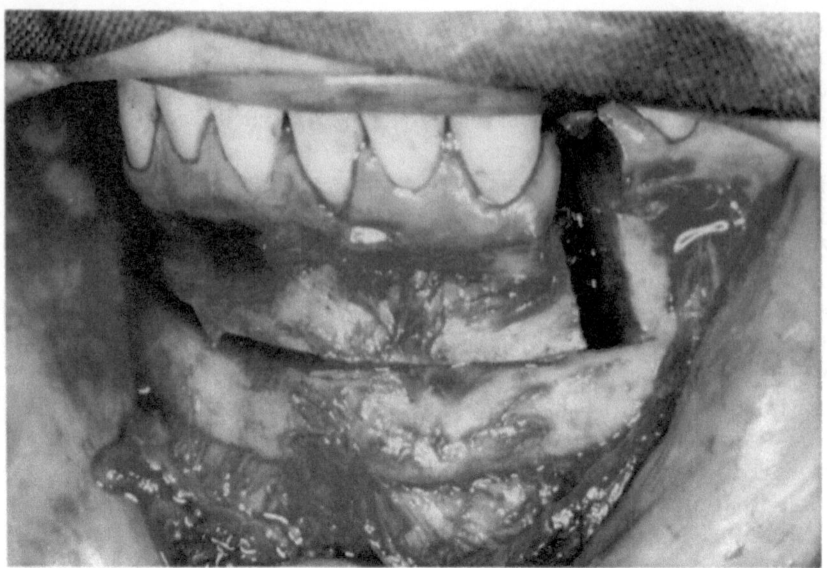

Abb. 2. Operationssitus vor Einlagerung der ektomierten Spange

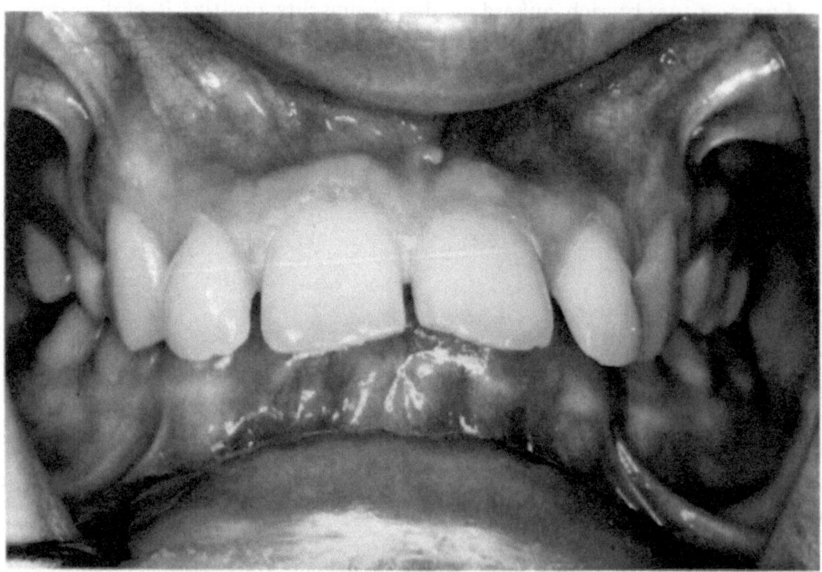

Abb. 3. Präoperative Situation

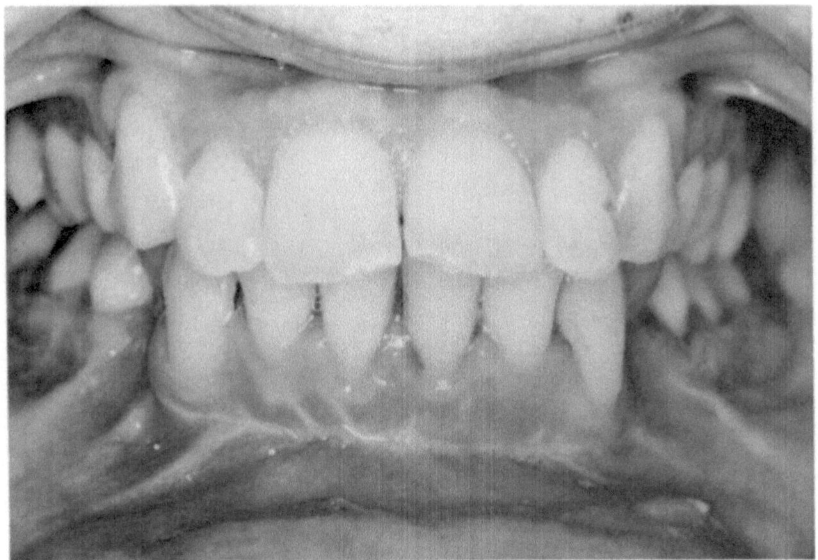

Abb. 4. Postoperative Situation

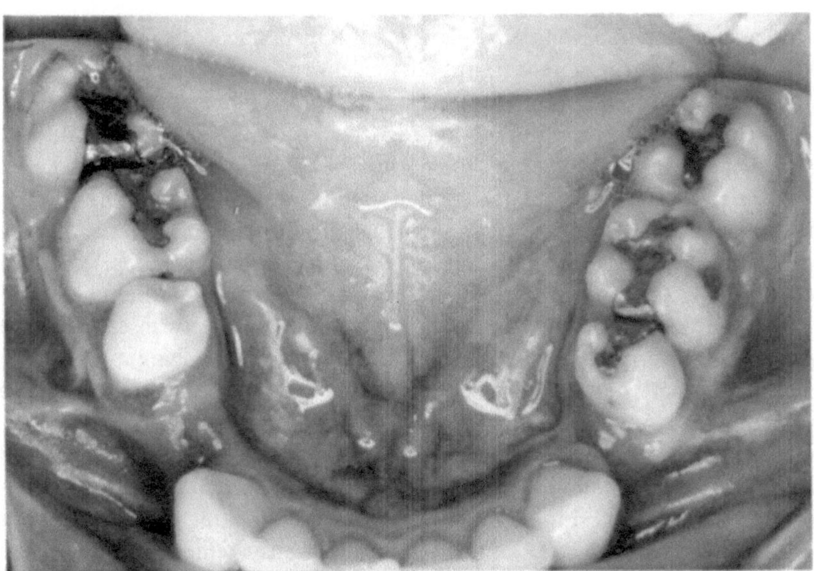

Abb. 5. Unterkieferzahnbogen nach Abnahme der Schienenverbände

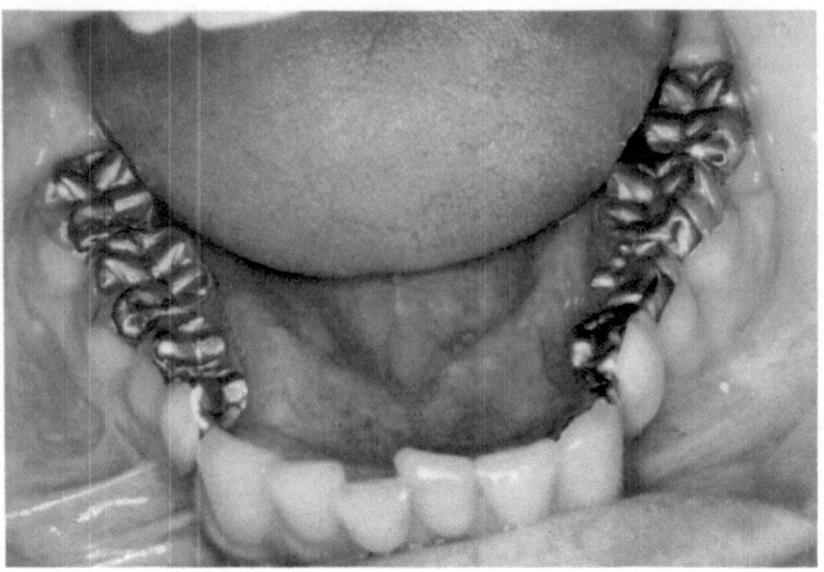

Abb. 6. Situation nach occlusaler Rehabilitation

Zur Anpassung der transversalen Relation von Ober- und Unterkiefer wird bei der Progenie zusätzlich zur Operation im aufsteigenden Unterkieferast, die wir nach Perthes/Schuchardt durchführen, oder als alleinige Maßnahme oftmals eine Verkleinerung des Unterkieferbogens durch eine sagittale Ostektomie nach Extraktion eines Frontzahnes nötig. Besteht gleichzeitig ein zu hohes Untergesicht, ergänzt die Kombination mit einer Kinnostektomie nach Köle (Köle 1964; Schwenzer 1982) die Korrektur und vermeidet unter Erhalt der ursprünglichen Kontur ein Spitzkinn.

Nach Operationen im Kinnbereich messen wir einem straff sitzenden Kompressionsverband oder Gips zur korrektiven Adaptation der Weichteile wie Steinhäuser (Steinhäuser 1979) große Bedeutung zu, da es anderenfalls zu unerwünschten, störenden Asymmetrien der Insertion der mimischen Muskulatur kommen kann.

Zur Fixierung sagittaler Ostektomien im Kinnbereich bevorzugen wir übungsstabile Osteosynthesen des AO- und Luhr-Systems in der miniaturisierten Form. Bei guter Stabilität erleichtern diese Systeme durch ihre vergleichsweise grazile Gestalt den Wundverschluß. Bei stärkeren Fragmentkippungen im Alveolarfortsatzbereich bzw. größeren Stufenbildungen im Kinnbereich gelingt eine interfragmentäre Kompressionsosteosynthese kaum. AO- und Luhr-Miniplattensysteme sowie das Champy-System haben sich trotzdem hier zur Stabilisierung gut bewährt. Die Drahtosteosynthese verwenden wir in allen Fällen, in denen eine Verschiebung der Fragmente nicht zu befürchten ist.

Zusammenfassung

Alveolarfortsatzosteotomien im frontalen Unterkieferbereich erweisen sich in zahlreichen Fällen als vorteilhaftes Verfahren zur Korrektur von Form und Funktion. Bei ausschließlich intraoralem Vorgehen empfiehlt sich das Verfahren als vergleichsweise kleiner Eingriff ohne nennenswerte Rezidivgefahr. Sagittale und horizontale Osteotomien und Ostektomien im Kinnbereich tragen neben einer funktionellen Komponente wesentlich zur Harmonisierung des Profiles und damit zur ästhetischen Formgestaltung des Untergesichtes bei. Die vielfältigen Kombinationsmöglichkeiten der zahlreichen bekannten Verfahren gestatten darüber hinaus eine Anpassung an die individuellen Bedürfnisse.

Literatur

Köle H (1964) Die chirurgische Veränderung von Form und Lage des Kinns. Fortschr Kieferorthop 25:233–246

Pfeifer G (1973) Indikation, Technik und Ergebnisse von Block- und Segmentosteotomien am Ober- und Unterkiefer bei Dysgnathien. Fortschr Kiefer-Gesichtschir 18:248–255

Scheibe B, Joos U, Göz G, Schilli W (1983) Die Kinnplatik bei kieferorthopädischen Operationen. Regionale Plast Rekonstrukt Chir im Kindesalter, p 302–306

Schmelzle R (1979) Profilgestaltung durch Eingriffe an Kinn und Nase. Fortschr Kiefer Gesichtschir 24:83–85

Steinhäuser EW, Paulus GW (1979) Weichteilveränderungen nach Kinnplastik. Fortschr Kiefer Gesichtschir 24:108–111

Schwenzer N (1982) Operative Möglichkeiten zur Korrektur des offenen Bisses. Österr Z Stomatol 79:242–249

Ästhetische und funktionelle Korrektur der durch condyläre Hyperplasie verursachten Gesichtsasymmetrie

E.W. Steinhäuser

Klinik und Poliklinik für Kieferchirurgie der Universität Erlangen-Nürnberg, Glückstraße 11, D-8520 Erlangen

Einleitung

Rushton berichtete bereits 1953 über insgesamt 66 Fälle von condylärer Hyperplasie und verfügt damit wohl über die größte Anzahl dieser noch relativ seltenen Krankheitsform. Er, wie auch andere Autoren, stellten als Zeitpunkt für den Beginn des einseitigen

Die Ästhetik von Form und Funktion
in der Plastischen u. Wiederherstellungschirurgie
Herausgegeben von G. Pfeifer

Wachstums des Gelenkkopfes am häufigsten das Ende der Pubertät fest. Als Ursachen werden vor allem posttraumatische Zusammenhänge angegeben, aber es werden auch entzündliche Ursachen, wie auch hereditäre Faktoren angenommen. Letztlich ist unklar, warum es zu einer einseitigen Vergrößerung des gesamten proc. articularis kommt, wobei Gelenkkopf und Gelenkhals stark in Form und Größe variieren können (Cernea 1967).

Über die Dauer des condylären Wachstums bestehen keine genauen Angaben, es wird jedoch als sicher angenommen, daß dieses spontan zum Stillstand kommt. Rushton zitiert in diesem Zusammenhang einen Fall, bei welchem der Condylus im Alter von 16–34 Jahren langsam, aber stetig an Größe zunahm, dann aber plötzlich im Wachstum stoppte. Auch wir haben einen Fall beobachtet, als eine 35jährige Patientin zu uns kam, bei welcher seit 3 Jahren keine weitere Verstärkung der Unterkieferasymmetrie aufgetreten war. In den meisten Fällen ist es jedoch nicht möglich, die Zeitdauer des Condylenwachstums zu verfolgen, weil der Condylus in der Zwischenzeit entfernt wurde.

Krankheitsbild

Das klinische Bild des einseitigen überschüssigen condylären Wachstums ist typisch, wenn es auch, je nach Dauer der Erkrankung, in verschiedenen Schweregraden auftreten kann (Abb. 1). Erste Zeichen sind eine Deviation des Kinns zur nicht befallenen

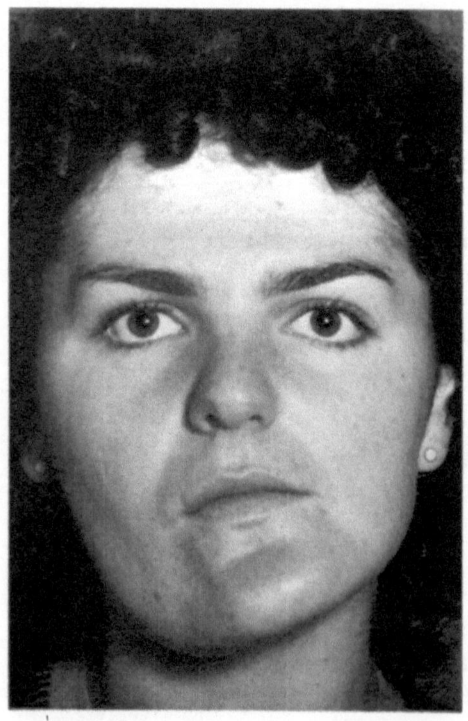

Abb. 1. Ausgeprägte Asymmetrie des Untergesichts nach 3jährigem, überschüssigem Wachstum des rechten proc. condylaris

Seite, sowie eine Verlängerung und ein Durchbiegen des Unterkiefers auf der erkrankten Seite. Bei Fortschreiten der Erkrankung kommt es zur Occlusionsstörung, wobei als erstes der Kontakt der Seitenzähne auf der befallenen Seite verlorengeht und ein partiell offener Biß entsteht (Abb. 2). Später kann es dann noch zu einem kompensatorischen Absenken des Oberkiefers auf der befallenen Seite kommen und auch ein Vorwachsen des Unterkiefers ist möglich, wenn das Wachstum nicht operativ gestoppt wird.

Eigenartigerweise wurden in den meisten beobachteten Fällen keine Gelenkbeschwerden, weder auf der befallenen Seite noch auf der kontralateralen Seite angegeben. Bei fortgeschrittener Erkrankung treten dann allerdings Kauschwierigkeiten auf, so daß nicht nur eine Korrektur der Form, sondern auch der Funktion erforderlich wird. Die histologische Untersuchung des resezierten Gelenkkopfes ergab nach den Angaben der Literatur, wie auch bei unseren eigenen Fällen, eine echte Hyperplasie der den Gelenkkopf bedeckenden Knorpelschicht (Abb. 3). Zudem wurde auch eine knöcherne Vergrößerung festgestellt, die sich sowohl am Gelenkhals, dem aufsteigenden Ast und am horizontalen Unterkieferrand manifestierte. Die genannten Knochenveränderungen können auch röntgenologisch gut dargestellt werden (Abb. 4).

Therapie

Zur Therapie empfehlen wir folgendes Vorgehen, das entsprechend der Schwere des Krankheitsbildes variiert werden kann. In leichten Fällen kann eine Abtragung des Unterkieferrandes auf der befallenen Seite genügen. Da es hierbei mit ziemlicher Sicher-

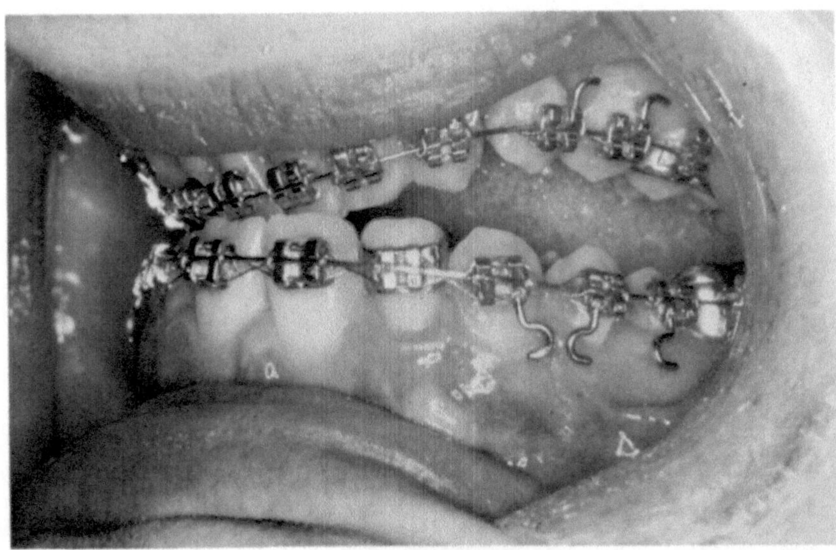

Abb. 2. Trotz kieferorthopädischer Behandlung hat sich ein einseitig offener Biß entwickelt

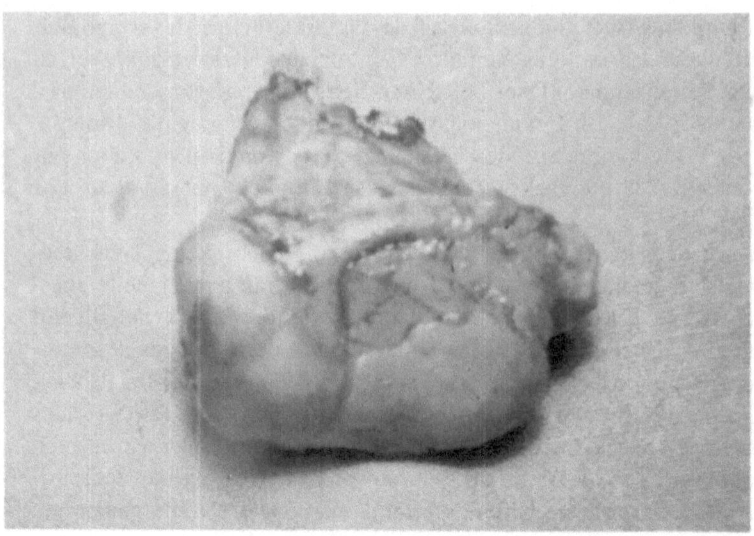

Abb. 3. Resektionspräparat mit unregelmäßiger hyperplastischer Form des Kiefergelenkkopfes

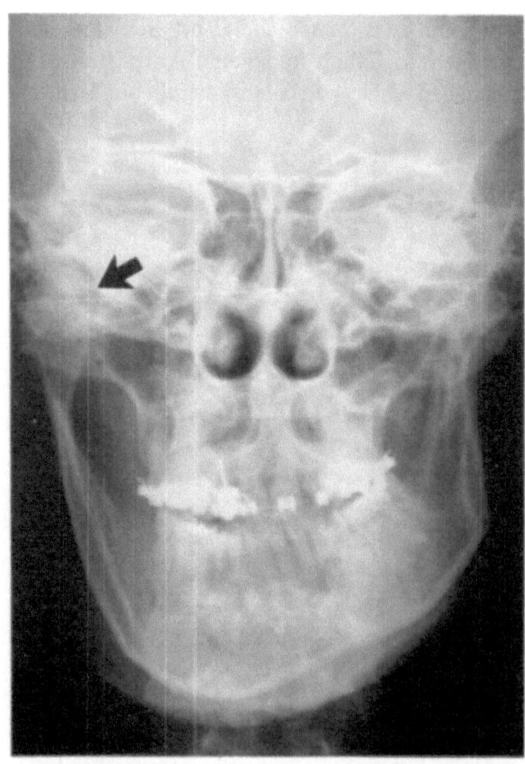

Abb. 4. Verlängerung und Durchbiegung des Unterkiefers auf der befallenen Seite. Der hyperplastische Gelenkkopf ist deutlich erkennbar (*Pfeil*)

heit wegen des weiteren Wachstums des Condylus zum Rezidiv kommt, sollte möglichst bald die Resektion des hyperplastischen Condylus vorgenommen werden. Hierzu haben wir eine Methode angegeben, mit welcher die Condylektomie alleine von oral erfolgen kann (Steinhäuser 1964). Die Übersicht ist bei dieser Methode gut und externe Narben können vermieden werden (Abb. 5).

Ist bereits eine manifeste Dysgnathie vorhanden, dann muß die Condylektomie mit weiteren Osteotomien kombiniert werden. In solchen Fällen bevorzugen wir eine sagittale Spaltung nach Obwegeser (1957) in der Modifikation nach Dal-Pont (1961) auf der nicht befallenen Seite. Bei kompensatorischem Tieferwachsen der Maxilla muß evtl. auch dort eine Osteotomie mit partiellem Höhersetzen des Oberkiefers vorgenommen werden. Nur so läßt sich die Occlusionsebene horizontal einstellen und die Asymmetrie, die in fortgeschrittenen Fällen auch den Oberkiefer befallen hat, korrigieren.

In den 9 Fällen von condylärer Hyperplasie, die von uns im Laufe von 15 Jahren behandelt wurden, mußte bei 3 Patienten neben der Condylektomie der Unterkieferrand abgetragen werden, wie es Walker (1967) empfohlen hat. In 5 weiteren Fällen konnte nur durch zusätzliche Osteotomien auf der Gegenseite des Unterkiefers oder im Oberkiefer die Occlusion eingestellt werden. Nur in einem Fall, bei dem, wie bereits erwähnt, seit mehreren Jahren kein weiteres Wachstum mehr stattgefunden hatte, haben wir den vergrößerten Condylus belassen. Es mußte allerdings eine 3fache Unterkieferosteotomie vorgenommen werden, um die Symmetrie des Gesichts wiederherzustellen (Abb. 6).

Nach der Resektion eines Gelenkkopfes sind funktionelle Beeinträchtigungen zu erwarten. Um diese zu vermeiden, ist eine funktionelle Nachbehandlung, die mit

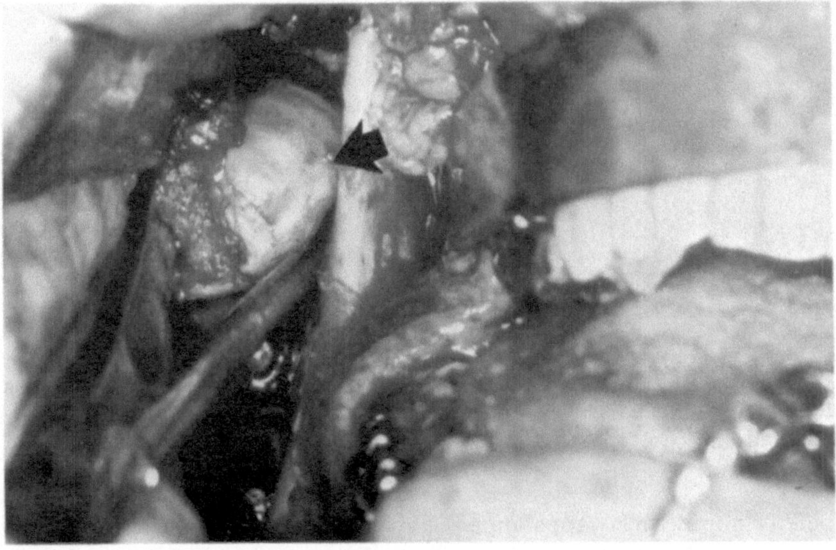

Abb. 5. Die Resektion und die Entfernung des hyperplastischen Gelenkkopfes (*Pfeil*) erfolgt von oral

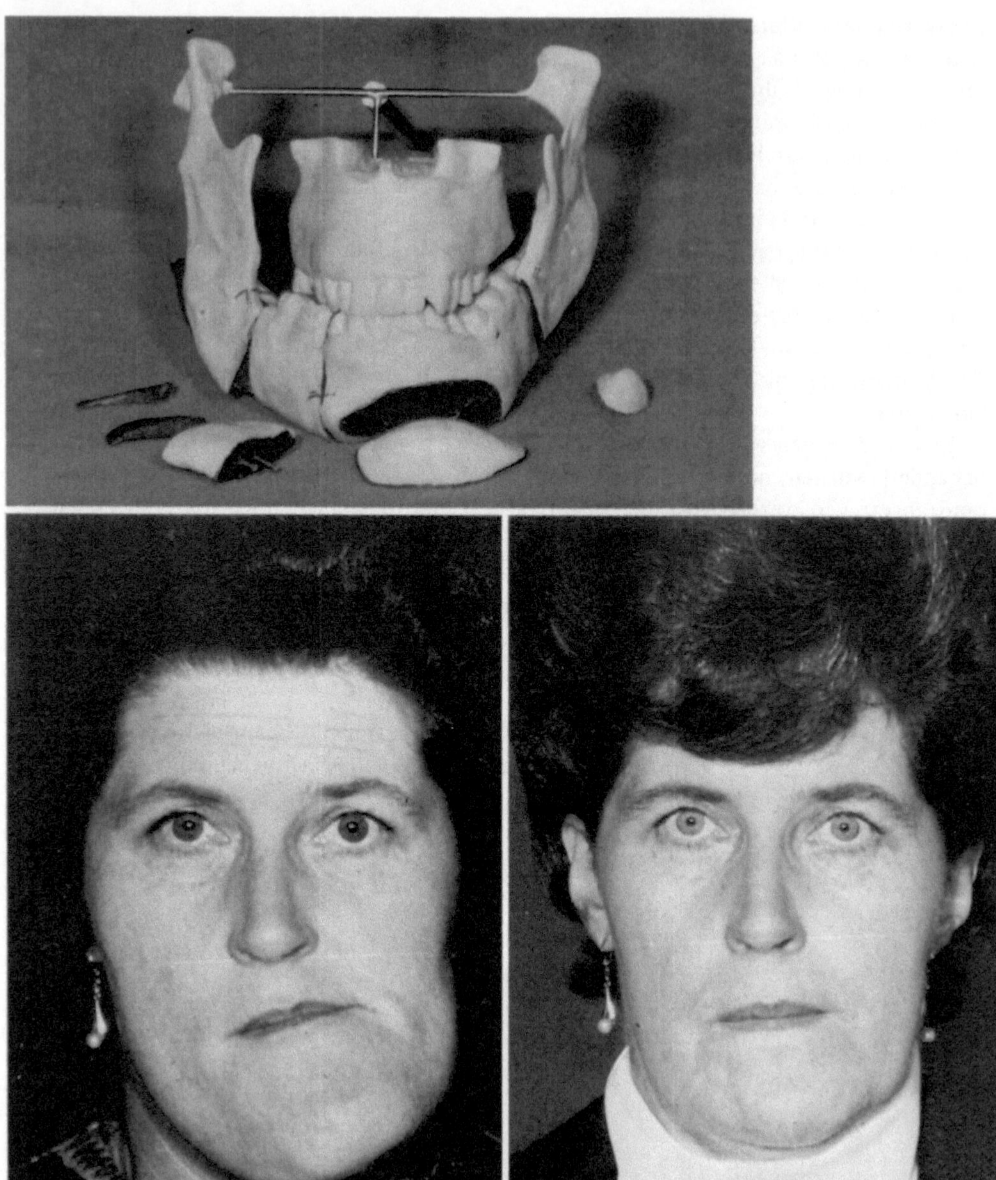

Abb. 6a–c. Chirurgische Therapie bei persistierendem, condylärem Wachstum. **a** Modellplanung einer 3fachen Unterkieferosteotomie. **b** en face Bild präoperativ. **c** Situation 6 Monate postoperativ

kieferorthopädischen Apparaturen durchgeführt wird, unumgänglich (Abb. 7). Wir lassen nach kurzfristiger intermaxillärer Fixation das funktionskieferorthopädische Gerät für 3 Monate zuerst ganztags und dann stundenweise tragen, um die Abweichung des Unterkiefers zu korrigieren. Hat sich nach dieser Zeit ein Muskelgleich-

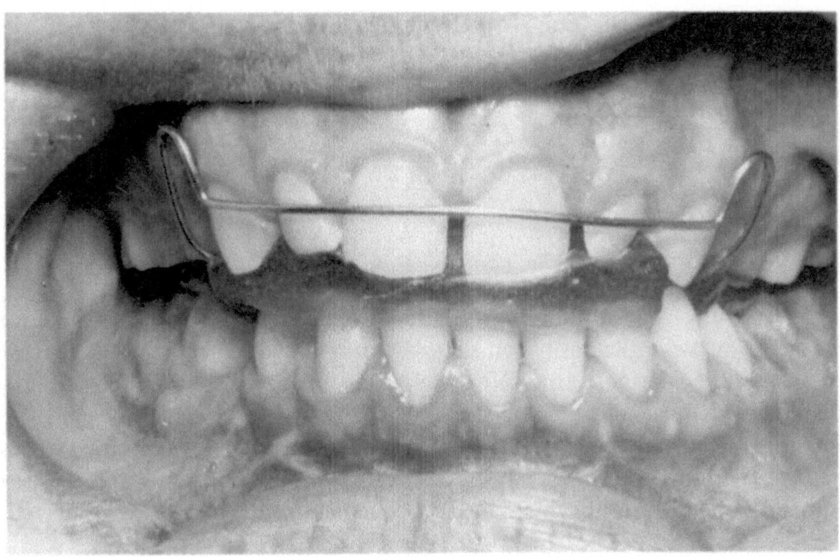

Abb. 7. Funktionskieferorthopädisches Gerät zur Vermeidung einer postoperativen Seitabweichung des Unterkiefers

gewicht eingestellt, dann bleibt die Occlusion stabil und eine Abweichung ist meist nur bei extremer Mundöffnung festzustellen.

Zusammenfassung

Zusammenfassend kann gesagt werden, daß die condyläre Hyperplasie ein seltenes, aber sehr eindruckvolles Krankheitsbild darstellt.

Bei entsprechender Planung lassen sich jedoch durch die verschiedenen, angegebenen Osteotomien wie auch durch eine konsequente Nachbehandlung, Ästhetik und Funktion in befriedigender Weise wiederherstellen.

Literatur

Cernea P (1967) Unilateral Hypertrophy of the Mandibular Condyle. In: Husted E, Hjorting-Hansen E (Eds) Oral Surgery, Internat Conference. Munksgaard, Kopenhagen, p 255

Dal-Pont G (1961) Retromolar osteotomy for the correction of prognathism. J Oral Surg 19:42

Obwegeser H (1957) Surgical correction of mandibular prognathism and retrognathia with consideration of genioplasty. J Oral Surg 10:677

Rushton MA (1953) Unilateral hyperplasia of the jaws in the young. Int Dent J 2:41

Steinhäuser EW (1964) Eingriffe am processus articularis auf dem oralen Weg. Dtsch Zahnärztl Z 19:694

Walker R (1967) Condylar abnormities. In: Husted E, Hjorting-Hansen E (Eds) Oral Surgery, International Conference. Munksgaard, Kopenhagen, p 81

Schubladenosteotomie zur Korrektur des Kinnprofils. Indikation und Ergebnisse

H.H. Lindorf

Hallerwiese 8, D-8500 Nürnberg

Zur Verbesserung der Kinnkontur wurden bereits zahlreiche Operationsmethoden vorgeschlagen. Im wesentlichen haben sich die Kinnrandverschiebungen nach Obwegeser (1958) und ihre Variante, die Kinnostektomie nach Köle (1961, 1964) sowie die modellierende Kinnabtragung durchgesetzt.

Im folgenden wird über eine weitere, mit Schubladenosteotomie bezeichnete Variante berichtet (Lindorf 1980). Sie ermöglicht eine Reihe von Kinnveränderungen, und zwar Kinnaugmentationen als auch Knochenreduktionen.

Prinzip

Nach einem horizontalen Sägeschnitt unterhalb der Wurzelspitzen und zwei vertikalen planparallelen Sägeschnitten jeweils medial vom Foramen kann das osteotomierte Segment bewegt werden (Abb. 1). Es kann schubladenförmig vor- und zurückgeschoben werden, wie bei c und d dargestellt. Es kann aber auch auf- und abwärts wie bei a und b bewegt werden oder wie bei e und f gekippt werden. Der häufigste Fall war bei uns das Zurückschieben entsprechend Bild d. Der horizontale Sägeschnitt verläuft im Gegensatz zur Kinnrandverschiebung nach Obwegeser, die parallel zur Frankfurter Hori-

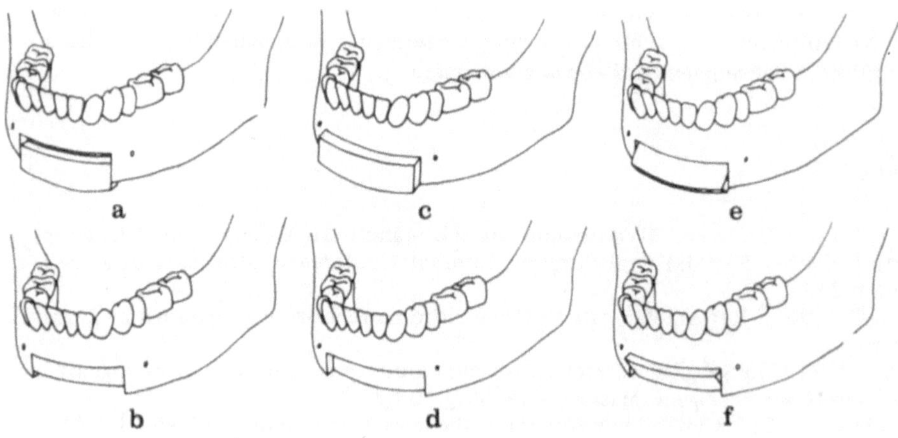

Abb. 1. Schubladenosteotomie (*schematisch*): (*a*) Verlängerung der Kinnhöhe, (*b*) Verkürzung der Kinnhöhe, (*c*) Augmentation der Kinnprominenz, (*d*) Reduktion der Kinnprominenz, (*e*) Schwenkung nach vorn, (*f*) Schwenkung nach hinten

Die Ästhetik von Form und Funktion
in der Plastischen u. Wiederherstellungschirurgie
Herausgegeben von G. Pfeifer

zontalen ausgeführt wird, zum Unterkieferrand. Die Vorverschiebung erfolgt in Verlängerung der Mandibularebene. Daraus resultiert eine gleichzeitige relative Kinnerhöhung. Wenn diese nicht erwünscht ist, kann der Horizontalschnitt schräg ausgeführt werden, z.B. die vordere Schnittkante cranial und die hintere caudal, so daß das Segment vorn aufwärts gleitet.

Da sich vertikaler Schnitt und Kieferbogen in einem spitzen Winkel treffen, entsteht eine große sagittale Schnittfläche, so daß selbst bei extremer Kinnverlagerung der Knochenkontakt erhalten bleibt (Abb. 2) und auch eine das Kinnsegment stabilisierende Verschraubung möglich ist.

Operationsablauf

Nach enoraler Darstellung der knöchernen Kinnpartie wird soviel Weichgewebe im Bereich der Sägeschnitte abgelöst, wie zu deren sicherer Ausführung erforderlich ist. Der Musculus mentalis wird möglichst geschont. Auch auf der dorsalen Seite bleiben die Weichteile unangetastet. Die Sägeschnitte werden mit einer möglichst dünnen Stichsäge ausgeführt. Begonnen wird mit dem horizontalen Schnitt unterhalb der Wurzelspitzen bis auf Höhe des Foramen mentale. Die Säge wird zunächst flach aufgelegt und nach dem Durchtritt in die Sagittale geschwenkt. Den Durchtritt der Säge fühlt man mit dem enoral palpierenden Finger am Vibrieren der Schleimhaut. Die vertikalen Schnitte werden vom Unterkieferrand ausgehend sagittal hochgezogen bis sie

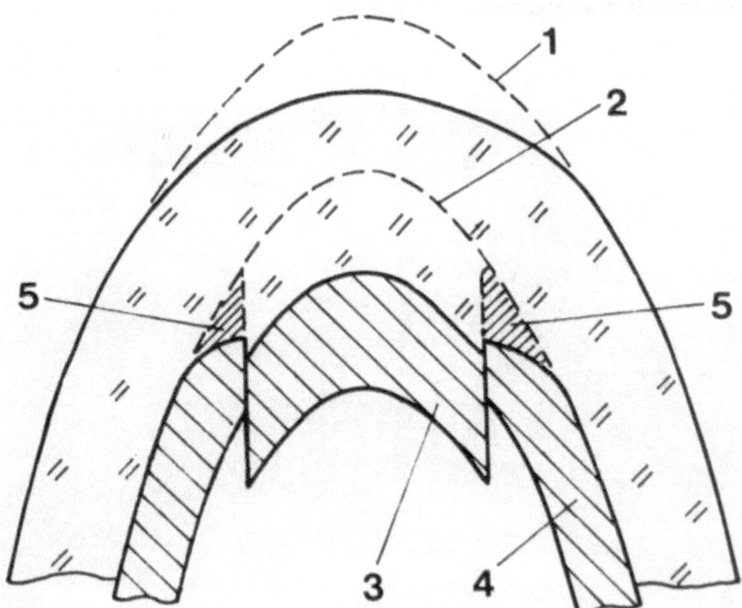

Abb. 2. Horizontalschnitt durch eine Schubladenosteotomie zur Kinnreduktion (*schematisch*). *1* = ursprüngliche Weichteilkontur; *2* = ursprüngliche Knochenkontur; *3* = Kinnsegment; *4* = Mandibula, *5* = abzutragende Knochenkante

in den horizontalen Schnitt einlaufen. Wichtig ist, daß sich die Schnitte auch auf der Knocheninnenseite treffen. Das jetzt lose Knochensegment läßt sich bewegen und in die gewünschte Position bringen. Hier wird es mit Drahtnähten oder durch Verschraubung fixiert, und überstehende Knochenkanten werden nivelliert. In Abb. 3 erkennt man auf der Vorderseite des Segmentes deutlich die ihm anhaftenden Kinnweichteile. Abbildung 4 zeigt die Korrektur eines schuhförmig vorspringenden Kinns prä- und postoperativ.

Nachuntersuchungen

Nach korrektiven Osteotomien des Kinns folgen die Veränderungen des Weichteilprofils den Veränderungen des Knochenprofils nicht im gleichen Maße, sondern um geringe Beträge. Dieses Verhalten der Weichteile ist bereits mehrfach untersucht worden. Steinhäuser und Paulus (1979) benutzten als Referenzlinien für die sagittalen Veränderungen die Gerade durch Nasion und Pogonion, für die Veränderungen in vertikaler Richtung die Gerade durch Sella und Nasion. Die Weichteilveränderungen wurden in % der knöchernen Veränderungen ausgedrückt. Bei der Kinnreduktion durch Knochenfräsen folgt das Weichteilprofil zu 50% der Knochenverschiebung. Von anderen Untersuchern (Hohl und Epker 1976) wurden dagegen nur 35% gefunden.

Unsere eigenen Nachuntersuchungen beschränkten sich auf den Fall des nach vorne spitzen Kinns ohne gleichzeitige Bißlagenkorrektur. Wir konnten in 12 derartigen Fällen mindestens 6 Monate und höchstens 3 Jahre postoperationem die prä- und postoperativen Fernröntgenbilder miteinander vergleichen und nach der Methode von Stein-

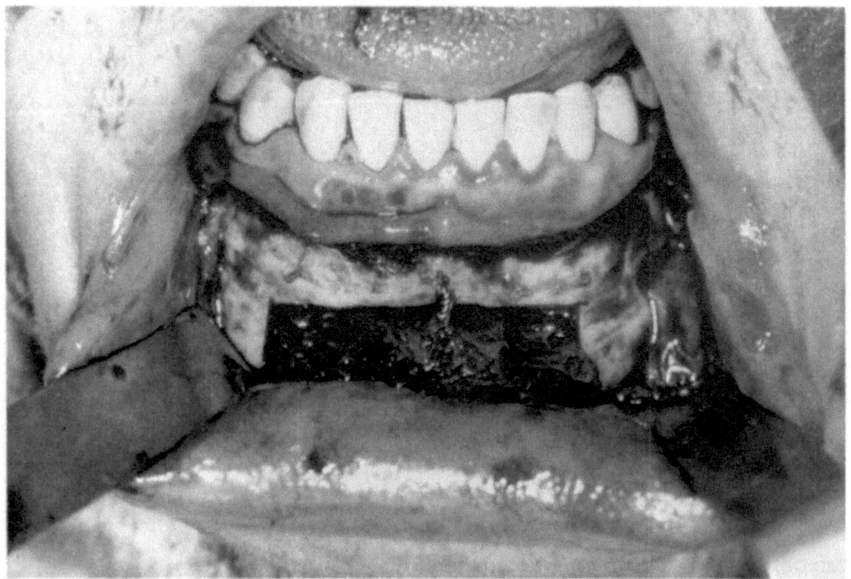

Abb. 3. Rückverlagertes Kinnsegment mit anhaftenden Kinnweichteilen

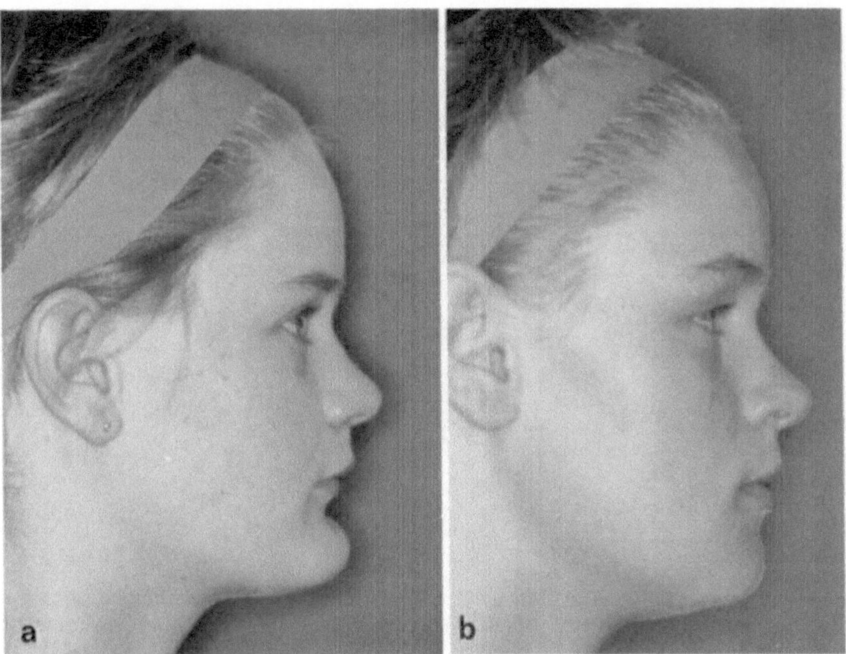

Abb. 4. Korrektur eines schuhförmig vorspringenden Kinns. *a* = präoperativ; *b* = postoperativ

häuser und Paulus auswerten. Zusammenfassend stellten wir fest, daß das Weichteilpogonion der Rückwärtsverschiebung des Knochenpogonions im Mittel zu 80% folgt (Abb. 5). Bei gleichzeitiger Rückverschiebung und Höhenreduktion durch Abtragen einer cranialen Knochenscheibe wird das Weichteilmenton um 90% der Dicke der entnommenen Knochenscheibe gehoben. Bei Abtragen des Unterkieferrandes durch Knochenfräsen ermittelten Hohl und Epker dagegen eine Weichteilanhebung von nur 35% der Knochenabtragung.

Die Kenntnis der Zusammenhänge zwischen Weichteil- und Knochenverschiebung ermöglicht eine genauere Planung der operativen Korrektur und mehr Sicherheit in der Vorausbestimmung des neuen Profils.

Diskussion

Die Schubladenosteotomie ermöglicht eine Reihe von Kinnveränderungen. Vorteile bietet sie bei der Reduktion des knöchernen Spitzkinns und des nach vorn abtropfenden Weichteilkinns, dessen Korrektur durch enorale Lipektomie wegen schwer kalkulierbarer Narbenschrumpfung häufig unbefriedigt ist. Die Verletzungsgefahr des Nervus mentalis ist gering, da im Gegensatz zur schrägen Kinnverschiebeplastik nicht distal vom Foramen osteotomiert wird. Das Segment bleibt breitflächig an der Muskulatur gestielt, so daß wegen der guten Ernährung keine Resorptionen zu befürchten

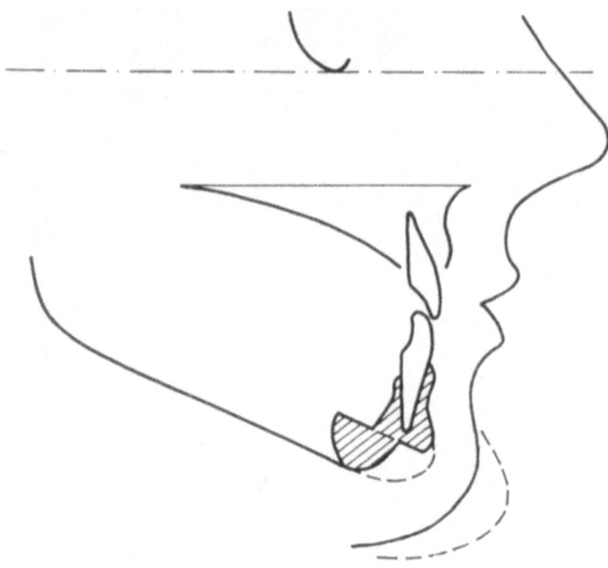

Abb. 5. Durchschnittliche Änderung des Weichteilprofils in Abhängigkeit von der Veränderung des Knochenprofils bei Kinnrückverlagerung nach der Schubladenmethode

sind. Die knöcherne Kinnprominenz wird unversehrt gelassen und damit eine reparative Knochenneubildung vermieden.

Bei der Kinnreduktion durch Knochenfräsen (Chin-shave) werden die deckenden Weichteile im Abtragungsgebiet vollständig abgelöst. Das hat zur Folge, daß die Weichteilkontur wegen bindegewebiger Organisation des Hämatoms und reparativer Knochenneubildung in nur geringerem und schwer vorausschätzbarem Umfang der neuen Knochenkontur folgt. Bei der Schubladenosteoomie werden dagegen die Weichteile auch der Vorderseite zum größten Teil gestielt belassen und folgen daher gesicherter dem Knochen.

Auch die Konturierung des Unterkieferrandes durch Höherschieben des Knochensegmentes ist ohne Ablösen der mentalen und geniohyoidalen Muskulatur möglich. Sie empfiehlt sich jedoch nur, wenn die Knochenmißbildung sich nicht über die Breite des Segmentes hinaus erstreckt, weil die dann zu groß werdende Stufenbildung am Unterkieferrand durch seitliche Knochenabtragung nivelliert werden müßte. Beim Chin-shave kann dagegen das dazu erforderliche breite Ablösen der Unterkieferrandweichteile zu einer unschönen submentalen Einziehung (Hexenkinn) führen.

Das Operationsergebnis wird nicht nur durch den Betrag der Verschiebung des Knochensegmentes bestimmt, sondern auch durch deren Richtung, d.h. durch die Lage der Ebene des horizontalen Knochenschnittes. In den meisten Fällen wird diese Ebene nach hinten abfallen, bei der Schubladenosteotomie mit Rücksicht auf die Wurzelspitzen, bei der Obwegeser-Methode, um den Austritt des Nervus mentalis zu schonen. Die Rückverlagerung des Knochensegmentes bewirkt deshalb eine Vergrösserung der Kinnhöhe. Will man diese vermeiden, muß von der Oberseite des Segmentes eine entsprechende Knochenscheibe abgetrennt werden.

Wenn weite Teile des Kieferbogens mit in die Korrektur einbezogen werden sollen, ist die horizontale gleitende Rückverlagerung nach Obwegeser, diese jedoch mit gestielten Muskelansätzen, vorteilhafter.

Zusammenfassung

Die als Schubladenosteotomie bezeichnete Methode zur Kinnkorrektur ermöglicht eine Reihe von Kinnveränderungen und bietet Vorteile speziell bei der Korrektur der knöchernen und Weichteilkonturen des anterioren und vertikalen Spitzkinnes. Die Operationsmethode wird beschrieben, und die Ergebnisse cephalometrischer Nachuntersuchungen der Weichteilveränderungen nach der Kinnosteotomie werden mitgeteilt.

Literatur

Hohl TH, Epker BN (1976) Macrogenia: a study of treatment results, with surgical recommendations. Oral Surg 41:545

Köle H (1961) Korrektur an Kinn und Kinnwinkel. Fortschr Kiefer Gesichtschir 7: 165

Köle H (1964) Die chirurgische Veränderung von Form und Lage des Kinns. Fortschr Kieferorthop 25:233

Lindorf HH (1980) Schubladenosteotomie zur Kinnkorrektur. Dtsch Z Mund Kiefer Gesichtschir 4:137

Obwegeser H (1958) Die Kinnvergrößerung. Öst Z Stomat 55:535

Steinhäuser EW, Paulus GW (1979) Weichteilveränderungen nach Kinnplastik. Fortschr Kiefer Gesichtschir 24:108

Spätergebnisse konturverbessernder Operationen im Kiefer-Gesichts-Bereich unter Verwendung cialitkonservierter Stützgewebe

M. Ehrenfeld und R. Schmelzle

Abteilung für Kiefer-Gesichtschirurgie der Universität, Osianderstraße 2–8, D-7400 Tübingen

Einleitung

Gewebsdefekte im Bereich der Konturen des Gesichts- und Hirnschädels können angeboren sein oder nach Traumen oder Tumoroperationen zurückbleiben. Zur Rekon-

Die Ästhetik von Form und Funktion
in der Plastischen u. Wiederherstellungschirurgie
Herausgegeben von G. Pfeifer

struktion von Stützgeweben stehen autologe, homologe und xenogene Transplantate sowie alloplastische Implantate zur Verfügung. Dabei können Hartgewebe auch zur Defektfüllung nach Weichsgewebeverlusten transplantiert werden.

Die Konservierung von homologen Stützgeweben durch Cialitlösung (2-Ethylmercurimercapto-benoxalzol-5-carbonsaures Natrium in Aqua bidestillata) wurde zunächst von Hauberg und Brucksen (1954) für Knochen-, später von Betzel und Schilling (1960) für Knorpelgewebe angegeben und von Schmelzle (1978) modifiziert. Cialitkonservierte Knorpel-, Knochen-, Knorpel-Knochen- sowie Fascientransplantate werden seit 1971 in der Abteilung für Kiefer-Gesichtschirurgie der Universität Tübingen klinisch eingesetzt.

Krankengut

Von Anfang 1971 bis Ende 1983 wurde bei 314 Eingriffen zur Konturverbesserung cialitkonservierte Stützgewebe transplantiert, die zum Alveolarkammaufbau verwendeten nicht eingerechnet (s. Tabelle 1).

Indikationen für den Konturaufbau mit cialitkonservierten Transplantaten und operatives Vorgehen wurden bereits früher beschrieben (Schmelzle und Schwenzer 1976; Schmelzle 1978; Ude et al. 1979).

Aus der Zeit von 1971 bis 1975, in der 58 Eingriffe zur Konturverbesserung durchgeführt wurden, kamen 18 Patienten mit 24 Transplantationen einer Einbestellung zur Kontrolluntersuchung nach.

Ergebnisse

Nachuntersucht wurden die Fragen der Transplantatkonstanz, der Infektionsanfälligkeit, der subjektiven Zufriedenheit, des funktionellen Ergebnisses sowie möglicher Beschwerden. 94% der zwischen acht und dreizehn Jahre inkorporierten Transplantate waren bei der klinischen Nachuntersuchung palpabel; 72% zeigten röntgenologisch knochendichte Opazitäten auf knöcherner Unterlage. Subjektiv bemerkten 82% der Patienten keinen, jeweils 6% einen geringfügigen und 6% einen ausgeprägten Transplantatabbau. Bei weiteren 6% fand nach frühem postoperativem Transplantatteilverlust kein weiterer Schwund mehr statt. Die besten Ergebnisse hinsichtlich Formkonstanz wurden bei Transplantaten auf knöcherner Unterlage beobachtet (Abb. 1, 2 und 3).

Bei 4,2% der Transplantationen traten frühe postoperative Komplikationen auf; Spätinfektionen wurden keine beobachtet, ebenso keine komplexen Abstoßungsreaktionen. Bei allen Patienten war eine perioperative antibiotische Prophylaxe durchgeführt worden.

50% der nachuntersuchten Patienten waren mit dem ästhetischen Ergebnis der jeweiligen Operation vollständig zufrieden, 44% fanden die Ausgangssituation deutlich, 6% geringfügig verbessert. Ein status idem oder eine Verschlechterung wurde von keinem Patienten angegeben.

Tabelle 1. Transplantatlokalisationen bei 360 Transplantationen cialitkonservierten Stützgewebes im Rahmen von 314 Operationen zur Konturverbesserung im Kiefer-Gesichtsbereich, 1971–1983

	1971	1972	1973	1974	1975	1976	1977	1978	1979	1980	1981	1982	1983	Gesamt
Schädelkalotte	–	–	–	–	1	2	–	1	1	2	1	4	2	14 3,9%
Orbita und Perorbita	7	6	2	2	4	7	4	5	4	9	6	10	6	72 20,1%
Nase	–	3	2	2	10	7	14	7	7	20	17	23	13	124 34,5%
Jochbein und Oberkiefer	1	2	3	2	5	4	2	5	5	4	6	1	2	42 11,7%
Ohr	–	–	–	–	–	–	1	–	–	1	2	5	4	13 3,6%
Unterkiefer	1	2	4	2	5	6	8	4	8	7	5	5	4	61 17,0%
Wange/Lippe	–	–	1	–	4	7	2	4	3	3	2	4	3	33 9,2%
Transplantationen	9	13	12	8	29	33	31	26	28	46	39	52	34	360 100%
Zahl der Eingriffe	7	10	10	6	25	31	29	24	25	40	33	51	33	314

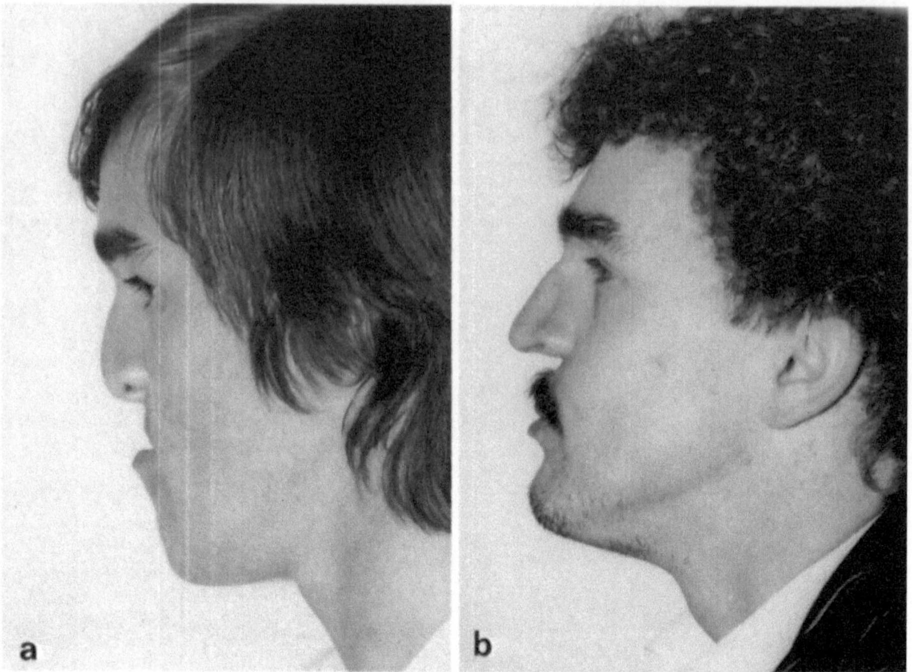

Abb. 1a, b. Präoperative Situation bei einem Patienten mit Nasenspitzenabflachung und Mittelgesichtshypoplasie bei Lippen-Kiefer-Gaumenspalte (**a**). Zustand 8 Jahre nach Oberkiefervorverlagerung und Nasenspitzenanhebung mit cialitkonserviertem homologem Knorpel (**b**)

Von 6 Patienten mit Rekonstruktionen der knöchernen Periorbita und präoperativen Doppelbildern hatte einer postoperativ keine Diplopie. Vier Patienten gaben postoperativ bei extremen Blickrichtungen noch Doppelbilder an, durch die sie jedoch im Alltag nicht behindert werden. Bei einem Patienten mit postoperativ ungebesserter Diplopie hatte ein Teilverlust des Orbitainhaltes einschließlich externer Augenmuskeln stattgefunden. Subjektive Mißempfindungen oder ein Fremdkörpergefühl gab keiner der nachuntersuchten Patienten an.

Zusammenfassung

18 Patienten mit insgesamt 24 cialitkonservierten Stützgewebetransplantaten mit einer Implantationszeit zwischen acht und dreizehn Jahren wurden klinisch und röntgenologisch nachuntersucht. In der überwiegenden Mehrzahl der Fälle ließen sich bezüglich der Formkonstanz dauerhafte Langzeitergebnisse beobachten. Die Infektionsanfälligkeit der Transplantate ist gering, Abstoßungsreaktionen wurden nicht beobachtet. Mißempfindungen oder subjektive Beeinträchtigungen traten nicht auf; die Zufriedenheit der Patienten ist hoch. Verlorengegangene Gewebe der Peri-

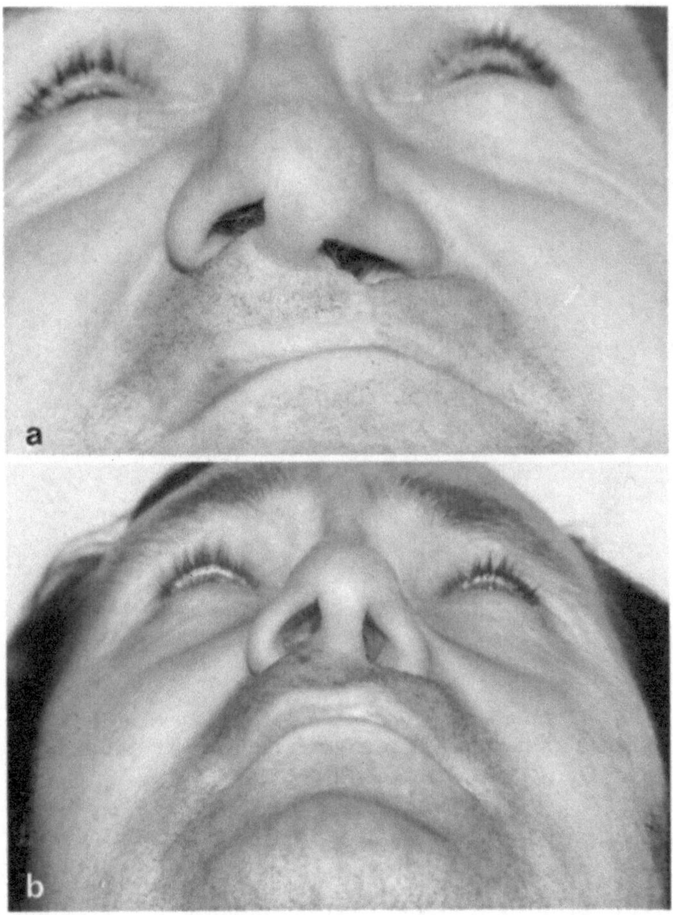

Abb. 2a, b. Abflachung des linken Nasenflügels bei einseitiger Lippen-Kiefer-Gaumenspalte (**a**). Zustand 8 Jahre nach Implantation von cialitkonserviertem homologem Knorpel (**b**)

orbita können durch cialitkonservierte Transplantate ersetzt werden; die dabei erzielten funktionellen Spätergebnisse sind gut.

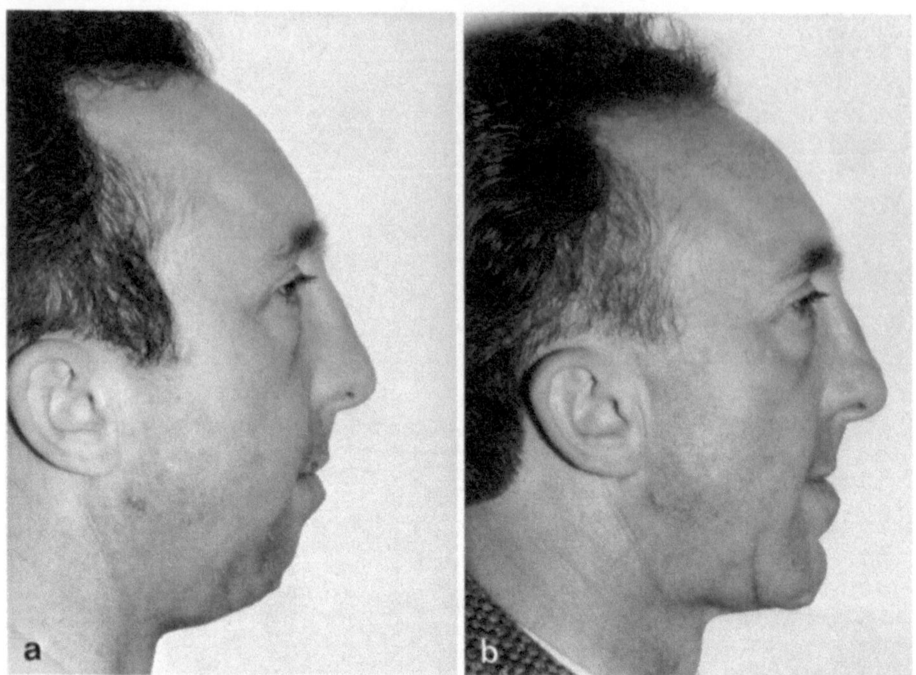

Abb. 3a, b. Patient mit Kinnabflachung (**a**). Zustand 9 Jahre nach Aufbau der Kinnprominenz durch ein cialitkonserviertes homologes Knorpeltransplantat (**b**)

Literatur

Betzel F, Schilling H (1960) Über die Biologie, Konservierung und Verpflanzung von Knorpelgewebe. Zentralbl Chir 21:1170

Hauberg G, Bruckschen E (1954) Über eine einfache Methode der Knochenkonservierung. Chirurg 25:249

Schmelzle R, Schwenzer N (1976) Spätkorrekturen nach Frakturen des Jochbein-Jochbogen-Komplexes. In: Plastisch-chirurgische Maßnahmen bei Spätfolgen nach Unfällen. Thieme, Stuttgart

Schmelzle R (1978) Konservierte Transplantate in der Kiefer- und Gesichtschirurgie. Hanser, München

Ude WR, Riediger D, Schmelzle R (1979) Homologe Transplantation konservierter Knorpel zur Konturverbesserung im Kiefer- und Gesichtsbereich. Fortschr Kiefer Gesichtschir 24:53

Persönlichkeitsveränderungen nach Eingriffen zur Verbesserung von Form und Funktion in der Mund-Kiefer-Gesichtschirurgie

Th. Küchler, G. Huse-Kleinstoll, H.-G. Rudelt und G. Pfeifer

Abteilung für Medizinische Psychologie und Klinik für Mund-, Kiefer- und Gesichtschirurgie (Nordwestdeutsche Kieferklinik), Universitätskrankenhaus Hamburg-Eppendorf, Martinistraße 52, D-2000 Hamburg 20

Junge Menschen mit Auffälligkeiten der Form und/oder Funktion im Gesicht sind häufig mit ihrem Schicksal unzufrieden. Wenn Kleidung, Frisur und Kosmetik die Mängel nicht auszugleichen oder zu mindern vermögen, werden operative Maßnahmen in Betracht gezogen.

Sieht man von Deformitäten als Ausdruck organischer Erkrankungen ab, so sind es 2 große Gruppen von Jugendlichen, deren Selbstwertgefühl erheblich gestört sein kann. Bei der 1. Gruppe bestehen Fehlbildungen von Geburt an, wie z.B. Lippen-Kiefer-Gaumenspalten und ihre postoperativen Merkmale; bei der 2. Gruppe kommen sie nach relativ unauffälliger Kindheit erst während des pubertären Wachstums an Kiefer und/oder Nase zum Vorschein.

Der psychologische Unterschied zwischen beiden Gruppen besteht bei angeborenen Fehlbildungen im Aufwachsen mit einem Lebensschicksal und dem Bewußtsein eines körperlichen Mangels vom Vorschulalter an, dem ein weiteres Negativerlebnis im Verlaufe des pubertären Wachstums folgen kann, während bei den später auftretenden Anomalien der 2. Gruppe die Kindheitseindrücke in der Regel nicht bemerkenswert sind, dafür aber die Abweichung vom Durchschnitt in der emotionell besonders anfälligen Pubertät in wesentlich kürzerer Zeit eine Auseinandersetzung mit diesen somatischen Veränderungen erfordert.

Der Jugendliche mit einer frühen Spaltbildung hat nie den Normalzustand erlebt. Von der Verarbeitung seines Schicksals hängt ganz wesentlich die Entwicklung seiner Persönlichkeit ab, wobei bei diesen Patienten Verhaltensweisen wie Scham, Gleichgültigkeit und kompensatorische Aktivität beobachtet werden können. In Abhängigkeit von der Umwelt kann dieses Verhalten aber wechseln (Elternhaus, Kindergarten, Schule und Schulwechsel). Wegen dieser multifaktoriellen Einflüsse ist es sehr schwierig, mit Hilfe statistischer Methoden die Frage zu beantworten, ob sogenannte Spaltpatienten unter den Gegebenheiten ihrer sozialen Struktur leiden, obwohl für einen Teil ein Leidensdruck außer Zweifel steht (Sergl 1973).

Bei Patienten der 2. Gruppe prägen sich ihre Kieferdeformitäten (Dysgnathien) erst jenseits des 10. Lebensjahres aus. Die Entstehung der Anomalie ist gut erinnerlich.

In einer interdisziplinären Studie der Abteilung für Medizinische Psychologie und der Nordwestdeutschen Kieferklinik des Hamburger Universitäts-Krankenhauses sollte ermittelt werden, welche psychischen Auswirkungen vor und nach Dysgnathie-Operationen festzustellen sind.

Insgesamt wurden 33 Patienten untersucht, 5 nur vor der Operation, 25 nur nach der Operation und 3 sowohl prä- als auch postoperativ (Tabelle 1). In 31 Fällen bestand

Die Ästhetik von Form und Funktion
in der Plastischen u. Wiederherstellungschirurgie
Herausgegeben von G. Pfeifer

Tabelle 1. Therapiebeschreibung

Patientengut (Stichprobe)		n = 33 (4 ♂ : 29 ♀)
Altersverteilung/range 16–56 Jahre		n = 25,4 s = 8,6
Diagnosen:	Progenie	n = 17
	Distalbiß	n = 15
	Offener Biß	n = 1
Operationsverfahren:	Unterkieferosteotomie	n = 31
	Oberkieferosteotomie	n = 2

ein Vorstand des Unterkiefers (Progenie). Der Unterkiefer wurde deshalb durch eine doppelseitige sigittale Osteotomie an den aufsteigenden Ästen nach Obwegeser-Dalpont (1955, 1961) zurückgesetzt. In einem Fall lag bei Normalform und -stellung des Unterkiefers zur Schädelbasis der Oberkiefer zurück (Retromaxillie). Er wurde deshalb nach einer Le Fort I-Osteotomie occlusionsgerecht nach vorn versetzt. Bei dem letzten Fall bestand ein frontal offener Biß mit Verlängerung des Untergesichtes, der nach einer seitlichen Oberkieferosteotomie korrigiert wurde (Schuchard 1955).

Chirurgischerseits wurde das Ergebnis nach folgenden Kriterien beurteilt: Kaufunktion (Occlusion), Gesichtsasymmetrie, Kiefergelenkbefund, Sensibilitätsstörungen des Nervus trigeminus, Sprachveränderungen und Rezidivverhalten. Im wesentlichen können die morphologisch-funktionellen Ergebnisse früherer Untersuchungen bestätigt werden (Grimm 1973; Pepersach und Chausse 1978).

Mit den *medizinpsychologischen* Untersuchungen wurden folgende Bereiche der Diagnostik erfaßt und mit Hilfe von Fragebögen in einem ca. einstündigen psychodiagnostischen Interview mit Videorekorder festgehalten:

Persönlichkeitsmerkmale, Wahrnehmung des Körperschemas, Streßverarbeitung, allgemeine Klagsamkeit, aktuelle Stimmungslage. Zusätzlich wurden Operationsmotivation, postoperativer Verlauf und Aufklärung erfaßt.

Ergebnisse

1. Von seiten der Chirurgen wurde die Operation bei 27 Patienten als erfolgreich eingeschätzt, bei 1 Patient als nicht erfolgreich.
   Von seiten der Patienten wurde der Operationserfolg erwartungsgemäß eingeschätzt. Es zeigt sich, daß die Patienten die ästhetische Komponente stärker gewichten als die funktionelle Verbesserung.
2. Die gesamte Patientengruppe stellt sich in allen Persönlichkeitsmerkmalen, wie sie sich in Fragebögen erfassen lassen, als unauffällig dar.
3. Die gesamte Patientengruppe empfindet sich als körperlich weniger attraktiv und unsicherer als gesunde Kontrollpersonen.
4. Im prä- und postoperativen Vergleich findet sich lediglich in einer von 22 bisher ausgewerteten psychologischen Variablen ein tendenzieller Unterschied in Richtung positiv sozial resonant.

Tabelle 2. Einschätzung des Operationserfolges durch die Patienten

	Funktionell		Ästhetisch	
Erfolgreich	13	(46%)	19	(68%)
Nicht erfolgreich	1	(4%)	3	(11%)
Keine Einschätzung	14	(50%)	6	(21%)
N = 28	28	(100%)	28	(100%)

Diese Fragebogenergebnisse stimmen nur teilweise mit den Ergebnissen des psychodiagnostischen Interviews überein, in dem mehr als die Hälfte der Patienten eine deutliche Verbesserung ihrer Lebensqualität berichtete.

Diese teilweise widersprünglichen Ergebnisse lassen sich vielleicht wie folgt interpretieren: Postoperative positive Veränderungen finden sich eher in der sozialen Resonanz (vergl. hierzu auch Schüle u. Erz 1981) und damit auf der Verhaltensebene, ohne daß dadurch die tieferliegende Persönlichkeitsstruktur berührt wird. Anders ausgedrückt: Äußere Veränderungen mögen inneren Veränderungen vielleicht vorausgehen, bringen sie aber keineswegs automatisch mit sich.

Zusätzlich wurde mit einem Verfahren zur Analyse der Gesichtsbewegungen untersucht, ob die Patientengruppe im Vergleich zu Kontrollgruppen mimische Besonderheiten aufweist. Obwohl dieser Untersuchungsteil aufgrund der Aufwendigkeit des Verfahrens – es werden 49 einzeln unterscheidbare Gesichtsmuskelbewegungen, die am Ausdruck von Emotionen beteiligt sind, im Zeitlupenverfahren codiert (Ekman 1972, 1978) – noch nicht abgeschlossen ist, zeichnen sich doch einige bemerkenswerte Tendenzen ab:

1. Der Patientengruppe gelingt es zwar genauso gut wie Kontrollgruppen, bestimmte emotionsspezifische Gesichtsbewegungen nach Aufforderung darzustellen, sie hat aber deutlich mehr Schwierigkeiten, die auf diese Weise dargestellten Emotionen zu identifizieren.
   Dieser Befund deckt sich eindrücklich sowohl mit den im Interview von den Patienten berichteten Versuchen, ihren emotionalen Ausdruck zu kontrollieren, als auch mit der schon erwähnten generellen Tendenz, sich unauffällig darzustellen.
2. Der „Gesichtstonus", d.h. das Zusammenspiel der an der Mimik beteiligten Gesichtsmuskeln, scheint sich weit über die Operation hinaus am „alten" Gesicht zu orientieren.

Abschließend nehmen wir zum Thema Aufklärung Stellung: 75% der Patienten fühlten sich gut oder ausreichend aufgeklärt. Darin enthalten sind jene 25%, die lieber gar nicht so genau wissen wollen, was mit ihnen chirurgischerseits geschieht. Gleichzeitig fühlten sich 25% der Patienten nicht ausreichend auf die frühe postoperative Zeit vorbereitet. Der Schock aufgrund des geschwollenen Gesichtes, Probleme mit dem Essen, Erstickungsängste und vor allem die Angst, nicht kommunizieren zu können, sich nicht bemerkbar machen zu können, spielen eine größere Rolle, als dies nach unserem Eindruck von seiten der Chirurgen angenommen wird (Huse-Kleinstoll u.a. 1984).

Wir haben daraus gelernt, bei der präoperativen Aufklärung ausführlicher auf die postoperative Phase einzugehen und die Betreuung in der Zeit nach dem Eingriff zu intensivieren.

Zusammenfassung

In einer interdisziplinären Studie der Abteilung für Medizinische Psychologie und der Nordwestdeutschen Kieferklinik des Hamburger Universitäts-Krankenhauses wurde ermittelt, welche psychischen Auswirkungen vor und nach Behandlung von Kieferdeformitäten festzustellen sind. Zusätzlich wurde der Operationserfolg chirurgischerseits beurteilt.

Die medizinpsychologischen Untersuchungen mit Hilfe von Fragebögen und psychodiagnostischen Interviews stimmen nur teilweise überein. Die postoperativen positiven Veränderungen liegen eher auf der Verhaltensebene, ohne daß dadurch die tieferliegende Persönlichkeitsstruktur berührt wird. Ein weiterer Untersuchungsteil befaßte sich mit der Analyse der Gesichtsbewegungen. Der Gesichtstonus scheint lange nach der Operation am präoperativ bestandenen Bewegungsmuster orientiert zu werden. Bei der präoperativen Aufklärung der Patienten sollte in stärkerem Maße auf die postoperative Phase eingegangen und die Betreuung in dieser Zeit intensiviert werden.

Literatur

Ekman P (1978) Facial Action Coding System. Consulting Psychologists Press, Inc. Palo Alto, California

Grimm G, Beitlich E (1973) Kritische Bewertung der Operationsergebnisse von 101 Progeniefällen unter besonderer Berücksichtigung des Verfahrens nach Obwegeser/ Dalpont. Zahn Mund Kieferheilkd 61:295

Huse-Kleinstoll G, Boll A, Götze P (1984) Angst und Angstbewältigung vor und nach operativen Eingriffen, Leitsymptom Angst. Götze P (Hrsg). Springer, Berlin Heidelberg New York Tokyo

Obwegeser H, Trauner R (1955) Zur Operationstechnik bei der Progenie und anderen Unterkieferanomalien. Zahn Mund Kieferheilkd 23:1

Obwegeser H (1965) Eingriffe am Oberkiefer zur Korrektur des progenen Zustandbildes, SSO 75:365

Pepersack WJ, Chausse JH (1978) Long Term Follow-Up of the Sagittal Splitting Technique for Correction of Mandibular Prognathism. J Max Fac Surg 6:117

Schuchardt K (1955) Formen des offenen Bisses und ihre Behandlungsmöglichkeiten. In: Fortschr der Kiefer- und Gesichtschir, Bd I. Thieme, Stuttgart

Schüle H, Erz J (1981) Untersuchungen über die ästhetischen, physiognomischen und psychosozialen Auswirkungen der Progenieoperation. Fortschr der Kiefer- und Gesichtschir, Bd XXVI. Thieme, Stuttgart, S 24–26

Sergl HG (1973) Über die Persönlichkeit des Patienten mit Lippen-Kiefer-Gaumen-Spalten. Fortschr der Kiefer- und Gesichtschir, Bd XVI/XVII, S 206–209

Zur Wiederherstellung der Ästhetik der Nase beim Rhinophym

O. Staindl

Hals-Nasen-Ohrenabteilung der Landeskrankenanstalten, Müllner Hauptstraße 48, A-5020 Salzburg

Einleitung

Der mittlere Abschnitt des Gesichtes ist jene Region durch die der individuelle physiognomische Ausdruck der Persönlichkeit am stärksten geprägt wird. Einen besonderen Stellenwert nimmt dabei die Nase als prominentester Anteil des Gesichtes ein. Erhebliche von der Norm abweichende angeborene oder erworbene Form- und Strukturveränderungen der Nase prägen nicht nur den Gesichtsausdruck des betroffenen Trägers, sondern auch seine psychische Entwicklung und sein soziales Verhalten.

Das Rhinophym zählt zu jenen Erkrankungen der Nase, die gelegentlich zu exzessiven und grotesken Formveränderungen und Verunstaltungen führen können. Dies erklärt auch seine jahrhundertealte Faszination auf Karikaturisten und bildende Künstler. Unter den vielen Darstellungen eines Rhinophyms in der klassischen Malerei ist wohl die brühmteste das Protrait des Großvaters mit seinem Enkel von Domenico Ghirlandaio (1449–1494), welches sich in der Sammlung des Louvre befindet (Abb. 1) [3].

Obwohl die Erkrankung schon Hippokrates bekannt war und in den Schriften der frühen Ärzte immer wieder Erwähnung fand, wurde der Terminus „Rhinophym" erst von Ferdinand von Hebra (1816–1880) geprägt, der mit diesem Namen den dritten Grad Akne rosacea der Nase bezeichnete. Diese Auffassung wurde erst in den letzten Jahren zugunsten der Annahme einer selbständigen Erkrankung unbekannter Pathogenese verlassen. Diese tritt zwar auffallend häufig beim Zusammentreffen von Seborrhoe und Akne rosacea auf, doch führen beide Krankheitsbilder nicht zwangsläufig zur Ausbildung eines Rhinophyms [9].

Fara [6] weist auf das Paradoxon hin, daß das Rhinophym bei Männern 12–20mal häufiger vorkommt als bei Frauen, während umgekehrt die Rosacea dreimal häufiger Frauen befällt. Unter den vielfältigen pathogenetischen Faktoren werden unter anderem Darmfunktionsstörungen, Vitaminmangel (B, C, E), hormonelle Störungen, Angioneurose, exogene Reize, mangelnde Hauthygiene und Alkoholmißbrauch angegeben. Die Assoziation Rhinophym–Alkoholismus hat auch im Volksmund wie in der Fachsprache zu den verschiedenartigsten Termini wie „Whisky-, Rum-, Wein-, Brandy-, Kartoffel- und Kupfernase" geführt [4].

Pathologie

Das Rhinophymwachstum beginnt mit einer allmählich zunehmenden Hyperplasie des subcutanen Bindegewebes und der Gefäße. Erst im späteren Verlauf treten knollige,

Die Ästhetik von Form und Funktion
in der Plastischen u. Wiederherstellungschirurgie
Herausgegeben von G. Pfeifer

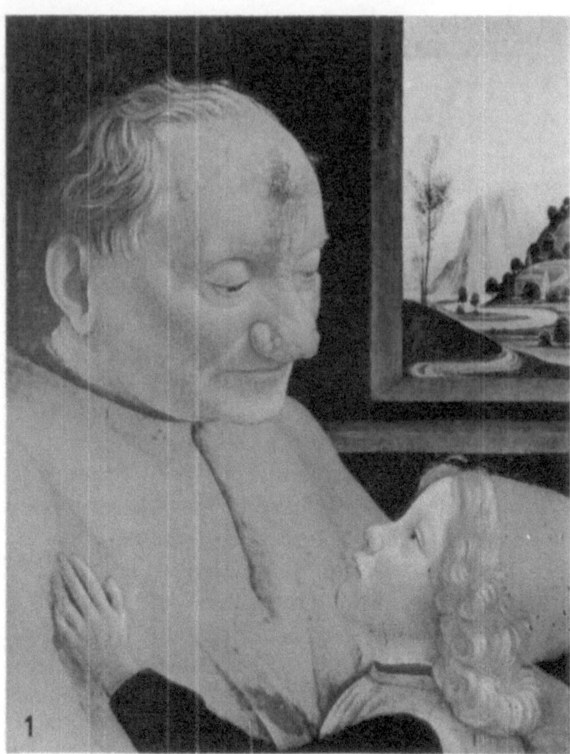

Abb. 1. Darstellung eines Rhinophyms von Domenico Ghirlandaio

indolente, derbe Pseudotumoren der Haut auf, welche sich vorwiegend im unteren Drittel der Nase, aber auch gelegentlich im Bereiche der Stirn, der Wangen, am Kinn (Menthophyma) und sehr selten an den Ohren (Otophyma) manifestieren.

Bei den genannten Pseudotomuren handelt es sich um eine allmählich zunehmende Hyperplasie der Talgdrüsen. Je nach Überwiegen der einzelnen Gewebebestandteile unterscheidet man zwischen vorwiegend fibroangiomatöser und glandulo-nodulärer Form [10].

Freeman [7] differenziert fünf Erscheinungsbilder: je nach Schwere der Erkrankung von einem vasculär-fibrösen Initialstadium bis zur massiven tuberösen Form. Das histologische Bild zeigt eine mächtige Talgdrüsenhyperplasie, sowie Bindegewebs- und Gefäßneubildungen. Formtragende Elemente der Nase, wie Knorpel und Knochen werden nicht betroffen [4]. Obwohl es sich beim Rhinophym primär um eine gutartige Erkrankung handelt, wurden auf dem Boden der Veränderung auffallend häufig spinocelluläre Carcinome und Basaliome gefunden [1].

Therapie

Die Behandlung eines Rhinophyms besteht ausnahmslos in der operativen Entfernung der Veränderungen mit dem Ziel der Wiederherstellung einer unauffälligen „normalen“

Nasenform, also der ästhetischen Rehabilitation. Eine Reihe von Verfahren wurden angegeben, die von Friederich 1967 [8] zusammengestellt wurden:

1. Excision von Rhinophymanteilen mitsamt der Haut und Naht der Defektränder in Analogie zu der schon von Dieffenbach 1945 [5] beschriebenen Methode.
2. Totale Entfernung des Rhinophyms mit Defektdeckung durch Hautverschiebung.
3. Subcutane Excision von Rhinophymanteilen [4].
4. Schichtweise Abtragung mit Skalpell bzw. Rasiermesser („Decortication") und anschließender spontaner Epithelisierung von den verbliebenen Hautinseln her.
5. Elektroabrasion mit schneidenden Diathermieschlingen bzw. -Messern. Bei diesem Verfahren besteht allerdings die Gefahr einer Knorpelschädigung.
6. Abschälen der gesamten Nasenhaut und Defektdeckung mittels Spalt- oder Vollhauttransplantaten.
7. Dermabrasion.
8. Kryochrirugische Behandlung mit -35° flüssigem Stickstoff [11].

Im eigenen Krankengut bevorzugen wir ein kombiniertes Operationsverfahren, bei dem mehrere der genannten Verfahren zur Anwendung kommen. Unsere Technik orientiert sich an der Erkenntnis, daß das Rhinophym kein echter Tumor im Sinne einer Neubildung ist, sondern das Resultat eines chronisch-entzündlichen Prozesses. Daraus ist zu folgern, daß die erkrankte Haut nicht radikal entfernt werden muß, da die Hyperplasie von den obersten Hautschichten ausgeht, wobei die untersten Schichten noch sehr gut erhalten sind. Ardouin [3] hat richtigerweise erwähnt, daß „die normale Nase unterhalb des Rhinophyms versteckt liegt", sie muß also lediglich, ohne die gesamte Haut bis zu den Nasenknorpeln abzutragen, freigelegt werden. Die Epithelisierung erfolgt letztendlich von den zahlreichen Ausführungsgängen der Talgdrüsen. Deshalb scheint uns auch eine Defektdeckung mit Spalt- oder Vollhauttransplantaten nicht erforderlich zu sein, die zumeist aufgrund der mangelnden Farbanpassung zur übrigen Gesichtshaut zu kosmetisch ungünstigen Resultaten führten [2].

Durch Einführung des Zeigefingers in das Nasenloch des Patienten wird vom Operateur die Nasenspitze fixiert. Mit einem großflächigen Messer werden die größten knollenförmigen Wucherungen in craniocaudaler Schnittrichtung schichtweise abgetragen. Nach grober Wiederherstellung der ursprünglichen Nasenform erfolgt die Feinmodellierung durch Abschaben des Gewebes mit einem Einmalrasierapparat. Dadurch können Stufenbildungen an der Nase weitgehend vermieden und ein glatter Übergang zur Wangenhaut geschaffen werden. Als letzter Schritt erfolgt eine großflächige Dermabrasion über der gesamten Wundfläche bis weit in die angrenzenden Hautpartien hinein.

Von einer elektrochirurgischen Abtragung des Rhinophyms nehmen wir Abstand, da unkontrollierbare Nekrosen in der Tiefe gelegentlich zur späteren Stufenbildung an der Nase führen können. Die zumeist sehr heftige und diffuse Blutung aus dem Operationsgebiet wird durch das Aufbringen kalter, mit Wasserstoffsuperoxyd getränkter Kompressen gestillt. Nur in Ausnahmefällen ist die Elektrocoagulation einzelner Gefäße mit der bipolaren Coagulationspinzette erforderlich.

Zur Nachbehandlung werden zumeist Kompressionsverbände mit Salbentüll angegeben [9]. Wir haben jedoch die Erfahrung gemacht, daß mit dieser Maßnahme zumeist eine Verklebung mit dem Wundgebiet erfolgt und bei jeweiligem Verbandwechsel Krustenbildungen im Wundgebiet entfernt werden, wodurch neuerliche Blutungen entstehen. Wir sind daher in den letzten Jahren dazu übergegangen, das Wundgebiet mit *Fibrinkleber* großflächig und in dicker Schicht abzudecken. Mit dieser Maßnahme werden zwei Ziele erreicht: Zum einen die exakte flächenhafte Blutstillung und andererseits die Abdeckung mit einem „physiologischen" Epithelverband. Darüberhinaus stellt das Fibrin die Grundlage aller reparativen Heilungsvorgänge dar und fördert aufgrund seines Faktor-XIII-Gehaltes das Einsprossen von Fibroblasten und die rasche Epithelisierung. Die Fibringewebeklebung stellt eine Zwei-Komponenten-Klebung dar. Beide Komponenten können entweder getrennt oder auch in einer Doppelspritze gemeinsam auf das Wundgebiet aufgebracht werden. Die günstigste Anwendungsform ist jedoch das Sprayverfahren, bei der ein gleichmäßig dicker Fibrinfilm appliziert wird. Das anfangs zäh-elastische Fibringerinnsel trocknet allmählich ein und kann nach wenigen Tagen als Kruste abgehoben werden. Zumeist hat sich darunter bereits die vollständige Epithelisierung der Wundfläche ausgebildet. In Ausnahmefällen kann eine neuerliche Versiegelung mit Fibrinkleber erforderlich sein.

Wir haben mit dieser Methode die Erfahrung gemacht, daß die Wundheilung wesentlich rascher erfolgt als mit den üblichen Salbenverbänden und zumeist nach 5–10 Tagen abgeschlossen ist. Die sichere Blutstillung, die rasche Wundheilung, der damit verkürzte stationäre Aufenthalt des Patienten und die ausgezeichneten kosmetischen Ergebnisse charakterisieren den Vorteil des angegebenen Verfahrens [12] (Abb. 2–4).

Gelegentlich ist durch die alleinige Abtragung des Rhinophyms keine ausreichende Verkleinerung der Nase und die damit verbundene zufriedenstellende ästhetische Rehabilitation zu erreichen. Dies gelingt auch nicht mit den üblichen Methoden der Nasenreduktionsplastik, wie Modellierung der Flügel- und Dreiecksknorpel, Trans-

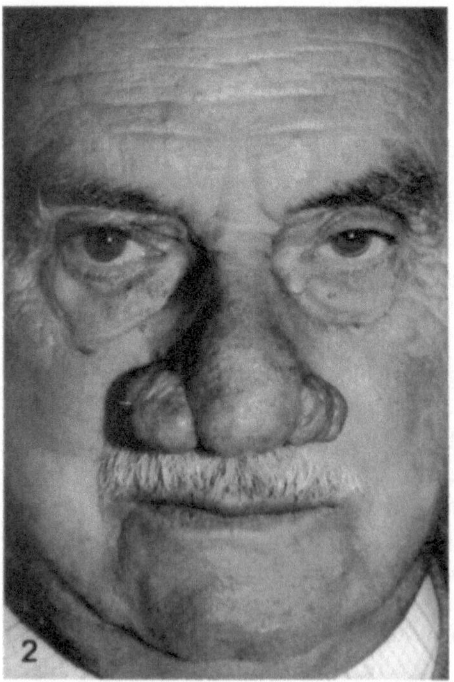

Abb. 2. Ausgeprägtes Rhinophym (glandulo-tuberöse Form) bei einem 86-jährigen Patienten. Aus Altersgründen wurden lediglich die Veränderungen an den Nasenflügeln entfernt

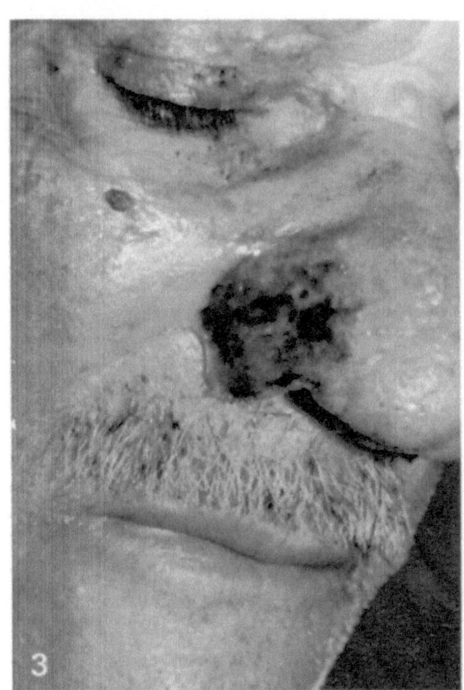

Abb. 3. Patient aus Abb. 2. Zustand nach Abtragung des Rhinophyms und „Versiegelung" der Wundfläche mit Fibrinkleber. (Verwendet wurde der Fibrinkleber „Beriplast", Behring-Werke/Marburg, West Germany)

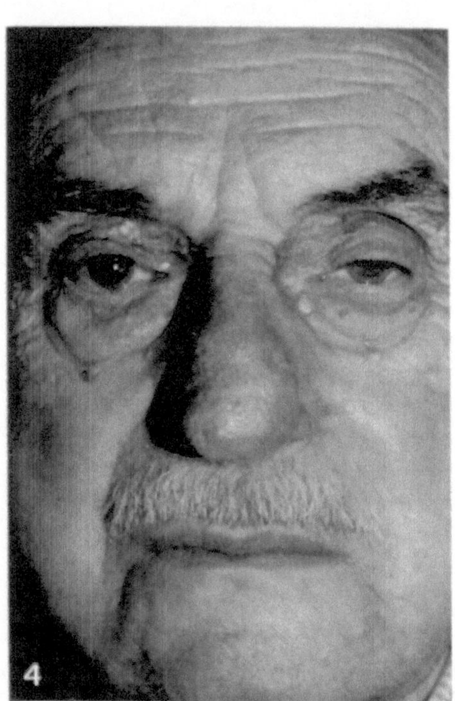

Abb. 4. Patient aus Abb. 2 und 3. Postoperatives Ergebnis

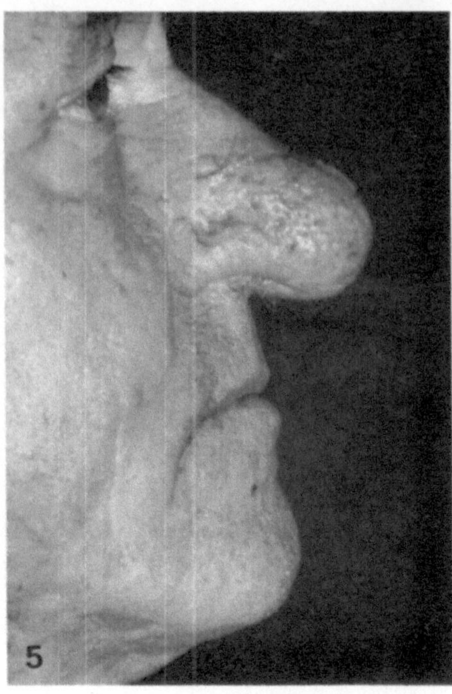

Abb. 5. Ausgeprägtes Rhinophym (fibroangiomatöse Form) bei einem 56jährigen Patienten

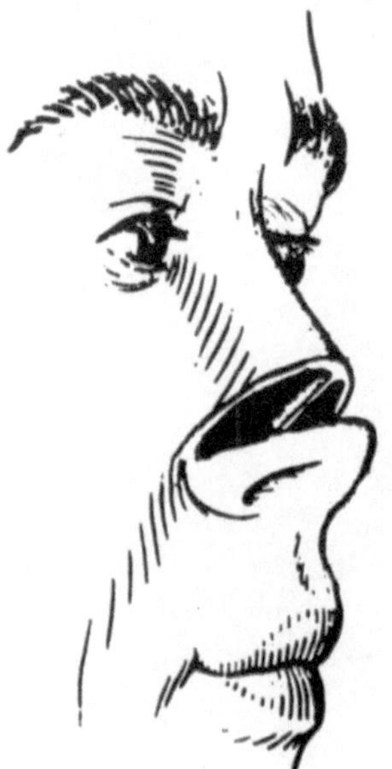

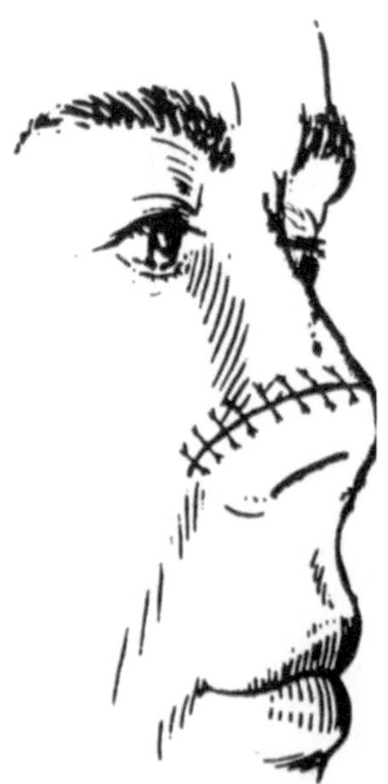

Abb. 6. Zur Reduktion der Nase wurde eine Keilexcision aus der Nasenhaut unter Einschluß der knorpeligen Strukturen durchgeführt (*Schema*)

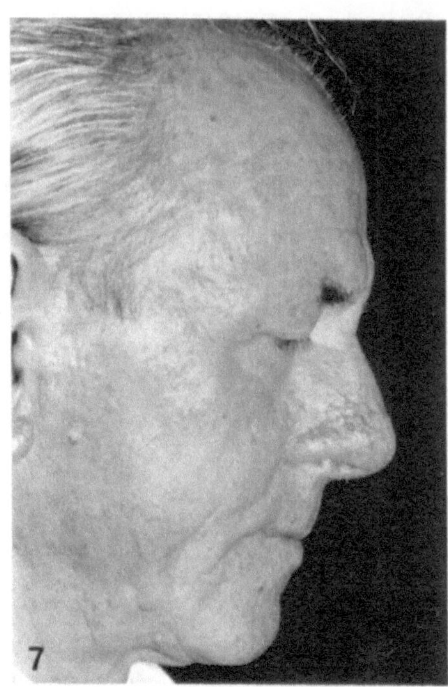

Abb. 7. Patient aus Abb. 6. Postoperatives Ergebnis

fixion und Resektion des Vorderrandes des Septumknorpels, Abtragung von Knochen am Nasenrücken und Medianverlagerung der Ossa nasalia. In solchen Fällen führen wir – einem Vorschlag Freemans [7] folgend – eine Keilresektion durch die Weichteile der Nase im vorderen Drittel unter Einschluß des Septumknorpels durch und verkleinern die Nase durch exakte Adaptation der Wundränder und Naht der Schleimhaut sowie der knorpeligen und der cutanen Strukturen (Abb. 5–7). Der Eingriff kann etwa ein halbes Jahr nach der ursprünglichen Rhinophymoperation erfolgen, wobei nochmals zu betonen ist, daß dieses Verfahren Ausnahmefällen vorbehalten bleiben sollte. Die sichtbare Narbenbildung ist in der Regel minimal. Das kosmetische Ergebnis kann gegebenenfalls durch eine neuerliche Dermabrasionsbehandlung nach 6 Monaten noch optimiert werden.

Literatur

1. Acker MDW, Helwig EB (1967) Rhinophyma with Carcinoma. Arch Dermatol 95:250
2. Anderson R, Dykes ER (1962) Surgical Treatment of Rhinophyma. Plast Reconstr Surg 30:397
3. Ardouin P (1959) Le Rhinophyma dans la medecine et dans l'art classique. Rev Laryng 80:461
4. Denecke HJ, Meyer R (1964) Korrektur des Rhinophyms. In: Plastische Operationen an Kopf und Hals, Bd 1: Korrigierende und rekonstruktive Nasenplastik 200. Springer, Berlin Göttingen Heidelberg

5. Dieffenbach JF (1945) Die Nasenbehandlung. In: Operative Chirurgie. Fa. Brockhaus, Leipzig
6. Fara M (1962) Rhinophym. Erfahrungen an 65 operierten Patienten. Acta Chir Orthop Traum Cech 29:523
7. Freeman BS (1977) Rhinophyma. In: Converse JM (Ed) Reconstructive Plastic Surgery, Bd 2. Saunders, Philadelphia London, p 1185
8. Friederich HC (1967) Zur Therapie des Rhinophyms. Aesthet Med 16:196
9. Karge HJ (1977) Rhinophym. Dermatochirurgische Möglichkeiten zur Behandlung. In: Konz B, Burg G (Hrsg) Dermatochirurgie in Klinik und Praxis. Springer, Berlin Heidelberg New York, S 195
10. Keining E, Braun-Falco O (1969) Dermatologie und Venerologie, 2. Aufl. JF Lehmanns, München, S 605
11. Nolan JO (1973) Cryosurgical Treatment of Rhinophyma. Plast Reconstr Surg 52:437
12. Staindl O (1981) Surgical Treatment of Rhinophyma. Acta Otolaryngol (Stockholm) 92:137

Die große Nase. Ein ästhetisches und funktionelles Problem

W. Gubisch, H. Reichert und W. Widmaier

Klinik für Plastische und Wiederherstellungschirurgie, Marienhospital, Böheimstraße 37, D-7000 Stuttgart 1

Es ist zwar ungewöhnlich, daß eine große Nase als Indiz zur Verurteilung eines Bankräubers verwendet wird, wie dies 1983 geschah, und daß erst eine genaue Analyse der Nasenform zur Revision des Urteils führt, doch stellt eine große Nase in jedem Fall eine Dysharmonie des Gesichtes dar. Außer der ästhetischen Beeinträchtigung kann sie auch erhebliche funktionelle Behinderungen hervorrufen.

Nach der Einteilung Dufourmentels ist die große Nase Folge einer Hypertrophie des knorpligen, des knöchernen oder des knorpligen und knöchernen Nasenskeletts. Diese Hypertrophie führt zu einer Verzerrung der klassischen Harmonieregeln. Je nach Ausmaß der Hypertrophie resultieren folgende klinische Bilder:

1. Nasenspitzenhypertrophie,
2. Spannungsnase,
3. Pinocchio-Nase,
4. Rhinomegalie.

Bei einer kurzen Nase bedingt eine Hypertrophie der Flügelknorpel eine sogenannte Stupsnase mit einer Pseudoeinsattelung des Nasenrückens. Bei normaler Länge des Nasenrückens kann die Flügelknorpelhypertrophie auf der einen Seite eine ausgesprochene Langnase bedingen, andererseits auch eine ausgesprochen plumpe Nasenspitze, eine sogenannte Kugelnase mit gleichzeitiger Verkleinerung des Nasolabialwinkels

Die Ästhetik von Form und Funktion
in der Plastischen u. Wiederherstellungschirurgie
Herausgegeben von G. Pfeifer

hervorrufen. Diese Verkleinerung des Nasolabialwinkels stellt einen Strömungswiderstand für die Nasenluftpassage dar und bedingt eine behinderte Nasenatmung.

Erheblich ausgeprägter ist diese Behandlung der Nasenatmung bei der sogenannten Spannungsnase. Diese ist dadurch charakterisiert, daß der knorplige Nasenrücken zu hoch ist und hierdurch die Naseneingänge längs ausgezogen werden. Dieser äußeren Deformierung der Naseneingänge entspricht eine Deformierung der inneren Nasenklappe (Minksche Klappe), die durch das zu hohe Septum verkleinert wird. Durch Absenken des Nasenrückens kommt es zu einer Erweiterung der inneren Nasenklappe, was sich äußerlich an einer Ausrundung der Naseneingänge zeigt.

Ist eine Nasenspitzenhypertrophie mit einer Lang-Höckernase kombiniert, so spricht man von einer Pinocchio-Nase. Eine Rhinomegalie liegt dann vor, wenn die Nase insgesamt in allen Anteilen zu groß ist (Abb. 1a, b). Sowohl hier wie auch bei der Pinocchio-Nase besteht das Hauptproblem in einer Verkleinerung und gleichzeitigen Erniedrigung der Nasenspitze, wodurch sich zwangsläufig auch der Nasofrontalwinkel ändert. Dieses Absenken der Nasenspitze läßt sich am günstigsten mit der Lipsett-Technik erzielen, bei der nicht nur das knorplige Nasenskelett verkleinert wird, sondern gleichzeitig auch Haut im Bereich des Vestibulums und gegebenenfalls der Columella mitreseziert wird.

In seltenen Fällen wird eine große Nase aber nicht nur durch eine Hypertrophie des Skeletts der Nase hervorgerufen, sondern durch eine gleichzeitige Hypertrophie des Weichteilmantels bedingt (Abb. 2a, b). In solchen Fällen reicht es meist nicht aus, nur

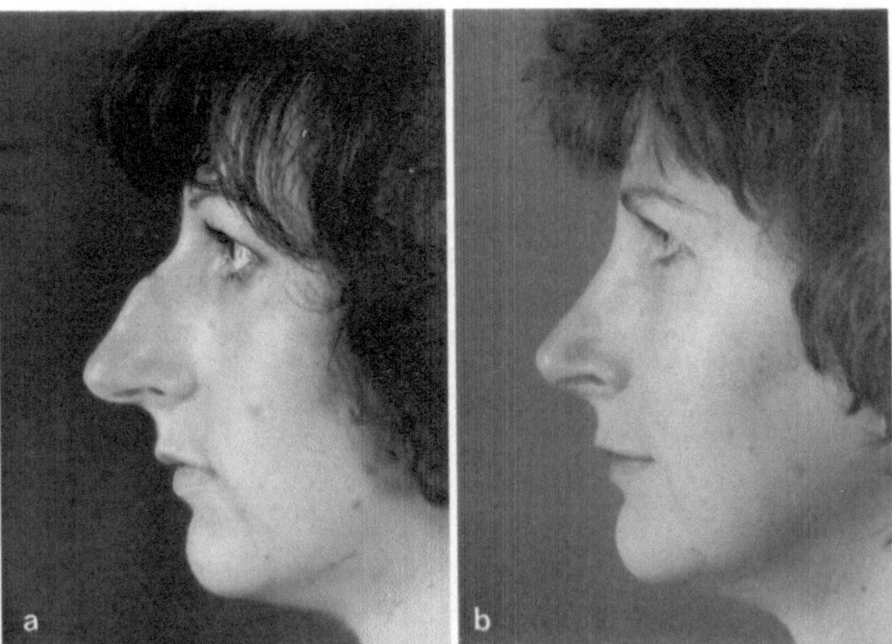

Abb. 1a, b. Ausgeprägte Rhinomegalie mit Höcker-Langnase, hypertropher Nasenspitze sowie hypertropher Spina nasalis anterior. **a** präoperativ, **b** postoperativ

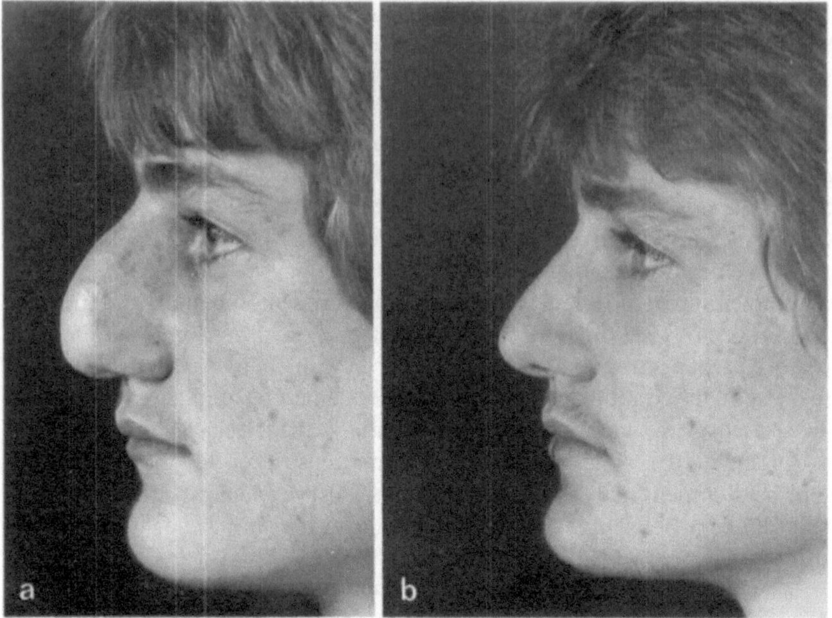

Abb. 2a, b. Rhinomegalie als Folge einer Hypertrophie des knöchern-knorpligen Stützgerüstes und des Weichteilgewebes bei lokal begrenzten Lymphangiektasien. **a** präoperativ, **b** postoperativ

das knöcherne und knorplige Nasenskelett zu verkleinern, sondern mittels äußerer Schnitte muß dann auch der Hautmantel verkleinert werden.

Literatur

Dufourmentel L, Mouly R (1959) Chirurgie Plastique. Falmmarion Ed, Paris

Masing H (1971) Eingriffe an der Nase. In: Theissing G (Hrsg) Kurze HNO-Operationslehre, Bd 1. Thieme, Stuttgart

Rees Th (1980) Aesthetic Plastic Surgery, Vol I. Saunders, Philadelphia London Toronto

Zur Korrektur der Sattelnase mit Knorpeltransplantaten (Spätergebnisse)

Z. Roscic, R. Fries und H. Platz

Abteilung für Kiefer- und Gesichtschirurgie des Allgemeinen öffentlichen Krankenhauses der Stadt Linz, Krankenhausstraße 9, A-4020 Linz

Einleitung

Von 1972–1984 wurden an der Abteilung für Kiefer- und Gesichtschirurgie in Linz/Österreich insgesamt 330 Nasenkorrekturen vorgenommen. Bei 52 Patienten bestand eine Einsattelung des Nasenrückens, welche die Implantation von autologem oder konserviertem Knorpel notwendig machte.

Krankengut

In diesen 13 Jahren wurde bei 38 männlichen und 14 weiblichen Patienten, 3mal Knorpel aus dem Nasenseptum, 6mal Ohrknorpel, 41mal Rippenknorpel und 2mal Cialitknorpel implantiert. Bei allen Patienten bestand eine mehr oder weniger behinderte Nasenatmung. Die präoperativen und postoperativen Befunde erfolgten mit Hilfe von Fotodokumentation, Gesichtsmoulagen, Fernröntgenbildern und Durchzeichnungen, sowie mit Hilfe eines an der Abteilung entwickelten Anamneseblattes (Fries 1979).

Anamnestisch fanden wir bei 42 Fällen ein Nasentrauma; in 7 Fällen entstand die Einsattelung im Anschluß an eine durchgeführte Septumresektion oder Nasenkorrektur und in 3 Fällen ging ein Septumabsceß voraus (Tabelle 1).

Operatives Verfahren

In den Fällen wo es notwendig war, die Nasenatmung unbedingt wiederherzustellen oder die vorhandenen Septumdefekte zu verschließen, wurden 3–4 Monate vor der Sattelkorrektur die verworfenen Septumanteile entfernt oder der Septumdefekt verschlossen. Erst dann konnte der Knorpel zur Korrektur der Sattelnase eingelegert werden (Tabelle 2).

Ohrknorpeltransplantate: In 6 Fällen mit geringfügiger Einsattelung im Bereich des knorpeligen Nasenrückens wurde Ohrknorpel (Tragus oder Concha) von einem intercartilaginären Schnitt ausgehend im Bereich des Nasenrückens eingelagert, mit Ausziehnähten fixiert und auf diese Weise zur Einheilung gebracht.

Die Ästhetik von Form und Funktion
in der Plastischen u. Wiederherstellungschirurgie
Herausgegeben von G. Pfeifer

Tabelle 1. Anamnestisch erhobene Ätiologie der Sattelnasen

Ätiologie der Sattelnasen			
Ursache	Männer	Frauen	Gesamt
Trauma	30	12	42
Iatrogen	4	3	7
Entzündlich	2	1	3
Gesamt	36	16	52

Tabelle 2. Knorpeltransplantate eingeordnet nach Entnahmestelle

Operative Behandlung/Sattelnasen			
Transplantat	Männer	Frauen	Gesamt
Ohrknorpel	4	2	6
Septumknorpel	1	2	3
Rippenknorpel	31	10	41
Cialitknorpel	2	–	2
Gesamt	38	14	52

Septumknorpeltransplantate: In 3 Fällen wurde die Korrektur der Einsattelung im Bereich der knorpeligen Nase im Rahmen der Septumkorrektur mit Hilfe des vorhandenen Septumknorpels durchgeführt.

Rippenknorpeltransplantate: In 41 Fällen wurde Rippenknorpel angewendet. Früher verwendeten wir ein einteiliges, autologes, gewinkeltes Rippenknorpeltransplantat (Schmid 1961) zur Wiederherstellung des Nasensteges und des Nasenrückens. Es wurde immer versucht, den Knorpelquerschnitt auszubalancieren (Gibson, Davis 1957) indem das zentrale Knorpelzellager als Achse benützt wurde. Dies konnte in der Mehrzahl der Fälle, wegen der Länge des einteiligen Knorpeltransplantates und der Eigenkrümmung des Knorpels, nicht erreicht werden. Daher wurden die Knorpeltransplantate nicht einteilig, sondern zweiteilig zurechtgeschnitzt und implantiert (Abb. 1). Damit ist es viel leichter, echt achsenmäßig, die geraden Knorpelstücke zu bekommen. Die stabile schiffsbodenartige Einfalzung ermöglicht die zarte Gestaltung des Transplantates (Riscic et al. 1979) (Abb. 2).

Cialitkonservierter Knorpel wird momentan bei den Patienten angewendet, bei denen wir aus irgendeinem Grund die Knorpelentnahme nicht durchführen können.

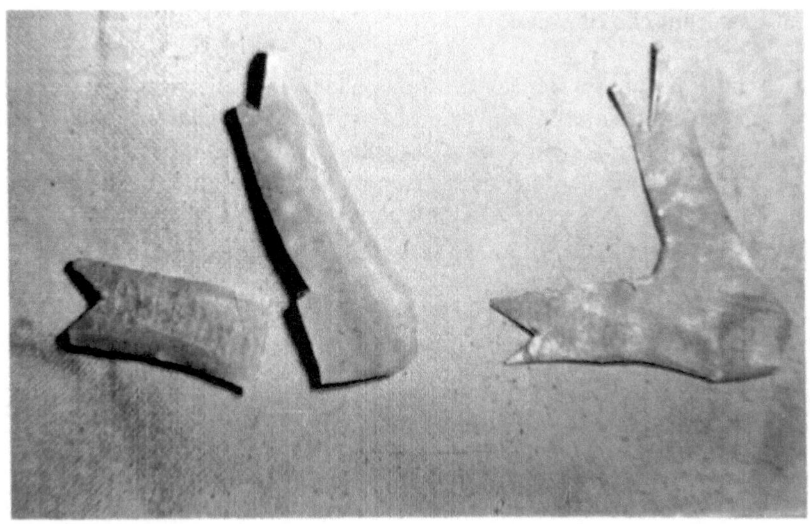

Abb. 1. Zweiteiliges Knorpeltransplantat angefertigt nach einem Bleimodell

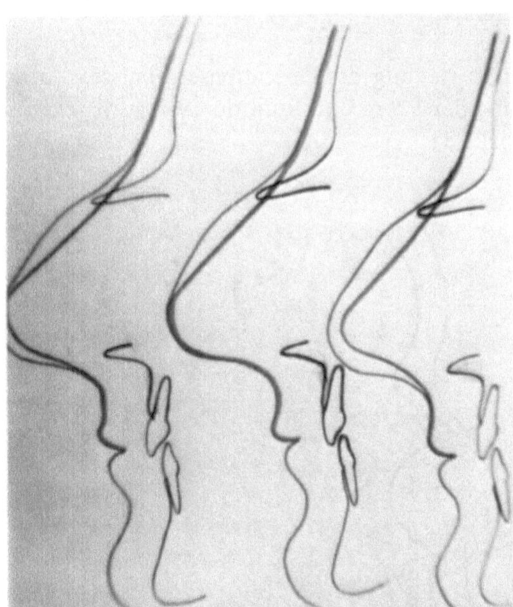

Abb. 2. Planung des Knorpeltransplantates anhand einer Durchzeichnung des Fernröntgenbildes

Operationstechnische Hinweise

1. Die Schnittführung im Bereich der Columella ist ein Schnitt nach Rethi, der im Sinne eines Transfixationsschnittes verlängert wird, um eine ausreichende Durchblutung des Nasensteges zu gewährleisten (Denecke, Meyer 1964).
2. Die Präparation der Septumschleimhaut muß ohne Perforation erfolgen.
3. Die Spina nasalis anterior wird subperiostal zur Auflagerung und Fixation des Transplantates vorbereitet.
4. Die Abstützung des Transplantates zum Nasenbein erfolgt mittels einer sporenartigen Verlängerung des Transplantates (Abb. 3).
5. Die Nasenhaut muß ausgiebig mobilisiert werden, um die Spannung über dem Transplantat zu verringern.
6. Die beiden Anteile des Knorpeltransplantates werden mit 2 Draht-Matratzennähten miteinander stabil verbunden.
7. Zum Zeitpunkt des chirurgischen Eingriffes müssen ausreichend hohe Gewebskonzentrationen eines Antibioticums vorhanden sein, wobei sich die perioperative Prophylaxe bewährt hat. Ausschlaggebend bei der Wahl des Medikamentes ist sein Keimspektrum und die Halbwertszeit.

Ergebnisse

Zur Beurteilung des Operationsergebnisses wurden herangezogen: die objektive Beurteilung der Form und Funktion wie auch gegebenenfalls notwendige Nachkorrekturen (Tabelle 3).

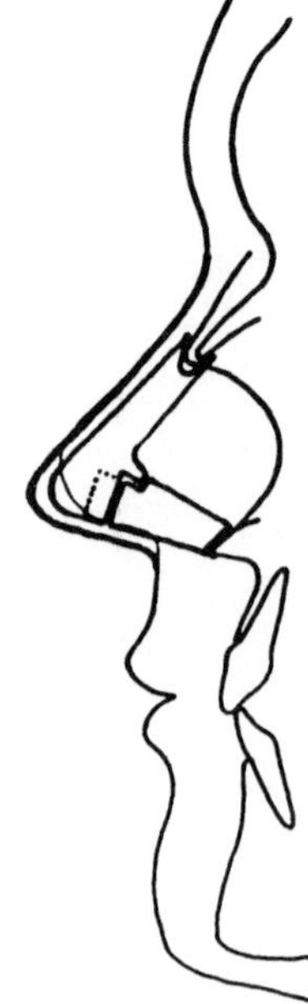

Abb. 3. Stabile Einfalzung im Bereich der Nasenspitze und Einlagerung der Spina nasalis anterior und des Nasenbeines

Tabelle 3. Spätergebnisse hinsichtlich Form und Funktion bei 52 Sattelnasen

Postoperative Ergebnisse/Sattelnasen					
Transplantat	Äußere Form		Funktion		Nachkorrektur
	Gut	Schlecht	Gut	Schlecht	
Ohrknorpel	6	–	6	–	1
Septumknorpel	3	–	3	–	–
Rippenknorpel	35	6	38	3	6
Cialitknorpel	2	–	2	–	–
Gesamt	46	6	49	3	7

1. Bei Implantation von Ohrknorpel war das Ergebnis hinsichtlich Form und Funktion zufriedenstellend. Eine Nachkorrektur in diesem Krankengut war wegen einer späteren Nasenverletzung notwendig.
2. Bei Verwendung von Septumknorpel zum Aufbau des knorpeligen Nasenrückens waren die Ergebnisse subjektiv und objektiv gut.
3. Die Probleme bei Korrektur der Sattelnase ergeben sich natürlich bei größeren Einsattelungen, die mit Rippenknorpel korrigiert werden müssen.
   Die äußere Form war in 35 Fällen gut, in 6 Fällen schlecht. Die behinderte Nasenatmung, vorwiegend bei Belastung, fanden wir in 3 Fällen. Die Nachkorrekturen bestanden vorwiegend in der Begradigung des Transplantates und in der Abrundung des eckig ausgefallenen Nasenrückens.

Zusammenfassung

Bei der Wiederherstellung von Form und Funktion bei Sattelnasen verschiedenen Grades kann die Transplantation von autologem und konserviertem Knorpel als Methode der Wahl empfohlen werden.

Bei Beachtung der angeführten Operationshinweise und besonders bei Anwendung von zweiteiligen Transplantaten sind die Nachkorrekturen relativ selten. Die gemachten Erfahrungen gestatten uns, die Verwendung eines zweiteiligen Knorpeltransplantates aus zwei Gründen zu empfehlen:

1. Es gelingt leichter, bei der Gestaltung des Transplantates postoperative Verkrümmung zu verhindern.
2. Bei diesem Vorgehen können zart dimensionierte Transplantate modelliert werden.

Literatur

Denecke HJ, Meyer R (1964) Plastische Operationen am Kopf und Hals, Bd I. Thieme, Stuttgart
Fries R, Platz H, Roscic Z (1979) Zur operativen Korrektur von Deformitäten des knorpeligen Nasenseptums. Fortschr Kiefer Gesichtschir Bd XXIV. Thieme, Stuttgart
Gibson T, Davis WB (1957) The Distorsion of autogenous cartilage grafts: Its cause and prevention. Brit J Plast Surg 10:257
Roscic Z, Fries R, Platz H (1979) Erfahrungen mit Knorpelimplantation bei der Korrektur von Sattelnaseln. Fortschr Kiefer Gesichtschir Bd XXIV. Thieme, Stuttgart, p 131
Schmid E (1961) Partielle und totale Nasenplastik. Fortschr Kiefer Gesichtschir Bd VII. Thieme, Stuttgart, p 23

Eine einfache Bestimmung des nasalen Atemwiderstandes vor und nach Rhinoplastik mit der Oscillationsmethode

P. Strauss und P. Pult

Wirichsbongardstraße 1, D-5100 Aachen

„Ästhetik der Funktion" bedeutet für den Patienten nach einem korrigierenden Eingriff an der Nase eine nicht behinderte Nasenatmung. Eine vor der Operation behinderte Nasenatmung soll gebessert werden, eine vor der Operation gestörte Atmung darf sich nicht verschlechtern. Messungen des nasalen Atemwiderstandes vor und nach einem operativen Eingriff sind deshalb genauso erforderlich wie eine fotografische Dokumentation der äußeren Nasenform. Die Messung des nasalen Atemwiderstandes ist dagegen ein „Stiefkind" geblieben, sie wird auch an großen gut ausgerüsteten Kliniken nicht so regelmäßig durchgeführt wie die Fotodokumentation. Dies ist in der umständlichen und im Einzelfall oft nur schwer reproduzierbaren Meß-Methode begründet.

Die bisher von HNO-Ärzten überwiegend durchgeführte *anteriore Rhinomanometrie* mißt für jede Nasenseite den Widerstand einzeln, es sind also zwei Messungen erforderlich. Aus beiden Meßergebnissen wird der für den Patienten wichtige Gesamtwiderstand errechnet. Außerdem muß zum Messen jeweils ein Nasenloch durch eine Olive dicht verschlossen werden, was durch Verformungen des Nasenvorhofs zu Ungenauigkeiten führt. Für die Beurteilung von Ergebnissen nach *Nasenoperationen* halten wir die Methode daher für weniger geeignet.

Die *posteriore Rhinomanometrie* mißt ohne Olive direkt über eine Atemmaske den Gesamtwiderstand. Sie verlangt aber ein Röhrchen im hinteren Rachenanteil. Nach eigenen Erfahrungen ist die Methode bei ein Viertel bis ein Drittel aller Probanden

Die Ästhetik von Form und Funktion
in der Plastischen u. Wiederherstellungschirurgie
Herausgegeben von G. Pfeifer

wegen durch das Röhrchen hervorgerufener Kontraktionen des Schlundes nicht möglich.

Die von uns dargestellt *Oscillationsmethode* mißt direkt den gesamten nasalen Atemwiderstand über eine Klarsicht-Atemmaske bei Ruheatmung. Die Methode hat sich mehr als 10 Jahre in der Funktionsdiagnostik der Lunge bewährt [3]. Sie eignet sich zur Messung des nasalen Atemwiderstandes wie Berdel und Koch beschrieben [1, 2]. Sie ist schnell und sicher und führt zu reproduzierbaren Ergebnissen. Die Messung kann durch sonstige Mitarbeiter durchgeführt werden und bedarf keiner besonderen Kenntnisse. Die Klarsicht-Atemmaske (eine Ambu-Maske) wird so an das Gesicht gedrückt, daß die Nase nicht berührt wird. Die Atmung erfolgt bei geschlossenem Mund durch die Nase, ruhig und gleichmäßig. Erst bei extrem forcierter Atmung steigt der Widerstandswert an, die Anforderungen an den Patienten, ruhig und gleichmäßig zu atmen, sind also gering. Der oscillatorische Widerstandswert wird direkt an einem Zeigerinstrument abgelesen – leider nicht digital. Wenn man die Werte jeder Nasenseite einzeln benötigt, kann jede Seite einzeln gemessen werden, in dem die andere Seite durch ein angefeuchtetes Wattestück verschlossen wird. Dieses verformt das Vestibulum nasi *nicht!* Ein Meßvorgang dauert nur etwa 3 min einschließlich Vorbereitung.

Von anderer Seite wurde gefordert, nicht den oscillatorischen Widerstand sondern den sogenannten Realteil des Widerstandes zu bestimmen. Hierzu benötigt man einen X-Y-Schreiber. Vergleicht man beide Werte bei Erwachsenen, so mißt man zweimal dasselbe: der Korrelationskoeffizient zwischen oscillatorischem Widerstand und Realteil ist 0,93. Es genügt also für unsere Belange die einfache und schnelle Ablesung des Zeigerinstruments.

Literatur

1. Berdel D (1983) Die Messung des Nasenwiderstandes mit der Vergleichs-Oszillationsmethode. Habilitationsschrift, Bonn
2. Berdel D, Koch U (1980) Messung der Nasenwiderstände (Rhinomanometrie) mit der Oszillationsmethode. Laryng Rhinol Otol 59:575–580
3. Smidt U, Muysers K (1971) Eine einfache Vergleichs-Oszillationsmethode zur objektiven Bestimmung der Strömungswiderstände in den Atemwegen. Progr Resp Res 6:402–407

Profilanalytische Untersuchungen an operierten Patienten mit isolierten Gaumenspalten unter besonderer Berücksichtigung ästhetischer Aspekte

U. Westermann[1] und D. Ihlow[2]

[1] Klinik für Kieferchirurgie und Plastische Gesichtschirurgie, Universitätsklinikum Steglitz der Freien Universität Berlin, Hindenburgdamm 30, D-1000 Berlin 45
[2] Abt. für Kieferorthopädie der Universitätszahnklinik der Freien Universität Berlin, Aßmannshauserstraße 9–12, D-1000 Berlin 33

Der operative Verschluß vollständiger isolierter Gaumenspalten erfolgt in der Regel zweizeitig. Dabei wird vielerorts bei der ersten Operation mit ca. 18 Monaten der Bereich des harten Gaumens durch das Untersteppen von Vomerlappen verschlossen. Die Operation der danach verbleibenden „unvollständigen" Gaumenspalte wird von vielen Kiefer-Gesichtschirurgen ca. 6 Monate später durch Verschiebeplastiken erreicht, wobei beidseits des Spaltbereiches Mucoperiostlappen gebildet werden, die von der Eckzahnregion in den weichen Gaumen reichen und deren laterale Grenzen paramarginal verlaufen. Um einen zweischichtigen Verschluß zu erhalten, werden dabei auch die nasalen Schleimhautblätter mobilisiert und vernäht. Durch die Präparation und die Luxation der Palatinalgefäße lassen sich dann die Mucoperiostlappen nach Lösung von der knöchernen Unterlage nicht nur locker medial adaptieren sondern in der Regel auch soweit nach pharyngeal verlagern, daß ein langer Gaumen mit funktionell gutem Velopharynxabschluß entsteht.

Kritiker dieses Operationsverfahrens meinen, daß durch die weitgehende Freilegung des Knochens, das Herausluxieren der Palatinalgefäße und sekundär resultierende Narbenzüge Störungen des Oberkieferwachstums entstehen können mit negativem Einfluß auf die Kieferrelation und das Profil des Patienten. Tierexperimentelle Untersuchungen (Herfert 1954, 1957; Kremenak et al. 1967) scheinen diese Befürchtungen zu stützen.

Um zur Klärung dieser Problematik beizutragen, wurden an der Klinik für Kieferchirurgie und Plastische Gesichtschirurgie des Berliner Universitätsklinikums Steglitz 58 Patienten, die im Alter von ca. 2 Jahren wegen einer isolierten, vollständigen Gaumenspalte entsprechend operiert worden waren, nachuntersucht. Das Durchschnittsalter dieser Probanden betrug 12,27 Jahre. Von allen Patienten wurden Profil- und en-face-Fotos sowie Fernröntgenbilder angefertigt und analysiert. Zum Vergleich der eigenen Ergebnisse mit Durchschnittswerten wurden Normalkollektive herangezogen.

Für die Profilanalysen wurden die Verfahren nach Schwarz, Hasund, Ivy, Subtelny, Burstone und Bowker/Meredith gewählt (Rakosi 1979).

Für die Profilanalyse nach Schwarz fanden sich hinsichtlich der Profilformen folgende prozentuale Verteilungen: Bei 56% der Fälle lag ein Vorgesicht, bei 24% der Fälle ein Mittelgesicht und bei 20% der Fälle ein Rückgesicht vor. Der Profilverlauf zeigte bei 3/4 der Patienten ein nach hinten schiefes Gesicht (72%). Ein nach vorn schiefer Profilverlauf lag bei 12% vor. 16% wiesen einen geraden Profilverlauf auf.

Die Ästhetik von Form und Funktion
in der Plastischen u. Wiederherstellungschirurgie
Herausgegeben von G. Pfeifer

Daraus ergibt sich, daß bei den untersuchten Patienten überwiegend Vorgesichter mit nach hintem schiefen Profilverlauf festzustellen sind.

Bei der proportionalen Beurteilung des Gesamtprofils konnten in etwa harmonische Aufteilungen der Gesichtsdrittel festgestellt werden. Das Kieferdrittel war dabei ca. 2% größer als Stirn und Nasendrittel. Das entspricht harmonischen Proportionen (Abb. 1).

Die proportionale Beurteilung der vorderen Gesichtshöhe, die sich durch das Verhältnis von Mittelgesicht zu Untergesicht ergibt, und normalerweise 45 : 55 beträgt, ergab mit einer Relation von 44,93 : 55,07 ebenfalls fast exakt die Normwerte (Abb. 2).

Auch bei der Beurteilung der Konvexität des Profils nach Subtelny konnten mit 176° für das skelettale Profil, 161° für das Weichteilprofil und 134° für das Gesamtprofil annähernd Normalwerte ermittelt werden (Abb. 3).

Zusätzlich wurden Analysen des Weichteilprofils nach Burstone und Bowker u. Merdith durch entsprechende Dickenmessungen durchgeführt. Dabei konnte festgestellt werden, daß die eigenen Untersuchungsergebnisse im Vergleich mit den von Burstone angegebenen Werten in allen Bezugspunkten geringeres Ausmaß aufwiesen. Das Weichteilprofil ist in seiner Dicke demnach insgesamt bei unserem Patientenkollektiv dünner (Abb. 4).

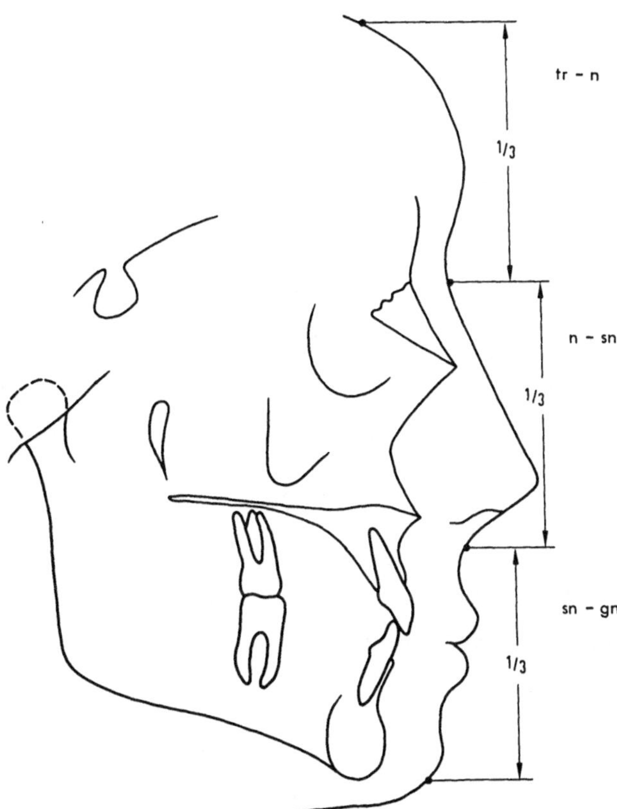

Abb. 1. Ideale Proportionierung des Profils

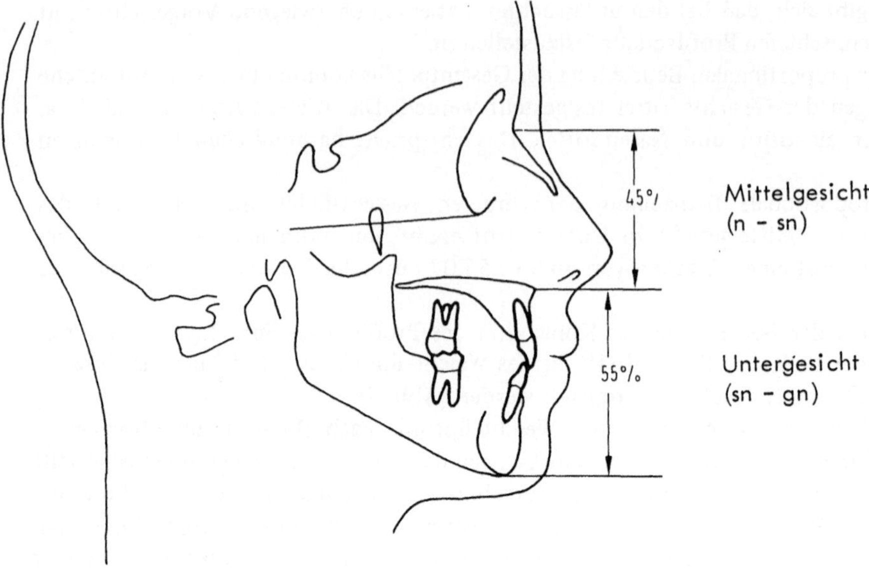

Abb. 2. Proportionen der vorderen Gesichtshöhe

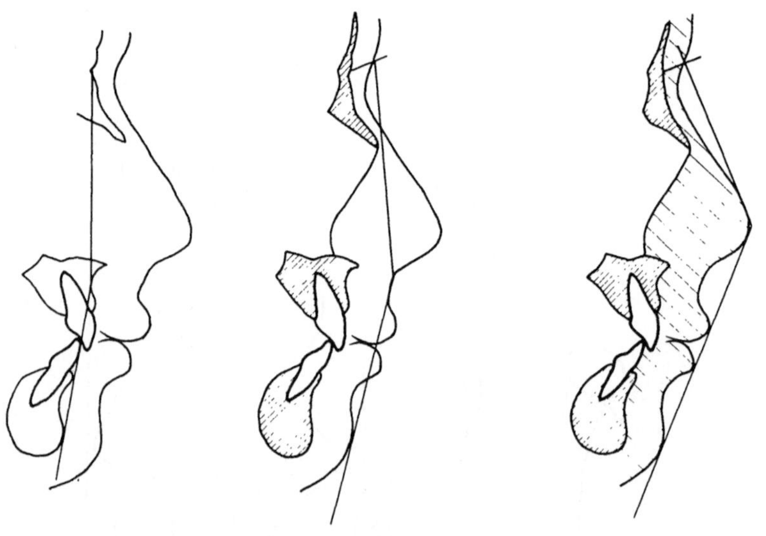

Abb. 3. Konvexität des Profils

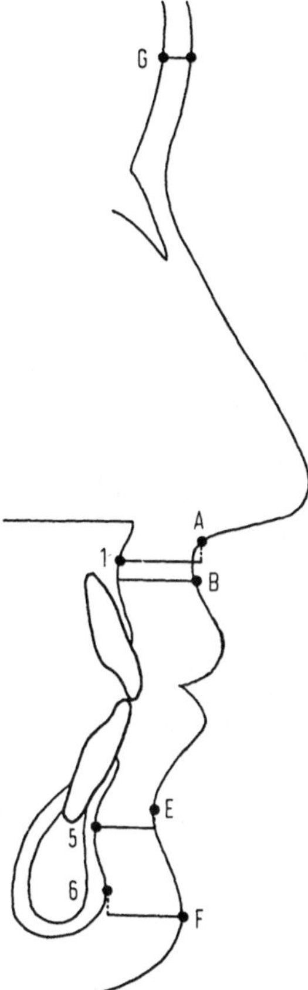

Abb. 4. Dicke des Weichteilprofils

Entsprechende Analysen der Weichteildicke des Profils nach Bowker u. Meredith ergaben hingegen bis auf ein deutlich dünneres Weichteilpogonion vergleichbare Werte mit Normalkollektiven.

Zusammenfassend kann festgestellt werden, daß bei den an unserer Klinik operierten Patienten mit vollständigen isolierten Gaumenspalten keine Unterentwicklung im Mittelgesichtsbereich profilanalytisch feststellbar ist. Es überwiegt deutlich der Profiltyp mit nach hintem schiefen Vorgesicht und leichter Vergrößerung des Kieferdrittels. Der überwiegend gefundene fliehende Profilverlauf schließt in diesem Zusammenhang eine Wachstums- und Entwicklungshemmung der Maxilla durch intraoperative Ablösung des Mucoperiostes, Herausluxieren der Palatinalgefäße und sekundär resultierende Narbenzüge aus.

Da die Gaumenspaltplastik mit Mucoperiostiellappen hinsichtlich der Rückverlagerung der Gaumenweichteile und der Heilung optimale funktionelle Ergebnisse bietet (Stellmach 1974), kann in epiperiostal gebildeten Lappenplastiken keine Alternative gesehen werden.

Die Meßergebnisse der Profilanalysen belegen eine Minderentwicklung im Bereich der Mandibula. Der Zusammenhang zwischen Unterkieferentwicklungshemmung und isolierten Gaumenspalten, wie er von einigen Autoren (Westermann und Merker 1982) diskutiert wird, könnte durch diese Ergebnisse gestützt werden.

Literatur

Herfert O (1954) Experimenteller Beitrag zur Frage der Schädigung des Oberkieferwachstums durch vorzeitige Gaumenspaltoperation. Zahn Mund Kieferheilkd 20: 369–381

Herfert O (1957) Tierexperimentelle Untersuchungen über die Wertigkeit des Brückenlappens (Axhausen) und des Palatinallappens (Stiellappens) bei Gaumenplastik. Fortschr Kiefer Gesichtschir 3:326–333

Kremenak CR, Huffmann WC, Olin WH (1967) Growth of maxillae in dogs after palatal surgery: I Cleft Palate J 4:6–17

Rakosi Th (1979) Atlas und Anleitung der praktischen Fernröntgenanalyse. Hanser, München Wien

Stellmach R (1974) Kopf- und Hals-Chirurgie, Chirurgie der häufigen Fehlbildungen des Gesichtes, Bd 2, 1. Thieme, Stuttgart

Westermann U, Merker H-J (1982) Über den Einfluß der Unterkieferentwicklung auf die Entstehung von Gaumenspalten im Tierexperiment. Dtsch Zahnaerztl Z 37: 375–376

Ästhetische Aspekte bei der Spät-Rehabilitation des Spaltträgers

B. Reil-Ehlers

Klinik für Kiefer- und Plastische Gesichtschirurgie der Universität (Direktor: Prof. Dr. Dr. J. Lentrodt), Westdeutsche Kieferklinik, Moorenstraße 5, D-4000 Düsseldorf

Ästhetische Aspekte spielen nicht nur bei der Primärversorgung von Lippen-Kiefer-Gaumenspaltträgern, sondern auch bei deren Spät-Rehabilitation eine bedeutsame Rolle.

Unter Spät-Rehabilitation sind hier abschließende Maßnahmen zur Rehabilitation des erwachsenen Spaltträgers zu verstehen, wobei sich die Anforderung in ästhetischer Hinsicht nicht nur auf Weichteilkorrekturoperationen, wie Narbenkorrekturen im ehemaligen Spaltbereich der Lippe, Korrekturen an der Lippenrotweißgrenze, Angleichung unterschiedlicher Lippenrotfülle oder die Verschmälerung des bei doppelseitigen Spalten häufig zu breiten Philtrums beschränken, sondern sich auch auf die gelegentlich notwendigen Korrekturen am knöchernen Gesichtsskelett und die häufig anfallenden Korrekturen der typischen Spaltnasendeformitäten erstrecken.

Die Ästhetik von Form und Funktion
in der Plastischen u. Wiederherstellungschirurgie
Herausgegeben von G. Pfeifer

Um ästhetisch und auch kaufunktionell befriedigende Resultate zu erzielen, ist eine genaue kephalometrische Auswertung sowie eine sorgfältige Operationsplanung und oft eine kieferorthopädische Vorbehandlung unabdingbar.

Ausgeprägte Deformitäten der sogenannten Spaltnase lassen sich u.E. nur mit der offenen Operationsmethode zufriedenstellend beheben und sollten logischerweise immer erst nach der skelettalen Rehabilitation erfolgen.

Die Abb. 1 bis 3 zeigen den Zustand vor und nach operativer Korrektur einer ausgeprägten spaltbedingten Dysgnathie, die einseitig durch eine Le Fort I-Osteotomie zur Oberkiefervorverlagerung kombiniert mit einer Progenieoperation nach Obwegeser Dal Pont angegangen wurde. Die Korrektur der Spaltnase erfolgte mittels offener Methode und Osteotomie der knöchernen Breitnase in einer zweiten operativen Sitzung (s. Abb. 4, 5).

Kleine Korrekturen an der Oberlippe und eine Reduktion des ausgeprägten Unterlippenrots können noch eine weitere Verbesserung des bisher erzielten Gesamtergebnisses bewirken.

Doch nicht nur das äußere Erscheinungsbild ist in ästhetischer Hinsicht von Bedeutung, sondern ebenso eine fehlerfreie Sprechfunktion. Die Operation bzw. Reoperation von Gaumenspalten im Erwachsenenalter kann, wie die Abb. 6 und 7 zeigen, in Verbindung mit einem postoperativen Sprechtraining noch durchaus befriedigende Resultate zeitigen.

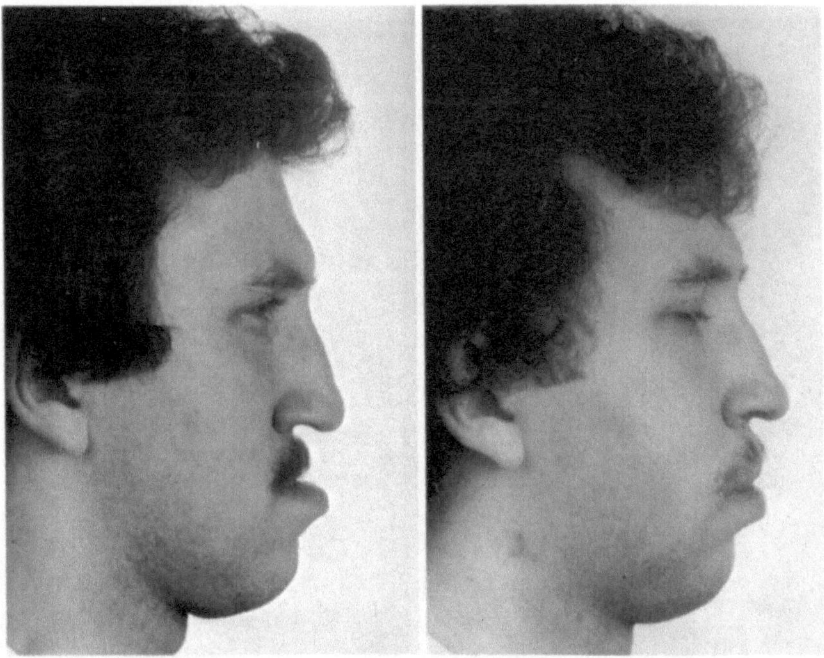

Abb. 1. Pat. B.H., Zustand vor und nach Le Fort I-Osteotomie des Oberkiefers und Progenie-Operation

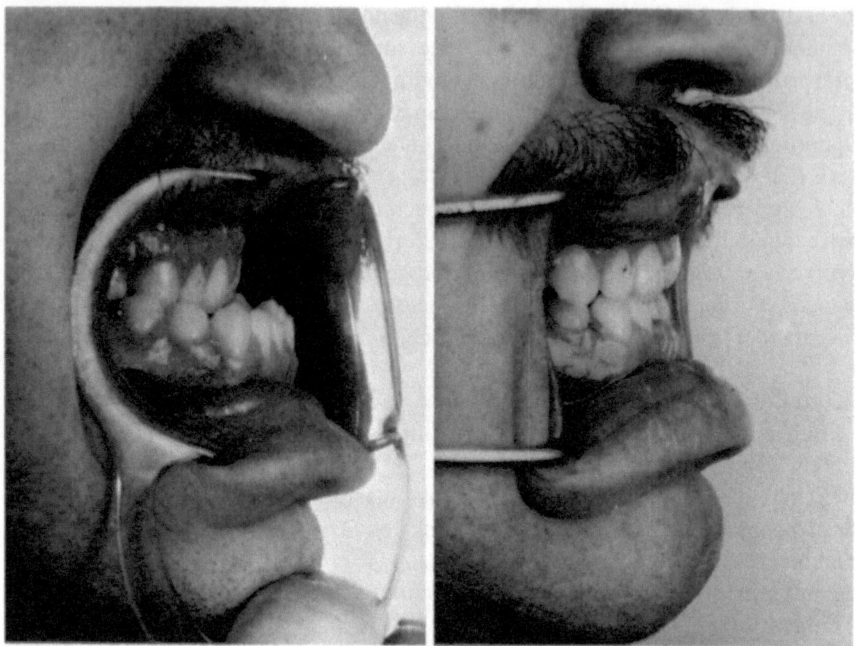

Abb. 2. Pat. B.H., Occlusion vor und nach Le Fort I-Osteotomie des Oberkiefers und Progenie-Operation

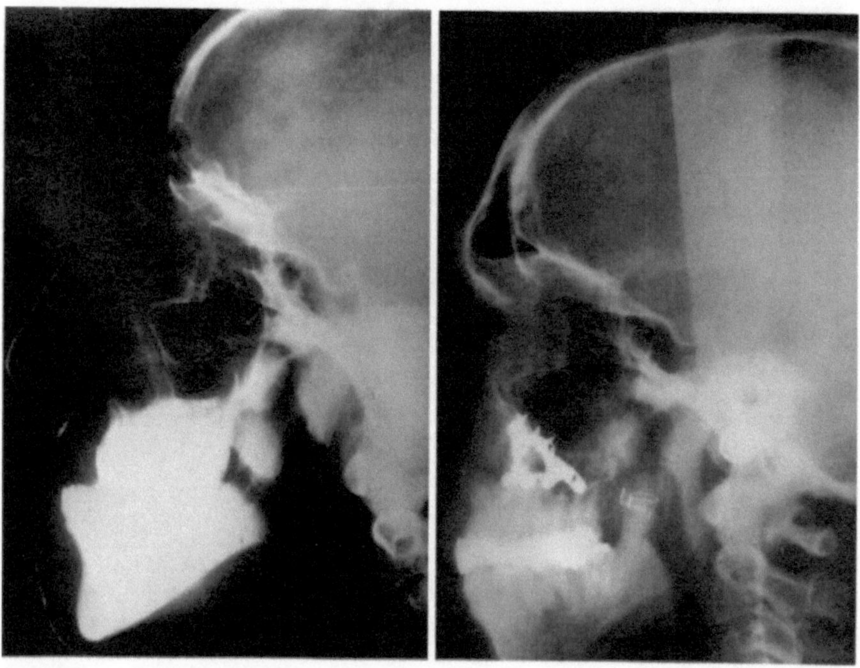

Abb. 3. Pat. B.H., Fernröntgenaufnahme seitlich vor und nach Le Fort I-Osteotomie und Progenie-Operation

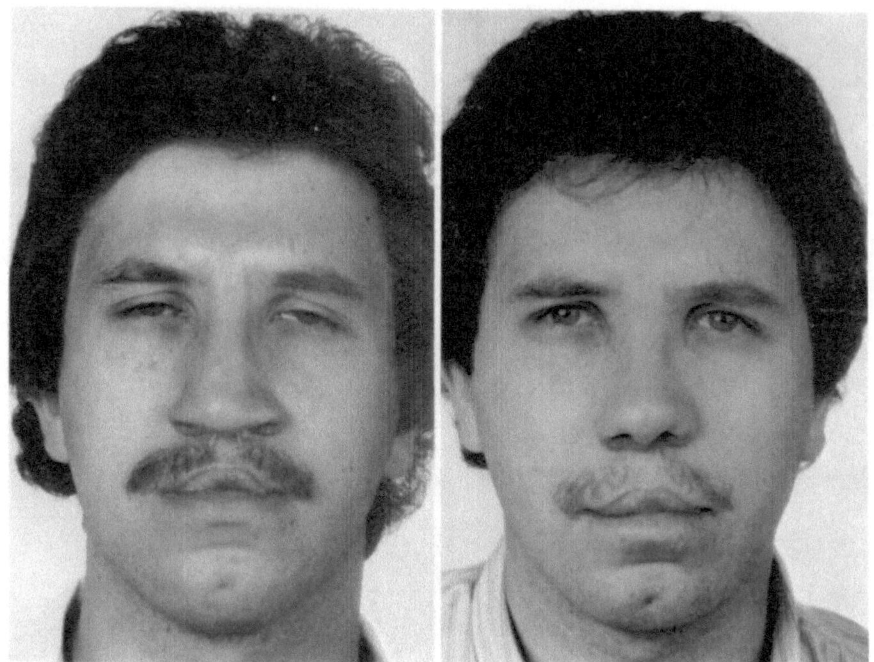

Abb. 4. Pat. B.H., Zustand vor und nach Nasenkorrektur mit der „offenen Methode"

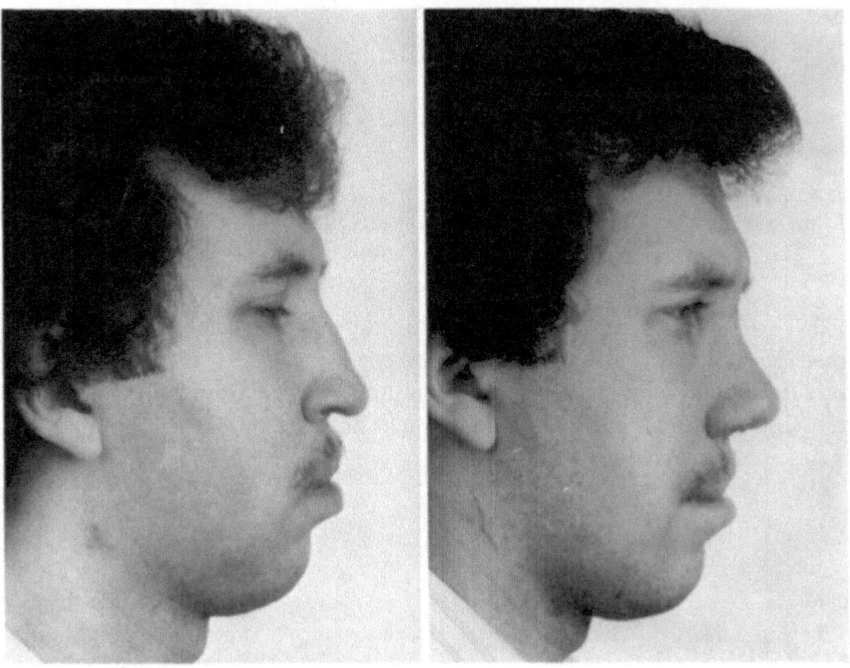

Abb. 5. Pat. B.H., Zustand vor und nach Nasenkorrektur mit der „offenen Methode"

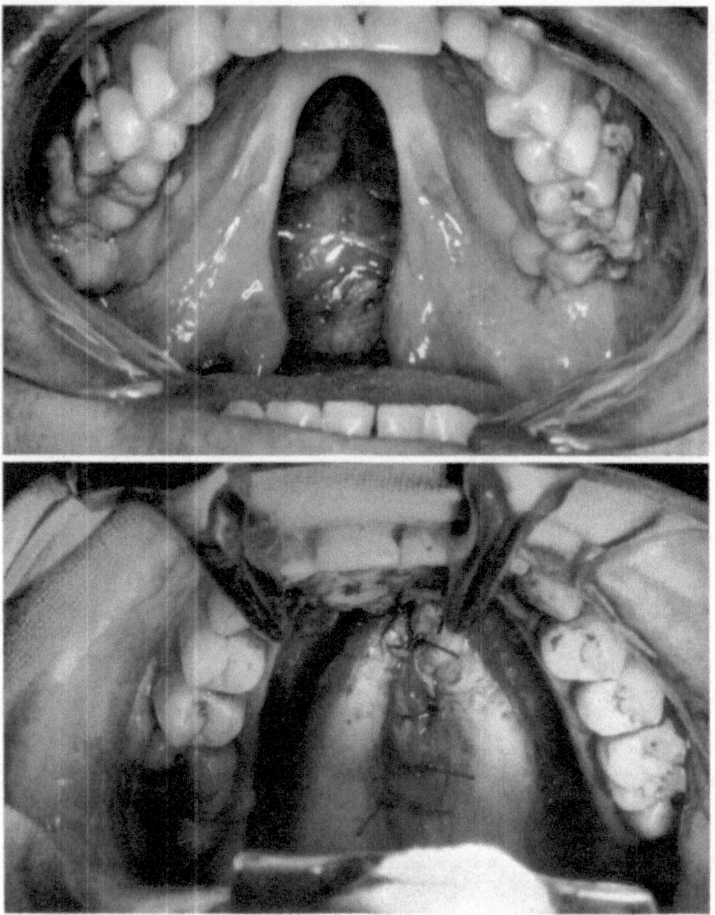

Abb. 6. Pat. B.E. *Oben:* Offene, subtotale Erwachsenengaumenspalte. *Unten:* Zustand nach operativem Verschluß in der Stiellappentechnik

Selbst sehr breite Restlöcher lassen sich mit der wenn auch etwas aufwendigen sog. Tunnellappen-Methode erfolgreich verschließen.

Schlußendlich sollte nicht nur aus kaufunktionellen Gründen, sondern auch zur ästhetischen Abrundung des Gesamteindrucks auf eine optimale prothetische Versorgung des Spaltträgers hingewirkt werden.

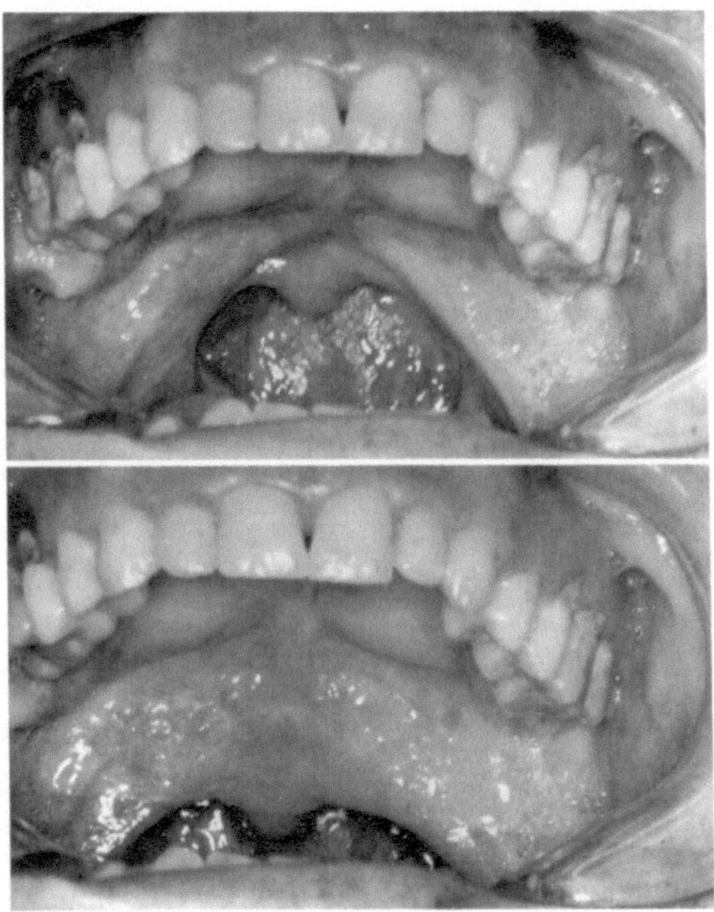

Abb. 7. Pat. B.E. *Oben:* Gaumen in Phonationsstellung. *Unten:* Gaumen in Ruhelage

Die Chirurgie der Mißbildungen der Ohrmuschel und des Mittelohres

H. Weerda

Universitäts-Hals-Nasen-Ohrenklinik, Killianstraße, D-7800 Freiburg

In der Mißbildungschirurgie hat sich in den letzten Jahren zunehmend eine fachübergreifende Zusammenarbeit entwickelt, bei zusätzlichen Extremitätenmißbildungen wird die Operationsplanung mit den Orthopäden, bei zusätzlichen Gesichtsdysplasien mit den Kieferchirurgen abgestimmt. Über unseren Anteil an der Mißbildungschirurgie möchte ich berichten.

Die Chirurgie der mißgebildeten Ohrmuschel und des mißgebildeten Mittelohres hat in den letzten 20 Jahren erhebliche Fortschritte gemacht. Die bekannten Einordnungen der Mißbildungen sind für unsere Chirurgie nur bedingt verwertbar.

Die Chirurgie der Ohrmuschelmißbildung

Geringgradige Mißbildungen (Dysplasie I. Grades)

Der angewachsene Lobulus und die *Makrotie* werden durch Keilexcisionen behandelt.

Die abstehende Ohrmuschel. Es wird von den plastischen Chirurgen die Schnittechnik nach Converse bevorzugt. Weniger häufig werden die Nahttechnik nach Musterade oder die Technik nach Stentström und ihre Modifikationen (Staindl 1980) angewendet.

Wir bevorzugen eine eigene Modifikation der Converse-Technik, dabei dünnen wir mit einer Diamantfräse den Knorpel an den Stellen aus, an denen Converse inzidiert.

Wir haben so etwas mehr Spielraum in der Faltung der Ohrmuschel und können diese Technik vor allem in der Chirurgie der Mißbildungen einsetzen (Weerda 1982, 1984).

Geringgradige und mittelgradige Tassenohrdeformitäten. Bei diesen Ohren sind Teile der oberen Ohrmuschel nach vorne unten geklappt. Wir formen die Anthelix mit unserer Frästechnik und richten so die Scapha auf (Weerda 1982 und 1984). Der abgetrennte Helixrand wird in Anlehnung an eine Methode von Alexander und Tanzer (1974) angeheftet, durch Knorpelhinterfütterung verstärkt und die vorher abpräparierte Haut wieder fixiert (Weerda 1982).

Andere Methoden wurden von Musgrave oder Stephenson angegeben.

Mittelgradige Mißbildungen (Dysplasie II. Grades)

Schwere Tassenohrdeformitäten (Mikrotie I. und II. Grades). Bei diesen Mißbildungen (Abb. 1a) spalten wir den Mittelteil der Ohrmuschel auf (Abb. 1b), den zu weichen Ohrmuschelknorpel stabilisieren wir mit einem autogenen Rippenknorpelgerüst (Abb.

Die Ästhetik von Form und Funktion
in der Plastischen u. Wiederherstellungschirurgie
Herausgegeben von G. Pfeifer

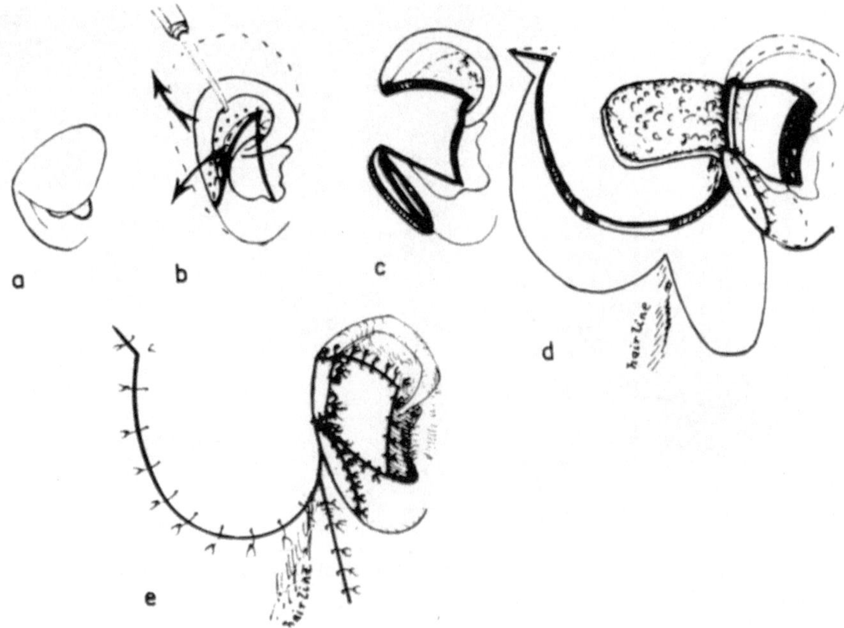

Abb. 1a–e. Schema der Vergrößerung von Miniohren und schweren Tassenohrdeformitäten. **a** Dystopes Tassenohr, **b** Keilförmige Incision (– – – Normale Ohrmuschelgröße), **c** Die beiden Ohrmuschelhälften werden auseinandergezogen; Defekt im Mittelteil, **d** Einfügen eines autogenen Rippenknorpelgerüstes, ein „Rotations-Transpositionslappen" ist zur Deckung des Gerüstes hinter dem Mitteldefekt incidiert, **e** Zustand nach Ohrmuschelvergrößerung

1c, d). Die Vorderseite wird mit einem regionalen Rotations-Transpositionslappen, die Rückseite im zweiten Schritt mit dicker Spalthaut abgedeckt. Eine Verbesserung der Form kann dann in weiteren Schritten erfolgen (Abb. 1c; Weerda 1982; Abb. 2).

Schwere Mißbildungen (Dysplasie III. Grades = Mikrotie III. Grades)

Ähnlich wie bei den Dysplasien II. Grades wird hier das Rudiment in einen oberen und unteren Teil aufgespalten, ein Stützgerüst aus Rippenknorpel eingefügt, in mehreren Sitzungen das Ohr abgehoben und das Relief verfeinert (Abb. 3). Bei starker Behaarung wird vorher Vollhaut transplantiert.

Die Chirurgie der Mittelohrmißbildung

Mit der Audiometrie und der hochauflösenden Computertomographie sind wir in der Lage, uns ein recht genaues Bild über den Grad der Mißbildung zu machen. Um eine genaue Aussage über Mittel- und Innenohranlage machen zu können, haben wir zunächst einen Atlas erstellt, in dem Normaltomogramme der gleichen Schicht der Miß-

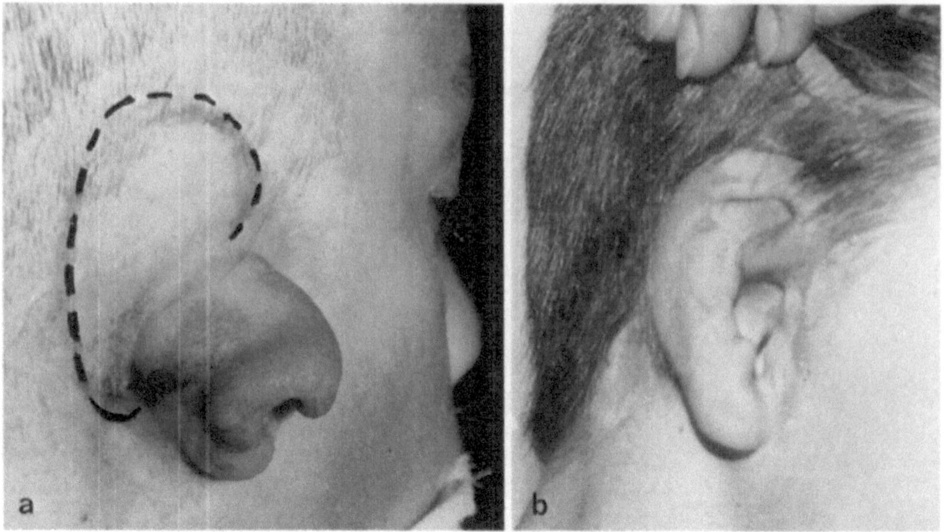

Abb. 2. **a** Hochgradige, dystope Tassenohrdeformität, **b** Zustand nach Rekonstruktion in vier Einzelschritten (s. Abb. 1)

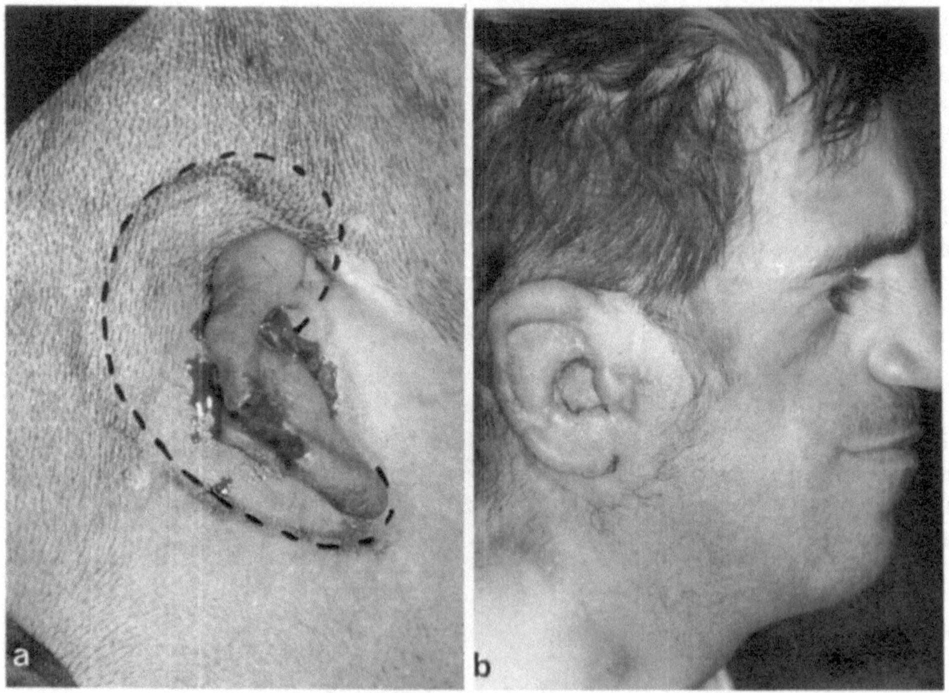

Abb. 3. **a** Treacher-Collins-Syndrom mit Mikrotie III. Grades (– – – normale Ohrmuschelgröße), **b** Zustand nach vier Rekonstruktionsschritten

Tabelle 1. Unser Behandlungskonzept bei ein- und doppelseitiger Ohrmuschelmißbildung und Atresia auris

	Mißbildung	Zeitpunkt der OP Atresie Mittelohr	Mikrotie	Hörgerät	Bemerkungen
1	einseitig	spät			auf Wunsch, ein Ohr hört gut
			ab 5 J.	O	in 3–5 Schritten
2	einseitig oder beidseitig	sofort	wie 1 oder 3		absolute Indikation: Fisteln Infekte Cholesteatom
3	beidseitig			5–7 Mo.	Knochenleitungshörgerät (KLH)
		ab 4 J.			schlechteres Ohr: bei gutem Hörgewinn wie 1
			ab 5 J.		in 5–7 Schritten
				ca. 6 J.	HdO- oder IdO-Gerät nach Abschluß des Ohrmuschelaufbaus

bildungs-Computertomogramme gegenübergestellt werden (Bockenheimer St, Weerda H et al. 1984).

Bei einseitiger Atresia auris lehnen wir in der Regel einen Mittelohraufbau ab (Tabelle 1), da bereits beim Anlegen eines neuen Gehörganges in einem hohen Prozentsatz eine Restenosierung auftritt. Bei der Nachkontrolle von 89 Atresie- unm Mittelohroperationen bei Patienten mit einer Mikrotie II. und III. Grades fanden wir, daß bis zu vier Eingriffe notwendig waren, um in 79,5% der Fälle einen weiten Gehörgang zu erhalten. Zusätzlich wurde in etwa 50% der Fälle eine erneute Revision des Mittelohres notwendig, in etwa 30% sogar eine dritte und vierte Revision.

Eine relativ hohe Komplikationsrate ist zu erwarten. So fanden wir bei etwa 18% dieser Ohren später eine chronische Otitis media. Die Schalleitungsschwerhörigkeit konnte im Durchschnitt nur um 17 dB gebessert werden, das entspricht dem Literaturdurchschnitt (Wigand 1978; Wurzer 1983; Plester 1984). In 36,5% war kein Hörerfolg zu erzielen.

Unsere Operationsplanung haben wir in Tabelle 1 zusammengefaßt:

Bei doppelseitiger Atresia auris wird das Kind im ersten Lebensjahr mit einem Knochenleitungshörgerät versorgt. Ab dem 4.–5. Jahr wird ein einseitiger Mittelohraufbau durchgeführt (Abb. 4a). Bei gutem Hörerfolg erfolgt dann ab dem 5. Lebensjahr in mehreren Schritten der beidseitige Ohrmuschelaufbau (Abb. 4b) und anschliessend die Versorgung mit einem HdO-Hörgerät (Abb. 4c, d).

Das zweite Mittelohr operieren wir in der Regel – wie die einseitige Atresie – nur auf besonderen Wunsch nach Aufklärung beim erwachsenen Patienten.

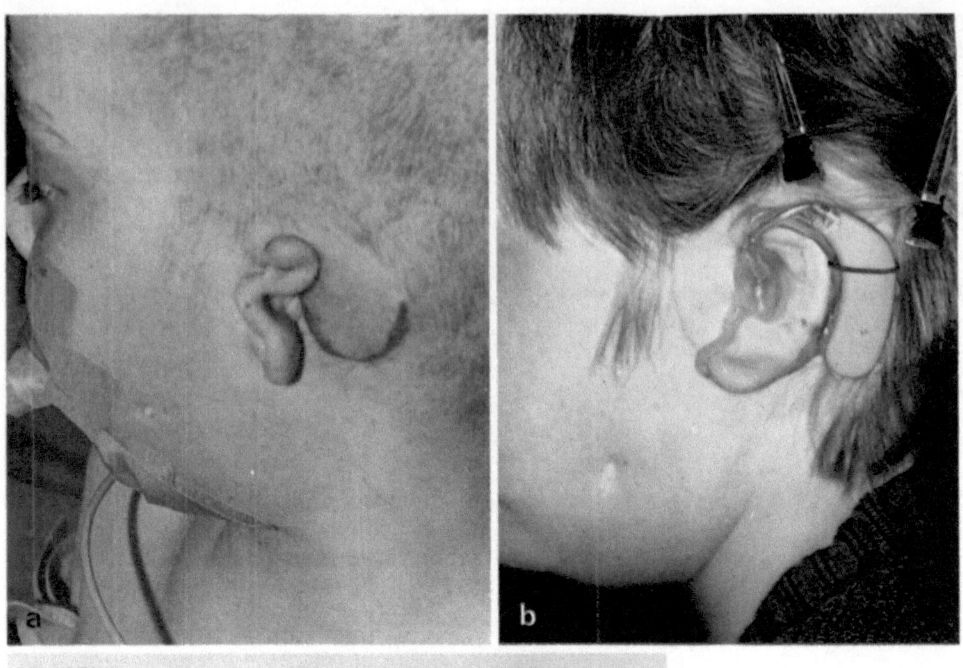

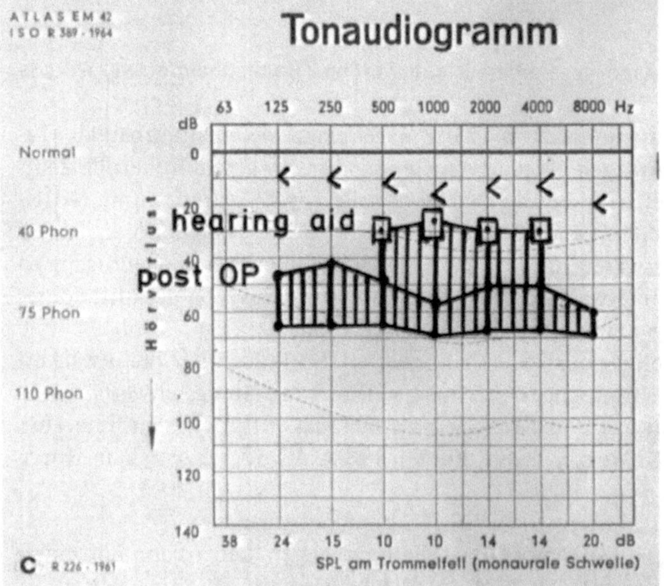

Abb. 4. a Mittelohraufbau links bei beidseitiger Atresie und Mikrotie III. Grades. **b** Ohrmuschelaufbau und Versorgung mit einem HdO-Gerät. **c** Hörgewinn nach Mittelohraufbau und Anpassung eines HdO-Gerätes

Literatur

Bockenheimer St, Weerda H, Hartenstein V (1984) Das hochauflösende Computertomogramm des Felsenbeines bei Ohrmuschelmißbildungen. (Ein Vergleich mit der normalen Felsenbeinanatomie). Arch Otorhinolaryngol Verhandlungsbericht, Teil II

Plester P (1984) Wann man ein Ohr nicht operieren sollte. Laryngol Rhinol 63:386–388

Staindl O (1980) Zur Korrektur der abstehenden Ohrmuschel. HNO (Berl) 28:234–240

Tanzer B (1974) Correction of microtia with autogenous costal cartilage. In: Tarzer B, Edgerton M (eds) Symposium on reconstruction of the auricle, Vol X. Mosby, St. Louis

Weerda H (1982) Unsere Erfahrungen mit der Chirurgie der Ohrmuschelmißbildungen. Laryngol Rhinol 61:346–349. Teil I: Die Chirurgie einfacher Mißbildungen, p 350–353. Teil Teil II: Die Chirurgie der Makrotie und des Tassenohres, p 493–496. Teil III: Das „Miniohr" und das stark deformierte Tassenohr, p 497–500. Teil IV: Die Makrotie

Weerda H (1984) Die Chirurgie der kindlichen Ohrmuschelmißbildung. Laryngol Rhinol 63:120–122

Wigand M (1978) Tympano-meatoplastie endaurale, pour les atresies congenitales severe de l'oreille. Rev Laryngol 99:15

Wurzer H, Behbehani A (1982) Funktionelle Ergebnisse bei einseitiger Gehörgangsatresie. Larnygol Rhinol 62:663–666

Chirurgische Konzepte für die Wiederherstellung der fehlenden Ohrmuschel. Historische Übersicht und Versuch einer Bestandsaufnahme

A. Berghaus und F. Toplak

HNO-Klinik und Poliklinik, Klinikum der FU Berlin, Hindenburgdamm 30, D-1000 Berlin 45

Die beiden Hauptprobleme bei der Ohrmuschelrekonstruktion sind so alt wie die Geschichte dieser Operation selbst und haben an Aktualität bis heute nichts verloren: Sie liegen – wie von Ammon und Baumgarten [1] bereits 1842 feststellten – in der Bereitstellung eines geeigneten Stützgerüstes und dessen Hautbedeckung. Mangels optimaler Lösungen geht die Suche nach dem besten Gerüstmaterial und der geeignetsten Operationstechnik unvermindert weiter, wobei leicht vergessen wird, daß eine große Zahl von Untersuchern in der Vergangenheit mit den unterschiedlichsten Implantatmaterialien bereits einschlägige Erfahrungen gesammelt hat. Da die Operation vergleichsweise selten durchgeführt wird, sind diese Erfahrungen vorwiegend in verstreuten Einzeldarstellungen wiedergegeben, eine komplette Übersicht ist schwer zu erlangen.

Die Ästhetik von Form und Funktion
in der Plastischen u. Wiederherstellungschirurgie
Herausgegeben von G. Pfeifer

Wir haben uns die Aufgabe gestellt, alle Berichte von Autoren, die sich mit der Ohrmuschelrekonstruktion befaßt haben, zusammenzutragen. Auf diese Weise soll ein Überblick über alle bisher bekannten und verwendeten Implantate, Transplantate und Operationstechniken gewonnen werden. Darüber hinaus haben wir versucht, durch die Registrierung aller erwähnten Komplikationen bei den mitgeteilten Fällen und gleichzeitige Erfassung der für die Korrektur erforderlichen Einzeloperationen objektive Kriterien für die Vor- und Nachteile verschiedener operativer Techniken aus den Angaben in der Literatur zu gewinnen. Beantwortet werden sollte letztlich auch die Frage, ob aus der bisher vorliegenden Literatur eine Bevorzugung eines bestimmten Materials oder einer bestimmten Operationstechnik abgeleitet werden kann.

Angesprochen sind dabei in erster Linie die heute wohl am deutlichsten konkurrierenden Materialien: Autogener Rippenknorpel und Silikon; daneben aber auch alle anderen alloplastischen Materialien sowie Composite Grafts vom gesunden Ohr, konservierter Knorpel usw.

Die gewissenhaft zusammengetragenen Quellen datieren aus vorchristlicher Zeit (Sushruta, Samshita, Indien, 600 vor Christus) bis in das Jahr 1984. Da die Literatursuche nicht regional begrenzt wurde, kann ein Anspruch auf Vollständigkeit nicht erhoben werden, allerdings wird die Untersuchung ständig fortgesetzt. Eine Bearbeitung der gesamten erfaßten Literatur findet sich in der Dissertation von F. Toplak.

Erfaßt wurden über 200 Autoren uns insgesamt über 3 300 rekonstruierte Ohrmuscheln. Aus der Fülle der gewonnenen Daten und Erkenntnisse können hier nur Einzelaspekte angesprochen werden. Historisch interessant ist die Tatsache, daß lange Zeit – und zwar bis in das auslaufende 19. Jahrhundert hinein – die *Total*rekonstruktion einer Ohrmuschel auch von namhaften Chirurgen wie Dieffenbach, Nelaton, Fritze, Reich u.a. für nicht durchführbar gehalten wurde, während *Teil*rekonstruktionen schon aus dem alten Indien, aus Alexandrien und später Italien überliefert sind.

Wenn man von dem rein theoretischen, vom Erstbeschreiber nie ausgeführten Vorschlag einer Ohrmuschelrekonstruktion ohne Stützgerüst (V. Szymanowsky 1870) (Abb. 1) und dem untauglichen Versuch der Verbesserung dieser Technik durch subcutane Injektion von Vaseline (V. Hacker 1901) absieht, dann fanden wir die ersten Berichte über eine chirurgische Ohrmuscheltotalrekonstruktion bei Kuhnt (Jena 1890), sowie bei Randall (Philadelphia/USA), der im Jahre 1893 ein Gerüst aus frischem Kaninchenknorpel benutzte [2], sowie bei Werner Körte im Jahre 1905 [3]. Körte war im Städtischen Krankenhaus Am Urban in Berlin tätig und benutzte – angeregt durch Franz König aus Altona – ein „keilförmiges Ohrteil ganzer Dicke" von der gesunden Seite – das man heute wohl als „Composite Graft" bezeichnen würde – zusammen mit der Mastoidhaut der erkrankten Seite und einem freien Hauttransplantat für die Operation. Erich Lexer und Ernst Eitner gehörten zu dem guten Dutzend Nachfolgern Körtes, die diese Technik übernahmen. Wir fanden sie zuletzt mitgeteilt von Gabka (1972) und Corgney (1974), der eine systematische Analyse der verwendbaren Teile des nicht betroffenen Ohres durchgeführt hat. Obwohl vereinzelt immer wieder Versuche der Ohrmuschelrekonstruktion ohne Stützgerüst durchgeführt wurden – z.B. Berger 1907; Beck 1925; De River 1926 und zuletzt Sarig 1982 – galt doch in der Folgezeit die Aufmerksamkeit der Suche nach dem optimalen Gerüstmaterial. Dabei stiegen die Ansprüche auch an die Ästhetik des Ergebnisses zunehmend. Suraci

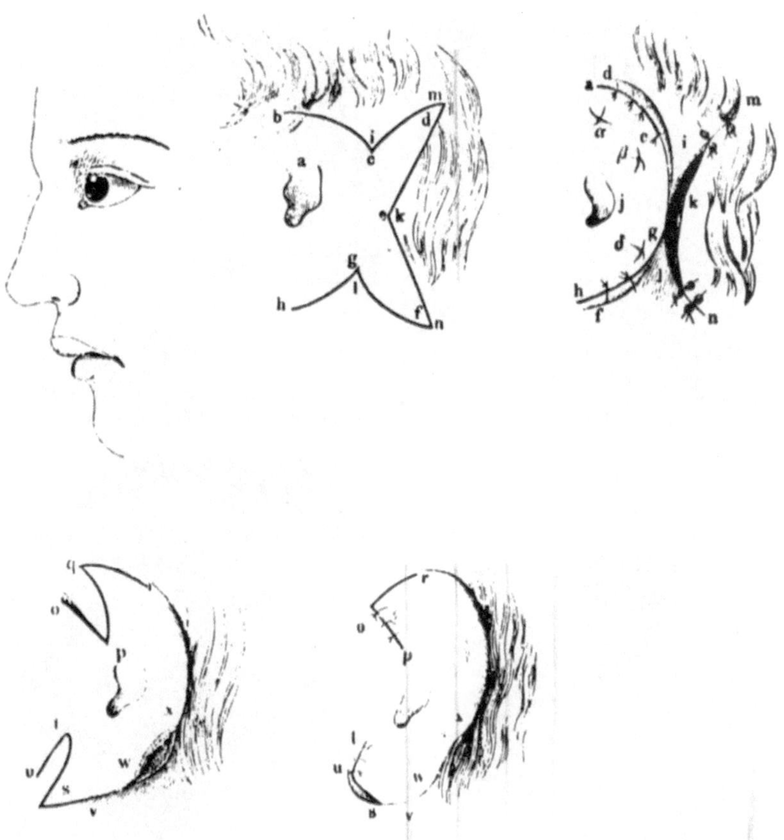

Abb. 1. Theoretischer Vorschlag nach von Szymanowsky (1870)

formulierte später (1944) seine Forderungen an das Ziel der Ohrmuschelrekonstruktion in 7 Punkten:

1. Die korrekte Größe,
2. gleiches Aussehen wie das Gegenohr,
3. gleicher Ohr-Kopfwinkel,
4. gleiche Ohrhöhe,
5. Haltbarkeit des Ergebnisses in Größe und Form,
6. Wahl des richtigen Stütz- und Weichteilgewebes für die exakte Formung,
7. die Hautfarbe muß der des Gegenohres entsprechen.

Sehr früh wurde bereits der später am meisten gebräuchliche autogene Rippenknorpel verwendet: Viktor Schmieden an der Königlich-Chirurgischen Universitätsklinik Berlin ließ 1908 ein mit diesem Material zunächst unter der Bauchhaut gebildetes Ohr mit Hilfe eines „gestielten, plastischen Wanderlappens" (Abb. 2) – bekannt als „Italienische Methode" – in den Defektbereich wandern [4]. Im anglo-amerikanischen Raum war Sir Harold Gillies (1920) nach unseren Nachforschungen der erste, der aus autogenem Rippenknorpel eine Ohrmuschel rekonstruierte. Von den über 40 durch das verwendete Gerüstmaterial unterscheidbaren Operationstechniken sollen

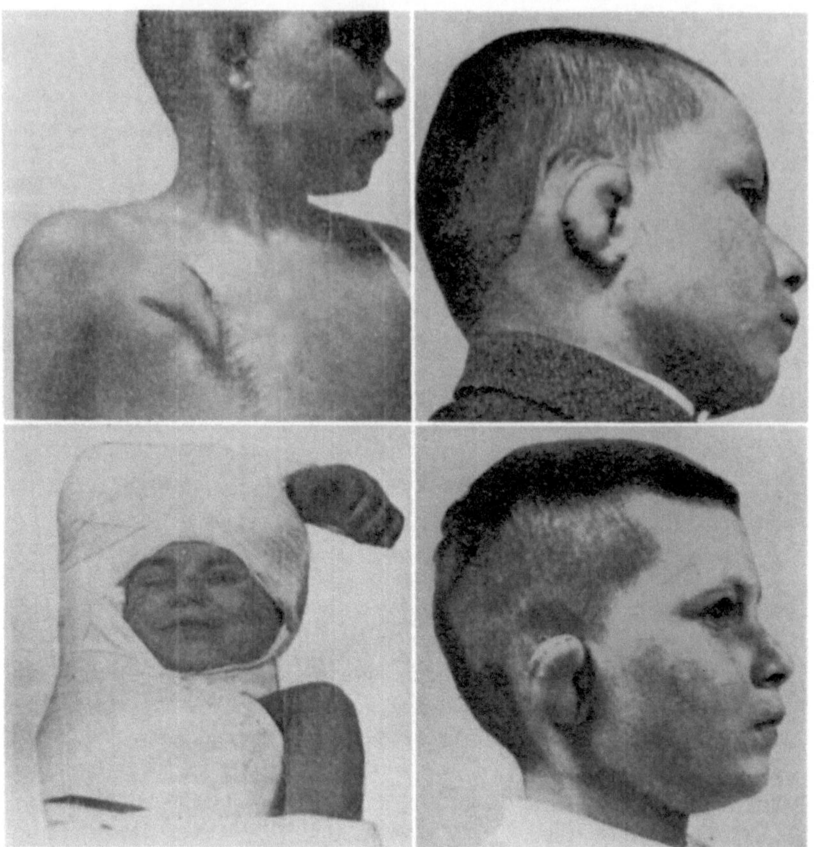

Abb. 2. Ohrmuschelrekonstruktion mit autogenem Rippenknorpel nach V. Schmieden [Aus: V. Schmieden (1908)]

im folgenden nur einige kurz erwähnt werden: Autogener Tibiaknochen (Joseph 1916), Iliacaknochen (Gillies 1937), Mastoidknochen (Gillies 1937; Cotin 1978, 1983). Autogener Nasen-Septumknorpel (Graham 1927); mütterlicher Knorpel (Gillies 1937; zuletzt Peet 1971); allogener, konservierter Ohrknorpel (Kirkham 1940; zuletzt Campbell 1983); allogener Rippenknorpel (Pierce und O'Connor 1939; zuletzt Wiecko 1980); autogene Rippenknorpelsplitter, als „diced cartilage" bekannt geworden (Peer und Young 1943/1944; später auch von Aufricht u.a. übernommen, zuletzt Limberg 1961); allogene Rippenknorpelsplitter (Yarchuk 1958; Limberg 1961; Aleksandrov 1963); Ochsenknorpel (Gillies 1951); Kalbsknorpel (Farkas 1958); allogener Meniscus (Mir y Mir 1952; Broadbent 1956; zuletzt Pitanguy 1958, der auch autogenen Meniscus verwendet hat). Schließlich können noch getrennt hervogehoben werden alle die Verfahren, bei denen die genannten Materialien untereinander oder mit weiterem Material kombiniert werden.

Angesichts der Nachteile, die die Entnahme von autogenem Material für den Patienten mit sich bringt – zusätzliche Operationsfelder, Gefahr des Verbiegens oder

der Resorption u.a. – taucht immer wieder der Wunsch nach einem unkomplizierten, ohne zusätzliche Eingriffe am Patienten leicht zu gewinnenden und doch gut vertragenen Implantatmaterial auf. Dies führt einerseits zur Anwendung von z.B. Elfenbein (Eitner 1918; Joseph 1930), andererseits schon früh zur Suche nach einem geeigneten alloplastischen Material. Die beobachtete Resorption auch von autogenem Rippenknorpel veranlaßte u.a. Ombredanne zur Verwendung von Acryl und später Polyäthylen anstelle des autogenen Materials.

Neben Kautschuk (Esser 1935), Tantaldraht (Greenley 1946; zuletzt Bäckdahl 1954), Acrylglas (Malbec 1952 und vor allem Matthews 1961; sowie Herrmann 1963) kamen Polyäthylen (Rubin 1948), Röntgenfilmfolie (Bäckdahl 1954), Polyamid (Meyer 1955) und später vor allem Silikon (Cronin 1966; zuletzt Ohmori 1984) und Teflon (Edgerton 1969), neuerdings auch poröses Polyäthylen (Senechal 1981; Berghaus 1982) zur Anwendung, womit nur die wichtigsten Materialien genannt sind.

Von den insgesamt über 40 unterscheidbaren Verfahren werden nach unseren Erkenntnissen in den letzten 10 Jahren noch 8 angewendet.

Ist es nun möglich, die Ergebnisse aller erfaßten Autoren irgendwie miteinander zu vergleichen? Obwohl dieses Verfahren einige Probleme mit sich bringt – wie etwa die uneinheitliche Nomenklatur bei der Angabe von Komplikationen und das häufige Fehlen von Daten in den Publikationen – haben wir versucht, den einzelnen Mitteilungen unter Abwägung von objektiv positiven und objektiv negativen Aspekten der Operationsverfahren einen rechnerisch ermittelten Punktewert zuzuordnen.

Gestützt auf die von Sanvenero-Rosselli (1932, 1964) treffend und knapp aufgestellte Forderung, daß „innerhalb kürzester Zeit mit der geringsten Anzahl von Eingriffen das beste Ergebnis" erreicht werden solle, wird bei unserem Rechenverfahren als positiv angesehen eine lange postoperative Beobachtungsdauer mit erhaltenem Operationsergebnis, negativ erscheinen dagegen viele einzelne Operationssitzungen, zusätzliche Operationsfelder außerhalb der Ohrregion und natürlich die postoperativen Komplikationen, die sich aus Früh- und Spätkomplikationen zusammensetzen. So kann eine postoperative Eiterung zunächst ohne Verlust des ganzen Ohres abheilen, dasselbe Ohr kann aber nach Jahren dennoch durch Abstoßung des Implantates oder Knorpelschrumpfung zum Mißerfolg werden.

Die Gesamtzahl der von einem Autor mit einer bestimmten Technik rekonstruierten Ohren findet dadurch Berücksichtigung, daß die Komplikationen in Prozent aller Rekonstruktionen angegeben werden. Um die Frühkomplikationen – die ja nicht unbedingt zum Verlust der neuen Ohrmuschel führen müssen – nicht überproportioniert zu wichten, wird deren Prozentzahl jeweils nur zu 1/10 bewertet, während der Prozentsatz der Spätkomplikationen, die – wie etwa die „Resorption" – den Mißerfolg der Operation bedeuten können, ungeteilt in die Berechnung eingeht.

Der Berechnungsmodus für den von uns ermittelten Punktewert für die einzelnen Verfahren sei am Beispiel der Autoren „A" und „B" in Tabelle 1 veranschaulicht. Im Prinzip sind auch andere Rechenweisen denkbar – etwa die Bildung eines Quotienten – die Relationen dürften aber erhalten bleiben. Es wird in jedem Fall deutlich, daß diese Auswertung nur durchgeführt werden kann, wenn die Ergebnisse vom Autor mit ausreichender Transparenz publiziert wurden. Hier finden sich z.T. erhebliche Lücken.

Von aktuellem Interesse ist nur die Auswertung von Techniken aus den letzten 10 Jahren, die in Tabelle 2 wiedergegeben sind.

Tabelle 1. Unser Bewertungsmodus an zwei Beispielen

Zwei Bewertungsbeispiele: Bewertungskriterien	Autor A Autogen. Rp.-knorpel (publ. 1982)	Autor B Silikon (publ. 1974)
1. Beobachtungszeitraum in Jahren	+ 8	+ 5
2. Operationssitzungen	– 4	– 4
3. Operationsfeld außerhalb Ohrregion	– 3	– 1
4. Prozentzahl Frühkomplikationen (x 0,1)	– 16	– 5,6
5. Prozentuale Spätkomplikationen	– 95	– 9
Bewertungspunkte	– 110	– 14,6

Tabelle 2. Ermittelte Basisdaten und Aufstellung der nach 1975 noch mitgeteilten Verfahren

Quellen:				
	Publikationen	404		
	Autoren	205		
	Fälle	3346		
	Gerüstmaterialien	42		
Aktuelle Rekonstruktionsverfahren		Fälle	Autoren	Publ.-Zeitraum
1. Autogen. Rpn.-knorpel		1592	69	1908–1983
2. Silikon		615	15	1966–1984
3. Allogen. Rpn.-knorp.-teil		142	3	1958–1975
4. Allogen. Rpn.-knorpel		104	15	1939–1980
5. Autogen. Knorp.-komb.		75	5	1963–1983
6. Autogen. Knochen		56	5	1916–1983
7. Allogen. Ohrkn. (konserv.)		35	4	1940–1983
8. Polyethylen (porös)		4	2	1981–1984

Will man für einzelne Gerüstmaterialien typische Komplikationen benennen, so muß man ebenfalls auf die von den Autoren publizierten Angaben zurückgreifen. Wir fanden z.B. bei den beiden in den letzten Jahren gebräuchlichsten Verfahren jeweils am häufigsten die in Tabelle 3 zusammengestellten Angaben. Hier ist nicht die prozentuale Häufigkeit der Komplikationen gemeint, sondern die Häufigkeit, mit der von den Operateuren über ihr Auftreten berichtet wird.

Welchen Einfluß auf das Langzeitergebnis außer dem Implantatmaterial auch die Operationstechnik haben kann, läßt sich eindrucksvoll am Beispiel der sogenannten „Fan flap"-Technik demonstrieren. Dieses Verfahren, das in seinen Grundzügen bereits 1963 von Herrmann und Zühlke als „Perichondrisierung" des Stützgerüstes beschrieben und angewendet wurde [5], ist 1976 von Fox und Edgerton modifiziert bekannt gemacht worden [6]. Das Verfahren beruht auf dem Prinzip, daß ein Implantat oder Transplantat durch die Umhüllung mit Schädelperiost (Herrmann und Zühlke

Tabelle 3. Komplikationen bei autogenem Rippenknorpel und Silikon. Angegeben ist die Anzahl der Autoren (in Prozent), die die jeweilige Komplikation im eigenen Patientengut beobachtet haben

Autogener Rippenknorpel		Silikon	
69 Autoren = 100%		15 Autoren = 100%	
Hautnekrosen, Knorpelaustritt	29%	Gerüstentnahme	80%
Verbiegen, Verstreigen		Gerüstaustritt	60%
Schrumpfen	20%	Infektion	46%
Knorpelresorption	19%		
Pleurariß	10%		
Infektion	9%		

1963) bzw. vascularisierter Temporalisfascie (Fox und Edgerton 1976) einen vitalen Schutzmantel erhält, der nicht nur die Gefahr von Hautperforationen und Nekrosen reduziert, sondern auch die Bedeckung des so umhüllten Gerüstes mit einem freien Hauttransplantat in einer Sitzung erlaubt (Abb. 3). Brent (1983) hat die „Fan flap“-Technik im Detail weiterentwickelt, indem er die Temporalisfascie der gesunden

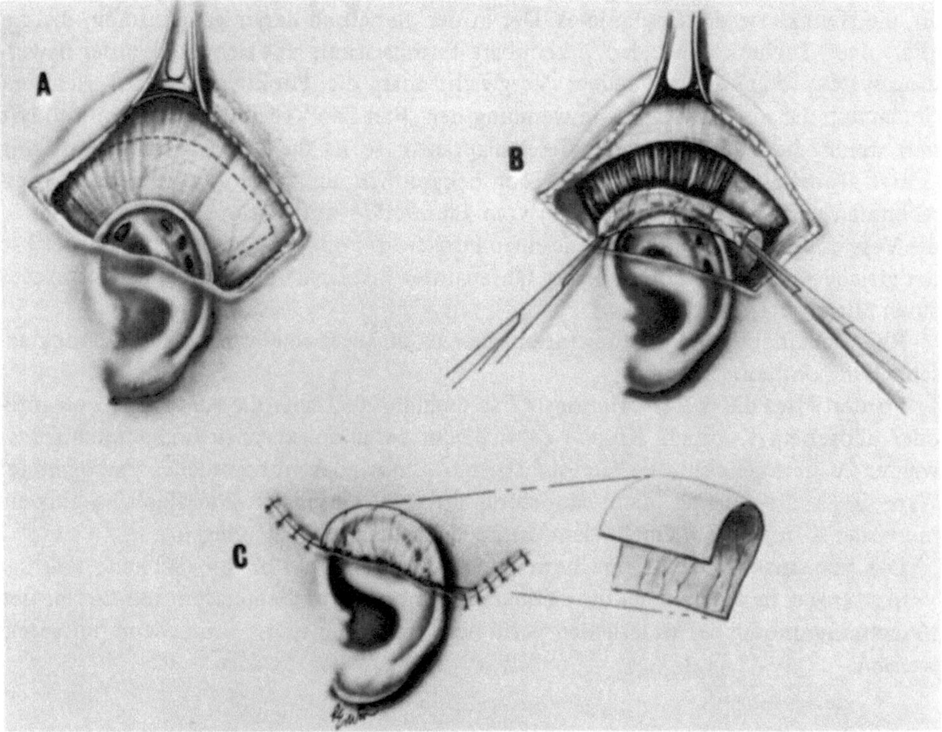

Abb. 3. Originaldarstellung der Fan Flap-Technik von Fox u. Edgerton [Aus: Fox u. Edgerton (1976)]

Tabelle 4. Verbesserung der Bewertungszahl (Mittelwert) durch Anwendung der Fan Flap-Technik bei autogenem Rippenknorpel und Silikongerüsten

Auswertung der mitgeteilten Ergebnisse			
	Fälle	Autoren	Mittelwert
Autogener Rippenknorpel	1238	32	–22,6
Silikon	412	12	–46,3
Anwendung der „Fan Flap"-Technik			
	Fälle	Autoren	Mittelwert
Autogener Rippenknorpel	44	2	–0,6
Silikon	186	4	+ 0,9

Gegenseite als freien Lappen verwendet und – z.B. bei Verbrennungsschäden – durch Mikrogefäßanastomose auf der erkrankten Seite anschließt. Zwar hat Dufourmentel (1958) bereits die mit einem freien Hauttransplantat ummantelten Temporalgefäße für die Ohrmuschelrekonstruktion genutzt, jedoch dienten sie ihm lediglich als Schutz für die Helixkante des Implantates. Der in den Berichten derjenigen Autoren, die die „Fan flap"-Technik anwenden, erkennbare Enthusiasmus läßt sich durch unser Bewertungssystem objektiv begründen: Vergleicht man die Punktwertung bei gleichem Gerüstmaterial mit bzw. ohne Anwendung der „Fan flap"-Technik (der Begriff erklärt sich durch die Fächerform des Fascienlappens), so ist die Verbesserung augenfällig (Vergl. Tabelle 4): Für Ohmori – der bekanntlich Silikongerüste verwendet – errechneten wir aus seiner Publikation vom Jahre 1974 mit 116 operierten Fällen ohne die Verwendung der Temporalfascie einen Punktwert von -14,6; später (1984) erreichte der gleiche Autor mit 156 operierten Ohren unter Einsatz des beschriebenen Verfahrens einen Mittelwert von +0,6.

Rein spekulativ sind Überlegungen, die sich an diese relativ neue Entwicklung anschließen könnten:

Fördert etwa die gut vascularisierte Fascienhülle auf Dauer die Resorption von auto- oder allogenem Knorpel? Kommt es vielleicht bei alloplastischen Implantaten später wieder zu den gefürchteten Gerüstaustritten – nur eben mit zeitlicher Verzögerung? Wäre dies nicht der Fall, dann wäre durch die Anwendung der „Fan flap"-Technik ein moderner Kunststoff erstmalig dem Knorpelgerüst eindeutig überlegen.

Das von uns vorgeschlagene Bewertungssystem eröffnet die Möglichkeit, derartige Vermutungen in einen objektiv meßbaren Rahmen zu stellen, sofern nur die für den Berechnungsmodus erforderlichen Kriterien transparent und umfassend mitgeteilt werden.

Literatur

1. Ammon von FA, Baumgarten M (1842) Otoplastik. In: Dr. Friedrich August von Ammon und Dr. Moritz Baumgarten. Die plastische Chirurgie nach ihren bisherigen Leistungen kritisch dargestellt. G. Reimer, Berlin, p 249–254
2. Randall BA (1893) An attempt to replace an auricle bitten off in childhood. Arch Otol 22:163–165
3. Körte W (1905) Fall von Ohrenplastik, Sitzung am 13.11.1905. Verh fr Vrgg Chir Berlins 18:91–92
4. Schmieden V (1908) Der plastische Ersatz von traumatischen Defekten der Ohrmuschel. Klin Wochenschr 31:1433–1435
5. Herrmann A, Zühlke D (1964) Periost als Ersatz des Perichondriums bei Wiederaufbau der Ohrmuschel. Langenbecks Arch Klin Chir 306:59–65
6. Fox JW, Edgerton MT (1976) The fan flap: An adjunct to ear reconstruction. Plast Reconstr Surg 58:663–667

Der Temporalismuskellappen zur Ersatzplastik des Isthmus faucium

G. Habel und R. Becker

Abt. für Mund- und Kiefer-Gesichtschirurgie, Universitätsklinik für Zahn-, Mund- und Kieferkrankheiten, Waldeyerstraße 30, D-4400 Münster

Zur Deckung operationsbedingter Tumordefekte der Schlundregion wurden bisher Obturatorprothesen, Zungenlappen, Pharynxlappen und Stirnlappen einzeln oder in Kombination verwendet. Als alternative Ersatzplastik haben wir seit zwei Jahren in 34 Fällen von radikal operierten T_1- und T_2-Tumoren den Temporalismuskel zur Rekonstruktion von Anteilen der seitlichen Pharynxwand, des Recessus piriformis, des Gaumensegels, der Wange, der seitliche Zungen- und Mundbodenregion, sowie zur plastischen Deckung der eröffneten Kieferhöhle eingesetzt (Abb. 1).

Die Verwendung des Temporalismuskellappens geht bereits auf Golovine (1898) zurück. Bakamjian (1963, 1975) hat die Verwendung des Muskellappens für die Mundhöhle inauguriert. Die Schnittführung verläuft vom Tragus in die behaarte Schläfenregion. Nach Retraktion der Kopfschwarte wird der Muskel einschließlich Fascie und Pericranium mit caudalem Gefäßstiel mobilisiert. Der Stirnast des N. facialis, der den Oberrand des Jochbogens ca. 3–4 cm dorsal des lateralen Augenwinkels kreuzt, ist durch subfasciale Präparation über dem anterioren Muskelanteil zu schonen (Ozersky u. Mitarb 1980). Die Jochbogenresektion ermöglicht einen weitreichenden Durchzug des Muskels über eine Tunnelbildung in die Mundhöhle (Bradley u. Brockbank 1981).

Die Verwendung des Temporalismuskels weist gegenüber der Stirnlappenplastik (McGregor 1963) wesentliche Vorteile auf:

Die Ästhetik von Form und Funktion
in der Plastischen u. Wiederherstellungschirurgie
Herausgegeben von G. Pfeifer

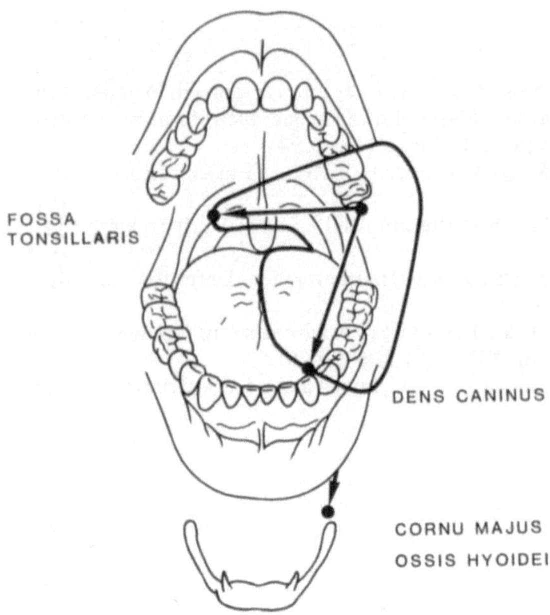

Abb. 1. Der Rotationsbogen des Temporalismuskels erreicht die kontralaterale Tonsillenregion, die homolaterale Eckzahnregion und das große Zungenbeinhorn. Das Substitutionsareal umfaßt maximal 4 x 5 cm

- Der Lappen kann in einer Sitzung definitiv eingelagert werden; eine spätere Lappenstieldurchtrennung erübrigt sich.
- Die Spenderregion ist wenig auffällig, da die Operationsnarbe im wesentlichen in der behaarten Kopfhaut liegt, und die Konturdifferenz im Bereich der Fossa infratemporalis sich bei den meisten Patienten im Laufe eines Jahres weitgehend zurückbildet (Abb. 2a, b).
- Der anschmiegsame Muskellappen ermöglicht eine den wechselnden Konturen der Mundhöhle angepaßte Deckung. Gegenüber dem rigiden Stirnlappen, der äußeres Integument und Hautanhangsgebilde trägt, ist die Rekonstruktion mit dem elastischen Temporalismuskel, der sich spontan epithelisiert, physiologischer.

Als besonders vorteilhaft muß die funktionelle Wiederherstellung in den folgenden drei Situationen herausgestellt werden:

1. Die Rekonstruktion der seitlichen Pharynxwand und des Zungengrundes inklusive Recessus piriformis gelingt in einer Weise, die in vielen Fällen die Schluckfähigkeit erneut garantiert.
2. Als Ersatzplastik nach Hemiglossektomie verhindert der Temporalismuskel die Fixation der Restzunge an die Wange. Die Zungenbeweglichkeit wird damit erhalten, folglich auch die Sprachfunktion und Nahrungsaufnahme verbessert.
3. Nach Hemiresektion oder Totalresektion des Gaumensegels kann eine überraschend gute Wiederherstellung des velopharyngealen Abschlusses erzielt werden. Bei der Lappeneinlagerung im Bereich des Gaumensegeldefektes ist jedoch eine gewisse

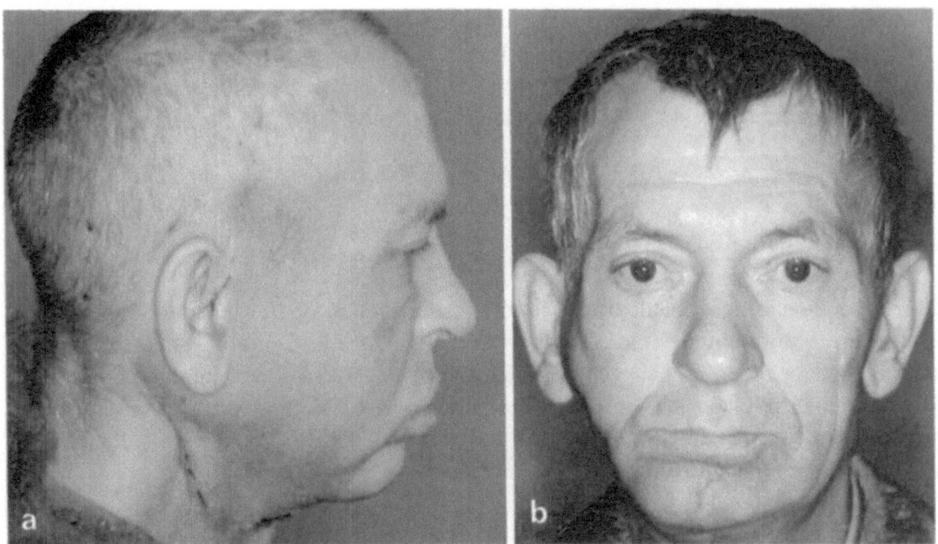

Abb. 2. **a** Profilansicht: Zustand 2 Wochen nach Temporalismuskeltransposition rechts. **b** Frontansicht desselben Patienten 6 Monate später

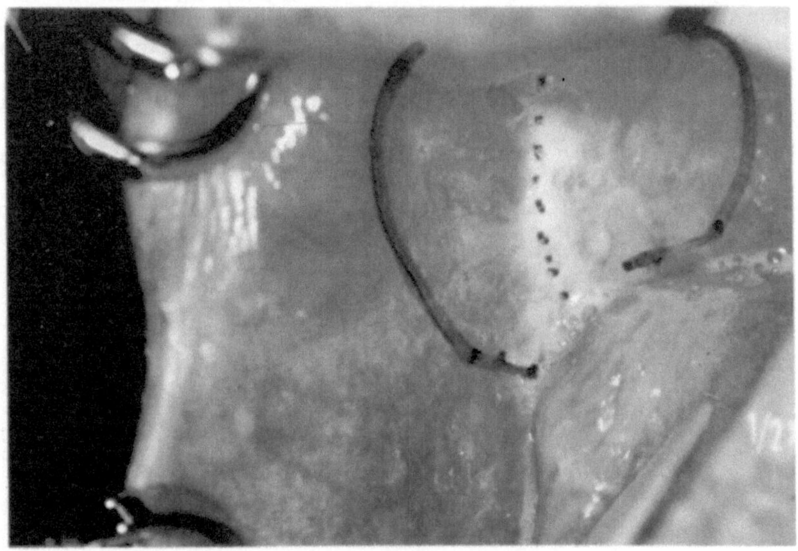

Abb. 3. Zustand 1 Jahr nach OP eines Carcinoms des Sulcus glossopalatinus und Temporalismuskelplastik mit Ersatz des Gaumensegels (Sprache vollwertig!)

postoperative Schrumpfungstendenz durch eine nach dorsal reichende Überkorrektur zu empfehlen. Wir haben mit diesen Rekonstruktionsmaßnahmen und zum Teil mit logopädischer Hilfe, bei 7 Patienten, die im Rahmen der Tumorresektion auch einen Gaumensegeldefekt aufwiesen, wieder eine vollwertige Sprache erzielen können (Abb. 3).

Zusammenfassung

Zur Weichteildeckung ausgedehnter Defekte nach radikal operierten Carcinomen der postcaninen Mundhöhlen- und Oropharynxregion ist die Temporalismuskellappenplastik gegenüber der früher geübten Stirnlappenplastik vorzuziehen. Der flexible Muskellappen ermöglicht in Form einer einfachen und sicheren Definitivrekonstruktion kaum gekannte Möglichkeiten der funktionellen Wiederherstellung der alimentären Gleitrinne, der Zungenmotilität und der velopharyngealen Phonation.

Literatur

1. Bakamjian VY (1963) A technique for primary reconstruction of the palate after radical maxillectomy for cancer. Plast Reconstr Surg 31:103
2. Bakamjian VY, Souther SG (1975) The use of temporal muscle flap for reconstruction after orbitomaxillary resections for cancer. Plast Reconstr Surg 8:171
3. Bradley P, Brockbank J (1981) The temporalis muscle flap in oral reconstruction. J Max Fac Surg 9:139
4. Golovine SS (1898) Procédé de cloture plastique de l'orbite après l'exénteration. Arch d'Opht 18:679
5. McGregor (1963) The temporal flap in intra-oral cancer: its use in repairing the post-excisional defect. Br J Plast Surg 16:318
6. Ozersky D, Baek SM, Biller HF (1980) Percutaneous identification of the temporal branch of the facial nerve. Ann Plast Surg 4:4, 276

Ergebnisse der operativen Behandlung bei angeborenem Schiefhals

J. Heisel und E. Schmitt

Orthopädische Universitätsklinik, D-6650 Homburg/Saar

Vorbemerkungen

Der *angeborene Schiefhals* beruht auf einer Kontraktur des *M. sternocleidomastoideus*. Klinisch führt dies zu der typischen Kopfneigung zur Seite der Muskelverkürzung sowie Kopfdrehung zur nicht betroffenen Seite.

Die *Ätiologie* der Torticollis ist noch nicht vollständig geklärt, in der Literatur werden hereditäre Faktoren, intrauterine Zwangshaltungen, geburtstraumatische oder ischämische Einflüße diskutiert [2, 5, 6].

Konservative Behandlungsmaßnahmen mit krankengymnastischen Dehnungsübungen und Redressement sind im Säuglingsalter bis etwa zum ersten Lebenshalbjahr teilweise erfolgreich. In der Mehrzahl der Fälle verbleibt jedoch eine deutliche Kopffehlhaltung, die dann sekundäre Veränderungen wie Gesichtskoliosen und cervicale und thorakale Fehlschwingungen der Wirbelsäule (Abb. 1) einleiten kann. Im allgemeinen wird deshalb eine operative Korrektur empfohlen, die wir bei ausgeprägten

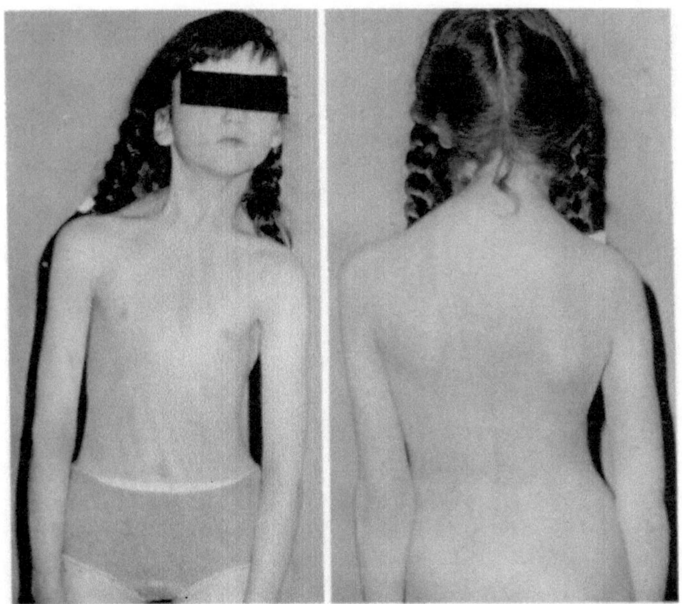

Abb. 1. Deutliche *sekundäre linkskonvexe Thoralskoliose* bei musculärem Schiefhals. 11jähriges Mädchen, keine Primärbehandlung erfolgt

Die Ästhetik von Form und Funktion
in der Plastischen u. Wiederherstellungschirurgie
Herausgegeben von G. Pfeifer

Fällen schon im 1. Lebensjahr, sonst meist im Kleinkindesalter durchführen. Wir bevorzugen hier die *offene biterminale Ablösung* des M. sternocleidomastoideus am Mastoid sowie an der Clavicula. Dieser Eingriff bietet eine relativ sichere, bleibende Erfolgschance, wenn er ausreichend radikal durchgeführt wird [1, 3, 7]. Bei Kindern unter 2 Jahren legen wir *postoperativ* lediglich einen Schanzschen Watteverband, bei älteren Kindern grundsätzlich am ersten Tag nach dem Eingriff für 6 Wochen einen Diademgips in Überkorrekturstellung an (Abb. 2). Zur Wiederherstellung der vollen Kopfbeweglichkeit sowie zur Rezidivprophylaxe schließt sich über mehrere Monate eine intensive krankengymnastische Nachbehandlung an.

Kasuistik

In den Jahren 1964–1983 wurden an der Orthopädischen Universitätsklinik Homburg/Saar insgesamt *93 Patienten mit angeborenem musculärem Schiefhals* durch offene biterminale Myotenotomie des M. sternocleidomastoideus operativ behandelt. Das männliche Geschlecht war deutlich häufiger betroffen, die Seitenverteilung war in etwa ausgeglichen. Es handelte sich 80mal um einen Erst-, 12mal um einen Zweit- und einmal um einen Dritteingriff (Tabelle 1).

Das *Operationsalter* lag ganz überwiegend zwischen dem 1. und 10. Lebensjahr, durchschnittlich bei 7,8 Jahren (Tabelle 2). Bei verspätet vorgestellten Fällen wurden oft nicht unerhebliche sekundäre Gesichts- und Wirbelsäulenveränderungen vorgefunden.

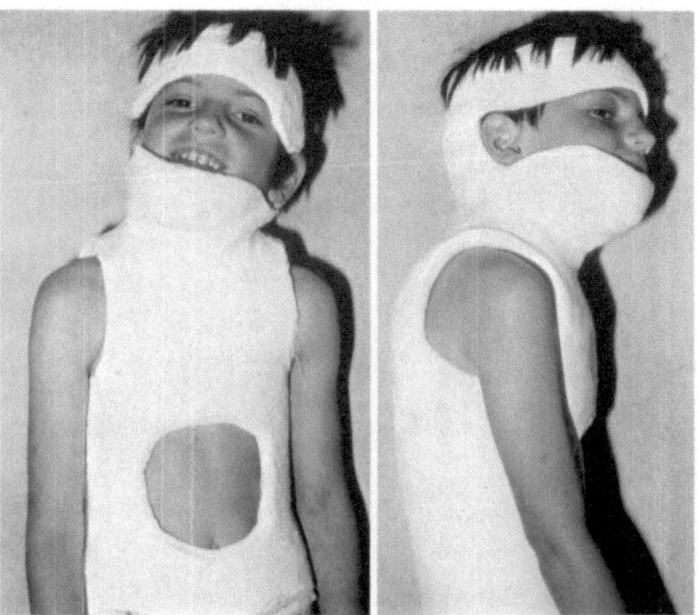

Abb. 2. *Diadem-Gipsverband.* Dieser wird am 1. postoperativen Tag in Überkorrekturstellung angelegt

Tabelle 1. Kasuistik (1964–1983)

Gesamtfallzahl	93
Geschlechtsverteilung	
Männlich	55
Weiblich	38
Art des Eingriffes	
Ersteingriff	80
Zweiteingriff	12
Dritteingriff	1
Betroffene Seite	
Rechts	49
Links	44

Tabelle 2. Alters- und Geschlechtsverteilung (n = 93)

	Männlich	Weiblich	Gesamt
Bis 5 Jahre	8	17	25
6–10 Jahre	23	24	47
11–15 Jahre	5	9	14
15–20 Jahre	1	3	4
Über 20 Jahre	1	2	3
Durchschnitt	7,8	7,9	7,8 Jahre

Wesentliche *postoperative Komplikationen* wie Wundheilungsstörungen oder die teilweise beschriebenen Nervenstörungen wurden in unserem Krankengut nicht verzeichnet.

Ergebnisse

53 Patienten konnten bei einem durchschnittlichen *postoperativen Beobachtungszeitraum* von 5,1 Jahren nachuntersucht werden.

In 15 Fällen bestand eine völlig freie Kopfbeweglichkeit, bei 35 Patienten lagen endgradige funktionelle Behinderungen bis zu 10^{0} vor. Eine erhebliche Bewegungseinschränkung wurde dreimal festgestellt, hier wurde die Indikation zum Rezidiveingriff gestellt (Tabelle 3). Je länger der operative Eingriff zurücklag, desto öfter wurde eine, wenn auch fast immer nur geringe Behinderung der Kopfbeweglichkeit vorgefunden.

Elektromyographische Nachuntersuchungsergebnisse unseres Patientengutes liegen bei 37 Patienten vor, die 1981 von O. Schmitt und G. Biehl [4] publiziert wurden. So war die *willkürliche Kontraktionsaktivität* des M. sternocleidomastoideus immer deut-

Tabelle 3. Klinischer Befund bei Nachuntersuchung (n = 53)

Keine Bewegungseinschränkung	15
Leichte Bewegungseinschränkung (bis zu 10°)	35
Deutliche Bewegungseinschränkung (Rezidiveingriff erforderlich)	3

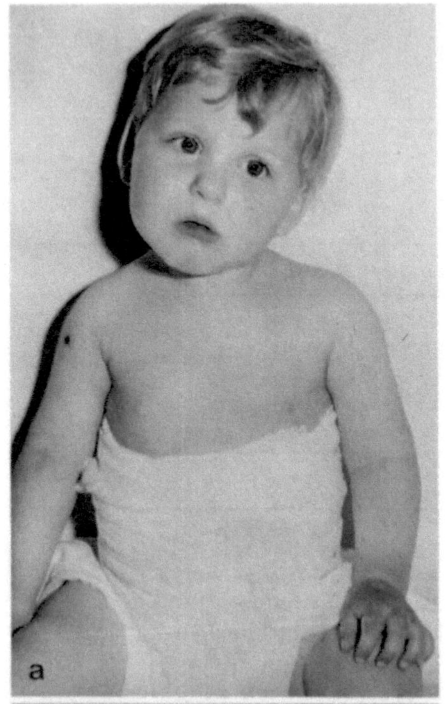

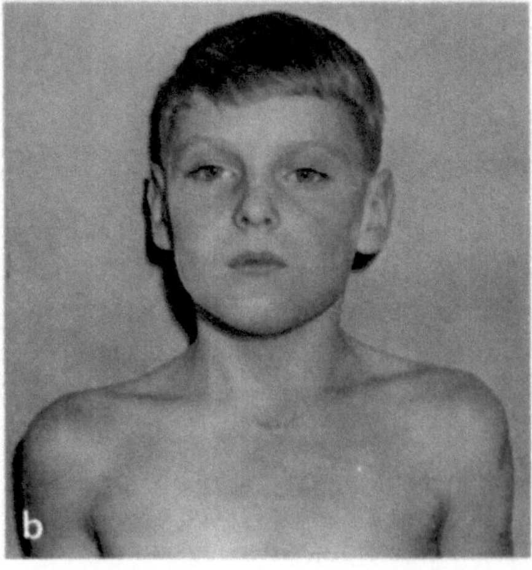

Abb. 3a, b. *Klinisches Fallbeispiel 1.* T.B.; ♂; angeborener Schiefhals. Operationsalter 2 Jahre. **a** Präoperativer Ausgangsbefund, **b** Postoperativer klinischer Befund nach 7 Jahren. Freie Kopfbeweglichkeit, geringfügige Gesichtskoliose

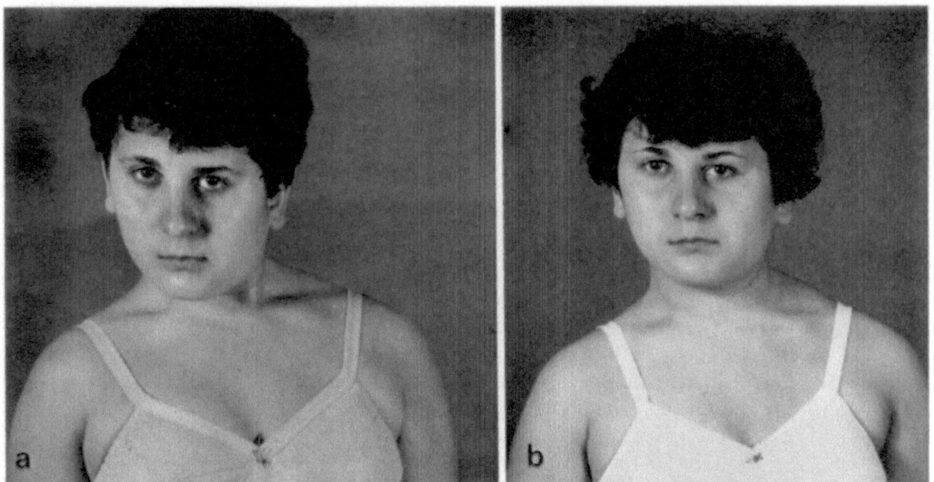

Abb. 4a, b. *Klinisches Fallbeispiel 2.* K.K.; ♀; Italienerin mit ausgeprägtem angeborenen Schiefhals und schwerer Gesichtsskoliose. Operationsalter 17 Jahre. **a** Präoperativer Ausgangsbefund, **b** Postoperativer klinischer Befund nahezu 2 Jahre nach biterminaler Ablösung des M. sternocleidomastoideus. Endgradige Einschränkung der Kopfbeweglichkeit, keine Änderung der Gesichtsskoliose

lich, im Durchschnitt um 50%, abgeschwächt. Diese war bei höherem Operationsalter etwas weniger stark ausgeprägt, ein Einfluß des postoperativen Nachuntersuchungszeitraumes ergab sich nicht. Die *Dehnungsaktivität* des betroffenen Muskels war im Seitenvergleich nur wenig abgeschwächt. Bei langem postoperativem Intervall war diese deutlich stärker ausgebildet, was eine Zunahme des Dehnungswiderstandes des tenotomierten Muskels beweist. Bei höherem Operationsalter war sie jedoch nur geringfügig gesteigert.

Knöcherne Veränderungen wurden anhand der Differenz des Mastoid-Niveaus beurteilt. Diese waren umso ausgeprägter, je höher das Operationsalter der Patienten war. Ein Einfluß des postoperativen Nachuntersuchungszeitraumes wurde in diesem Zusammenhang nicht gesehen, d.h. eine wesentliche Normalisierungstendenz bereits entwickelter Gesichtsskoliosen ergab sich nicht.

Diskussion

Die Nachuntersuchungsergebnisse unseres Patientengutes zeigten insgesamt *zufriedenstellende funktionelle Ergebnisse,* was auch in der subjektiven Beurteilung durch den Patienten seinen Ausdruck fand. Ein möglichst *radikales Vorgehen* mit *offener biterminaler Muskelablösung* sowie eine *intensive krankengymnastische Nachbehandlung* können als Methode der Wahl durchaus empfohlen werden.

Ein wesentlicher Einfluß des Operationsalters oder des postoperativen Nachuntersuchungszeitraumes auf das funktionelle Ergebnis oder die Kontraktionsqualitäten des tenotomierten M. sternocleidomastoideus wurde nicht festgestellt. Auffällig war mit zunehmendem postoperativem Intervall nur eine leichte Zunahme des musculären Dehnungswiderstandes. Knöcherne Veränderungen des Gesichtsschädels erschienen bei höherem Operationsalter häufiger und ausgeprägter vertreten, eine wesentliche Rückbildungstendenz wurde auch bei längeren Verläufen nicht nachgewiesen.

Aus diesem Grunde ist bei ausgeprägtem angeborenem musculärem Schiefhals eine *möglichst frühzeitige operative Korrektur* bereits im Kindesalter anzuraten.

Literatur

1. Bernau A (1977) Langzeitresultate nach Schiefhalsoperationen. Z Orthop 115: 875
2. Isigkeit E (1931) Untersuchungen über die Heredität orthopädischer Leiden III. Der angeborene Schiefhals. Arch Orthop 30:459
3. Lange M (1962) Orthopädisch-chirurgische Operationslehre, 2. Aufl. J.F. Bergmann, München
4. Schmitt O, Biehl G (1981) Klinische und elektromyographische Nachuntersuchungsergebnisse nach muskulären Schiefhalsoperationen. Z Orthop 119:756
5. Schönbauer HR, Polt E, Grill F (1979) Orthopädie. Methodische Diagnostik und Therapie. Springer, Wien New York
6. Steinbruck K (1981) Zur Genese des muskulären Schiefhalses. Z Orthop 119:742
7. Wirth CJ, Hagena F (1981) Die Therapie des muskulären Schiefhalses. Z Orthop 119:745

Möglichkeiten der Verbesserung der Ästhetik bei extremitätengeschädigten Kindern

E. Zapfe

Orthopädische Klinik und Poliklinik der Freien Universität Berlin im Oskar-Helene-Heim (Ärztlicher Direktor: Prof. Dr. G. Friedebold), Clayallee 229, D-1000 Berlin 33

Angeborene sowie erworbene Fehlbildungen der unteren Extremitäten führen u.U. zu Fehlstellungen, die unserer Vorstellung von ästhetischer Form widersprechen und durch Längendifferenzen sowie unterschiedliche Belastung der unteren Extremitäten das harmonische Gangbild negativ beeinflussen können.

Die Entwicklung der unteren Extremitäten durchläuft während des Wachstums Entwicklungstufen, die durch Änderung der Achsen und auch der Rotation gekennzeichnet sind. Angeborene Fehlbildungen und auch erworbene Fehlstellungen können Abweichungen verursachen, die in Ausnahmefällen bis zur Gehunfähigkeit führen. Eine Verbesserung der Ästhetik kann im Bereich der unteren Extremität einerseits

Die Ästhetik von Form und Funktion
in der Plastischen u. Wiederherstellungschirurgie
Herausgegeben von G. Pfeifer

durch eine Verbesserung der Form, andererseits auch durch eine Verbesserung des Gangbildes erreicht werden. Beides kann durch Veränderungen der Gesamtfunktion einer oder beider Extremitäten herbeigeführt werden, gelegentlich unter Aufgabe einer oder mehrerer Teilfunktionen.

Welche therapeutischen Möglichkeiten stehen zur Verfügung?

Wesentliche Verbesserungen können durch die Versorgung mit Prothesen, Orthesen oder mit orthopädischen Schuhen erzielt werden. Instabilitäten können hiermit abgefangen werden, Längendifferenzen erfahren einen Ausgleich, so daß bessere Voraussetzungen für einen harmonischen Bewegungsablauf geschaffen werden.

Andererseits stehen uns heute durch eine Vielzahl von Operationsverfahren Möglichkeiten zur Verfügung, die durch Eingriffe am Knochen und an den Weichteilen Veränderungen der Form und Funktion bewirken. Auch bestehen Möglichkeiten, durch operative Maßnahmen Voraussetzungen zu schaffen, die das Tragen von Orthesen überflüssig, gelegentlich aber auch erst möglich machen.

Art und Ausmaß des operativen Vorgehens wird sich hierbei immer nach den Vorstellungen des Patienten zu richten haben, dessen Wunsch nach Korrektur der Fehlstellung unter ästhetischen Gesichtspunkten Berücksichtigung finden muß.

Verbesserungen der Form werden nur dann angestrebt, wenn gleichzeitig die Funktion zumindest keine Einschränkung, wenn möglich sogar eine Verbesserung erfährt.

Schwerste Fehlbildungen, wie bei einem 11jährigen Knaben mit einer Tibiaaplasie und ausgeprägter Klumpfußstellung, lassen dem Betroffenen kaum Alternativen. Bei völliger Geh- und Stehunfähigkeit ist eine Verbesserung der Form durch operative Maßnahmen wertlos, da durch keine Maßnahme eine ausreichende Stabilität im Bereich der unteren Extremitäten erreicht werden könnte, die eine Funktion zuläßt. Durch die Oberschenkelamputation bds. konnte der Patient mit Prothesen versorgt werden, die ihm einerseits jetzt das Gehen ermöglicht haben, andererseits aber auch das äußere Erscheinungsbild erheblich verbessert. Seitdem hat sich der Aktionsradius des jetzt 16jährigen erweitert.

Durch amniotische Abschnürungen im Bereich beider Unterschenkel war ein jetzt 14jähriges Mädchen von Geburt an auf das Tragen von Prothesen angewiesen. Durch zunehmende Beugekontraktur mit Durchspießung der Fibula wurde die Versorgung zunehmend erschwert, die Belastung des Stumpfes war nicht mehr möglich. Nach Fibularesektion, Stumpfkorrektur und Einbolzen des Fibulaköpfchens in die Tibia konnte nach Beseitigung der Kontraktur ein belastungsfähiger Stumpf geschaffen werden, der eine weniger aufwendige Prothesenversorgung ermöglichte. Inzwischen konnte bereits auf eine Unterschenkelprothese übergegangen werden.

Wegen ausgedehnter Verbrennungen mußte bei einem 4jährigen Knaben eine Oberschenkelamputation rechts vorgenommen werden. Links entwickelten sich nach ausgedehnten Hautlappentransplantationen Kontrakturen im Knie- und Sprunggelenk mit einer Supinations-Spitzfußstellung. Bei der Fehlstellung des Fußes war eine Belastung des linken Beines nicht möglich. Durch eine operative Mobilisierung des Sprunggelenkes mit ausgedehnter Schwenklappenplastik ließ sich eine Korrektur der Fußstellung erzielen. Damit war auch die Versorgung mit einer Prothese rechts und einer stabilisierenden Orthese links möglich. Nach über 1 Jahr hat sich der Knochen zwischenzeitlich so gut stabilisiert, daß die volle Belastung links ohne Orthese möglich ist.

Angeborene Tibiapseudarthrosen stellen für den Betroffenen eine schwere Behinderung dar. Durch die Verkürzung des Unterschenkels bei gleichzeitig bestehender Achsenabweichung und Instabilität ist das Tragen einer Orthese über viele Jahre unvermeidlich. Operativ ist es heute möglich, durch Spananlage und Osteosynthese eine Stabilität des Unterschenkels mit gleichzeitiger Verbesserung der Achsenfehlstellung zu erzielen, wodurch das Tragen einer Orthese überflüssig wird.

Bei einem 14jährigen Mädchen hat die Fehlstellung des Unterschenkels durch eine angeborene Pseudarthrose bei gleichzeitiger Instabilität über Jahre die Versorgung mit einem Oberschenkelapparat mit Kunstfuß erforderlich gemacht. Durch die operative Stabilisierung in weitgehender Spitzfußstellung wurde eine Versorgung mit einer Unterschenkelprothese möglich. Die jetzt freie Beweglichkeit im Kniegelenk und die weniger aufwendige Prothesenform lassen die Fehlbildung weniger auffällig erscheinen und begünstigen den harmonischen Bewegungsablauf.

Rein ästhetische Aspekte stehen insbesondere beim männlichen Geschlecht im Bereich der unteren Extremität hinter der Funktion zurück. Und doch gelingt es unter Umständen beides zu verbessern. Wegen einseitiger Fibulaaplasie bei gleichzeitig bestehender erheblicher Fehlstellung der verkürzten Tibia erfolgte bereits im Kleinkindalter eine korrigierende Osteotomie. Hierdurch wurde zunächst einmal das plane Aufsetzen des Fußes möglich. Im Laufe des Wachstums verblieb jedoch eine Verkürzung des betroffenen Unterschenkels um 13 cm bei nur geringer Beweglichkeit im Sprunggelenk. Nach Abschluß des Wachstums fühlte sich der Patient durch die Art der prothetischen Versorgung gestört. Die Umstellung des Fußes in Spitzfußstellung unter Versteifung des Sprunggelenkes führte zu einem ästhetisch erheblich verbesserten Resultat, wobei gleichzeitig eine Verlängerung des Unterschenkels erzielt wurde. Die nun möglich gewordene Versorgung mit einer Unterschenkelprothese führte zu einer erheblichen Verbesserung des ästhetischen Bildes und zu einem flüssigen Gangbild.

Daß auch ein partieller Riesenwuchs, wie in diesem Fall an einer Großzehe, zur Auffälligkeit führt, ist gut vorstellbar. Durch Beteiligung aller Gewebeanteile entstehen z.T. erhebliche Größenunterschiede, die das Tragen unterschiedlicher Schuhgrößen erforderlich macht. Verkürzung des Knochens und Verschmälerung der Weichteile lassen zwar keine Normalisierung der Form zu, führen jedoch durch die Möglichkeit des Tragens gleich großer Schuhe zur weitgehenden Unauffälligkeit ohne Funktionseinbuße.

Die durch frühkindliche Verbrennungen um über 90° plantar flektierten Großzehen wurden durch Mobilisierung der Gelenke und ausgiebige Weichteilkorrekturen in ihre physiologische Position gebracht. Das Tragen orthopädischer Schuhe wurde überflüssig, das Barfußlaufen ermöglicht.

Fehlbildungen oder Verletzungen der unteren Extremitäten verursachen in erster Linie funktionelle Einbußen, stellen aber doch auch für den Heranwachsenden oft ein ästhetisches Problem dar. Ist auch die Erhaltung und Verbesserung der Gesamtfunktion der unteren Extremität vorrangig, so kann doch gleichzeitig durch operatives Vorgehen und Versorgung des Geschädigten mit Prothesen oder Orthesen ein ästhetischer Gewinn erzielt werden, der sich in der Veränderung der Form oder in der Verbesserung des Gangbildes ausdrücken kann. Beides stellt für den jungen Menschen ein unverzichtbares Ziel dar.

Ästhetische und funktionsverbessernde Eingriffe bei Defekten der unteren Gliedmaßen

H. Rettig

Orthopädische Klinik der Justus-Liebig-Universität (Direktor: Prof. Dr. med. H. Rettig), Freiligrathstraße 2, D-6300 Gießen

Mangelnde Stabilität und damit Funktionseinschränkung, Schmerzen und ästhetische Probleme sind Behandlungsursachen von Defektmißbildungen der Gließmaßen. Unter dem Begriff Defekt sind Teil- oder Totalverluste ganzer Gliedmaßen zu verstehen. Die Ursache muß für das funktionelle wie ästhetische Ausmaß der Schädigung eine nicht unentscheidende Rolle spielen.

Angeborene Defekte sind neben erworbenen zu unterscheiden. Die individuelle Problematik der Funktionsbehinderung, der Schmerz, aber auch ästhetische Faktoren, bestimmen die Therapie, die zur Überbrückung oder als Gliedmaßenersatz gewählt werden können.

Statische Beanspruchung und Weichteildeckung sind weitere Indikationen zur Behandlung. Das Alter des Patienten und Durchblutungsverhältnisse der geschädigten Extremitäten können jedoch den wiederherstellenden Eingriff beträchtlich einengen, ja operative Maßnahmen ausschließen.

Zwei Probleme sollen aus der Fülle der Gliedmaßen-Defektmißbildungen herausgestellt werden:
1. Fehlstellungen bei hypoplastischer Anlage,
2. Beinlängendifferenzen.

1. Gliedmaßenfehlstellungen bei hypoplastischer Anlage

Korrigierende Eingriffe mit dem Endziel einer späteren Belastungsfähigkeit oder Achsenausgradung zur prothetischen Versorgung sind erforderlich. Dies gilt vorwiegend für Teildefekte, die mit Fehlstellungen und schweren Kontrakturen verbunden sind. Amputationen sollten vermieden werden. Sie sind aber nicht immer zu umgehen (Abb. 1).

Teilverluste des Unterschenkels lassen sich durch Einbeziehung des Wadenbeins in eine funktionsgerechte Beinachse überbrücken. Die Fibula kann je nach Art der Fehlbildung in die Femurcondylen, den Talus oder Calcaneus als Ersatz beim partiellen

Die Ästhetik von Form und Funktion
in der Plastischen u. Wiederherstellungschirurgie
Herausgegeben von G. Pfeifer

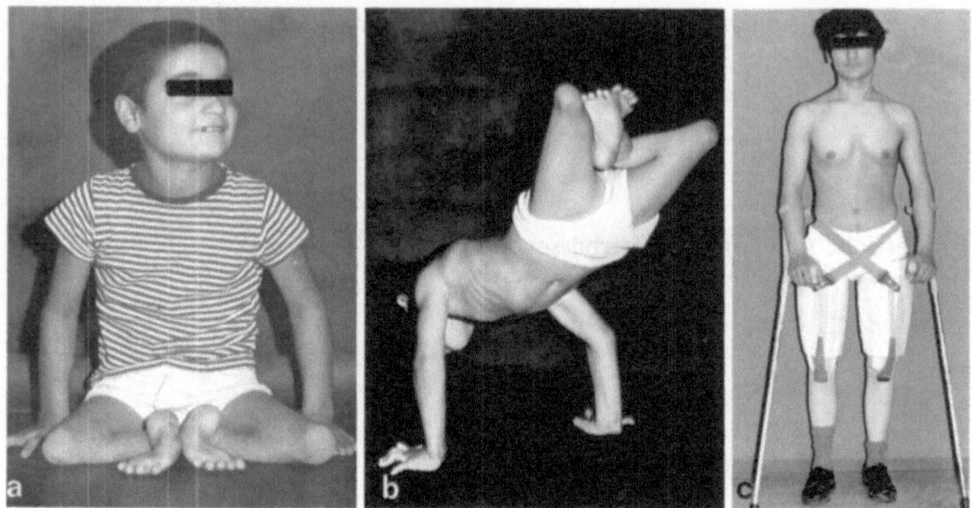

Abb. 1a–c. F.D.; 9 Jahre. **a** Schwere Defektmißbildung beider Unterschenkel mit Kniebeugekontrakturen, **b** Fortbewegung nur auf den Händen möglich, **c** Nach Kniearticulation bds. und Prothesenversorgung

oder totalen Tibiaverlust eingesetzt werden. Mit solchen Gliedmaßenrekonstruktionen können unter Einsatz z.T. minimaler apparativer und orthetischer Versorgung funktionelle wie ästhetisch brauchbare Behandlungsergebnisse erzielt werden (Abb. 2).

2. Beinlängendifferenzen

Auch ohne Deformierungen an den unteren Extremitäten sind Beinlängendifferenzen über 3 cm funktionell und kosmetisch hinderlich. Fehlbelastungen der abhängigen Wirbelsäulenregion durch die Beckenschiefstellung, eine relative Coxa valga am Hüftgelenk der längeren Gließmaße führen zu Beschwerden im Rücken oder zu Aufbrauchsveränderungen am nichtbetroffenen Hüftgelenk des längeren Beines.

Ein Längenausgleich durch Wachstumsfugenblockierungen ist auf Wachstumsfähigkeit, also Kindheit und Jugend beschränkt.

Die *Verkürzungsosteotomie* (Abb. 3) kann bei exakter Indikation der Weg eines hervorragenden Ausgleichs der Beinlängenungleichheit darstellen. Da der Eingriff ein bislang in der Regel gesundes Bein betrifft, andererseits das Verhältnis der Länge – untere Gliedmaße zu Rumpf – beeinträchtigt, sollte vor dem Eingriff mit dem Betroffenen an Hand von Bildmontagen das später zu erwartende Behandlungsresultat besprochen werden. Die Verkürzungsosteotomie kann im intertrochantären Bereich bis 4 1/2 cm ausgleichen. Im Schaftbereich können Verkürzungen bis 6 cm erzielt werden. In der Regel empfiehlt sich eine solche Operation nicht bei einer Körpergröße unter 1,60 m.

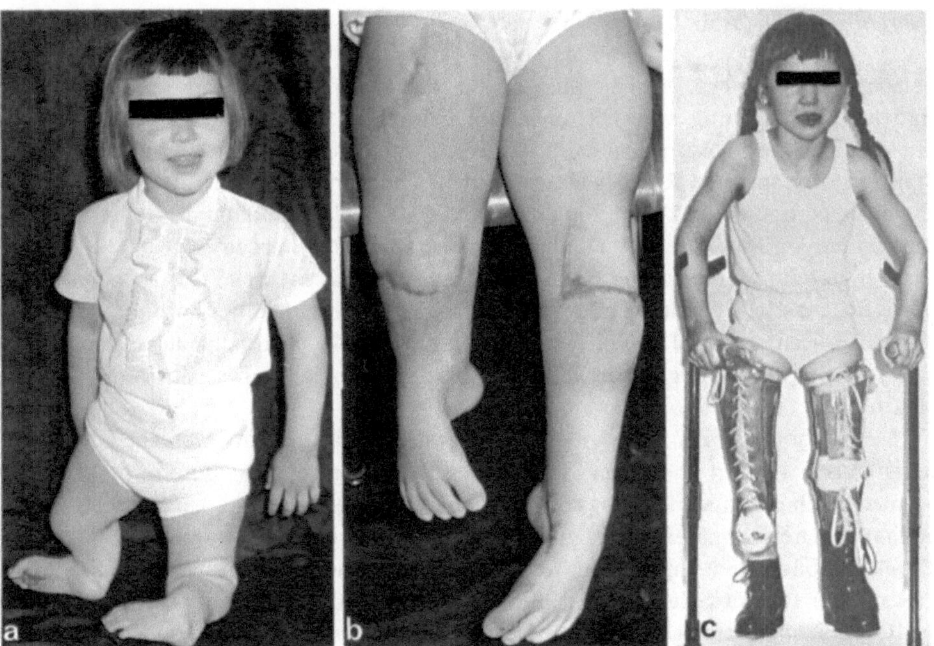

Abb. 2a–c. M.B.; 6 Jahre. **a** Schwere Defektmißbildung mit Tibia- und Fibulateildefekt, angeborene Kniegelenksluxation links, **b** Beseitigung der Kniegelenksluxation links und Einstellung der Fibula in die Femurcondylen, **c** Nach der Versorgung mit Orthesen

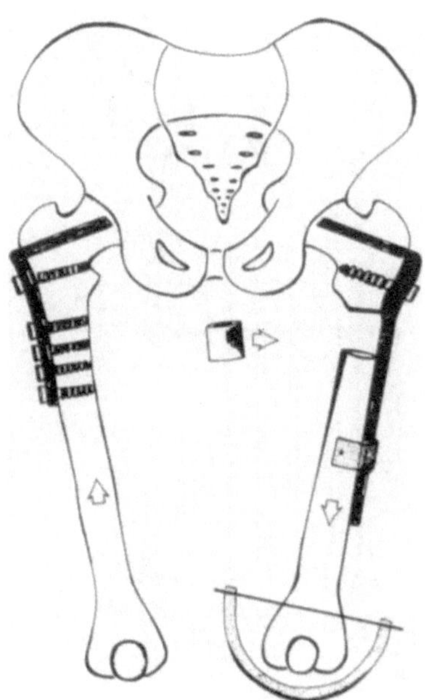

Abb. 3. Verkürzungsosteotomie der einen Gliedmaße und Verlängerung der Gegenseite mit Implantation des entnommenen Knochenkeiles

Beinverlängerungen (Abb. 4)

Andersen, Alcivar, Judet, Wagner, Illisarow u.a. haben sicht mit der Entwicklung einer operativen Verlängerung von Gliedmaßen befaßt. Bei erhaltenem Periostschlauch entwickelt sich beim Vorgehen von Andersen und Alcivar unter kontinuierlicher Distraktion und späterer Ruhigstellung spontan Knochen in der Verlängerungslücke. Nach einem Zeitraum von 12–18 Monaten kann die Knochenneubildung mit Corticalis und Markraum im Defektbereich als abgeschlossen angesehen werden.

Wagner hat zur Verlängerung einen Distraktionsapparat entwickelt. Über percutan geführte Schanzsche Schrauben läßt sich täglich eine zunehmende Verlängerungstrecke gewinnen. Der entstandene Defekt der Verlängerungstrecke wird nach ausreichendem Längenausgleich mit Spongiosa aufgefüllt und nach Abnahme des Distraktors mit einer AO-Platte fixiert (Abb. 5, 6).

6–7 cm Verlängerung kann in einem Operationsgang erreicht werden. Größere Defektstrecken müssen mehreren Sitzungen vorbehalten bleiben sofern nicht der Längenausgleich durch Verkürzung der 2. Seite mit dem bei der Verkürzungsosteotomie gewonnenen Knochenmaterial ermöglicht werden kann.

Defektmißbildungen am Skelett werden nach Ursache und Ausmaß ästhetischer, vor allem aber funktioneller Störungen mit unterschiedlichen Operationsverfahren behandelt. Wenn auch im allgemeinen die Defektausheilung mit eigenem Knochengewebe als Idealzustand anzusehen ist, so ist dieser Weg nicht immer erreichbar. Vom Transplantationsmaterial gesehen ist der autologe Knochen als Span oder Spongiosa durch seine biologische Kraft allen anderen Materialien überlegen. Wenn der biologische Effekt hinter der primären Stabilität in den Hintergrund zu stellen ist, bietet die Alloplastik mit Zement und Platte (Verbundosteosynthese) in Einzelfällen einen Vorteil.

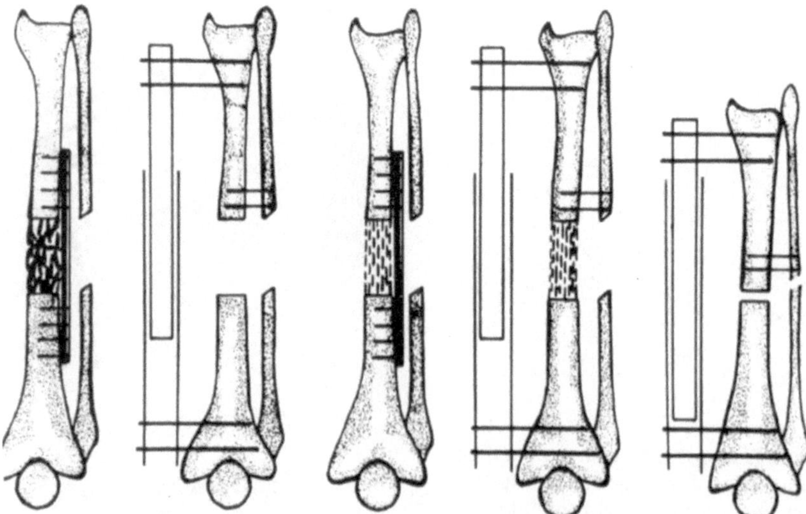

Abb. 4. Technik der Verlängerung der unteren Gliedmaße nach dem Verfahren Wagner

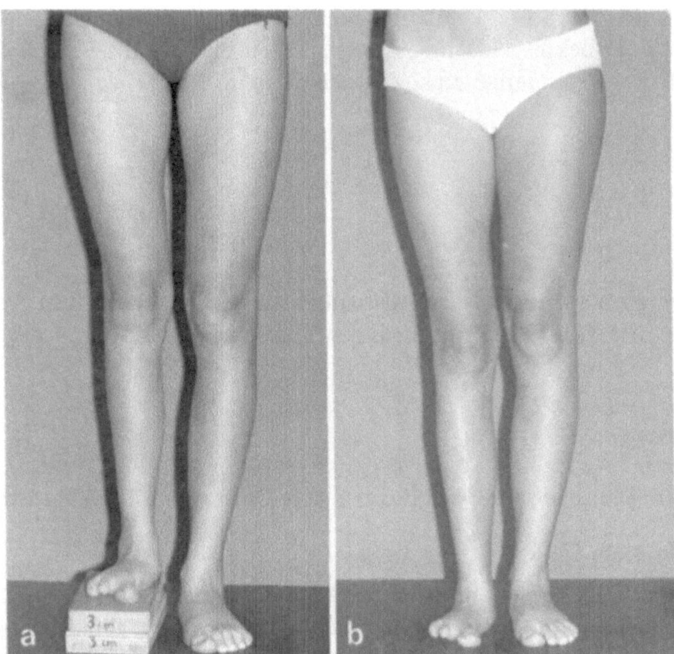

Abb. 5. a H.U.; Beinverkürzung von 6 cm bei angeborenem Fibuladefekt, **b** Nach Verlängerungsosteotomie des Unterschenkels

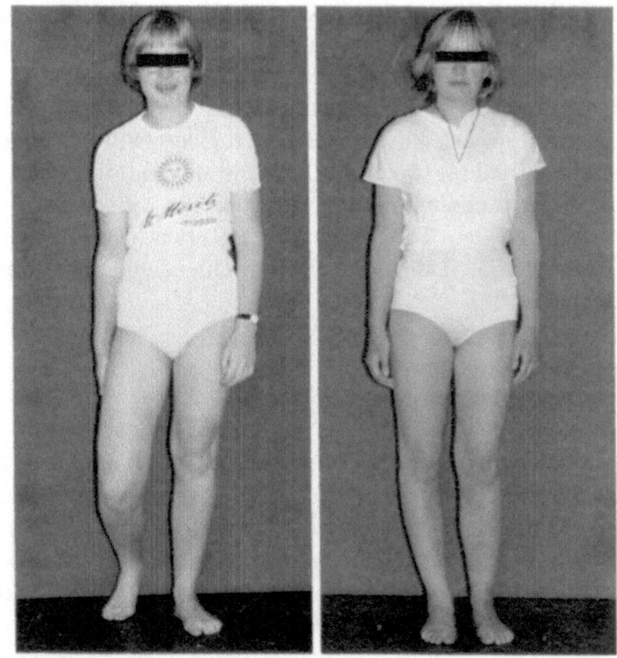

Abb. 6a, b. Sch.K., 16 Jahre; **a** Beinverkürzung links von 7 cm auf dem Boden einer Hüftreifungsstörung, **b** Nach Verlängerungsosteotomie des linken Oberschenkels

Bei einer großen Zahl ätiologisch wie klinisch unterschiedlichen Problemen konnten nur Teilaspekte beleuchtet werden. Daher bitte ich die Begrenzung meiner Darstellung auf zwei Besonderheiten zu entschuldigen.

Grenzen ästhetischer und funktioneller Probleme bei Achsenfehlern der unteren Gliedmaßen beim Kind

P. Kaps

Orthopädische Klinik der Justus-Liebig-Universität, Freiligrathstraße 2, D-6300 Gießen

Beinachsenabweichungen haben zwei Konsequenzen, a) ästhetische Probleme, b) krankmachende Wirkungen, da sich durch Fehlbelastung abhängiger Gelenke im Laufe der Jahre Aufbraucherscheinungen entwickeln. Die Traglinie als physiologische Beinachse verläuft durch die Gelenkmitten von Hüft-, Knie- und oberem Sprunggelenk. Röntgenologisch läßt sich die Beinachse mit der Ganzaufnahme nach dem Verfahren von Oest und Franke exakt bestimmen. Achsenabweichungen sind in drei Ebenen möglich: in der Frontalebene als Varus- und Valgusfehlstellung, in der Sagittalebene als Ante- und Recurvation und als drittes als Rotationsfehler. Klinisch werden meist die prognostisch günstigeren beideseitigen Achsenabweichungen beobachtet. Die endgültige Beinachse ist erst ab dem 10. Lebensjahr mit Sicherheit zu beurteilen; im ersten Lebensjahr wird das typische physiologische Säuglings-O-Bein gesehen, das beim Kleinkind einer X-Beinfehlstellung weicht mit einem Maximum um den 3. Geburtstag. Die Ursachen bleibender Achsenfehler an den unteren Gliedmaßen sind unterschiedlich: neben konstitutionellen Störungen werden erworbene Abweichungen gesehen, die posttraumatisch, als Lähmungsfolgen, nach Gelenkinfekten und Tumor-bedingt entstehen können.

Erworbene Beinachsenabweichungen

Die *posttraumatische Achsenabweichung* des Beines nach *Schaftbrüchen* ist – abhängig von der Lokalisation des Schadens – bis zu einem Winkel von 30° noch bis zum 10. und 12. Lebensjahr spontan korrekturfähig. Je näher dabei die Abweichung der Wachstumsfuge lokalisiert ist, desto ausgiebiger ist die Korrektur. Eine Ausnahme macht die infracondyläre Valgusdeformität nach Frakturen in der unmittelbaren Nachbarschaft der proximalen Tibiaepiphyse; diese Verletzung korrigiert sich in der Regel im körperfernen Abschnitt des Beines. Nach V. Laer beheben sich am besten Recurvationen, gefolgt von Varus- und Valgusabweichungen.

Die Ästhetik von Form und Funktion
in der Plastischen u. Wiederherstellungschirurgie
Herausgegeben von G. Pfeifer

Frakturen der Wachstumsfuge sind in der Regel permanent und führen unter den Wachstumsschüben zu zunehmenden Fehlstellungen. Besondere Bedeutung besitzen ligamentäre Frakturen im Kniegelenksbereich: als Bandverletzungen gedeutet, kommt es zur einseitigen Epiphysiodese, die ebenfalls unter den Wachstumsschüben zur Fehlstellung führt.

Therapeutisch kommen sowohl Wachstumslenkungen durch asymmetrische Epiphysiodesen im Kniebereich, als auch supra- und infracondyläre Umstellungsoperationen durch Osteotomie bzw. Osteosynthese in Betracht. Jenseits des 12. Lebensjahres nimmt die spontane Korrekturfähigkeit ab, so daß vor allem bei den letztgenannten Verletzungsfolgen Korrektureingriffe erforderlich werden.

Die lähmungsbedingte Fehlstellung ist heute selten, zu Zeiten großer Kinderlähmungs-Epidemien wurde sie durch den Zug des noch funktionsfähigen Tractus iliotibialis im Valgussinne gesehen.

Konstitutionelle Beinachsenabweichungen

1. Konstitutionelle Beinachsenabweichungen bekannter und unbekannter Genese bilden die zweite wichtige Ursachengruppe.

a) Osteochondrodysplasien sind generalisierte Skelettveränderungen. Häufig ist z.B. die Chondrodystrophie (= Achondroplasie), die zu dysproportioniertem Zwergwuchs führt, häufig gekoppelt mit O-Bein.

Enchondromatosen können ebenfalls extreme Achsenfehler der belasteten Extremität erzeugen, Spontanfrakturen können durchaus konservativ behandelt werden.

Auch die autosomal vererbte Neurofibromatose Recklinghausen, die überwiegend das Bindegewebe betrifft, führt zu schweren Achsenfehlern: häufig besteht neben Hautveränderungen die Kombination mit der ätiologisch verwandten angeborenen Tibiapseudarthrose. Die Behandlung erfolgt zunächst im Schienenhülsenapparat zur Frakturprophylaxe und Schienung, ab dem 4. und 5. Lebensjahr kann dann die operative Achsenkorrektur und Stabilisierung mit Knochentransplantation erfolgen. Es droht bei schlechter Durchbauungstendenz häufig die Refraktur.

b) Dyostosen umfassen multipel lokalisierte, aber isoliert vorkommende Knochenveränderungen. Neben den eher seltenen Dysmelieformen werden häufig Defekte angetroffen, wie z.B. hier bei einer angeborenen X-Beinstellung, Fibulaaplasie, Aplasie des 4. und 5. bzw. des 5. Mittelfuß- und Zehenstrahles.

Häufig sind die kongenitalen Schaftverbiegungen als Genu bzw. Crus valgum und varum! Bleibt die spontane Ausgradung bis zum 10. und 12. Lebensjahr aus, kann die operative Korrektur erfolgen, ggf. auch noch nach Wachstumsabschluß.

2. *Konstitutionelle Beinachsenabweichungen* bekannter Genese sind primär einer kausalen Behandlung zuzuführen. Bei chromosomalen und primär stoffwechselbedingten Schäden, sowie bei bereits eingetretenem erheblichen Achsenfehler sind auch operative Maßnahmen gelegentlich angezeigt. Dagegen ist z.B. bei der Behandlung einer

heute selten gewordenen Rachitis mit Vitamin D eine kausale Behandlung möglich, die meist binnen weniger Monate zur spontanen Ausgradung des Skelettes führt.

Allzu schnelle Operationsbereitschaft kann somit gelegentlich Schaden bringen, in diesem Sinne hat die aktiv-überwachende, jedoch grundsätzlich abwartende Haltung im Sinne Landrys auch weiterhin ihre volle Berechtigung.

Korrektur kindlicher X- und O-Beindeformitäten durch temporäre Blountsche Epiphyseodese

E. Schmitt und H. Heisel

Orthopädische Universitätsklinik (Direktor: Prof. Dr. H. Mittelmeier), D-6650 Homburg/Saar

Einleitung

Achsenfehlstellungen der unteren Extremitäten werden nicht nur kosmetisch als störend empfunden, sondern stellen auch aufgrund biomechanischer Überlegungen infolge der veränderten Belastungsverhältnisse eine *präarthrotische Deformität dar.*

Während im Erwachsenenalter eine *operative Korrektur* der Achsenfehlstellung nur durch eine Umstellungsosteotomie erreicht werden kann, besteht jedoch im Kindesalter die Möglichkeit durch eine *asymmetrische Blockierung der Wachstumsfuge* im Zuge des weiteren Wachstums ein Ausgleich der Achsenfehlstellung zu erzielen. Dabei besteht sowohl die Möglichkeit einer asymmetrischen Spanverblockung der Epiphyse (Phemister 1933) – eine sogenannte *permanente Epiphyseodese* – durchzuführen, welche jedoch den Nachteil hat, daß sie irreversibel ist und sowohl zu unzureichenden Korrekturen, als auch zu Überkorrekturen führen kann, als auch die Möglichkeit durch eine *temporäre Wachstumsblockierung* den Ausgleich der Achsenfehlstellung im weiteren Wachstum abzuwarten und dann die Blockierung wieder aufzuheben. Nach experimentellen Vorarbeiten berichtete *Blount 1949 erstmals über klinische Erfahrungen der temporären Epiphyseodese mit Blockierung durch Metallklammern.* Die damit erreichten guten Ergebnisse wurden auch durch andere Autoren (Tietze 1958; Ehalt 1960; u.a.) bestätigt.

Andererseits wurde auch über schlechte Erfahrungen mit der temporären Epiphyseodese berichtet (Chapchal 1952; Hohmann 1966), welche aber nach Mittelmeier (1966) hauptsächlich auf eine falsche Wahl des Operationszeitpunktes sowie auf eine fehlerhafte Operationstechnik zurückgeführt wurde.

Die Ästhetik von Form und Funktion
in der Plastischen u. Wiederherstellungschirurgie
Herausgegeben von G. Pfeifer

Eigenes Vorgehen

Unsere guten Erfahrungen mit der temporären Blountschen Epiphyseodese bei *Beinlängendifferenzen* (Schmitt J 1974) haben uns dazu veranlaßt auch Achsenfehler der unteren Extremitäten mit einer asymmetrischen Klammerung der Epiphysenfugen zu korrigieren. Dazu verwenden wir *Vitalliumklammern* mit parallel verlaufenden Schenkeln, welche in 3 Größen vorhanden sind. Nach Durchtrennung von Haut und Fascie wird die exakte Lage und Verlaufsrichtung der Wachstumsfuge durch vorsichtiges Schlitzen des Periostes dargestellt und dann die Klammern aber epiperiostal eingeschlagen und deren korrekter Sitz röntgenologisch in beiden Ebenen kontrolliert. Es werden pro Fuge jeweils 3 Klammern verwendet, wobei die Klammerschenkel parallel zur Wachstumsfuge verlaufen müssen. Die Spitzen der fächerförmig angeordneten Klammern müssen zum Knochenzentrum zeigen, wobei jedoch die 3 Klammern im Verlauf der medialen oder lateralen Epiphysenfuge gleichmäßig verteilt sein müssen, daß sich keine Fehlstellung im Sinne eines Genu recurvatum oder Genum flexum einstellt (Abb. 1).

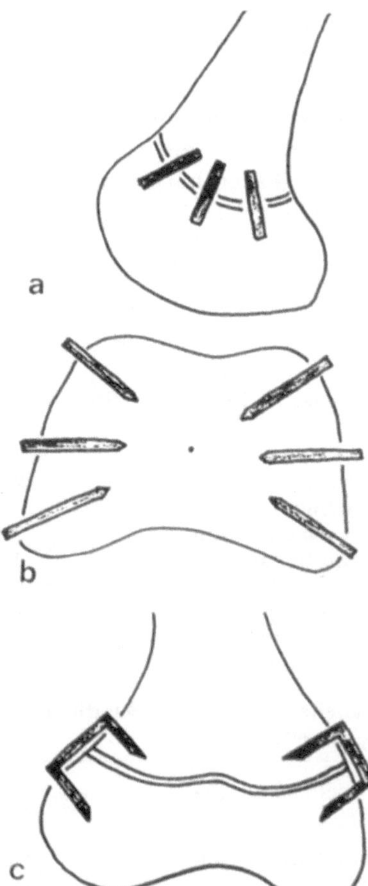

Abb. 1a–c. Posititon der 3 Epiphyseodeseklammern bei der Blountschen Epiphyseodese mit temporärer Wachstumshemmung. Dargestellt ist das Beispiel der distalen Femurepiphyse. Die Klammern sollen in der Sagittalebene (**a**) fächerförmig angeordnet werden. In der Horizontalebene (**b**) sollen die Spitzen der Klammern konzentrisch auf den Knochenmittelpunkt zeigen. In der Transversalebene (**c**) sollen die Klammerschenkel parallel zum Verlauf der Wachstumsfuge angeordnet sein

Nach Ausgleich der Achsenfehlstellung werden die Klammern wieder entfernt, was wegen der epiperiostalen Lage gut möglich ist. Während bei *Beinlängendifferenzen keine Überkorrektur* angestrebt werden soll, da der durch den Reiz der Operation vorübergehende Wachstumschub durch einen verfrühten Verschluß der Epiphysenfuge wieder aufgehoben wird, sollte bei X- und O-Beinen schnell wachsender Kinder eine *leichte Überkorrektur* erfolgen.

Kasuistik

In der Orthopädischen Universitätsklinik Homburg/Saar wurden von 1965 bis 1983 bei *insgesamt 98 Patienten mit einer Achsenfehlstellung im Kniegelenk* eine Blountsche Epiphyseodese durchgeführt. In 79 Fällen handelte es sich um ein *Genu valgum*, in 13 Fällen um ein *Genu varum*, bei 5 Fällen um eine *Genu recurvatum* und in einem Fall um ein *Genu flexum* (Tabelle 1).

Das *Durchschnittsalter der 56 Mädchen* lag bei 12 Jahren 5 Monaten und bei den *42 Jungen bei 13 Jahren und 4 Monaten*, wobei der jüngste Patient 9 Jahre 6 Monate und der älteste Patient 17 Jahre 4 Monate alt war (Tabelle 2).

Die *X-Beindeformität* war bei *67 Patienten beidseitig* vorhanden. Hier wurde bei 28 Patienten nur die distale mediale Femurepiphyse geklammert, bei 24 Patienten zusätzlich noch die mediale proximale Tibiaepiphyse und bei 15 Patienten nur die mediale proximale Tibiaepiphyse. Bei den *12 einseitigen Fällen* wurde 5mal die mediale Femurepiphyse, in 3 weiteren Fällen zusätzlich die mediale Tibiaepiphyse und in den restlichen 4 Fällen nur die mediale Tibiaepiphyse proximal geklammert (Tabelle 3). Der größte *Innenknöchelabstand* betrug bei den X-Beinen 18 cm; der kleinste 5 cm.

Tabelle 1. Temporäre Epiphyseodesen zur Korrektur von Achsenfehlstellungen im Kniegelenk (1965–1983)

X-Beine	79 Patienten
O-Beine	13 Patienten
Genu recurvatum	5 Patienten
Genu flexum	1 Patient
Gesamtzahl	98 Patienten

Tabelle 2. Korrektur kindlicher X- und O-Bein-Deformität durch temporäre Epiphyseodese (n = 98)

Geschlechtsverhältnis	56 weiblich 42 männlich
Durchschnittsalter	12,4 Jahre weiblich (zwischen 9,5 und 15,8 Jahre) 13,3 Jahre männlich (zwischen 9,8 und 17,3 Jahre)

Die *O-Beindeformität* war bei 9 Patienten beidseitig, wobei bei 7 Patienten nur die laterale proximale Tibiaepiphyse und bei 2 Patienten zusätzlich noch die laterale distale Femurepiphyse geklammert wurde. Bei den *4 einseitig vorhandenen O-Beinen* wurde jeweils zweimal nur die proximale laterale Tibiaepiphyse und zweimal sowohl die laterale proximale Tibiaepiphyse als auch die laterale distale Femurepiphyse geklammert (Tabelle 4).

Wesentliche *intraoperative Komplikationen* wurden in keinem einzigen Falle beobachtet. An *postoperativen Komplikationen* fand sich in 8 Fällen ein Kniegelenkserguß, bei 5 Fällen ein subcutanes Hämatom, in 3 Fällen eine oberflächliche Wundheilungsstörung sowie in 4 Fällen eine Klammerlockerung, wobei in einem Zweiteingriff die Klammer wieder nachgeschlagen wurde, ohne daß dies das Korrekturergebnis negativ beeinflußte (Tabelle 5).

Tabelle 3. Lokalisation der X-Bein-Deformität und Anzahl der Epiphyseodesen

Beidseits	67	Epiphyseodese:	distale med. Femur	28
			distale med. Femur und prox. med. Tibia	24
			med. prox. Tibia	15
Einseitig	12	Epiphyseodese:	dist. med. Femur	5
			dist. med. Femur und prox. med. Tibia	3
			med. prox. Tibia	4

Tabelle 4. Lokalisation der O-Bein-Deformität und Anzahl der Epiphyseodesen

Beidseits	9	Epiphyseodese:	laterale prox. Tibia	7
			lat. prox. Tibia und lat. dist. Femur	2
Einseitig	4	Epiphyseodese:	lat. prox. Tibia	2
			lat. prox. Tibia und lat. dist. Femur	2

Tabelle 5. Intra- und postoperative Komplikationen

Intraoperative Komplikationen	–
Postoperative Komplikationen	20
a) Kniegelenkserguß	8
b) Subcutanes Hämatom	5
c) Oberfl. Wundheilungsstörung	3
d) Klammerlockerung	4

Ergebnisse

Bis Mitte 1984 waren bei 91 Patienten die Klammern schon entfernt worden, bei beim X-Bein die *durchschnittliche Verweildauer* 13 Monate (zwischen 5 Monaten und 34 Monaten) und beim O-Bein im Durchschnitt 15,6 Monate (zwischen 5 Monaten und 36 Monaten) betrug. Bei 32 dieser Patienten waren zum Zeitpunkt der Klammerentfernung die Epiphysenfugen bereits geschlossen.

Die *Krankenblattauswertung* ergab, daß bei den 71 Patienten mit ursprünglichem X-Bein zum Zeitpunkt der Klammerentfernung die Fehlstellung in 60 Fällen (84,5%) auf eine Innenknöcheldistanz von 0–1 cm (entspricht einer *durchschnittlichen Korrektur* von 10,5 cm) korrigiert war (Abb. 2–4). In 4 Fällen fand sich bei geschlossenen Epiphysenfugen eine unzureichende Korrektur, welche wohl auf den verspäteten Zeitpunkt der Klammerung zurückzuführen ist. In 3 Fällen fand sich eine *Überkorrektur* in die O-Beinstellung, da die regelmäßig angeordneten Nachuntersuchungstermine nicht eingehalten wurden.

Da bei diesen 3 Fällen die Epiphysenfugen noch offen waren, wurden die Klammern zur O-Bein-Korrektur nach lateral versetzt, wobei sich in 2 Fällen ein annähernder Ausgleich zeigte; in einem Falle blieb die Korrektur der O-Beinstellung aus.

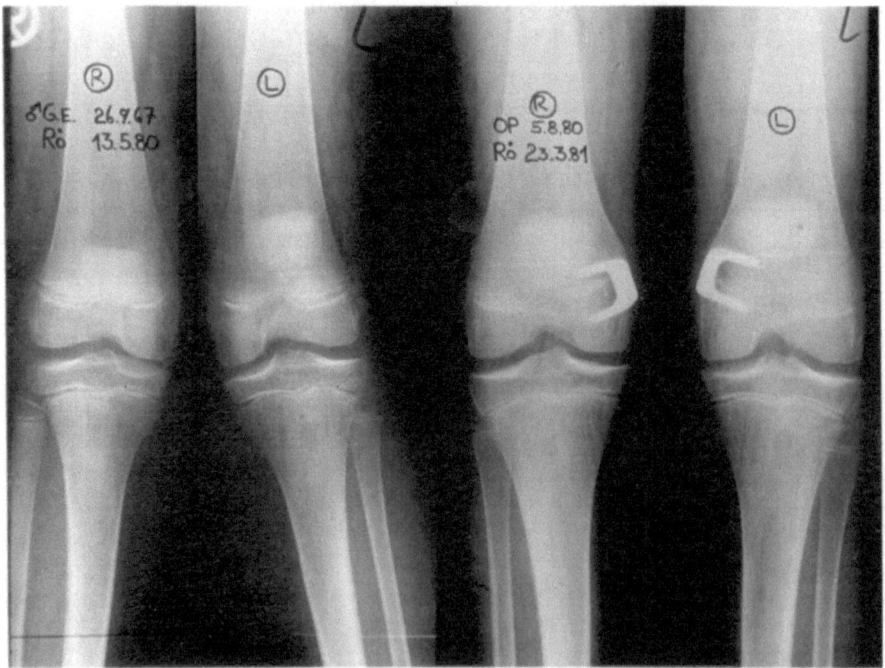

Abb. 2. Genu valgum bei einem 13jährigen Mädchen (links ausgeprägter als rechts). Nach temporärer Blountscher Epiphyseodese der distalen medialen Femurepiphyse beidseits zeigt sich nach 7 Monaten eine fast vollständige Korrektur der Beinachsen. Entsprechendes klinisches Foto s. Abb. 3

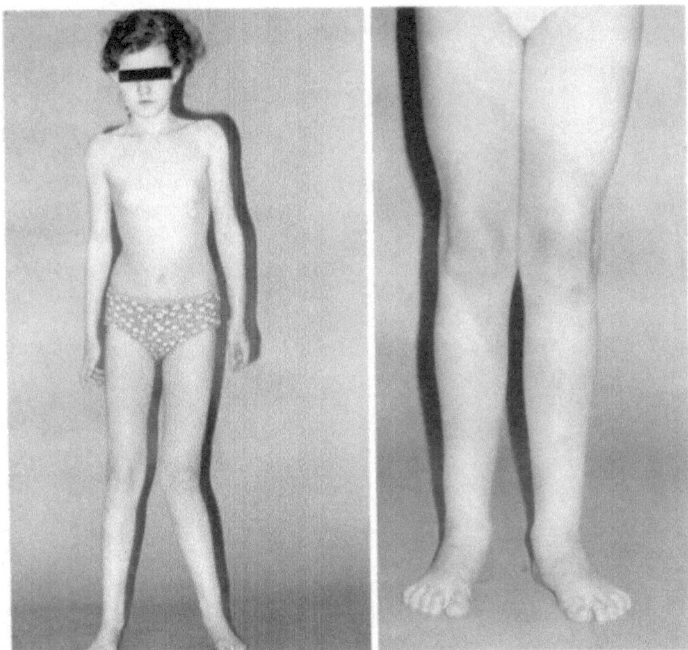

Abb. 3. 13jähriges Mädchen mit Genu valgum beidseits, links stärker ausgeprägt als rechts. Nach temporärer Blountscher Epiphyseodese der medialen und distalen Femurepiphyse zeigt sich nach 7 Monaten ein fast vollständiger Ausgleich. Die entsprechenden Röntgenaufnahmen sind in Abb. 2 wiedergegeben

In einem weiteren Falle, es handelte sich um eine traumatische Epiphysenfugenschädigung nach Condylenfraktur, blieb ebenfalls die erwünschte Korrektur aus (Tabelle 6).

Bei den Patienten mit *geklammerten O-Beinen* sind bereits in allen Fällen die Klammern entfernt. Bei 11 Patienten waren zu diesem Zeitpunkt die Wachstumsfugen bereits geschlossen. 9mal (69,2%) fand sich eine *völlige Achsenkorrektur,* wobei eine *durchschnittliche Korrektur des Condylenabstandes* von 6,5 cm erreicht wurde. Der größte korrigierte Condylenabstand betrug 9 cm (Tabelle 7).

Bei 3 Fällen mit traumatischer Fugenschädigung konnte kein Ausgleich erzielt werden, so daß hier nach Schluß der Epiphysenfuge eine Umstellungsosteotomie durchgeführt wurde. In einem weiteren Falle wurde wegen zu später Klammerung nur ein unzureichender Ausgleich der O-Bein-Stellung erzielt.

Mit einem *Fragebogen angeschrieben* und mit der Bitte diesen in Zusammenarbeit mit dem Hausarzt auszufüllen, wurden die 52 Patienten, bei denen zum Zeitpunkt der Klammerentfernung die Epiphysenfugen noch offen waren. Zurückgeschrieben haben 31 Patienten (Tabelle 8). Bei der Auswertung der zurückgeschickten Fragebogen ergab sich, daß 3 Patienten mit dem erreichten Korrekturergebnis nicht zufrieden waren, es handelte sich hierbei zweimal um eine noch bestehende Valgusdeformität, einmal um eine Varusdeformität. 4 Patienten klagten über wetterabhängige Narbenbeschwerden,

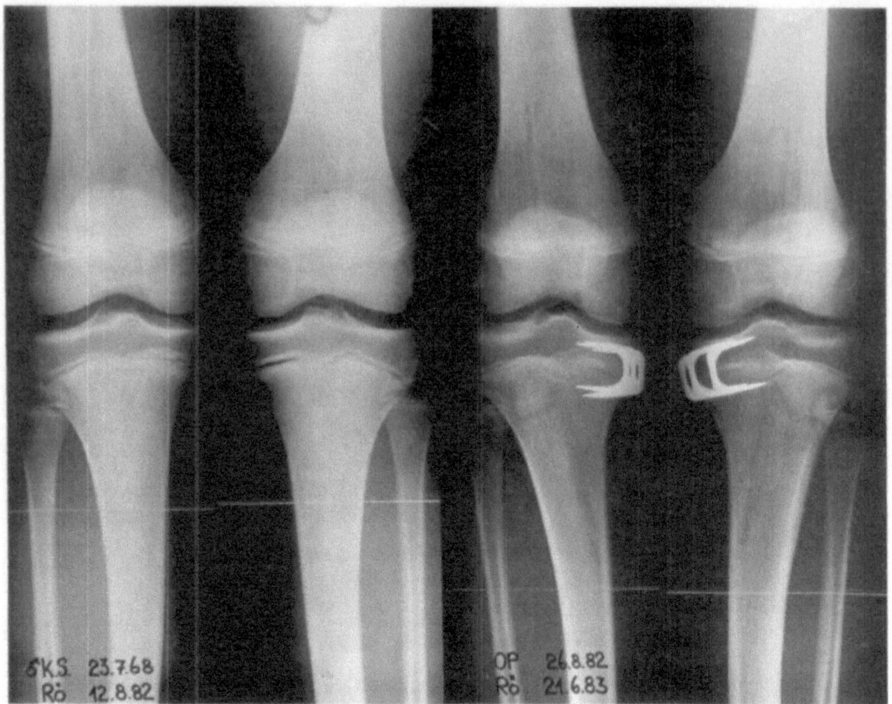

Abb. 4. Genu valgum beidseits bei einem 14jährigen Jungen. Nach temporärer Blountscher Epiphyseodese der proximalen medialen Tibiaepiphyse wurde nach 10 Monaten eine vollständige Achsenkorrektur erreicht

ohne daß sie dadurch aber wesentlich in ihrer beruflichen oder sportlichen Tätigkeit beeinträchtigt wären. *Nachoperationen sind in keinem einzigen Falle erfolgt;* auch wurde keine Behinderung der Bewegungsfunktion im Kniegelenk oder Belastungsschmerzen angegeben.

Diskussion

Wie unsere Erfahrung mit der temporären Blountschen Epiphyseodese sowohl bei Beinlängendifferenznen als auch bei Achsenfehlern der unteren Extremitäten zeigt, ist die Epiphysenklammerung mit reversibler Wachstumshemmung ein *kleiner risikoarmer Eingriff,* der in der Mehrzahl der Fälle zu einem befriedigenden Ergebnis führt. Die in der Literatur mitgeteilten unbefriedigenden Ergebnisse und ablehnende Haltung gegen die temporäre Epiphyseodese sind unseres Erachtens auf eine nicht exakte OP-Technik und auf die unrichtige Wahl des Operationszeitpunktes zurückzuführen. Es muß sichergestellt sein, daß ein genügend langer Zeitraum zum Wachstumsausgleich zur Verfügung steht, was am besten durch die *präoperative Bestimmung des Knochenalters,* nach den Tabellen von Greulich u. Pyle geschehen kann. So liegt der *günstigste*

Tabelle 6. Korrekturergebnis nach Klammerentfernung bei Genua valga (n = 79)

Klammer bereits entfernt	71 (Fugenschluß bei 21 Patienten)
Durchschnittliche Verweildauer	13 Monate (zwischen 5 und 34 Monate)
Völlige Korrektur	60 (84,5%) (0–1 cm Innenknöchelabstand)
Unzureichende Korrektur	4 (5,6%)
Überkorrektur	3 (4,2%)
Durchschnittlich korrigierter Innenknöchelabstand	10,5 cm (zwischen 18 und 5 cm)

Tabelle 7. Korrekturergebnis nach Klammerentfernung bei Genua vara (n = 13)

Klammern bereits entfernt	13 (Fugenschluß bei 11 Patienten)
Durchschnittliche Verweildauer	15,6 Monate (zwischen 5 und 36 Monate)
Völlige Korrektur	9 (69,2%)
Unzureichende Korrektur	4 (30,8%) 3mal traumat. Fugenschädigung
Überkorrektur	–
Durchschnittlich korrigierter Condylenabstand	6,5 cm (zwischen 9 und 4 cm)

Tabelle 8. Fragebogenauswertung der Patienten mit noch offenen Epiphysenfugen bei der Klammerentfernung (durchschnittlich 3,4 Jahre postop.)

Angeschrieben	52
Geantwortet	31
Mit dem Korrekturergebnis nicht zufrieden	3 (2mal Valgus, 1mal Varus)
Narbenbeschwerden (wetterabhängig)	4
Nachoperationen	–
Einschränkung der Beugefunktion	–
Belastungsschmerzen	–

Zeitpunkt beim Mädchen zwischen dem 8. und 11. Lebensjahr, bei Jungen zwischen dem 8. und 13. Lebensjahr.

Es muß außerdem sichergestellt sein, daß die Patienten regelmäßig *in mindestens 3monatigen Abständen zur Nachuntersuchung* erscheinen, damit keine Überkorrektur erfolgt, die zu weiteren operativen Maßnahmen zwingen kann. Ein großer Teil der Mißerfolge ist nämlich auf die *Nachlässigkeit des Patienten* bzw. der Eltern zurückzuführen.

Von wesentlicher Bedeutung ist die *richtige Position der jeweils 3 zu verwendenden Epiphyseodeseklammern.* Sie dürfen niemals subperiostal eingesetzt werden, da sie sonst von Knochen eingemauert werden, was zum einen die Klammerentfernung sehr erschwert und zum anderen dabei auch in erheblichem Maße Epiphysenfugenverletzungen hervorrufen kann. Ein Bruch der Epiphyseodeseklammern wurde seit Verwendung der Vitalliumklammern nicht mehr beobachtet.

Wir können aufgrund unserer Erfahrungen die temporäre Blountsche Epiphyseodese bei Achsenfehlern und Beinlängendifferenzen im Bereich der unteren Extremitäten sehr empfehlen und ziehen sie deshalb der irreversiblen Wachstumsblockierung nach Phemister vor, da sich das Endergebnis bei der permanenten Epiphyseodese nie genau im voraus berechnen läßt. Auch vertreten wir die Meinung, daß man im Wachstumsalter diese Methode gebrauchen sollte und *die Korrektur der Beinlängendifferenz bzw. Achsenfehlstellung nicht bis ins Erwachsenenalter aufschieben sollte,* welche dann nur noch durch eine Korrekturosteotomie mit wochenlanger Entlastung des Beines und Arbeitsunfähigkeit zu bewerkstelligen ist.

Literatur

1. Blount WP, Clarke GR (1949) Control of Bone Growth by Epiphyseal Stapling. J Bone Joint Surg 31 A:464
2. Chapchal G (1953) Über experimentelle Untersuchungen zur Hemmung und Beschleunigung des Knochenlängenwachstums und ihre Konsequenzen für die Technik der Epiphyseodese. Beih Z Orthop 83:215
3. Ehalt W (1960) Das verkürzte Bein. Verh Dtsch Orthop Ges, 47. Kongr, Würzburg 1959. Beih Z Orthop 93:451
4. Hohmann D (1967) Pathologie, Klinik und Therapie der Beinlängendifferenz. Verh Dtsch Orthop Ges. 53. Kongr, Hamburg 1966. Beih Z Orthop 103:248
5. Mittelmeier H (1967) Pathologie, Klinik und Therapie der Beinlängendifferenz. Verh Dtsch Orthop Ges, 53. Kongr, Hamburg 1966. Beih Z Orthop 103:246
6. Phemister DB (1933) Operative Arrestment of Longitudinal Growth of Bone in Treatment of Deformities. J Bone Joint Surg 15:1
7. Schmitt J (1974) Erfahrungen mit der temporären Epiphyseodese nach Blount. Med Diss Homburg, DA 1081
8. Tietze A (1958) Erfahrungen bei der Korrektur jugendlicher Wachstumsstörungen. Z Orthop 89:88

Plastische Eingriffe an den unteren Extremitäten beim Tibiadefekt und ihre Bedeutung für Funktion und Ästhetik der unteren Extremität

E. Marquardt

Abt. für Dysmelie und technische Orthopädie, Stiftung Orthopädische Universitätsklinik, Schlierbacher Landstraße 200a, D-6900 Heidelberg 1

Der Tibiadefekt stellt sowohl in funktioneller als auch in ästhetischer Hinsicht die schwerste der distalen Defektmißbildungen der unteren Gliedmaße dar: Eine Belastung der Füße ist nicht möglich, die Fehlform ist grotesk. Die Behandlung ist eine kombiniert chirurgisch-orthopädietechnische. Zunächst jedoch gilt es, sich der Mutter anzunehmen, ihr über psychische und sehr reale Hilfen zu ermöglichen, die Verzweiflung

Die Ästhetik von Form und Funktion
in der Plastischen u. Wiederherstellungschirurgie
Herausgegeben von G. Pfeifer

und die Trauer zu verarbeiten, um zur Anerkennung und Annahme ihres Kindes zu gelangen. Darüberhinaus wird die betroffene Familie in die Therapie einbezogen. Dabei ist die Behandlung von Geburt an nicht nur auf eine Fehlbildung, sondern auf die ganze Person gerichtet (E. Marquardt 1982).

Durch Redressionen, Quengellungen, Korrekturosteotomien und Gipsverbände sind weder kosmetisch noch funktionell zufriedenstellende Ergebnisse zu erzielen; auch die Orthopädietechnik ist in derartigen Fällen überfordert (Abb. 1). Wir lehnen daher diese unzureichenden, das Kind und die betroffene Familie quälenden Methoden ab und konzentrieren uns von vornherein auf die für das spezielle Kind vom Schweregrad und der Kombination der Fehlbildung(en) abhängigen operativ-orthopädietechnischen Maßnahmen. Dabei kann es durchaus sinnvoll sein, ein hochstehendes Fibulaköpfchen durch mehrfach tägliche Traktionen im Sinne der manuellen Therapie zu lockern und distalwärts zu bewegen, um eine evtl. später operativ auszuführende Kniegelenksplastik leichter durchführen zu können. Steht aber vom Fehlbildungstyp her fest, daß die Kniegelenksplastik kontraindiziert und die Knieexarticulation die Methode der Wahl ist, so sollten wir Mutter und Kind nicht unnötig vertrösten und mit unzureichenden Maßnahmen belasten.

Die Art unseres operativen Vorgehens hängt ganz wesentlich vom Schweregrad des Tibiadefektes, von den Kombinationen mit anderen Fehlbildungen und vom Alter des Kindes ab. Im folgenden werde ich klar umrissene Operationsmethoden und prothetische Versorgungen den genannten Kriterien zuordnen.

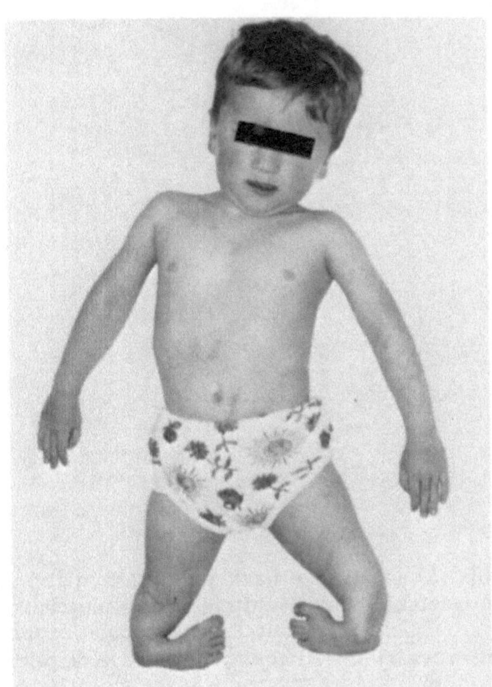

Abb. 1. Partieller Tibiadefekt beiderseits bei 3jährigem Knaben. Die Fibula wächst an der Fußwurzel, das Femur an der Fibula vorbei. Die Füße können nicht belastet werden

Indikation für die Exarticulation im Kniegelenk

Für Leon M. Kruger (1981) stellt beim kompletten Tibiadefekt die Exarticulation im Kniegelenk aus funktionellen und kosmetischen Gründen die Methode der Wahl dar: Sie erspart einen langen Leidensweg, hinterläßt zumeist endbelastbare Stümpfe und gibt eine ideale Voraussetzung für eine effektive prothetische Versorgung.

Wir halten die Knieexarticulation immer dann für indiziert, wenn die operative Bildung eines Kniegelenks zwischen Femurcondylen und Fibulaköpfchen (OP nach Myers TH 1905; Blauth W 1964; Brown FW 1965) nicht möglich ist, wenn ein annähernd normales Wachstum des Oberschenkels und eine gute Endbelastbarkeit des Stumpfes zu erwarten sind, und wenn an den oberen Extremitäten keine schwerwiegenden Fehlbildungen vorliegen. Bei einer in der Säuglingszeit vorgenommenen Knieexarticulation beginnen wir die prothetische Versorgung entwicklungsgerecht etwa im 11. Lebensmonat mit einer leichten Gießharzprothese mit Sach-Fuß, zunächst noch ohne Kniegelenk. Das Prothesenkniegelenk (eine leichte Konstruktion unserer Werkstatt) wird im 4. Lebensjahr eingefügt, sobald das Kind genügend Sicherheit beim Gehen erreicht hat. Im Jugendlichen- und Erwachsenenalter können die von der

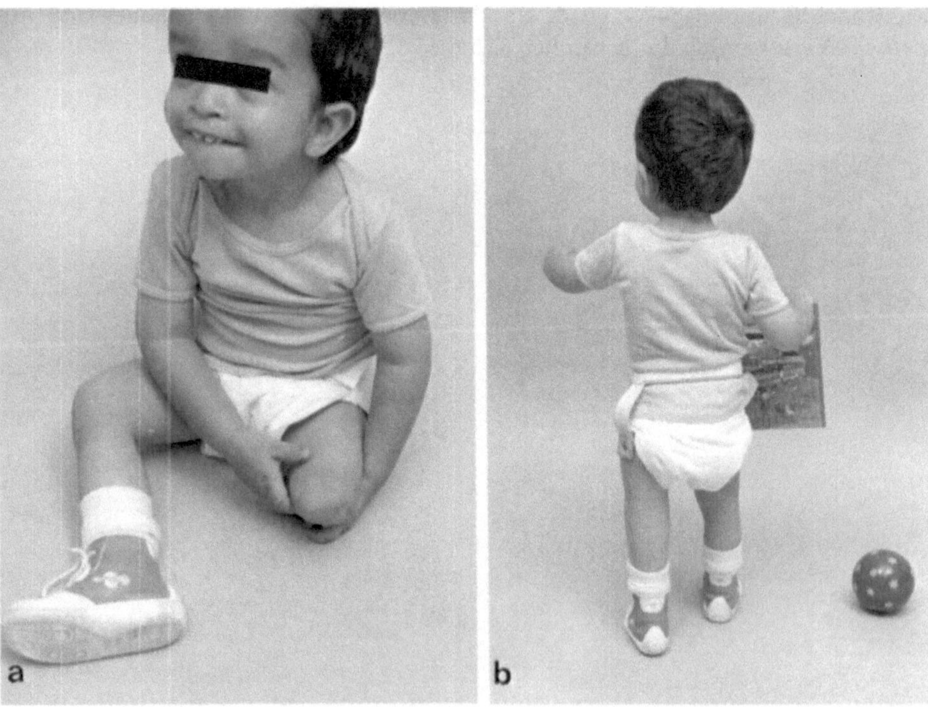

Abb. 2. a Zustand nach Knieexarticulation im 6. Lebensmonat wegen kompletten Tibiadefektes links. Bildung eines Kniegelenkes war nicht möglich. **b** Entwicklungsgerechter Gehbeginn mit Knieexarticulationsprothese mit Endbelastung ohne Tubersitz (bis etwa zum 4. Lebensjahr ohne Kniegelenk). Kind hat kein Problem mit anderen Kindern

Industrie speziell für Knieexarticulierte gefertigten polyzentrischen Gelenke Verwendung finden.

Kontraindikation für die Exarticulation im Kniegelenk

Sind die Femurcondylen hypoplastisch, so ist ihre Endbelastbarkeit vermindert bis unmöglich. Es sind bis zum Wachstumsende kurze konische Stümpfe zu erwarten, die dann mit Oberschenkelkunstbeinen zu versorgen sind mit allen daraus resultierenden Nachteilen. Diese Prothesen benötigen einen Tubersitz und können vom Behinderten mit schweren Fehlbildungen der oberen Extremitäten nicht selbständig an- und abgelegt werden. Aber nicht nur bei hypoplastischen Femurcondylen, sondern bei hochgradigen Hypoplasien des gesamten Femur und beim partiellen Femurdefekt ist die Exarticulation im Kniegelenk kontraindiziert.

Alternative zur Knieexarticulation

Wir schlagen daher vor, beim partiell defekten oder hypoplastischen Femur eine Fusionierung zwischen Fibula und Femur sowie zwischen Fibula und Rückfuß vorzunehmen. In Abhängigkeit von der Länge des Femur werden die proximale oder distale Wachstumsfuge der Fibula, ggf. beide, entfernt, ggf. wird der Eingriff zusammen mit einer Vorfußamputation durchgeführt (Marquardt E 1981). Wir erhalten danach voll endbelastbare untere Extremitäten, die in ihrer prothetischen Versorgung ohne Tubersitz mit geöffneten rotationsstabilen und suspensionsfähigen Schaft den Knieexarticulationen überlegen sind (Abb. 3). Die tubersitzfreie Endbelastbarkeit und Rotationsstabilität ermöglichen bei entsprechender prothetischer Versorgung ein ästhetisch vorteilhaftes, harmonisches Gangbild. Ein partieller Femurdefekt kann jedoch einen Tubersitz und bei Beidseitigkeit die Notwendigkeit der Benutzung von Gehstöcken erforderlich machen.

Indikation für die Kniegelenksplastik

Im Falle normal entwickelter Femurcondylen, einer tastbaren Patella und eines gut funktionierenden Kniestreckapparates besteht im 1. Lebensjahr die Chance des Gelingens einer Kniegelenksplastik zwischen Femur und Fibulaköpfchen. Dabei habe ich mich in meinem operativen Vorgehen an die Technik von Brown FW (1965, 1971) angelehnt, jedoch mit dem Unterschied, daß ich die Außerkraftsetzung der den Knorpel schädigenden Drücke zwischen Fibulaköpfchen und Femur durch eine entsprechende supracondyläre Femurresektion gewährleiste. Die Länge des zu resezierenden Fragments entspricht dem Abstand zwischen dem proximalwärts verlagerten Fibulaköpfchen und dem Kniegelenksspalt. Demgegenüber verkürzt Brown die Fibula und vermeidet die Druckschädigung des Knorpels temporär mit Hilfe von die Distanz zwischen Fibulaköpfchen und Femurcondylen haltenden gekreuzten Kirschner-Drähten.

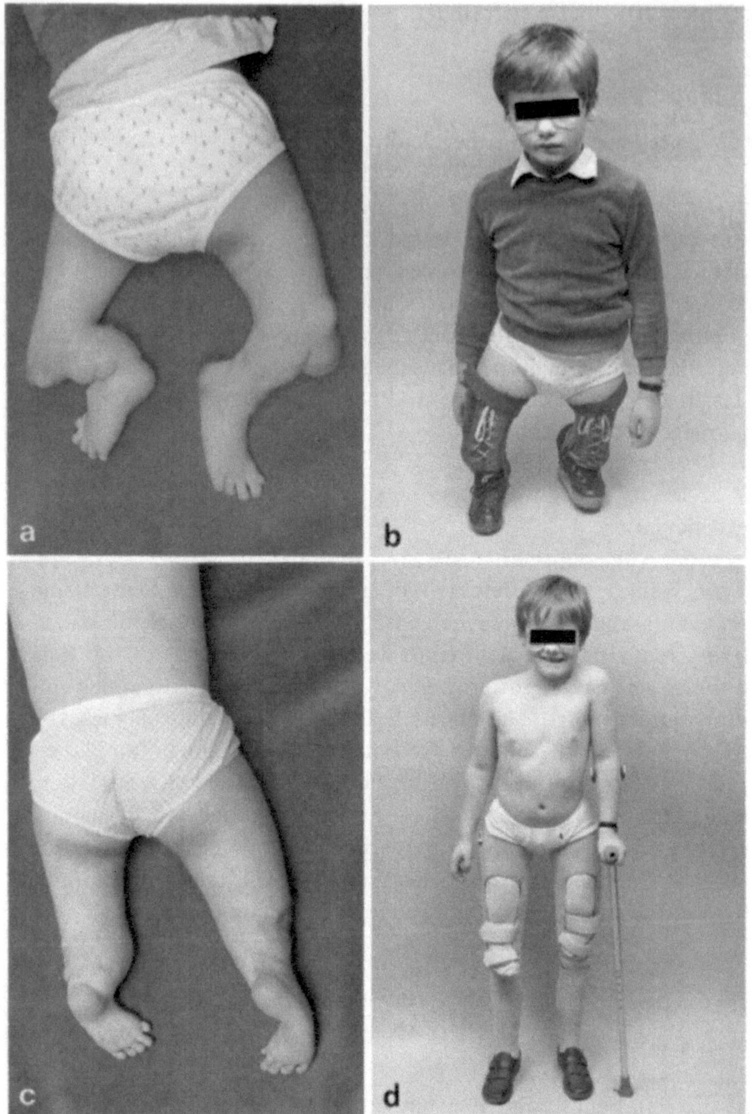

Abb. 3. a Kompletter Tibiadefekt bei 8jährigem Knaben. Zustand nach andernorts vorgenommener operativer Fußunterstellung. Füße sind nicht belastbar, **b** Das Körpergewicht wird in der bisherigen orthopädietechnischen Versorgung beiderseits vom distalen Femur aufgenommen. Tubersitz wegen Wachstums unwirksam. Knabe leidet unter seinem Kleinwuchs, **c** Zustand nach zusätzlicher Fusionierungsoperation zwischen Femur und teilresezierter Fibula (Juni 1984) mit dem Ziel der vollen Endbelastbarkeit beider Füße, **d** Der gleiche Knabe, versorgt mit Orthoprothesen: gegenüber einer Knieexarticulation bessere Endbelastung, bessere Suspensions- und Rotationsstabilität, erleichterte Transpiration durch großes Fenster im Schaft, erleichtertes An- und Ablegen über Velcro-Verschlüsse. Der wichtigste Erfolg für den Patienten ist die erreichte Körpergröße

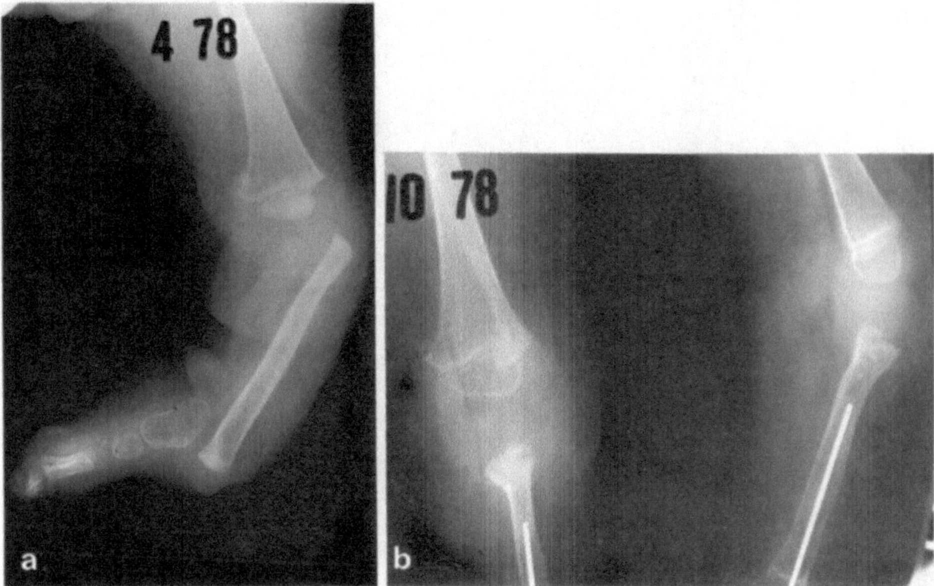

Abb. 4. a Röntgenaufnahme eines 9 Monate alten, an allen vier Gliedmaßen fehlgebildeten Knaben zeigt linksseitig einen kompletten Defekt der Tibia, sowie des I. und II. Fußstrahls, **b** Röntgenaufnahme des gleichen linken Kniegelenkes 2 Monate nach Unterstellung des Fibulaköpfchens unter ein klinisch vermutetes knorpeliges Schienbeinkopfrudiment (Kirschner-Drähte bereits entfernt) und nach Fußunterstellung (zentraler Kirschner-Draht liegt noch ein)

Die Chance des Gelingens einer Kniegelenksplastik verbessert sich auch über das 1. Lebensjahr hinaus, wenn trotz negativen Röntgenbefunden klinisch und dann auch intra operationem eine Knorpelanlage des Schienbeinkopfes vorhanden ist (Abb. 4). Das Fibulaköpfchen wird dann in diese Knorpelanlage hineintransponiert, u.z. spannungsfrei bei entsprechender Verkürzung des Femur und, wenn nötig, zusätzlich mit distanzhaltenden Kirschner-Drähten. Das Ligamentum patellae fixiere ich in Übereinstimmung mit W. Blauth am Fibulaköpfchen (Abb. 4b). Bei gutem postoperativen Ergebnis folgt dann die Fußunterstellung nach Blauth (s. Blauth W und Hepp WR 1978) und die orthoprothetische Versorgung. Das Ergebnis der Prothesenversorgung entspricht funktionell und kosmetisch etwa dem einer Unterschenkelamputation mit Bandlockerung im Kniegelenk, wodurch ein Oberschaft notwendig wird (Abb. 5a, b).

Bei negativem Ergebnis der Kniegelenksplastik wäre die Exarticulation im Kniegelenk indiziert.

Indikation für die tibiofibulare Fusionierung

Im Falle eines knöchern angelegten proximalen Schienbeinrudiments wird das distale Fragment der osteotomierten Fibula mit dem Tibiarudiment und die distale Fibula mit dem Rückfuß fusioniert. Die Verkürzung des Unterschenkels ist orthopädietechnisch

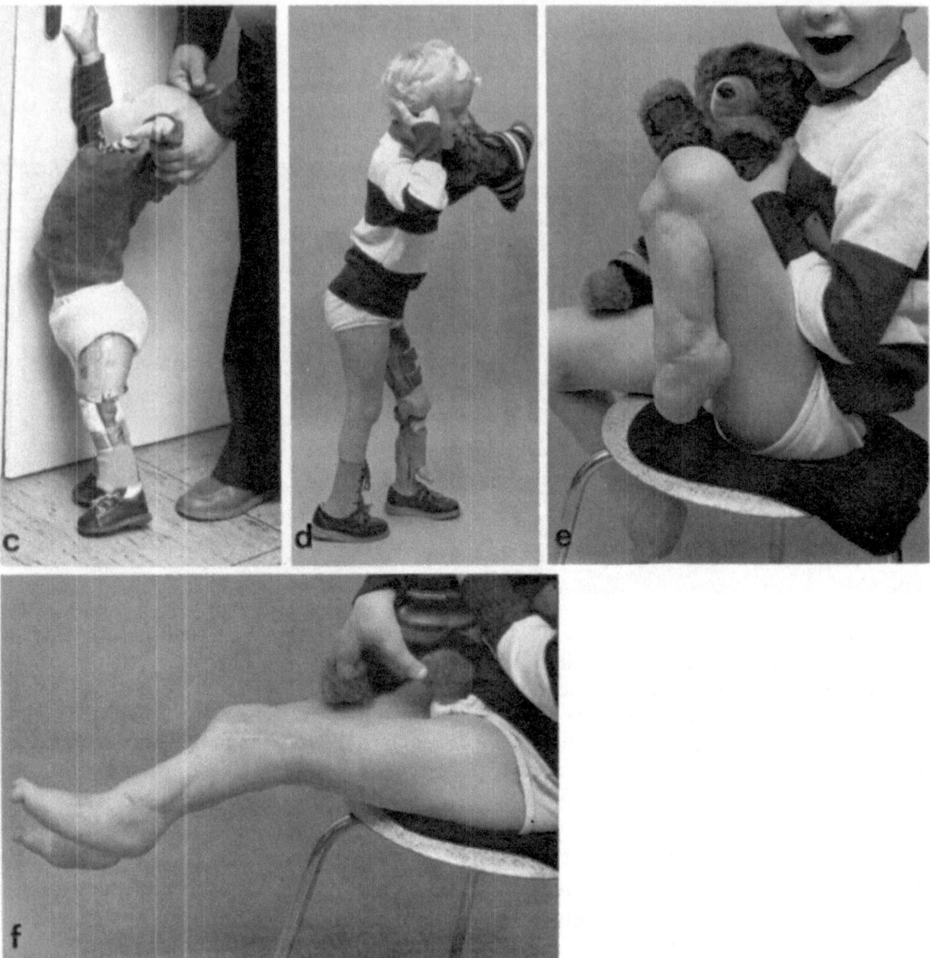

Abb. 4. **c** Erste Schritte mit Orthoprothese links und Innenschuh rechts, etwa 3 Monate nach der Kniegelenksplastik, **d** Der Bub ist seit Gehbeginn mit rechtsseitigem Innenschuh und linksseitiger Orthoprothese ganztags auf den Beinen, Foto 6 Jahre nach der Operation, **e, f** zeigen die aktive Beweglichkeit des linken Kniegelenkes 6 Jahre postoperativ

zumeist mit Hilfe einer Orthoprothese auszugleichen. Ein Oberschaft ist zumeist nicht nötig. Die Bildung eines endbelastbaren Rückfußstumpfes ist aus ästhetischen Gründen in die Überlegung einzubeziehen, weil danach erst die kosmetisch ideale orthopädietechnische Versorgung möglich wäre. Bei der an sich leichtesten Form des partiellen Tibiadefektes, nämlich der distalen Diastase, sollte ebenfalls die Bildung eines Rückfußstumpfes (Syme- oder besser modifizierter Piro-Goff) in Erwägung gezogen werden.

Absolut kontraindiziert ist die Unterschenkelamputation, die beim Kind wegen des Phänomens der Zuspitzung des Knochens und der Perforation der Weichteile zu häufigen Nachamputationen und zu einem insuffizienten Stumpf führen oder zu einem

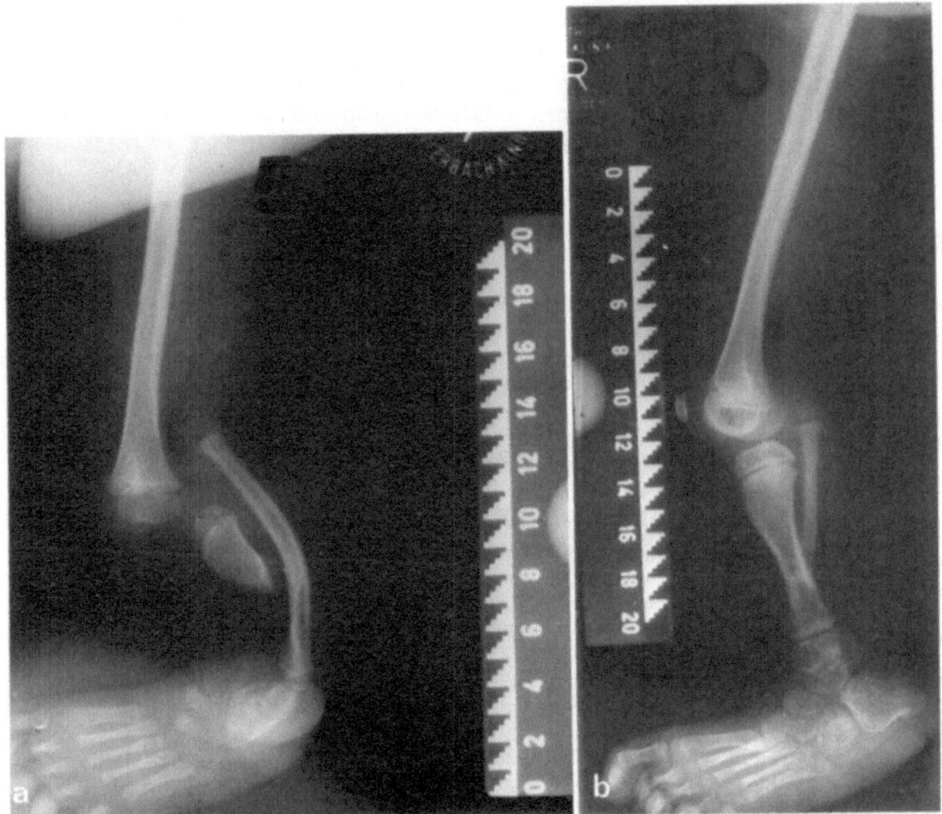

Abb. 5. a Röntgenaufnahme der rechten unteren Extremität des gleichen Patienten wie auf Abb. 1: partieller Defekt der Tibia mit Luxation des proximalen Tibiarudiments im Kniegelenk. Hochstand und Hypoplasie der Fibula, extreme Varusstellung des Fußes, **b** 3 Jahre nach Fibulaosteotomie und Fusionierung ihres distalen Fragmentes mit dem Tibiarudiment, Zustand nach Fusionierung der distalen Fibula mit dem hypoplastischen Talus in gleicher Sitzung. Zustand nach offener Reposition des Kniegelenkes. Ideale funktionelle Anpassung.
Anmerkung: Das reponierte Kniegelenk ist nach 21 Jahren bei Teilentlastung funktionstüchtig, der Fuß in Orthoprothese teilbelastbar. Mit Orthoprothesen ganztags beschwerdefrei auf den Beinen

aufwendigen plastischen Eingriff, nämlich der Stumpfkappenplastik, Anlaß geben würde (Marquardt E 1981).

Zusammenfassung

Der Tibiadefekt führt in jedem Fall zu einer hochgradigen funktionellen und ästhetischen Beeinträchtigung. Früher waren diese Kinder bei doppelseitigem Befall zumeist an den Rollstuhl gebunden und mußten eine Schule für Körperbehinderte besuchen. Mit Hilfe eines totalen Behandlungskonzeptes mit termingerechten chirurgischen und orthopädietechnischen Maßnahmen gelingt es, den Betroffenen den Makel bedrückenden Krüppeltums zu nehmen und ihnen funktionell, ästhetisch und sozial eine nahezu unauffällige Entwicklung zu gewährleisten.

Literatur

Blauth W (1965) Operative Behandlung der totalen Tibiaaplasie. In: Monographie über die Rehabilitation der Dysmelie-Kindern. Dysmelie-Arbeitstagung am 17.–18.10. 1964 in der Orthopädischen Universitätsklinik und Poliklinik Münster. Bundesministerium für Gesundheitswesen (Hrsg), Bad Godesberg, p 154–160

Blauth W, Hepp WR (1978) Die angeborenen Fehlbildungen an den unteren Gliedmaßen. In: Chirurgie der Gegenwert, Band 5: Bewegungsorgane. Verantwortlicher Fachredakteur: Peter Paul Rickham, Zürich, p 1–50. Urban und Schwarzenberg, München Wien Baltimore

Brown FW (1965) Construction of the Knee-joint. In: Congenital total absence of the tibia (paraxial hemimelia tibia); Preliminary Report. In: J Bone Joint Surg 47 A(4): 695–704

Kruger LM (1981) Lower limb-deficiencies. In: Atlas of Limb-prosthetics, surgical and prosthetic principles. American Academy of Orthopaedic Surgeons. Mosby, pp 522–552, hier speziell 540

Marquardt E (1981) The multiple limb-deficient child. In: Atlas of Limb-prosthetics, surgical and prosthetic principles. American Academy of Orthopaedic Surgeons. Mosby, pp 595–641, hier speziell pp 627–631 und pp 634–636

Marquardt E (1983) A holistic approach to rehabilitation for the limb-deficient child. Arch Phys Med Rehabil, Vol 64, pp 237–242

Myers TH (1905) Congenital absence of the tibia: Transplantation of head of fibula: Arthrodesis at the ankle-joint. Am Orthop Surg Vol. III, No. 1, 72, July

Weichteiloperationsverfahren zur Behandlung des kindlichen Plattfußes. Indikation und Technik

J. Heisel, E. Schmitt und H. Mittelmeier

Orthopädische Universitätsklinik, D-6650 Homburg/Saar

Anatomie und Pathomechanik

Beim *angeborenen Plattfuß* handelt es sich vermutlich um einen *endogenen Erbschaden* mit proniertem Rückfuß, Calcaneushochstand (Achillessehnenverkürzung) und gleichzeitiger Vorfußpronation und -abduktion (Torsion des Fußes). Das Talonaviculargelenk

Die Ästhetik von Form und Funktion
in der Plastischen u. Wiederherstellungschirurgie
Herausgegeben von G. Pfeifer

steht in Subluxationsstellung. Das Fußgewölbe ist bei Dorsalextension im Chopart-Gelenk aufgehoben, der Drehpunkt liegt im Taluskopf.

Beim erworbenen *Knick-Plattfuß* aufgrund einer *konstitutionellen Haltungsschwäche* besteht eine Abflachung des Längsgewölbes bei gleichzeitiger Fersenvalgusstellung ohne Achillessehnenverkürzung [1, 2, 3, 7].

Beide Formen sind geprägt durch ein *Muskelungleichgewicht* mit schwachem M. tibilias posterior (Folge: Rückfußvalgus und Abflachung des Längsgewölbes) sowie verstärktem Zug des M. peronaeus brevis, welcher als typischer Plattfußmuskel aufgefaßt werden muß (Pronations- und Abduktionsstellung des Vorfußes). Fakulativ besteht nicht selten ein M. peronaeus tertius, der das *Übergewicht der Fußpronatoren* noch verstärkt. Der M. peronaeus longus ist zwar ebenfalls ein Fußpronator, er spannt aber das Fußgewölbe und führt nicht zur Vorfußabduktion, was so dem Plattfuß entgegenwirkt.

Operative Behandlungsverfahren

Konservative Behandlungsmaßnahmen beim angeborenen Plattfuß sind wegen einer erheblichen Rezidivneigung oft wenig erfolgversprechend, weswegen wir bei mittleren und schweren kongenitalen Formen bereits im Alter von 1–5 Jahren die *Indikation zur Operation* stellen. Bei erworbenen Plattfüßen raten wir erst bei erheblicher Fußdeformität, Versagen der Einlagenversorgung aufgrund einer bereits eingetretenen Teilkontraktur, Versagen der Fußgymnastik sowie bestehender Belastungsbeschwerden im Alter bis zu 15 Jahren zur operativen Korrektur.

Ziel der Plattfußoperation muß es sein, den Rückfuß in eine Supinationsstellung zu bringen, gleichzeitig die dorsale Subluxationsstellung im Chopart-Gelenk zu beheben. Das Fußlängsgewölbe soll dauerhaft angehoben werden. Darüber hinaus muß die Vorfußabduktion sowie ein eventuell bestehender Fersenhochstand korrigiert werden.

Bereit im Jahre 1904 beschrieb Spitzy [7] ein operatives Behandlungsverfahren bei kongenitalem Plattfuß mit *medialer Transplantation der Sehne des M. peronaeus brevis* auf das Os naviculare. Hiermit konnte er einen Supinationseffekt erzielen, der aber lediglich den Vorfuß, nicht den Rückfuß betraf. Die Dorsalextension im Chopart-Gelenk wurde durch dieses Verfahren jedoch weiter verstärkt, da die transplantierte Sehne vor den Drehpunkt des Plattfußes im Taluskopf zu liegen kommt.

Lange [2] empfahl 1912 die gleichzeitige *Verlagerung der Sehnen des Mm. peronaeus et longus* hinter der Tibia hindurch auf den inneren Fußrand mit Einflechtung in die Sehne des M. tibialis posterior. Er erreichte hiermit einen guten Supinationseffekt auf den Rückfuß, gleichzeitig eine Plantarflexion im Chopart-Gelenk sowie eine Vorfußadduktion. Der Nachteil dieses Verfahrens liegt in der Opferung der physiologischen Gewölbespannwirkung und Vorfußdetorsionswirkung des M. peronaeus longus. Darüber hinaus besteht bei dem veränderten Sehnenzug die Gefahr der tendinösen Nerven- und Gefäßkompression im Innenknöchelbereich.

Niederecker [4, 5] beschrieb ein kompliziertes Operationsverfahren mit gleichzeitiger Achillessehnen- und Peronealsehnenverlängerung, Raffung des Pfannenbandes sowie *Rückverlagerung der Sehne des M. tibialis anterior auf das Os naviculare.* Durch diese Transplantation sollte der Schlußstein des Längsgewölbes beim Plattfuß aktiv angehoben werden. Der Nachteil dieser Technik besteht darin, daß der M. tibialis anterior für diese Funktion zu schwach ist, darüber hinaus weiterhin eine Dorsalextension im Chopart-Gelenk bewirkt. Die Supinationswirkung des transplantierten Muskels wirkt lediglich auf den Vorfuß, nicht auf den Rückfuß. Eine eigentliche Detorsion findet hier nicht statt.

Eigene Operationstechnik

Wegen teilweise unbefriedigender Ergebnisse mit den herkömmlichen Plattfuß-Korrektureingriffen wurde von Mittelmeier ein *modifiziertes Operationsverfahren* entwickelt. Zur Behebung des Muskelungleichgewichtes beim Plattfuß verwenden wir die *Sehne des M. peronaeus brevis* als Unterstützung des geschwächten M. tibialis posterior. Der eigentliche Plattfußmuskel wird an seinem distalen Ansatzpunkt abgelöst und anschließend *unter der Sehne des M. tibialis anterior hindurch auf den medialen Fußrand durchgezogen.* Ist ein eigenständiger M. peronaeus tertius vorhanden, wird dieser gleichartig nach medial verlagert. Die Sehne(n) wird (werden) anschließend hinter der Plattfußdrehachse (Taluskopf) in das Pfannenband eingeflochten und dann mit der Sehne des M. tibialis posterior vernäht (Abb. 1a, b). Die Fixierung erfolgt durch 2 querverlaufende Kapselschlitze. Zusätzlich führen wir eine mediale Kapselraffung durch, bei deutlichem Fersenhochstand ebenfalls eine Achillessehnenverlängerung.

Die *biomechanischen Vorteile dieser Operationstechnik* liegen in einer *guten Supinationswirkung* der transplantierten Sehne(n) *auf den Rückfuß.* Die *dorsale Subluxationsstellung im Chopart-Gelenk wird behoben,* da die Sehne hinter der Plattfußdrehachse zu liegen kommt. Das *Fußlängsgewölbe wird gleichzeitig aktiv angehoben,* außerdem besteht eine *tendinöse mediale Talusabstützung.* Durch die nun mediale

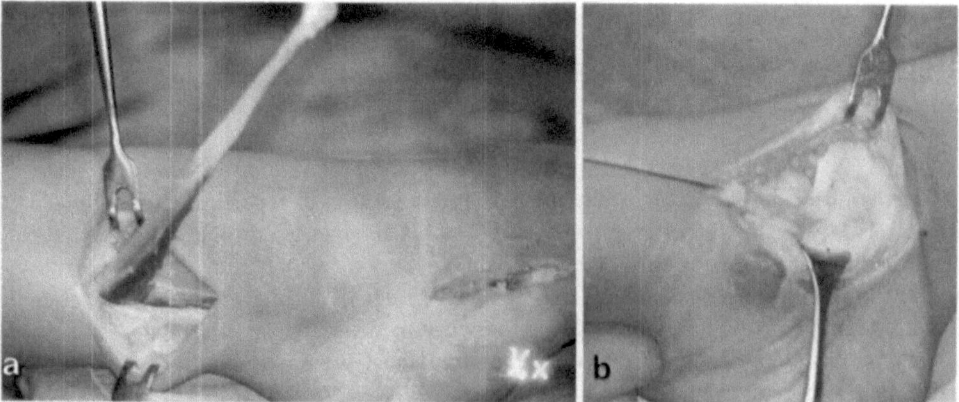

Abb. 1a, b. Intraoperativer Situs. **a** Ablösung der Sehne des M. peronaeus brevis, **b** Nach medialer Verlagerung unter der Sehne des M. tibialis anterior hindurch wird der M. peronaeus brevis in das Pfannenband und in die Sehne des M. tibialis posterior eingeflochten

Zugrichtung des kleinen Peronaeusmuskels wird eine Adduktionswirkung auf den Vorfuß ausgeübt (Abb. 2; Tabelle 1).

Kasuistik und Ergebnisse

In den Jahren 1971 bis 1983 wurden an unserer Klinik bei 72 Patienten insgesamt *117 Plattfußeingriffe* durch Peronaeus-brevis-Sehnenverlagerung vorgenommen. Nahezu 2/3 waren männlichen Geschlechtes, ganz überwiegend wurden einzeitig beidseitige Eingriffe vorgenommen (Tabelle 2). Unsere Patienten standen überwiegend zwischen dem 1. und 10. Lebensjahr. Bei den Fällen über 6 Jahren handelte es sich meist um erworbene Knickplattfüße. Das *durchschnittliche Operationsalter* lag bei insgesamt 7,3 Jahren (Tabelle 3). Nur bei 7 schweren kongenitalen Fällen wurde gleichzeitig eine Achillessehnenverlängerung mit durchgeführt.

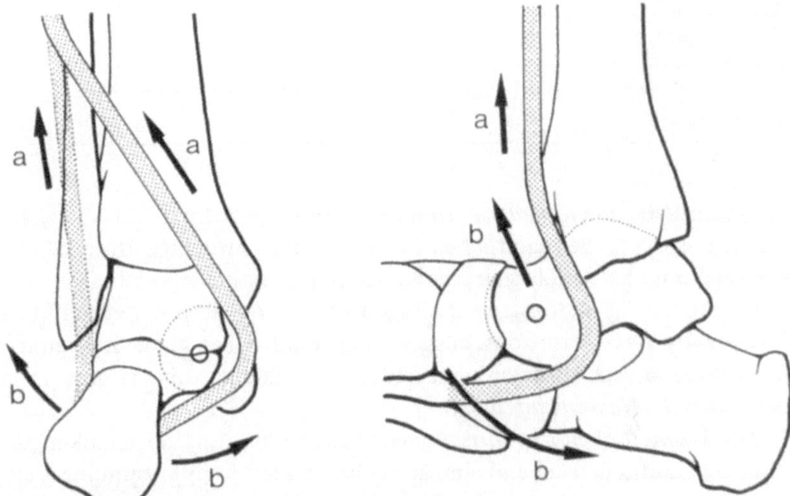

Abb. 2. Biomechanische Wirkung der Plattfußoperation mit Transplantation der Sehne des M. peronaeus brevis nach medial: (**a**) Veränderte Zugrichtung der Sehne, (**b**) Korrigierte Skelettbewegung

Tabelle 1. Biomechanische Vorteile der Mittelmeier-Technik

1. Supinationswirkung auf Rückfuß
2. Plantarflexion im Chopart-Gelenk
   (Sehnenverlauf hinter dem Drehpunkt des Plattfußes)
3. Anhebung des Längsgewölbes
4. Tendinöse mediale Abstützung des Talus
5. Adduktion des Vorfußes
   (Mediale Zugrichtung)

Tabelle 2. Kasuistik (1971–1983). 117 Plattfußeingriffe bei 72 Patienten

Geschlechtsverteilung (n = 72)		
Männlich	44	(69 Operationen)
Weiblich	28	(48 Operationen)
Seitenverteilung (n = 72)		
Nur rechtsseitig	15	
Nur linksseitig	12	
Beidseitig (einzeitig)	45	

Tabelle 3. Alters- und Geschlechtsverteilung (n = 72)

	Männlich	Weiblich	Gesamt
Bis 5 Jahre	19	6	25
6–10 Jahre	17	16	33
11–15 Jahre	8	5	13
Über 15 Jahre	–	1	1
Durchschnitt	6,9	7,9	7,3 Jahre

Wesentliche *postoperative Komplikationen* wurden nicht verzeichnet. Nach dem Eingriff erfolgte bei sämtlichen Patienten eine 6wöchige Unterschenkelgipsverbandruhigstellung. Es schloß sich eine krankengymnastische Mobilisationsbehandlung meist unter kurzfristig stationären Bedingungen an. Zu diesem Zeitpunkt wurde auch die Versorgung mit Detorsionseinlagen eingeleitet. Über einen Zeitraum von zumindest 6 postoperativen Monaten empfahlen wir darüber hinaus eine intensive *krankengymnastische Nachbehandlung*.

Die *kosmetischen und funktionellen Ergebnisse* unseres Krankengutes waren insgesamt sehr zufriedenstellend. In sämtlichen Fällen konnte zumindest eine ausreichende Korrektur der präoperativ oft nicht unerheblichen Fehlstellung erzielt werden (Abb. 3, 4).

Es zeigte sich zunächst in den ersten postoperativen Monaten eine hervorragende Fußkorrektur, die sich bei schrittweiser Belastung zunächst wieder etwas verschlechterte. Gerade zu diesem Zeitpunkt erscheint uns die intensive krankengymnastische Übungsbehandlung zur Erhaltung des Operationsergebnisses von außerordentlicher Wichtigkeit. *Elektromyographische Nachuntersuchungen* zeigten, daß der transplantierte Muskel nach einem Zeitraum von etwa 6–12 Monaten den gewünschten Korrektureffekt mit Detorsion des Fußes ausüben kann.

Abb. 4a, b. Klinisches Fallbeispiel 2. K.U.; ♂; ausgeprägter congenitaler Plattfuß bds.; ▶ Operationsalter 3 Jahre. **a** Präoperativer Ausgangsbefund, **b** Postoperativer klinischer Befund 1 Jahr nach Plattfußoperation bds. mit gleichzeitiger Achillessehnenverlängerung. Gutes Korrekturergebnis

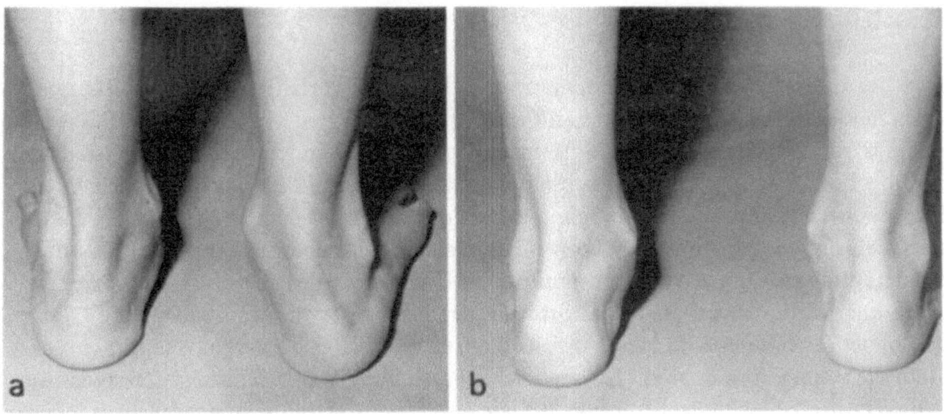

Abb. 3a, b. Klinisches Fallbeispiel 1. F.S.; ♂; ausgeprägter Knickplattfuß bds. re. > li.; Operationsalter 11 Jahre. **a** Präoperativer Ausgangsbefund, **b** Postoperatives klinisches Ergebnis 1 Jahr nach Plattfußoperation bds. mit gutem Korrekturergebnis

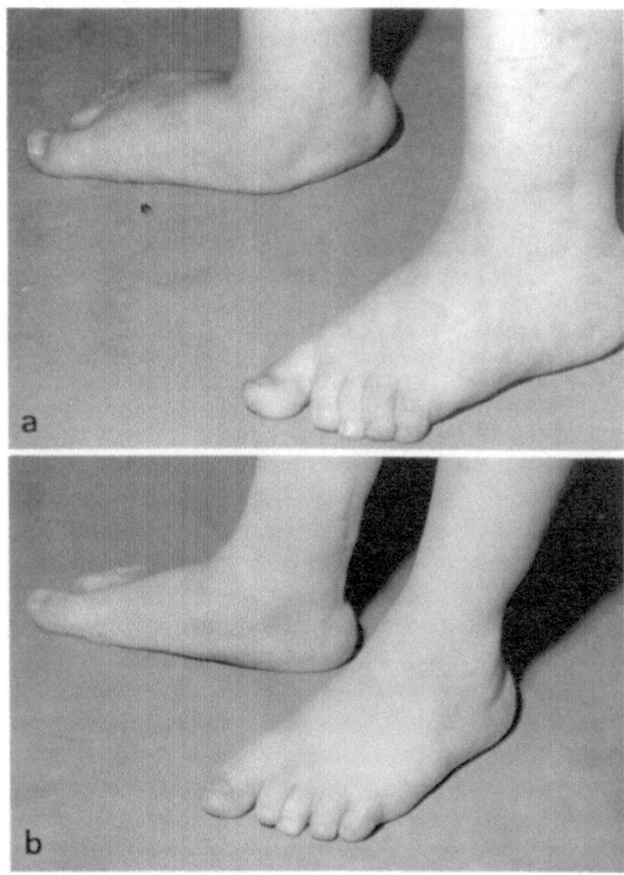

Abb. 4a, b

Diskussion

Die in der Literatur angegebenen operativen Behandlungsverfahren zur Plattfußkorrektur erscheinen unter biomechanischen Gesichtspunkten nicht voll befriedigend, insbesondere wird vielfach die Dorsalextensionsfehlstellung im Bereich des Chopart-Gelenkes zu wenig berücksichtigt. Von wesentlicher Bedeutung ist die Korrektur des Rückfußvalgus, wobei die transplantierte Sehne in jedem Fall hinter dem Drehpunkt des Plattfußes verlagert werden muß Die von Mittelmeier beschriebene Technik erfüllt unter biomechanischen Voraussetzungen sämtliche Bedingungen für eine optimale Korrektur angeborener und erworbener Plattfußstellungen. Bei den kongenitalen Formen ist ein möglichst frühes operatives Vorgehen anzustreben, bevor bereits skelettäre Veränderungen eingetreten sind. Durch Wiederherstellung eines Muskelgleichgewichtes zugunsten des M. tibialis posterior bei gleichzeitiger Unterbrechung des deutlichen Übergewichtes der Fußpronatoren kann so Einfluß auf das weitere Skelettwachstum genommen werden. Bei haltungsschwachen erworbenen Knick-Plattfüßen ist hingegen auch ein späterer operativer Korrektureingriff oft noch erfolgversprechend.

Wesentlich erscheint eine intensive aktive krankengymnastische Nachbetreuung sowie in den ersten postoperativen Monaten kurzfristige klinische Kontrollen. Hier sehen wir einen wichtigen Grund dafür, daß schwere Rezidive in unserem Krankengut bisher nicht zu beobachten sind.

Literatur

1. Hohmann G (1931) Zur operativen Plattfußbehandlung. Chirurg 3:593
2. Lange F (1912) Plattfußbeschwerden und Plattfußbehandlung. Münch Med Wschr 45:300
3. Lange M (1962) Orthopädisch-chirurgische Operationslehre. 2. Aufl. Bergmann, München
4. Niederecker K (1931) Die blutige Behandlung des Plattfußes mittels eines eigenartigen Operationsverfahrens. Verh Dtsch Orthop Ges 26:375
5. Niederecker K (1959) Der Plattfuß. Enke, Stuttgart
6. Schönbauer HR, Polt E, Grill F (1979) Orthopädie. Methodische Diagnostik und Therapie. Springer, Wien New York
7. Spitzy H (1904) Der Pes planus. Z Orthop Chir 12:777

Indikation und Ergebnisse knöcherner Eingriffe bei rebellischem Klumpfuß

E. Schmitt, J. Heisel und H. Mittelmeier

Orthopädische Universitätsklinik (Direktor: Prof. Dr. H. Mittelmeier), D-6650 Homburg/Saar

Einleitung

Die frühzeitige Behandlung des angeborenen Klumpfußes im Säuglingsalter durch manuelle Redression und Formsicherung des Redressionsergebnisses im Gipsverband, führt in den meisten Fällen zu einem befriedigenden primären Behandlungsergebnis (Debrunner). Bei ungenügender Nachbehandlung (Krankengymnastik, Einlagen, Nachschienen) kommt es jedoch leicht zu Rezidiven. Unbefriedigende Primärergebnisse oder Rezidive können jedoch durch *Weichteiloperationen* in etwa 85% der Fälle zu einem guten Ergebnis gebracht werden (Diehl). Hierzu führen wir – vorzugsweise ab dem 2. Lebensjahr – eine kombinierte Achillessehnenverlängerung, dorsale Capsulotomie des oberen Sprunggelenkes, mediale Fußrandentflechtung und Transplantation des Musculus tibialis anterior auf den lateralen Fußrücken durch.

Nach erfolgloser konservativer und operativer Behandlung mit Weichteileingriffen bzw. Rezidiven führt im allgemeinen nur noch eine *skelettäre Korrekturoperation* zum Ziel. Hierzu dient eine subtalare Arthrodese mit horizontaler Keilresektion in Verbindung mit einer Resektion des Chopart-Gelenkes durch frontale Keilentnahme (Hohmann 1923; Lange 1962). Bei unzureichender Ausgleichsmöglichkeit der Spitzfußkomponente erfolgt die subtalare Arthrodese mit zusätzlicher ventralbasiger Keilresektion des unteren Sprungelenkes nach der Technik von Lambrinudi (Tabelle 1, 2).

Die *Osteosynthese* wurde früher im allgemeinen mit multiplen Bohrdrähten durchgeführt, in den letzten Jahren nach Mittelmeier teilweise mit einer talco-calcanearen Zugschraube bzw. calcaneo-cuboidalen T-Platte. Im allgemeinen erscheint eine zusätzliche Gipsruhigstellung auf die Dauer von etwa 2–3 Monaten erforderlich (Abb. 1–3).

Die *Indikation* zur knöchernen Klumpfußkorrektur erfolgt im allgemeinen erst nach Wachstumsabschluß, weil durch dieselbe eine Wachstumsbehinderung des Fußes eintritt. Bei sehr schwerwiegenden Fehlstellungen, insbesondere bei Arthrogryposis multiplex congenita mit Belastungsbeschwerden und starker Gehbehinderung sowie

Tabelle 1. Indikationsstellung zur knöchernen Klumpfußkorrektur

Vor Abschluß des Knochenwachstums
– Extreme Fehlstellung bei fehlgeschlagenem Weichteileingriff
– Arthrogryposis multiplex congenita
Sonst *nach* Abschluß des Skelettwachstums

Die Ästhetik von Form und Funktion
in der Plastischen u. Wiederherstellungschirurgie
Herausgegeben von G. Pfeifer

Tabelle 2. Knöcherne Klumpfußkorrektur

Varus- und Adduktionsfehlstellung
Subtalare Arthrodese mit horizontaler Keilresektion und Resektion des Chopart-Gelenkes (frontale Keilentnahme)
Deutliche Spitzfußfehlstellung
Subtalare Arthrodese mit ventralbasigem Keil (Lambrinudi)

unlösbaren Problemen der orthopädischen Schuhversorgung, ist jedoch eine knöcherne Korrekturoperation auch *vor* Abschluß des Wachstums zu rechtfertigen. Nach Imhäuser ist es nicht zu verantworten in solchen Fällen Patienten und Eltern auf die Zeit nach der Pubertät zu vertrösten. Hierfür sind neben funktionellen Gesichtspunkten insbesondere auch psychische Aspekte der Persönlichkeitsentwicklung maßgeblich.

Der frühzeitigen Korrektur kommt jedoch auch ästhetische Bedeutung zu, wenngleich dabei zu berücksichtigen ist, daß die frühzeitige Resektion der Gelenkfläche, welche an der Fußwurzel zugleich Wachstumszonen sind, eine Wachstumsbeeinträchtigung des Fußes im Gefolge hat. Andererseits ist jedoch zu berücksichtigen, daß die bei den Spätkorrekturen nach Wachstumsabschluß erforderlichen Knochenresektionen auch zu einer gewissen Größenverminderung des Fußes führen. In der Regel sollte man folglich bei leichten bis mittelschweren Deformitäten den knöchernen Eingriff bis nach dem Wachstumsabschluß hinausschieben, bei schweren Deformitäten jedoch die knöcherne Operation auch bereits während der Wachstumszeit durchführen.

Kasuistik

Von 1965–1980 (16 Jahre) wurden an unserer Klinik bei *46 Patienten* insgesamt *63 knöcherne Korrekturoperationen von Klumpfüßen* durchgeführt. Das *Operationsalter* der Patienten lag im allgemeinen zwischen dem 10. und 20. Lebensjahr, nur in drei Ausnahmefällen früher, teilweise jedoch auch erst in den folgenden Jahrzehnten. Bei der *Geschlechtsverteilung* überwog das männliche Geschlecht. In vielen Fällen handelte es sich um eine *beidseitige Klumpfußdeformität* (Tabelle 4). Bei 25 Fällen war lediglich eine konservative Behandlung vorausgegangen, bei 35 Fällen zusätzlich eine Weichteiloperation, bei 3 Fällen eine knöcherne Korrektur, jeweils mit unbefriedigendem Resultat. Bezüglich der Weichteileingriffe ist zu bemerken, daß die Mehrzahl der Fälle mehr als einmal, im Extremfall bis zu 7mal (überwiegend alio loco) operiert worden sind (Tabelle 5).

Ergebnisse

Bei den 63 knöchernen Korrektureingriffen sind *keine wesentlichen intraoperativen Komplikationen aufgetreten,* insbesondere keine Gefäß- oder Nervenverletzungen. An *postoperativen Komplikationen* sind Hautnekrosen zu erwähnen, 6mal Wundrandne-

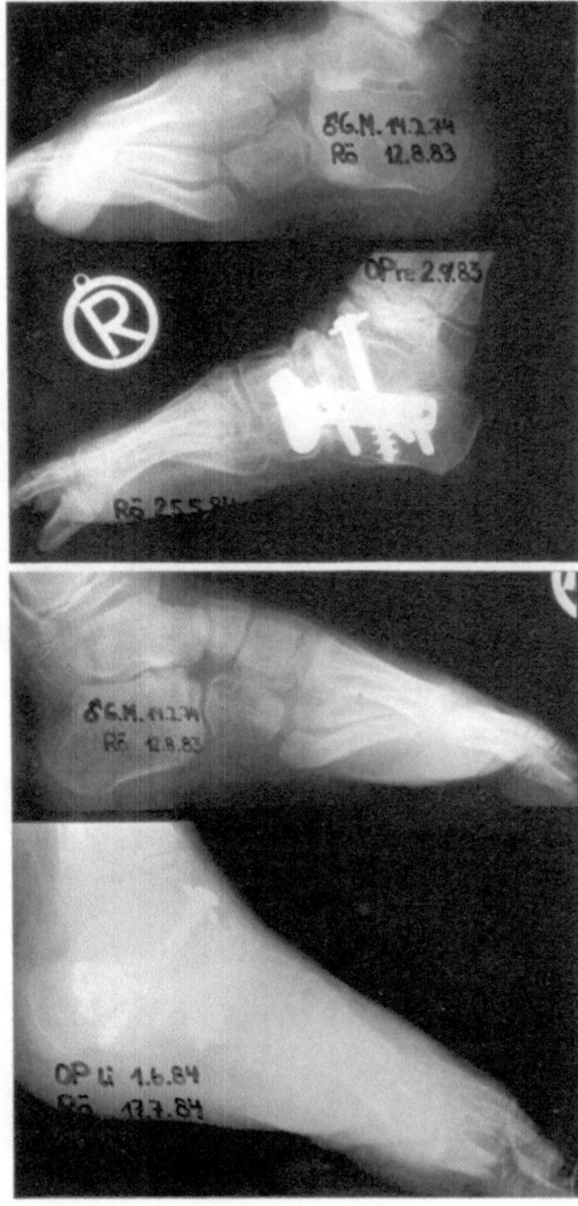

Abb. 1. 9jähriger Junge mit erheblichem beidseitigem Klumpfuß bei Arthrogryposis multiplex congenita. Es wurde beidseits eine subtalare Arthrodese mit Plattenosteosynthese durchgeführt. Es konnte damit ein befriedigendes Ergebnis erreicht werden

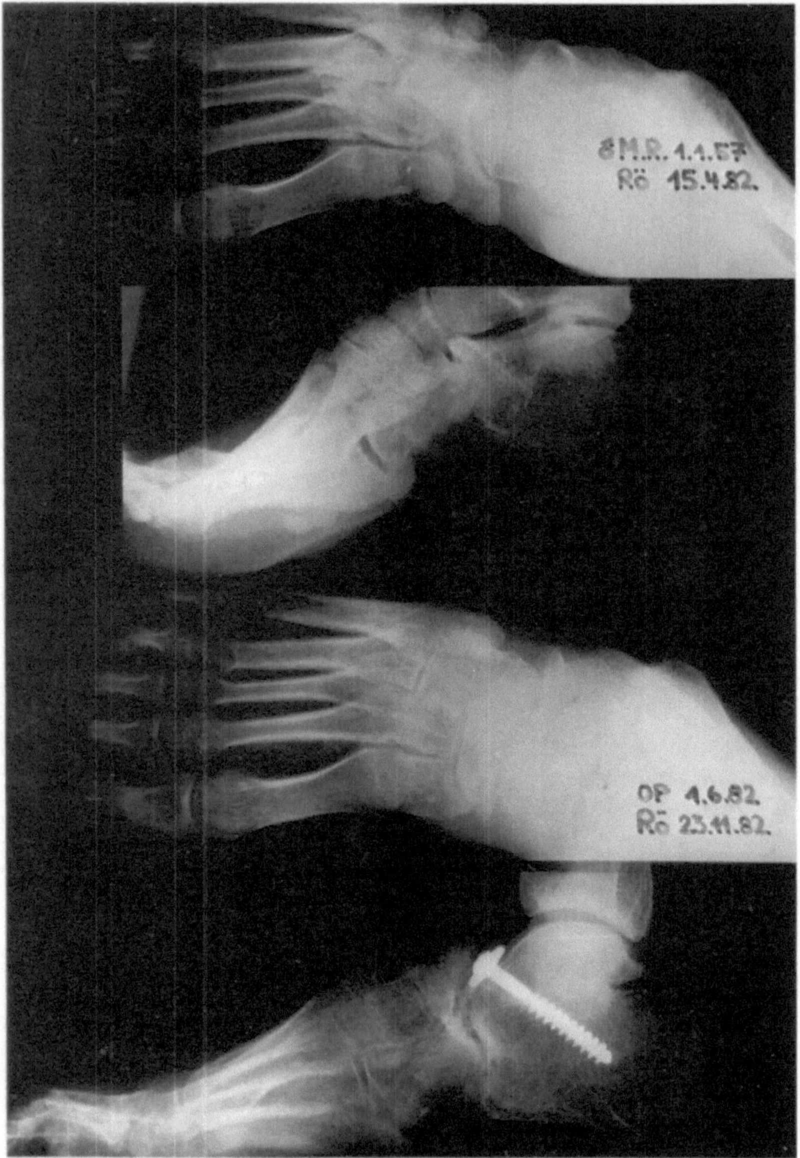

Abb. 2. 25jähriger Mann mit Klumpfußrezidiv rechts mit Spitzhohlfußkomponente. Nach operativer knöcherner Korrektur nach der Technik von Lambrinudi sowie ventraler Schraubenosteosynthese wurde eine gute Fußform erreicht, so daß der Patient kein orthopädisches Schuhwerk mehr tragen mußte

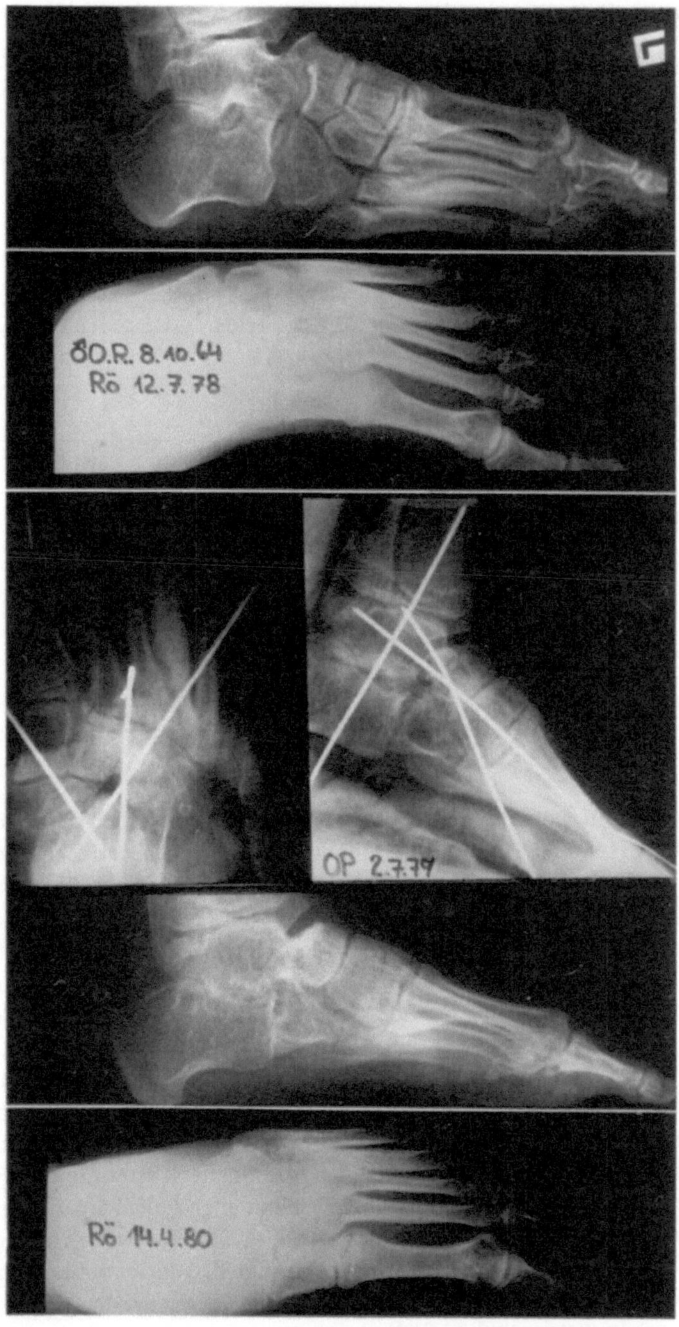

Abb. 3. 14jähriger Junge mit Klumpfußrezidiv rechts. Knöcherne Korrektur durch subtalare und Chopart-Arthrodese mit Osteosynthese durch Kirschner-Drähte. Nach knöchernem Durchbau der Arthrodese konnte der Patient wieder mit normalem Schuhwerk laufen

Tabelle 3. Knöcherne Klumpfußkorrektur. Kasuistik (1965–1980). 46 Patienten mit 63 Operationen

Geschlechtsverteilung	
29 Männer mit	42 Operationen
17 Frauen mit	21 Operationen
Seitenverteilung	
Rechtsseitig	19
Linksseitig	10
Beidseitig	17

Tabelle 4. Altersverteilung (n = 46)

Alter	Gesamt	Männlich	Weiblich
Bis 10 Jahre	3	2	1
11–20 Jahre	24	16	8
21–30 Jahre	12	7	5
31–40 Jahre	3	2	1
41–50 Jahre	1	–	1
Über 50 Jahre	3	2	1
Durchschnitt	22,2	21,5	23,2 Jahre

krosen und einmal eine Nekrose der 4. Zehe. In 2 Fällen mußte deshalb ein Korrektureingriff (einmal Hautplastik, einmal Amputation der 4. Zehe) vorgenommen werden. In 3 Fällen sind oberflächliche entzündliche Wundheilungsstörungen aufgetreten, welche konservativ beherrscht werden konnten, in 2 Fällen eine tiefe Wundinfektion mit temporärer Osteomyelitis, wobei in einem Fall eine Teilresektion des 5. Metatarsale, im anderen Falle eine Sequestrotomie erforderlich war, was zur völligen Ausheilung führte. Letztlich sind noch 2 Druckulcera im Gipsverband zu erwähnen. Beinvenenthrombosen wurden nicht beobachtet (Tabelle 6).

Die *postoperativen Ergebnisse* waren sowohl subjektiv als auch objektiv durchweg zufriedenstellend. Bei den letzten klinischen Nachuntersuchungen erklärten sich sämtliche Patienten bzw. deren Eltern mit dem Operationsergebnis zufriedengestellt. Objektiv war in allen Fällen eine erfreuliche Korrektur der Fehlstellung mit guter Steh- und Gehleistung, röntgenologisch in allen Fällen ein fester knöcherner Durchbau der Arthrodesen erreicht worden (Abb. 4, 5). Ein zweiter korrigierender Eingriff war in keinem der Fälle mehr erforderlich. Ein Teil der Patienten mußte jedoch mit orthopädischen Halbschuhen und Fußbettung versorgt werden. Bei vielen Patienten waren jedoch Industrieschuhe mit Einlagenversorgung ausreichend.

Tabelle 5. Vorbehandlung (n = 63)

Nur konservativ			25
Voroperationen			38
– Weichteileingriff		35	
– einmalig	16		
– zweimalig	12		
– dreimalig	2		
– mehr als dreimalig	5		
Knöcherne Korrektur		3	

Tabelle 6. Postoperative Komplikationen (n = 63)

Hautnekrosen		7
– Reverdinplastik	1	
– Amputation 4. Zeh	1	
Oberflächliche Wundheilungsstörung		3
Tiefe Wundinfektion		2
– Resektion 5. MFK	1	
– Sequestrotomie	1	
Druckulcus (Gips)		2
Thrombose/Embolie		–
Nervenläsion		–

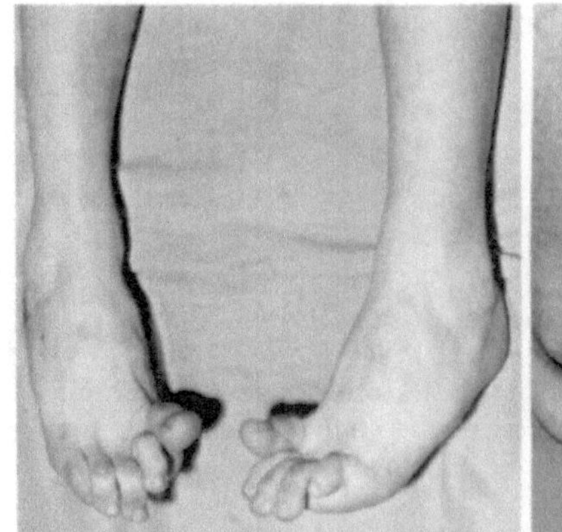

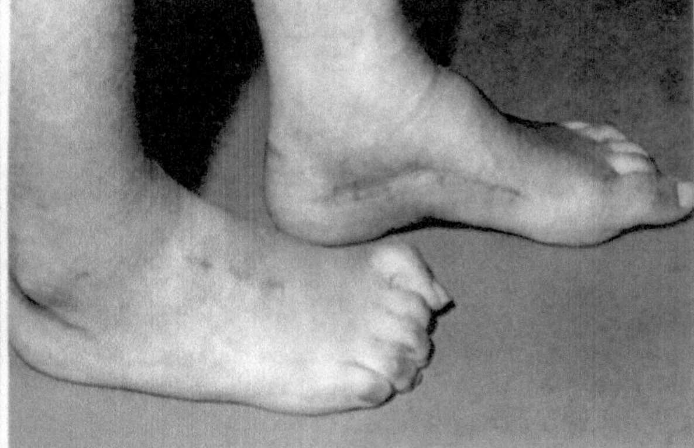

Abb. 4. Rezidivierender Klumpfuß mit deutlicher Spitzfußstellung. Der Patient war nur mit orthopädischen Schuhen gehfähig. Nach Durchführung eines knöchernen Eingriffes nach der Technik von Lambrinudi in Verbindung mit einer latero-ventralen Keilentnahme ließ sich eine gute Steh- und Gehfähigkeit erreichen, wobei nur noch eine Einlagenversorgung notwendig war

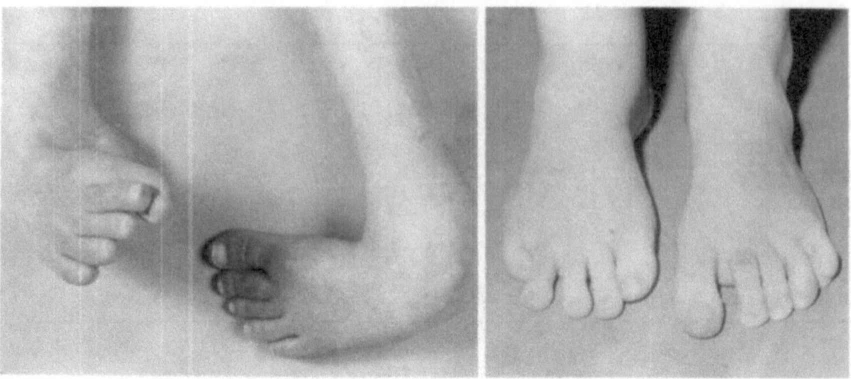

Abb. 5. Erhebliche Klumpfußstellung beidseits bei Arthrogryposis multiplex congenita. Nach Durchführung einer knöchernen Korrekturoperation beidseits zeigte sich bei der späteren Nachuntersuchung ein sehr schönes Ergebnis hinsichtlich der äußeren Form als auch der Funktion

Schlußfolgerung

Bei unbefriedigenden konservativen Behandlungsergebnissen oder Rezidiven, insbesondere auch nach Weichteiloperationen in früher Kindheit können knöcherne Korrektureingriffe mit subtalarer und Chopart-Arthrodese in der Regel zu guter Formkorrektur und Gehleistung gebracht werden. Die Operation sollte wenn möglich nach Abschluß des knöchernen Wachstums durchgeführt werden, bei schweren Fällen jedoch auch bereits während der Wachstumszeit, ungeachtet einer gewissen damit einhergehenden Wachstumsbehinderung der Füße. Die knöcherne Spätoperation unbefriedigender oder rezidivierender Klumpfüße ist nicht nur eine Frage der Funktionsverbesserung, sondern hat für die Patienten im Hinblick auf die Wiederherstellung ästhetischer Fußformen große psychische Bedeutung.

Literatur

Debrunner H (1957) Die Therapie des angeborenen Klumpfußes. Enke, Stuttgart

Diehl K (1971) Frühergebnisse von Weichteiloperationen an angeborenen und erworbenen Klumpfüßen. Med Dissertation Homburg, DA-161

Hohmann G (1923) Über die Behandlung des Klumpfußes, insbesondere über die transversale Keilosteotomie des Calcaneus. Münch Med Wschr 70:1170

Irmhäuser G (1979) Der Fuß. Praktische Orthopädie, Bd 9. Vordruck-Verlag GmbH, Bruchsal

Lambrinudi C (1933) A method of correcting equinus deformities at the sub-astragaloid joint. Proc Roy Soc Med 26:788

Lange M (1962) Orthopädisch-chirurgische Operationslehre, 2. Aufl. Bergmann, München

Mittelmeier H (1965) Schuhbedingte Fußdeformitäten. Ästhet Med 14:170

Mittelmeier H (1965) Die operative Behandlung posttraumatischer schmerzhafter Spätzustände des Fußes. In: Hefte Unfallheilkd, 81. Springer, Berlin Heidelberg New York, p 161

Ästhetik und Funktion in der Handchirurgie

A.K. Martini

Orthopädische Klinik und Poliklinik der Universität Heidelberg (Direktor: Prof. Dr. H. Cotta), Schlierbacher Landstraße 200a, D-6900 Heidelberg 1

Die Hand ist ein vielseitiges Greif- und Tastorgan, darüberhinaus gehört die Hand, wie auch das Gesicht, zum äußeren Erscheinungsbild des Menschen, das nicht verdeckt werden kann. Sie ist, wie kein anderer Körperteil, Ausdruck der individuellen Persönlichkeit. Ihre Form und Farbe, ihre Haltung und Bewegung sind ein Spiegel der Individualität ihres Eigentümers. Wer die Gipsabgüsse der Hände großer Persönlichkeiten betrachtet, ahnt etwas von dem Geist, der sie im Leben beseelt und beflügelt hat.

Moberg (1972) spricht von 4 Hauptfunktionen der Hand:

1. Greiforgan mit Kraft,
2. Tastorgan mit einer Mehrzahl sensibler Funktionen,
3. kosmetische Bedeutung, wenn nicht positiv – dann wenigstens nicht negativ –
4. wichtigstes Organ beim Kontakt von Mensch zu Mensch.

Form und Funktion verleihen der Hand ihre ausgeprägte Ausdruckskraft. Dichter und Künstler wußten die Fähigkeit der Hand zu schätzen und bewunderten deren Schönheit sowohl in Ruhe als auch in Bewegung. Als „Ausdruckbewegung der Hand" verstehen wir das Gestikulieren des Redners oder Schauspielers, die maßvollen Bewegungen der Tänzer und die Bewegungen und Berührungen zur Verständigung und zur Kommunikation zwischen den Menschen; hierbei denke ich besonders an die Zeichensprache der Taubstummen. Welche Mannigfaltigkeit und Eleganz, welche Eigenschaften und Fähigkeiten die Hand in sich vereinigt aufzuzeigen, würde den Rahmen dieses Vortrages sprengen.

Was ich zum Ausdruck bringen möchte ist, daß die Schönheit der Hand nicht nur in ihrer Form, sondern auch in ihrer Funktion verborgen ist. Wird die Funktion durch eine Krankheit oder Schädigung gestört, so geht der Funktionsverlust mit einer Einbuße an Eleganz und Schönheit einher. Gewandtheit, Kraft und Geschicklichkeit faszinieren ebenso wie Zartgliedrigkeit und Formschönheit. Eine deformierte Hand kann wiederum durch Harmonie und Feinheit in der Bewegung die gleiche Faszination wie die gesunde Hand hervorrufen. Es ist daher das oberste Ziel in der Handchirurgie, Form und Funktion wieder herzustellen. Ästhetische Gesichtspunkte dürfen sowohl bei der Indikationsstellung, als auch bei der Zielsetzung der Durchführung jeglicher operativer Eingriffe, nicht außer Acht gelassen werden. Kollidieren beide Zielsetzungen, so wird der Wiederherstellung der Funktion der Vorzug gegeben.

Ästhetische Gesichtspunkte bei der Indikationsstellung

Nicht selten ist eine Störung des äußeren Erscheinungsbildes der Hand der eigentliche Anlaß zum Arztbesuch. Schmerz und andere Beschwerden werden als Vorwand ge-

Die Ästhetik von Form und Funktion
in der Plastischen u. Wiederherstellungschirurgie
Herausgegeben von G. Pfeifer

nutzt. Hierzu gehören zum Beispiel das Ganglion, die Verruca vulgaris, hypertrophe Nerven oder auch andere Hauterscheinungen, sowie die partielle cutane Syndaktylie und ähnliche Erkrankungen, die kaum eine Behinderung darstellen. Die Bedeutung der Ästhetik für die Patienten mit solchen Krankheitsbildern können wir anhand vieler Beispiele erfahren, in denen die Patienten sogar eine geringe Funktionseinbuße oder andere Unannehmlichkeiten in Kauf nehmen, um eine Wiederherstellung der Form zu erreichen. Die Heberdenarthrose z.B. ist an den Fingerendgelenken lokalisiert und tritt am häufigsten bei Frauen nach der Menopause auf. Schmerzen stehen nur im Anfangsstadium im Vordergrund. Der Krankheitsverlauf endet mit der Deformierung und Bewegungseinschränkung des Endgelenkes. Die Operationsmöglichkeiten sind nur begrenzt und mit negativen Eigenschaften behaftet. Nach Entfernung der optisch auffälligen Knoten ist die Rezidivgefahr groß und eine sichere Beseitigung der Deformität kann nur mit einem Bewegungsverlust durch eine Arthrodese erzielt werden (Abb. 1). Trotzdem wünschen viele Patienten die Operation, da die Erkrankung neben der sichtbaren Deformierung der Finger auch den Ausdruck des „Alt-seins" verleiht. Eine ähnliche Situation treffen wir bei veralteten Strecksehnenrupturen an, wobei die Korrektur durch eine Einschränkung der Beugefähigkeit nach Raffung der Strecksehne, oder einem Bewegungsverlust nach Versteifung, erkauft wird. Die Versteifung des Endgelenkes in diesen Fällen, das auch präoperativ keine völlig freie Beweglichkeit zeigte, beeinträchtigt die gesamte Handfunktion nicht wesentlich, so daß man ohne weiteres dem Wunsch des Patienten nach einer Formverbesserung nachkommen kann. Ist mit einem größeren Funktionsverlust durch die Operation zu rechnen, so sollte der behandelnde Arzt nicht nur eine zurückhaltende Meinung äußern, sondern er sollte sich bemühen, den Patienten mit Bildmaterial oder ähnlichem über diese Problematik zu informieren.

Die radikale Klumphand stellt eine schwere Deformität dar. Die Fehlbildung ist mit Anomalien der Muskulatur, Sehnen, Gefäße und Nerven verknüpft; Schulter und Ellenbogen können dysplastisch sein. Die Fehlbildung belastet meist die Eltern mehr als die Kinder, die eine ausgezeichnete Greiffähigkeit entwickeln: der hypoplastische Daumen wird vom Kleinfinger ersetzt, der Grobgriff wird durch die Volarflexion und Radialabduktion der Hand ermöglicht. Die enorm große radialseitige Beweglichkeit des Handgelenkes kompensiert die fehlende Ellenbeugung – so kann die Hand zum Mund geführt werden –.

Die Indikation zur operativen Einstellung der Hand darf nur dann gestellt werden, wenn die Bewegung des Ellenbogens nicht wesentlich eingeschränkt und die Fehlstellung des Handgelenkes passiv weitgehend korrigierbar ist. Werden diese Voraussetzungen nicht berücksichtigt, können durch die Operation schwere Komplikationen entstehen mit einem verheerenden Funktionsverlust bei kosmetisch unbefriedigendem Effekt. In solchen Fällen verhalten wir uns konservativ. Wird nach Abschluß des Wachstums eine Korrektur aus kosmetischen oder psychischen Gründen gewünscht, so führen wir die Korrektur durch die Ellenverkürzung und Fusionierung der ersten Carpalknochenreihe durch – eine nützliche Beweglichkeit bleibt erhalten (Abb. 3). Die Entscheidung zur Korrektur fällt leichter, wenn dadurch sowohl die Form als auch die Funktion verbessert werden kann. Zahlreiche Eingriffe können in dieser Spalte eingereiht werden; hierzu zählen die Korrektur einer Achsenfehlstellung, die Beseitigung einer Kontraktur oder auch die Korrektur einer funktionell störenden Narbe.

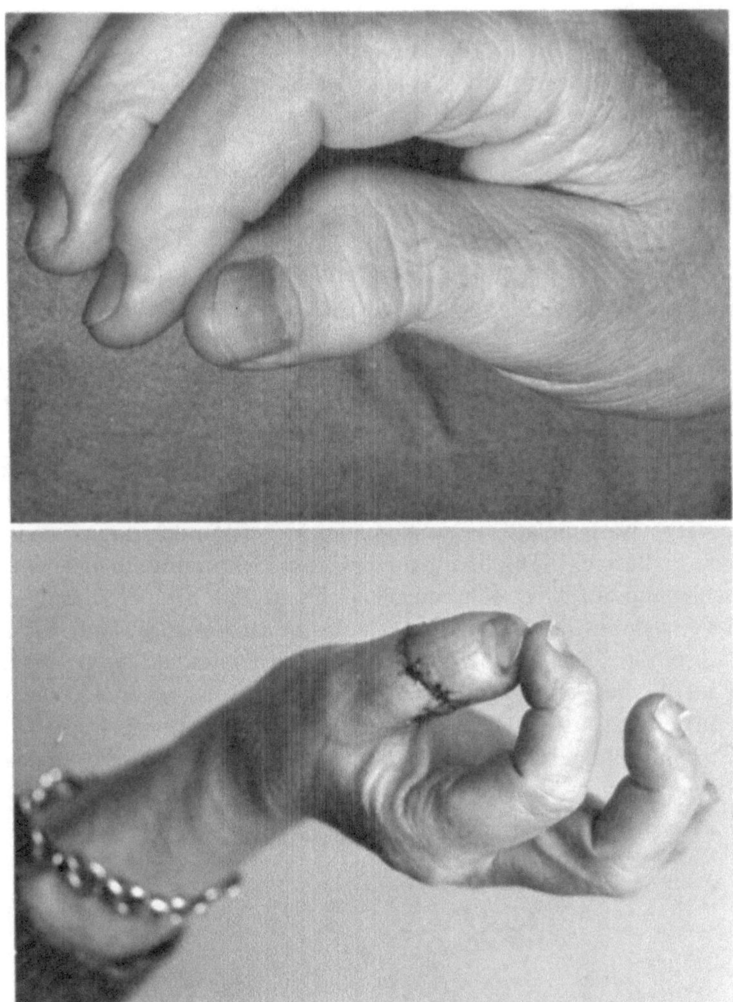

Abb. 1. Das Daumenendgelenk ist stark deformiert; es liegt eine Bandinstabilität vor, aktive Bewegungen sind nicht möglich. Nach der Arthrodese in Funktionsstellung verbessert sich Erscheinungsform sowie die Greiffähigkeit trotz Verlust der Beweglichkeit

Die Fingernägel sind ein Schönheitssymbol, denen im Rahmen der Schönheitspflege eine besondere Aufmerksamkeit geschenkt wird. Deformierte Fingernägel können jedoch auch einen Störfaktor in der Handfunktion darstellen; so verhindert ein schnabelförmig gekrümmter, oder hülsenförmig angelegter Nagel den Spitzgriff und ein gespaltener oder gar fehlender Fingernagel beeinträchtigt die Belastungsfähigkeit der Fingerkuppe erheblich. Die Korrektur ist angezeigt und wird vom Patienten mit Ausdruck gewünscht, auch dann, wenn nur komplizierte Verfahren, wie die freie Transplantation eines Zehennagels, in Frage kommen. Auch die Ersatzoperationen zur

Wiederherstellung oder zur Verbesserung der Motorik bei der spastischen oder schlaffen Lähmung haben für den Patienten einen willkommenen kosmetischen Effekt; die Kranken sind sehr zufrieden, wenn der Bewegungsfluß nach der Operation harmonischer abläuft, oder sich die Haltung normalisiert.

Ästhetische Gesichtspunkte bei der Operationstechnik

Auch bei der Durchführung einer Handoperation müssen die Grundprinzipien der plastischen Chirurgie berücksichtigt werden, um ein optisch schönes Ergebnis zu erreichen [2]. Eine häßliche Narbe kann der Patient störender empfinden, als die ursprüngliche Erkrankung (Abb. 2). Die Schnittführung soll möglichst im Verlauf der Hautspannungslinien verlaufen, sie darf die Gelenkbeugefalten nicht senkrecht überqueren; eine gewebeschonende Technik und vor allem eine zarte Behandlung der Wundränder ist unerläßlich. Liegt ein Hautdefekt vor, so bedarf es aller Anstrengungen, eine optimale Deckung zu erreichen. Reverdinlappen heilen sekundär und hinterlassen eine derbe Narbenplatte – sie kommen in der Handchirurgie nur in Ausnahmesituationen in Betracht. Die Spalthaut neigt zur Schrumpfung, hier ist auch die Pigmentverschiebung auffällig, während die Vollhaut ihre Elastizität und Struktur behält, so daß sie, wenn es der Wundgrund erlaubt, bevorzugt angewandt wird. Ist eine Lappenplastik nötig, so sind lokale Lappen am geeignetsten, da die transplantierte Haut eine fast identische Farbe, Struktur und Dicke aufweist, während Bauchhautlappen nach der Entfettung auffällig bleiben.

Stehen mehrere Operationsmethoden zur Diskussion, so bevorzugen wir diejenige, die den besseren kosmetischen Effekt bei gleichem Aufwand bietet. Bei der Besei-

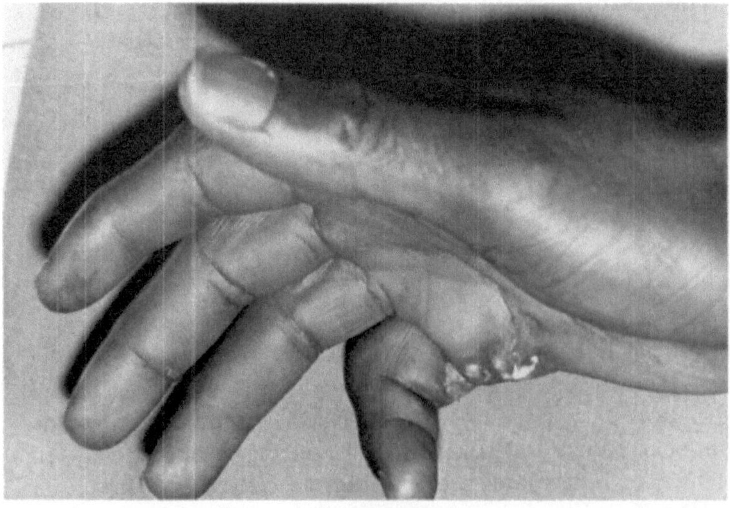

Abb. 2. Auffällig hypertrophe Narbe nach einer Teilfasciektomie bei M. Dupuytren. Die Narbe verläuft in Längsrichtung und verursacht eine Beugekontraktur des Kleinfingers

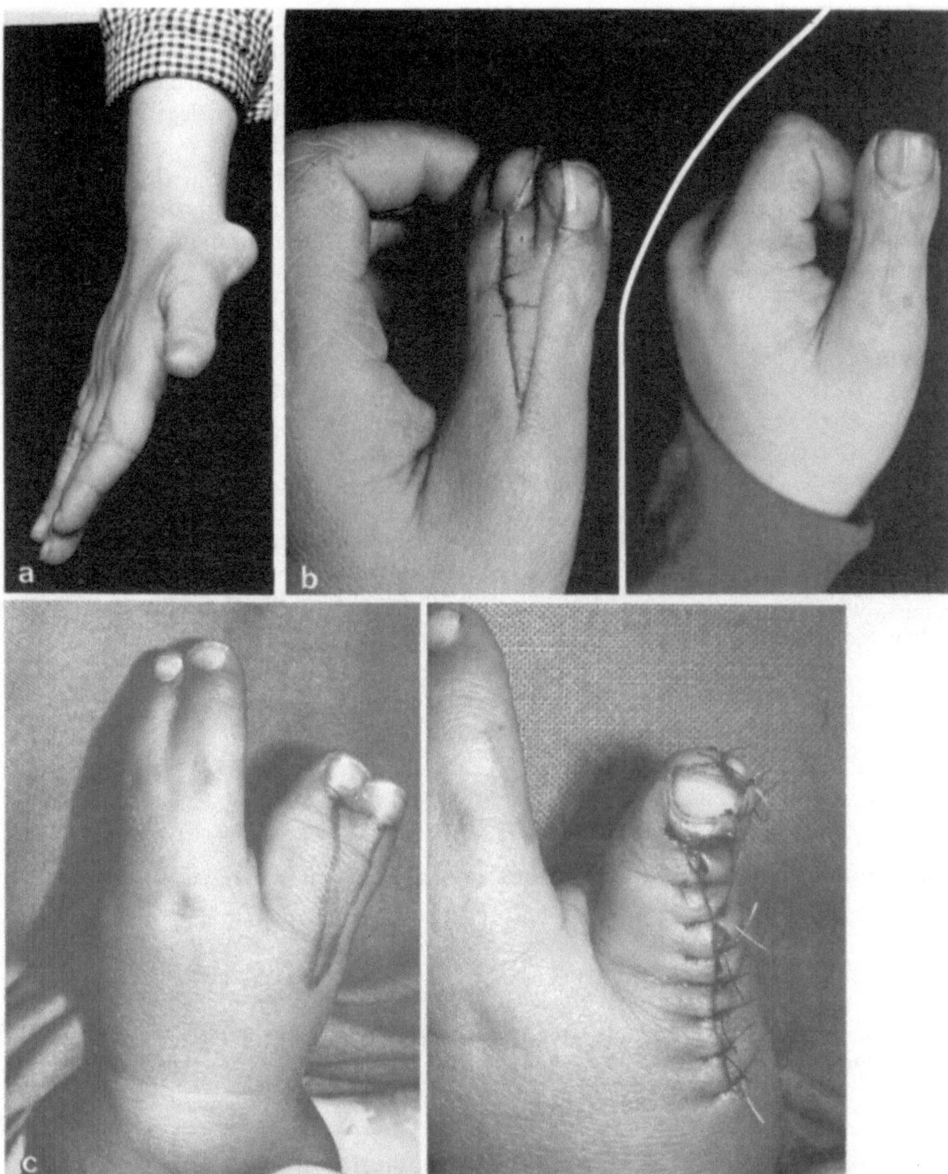

Abb. 3a–c. Die verschiedenen Verfahren zur Korrektur des Doppeldaumens. **a** Z.n. Entfernung eines Daumens. Eine leichte Daumenfehlstellung und eine art. Exostose sind zurückgeblieben, **b** OP nach Bilhaut-Cloquet, **c** Modifizierte Bilhaut-Cloquet, wobei ein Fingernagel entfernt und der andere als Einheit verwendet wird

tigung eines Doppeldaumens kann entweder der eine entfernt, oder, bei gleich großen Partnern, die Resektion der einander zugewandten Hälften und die keilförmige Verschmälerung nach Bilhaut-Cloquet zur Bildung eines normalbreiten Daumens, durchgeführt werden. Zur Vermeidung einer längsverlaufenden Narbe im Nagel, entfernen wir einen Nagel und verschieben den anderen als Einheit (Abb. 3).

Lassen Sie mich zusammenfassend nochmals die Bedeutung der Ästhetik in der Handchirurgie unterstreichen mit der Feststellung, daß die Grundprinzipien der Plastischen Chirurgie bei der Indikationsstellung, Wahl und Durchführung des operativen Eingriffes stets berücksichtigt werden müssen.

Literatur

1. Bilhaut M (1890) Guerison d'un pouce bifide par un nouveau procede operatoire. Congr Franc Chir 4:576–580
2. Martini AK (1978) Grundprinzipien der Behandlung frischer Handverletzungen. Therapiewoche 28:6556–6567
3. Martini AK (1980) Klumphandkorrektur nach Wachstumsabschluß. Handchirurgie 12:229–233
4. Moberg E (1972) Allgemeine Maßnahmen von Eingriffen an der Hand. In: Wachsmuth W, Wilhelm A (Hrsg) Die Operationen an der Hand. Springer, Berlin Heidelberg New York, p 3–12

Die Syndactylie-Operation als ästhetisch-funktioneller Eingriff

F. Durbin

Orthopädische Klinik der Justus-Liebig-Universität (Direktor: Prof. Dr. med. H. Rettig), Paul-Meimberg Straße 3, D-6300 Gießen

Fingerverschmelzungen stellen bei begrenztem Ausmaß – Beteiligung von 2 Fingern – ein kosmetisches und weniger ein funktionelles Problem dar. Ausgedehnte Syndactylien bis zur Löffelhand sind nicht nur ästhetisch störend. Sie schränken die Gebrauchsfähigkeit der betroffenen Hand erheblich ein (Abb. 1).

Bei Doppelseitigkeit entspricht das funktionelle Bild in vieler Hinsicht durch die Versteifung fast dem Problem des Ohnhänders.

Unter morphologischen Gesichtspunkten und im Hinblick auf die Operationstechnik ist zwischen der cutanen und ossären Syndactylie zu unterscheiden. Das Krankheitsbild kommt isoliert, aber auch als Begleiterscheinung komplexer Hand- und generalisierter Fehlbildungen vor.

Die Ästhetik von Form und Funktion
in der Plastischen u. Wiederherstellungschirurgie
Herausgegeben von G. Pfeifer

1. Die cutane Syndactylie ist durch eine Haut-Weichteil-Brücke zwischen 2 oder mehreren Fingern gekennzeichnet. Je nach Ausdehnung des Weichteilmantels wird die partielle, subtotale oder totale Syndactylie unterschieden. Das klinische Bild weist eine große Vielfalt der Erscheinungen auf. Korrektureingriffe sind an eine Reihe von Voraussetzungen gebunden:
   1) Der Eingriff kann aus kosmetischen Gründen, aber auch zur Verbesserung der Handfunktion indiziert sein.
   2) Vor allem bei Kindern wird von Angehörigen aus ästhetischen Gründen oft eine frühzeitige Fingertrennung gewünscht. Die Erfahrung zeigt aber, daß unter den Wachstumsschüben Narbenkontrakturen nach der Trennung entstehen, so daß zumindest in den ersten 3 Lebensjahren der Eingriff selten indiziert ist. Ausnahme ist wenn unter dem Wachstum ein schwächer angelegter Finger in eine zunehmende Kontraktur gerät. Als üblicher Zeitpunkt des Eingriffs wird das Vorschulalter gewählt.
   3) Ausdehnung der Verschmelzung und Beteiligung der verschiedenen Strukturen sowie Begleitmißbildungen sind ebenfalls für die Korrektur entscheidend.

2. Ossäre Syndactylien sind eigenen Gesetzen je nach dem Ausmaß der beteiligten knöchernen Elementen unterworfen.

Kontrakte Finger, wie sie u.a. bei der Symbrachydactylie unter Umständen mit gleichzeitiger Verkürzung gefunden werden, sind zur Trennung selten geeignet. Die Spaltung von gedoppelten Fingern sind sinnvoll. Sie hängt jedoch von einer Klärung der Gefäßversorgung ab, die vor dem Eingriff kaum möglich ist. Dieser Umstand

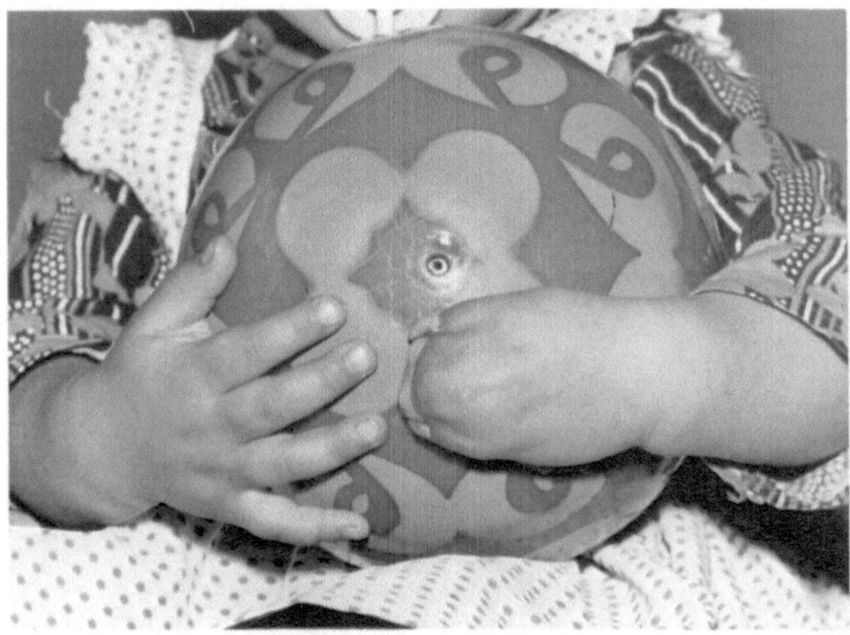

Abb. 1

belastet die Operation und ihr Ergebnis. In gleicher Weise wie auch die Entscheidung inwieweit eine eigene Sehnenversorgung verschmolzener Finger vorliegt, erst im Verlauf der Operation getroffen werden kann. Röntgenaufnahmen sind unerläßlich als Nachweis über das Ausmaß begleitender Skelettdeformierungen. Sie ist auch erforderlich zur Indikation möglicher Fingeropferungen.

Der Operationserfolg jedes Eingriffes bei der Syndactylie hängt von mehreren Voraussetzungen ab.

1. Die Bildung einer einwandfreien Kommissur muß zwischen den durch Syndactylie verbundenen Fingern spannungsfrei erreicht werden (Abb. 2). Die Art der Lappenbildung wird von einzelnen Autoren etwas unterschiedlich beurteilt. Wir bevorzugen den dorsalen und volaren Hautlappen.
2. Die spannungsfreie Deckung der korrespondierenden seitlichen Wundflächen der Finger mit freien Hauttransplantaten ist erforderlich. Die Wundflächen können einem Spontanschluß durch sekundäre Wundheilung wegen ungünstiger Narbenbildung nicht überlassen werden.
3. In der Regel werden die Griffe in Blutleere durchgeführt.
4. Die Hautincision wird vor dem Eingriff mit steriler Tusche oder Farbstift angezeichnet, um die wichtigsten Details wie Länge, Breite und Form der Hautlappen aufeinander abstimmen zu können.
5. Die freien Transplantate werden erst nach Öffnung der Blutsperre und gründlicher Blutstillung eingenäht.

In dem gesamten, sehr variablen Krankheitsbild der Syndactylie stellt die Löffelhand ein besonderes Problem dar (Abb. 3). Aufgrund der Weichteilschrumpfung mit dem Druck auf die erhaltenen Strukturen ist mit Wachstumsstörungen des Handskelettes

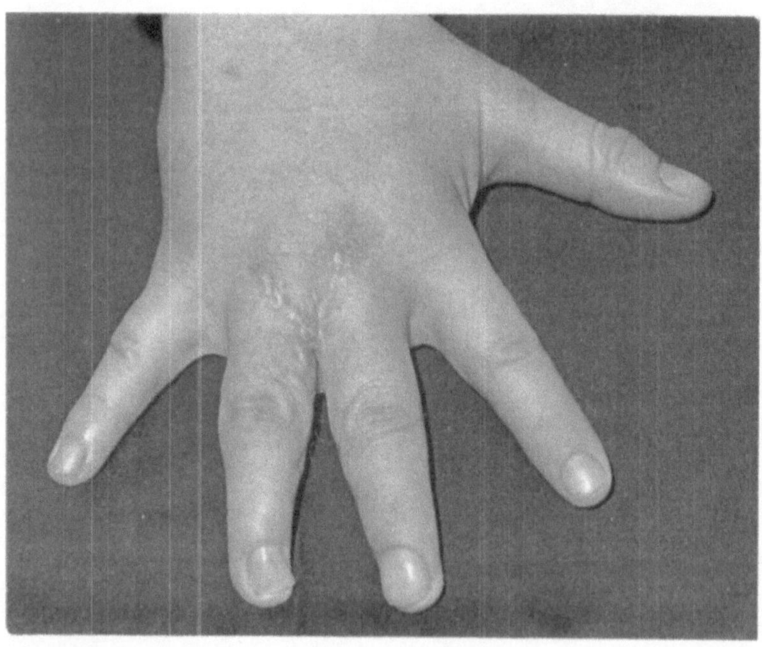

Abb. 2

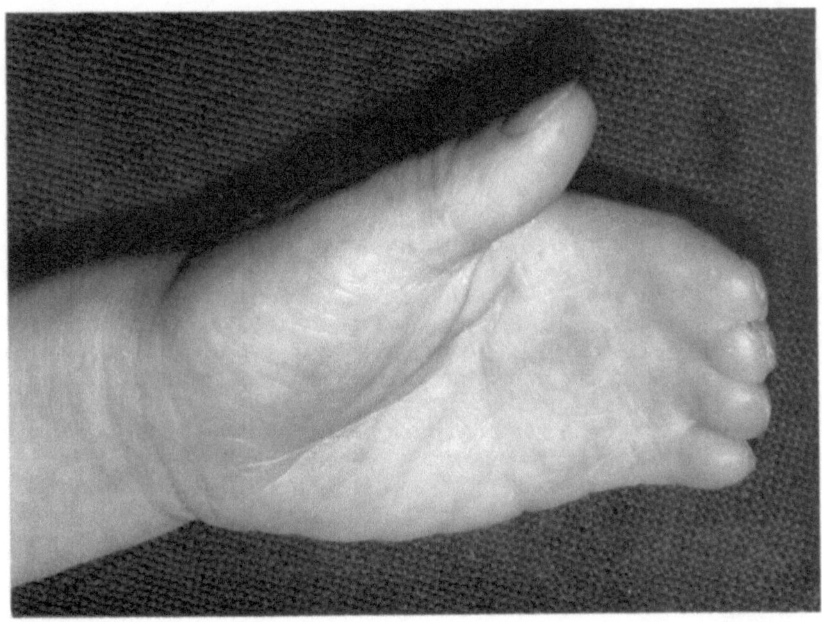

Abb. 3

unter den Wachstumsschüben zu rechnen. Damit ist der operative Eingriff früher indiziert als dies bei einfachen cutanen Syndactylien der Fall ist. Im Operationsplan ist die Reihenfolge der Abspaltung einzelner Finger zu bedenken, da aus Zirkulationsgründen ggf. sogar einer der Finger geopfert werden muß. Bedacht werden muß, daß unter Umständen zu einem späteren Zeitpunkt neuerlich Narbenrevisionen erforderlich werden.

Probleme bildet die knöcherne Verschmelzung des Nagels. An der Trennungsstelle sollte er etwas abgetragen werden. Das darunter liegende Narbenbett ist auszurotten. Hauttransplantate sind dem neu geschaffenen Nagelrand exakt anzupassen.

Der Wundverband ist für den weiteren Verlauf, wie auch die Nachsorge nach dem Eingriff außerordentlich entscheidend. Wegen der ausgedehnten Hauttransplantate ist die aktive Übungsbehandlung erst nach weitgehendem Abschluß der Wundheilung und Angehen der Transplantate möglich.

Zusammenfassung

Nach kurzer Darstellung der verschiedenen Formen der Syndactylie und ihrer jeweiligen vermutlichen Ätiologie und Prognose werden die technischen Voraussetzungen für ihre operative Korrektur besprochen und in 4 Grundsätzen zusammengefaßt. Als günstigstes Operationsalter wird für die einfache Syndactylie das Vorschulalter, für die Fälle mit frühzeitiger Wachstumshemmung das frühe 2. Lebensjahr vorgeschlagen.

Anhand von typischen Beobachtungen werden die Gründe für Mißerfolge bei der primären Operation der Syndactylie und die Möglichkeit der sekundären Korrektur demonstriert.

Literatur

Blauth W (1969) Die operative Behandlung der Hand. Bücherei des Orthopäden. Bd 3:368

Blauth W (1972) Syndaktylie der Hand. Dtsch Ärzteblatt, 2013

Buck-Gramcko D (1971) Einführung und Grundsätze der operativen Behandlung von Fehlbildung der Hand. 11. Tagung. Österr Ges für Chirurgie, Wien Med Akad

Milles H (1970) Kritische Betrachtungen zur Syndaktylieoperation. Chir Plast Reconstr 7:99

Reismann B (1970) Fehler und Gefahren bei Korrekturoperationen der angeborenen Syndaktylie. Z Kinderchir und ihre Grenzgebiete 8:136–143

Ästhetische Probleme der Hand nach Traumen

H. Zilch

Orthopädische Klinik und Poliklinik der Freien Universität Berlin im Oskar-Helene-Heim, Clayallee 229, D-1000 Berlin 33

Die Hand verleiht dem Geist die Macht zur Ausführung seiner Gedanken, durch sie beherrscht er die verschiedenen Formen der Materie, die er bildet, formt und zu den verschiedensten Zwecken verwendet. In den zahllosen Bewegungen der Hand kombinieren sich Kraft, Schnelligkeit und Leichtigkeit auf das Vollkommenste. Der entwicklungsgeschichtliche Werdegang der Hand und der des Großhirns sind eng miteinander verbunden. Der Mensch begreift, wenn er versteht; der Begriff wird zur Wahrnehmung. Voraussetzung für die Hauptfunktionen einer Hand sind intaktes Greifen *und* Tasten. Beide Funktionen sind voneinander abhängig. Das Gefühl ist die höherwertige Form und leitet das Greifen. Daher ist die Erhaltung oder Wiedergewinnung der Sensibilität von größter Bedeutung für eine geordnete Funktion der Hand. Asensible, aber bewegliche Finger werden von handchirurgischen Gutachtern wie der Verlust dieses Fingers bewertet.

Neben diesen zahllosen Funktionen als Organ hat die Hand übergeordnete seelische Fähigkeiten, wenn sie als Ausdrucksmittel menschlichen Geistes eingesetzt wird. Die Hand ist neben dem Antlitz eines der stärksten wandlungsfähigsten Ausdrucksmittel, über die der Mensch verfügt (Bürger). Noch mehr als bei den täglichen Verrichtungen

Die Ästhetik von Form und Funktion
in der Plastischen u. Wiederherstellungschirurgie
Herausgegeben von G. Pfeifer

ist bei diesen vielfältigen Ausdrucksmöglichkeiten das Zusammenspiel Hand–Hirn vom individuellen Werdegang des menschlichen Geistes abhängig. Wie die Hand als Ausdrucksform eingesetzt wird, ist demnach weitgehend von der Persönlichkeitsentwicklung des Individuums abhängig.

Hemmt oder beeinträchtigt eine Krankheit einen Menschen in seinem Wirken, so ist es nicht verwunderlich zu sehen, daß die Erkrankung auch Spuren an den Händen hinterlassen kann; ähnlich wie Gram, Furcht und Sorge können auch Krankheiten nicht nur das Antlitz, sondern auch die Hand prägen. Andererseits kann auch eine durch Verletzungen verunstaltete Hand die Persönlichkeitsentwicklung zurückwerfen, trifft die Verletzung in der kritischen Jugendphase einen labilen Menschen.

Die Übereinstimmung äußerlicher Merkmale mit der geistig-seelischen Haltung eines Menschen wird durch ein Unfallereignis unverhofft gestört. Die Vollkommenheit der Funktion und der Form und damit der Ästhetik wird mit einem Schlag aufgehoben. Der Wunsch des Patienten nach beider Erhaltung wird nicht immer zu realisieren sein. Häufig zieht der Patient die Erhaltung der Form der der Funktion vor, während der Arzt in der Regel die Wiederherstellung der Funktion in den Vordergrund stellen wird, nicht allein deshalb, weil dies mit den uns heute zur Verfügung stehenden Mitteln eher gelingt. Das Miteinander und Gegeneinander beider Forderungen – wiederherstellende Funktion und ästhetische Probleme – soll nun an Hand einiger Beispiele aus der Traumatologie aufgezeigt werden, während Herr Martini verabredungsgemäß dies bei angeborenen Fehlbildungen abgehandelt hat.

Bei der schwersten Verletzung, dem Verlust der Hand, stand früher die Frage: prothetische Versorgung oder Bildung einer Krukenberg-Zange im Vordergrund. Erstere Versorgung stellt im Falle einer Schmuckhand oder der modernen myoelektrischen Prothese das ästhetische Problem in der Vordergrund und wird auch vom Patienten so gesehen, selbst wenn, wie bei der myoelektrischen Prothese, der Grobgriff möglich wird. Die Krukenberg-Zange macht den Verletzten jedoch unabhängiger, aber auch für jedermann sichtbar zum Verstümmelten.

Die Leistungen der Replantationschirurgie bestehen gerade in der gleichzeitigen Wiedergewinnung der Form und Funktion, auch wenn nicht immer alle Erwartungen erfüllt werden können.

Auch bei schwerverletzten Händen wird es nicht immer möglich sein, die Vollkommenheit von Form und Funktion wiederherzustellen. Die dann notwendige Begrenzung auf Wiedererlangung einer nur einfachen Greifform bedeutet Verlust auch an Ästhetik. Die wichtigste Greifform ist der Spitzgriff zwischen Daumen und Zeigefinger, einem anderen Langfinger oder gar nur einem Fingerstumpf. Daher muß, wenn immer möglich, versucht werden, den Daumen zu rekonstruieren. Die Opposition des Daumens ist gerade die vollkommenste Bewegung der menschlichen Hand, die den Menschen vom Tier, auch vom Primaten, abhebt. Wegen der Sonderentwicklung des Daumens beim Menschen soll Newton gesagt haben: Allein der Daumen könne in Ermangelung anderer Beweise vom Dasein Gottes überzeugen. Die Griechen bezeichneten den Daumen als Gegenhand, womit seine Bedeutung gekennzeichnet ist.

Beim Verlust des Daumens wird eine gelungene Pollicisation den Daumen sowohl funktionell als auch in ästhetischer Hinsicht zufriedenstellend ersetzen können. Bei Amputation und Teilamputationen ergeben Verlängerungen des 1. Mittelhandknochens durch Knocheninterposition und Lappenplastiken u.U. mit Vertiefung der ersten Zwischenfingerfalte auch ein Widerlager, in der Regel aber ein weniger zufriedenstellendes kosmetisches Ergebnis. Gelegentlich sind an Langfingern oder Stümpfen Rotationsosteotomien erforderlich, insbesondere am 4. oder 5. Mittelhandknochen, wenn diese allein zurückgeblieben sind, aber dem 1. Strahl nicht genügend gegenübergestellt werden können (Abb. 1 u. 2).

Bei irreparabler Medianuslähmung und damit Verlust der Oppositionsfähigkeit steht der Daumen ähnlich einer Fünffingerhand dem 2. Strahl parallel. Der Ausdruck ‚Affenhand' assoziiert auch minderwertige ästhetische Ausdrucksformen.

Eine erfolgreiche Opponensplastik mit z.B. Umlagerung der oberflächlichen Beugesehne des 4. Fingers über das Erbsenbein auf das Grundgelenk des Daumens vermittelt neben der guten Funktion auch eine Verbesserung des Aussehens.

Bei störendem, weil funktionslosem Kleinfinger kann eine Amputation des Fingers im Mittelhandknochen nicht nur ein funktioneller Gewinn, sondern in diesem besonderen Fall auch ein Gewinn an Form und Ästhetik sein, da die Mittelhand verschmälert wird. Eine schmale Hand wirkt besonders graziös und vornehm (Abb. 3). Ähnlich kann beim Verlust des Zeigefingers, Mittel- oder Ringfingers vorgegangen werden (Abb. 4). Bei einem Handarbeiter soll jedoch das Grundgelenk erhalten bleiben, um eine Kraftminderung zu vermeiden.

Bei Weichteildefekten kann die Wahl des zu transplantierenden Hautbezirkes Einfluß auf das Aussehen haben. Eine Vollhauttransplantation gibt die besten kosmetischen Ergebnisse, während eine Lappenplastik speziell die des Leistenlappens durch über-

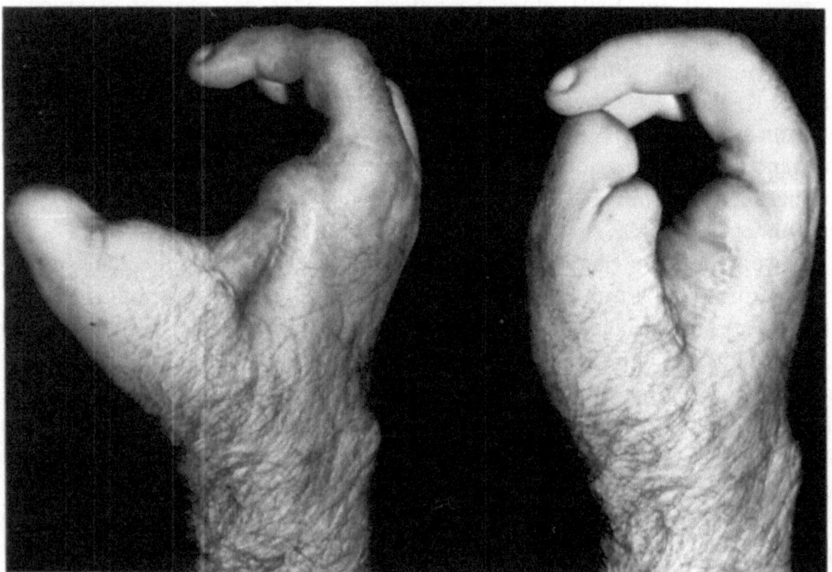

Abb. 1. Bei schwerverletzten Händen geht die Rekonstruktion zur Wiedererlangung einer einfachen Greifform mit Verlust an Ästhetik einher.

Vertiefung der 1. Zwischenfingerfalte und Rotationsosteotomie am Mittelhandknochen IV und V, um die verbliebenen Langfinger dem Daumenstumpf gegenüberstellen zu können

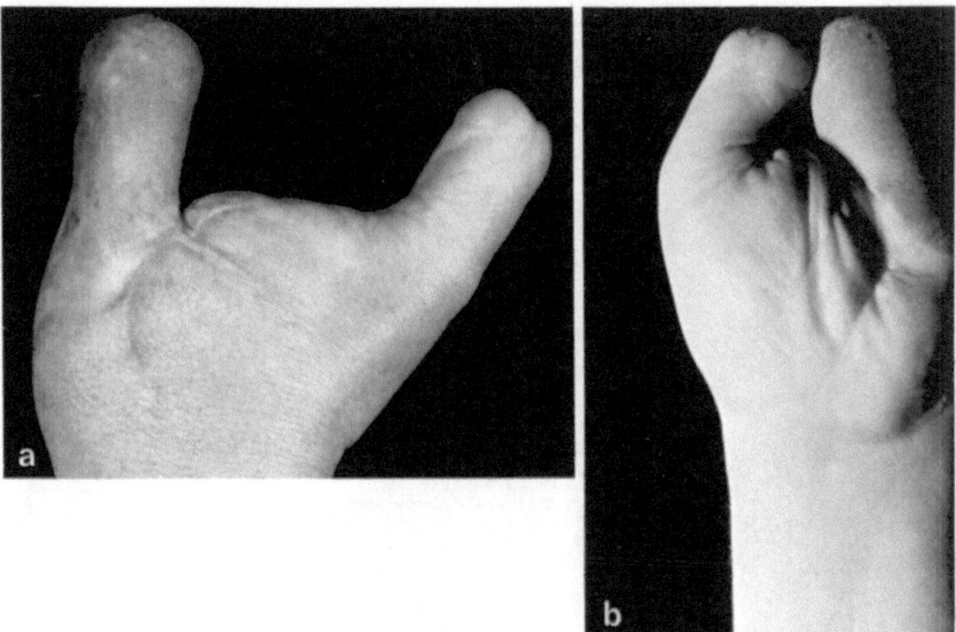

Abb. 2. **a** Aufstockung des Daumenstumpfes mit Knocheninterposition und Lappenplastik; Zangengriff der beiden Fingerstümpe (**b**)

schüssiges Unterhautfettgewebe ein überpolstertes, aber funktionell sehr gut belastbares Hautareal erzielt. Die Vollhaut benötigt aber das beste Transplantationsbett und ist daher nur in Ausnahmefällen zu verwirklichen.

Es sind daher Form und Funktion nicht immer in Einklang zu bringen. Dem wichtigsten Greiforgan muß dann die Wiederherstellung der Funktion Vorrang eingeräumt werden.

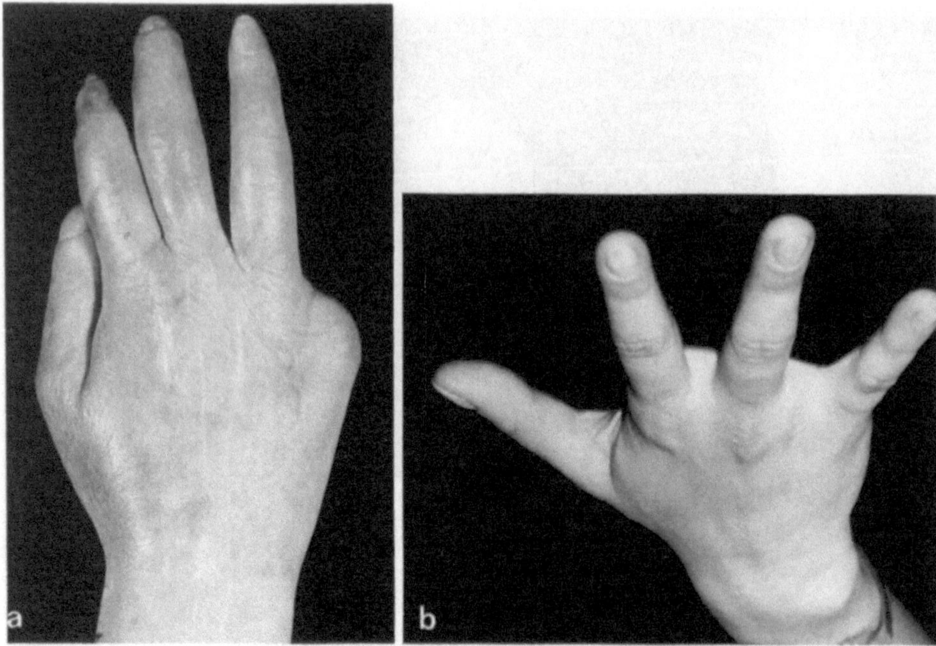

Abb. 3a, b. Bei störendem und funktionslosem Kleinfinger stellt dessen Amputation im Mittelhandknochen (**a**) gegenüber der Amputation im Grundglied (**b**) einen Gewinn an Ästhetik dar. Auf den ersten Blick fällt der Verlust des Langfingers nicht auf

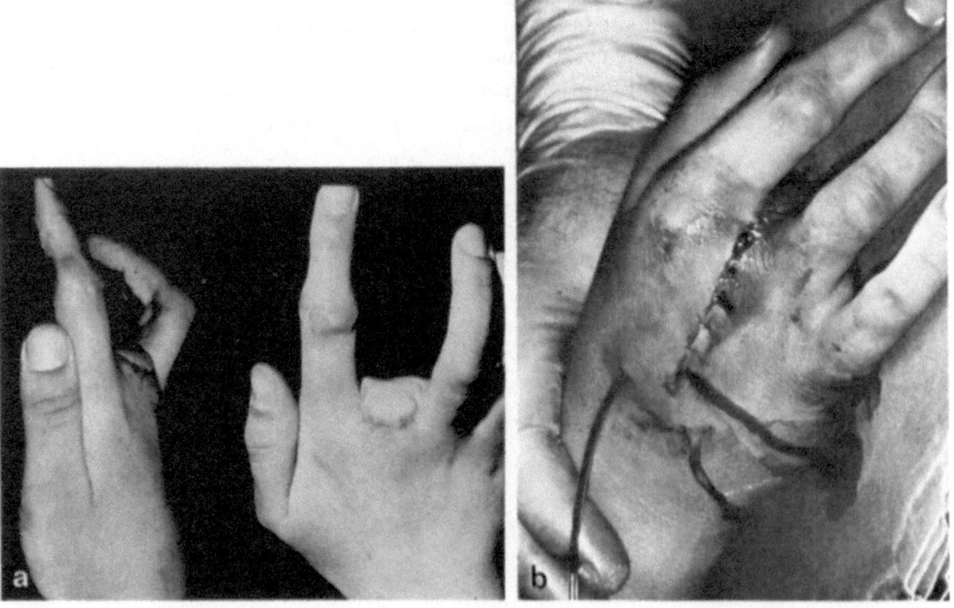

Abb. 4a, b. Gewinn an Ästhetik durch Resektion des 3. Mittelhandknochens (**b**) nach Amputation im Grundgelenk (**a**)

Literatur

Bürger M (1956) Die Hand des Kranken, Lehmanns, München
Ender J, Krotschek K, Simon-Weidner R (1956) Die Chirurgie der Handverletzungen. Springer, Wien
Lange M (1956) Die menschliche Hand. Enke, Stuttgart

Spätresultate nach verschiedenen Hautschnitten in der Handchirurgie

H. Kus und T. Greczner

Chirurgische Klinik für Traumatologie der Medizinischen Akademie, Wroclaw/Polen

(Vortrag wurde nicht gehalten)

Die operative Behandlung problematischer Liddefekte unter besonderer Berücksichtigung von Form und Funktion

H. Hübner

Augenklinik, Bruderkrankenhaus, Nordallee 1, D-5500 Trier

Bei jeder Lidrekonstruktion sind folgende Faktoren zu berücksichtigen:

1. Die Lider besitzen einen hohen ästhetischen Stellenwert; dem kosmetischen Ergebnis einer Rekonstruktion ist daher erhebliche Bedeutung beizumessen.
2. Das Unterlid übt eine vorwiegend statische Funktion aus; es stabilisiert den Orbitainhalt nach vorne, während dem Oberlid eine vorwiegend tectonische Funktion zukommt; sein Kennzeichen ist die Mobilität. Auch das neugebildete Oberlid sollte zur aktiven Hebung und Senkung befähigt sein und zwar möglichst synchron mit dem Oberlid der Gegenseite.
3. Jeder Lidaufbau sollte zumindest in drei Schichten erfolgen mit Haut-, Tarsus- und Schleimhautersatz. Auf die Muskelschicht kann zumindest am Unterlid verzichtet werden.

Die Ästhetik von Form und Funktion
in der Plastischen u. Wiederherstellungschirurgie
Herausgegeben von G. Pfeifer

4. Der beste Lidersatz ist immer noch autologes Lidgewebe. Das gilt vor allem für den kosmetisch wie funktionell gleichermaßen wichtigen Lidrand sowie für das aus Tarsus und Bindehaut bestehende hintere Lidblatt.

Ausgezeichnete Ergebnisse lassen sich vor allem mit dem von mir 1972 erstmals verwendeten sogenannten Tarsomarginaltransplantat erzielen. Diese besteht aus Bindehaut, Tarsus und wimperntragendem Lidrand (Abb. 1) und kann je nach Ausgangssituation am Unterlid in einer Breite von 7–10, am Oberlid in einer Breite von 6–8 mm entnommen werden, ohne daß am Spenderlid irgendwelche funktionellen oder kosmetischen Nachteile entstehen. Der Ersatz des vorderen Lidblattes geschieht dann mittels Verschiebe- oder Schwenklappen aus der Nachbarschaft.

Hier zwei Beispiele für die Verwendung solcher Tarsomarginaltransplantate in einfachen Situationen:

Deckung eines lateralen Unterliddefektes mittels Tarsomarginaltransplantat vom Unterlid der Gegenseite und kleinem Stiellappen und hier Deckung eines medialen Unterliddefektes mittels Tarsomarginaltransplantat vom gleichnamigen Unterlid und einem lateralen Verschiebelappen.

Daß sich solche Tarsomarginaltransplantate auch oder gerade bei problematischen Liddefekten mit Erfolg einsetzen lassen, soll im folgenden aufgezeigt werden.

Dabei werden unter problematischen Liddefekten folgende Situationen verstanden:

1. Größere Defekte im Bereich des inneren Lidwinkels.
2. Kombinierte Ober- und Unterliddefekte.
3. Komplizierter totaler Unterlidverlust.
4. Totaler Oberlidverlust.

Zu 1: Beginnen wir mit den Defekten im medialen Lidwinkel wie bei dieser 42jährigen Patientin. Üblicherweise wird für eine solche Situation die Verwendung z.B. eines gegabelten Stirnlappens empfohlen oder die kombinierte Verwendung eines Verschiebelappens von der Glabella- und Wangenregion. Wir haben statt dessen das hintere Lidblatt durch ein Tarsomarginaltransplantat vom gleichnamigen Lid der Gegenseite gebildet und das vordere Lidblatt durch einen ausgedehnten myocutanen Verschiebelappen von lateral her. Hier der Zustand 4 Wochen später.

Zu 2: Bei kombinierten Defekten des Ober- und Unterlides außerhalb des inneren Lidwinkelbereiches sollten die Tarsomarginaltransplantate dort zur Anwendung kommen,

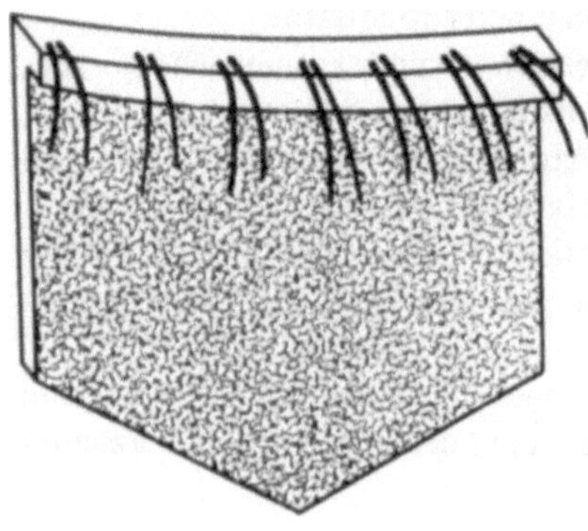

Abb. 1. Schematische Darstellung eines Tarsomarginaltransplantes, bestehend aus Bindehaut, Tarsus und wimperntragendem Lidrand samt einem schmalen anhaftenden etwa 2 mm breiten Hautstreifen

wo der Ersatz die größten Schwierigkeiten bereitet; dies ist normalerweise am Oberlid der Fall.

Hier ein 61jähriger Patient mit Zustand nach Entfernung eines Basaliomes am linken Unterlid und eines gleichzeitig bestehenden Plattenepithelcarcinomes am linken Oberlid, was zu einem Verlust der medialen Unterlidhälfte und zu einem Verlust der lateralen 2/3 des Oberlides führte (Abb. 2). Der Aufbau begann am Unterlid. Das hintere Lidblatt wurde durch eine Knorpelspange aus der Ohrkrempe und durch vom Fornix her mobilisierte Bindehaut gebildet, das vordere Lidblatt durch einen kleinen medial gestielten Fricke-Lappen. Sodann erfolgte der Ersatz des hinteren Oberlidblattes durch je ein Tarsomarginaltransplantat aus dem Ober- und Unterlid der Gegenseite.

Sodann Präparation eines myocutanen Stiellappens unterhalb der Braue, der über die Transplantate geschwenkt wurde und für ihre Einheilung sorgt. Der resultierende Sekundärdefekt unterhalb der Braue wurde mit einem freien Hauttransplantat gedeckt. Hier der Zustand 3 Monate später.

Zu 3: Im Falle eines einfachen Unterlidverlustes stehen eine Reihe von Verfahren zur Verfügung, auf die hier nicht näher eingegangen werden soll. Es gibt jedoch komplizierte Situationen, bei denen neben dem Verlust des Unterlides gleichzeitig Defekte im inneren und/oder äußeren Lidwinkelbereich vorliegen oder bei denen sich der Bindehautdefekt über den unteren Fornix hinaus bulbuswärts erstreckt. Sie sehen hier einen solchen Fall bei einem 66jährigen Patienten. Neben dem Unterlid mußten auch noch Gewebsbereiche im inneren und äußeren Lidwinkel entfernt werden. Dieser Situation ist selbst mit einem ausgedehnten Wangen-Rotationslappen nach Mustarde nur schwer beizukommen. Wir haben deshalb einen völlig neuen Weg beschritten: Zunächst Bildung des hinteren Lidblattes durch einen gestielten Tarsoconjunctivallappen nach intermarginaler Aufspaltung des verbliebenen Oberlidanteiles. Sodann Bildung eines zweigestielten Brückenlappens aus der Infraorbitalregion. Da dieser

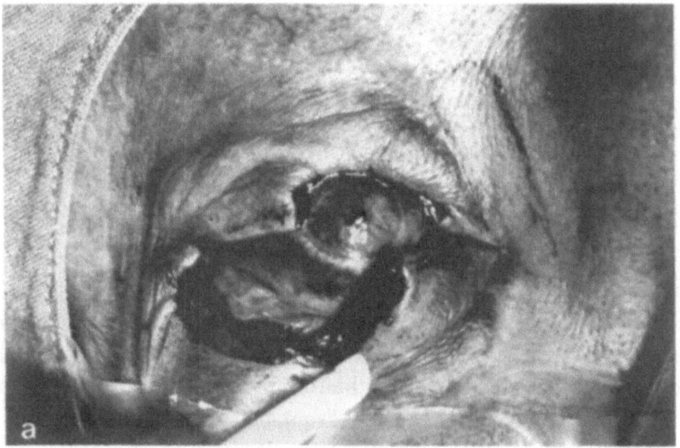

Abb. 2. a Zustand nach Entfernung der lateralen Unterlidhälfte und der medialen zwei Drittel des linken Oberlides bei einem 59jährigen Patienten

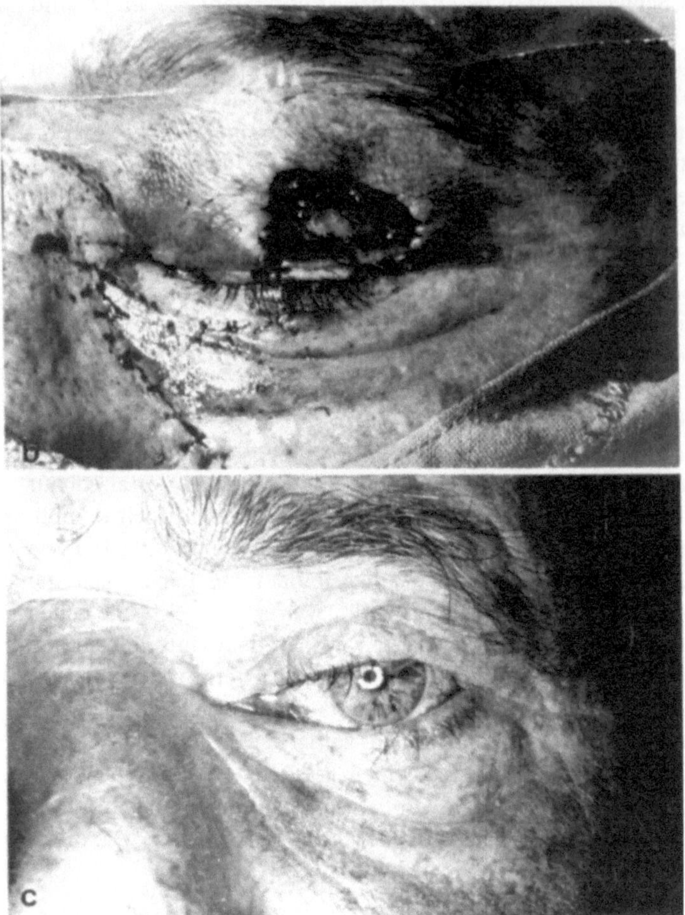

Abb. 2. b Das Unterlid ist mittels Ohrknorpelspange, mobilisierter Bindehaut und einer Haut- und Stiellappenplastik rekonstruiert. In den Oberliddefekt sind bereits zwei Tarsomarginaltransplantate von den Lidern der Gegenseite eingefügt und verankert. Der unterhalb der Braue zu bildende myocutane Stiellappen ist eingezeichnet; er wird über die beiden Transplantate geschwenkt und der resultierende Sekundärdefekt danach mit einem freien Vollhauttransplantat verschlossen. c Derselbe Patient: Zustand 6 Monate nach Ober- und Unterlidrekonstruktion

Lappen infolge seiner Konfiguration einen relativen Längenüberschuß beim Hinaufziehen aufweist, vermag er ohne große Spannung auch die Defekte im inneren und äußeren Lidwinkelbereich abzudecken. Der resultierende Sekundäreffekt wurde wiederum mit einem freien Vollhautlappen aus der Retroauricularregion gedeckt: Sie sehen hier den Zustand wenige Tage nach Wiedereröffnung der Lidspalte.

Bei diesem 62jährigen Patienten war der Unterlidverlust dadurch kompliziert, daß der Bindehautdefekt bis nahe an den Limbus heranreichte. In diesem Falle haben wir den drei verbliebenen Lidern je ein Tarsomarginaltransplantat entnommen und mit einem lang anhaftenden Bindehautstreifen, welcher umgeschlagen und zur Deckung des bulbären Bindehautdefektes verwendet werden konnte. Sie sehen hier die drei Transplantate aneinandergefügt. Das vordere Lidblatt wurde sodann wieder durch einen infraorbitalen zweigestielten Brückenlappen gebildet. Hier die Situation 6 Monate später mit recht gutem kosmetischem und funktionellem Resultat.

Zu 4: Besonders problematisch ist der Totalverlust des Oberlides. Halbwegs vollwertigen Ersatz liefern nur zwei Methoden: Einmal das Verfahren nach Mustarde, bei dem das an einem kleinen Stil hängende Unterlid mittels Wangenrotationslappen um 180° nach oben gedreht und zum Ersatz des Oberlides verwendet wird. Eine in den meisten Fällen bessere Alternative dazu ist die Verwendung von 2 oder gar 3 Tarsomarginaltransplantaten, die dann von einem unterhalb der Braue gebildeten myocutanen Stiellappen gedeckt werden. Müssen drei Tarsomarginaltransplantate wegen der Defektgröße herangezogen werden, so ist der einfache gestielte myocutane Schwenklappen unterhalb der Braue durch einen zweibasigen myocutanen Brückenlappen zu ersetzen, weil anderenfalls eine ausreichende Ernährung der drei Transplantate nicht gewährleistet ist.

Abschließend noch eine komplizierte Situation, bei der ich Ihnen allerdings noch kein Spätresultat präsentieren kann.

Es handelt sich um eine 74jährige Patientin, die mir nach vier vorangegangenen externen Resektionen und Rekonstruktionsversuchen überwiesen wurde. Sie sehen hier den Zustand nach endgültiger Tumorausräumung. Der Levator palpebrae mußte bis zum Whitnell-Band reseziert und die Bindehaut bis in Höhe der Rectusansätze abgetragen werden. Zusätzlich war eine ausgiebige und tiefe Resektion im inneren und äußeren Lidwinkelbereich mit Entfernung der lateralen zwei Drittel des Unterlides erforderlich. Wir haben zunächst den medialen Unterlidrest als Tarsomarginaltransplantat zur Oberlidrekonstruktion verwendet und ein weiteres Tarsomarginaltransplantat vom Oberlid der Gegenseite genommen. Die Transplantate wurden untereinander und mit den seitlichen Bindegewebsstrukturen verankert, wobei ihre langen Bindehautanteile zur Deckung des bulbären Bindehautdefektes verwendet wurden. Nach Fixation des Levatorstumpfes an die Transplantate erfolgte die Bildung eines infraorbitalen zweigestielten Brückenlappens, welcher sodann über die beiden Transplantate nach oben gezogen und dort fixiert wurde.

Anschließend wurde die Bindehaut vom unteren Fornix mobilisiert und etwas hochgezogen; danach erfolgte die Deckung des oberen und unteren Defektes mit je einem Vollhautlappen. Die Einheilung machte keinerlei Probleme und das bisherige Zwischenergebnis läßt hoffen, daß mit einer eventuell noch erforderlichen kleinen Nachkorrektur ein erstaunlich gutes funktionelles und kosmetisches Ergebnis erzielt wird.

Literatur

Balakrishnan C (1959) „Somersault" transfer of a complete upper eyelid: a new technique. Br J Plast Surg 12:72

Crompton DO, Robinson DN (1962) Complete excision and reconstruction of the upper eyelid. Trans Ophthalmol Soc Aust 22:114
Hübner H, Tiedtke B (1975) Verschluß großer medialer Oberliddefekte. Ber Dtsch Opthalmol Ges 73:636
Hübner H (1976) Kolobomverschluß mittels freier Tarsus-Lidrandüberpflanzung. Klin Monatsbl Augenheilkd 168:677
Hübner H (1976) Totalersatz des Oberlides. Klin Monatsbl Augenheilkd 169:6
Mackensen G (1964) Plastische Deckung großer Defekte am nasalen Lidwinkel. Klin Monatsbl Augenheilkd 144:903
Millard DR (1966) Repair of a severe medial canthal defect. Brit J Plast Surg 19:90
Mustardé JC (1972) Problems in eyelid reconstruction. An Ophthalmol 4:883

Das ästhetische Problem der Skleralschau bei der korrektiven Blepharoplastik

R. Stellmach

Klinik für Kiefer- und Plastische Gesichtschirurgie im Universitätsklinikum Steglitz der FU Berlin, Hindenburgdamm 30, D-1000 Berlin 45

Die operative Korrekur der Augenlider aus ästhetischer Indikation wird durch eine Reihe möglicher Komplikationen belastet, unter denen die Veränderung der sichtbaren Sklera zumeist nicht genügend Beachtung findet. Dabei beeinflußt gerade die Expositionsweite des Bulbus das Aussehen erheblich. Diese Exposition wird durch den natürlichen Abstand der Lider bestimmt; auffällige Veränderungen resultieren vornehmlich aus dem Absinken des Unterlides. In den meisten Fällen bedeckt der Unterlidrand eine 1–2 mm breite Sichel der Iris (Abb. 1); bei besonders großem Bulbus oder Exophthalmus steht dagegen der Lidrand unterhalb der Iriscircumferenz und gibt damit einen mehr oder weniger breiten Streifen der Sklera frei. Das Ausmaß dieser sogenannten Skleralschau ist ein charakteristisches Merkmal der individuellen Person. Es besteht zwar eine geringe Toleranz gegenüber einer Vergrößerung, die nicht unangenehm auffällt, aber nur selten wird die erweiterte Skeralschau vom Patienten positiv angenommen. Hieraus folgt die Forderung, vor einem Eingriff am Unterlid die Lidposition zum Limbus der Iris genau zu bestimmen und fotografisch zu dokumentieren.

Skleralschau bei Ektropium

Am meisten bekannt ist die Veränderung der Unterlidposition beim postoperativen Ektropium. Diese gefürchtete Komplikation entsteht im Zuge einer korrektiven

Die Ästhetik von Form und Funktion
in der Plastischen u. Wiederherstellungschirurgie
Herausgegeben von G. Pfeifer

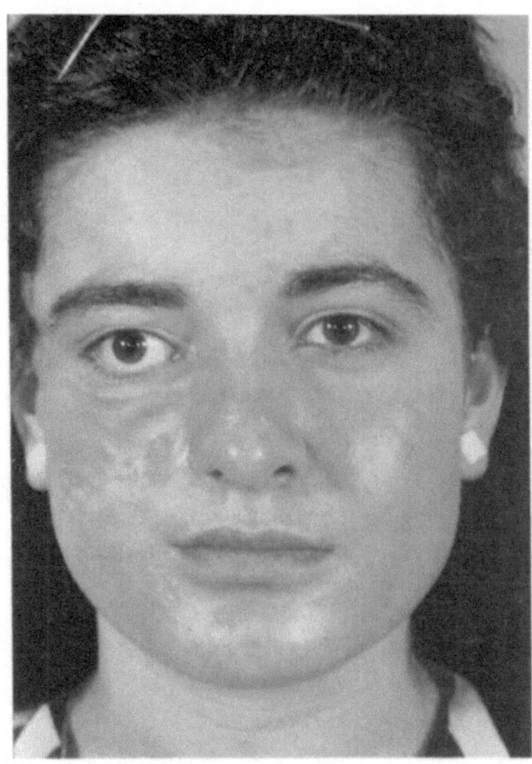

Abb. 1. Normale Skleralschau linkes Auge; entstellend weite Skleralschau rechtes Auge durch narbige Lidretraktion infolge Excision und Spalthautplastik bei einem Hämangiom der Wange

Blepharoplastik dann, wenn eine zu starke vertikale Kürzung der Unterlidhaut erfolgt. Der Unterlidrand wird vom Bulbus abgezogen und nach ventral umgestülpt. Hierdurch kann die Skleralschau mehr oder weniger weit vergrößert und insgesamt das Aussehen empfindlich beeinträchtigt werden. Wieviel Haut senkrecht zu kürzen ist, sollte vor der Operation exakt ausgemessen werden, was Castanares sogar zu einem entscheidenden Punkt seiner Operationstechnik macht. Die Festlegung erst intraoperativ bei Ausrollung der Lidhaut nach cranial bereitet Schwierigkeiten und verlangt große Erfahrung, ist aber in Fällen extremer Faltenbildung nicht zu umgehen (Abb. 2 bis 4).

Skleralschau bei Lidretraktion

Weniger beachtet wird die Möglichkeit einer Vergrößerung der Skleralschau durch eine postoperative Retraktion des Lides. Im Unterschied zum Ektropium liegt das Lid dabei dem Bulbus normal an, allerdings in einer tieferen Stellung. Ob das Aussehen nur als verändert oder bereits als gestört empfunden wird, hängt von dem Ausmaß der freigegebenen Sklera und von der persönlichen Einschätzung des Patienten ab. In jedem Falle beinhaltet es ein Risiko, das bei ästhetischen Eingriffen ausgeschlossen werden sollte.

Ein erfahrener Sachkenner wie Rees zeigt sich beeindruckt davon, daß besonders Patienten mit dicken Tränensäcken postoperativ eine vergrößerte Skleralschau aufwei-

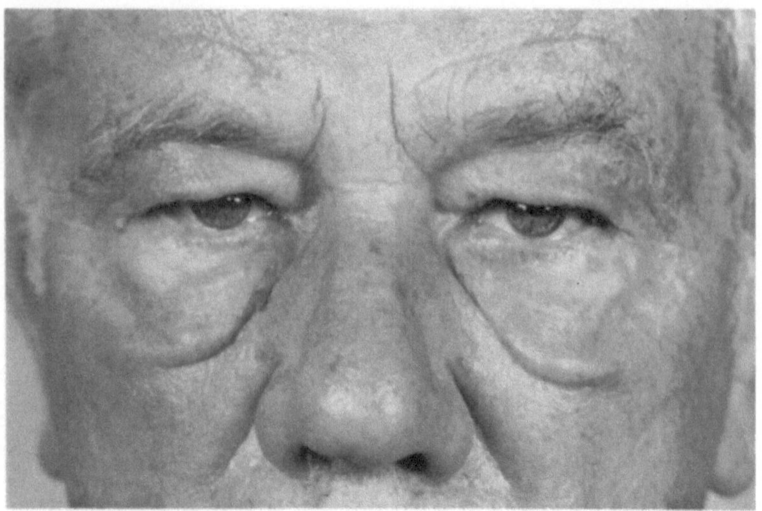

Abb. 2. Extreme Tränensäcke der Unterlider

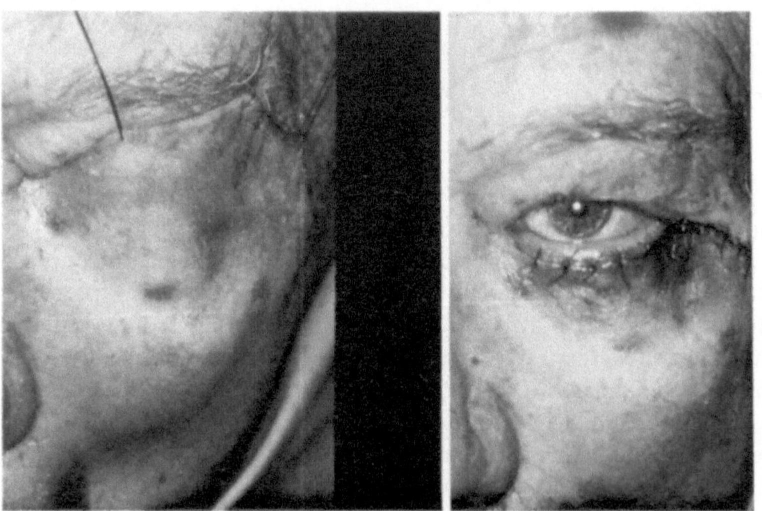

Abb. 3. Operationssitus linkes Auge; Anhebung nach Dissektion der Unterlid- und Wangenhaut (*links*); Zustand nach vertikaler Hautkürzung und Lipektomie (*rechts*)

sen können, auch wenn nur eine minimale Hautkürzung erfolgt ist. Es liegt dann nahe anzunehmen, daß durch die Entfernung des prolabierten Orbitafettes das Unterlid weniger nach cranial gestützt wird und absinkt, wie ja umgekehrt bekannt ist, daß durch Druck auf den Bulbus mit dem erzeugten Fettprolaps auch das Unterlid angehoben wird. Hieraus ergibt sich die Notwendigkeit einer maßvollen Lipektomie (Abb.

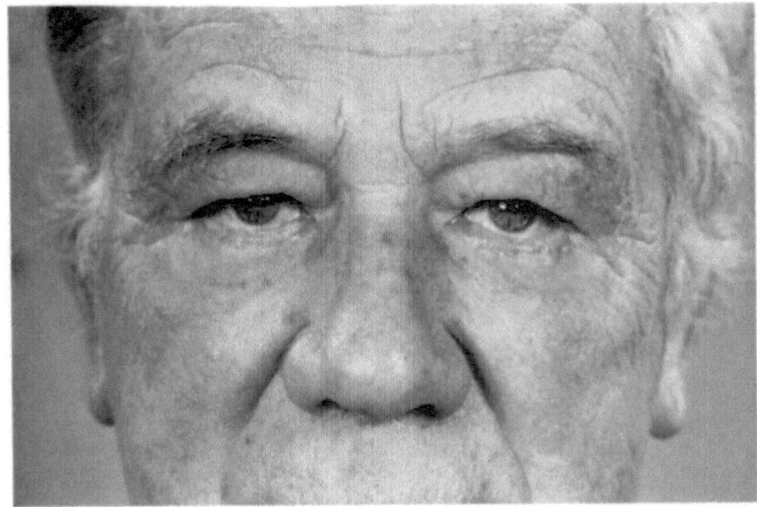

Abb. 4. Operationsergebnis nach 8 Wochen

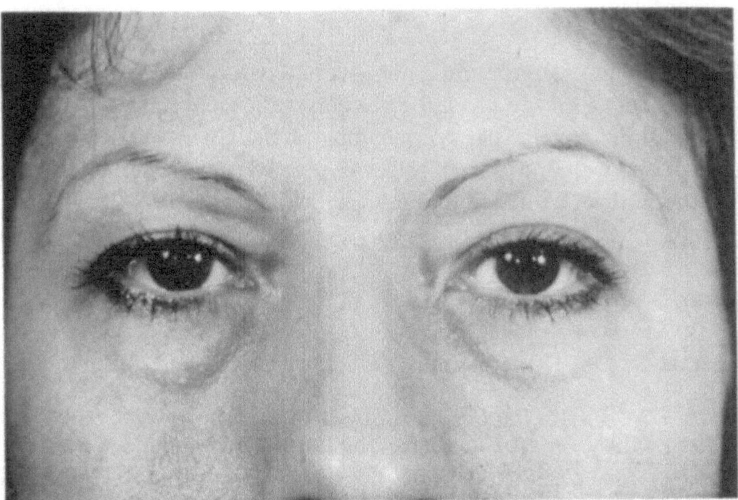

Abb. 5. Familiäre Unterlidsäcke bei 35jähriger Patientin

5, 6). Neuhaus und Baylis halten die narbige Schrumpfung eines Streifens vom Orbicularismuskel für eine mögliche Ursache ebenso wie die Vernähung nach Intervention an diesen Strukturen. Nähte sollten deshalb unterbleiben. Als zuverlässiger Schutz gegen die postoperative Überraschung einer vergrößerten Skleralschau empfiehlt sich außerdem die exakte Positionierung des Unterlidrandes in seiner natürlichen Lage am Bulbus, wenn die Hautexcision, die Hautnaht und der anschließende ruhigstellende Lidverband mit Steri-Strips ausgeführt werden.

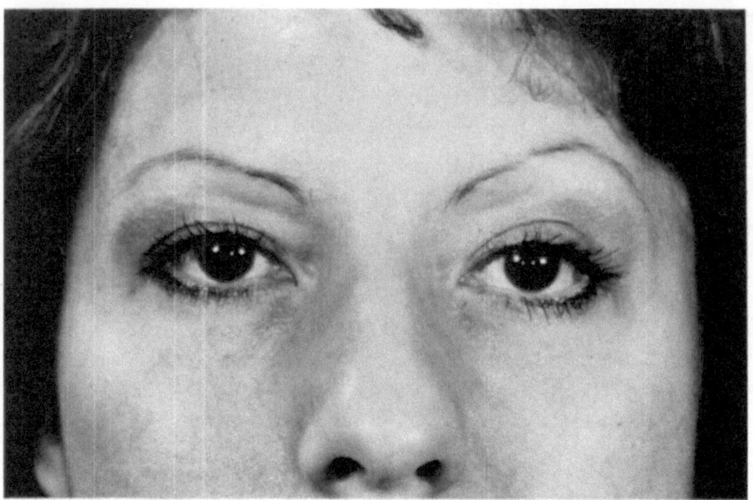

Abb. 6. Postoperativer Befund nach 3 Monaten

Zusammenfassung

Die unerwünschte Vergrößerung der Skleralschau bei der korrektiven Blepharoplastik der Unterlider wird durch Lidretraktion verursacht infolge von zuviel Fett- oder Muskelexcision. Zuverlässige Vermeidung ist möglich, wenn die individuelle Lidposition beachtet, während der einzelnen Operationsphasen erhalten und auch während der postoperativen Wundheilung gesichert wird.

Literatur

Castanares S (1951) Blepharoplasty for herniated intra-orbital fat. Plast Reconstr Surg 8:46

Neuhaus RW, Baylis HI (1982) Complications of lower eyelid blepharoplasty. In: Putterman AM (ed) Cosmetic Oculo-Plast Surgery. Grune & Stratton, New York

Rees ThD, Wood-Smith D (1973) Cosmetic Facial Surgery. Saunders Co, Philadelphia

Beitrag zur Vermeidung eines Ektropions bei Wiederherstellungsplastiken der Lider

H.F. Götzfried

Klinik und Poliklinik für Kieferchirurgie der Universität Erlangen-Nürnberg, Glückstraße 11, D-8520 Erlangen

Einleitung

Da der Schutzfunktion der Lider für den Bulbus eine überragende Bedeutung zukommt, ist die Wiederherstellung der Lidfunktion so früh wie möglich zu fordern. Bei Verlust eines ganzen Unterlides oder gar zusätzlicher Anteile des zweiten Lides, wie gerade nach radikaler Tumorresektion, ist die plastische Rekonstruktion oft schwierig, da hohe Anforderungen nicht nur an die Funktion, sondern auch an die Ästhetik der Lidersatzplastik gestellt werden. Dabei stellt das postoperative Ektropion sowohl in funktioneller wie ästhetischer Hinsicht eine wesentliche Mindung des Operationserfolges dar.

Methoden

Es haben sich eine Reihe von Methoden bewährt, die geeignet sind, beim Totalverlust des Unterlides, oder noch weiterer, benachbarter Gewebestrukturen, eine sofortige, befriedigende Defektdeckung herbeizuführen. Im wesentlichen sind es die Wangenrotation nach Dieffenbach (1845) oder nach Mustarde (1969), die Bogenplastik nach Imre (1943), der Fricke-Lappen (1829) und seine Modifikation, sowie Glabellalappen, wobei die einzelnen Verfahren hinsichtlich ihrer Bewertung in der Literatur teilweise unterschiedlichen Anklang gefunden haben. Keines dieser Verfahren zum Ersatz bei totalem Unterlidverlust bietet jedoch die Gewährt, daß sich postoperativ nicht doch ein Ektropion einstellt: „Zeit und Schwerkraft arbeiten gegen das rekonstruierte Unterlid“ (Mustardé 1972).

Die Verwendung eines autologen Knorpel-Schleimhauttransplantates aus dem Nasenseptum bietet neben anderen Vorteilen eine gute Stützfunktion für das neue Unterlid, neigt aber dazu, vom Bulbus abzustehen (Lentrodt und Höltje 1976).

Da jede Weichteilplastik, ob gestielte Lappen oder freie Hauttransplantate, Rektraktions- und Kontraktionskräften ausgesetzt ist, sind wir dazu übergegangen, beim Totalverlust des Unterlides zwei Lappen und/oder ein freies Vollhauttransplantat zu kombinieren, in der Absicht, den unvermeidlichen Narbenzug durch entgegengesetzte Retraktionskräfte weitgehend auszubalancieren und so einem postoperativen Ektropion vorzubeugen.

Die Ästhetik von Form und Funktion
in der Plastischen u. Wiederherstellungschirurgie
Herausgegeben von G. Pfeifer

Eigene Methode

Beim Totalverlust des Unterlides (Abb. 1) oder noch weitergehender Defekte decken wir den Großteil des Defektes mit einem Wangenrotationslappen unter Verwendung eines ‚composite grafts' aus dem Nasenseptum, welches nach dem Vorschlag von Lentrodt und Höltje am lateralen Oberlidligament fixiert wird, falls noch vorhanden. Die Hauptzug- und Reaktionsrichtung des Wangenlappens, mit dem man sicherlich rein technisch noch größere Areale des Defektes decken könnten, verläuft nach caudal (Abb. 2). Der verbleibende Restdefekt im Bereich des medialen Unterlides, des medialen Augenwinkels und Nasenrückens, sowie des medialen Oberlides wird verschlossen mit einem paramedianen Glabellalappen (Abb. 3), dessen Zug- und Schrumpfungskräfte nach cranial gerichtet sind, so daß ein Zügelungseffekt entsteht (Abb. 4, 5).

Das gleiche Prinzip nutzten wir bei großem Oberliddefekt unter Verwendung eines Glabellalappens und freiem Vollhauttransplantat vom kontralateralen Oberlid.

Diskussion

Nach unserer Erfahrung ist in den vorgenannten Fällen ein Wangenrotationslappen, kombiniert mit einem autologen Knorpel-Schleimhauttransplantat vom Nasenseptum am ehesten geeignet, ein total reseziertes Unterlid zu ersetzen; Walser hat 1980 nochmals darauf hingewiesen. Um ein postoperatives Ektropion möglichst auszuschließen, haben wir die Anregung von Lentrodt und Höltje zur Fixation des Knorpels am

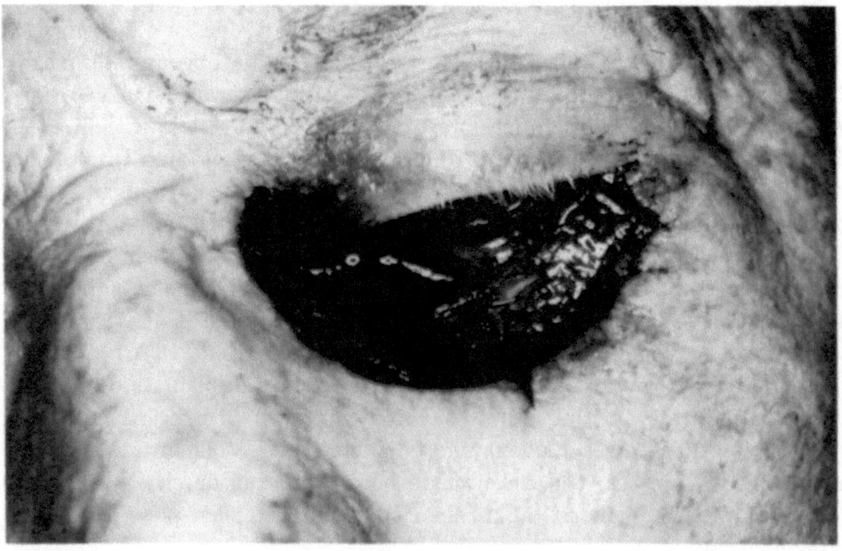

Abb. 1. Zustand nach totaler Unterlidresektion und partieller Resektion des Oberlides medial wegen eines rezidivierenden Basalioms bei einer 79jährigen Patientin

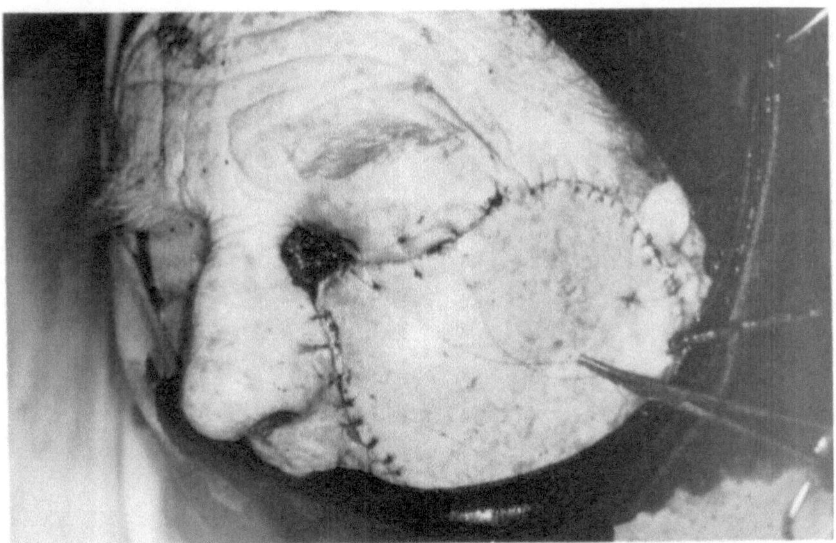

Abb. 2. Defektdeckung eines Großteiles des linken Unterlides mit einem Knorpel-Schleimhauttransplantat aus dem Nasenseptum und einem Wangenrotationslappen

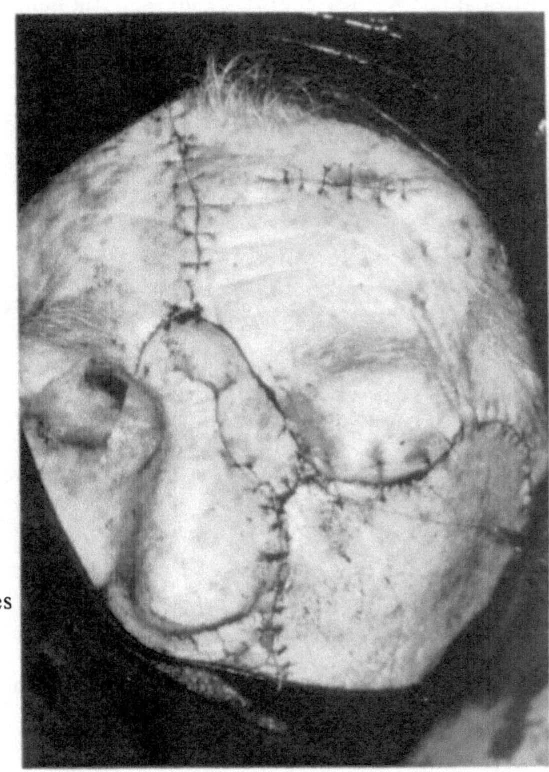

Abb. 3. Verschluß des Restdefektes am medialen Unter- und Oberlid und Zügelung des Wangenlappens durch einen rechts gestielten paramedianen Glabellalappen (am Haaransatz der linken Stirn wurde ebenfalls ein Basaliom excidiert)

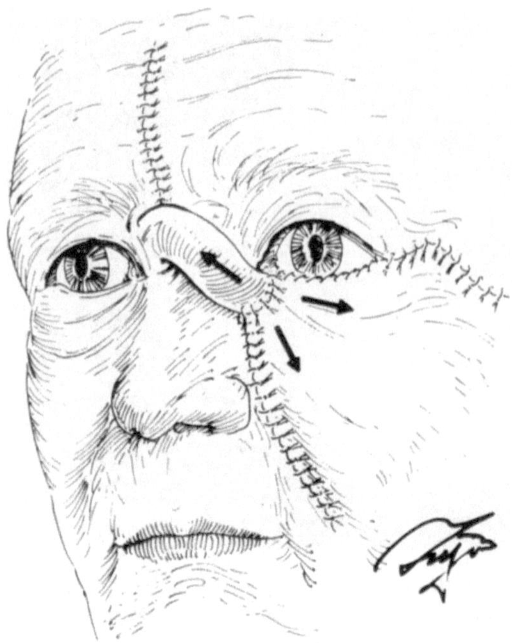

Abb. 4. Schematische Darstellung der Zugrichtung der Rektrationskräfte von Wangen- und Stirnlappen nach Wiederherstellungsplastik beim totalen Unterlidverlust

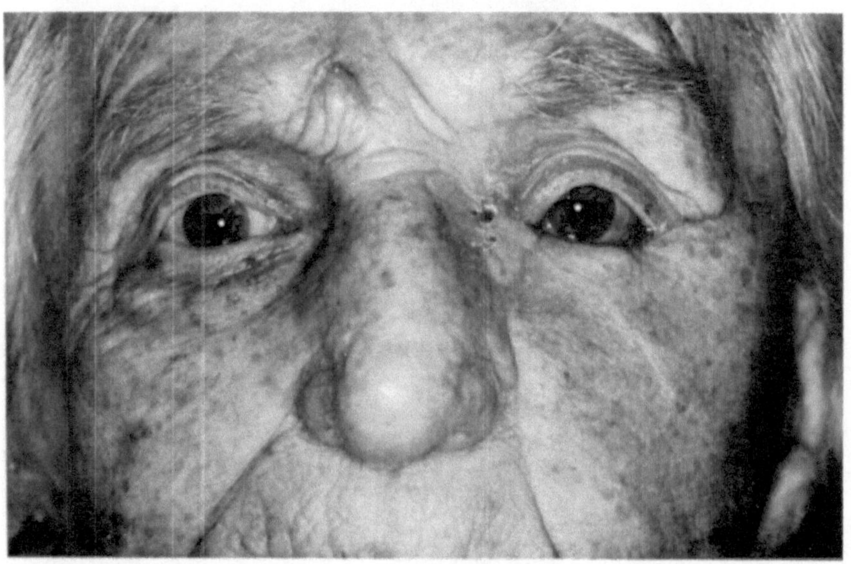

Abb. 5. Situation derselben Patientin wie in den vorangegangenen Abbildungen 1 Jahr postoperativ

lateralen Oberlidband gerne aufgegriffen, doch steht dies oft am Ende der Resektion nicht mehr zur Verfügung. Zwar ist die Defektdeckung mittels zweier, in ihren Retraktionskräften entgegengesetzter Lappenplastiken zeitlich etwas aufwendiger, bietet aber zusätzliche Gewähr dafür, daß es spätpostoperativ zu keinem ausgeprägten Ektropion kommt. Die Lappenstielabtragung des Glabellalappens ist nicht nur ein kleiner Eingriff, der nach zwei Wochen in Lokalanästhesie vorgenommen wird, sondern erlaubt bei Bedarf eine nochmalige zusätzliche Straffung und Zügelung des neugebildeten Unterlides, falls es doch nicht dicht genug am Bulbus anliegen sollte. Die Ausnutzung der Retraktionskräfte gegensätzlich gerichteter Lappenplastiken (Beckers 1983; Götzfried 1982) ist ein zusätzliches Element zur Sicherung des Operationserfolges beim totalen Unterlidersatz und zur Vermeidung eines postoperativen Ektropions.

Zusammenfassung

Bei der Rekonstruktion eines subtotalen oder totalen Unterliddefektes wird zur Vermeidung eines postoperativen Ektropions als zusätzliches Element der Vorbeugung die Anwendung zweier entgegengesetzter Lappenplastiken und/oder freier Vollhauttransplantate empfohlen zur Ausnutzung der gegensätzlich gerichteten und sich ausbalancierenden Retraktionskräfte.

Literatur

Beckers H (1983) Rekonstruktion therapiebedingter Defekte im Mund-Kiefer-Gesichtsbereich. SÄB 5:292

Dieffenbach JG (1845–1848) Die operative Chirurgie. Brockhaus, Leipzig

Fricke HCG (1829) Die Bildung neuer Augenlider (Blepharoplastik) nach Zerstörung und dadurch hervorgebrachten Auswärtswendungen derselben. Perthes und Besser, Hamburg

Götzfried HF (1982) Eine Methode zur Wiederherstellung der Weichteile der seitlichen Nase und des Nasenflügel-Wangen-Winkels. Dtsch Z Mund Kiefer Gesichtschir 6: 339

Imre J (1943) Operationen an den Lidern. In: Thiel R (Hrsg) Ophthalmologische Operationslehre. Thieme, Leipzig

Lentrodt J, Höltje WJ (1976) Methoden und Ergebnisse der rekonstruktiven Lidchirurgie nach Tumorenoperationen. In: Schuchardt K, Pfeifer G (Hrsg) Fortschritte der Kiefer- und Gesichtschirurgie, Bd XXI. Thieme, Stuttgart

Mustardé JC (1969) Repair and Reconstruction in the Orbital Region. Livingstone, Edinburgh

Mustardé JC (1972) Problems in Eyelid Reconstruction. An Opthalmol 4:883

Walser E (1980) Totalersatz der Augenlider. Ber Dtsch Ophthalmol Ges 77:187

Sekundäres Orbitaimplantat bei Anophathalmus. Technik und Komplikationen

F. Härtling[1], L. Koornneef[2], H.J.F. Peeters[2] und P.A. Gillisen[2]

[1] Universitätsaugenklinik, Hufelandstraße 55, D-4300 Essen
[2] Orbita Centrum, Academisch Medisch Centrum, Meibergdreef 9, NL-1105 AZ Amsterdam

Nach Enucleation eines Auges kommt es häufig zur Ausbildung eines Enophthalmus, einer tiefen Oberliddeckfalte, einer Ptosis und in ausgeprägten Fällen zu einem Unterlidektropium. Dieser Symptomenkombination liegt ein Volumendefizit der Orbita zugrunde.

Eine adäquate Volumenauffüllung kann mit Hilfe eines in die Orbita eingebrachten Implantates erreicht werden. Hiermit wird meist nicht nur das kosmetische Ergebnis, sondern häufig auch die Motilität des Kunstauges aufgrund einer besseren Konfiguration des Bindehautsackes verbessert. Wir haben in den letzten 2 Jahren eine von Soll [3, 4] bzw. Collin [2] entwickelte Technik angewandt. Über die Technik und besonders über die Komplikationen in einer ersten Serie von 20 Patienten mit einer Mindestbeobachtungszeit von 9 Monaten soll hier berichtet werden.

Operationstechnik (Abb. 1)

Die Bindehaut wird in der nach der Enucleation entstandenen Narbe eröffnet. Besteht schon ein flacher unterer Fornix, so eröffnen wir die Bindehaut deutlich höher, um gleichzeitig eine lokale Bindehautverschiebeplastik durchführen zu können. Die Bindehaut wird von der Tenon bis in den Fornix hinein separiert. Die vernarbte tenonsche Kapsel wird dann in der Mitte zwischen den Enden der geraden Augenmuskeln eröffnet, so daß das Implantat tief in das orbitale Fett eingebettet werden kann. Als Implantat dienen uns Acrylkugeln mit unterschiedlichem Durchmesser, die mit einer in Alkohol konservierten Donorsklera ummantelt werden.

Das Implantat wird mit 3 Haltefäden, ausgehend vom vorderen Implantatpol nach unten und horizontal zu den Seiten, mit resorbierbarem Nahtmaterial in der Tenon fixiert. Diese Fixationsfäden werden weiter durch die Bindehaut nach außen geführt und hier geknotet. Tenon und Bindehaut werden getrennt mit 4,0 Dexon bzw. 6,0 Catgut verschlossen.

Ergebnisse und Diskussion

Wir setzen mit der beschriebenen Technik ein gedecktes Implantat ein. D.h. ein sekundäres Infektionsrisiko wie bei den ungedeckten Implantaten vom Typ Mora-Brasil besteht nicht [1, 6, 7].

Die Ästhetik von Form und Funktion
in der Plastischen u. Wiederherstellungschirurgie
Herausgegeben von G. Pfeifer

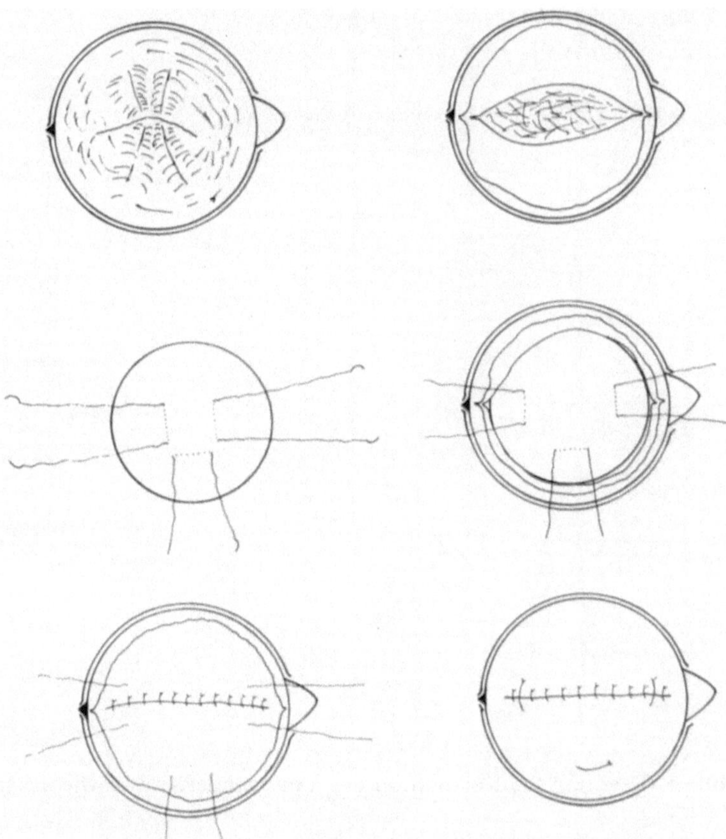

Abb. 1. Schematischer Operationsablauf, Erklärung s. Text

Die geometrische Form der Kugel bietet mit einer konvexen Oberfläche nach außen die besten Voraussetzungen zur späteren Anpassung des Kunstauges [8].

Durch die Umhüllung mit Donorsklera wird die Fixation an den extraocularen Muskeln erleichtert. Dieses Gewebe wird innerhalb von wenigen Wochen durch körpereigenes Narbengewebe ersetzt. Damit ist das Implantat nach kurzer Zeit in seiner Position fixiert. Luxationen aus dieser Stellung und somit sekundär erneute kosmetische Entstellungen oder funktionelle Störungen des Kunstauges werden damit unwahrscheinlich. Wir haben dies in keinem unserer Fälle gesehen.

Immunologische Reaktionen gegen die Spendersklera, die zu einer Reoperation gezwungen hätten, haben wir bisher nicht beobachtet.

Es hat sich gezeigt, daß ein Acrylimplantat mit einem Durchmesser von 18 mm, das von Donorsklera umgeben ist, in den meisten Fällen einen Adäquaten Volumenersatz darstellt. So haben wir bei 2 Patienten extern eingesetzte 16 mm Allen-Implantate gegen größere Implantate mit einem Durchmesser von 18 mm austauschen müssen, um ein befriedigendes kosmetisches Ergebnis zu erzielen (Abb. 2; Tabelle 1). In seltenen Fällen kann jedoch ein 16 mm Implantat ausreichend sein (in dieser Serie in 3 Fällen

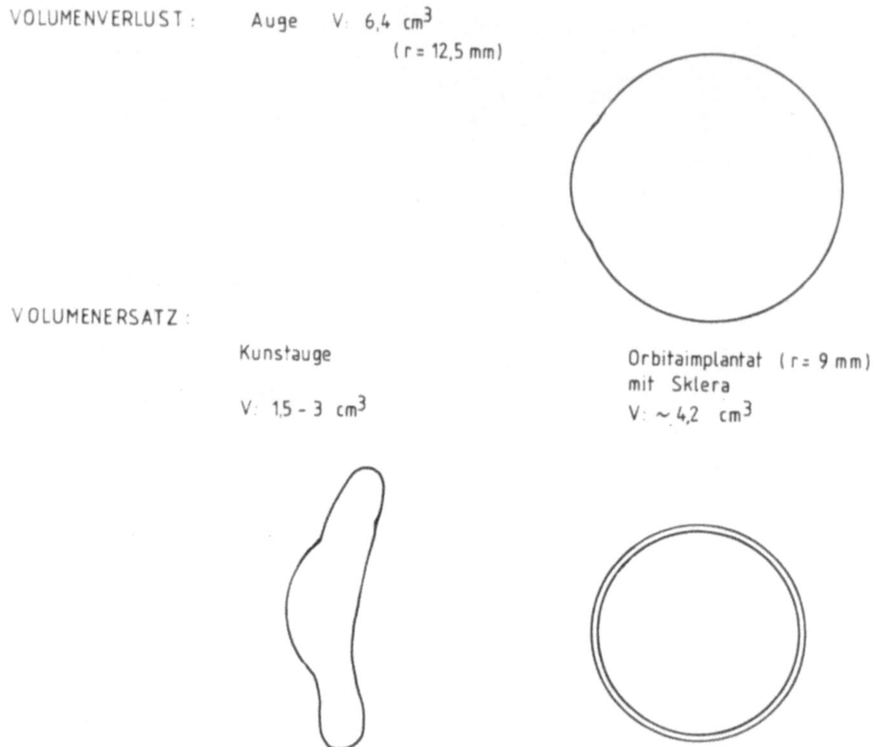

Abb. 2. Theoretische Kalkulation des Volumendefizites sowie des minimal benötigten Ersatzes

mit relativ kleiner Orbita). Größere Implantatdurchmesser können postoperativ Schmerzen verursachen (1 Fall) und deshalb eventuell zum Austausch zwingen.

Persistiert trotz eines 18 mm Implantates die auf einen Volumenmangel deutende Symptomatik, dann muß an eine weitere Ursache eines Volumendefizites gedacht werden. Von 5 Patienten, die zusätzlich ein subperiostales Implantat benötigten, fanden wir bei 3 eine alte Orbitabodenfraktur, die den Patienten bei der Erhebung der Anamnese nicht bekannt war.

Wird ein sekundäres Implantat an 4 Stellen also auch nach oben an der Gruppe des M. levator und M. rect. sup. fixiert, so besteht ein großes Risiko, hiermit eine Ptosis zu induzieren. Aufgrund der Narbenbildung nach der Enucleation sind diese beiden Muskeln funktionell häufig nicht mehr voneinander zu trennen. In der Anfangsphase ist dies bei 4 Patienten durchgeführt worden, von denen 2 eine Ptosis entwickelten.

Mit dem Herausführen der Fixationsfäden durch Tenon und Bindehaut hat man die Möglichkeit, die Lage des Fornix neu zu bestimmen. Insbesondere der untere Fornix ist für den späteren Halt des Kunstauges entscheidend. Um sekundäre fornixvertiefende Operationen zu vermeiden – wir haben dies bei 3 Patienten durchführen müssen – darf insbesondere der untere Fixationsfaden nicht zu tief nach außen geführt werden. Ein weiterer Patient entwickelte nach zunächst gutem Resultat 3–4 Wochen postoperativ

Tabelle 1. Tabellarische Aufstellung der in der Serie eingesetzten Implantate

Implantatdurchmesser	Anzahl	Bemerkungen
16 mm	3	
18 mm	15	2mal Austausch eines 16 mm Allen Implantates 4mal zusätzliches subperiostales Implantat nötig, 2mal bedingt durch Orbitabodenfraktur
20 mm	2	1mal Austausch gegen 18 mm Implantat nötig: Schmerzen 1mal zusätzliches subperiostales Implantat, bedingt durch Orbitabodenfraktur

zunehmend einen flachen unteren Fornix. Das Kunstaufge luxierte spontan aus dem Bindehautsack. Bei der operativen Revision stellte sich eine große Bindehautimplantationscyste neben dem Implantat dar. Dies ist eine seltene, jedoch beschriebene Komplikation [5].

Mit der vollständigen Versenkung des Implantates sowie der speziellen Oberflächengestaltung werden Komplikationsmöglichkeiten vermindert. Wir haben versucht, die intra- und postoperativen Probleme unseres Krankengutes darzustellen. Da diese Technik gute Resultate liefert, wenden wir sie mit Wissen um die möglichen Komplikationen weiterhin mit Erfolg an.

Danksagung: Dr. F. Härting wurde von der Deutschen Forschungsgemeinschaft (Stipendium No 13–Ha 1311/1–1) unterstützt.

Literatur

1. Choyce DP (1952) Orbital Implantats. Brit J Ophthalmol 36:123–130
2. Collin JRO (1983) A Manual of Systematic Eyelid Surgery. Churchill Livingstone, London, pp 96–102
3. Soll DB (1972) Enucleation Surgery: A New Technique. Arch Ophthalmol 87: 196–197
4. Soll DB (1973) Insertion of Secondary Intraorbital Implantats. Arch Ophthalmol 89:214–216
5. Stone W (1965) Complications of Evisceration and Enucleations. In: Fasanella (ed) Complications in Eye Surgery, 2nd ed. Saunders, pp 388–425
6. Thomb EH, Gearbart DF (1954) A New Magnetic Orbital Implant. Arch Ophthalmol 52:763–768
7. Troutman RC (1954) Five-Year on Use of a Magnetic Implant for Improving Cosmetic Results of Enucleation. Arch Ophthalmol 52:58–62
8. Workman ChL (1979) Prostetic Ocular Motility: An Ocularist's Analysis. Reudeman Lecture Am Acad Ophthalmol Otol

Tabelle 1. Tabellarische Aufstellung der in der Serie eingesetzten Implantate

Implantatdurchmesser	Anzahl	Bemerkungen
16 mm	[illegible]	
18 mm	15	1mal Austausch wegen zu großen Implantates 1mal Entfernung [illegible] Implantates [illegible] durch [illegible] Trakt[illegible]
20 mm	[illegible]	1mal Austausch gegen 18 mm Implantat wegen Schmerzen 1mal [illegible] Implantates bedingt durch [illegible]

[illegible] [5].

Mit der [illegible] Implantats [illegible] Oberflächen [illegible] werden Komplikationen [illegible] Wir haben [illegible] und postoperativen [illegible] unseres [illegible] Da diese [illegible] gute Resultate [illegible] wir [illegible] [illegible]

Danksagung: Dr. R. [illegible] wurde von der Deutschen Forschungsgemeinschaft [illegible] [illegible]

Literatur

1. Clarke DB [illegible] Orbital Implants. [illegible] Ophthalmol [illegible]
2. Cohen [illegible] A Manual of Systematic Eyelid Surgery. [illegible]
3. Soll [illegible] Enucleation Surgery — A New Technique. Arch Ophthalmol [illegible]
4. [illegible] DB [illegible] Insertion of Secondary Intraorbital Implants. Arch Ophthalmol 58:[illegible]
5. Stone W [illegible] Implants. [illegible] Enucleation [illegible] 3rd ed. Saunders, pp [illegible]
6. [illegible] Orbital Implants. [illegible]
7. Troutman RC [illegible] a Magnetic Implant [illegible] Enucleation. Arch Ophthalmol [illegible]
8. [illegible] Ocular Motility [illegible] Ophthalmol [illegible]

III. Ästhetische Chirurgie

Die Ästhetik in der plastischen Chirurgie als psychosomatische Therapie

A. Berndorfer

Benczur Utca 39A, Budapest VI/Ungarn

Nach der Definition des Fremdwortbuchs ist Ästhetik „Gefühls- oder Geschmackslehre, Wissenschaft vom Schönen und von der Kunst.

Wenn wir überlegen, was diese Definition eigentlich zu sagen hat, so kommen wir zur Folgerung, daß das Schöne sowohl im Gefühlsleben als auch im ästhetischen Sinn – ist nicht nur das sichtbar Körperliche, sondern auch das psychische Gefühlsleben. Darin liegt das Wesen der Ästhetik in der plastischen Chirurgie und wenn wir hier nur kurz von psychosomatischer Therapie sprechen, dann wollen wir darauf hinweisen, daß wir mit einer wiederherstellenden Operation nicht nur den Körper, sondern auch das Gefühlsleben umzugestalten haben. Das bedeutet, daß wir den Kranken in seiner gesamten psychosomatischen Individualität zu betrachten haben und demgemäß heilen müssen.

Es ist psychologisch bekannt, daß die meisten Menschen sich aufgrund ihrer körperlichen Defekte, Schädigungen und Krankheiten seelisch gehemmt fühlen und dies in noch besonderem Maß, wenn der Defekt im Gesicht erscheint. Die Hemmung spiegelt sich in dem Grade in der Physiognomie, wie der Betreffende zu seinen ästhetischen Gefühlen steht.

Fast jeder Mensch ist der Meinung, daß er beobachtet wird und denkt, wie es Kant in seiner Schrift „Anthropologie in pragmatischer Hinsicht" sagt:

„Die Physiognomik ist die Kunst, aus der sichtbaren Gestalt eines Menschen, folglich aus dem Äußeren das Innere desselben zu beurteilen; es sei seiner Sinnesart und Denkungsart nach."

Eben der Chirurg, der sich mit Mund-, Kiefer- und Gesichtsproblemen beschäftigt, muß diese Kantsche Sinnes- und Denkungsart studieren, und soweit es möglich ist, eine ästhetische Heilung sichern.

Der große deutsche Philosoph und Satyriker, Georg Christoph Lichtenberg sagt: „Ach Gott! Wenn man doch nur in der Welt immer lernen könnte, ohne beobachtet zu werden!"

Wenn der Gesichtsbeschädigte sein ästhetisch-seelisches Gleichgewicht durch die gelungene Operation erreicht, wird er sich in eine normale soziale Lage hineinfinden. Der Mensch ist ein Mitglied der Gesellschaft und wird nur dann hemmungsfrei, wenn er fühlt, daß er vollwertig anerkannt wird.

Die Ästhetik von Form und Funktion
in der Plastischen u. Wiederherstellungschirurgie
Herausgegeben von G. Pfeifer

Auch darüber sagt Kant: „Alle Darstellung seiner eigenen Person oder seiner Kunst mit Geschmack setzt einen gesellschaftlichen Zustand." Dies konnte er umso eher sagen, als er ein Körperkrüppel war und sich so über sein eigenes Gefühlsleben äußerte: „Schwer geschädigte können Wunder hervorzaubern, sie müssen aber dazu starken Willen haben." Und eben diesem „starken Willen" muß der Chirurg beistehen.

Die Rehabilitation ist technisch-chirurgisch somatisch, die psychische Rehabilitation ist aber ein Problem der Ästhetik. Sollte der Fachchirurg die speziellen psychologischen Fachkenntnisse nicht genügend beherrschen, um die zwei therapeutischen Fordernisse allein zu bewältigen, so muß der Psychologe, der Psychoanalytiker oder unter Umständen sogar der Psychiater zu Hilfe gerufen werden.

In der plastischen und wiederherstellenden Chirurgie ist die Zusammenarbeit des Chirurgen mit dem Patienten besonders unerläßlich. Die plastische Rekonstruktion muß immer so durchgeführt werden, daß man die individuelle Einstellung des Patienten berücksichtigt.

„Plastik" bedeutet Formung, aber – wie in der Bildhauerkunst – bekommt die Form nur dann Seele, wenn der Künstler nicht nur ein guter Fachmann ist, der nur die Technik der Formung beherrscht; er muß auch den ästhetischen Inhalt herstellen. Wir müssen das ästhetische Bewußtsein des Patienten wiederherstellen.

Man sprach früher von Heilkunst. In diesem Sinn ist die Chirurgie nicht bloß eine technische Lösung, sie muß auch die Kunst des Heilens sein. Darin liegt das Wesen der Ästhetik als psychosomatische Therapie in der Wiederherstellungschirurgie.

Die cervico-faciale Rhytidektomie

R. Münker

Eberhardstraße 61, D-7000 Stuttgart 1

Einleitung

Die Entwicklung der cervico-facialen Rhytidektomie ist in der letzten Dekade unter zwei Aspekten verlaufen: 1. Das Bewußtsein für die Möglichkeiten der ästhetischen Alterschirurgie hat durch zahllose Veröffentlichungen in den Medien beträchtlich zugenommen. 2. Im gleichen Zeitraum hat sich eine dynamische Wandlung in der pathomorphologischen Beurteilung des Alterungsprozesses vollzogen. Diese an den tieferen Bindegewebs- und Muskelschichten orientierten Überlegungen führten zu neuen chirurgischen Therapiekonzepten, deren Prinzip in einer integralen Korrektur aller betroffenen Weichteilstrukturen des alternden Gesichtes besteht. Es wurde deutlich, daß die rein cutane Rhytidektomie – als klassische Face-lift Operation bis Mitte der siebziger Jahre gebräuchlich und in ihren Grundzügen bereits 1936 von Burian ver-

Die Ästhetik von Form und Funktion
in der Plastischen u. Wiederherstellungschirurgie
Herausgegeben von G. Pfeifer

öffentlicht – frühzeitig Rezidive als Folge des Elastizitätsverlust der alternden Haut bedingt. Dies ist auch nicht verwunderlich angesichts der Tatsache, daß die Erschlaffung der Haut nur *eine* Komponente des Alterungsprozesses darstellt. Folgerichtig wurden nach den grundlegenden Arbeiten von Skoog [7] sowie Mitz und Peyronie [6] über das superfizielle musculo-aponeurotische System (SMAS) zahlreiche Methoden zur Korrektur von Deformitäten der tiefen cervico-facialen Strukturen mitgeteilt. Diese haben folgende Zielsetzung:
- Straffung des SMAS im Bereich der Parotis,
- Resektion von Fettpolstern submandibulär und submental,
- Korrektur von Platysmadeformitäten.

Eine exakte präoperative Diagnosestellung hat sich im Hinblick auf die verfeinerte Operationsmethoden als unumgänglich erwiesen. Die von dem amerikanischen Autor Dedo [2] erarbeitete Klassifizierung unterteilt die Altersdeformierungen der cervico-facialen Region in sechs Gruppen. Diese Einteilung kann als nützliche Grundlage für die Diagnose und Wahl der uns heute zur Verfügung stehenden Techniken empfohlen werden.

Anatomische Vorbemerkungen

SMAS. Das superfizielle musculo-aponeurotische System verbindet als oberflächliche Fascie netzförmig die mimischen Gesichtsmuskeln der Wangenregion mit dem subcutanen Fettgewebe und der Haut. Die flächenhafte Gitterstruktur wird ergänzt durch senkrecht angeordnete fibröse Septen zwischen Haut und Fascie. Jost [4] vertritt die Ansicht, daß es sich bei der superfiziellen Fascie entwicklungsgeschichtlich um einen rudimentären Muskel handelt. Die größte Dicke erreicht das SMAS direkt über der Parotis. Nach cranial verlaufen dünnere Fasern zum Periost des Jochbeins und zum Musculus frontalis. Caudal strahlt das SMAS in die Haut der oberen Halspartie ein und geht am Unterkieferrand direkt in den Platysmamuskel über. Diese anatomische Einheit von SMAS und Platysma bildet die Grundlage für unsere operative Technik.

Platysma. Der Übergang der Gesichtsaponeurose in den Platysmamuskel erfolgt in Höhe einer Linie, die den Tragus mit der Kommissur des Mundes verbindet. Nach caudal reicht der Muskel bis in die Fossa infraclavicularis. Die anteriore Begrenzung bilden die häufig im Alter sichtbar vorspringenden medialen Platysmabänder. Diese können sich in der Mittelinie unterhalb des Kinns vereinen oder als getrennte Muskelstränge in die Kinnpartie einstrahlen. Diese anatomische Variation muß bei der Wahl des Operationsverfahrens beachtet werden.

Operative Technik

Das Prinzip der hier vorgestellten Methode basiert auf der Bildung eines möglichst kräftigen Bindegewebs-Muskellappens aus SMAS und Platysma unter Ausnutzung der anatomischen Einheit beider Strukturen. Dieser fibro-musculäre Verschiebe-Schwenklappen, verlagert in cranio-lateraler Richtung, unterstützt und entlastet die mobilisierten

Hautlappen. Die Hautincisionen entsprechen exakt der klassischen Face-lift Schnittführung.

Das Ausmaß der Hautlappenunterminierung im Wangen- und Halsbereich sollte nach unserer Erfahrung nicht zu konservativ sein, da sonst keine genügende Übersicht über die tieferen Strukturen sichergestellt ist. Wir präparieren die Hautlappen in der Subcutangewebsschicht überwiegend durch scharfe Dissektion mit dem Skalpell. Nachdem im Schläfen-Wangenbereich ein 6–7 cm breiter Hautlappen abgehoben ist, dessen vordere Begrenzung bis an die Nasolabialfalte reicht, wird als anatomischer Orientierungspunkt das Os zygomaticum durch Palpation identifiziert. Hier beginnt die Präparation des *„bilobed" SMAS-Platysma-Lappens.*

Durch horizontale Incision 1 cm unterhalb des Jochbeins wird das SMAS vorsichtig durchtrennt bis man die oberflächlichen Drüsenlappen der Parotis erkennt. Die weitere Präparation nach caudal erfolgt in einer avasculären Grenzschicht unterhalb der Parotisfascie und unmittelbar über dem Drüsengewebe. Mit einem leicht nach oben gerichteten Skalpell gelingt die Präparation mühelos und zügig. Auch lassen sich so Verletzungen der Acini vermeiden, die sonst zu Cysten oder Fisteln führen könnten.

Die mediale Begrenzung der SMAS-Lappenpräparation bildet der gut sichtbare vordere Rand der Parotis. Erst weiter medialwärts wird der vom Lobus superficialis bedeckte Nervus facialis mit seinen fächerförmigen Aufgliederungen oberflächlicher, so daß der frontotemporale oder buccale Ast verletzt werden könnte.

Die vordere untere Grenzmarke der SMAS-Incision ist durch den Kreuzpunkt von Arteria faciei und horizontalem Unterkieferast gekennzeichnet. Bei Überschreiten dieser Marke ist der Ramus marginalis gefährdet.

Die laterale SMAS-Incision verläuft 1 cm vor der präauriculären Hautincision, von wo aus man dicht unterhalb des Ohrläppchenansatzes auf den lateralen Rand des Platysma trifft. Dieser wird 3–4 cm in schräger Richtung nach latero-caudal verfolgt, bis die Vena jugularis externa sichtbar wird.

Das Platysma wird vom Unterhautfettgewebe getrennt, wobei die Präparation im vorderen Halsbereich von beiden Seiten tunnelierend bis zur Mittellinie in der Submentalregion reicht. Auch die rückwärtige Fläche des Platysma wird bis zur Höhe der Vena jugularis für einige Zentimeter medialwärts von der tiefen Halsmuskulatur isoliert.

Der auf diese Weise gebildete SMAS-Platysma-Lappen hat im buccalen Bereich eine Ausdehnung von 8 x 4 cm und variiert in seiner Dicke von 4–8 mm. Die hintere Kantenlänge des fibromusculären Lappens beträgt ca. 12 cm. Bei Rotation und Elevation des SMAS-Platysma-Lappens wird das Ohrläppchen überlagert, so daß an dieser Stelle des unter Spannung gehaltenen Lappens eine schräg nach unten gerichtete Incision von ca. 4 cm Länge parallel zum horizontalen Unterkieferast geführt werden muß. Hierdurch entsteht der eigentliche „bilobed" Lappen, dessen unteres Segment mit mehreren 4–0 Vicryl-Nähten an der Fascie des Musculus sternocleidomastoideus vernäht wird. Das obere Segment, überwiegend bestehend aus SMAS, wird maximal nach cranial gespannt und um mehrere Zentimeter so gekürzt, daß der verkleinerte Lappen mit den SMAS-Fasern unterhalb des Jochbeins mittels 4–0 Vicryl-Nähten fixiert werden kann. Das Lappen-Design vor und nach Verlagerung demonstriert die Skizze in Abb. 1.

Der Operationssitus in Abb. 2 zeigt die beiden mobilisierten fibromusculären Lappen über einer Kompresse ausgebreitet. Der vordere, obere SMAS-Lappen ist im ungekürzten Zustand dargestellt, die Zugrichtung nach temporal wird deutlich erkennbar.

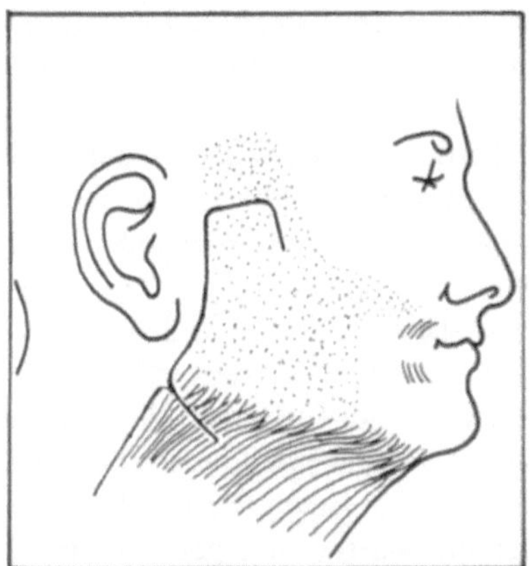

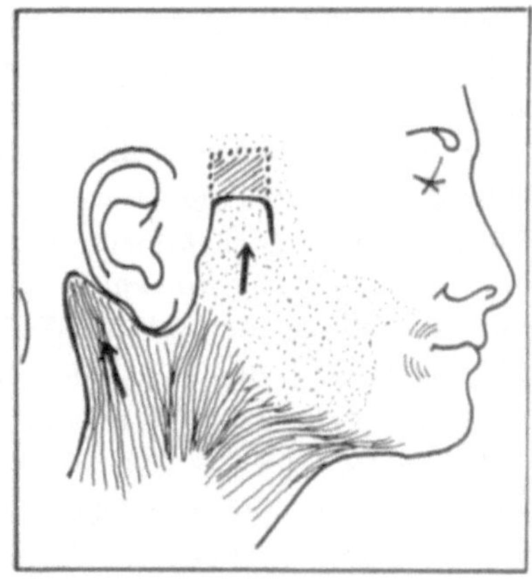

Abb. 1. Das SMAS ist punktiert dargestellt, das Platysma schraffiert. In der linken Skizze Schnittführung des „bilobed" SMAS-Platysma-Lappens. In der rechten Skizze Verlagerung der beiden Lappensegmente zum Mastoid und Jochbein. Gekürzter Teil des oberen Lappens über dem Jochbein punktiert umrandet und schräg schraffiert. Die veränderte Verlaufsrichtung der Platysmafasern wird deutlich

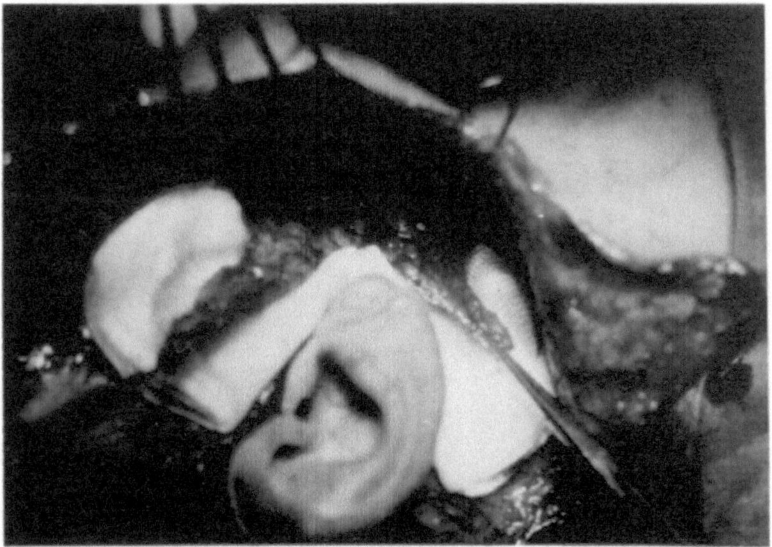

Abb. 2. Operationssitus der über einer Kompresse ausgebreiteten beiden Segmente des „bilobed" SMAS-Platysma-Lappens

Der hintere untere Lappen enthält überwiegend musculäre Fasern und hat die Konfiguration eines spitzwinkligen Dreiecks, welches mit seiner Spitze bis zum Mastoid reicht.

Mit der beschriebenen Technik lassen sich Deformitäten der Wangen- und seitlichen Halsregion korrigieren, nicht aber in ausreichendem Maße Alterserscheinungen der medialen Halsregion. Besonders die prominenten medialen Platysmabänder erfordern zusätzliche Maßnahmen von einem submentalen Hautschnitt aus.

Eine Darstellung der gebräuchlichen Platysma-Techniken von Millard et al. [5], Jost [4], Guerro-Santos et al. [3] und Conell [1] ist in Abb. 3 skizziert.

Wir bevorzugen in Verbindung mit dem lateralen „bilobed" SMAS-Platysmalappen die Technik von Jost, bei der die medialen Ränder des Platysma beider Seiten durch Bildung zweier Z-förmiger Lappen miteinander vernäht werden. Hierdurch werden die medialen Platysmabänder wie bei Kontrakturnarben sagittal verlängert und horizontal verkürzt, d.h. der verstrichene submentale Winkel wird wiederhergestellt.

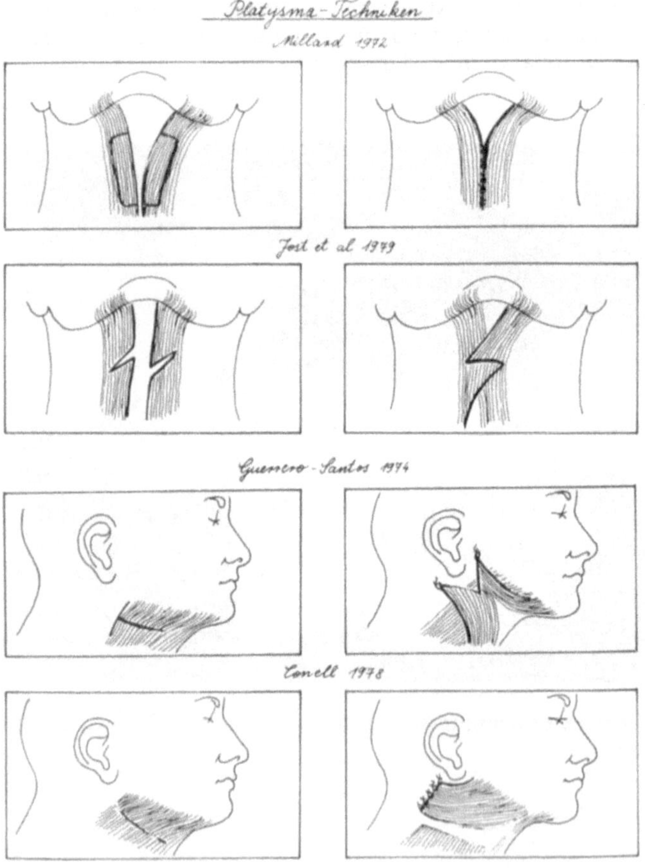

Abb. 3. Schematische Darstellung verschiedener Platysma-Techniken. Die Z-Plastik der medialen Platysmaränder nach Jost kombinieren wir mit dem lateralen „bilobed" SMAS-Platysma-Lappen

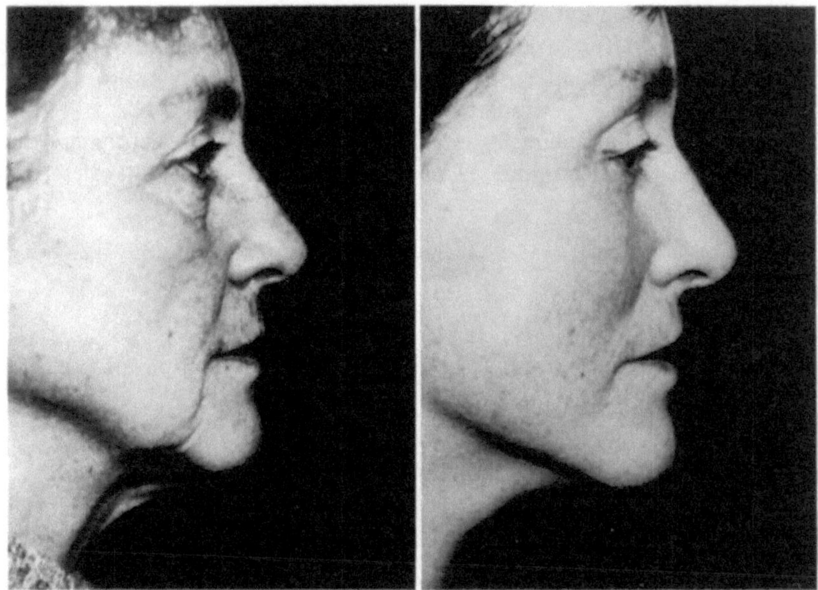

Abb. 4. 63jährige Patientin vor und 1 Jahr nach cervico-facialer Rhytidektomie mit dem lateralen „bilobed" SMAS-Platysma-Lappen und der medialen Platysma Z-Plastik nach Jost

Das Ergebnis einer Rhytidektomie mit dem lateralen „bilobed" SMAS-Platysma-Lappen und der medialen Z-Plastik des Platysma nach Jost zeigt Abb. 4.

Zusammenfassung

Ein Konzept der Rhytidektomie wird vorgestellt, das der in den letzten zehn Jahren erkannten Bedeutung der musculo-fibrösen Strukturen des alternden Gesichtes Rechnung trägt. Für die Straffung der lateralen Schichten der Wangen-Halsregion hat sich dem Autor eine Technik bewährt, die als „bilobed" SMAS-Platysma-Lappen beschrieben wird. Ergänzend können Maßnahmen an den medialen Platysmabändern notwendig sein. Aus den verschiedenen Operationstechniken am vorderen Platysma favorisieren wir die Muskel-Z-Plastik nach Jost.

Die invasivere Chirurgie der tieferen Gesichts-Hals-Strukturen gewährleistet nach unserer 3jährigen Erfahrung mit dem „bilobed" SMAS Platysma-Lappen bessere und länger anhaltende Resultate speziell der Halsregion. Allerdings ist eine peinlich genaue Beachtung der Anatomie unumgänglich, da sonst mit einer höheren Komplikationsrate zu rechnen ist. Wir selbst hatten jedoch – und dies stimmt mit der Literatur überein – keinerlei spezifische Komplikationen im Zusammenhang mit der aggressiveren SMAS-Platysma-Chirurgie. Wir sind im Gegenteil davon überzeugt, daß die Furcht vor iatrogenen Nervenläsionen abnehmen wird, je mehr sich die ästhetische Chirurgie des alternden Gesichts mit den tiefen fibromusculären Strukturen auseinandersetzt.

In Übereinstimmung mit den Mitteilungen in der Literatur konnten wir feststellen, daß die integrale Straffung von Haut *und* tieferen fibromusculären Strukturen zu einer Verminderung der Hautlappenspannung führt, wodurch günstigere Narben ebenso erreicht werden wie eine verminderte Gefahr von Hautnekrosen.

Obwohl wir bei dem dargelegten Rhytidektomiekonzept sichtbarere und dauerhaftere Resultate erzielen, fehlt es noch an Langzeitstudien, die diese subjektiven Beobachtungen belegen.

Literatur

1. Conell BF (1978) Cervical lift surgical correction of fat contour problems combined with full-width platysma muscle flaps. Aesth Plast Surg 1:355
2. Dedo DD (1981) Management of the neck in cervicofacial rhytidectomy. In: Bernstein L (ed) Plastic and Reconstructive Surgery of the Head and Neck. The Third Int Symposium, Vol 1:96. Grune + Stratton, New York
3. Guerro-Santos J, Espaillat L, Morales F (1974) Muscular lift in cervical rhytidoplasty. Plast Reconstr Surg 54:127
4. Jost G, Oulie J, Hadjean E (1980) Cervical lift: the lateral approach for midline platysma Z-plasty. Transactions of the VII. Congress JPRS. Ely JF (ed) Soc Brasiliera Circ Plast, Sao Paulo, Cartgraf, p 413
5. Millard DR Jr, Garst WP, Beck RL, Thompson JD (1972) Submental and submandibular lipectomy in conjuction with face lifts in the male or female. Plast Reconstr Surg 49:385
6. Mitz V, Peyronie M (1976) The superficial musculo-asponeurotic system (SMAS) in the parotid and cheek area. Plastic Reconstr Surg 58:80
7. Skoog T (1974) Plastic Surgery. Alquist and Wiksell International, Stockholm

Das Paraffinom – Eine Spätkomplikation kosmetischer Maßnahmen

H.-U. Nover

HNO-Klinik des Alfried Krupp Krankenhauses, Alfried-Krupp-Straße 21, D-4300 Essen

In der ästhetischen Chirurgie wurde immer schon ein gewebeverträgliches, einfach zu applizierendes und nicht resorbierbares Material zur Augmentation verschiedenster Körperregionen gesucht. Wegen des kosmetischen Soforteffekts war die subcutane Paraffin-Injektion zur Nivellierung von Hautfalten im Gesicht besonders beliebt. Leider zeigten sich nach Monaten oder Jahren am Injektionsort häufig ausgeprägte Fremdkörper-Reaktionen. Teilweise erreichten diese granulom- oder tumorartige Dimensionen. Eine eigene Beobachtung eines Paraffinoms soll diagnostische und therapeutische Problematik demonstrieren (Abb. 1).

Die Ästhetik von Form und Funktion
in der Plastischen u. Wiederherstellungschirurgie
Herausgegeben von G. Pfeifer

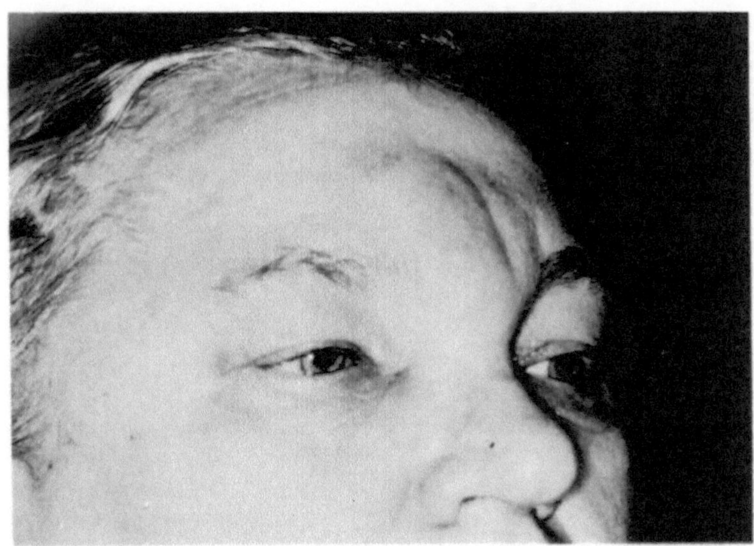

Abb. 1. Paraffinom im Stirn-Nasenwurzel-Bereich

Eine 59jährige Patientin stellte sich in der Klinik wegen eines Tumors im Glabella-Bereich vor. Der verschiebliche Tumor war derb und erysipelartige gerötet bei intakter Oberfläche. In der geschwollenen rechten medialen Lidfalte konnte eine subcutane Resistenz palpiert werden. Die Patientin gab an, diesen an Größe wechselnden Tumor erstmals 1969 bemerkt zu haben. Mehrfache Cortison-Behandlungen hätten keinen Erfolg gezeigt, eine Ursache sei trotz vielfacher ärztlicher Konsultationen nicht gefunden worden. Erst auf intensive gezielte Befragung hin erinnerte sich die Patientin, daß vor 28 Jahren eine subcutane Unterspritzung mit Paraffin zur Glättung einer ausgeprägten Stirnfalte erfolgt war. Dieses Ereignis hatte die Patientin völlig verdrängt und nie einen möglichen Zusammenhang mit dem bestehenden Krankheitsbild erwogen.

Wir excidierten den Tumor im Glabella- und Oberlidbereich; eine vollständige Entfernung aller granulomatöser Veränderungen konnte nicht erfolgen, da die Patientin eine großflächige Excision mit plastischer Rekonstruktion abgelehnt hatte.

Intraoperativ zeigte der Tumor keine klare Abgrenzung zur Cutis und zur Muskulatur. Es mußte größtenteils scharf präpariert werden. Das derbe, kompakte Präparat ließ makroskpisch keine cystischen Hohlräume erkennen. Im histologischen Bild (Abb. 2) fällt Granulationsgewebe mit einzelnen Riesenzellen und epitheloiden Zellen auf. Sie enthalten zum Teil unterschiedlich große Vacuolen. Extracellulär sind weitere größere Vacuolen nachweisbar. Dieses typische histologische Bild des „Schweizer-Käse-Musters" (Rupec et al.; Lever) bestätigen die klinische Diagnose eines Paraffingranuloms.

In der Literatur ist über die Granulombildung nach subcutaner Paraffin-Applikation verschiedentlich berichtet worden (Lever; Rubec et al.; Schumacher). Auch maligne Entartung (Colomb) sowie generalisiert auftretende Granulombildungen (Urbach et al.) wurden beschrieben. Daher wurde diese Methode in den sechziger Jahren zunehmend

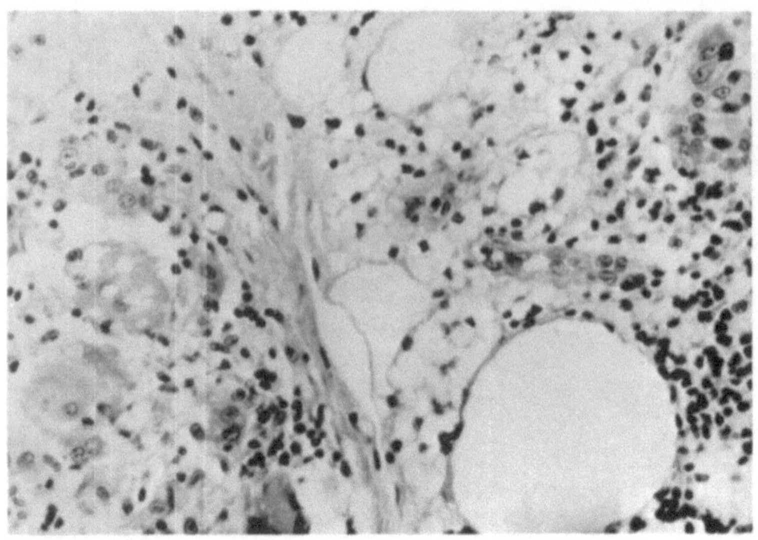

Abb. 2. Histologisches Bild des Paraffinoms. HE-Färbung. (Für die Überlassung des Bildes sei Herrn Prof. Dr. W. Kißler – Pathologisches Institut der Ruhr-Universität Bochum – herzlich gedankt)

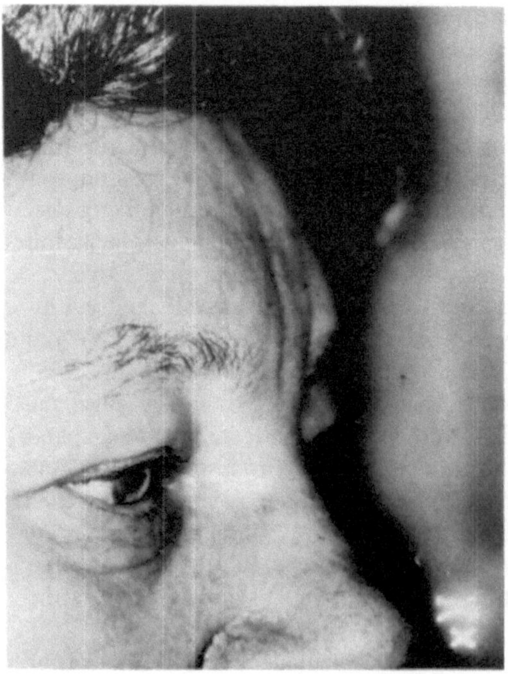

Abb. 3. Zustand nach Excision des Paraffinoms

verlassen. Heute werden Paraffinome nur noch selten beobachtet. Die lange Latenzzeit – in unserem Beispiel lagen zwischen Paraffin-Injektion und operativer Revision 28 Jahre – erschwert die Diagnose. Die frühere Paraffin-Applikation als Minimaleingriff gerät bei den Patienten, in der Regel Frauen, rasch in Vergessenheit. Bei unklaren Tumoren im Gesichtsbereich, besonders der Stirn-Nasenwurzelregion sollte daher immer eine ausführliche gezielte Exploration hinsichtlich einer früheren, womöglich auch Jahrzehnte zurückliegenden Injektion von Fremdmaterial erfolgen.

Das Auftreten dieser Paraffin-Granulome erscheint gerade deshalb so gravierend, da diese Patienten, die sich einer solchen Behandlung unterzogen haben, in besonderem Maße auf ihr äußeres Erscheinungsbild fixiert sind. Die operativ schwierige Abgrenzung der Granulome erschwert zum einen die vollständige Entfernung und bedingt eine nicht immer kosmetisch günstige Schnittführung. Zum zweiten ist bereits beim Verbleib von nur geringen Paraffinresten ein Rezidiv mit erneuten granulomatösen Reaktionen zu erwarten.

Ähnliche Beobachtungen sind auch bei anderen injizierten Fremdmaterialien beobachtet worden. Piechotta hat 1976 vor diesem Gremium über das Auftreten von Granulomen nach Silikon-Injektionen mit einer Latenzzeit von ein bis acht Jahren berichtet und vor entsprechender Anwendung gewarnt.

Zusammenfassend möchte ich feststellen: die subcutane Paraffin-Applikation zum Ziel der augmentativen Nivellierung gilt inzwischen einhellig als obsolet. Wegen der – manchmal jahrzehntelangen – Latenzzeit müssen Paraffingranulome jedoch auch heute noch bei unklaren tumorösen Veränderungen, insbesondere im Gesichtsbereich, in das diagnostische Kalkül einbezogen werden.

Anmerkung: Diese Arbeit stammt aus meiner Tätigkeit in der Abteilung für Mund-Kiefer-Gesichtschirurgie, Knappschafts-Krankenhaus, Universitätsklinik, In der Schornau 23–25, D-4630 Bochum 7

Literatur

1. Colomb D (1962) L'avenir des Parraffinomes. Ann Dermatol Syph Paris 89:36–46
2. Lever WF (1983) Histopathology of the Skin. Lipincott
3. Piechotta F-U (1978) Komplikationen nach Silikonölinjektionen. In: von Düben W, Kley W, Pfeifer G, Schmid E (Hrsg) Fehler und Gefahren in der plastischen Chirurgie. Thieme, Stuttgart
4. Rupec M, Treeck W, Braun-Falco O (1965) Zum Paraffingranulom. Dermatol Wschr 151:129–140
5. Schumachers R (1965) Wirkung und Nebenwirkung plastischer Injektionen. Hautarzt 10:458–465
6. Urbach F, Wine SS, Johnson WC, Davies RE (1971) Generalized Paraffinoma. Arch Dermatol 103:277–285

Zyderm Kollagen Implant: Eine sinnvolle Ergänzung in der ästhetischen Kopf-Hals-Chirurgie?

W.L. Mang

HNO-Klinik rechts der Isar der Technischen Universität München (Direktor: Prof. Dr. W. Schwab), Ismaninger Straße 22, D-8000 München 80

Einleitung

Auf der Suche nach einem geeigneten injizierbaren Implantationsmaterial haben Forschungsarbeiten in den USA zur Entwicklung von Zyderm-Kollagen-Implantat geführt. Es handelt sich um ein hochgereinigtes, bovines, dermales Kollagen vom Typ I, das in einer gepufferten, physiologischen Kochsalzlösung vorliegt. Diese Lösung enthält

Tabelle 1. Physikalische Kollagen-Präparation und ihre klinische Anwendung (Modifiziert nach Chvapil)

Kollagen-Präparation	Klinische Verwendung als:
Film, Membran	Cornea-Ersatz Hämodialyse Oxygenatorenmembran Wundverband Hernienoperation Patches (Aneurysma, Harnblase)
Schwamm, Filz	Wundverband Knochen-Knorpel-Ersatz Chirurgische Tupfer Vaginale Kontraceptiva
Röhrenmaterial	Gefäßprothesen Rekonstruktive Chirurgie von Hohlorganen (Ösophagus, Trachea)
Lösung	Plasmaexpander Vehikel bei Tablettenkonfektionierung Kosmetische Hautdefekte
Gel	Glaskörper-Ersatz
Pulver	Hämostaticum
Faser	Nahtmaterial Herzklappenprothesen Hämostaticum
Injizierbare Lösung	Narben nach Trauma, CP, Akne, Hautatrophien, Altersfalten Ästhetisch störende Hautveränderungen

Die Ästhetik von Form und Funktion
in der Plastischen u. Wiederherstellungschirurgie
Herausgegeben von G. Pfeifer

0,3% Lidocain. Kollagen ist ein natürlicher Baustein des menschlichen Bindegewebes. Im Körper unterliegt Kollagen einem ständigen Auf- und Abbau [5]. Mit zunehmendem Alter wird eine Abnahme der intermolecularen Quervernetzungen beobachtet und damit auch eine Abnahme des Quellvermögens. Defekte und Vertiefungen der Haut können durch intracutane Injektion von „flüßigem Kollagen" ausgeglichen werden. Daß Kollagen seit vielen Jahren in der plastischen Chirurgie Anwendung findet dokumentiert Tabelle 1.

Bisher kamen für die Behandlung ästhetisch störender Narben und Hautveränderungen im Gesichtsbereich neben chirurgischen Verfahren die Implantation von alloplastischen Materialien in Frage. Die Implantate wie Proplast und Silikon haben jedoch oft nicht zu guten Ergebnissen geführt und waren von unerwünschten Nebenwirkungen begleitet [1, 4].

Material und Methodik

Kollagen gilt als schwach antigene Substanz. Dennoch muß vor Beginn einer Behandlung ein Test (0,1 ml) an der Volarseite des Unterarmes durchgeführt werden, um die allergischen oder immunologisch bedingten Empfindlichkeitsreaktionen auszuschließen. Diese Testimplantation muß 4 Wochen beobachtet werden. Etwa 3% der so geprüften Patienten weisen eine positive Reaktion auf. Eine Behandlung mit injizierbarem Kollagen ist dann nicht möglich [5].

Vor klinischer Anwendung an unserer Klinik führten wir in Anlehnung an eine Studie der Stanford Universität [4] tierexperimentelle Untersuchungen durch, um die Wertigkeit von xenogenem, gelöstem Kollagen als Biomaterial für die Korrektur von epithelialen Defekten nachzuweisen. Dabei legten wir besonderes Augenmerk auf eine lange Implantationsdauer und der damit verbundenen Resorption und Gewebereaktion. Fünf männlichen Wistar-Furth-Ratten von 250 g Gewicht wurden Kollagen in die Bauchhaut injiziert*. Jede Ratte erhielt eine Menge von 0,2 ml Zyderm intracutan. Die Tiere wurden nach 2, 4, 6 bzw. 8 Monaten getötet und das Implantat makroskopisch und mikroskopisch untersucht. Dabei war besonders bemerkenswert, daß bei einer Implantationsdauer von 8 Monaten keine wesentlichen Resorptionszeichen zu sehen waren, sondern ein vascularisiertes Implantat existent war. Die Implantate waren reizlos ohne Abstoßungsreaktion eingeheilt. Es fand sich eine weiche geschmeidige, weißliche Gewebsmasse am Injektionsort. Histologisch in der HE-Färbung zeigte sich ein Implantat, welches völlig reizlos zur Subcutis eingeheilt war mit geringer cellulärer Organisation am Rand und innerhalb des implantierten Kollagens. Fibroblasten besiedeln das Kollagennetz ohne Fremdkörperriesenzellen (Abb. 1). Unsere Tierversuche bestätigten die Ergebnisse anderer Autoren [3, 4] und unterstreichen, daß xenogenes Kollagen ein dauerhaftes Implantat ist, das von Zellen besiedelt und vascularisiert wird.

* Für die Unterstützung Dank Herrn Dr. Lersch, Institut für chir. Forschung der LMU München (Direktor: Prof. Dr. Dr. h.c. W. Brendel)

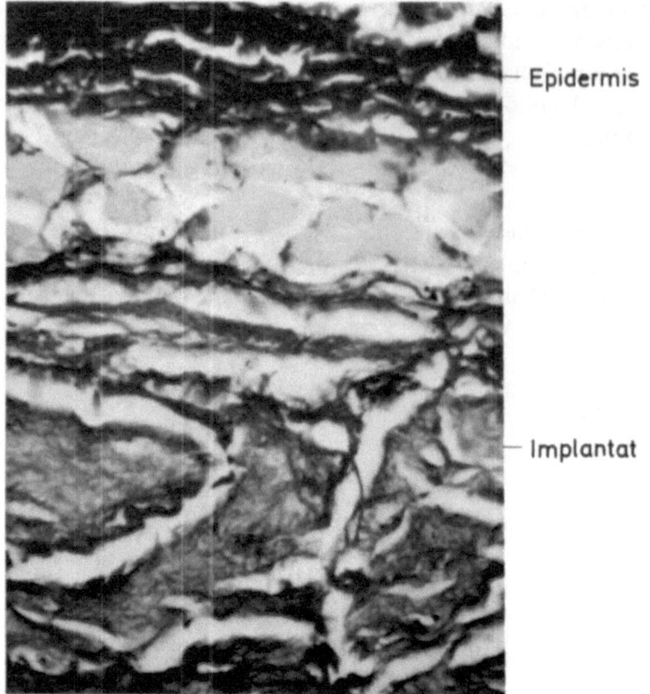

Abb. 1. Kollagenimplantat in der Rattenbauchhaut, Beobachtungsdauer 6 Monate. Reizlose Einheilung zur Subcutis und zur Epidermis mit geringer cellulärer Organisation am Rand und innerhalb des implantierten Kollagens. Fibroblasten besiedeln das Kollagennetz, keine Fremdkörperriesenzellen, HE-Färbung, 25fache Vergrößerung

Indikation und Technik

Die Anwendbarkeit von Zyderm als Gewebeersatz ist über 6 Jahre lang in den USA geprüft und angewandt worden [4]. Aufgrund der ausgezeichneten Verträglichkeit und unblutigen Methode zur Korrektur von ästhetisch störenden Hautveränderungen ist es nun das einzige von der FDA (Food and Drug Administration) erlaubte Biomaterial für Gewebeersatz in den USA. Die offizielle Genehmigung durch das Bundesgesundheitsamt der Bundesrepublik Deutschland erfolgte am 18.4.1983. Damit ist dieses Präparat in allen Apotheken erhältlich und rezeptpflichtig. Die Substanz wird für die Therapie als Fertigspritze mit 1,0 ml Inhalt geliefert. Für die Testung steht eine Fertigspritze mit 0,1 ml Inhalt zur Verfügung.

Voraussetzung für eine erfolgreiche Behandlung sind:

- negative Testreaktion (Testung mit 0,1 ml Injektionssuspension an der Volarseite des Unterarmes. Beobachtungszeit 4 Wochen),
- sorgfältige Patentientenauswahl und Aufklärung,
- kritische Indikationsstellung,
- korrekte Injektionstechnik.

Eine der Hauptindikationen für injizierbares Kollagen an der HNO-Klinik rechts der Isar, München, ist die Narbenbehandlung von Gesichtsverletzungen nach Verkehrsunfällen. Hier hat man die Möglichkeit unterstützend zu chirurgischen Maßnahmen mit injizierbarem Kollagen ästhetisch störende Hautveränderungen und Narbenbezirke deutlich zu verbessern. Insbesondere fällt bei der Narbenbehandlung nach abgeschlossener chirurgischer Therapie (Dermabrasion, Z-Plastik, etc.) auf, daß sich das Narbencolorit dem übrigen Hautrelief wesentlich besser anpaßt und somit nicht mehr so auffällig ist. Auch wird die mit injizierbarem Kollagen behandelte Narbe geschmeidiger, weicher und verliert an Druckdolenz.

Weitere Indikationen sind:

- Aknenarben, Atrophien unterschiedlicher Genese, kosmetisch störende, altersbedingte Hautfalten im Gesicht [1, 7],
- Auffüllen von Weichteildefekten bei freien Hauttransplantaten,
- Auffüllen von angeborenen Weichteildefekten bei Zustand nach operativen Korrekturen (z.B. Oberlippenkorrekturen bei Lippen-Kiefer-Gaumenspalten-Patienten),
- Ausfüllen von Defekten im Stimmlippenbereich.

Nicht angezeigt ist eine Behandlung mit injizierbarem Kollagen bei:

- positiver Testreaktion,
- Autoimmunerkrankungen,
- anaphylaktischen Reaktionen in der Krankengeschichte,
- bekannte Lidocainempfindlichkeit,
- Implantation in Knochen, Sehnen und Muskeln.

Entscheidend für den Erfolg einer Behandlung mit injizierbarem Kollagen ist die korrekt angewandte intracutane punktuelle Injektionstechnik mit Überkorrektur 1,5- bis 2fach. Im Prinzip sind drei Faktoren ausschlaggebend zur Erreichung einer maximalen Korrektur:

1. die richtige Auswahl der Gewebedeformität: geschmeidige, dehnbare Läsionen mit einer weichen Kontur und relativ glatten Rändern.
2. Die Injektion in die richtige Hautschicht: oberflächliche, intradermale Plazierung des Materials gibt gute ästhetische Korrekturergebnisse.
3. Überkorrektur: Die wirksamste Technik ist, das Material solange mit kräftigem Druck zu injizieren, bis die Vertiefung sichtbar überkorrigiert ist. Diese Korrekturen kompensiert der Verlust von 70% des injizierten Volumens in der ersten Woche nach der Implantation. In Abständen von zwei oder mehr Wochen können weitere Injektionen verabreicht werden, bis ein zufriedenstellendes Ergebnis erzielt ist.

Wir bevorzugen in der Regel eine liegende Position des Patienten. Eine Anästhesie ist im Normalfall nicht notwendig. Gute Sichtverhältnisse werden erreicht durch die Verwendung einer Lupenbrille und einer Operationslampe. Die Injektion erfolgt unter sterilen Verhältnissen.

Bei der von uns dargestellten Technik [5] wird unter einem Winkel von etwa 30° mit der 5/8-Nadel punktuell injiziert, d.h., es wird jedesmal neu angestochen ohne die Nadel weiterzuschieben, um nicht in tiefere Hautschichten abzugleiten (Abb. 2). Wenn das unterspritzte Areal punktuell weiß wird, ist dies der entscheidende Anhaltspunkt, daß man zunächst in der oberen Coriumschicht ist. In einem zweiten Schritt wird dann versucht unter hoher Druckausübung eine Überkorrektur zu erzielen. Die Kanülenöffnung zeigt dabei in Richtung Epidermis. Wir können in Anlehnung an amerikanische

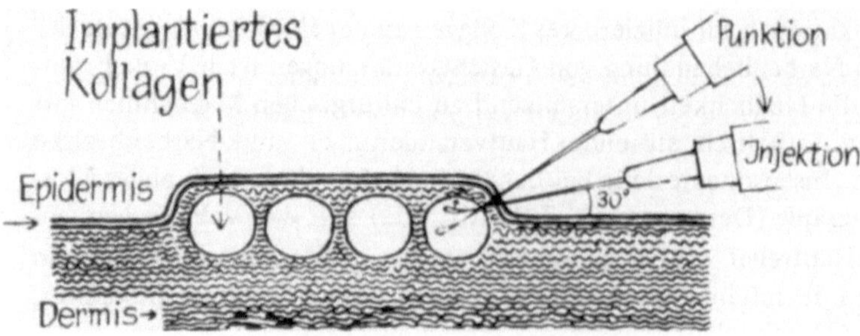

Abb. 2. Intradermale punktuelle Injektionstechnik mit maximaler Überkorrektur (Modifizierte Technik nach A. Klein MD, USA)

Untersuchungen bestätigen, daß je stärker die Läsion überkorrigiert wird, um so größer auch der bleibende Korrekturerfolg ist [4, 5, 6].

Ergebnisse

Bei entsprechender Indikationsstellung und korrekter Injektionstechnik waren an unserem Krankengut über 80% der mit injizierbarem Kollagen behandelten und nach einem Jahr kontrollierten Patienten mit dem Ergebnis zufrieden. Somit bietet sich Zyderm als wertvolles Adjuvans für Feinkorrektur in der plastischen Kopf-Hals-Chirurgie an. In der Regel sind zwei bis drei Implantationssitzungen notwendig, um ein zu-

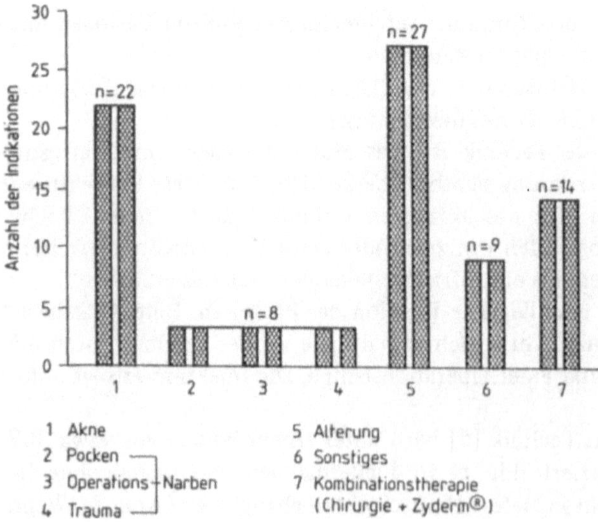

Abb. 3. Zusammenfassung der mit injizierbarem Kollagen behandelten Läsionen. Eigene Studie (W.L. Mang und B. Konz; n = 80). Unterfütterung freier Hauttransplantate im Gesicht, Oberlippenauffüllung bei LKG-Patienten, Feinkorrekturen nach Rhinoplastiken, Verbrennungen mit kleinflächigem Substanzverlust

friedenstellendes Ergebnis auf 2–4 Jahre zu erreichen. Nach diesem Zeitpunkt kann in ausgesuchten Fällen eine sog. „einmalige Auffrischungsimplantation" durchgeführt werden. Die durchschnittlichen Gesamtimplantationsmengen sind:

- oberflächliche Aknenarben 3–5 ml,
- tiefe Aknenarben 7–10 ml,
- Operationsnarben 2–5 ml,
- Windpockennarben 1–3 ml,
- traumatische Narben 1–6 ml,
- Altersfalten 2–4 ml.

Eine Maximaldosis von 30 ml Kollagenimplantat pro Jahr sollte nicht überschritten werden. Anhand von zwei Beispielen soll im folgenden die Anwendungsmöglichkeit von injizierbarem Kollagen demonstriert werden:

- Narbenkorrektur mit injizierbarem Kollagen nach Abschluß der chirurgischen Maßnahmen (Abb. 4a, b);
- chirurgische Kombinationstherapie des alternden Gesichtes (Abb. 5a, b).

Trotz der anfänglich guten Erfolge bedarf dieses neue Bioimplantat einer weiteren jahrelangen kritischen Beobachung. Wenn man es nicht überbewertet und es als adjuvante Therapie für Feinkorrekturen nach chirurgischen Eingriffen betrachtet, kann es einen festen Platz in der Hand des entsprechend ausgebildeten plastischen Chirurgen bekommen. Abzuwarten bleibt das Auftreten von Antigen-Antikörper-Reaktionen bzw.

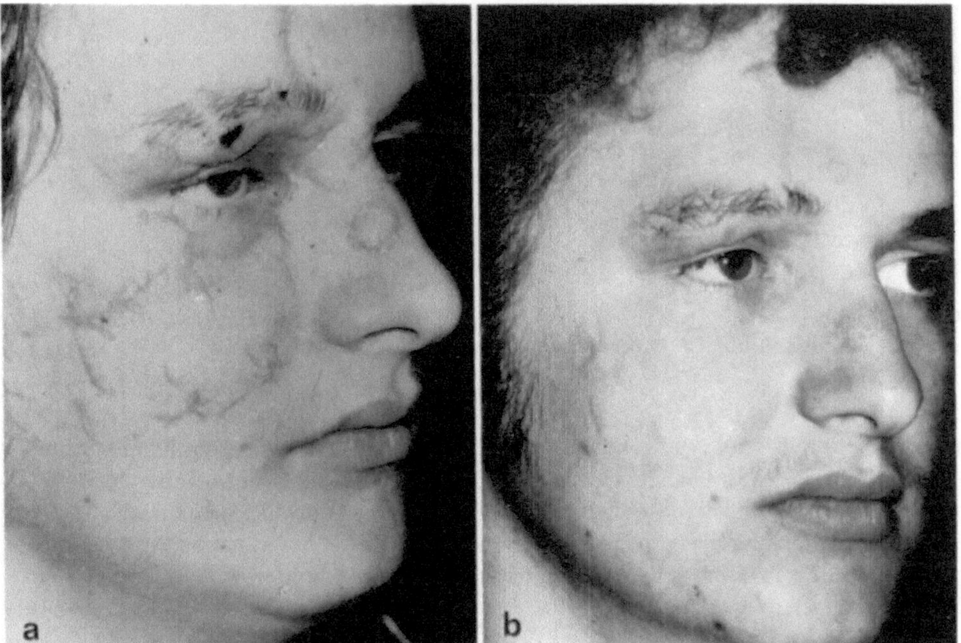

Abb. 4. Gesichtsnarben nach 12 Monaten zurückliegendem Autounfall (**a**). Dreimal Injektionsbehandlung (Injektionsmenge je Sitzung 1,5 ml). Abbildung **4b** zeigt den Zustand 6 Monate nach abgeschlossener Kollagenbehandlung

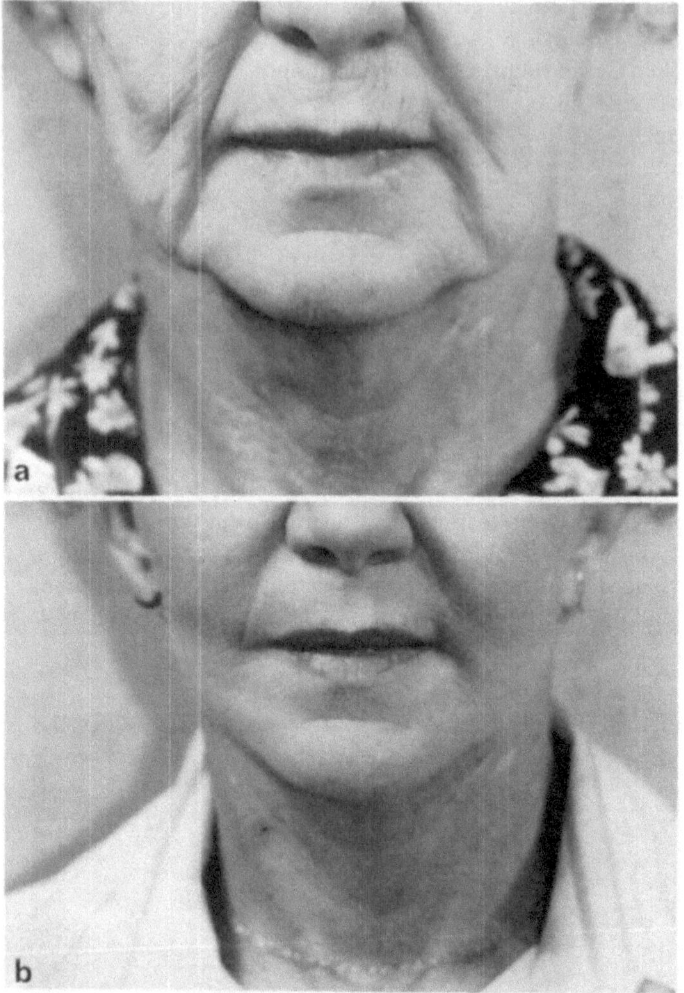

Abb. 5. 69jährige Patientin (**a**). Chirurgische Kombinationstherapie mit Facelifting und Kollagenbehandlung. 12 Monate nach Abschluß der Behandlung (**b**)

einer Spätsensibilisierung nach wiederholten Injektionen [4, 7]. Dieses Problem könnte in Zukunft durch die Entwicklung eines optimal gereinigten Kollagens beseitigt werden. Auch eine Verbesserung der Stabilität im Implantatlager ist zu wünschen. Erste Schritte der Weiterentwicklung dieses neuen Implantates sind durch die klinische Prüfung von Zyderm-II (ein injizierbares Kollagenpräparat mit einem erhöhten Kollagenanteil von 65 mg/ml) eingeleitet.

Literatur

1. Blank AA, Eichmann F (1983) Xenogenes Kollagen zur Implantation bei der Behandlung eingesunkener Narben und kutaner Atrophien. Akt Dermatol 9:165–171
2. Chvapil M, Kronenthal RL, Van Winkler WJ (1973) Medical and surgical applications of collagen. Int Rev Connect Tissue Res 6:1–61
3. Kamer FM, Churukian MM (to be published) The clinical use of injectable collagen. A three-year retrospective study. Otolaryngol. Head Neck Surg
4. Kaplan EN, Falces E, Tolleth H (1983) Clinical utilization of injectable collagen. Ann Plast Surg 10:437–451
5. Mang WL, Konz B (1984) Injizierbares Kollagen. Mono- und chirurgische Kombinationstherapie. RS Schulz
6. Nicolle FV (1982) Use of Zyderm in the aging face. Aesthetic Plast Surg 6:193–195
7. Pitanguy I, Caldeira ML, Ferreira AA, Ceravole MP (1983) Collagen implant for correction of cutaneous deformities. Rev Brasil Chirurg 73:134

Tierexperimentelle Untersuchungen zur Frage der Immunantwort auf intracutane Kollageninjektion

W. Weber[1], J. Caselitz[2] und R. Maerker[1]

[1] Abtl. für Mund-Kiefer-Gesichtschirurgie der Universitäts-ZMK-Klinik, Martinistraße 20, D-2000 Hamburg-Eppendorf
[2] Institut für Pathologie der Universitätsklinik, Martinistraße 20, D-2000 Hamburg-Eppendorf

Kollagen in verschiedenen Applikationsformen hat in der Medizin seinen festen Platz. Es wird unter anderem als Glaskörper- und Corneaersatz, Gefäß- und Herzklappenprothesen, Füllungsmaterial für Knochenhohlräume und als Wundverband verwendet. Seit 1983 ist in der Bundesrepublik Deutschland ein Präparat unter dem Namen Zyderm verfügbar, das eine hochgereinigte Suspension aus Rinderkollagen beinhaltet. Anwendung findet es zur nicht-operativen Korrektur eingesunkener Narben, cutaner Volumendefekte der Haut nach Akneerkrankungen, Hebung von störenden Hautfalten und atrophischen Hauttransplantaten sowie zur Feinkorrektur von Narben des Erwachsenen nach Lippenspaltoperationen.

Die Reaktion eines Organismus auf ein Fremdeiweiß ist mit Vorgängen der spezifischen und unspezifischen Immunabwehr vergesellschaftet. Die Träger der antigenen Eigenschaften im Kollagenenmolekül sind in erster Linie die nicht-helikalen N- und C-Endbereiche. Durch enzymatische Reinigung mit Pepsin ist es gelungen, diese Endbereiche abzukoppeln und damit die für den Menschen wirksame Antigenität des

Die Ästhetik von Form und Funktion
in der Plastischen u. Wiederherstellungschirurgie
Herausgegeben von G. Pfeifer

Rindereiweißes weitgehend zu neutralisieren. Im Tierversuch soll Aufschluß über die Immunanwort des Meerschweinchens auf Rinderkollagen gewonnen werden.

Material und Methode

Für die vorliegende Studie wurden 10 Albino-Meerschweinchen mit Gewichten zwischen 710 g und 953 g verwendet. Es wurden insgesamt 20 Injektionen von je 0,25 ml Zyderm durchgeführt. Als Applikationsort wurde das retroauriculäre haarfreie Hautareal gewählt. Hinter dem rechten Ohr der Versuchstiere wurde intracutan möglichst oberflächlich, hinter dem linken Ohr subcutan bzw. supramusculär in das lockere Bindegewebe injiziert. Die feingeweblichen Untersuchungen wurden nach Liegezeiten des Implantats von 1, 2, 5, 50 und 90 Tagen durchgeführt. Als Kontrollgruppe wurde unbehandelte und mit physiologischer NaCl-Lösung unterspritzte Haut untersucht.

Ergebnisse

Kontrollgruppe: Die histologische Untersuchung unbehandelter Meerschweinchenhaut zeigt eine 3–4 Zellagen dicke Epidermis mit physiologisch ablaufendem Verhornungsprozeß. Einzelne Hornlamellen werden oberflächlich abgeschilfert. Die untersuchten Hautareale zeichnen sich durch vollständiges Fehlen von Haarfollikeln, Talg- oder Schweißdrüsen aus. Unterhalb dieser Epidermisschicht liegt subcutanes Bindegewebe mit einer geringgradigen physiologischen Zellbesiedlung. In den mit physiologischer NaCl-Lösung unterspritzten Gewebeschnitten liegt zusätzlich ein nur mäßiges Ödem vor.

Gruppe 1 (Implantat-Liegedauer: 1 Tag): Die histologischen Schnitte zeigen in den subcutanen Schichten autochthone, fächerförmig auseinandergedrängte Kollagenfasern. Dazwischen ein homogen strukturiertes, in der HE-Färbung schwach eosinophiles Material. Im Grenzbereich dieses homogenen Materials zu den autochthonen kollagenen Strukturen ein mäßiges Infiltrat mit histiocytären und fibrocytären Zellelementen. In der Peroxydasereaktion, mittels der Lysozym markiert wurde, stellen sich einige dieser Zellen durch eine braune Färbung dar.

Die Reaktionsform des Organismus auf die eingebrachte Kollagenplombe muß als geringes Ödem mit einem mäßigen Zellinfiltrat von Granulocyten, Fibroblasten, Fibrocyten und Histiocyten gedeutet werden. Diese Reaktionsform ist bei beiden oben beschriebenen Injektionsmodalitäten gleich.

Gruppe 2 (Implantat-Liegedauer: 2 Tage): In der Aufarbeitung dieser Präparate zeigt sich ein geringeres Ödem als nach eintägiger Liegedauer. In Hinblick auf das celluläre Reaktionsmuster sind wesentliche Unterschiede nicht zu erkennen. Hier ebenfalls Nachweis von Fibroblasten und Fibrocyten, mäßig viel Histiocyten und wenige Granulocyten.

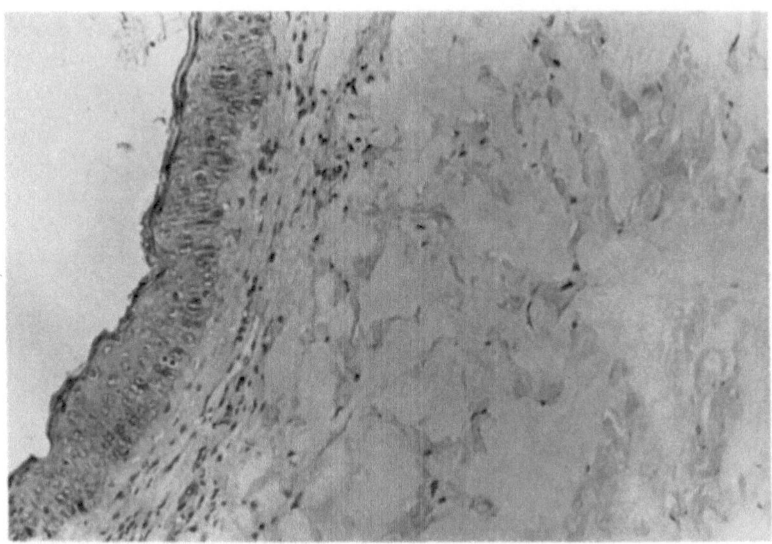

Abb. 1. M 6 – 5. Tag, intracutane Injektion: injiziertes Kollagen (*hell*) deutlich vom autochthonen, auseinandergedrängten Bindegewebe (*dunkel*) abgrenzbar (100 x)

Gruppe 3 (Implantat-Liegedauer: 5 Tage): In dieser histologischen Serie ist an der Grenzfläche von autochthonem, subepidermalen Bindegewebe zum Implantat eine celluläre Aktivität zu bemerken, die das physiologische Maß überschreiten dürfte (Abb. 1). Es handelt sich um ein diffuses Zellinfiltrat, das sich teilweise in die schmalen bindegewebigen Septen ausbreitet und hier eine Zunahme im Vergleich zu den früheren Versuchsstadien zeigt. Herdförmig um Capillaren sind Proliferationen von Fibrocyten und Fibroblasten zu erkennen. In der Peroxydasereaktion sind die braunen Zellelemente eher zurückgetreten.

Gruppe 4 (Implantat-Liegedauer: 50 Tage): Histologisch ist in diesen Schnitten das Implantatmaterial schwieriger zu identifizieren als in den frühen Stadien (Abb. 2). Nur noch andeutungsweise ist das homogene Material in der HE-Färbung und in der PAS-Färbung zu erkennen. Erst die Toluidinblau-Färbung zeigt den Unterschied zwischen dem autochthonen und implantiertem Kollagen. Letzteres wird bereits von deutlich erkennbaren, feinen Bindegewebssepten als Ausdruck der fibrocytären Aktivität durchzogen (Abb. 3).

Gruppe 5 (Implantat-Liegedauer: 90 Tage): In diesen Präparaten sind direkt in das Implantat Capillaren eingelagert, meist von Fibroblasten, Fibrocyten und wenigen Histiocyten umlagert. Von diesen Capillaren ausgehend beobachtet man wiederum feine Septen, in die typisch spindelig ausgezogene Zellen eingelagert sind. Im Vergleich zu den früheren Stadien fällt eine nicht mehr so deutlich nachzuvollziehende Trennung von autochthonen und injiziertem Kollagen auf. Bei der Präparation zur Entnahme des Implantates fielen schon makroskopisch einsprossende Gefäße auf (Abb. 4).

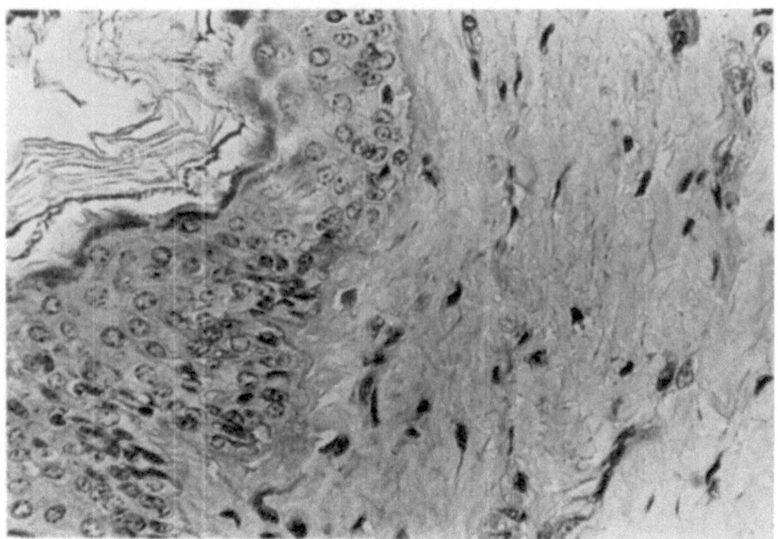

Abb. 2. M 8 – 50. Tag, intracutane Injektion: injiziertes Kollagen weitgehend integriert, kaum entzündliches Infiltrat. Überwiegend fibrocytäre Besiedlung, Ausbildung von Bindegewebssepten im Implantat. (300 x)

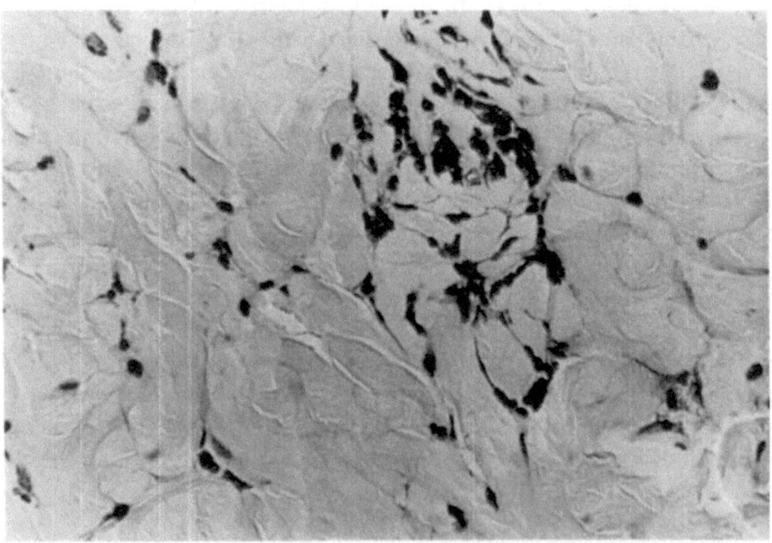

Abb. 3. M 8 – 50. Tag, intracutane Injektion: Einsprossung von fibrocytären Zellelementen in die Collagenplombe, Ausbildung von Bindegewebssepten (300 x)

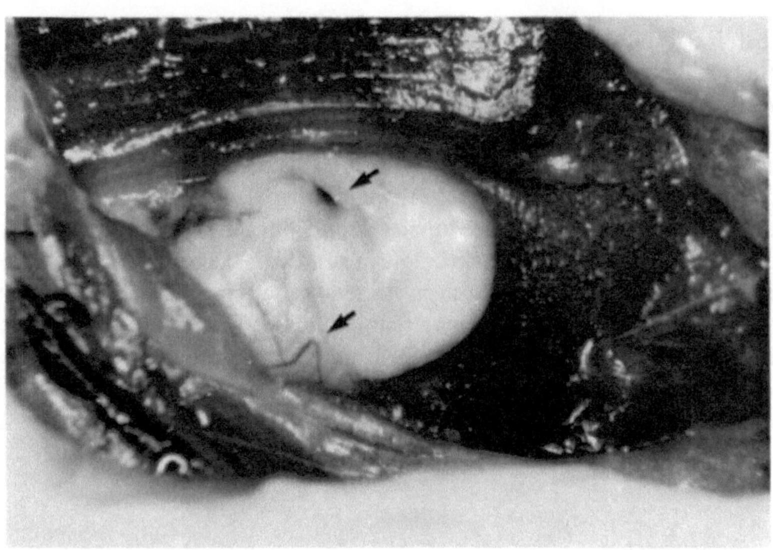

Abb. 4. M 9 – 90. Tag, subcutane Injektion: reizlos in den Weichteilen liegende Kollagenplombe mit einsprossenden Gefäßen (*Pfeile*)

Diskussion

Für histologische Untersuchungen an der Meerschweinchenhaut bietet sich das haarfeine retroauriculäre Areal an, da hier die Beurteilung störende Hautanhangsgebilde fehlen (Militzer 1982). Nach Implantation einer von ihren antigenen Eigenschaften weitgehend befreiten Rinderkollagen-Suspension in den Meerschweinchenorganismus wurde die Abwehrreaktion nach verschiedenen Zeitintervallen bis hin zu 90 Tagen histologisch beurteilt. Nach Abklingen des direkt nach der Injektion bestehenden Ödems, das sowohl durch den Lösungsvermittler als auch durch das beigegebene Lokalanästheticum bedingt sein mag, ist in den frühen Versuchsstadien eine mäßige Reaktion des unspezifischen cellulären Abwehrsystems festzustellen. Die Unterscheidung von autochthonem Bindegewebe und Implantat ist sowohl in der HE-Färbung als auch in der PAS-Färbung noch ohne weiteres möglich. In der Peroxydase-Reaktion ist ein erheblicher Anteil der infiltrierten Zellen durch eine Braunfärbung gekennzeichnet. Diese Braunfärbung wird durch das Vorhandensein von Lysozym hervorgerufen, welches in der Immunhistologie als Marker für Histiocyten und Granulocyten gilt. In den späteren Stadien des Untersuchungszeitraumes treten in der Proxydasereaktion die braun gefärbten Zellen vermehrt zurück, so daß bei weitgehend gleicher Anzahl von vorhandenen Zellelementen im Implantat die fibrocytären Zellelemente überwiegen. Dieses kann als Integration des Implantates in den Bindegewebsstoffwechsel des Wirtsorganismus gedeutet werden. Gleichzeitig ist in den späteren Stadien des Versuchsablaufes die Einsprossung von Capillaren in das Implantat zu vermerken. Auch diese Einsprossung spricht dafür, daß das Kollagen-Implantat vom Wirtsorganismus akzeptiert wird. Ähnliche Ergebnisse konnten Knapp et al. (1977) vorlegen, die heterologes, selbst hergestelltes und gereinigtes Kollagen bei der Ratte injizierten. Burke et al. (1984) haben mit dem Präparat Zyderm ebenfalls keine Abstoßreaktion in der Haut von Yorkshire-Schweinen beobachten können.

Insgesamt zeigt die hier vorgelegte Untersuchung, daß im Tierversuch die Implantation einer hochgereinigten Suspension eines Säugetier-Kollagens in eine andere Säugetier-Spezies keine nennenswerte Abwehr provoziert. Dieses ist dadurch zu erklären, daß der Reinigungsprozeß des injizierbaren Kollagens gewährleistet, die nicht helicalen Endbereiche des Kollagen-Makromoleküls mit den Trägern der Antigenität abzuspalten. Die vorliegenden Untersuchungen lassen vermuten, daß das Präparat Zyderm am Stoffwechsel des Wirtsorganismus teilnimmt. Wie weit sich diese Hypothese bestätigen läßt und ob das Präparat auf lange Sicht im Wirtsorganismus verbleibt, muß zukünftigen Untersuchungen vorbehalten bleiben. Dennoch haben uns die Ergebnisse dieser Studien in Verbindung mit den weitgehend positiven Berichten aus der Literatur veranlaßt, die klinische Anwendung zu beginnen.

Zusammenfassung

Seit 1983 ist in des Bundesrepublik Deutschland eine Kollagensuspension (Zyderm) im Handel, die zur Korrektur von Defektzuständen der menschlichen Haut Verwendung findet. Kollagen hat in verschiedenen Präparationen seinen festen Platz in der klinischen Anwendung am Menschen (Glaskörperersatz, Corneaersatz, Patches für Hohlorgane, Knochen-Knorpelersatz, Gefäßprothesen, Herzklappenprothesen, Hämostypticum).

Die komplikationsarme, nicht operative Behandlung (intracutane Injektion) verspricht eine wesentliche Verbesserung der Situation physisch und psychisch schwer geschädigter Patienten. Vor einer breiten klinischen Anwendung am Menschen erscheint es uns unerläßlich, eine kombinierte lichtmikroskopische-immunhistologische Studie zu erstellen.

Es wird über die celluläre und humorale Immunantwort sowie über die Integration des Präparates in ein haarfreies, retroauriculäres Hautareal des Meerschweinchens berichtet. Anhand der vorliegenden Literatur werden die Ergebnisse diskutiert.

Literatur

Blank AA, Eichmann F (1983) Xenogenes Kollagen zur Implantation bei der Behandlung eingesunkener Narben und kutaner Atrophien. Akt Dermatol 9:165–171

Burke KE, Naughton G, Waldo E, Cassai N (1983) Bovine Collagen Implant, Histologic Chronology in Pig Dermis. J Dermatol Surg Oncol 9:889–895

Klein AW, Rish EC (1984) Injectable Collagen update. J Dermatol Surg Oncol 10: 519–522

Knapp TR, Luck E, Daniels JR (1977) Behavior of solubilized collagen as a bioimplant. J Surg Res 23:96–105

Militzer K (1982) Haut- und Hautanhangsorgane kleiner Laboratoriumssäugetiere, Teil I. Parey, Berlin Hamburg

Die Wiederherstellung der verbrannten und mißgebildeten weiblichen Brust im Kindesalter

E. Schmid

Rottannenweg 20, D-7000 Stuttgart 1

Verbrennungen im Brustbereich entstehen meistens im Kindesalter. Bei Mädchen sollte die Wiederherstellung vor der Adolescenz erfolgen, damit die Brust sich unbehindert von derben Narbenplatten und Narbensträngen zu harmonischen Formen entwickeln kann. Bei späterer Behandlung muß damit gerechnet werden, daß außer des Verbrennungsschadens auch eine hypoplastische Brust zu korrigieren ist, wie bei der in Abb. 1 gezeigten Patientin. Wird die Behandlung im Kindesalter versäumt, so kann auch noch während des pubertären Wachstumsschubes durch operative Maßnehmen die Entwicklung der Brust günstig beeinflußt werden (Abb. 2).

Das Ziel der Behandlung ist, die geschädigte oder zu Verlust gekommene Haut durch eine elastische und belastungsfähige, in Farbe und Struktur gleichwertige Haut zu ersetzen bzw. Narbenfixationen zu beseitigen.

An auffälligen oder exponierten Stellen, also auch an der weiblichen Brust, sollte nur Vollhaut verwendet werden. Die mit dem Vollhautlappen erzielten Ergebnisse rechtfertigen die etwas aufwendigere Operationstechnik. Mit Verlusten braucht nicht gerechnet zu werden, wenn ein gut vaskularisiertes und von Granulationen und Epithelresten befreites Transplantatlager geschaffen sowie ein sicher adaptierender Druckverband angelegt wird.

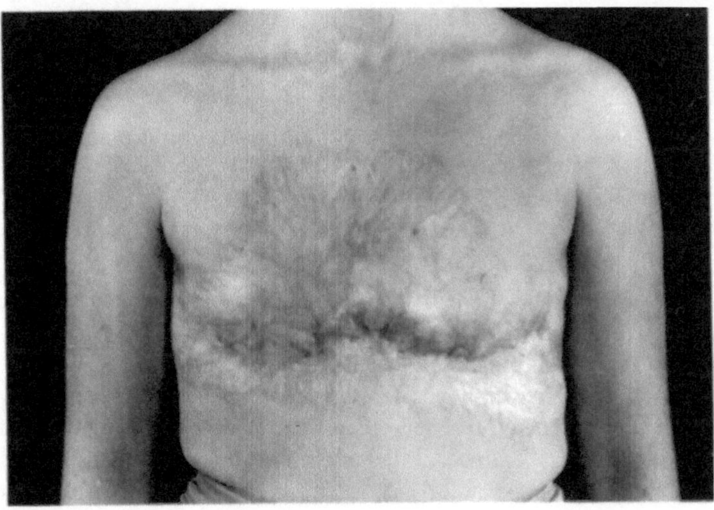

Abb. 1. 21 Jahre alte Patientin mit Mammahypoplasie nach unbehandelter Verbrennungsverletzung im Kindesalter

Die Ästhetik von Form und Funktion
in der Plastischen u. Wiederherstellungschirurgie
Herausgegeben von G. Pfeifer

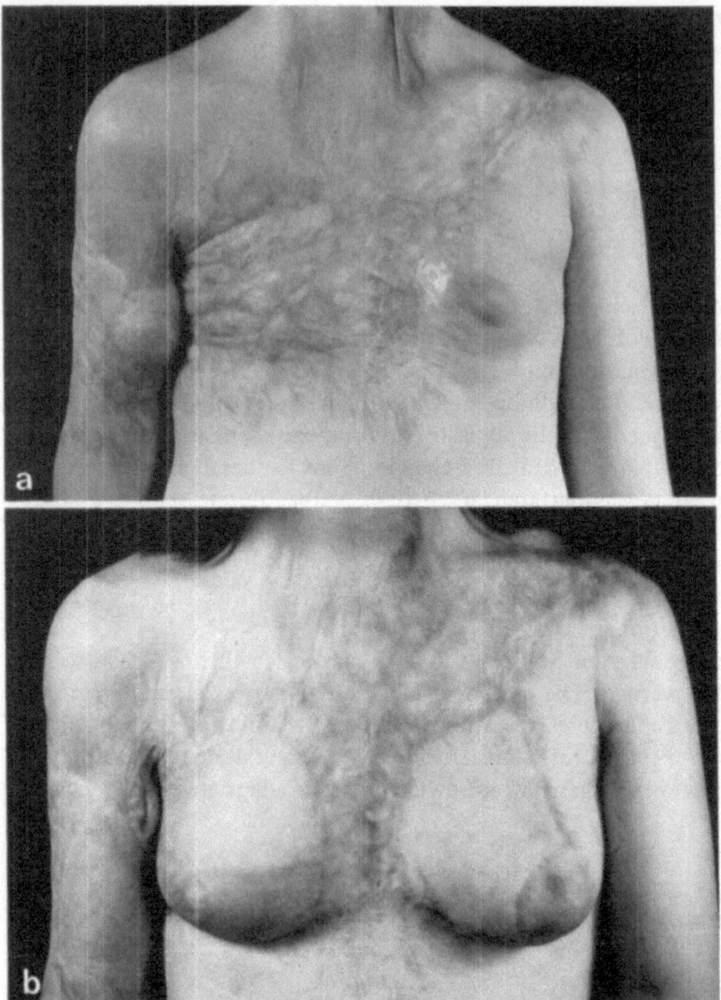

Abb. 2. a Das Mädchen kam mit 14 Jahren in unsere Behandlung. Die Brustentwicklung hatte bereits eingesetzt, **b** Die Patientin 2 Jahre später nach Entfernung des Narbenpanzers und Vollhauttransplantation

Von wesentlicher Bedeutung für das gute Gelingen einer Vollhauttransplantation ist ein gleichmäßigen Druck ausübender Verband. Hierfür werden Schaumstoffauflagen und neuerdings aufschäumbares Silikonpulver verwendet.

Ich habe ein inzwischen patentiertes Luftkissen aus durchsichtiger Folie entwickelt, das mit der offenen Seite dem Transplantat aufliegt, so daß die über ein Ventil eingebrachte Luft das Transplantat der Unterlage andrückt. In das Kissen wird nach Aufkleben auf die umgebende Haut Luft eingelassen, dann ein Verband, der nur noch die Funktion hat, als Widerlager zu dienen, darüber angelegt. Über das Ventil wird weitere Luft zugeführt, bis der gewünschte Druck erreicht ist, der nun gleichmäßig, auch in den

Vertiefungen, auf dem Transplantat liegt. Gegenüber den anderen Verbänden hat mein Patent den Vorteil, daß die Druckstärke exakt eingestellt werden kann. Das Luftkissen ist für den Patienten angenehm zu tragen. Das Anlegen des Verbandes ist problemlos, die Transplantatkontrolle einfach, da die Folie durchsichtig ist und nicht abgenommen zu werden braucht, und eine eventuelle Korrektur der Druckstärke ist einfach durchzuführen.

Der Spalthautlappen wird, der einfacheren Operationstechnik wegen, noch häufig angewandt. Spalthaut ist belastungsfähiger Dicke entnommen, hinterläßt jedoch an der Entnahmestelle eine erhebliche Entstellung, so daß ich es für vorteilhafter halte, einen Vollhautlappen, der alle Schichten der Cutis enthält, zu entnehmen. Die Entnahme kann in der Regel so erfolgen, daß der Defekt primär geschlossen werden kann und nur eine strichförmige Narbe verbleibt.

Die Kompressionsbehandlung der verbrannten Haut verhindert zwar die Entwicklung von Narbenkeloiden; das Ergebnis befriedigt aber weder funktionell noch ästhetisch. Die Behandlungsdauer, verbunden mit ständigem Tragen von Kompressionsanzügen, zieht sich zudem über lange Zeit hin, oft über ein Jahr, und ist mit einer erheblichen Belastung für den Patienten verbunden.

Großflächige Naevi behandle ich, der erheblichen Entstellung und des erhöhten Risikos einer malignen Entartung wegen, im frühen Alter (Abb. 3).

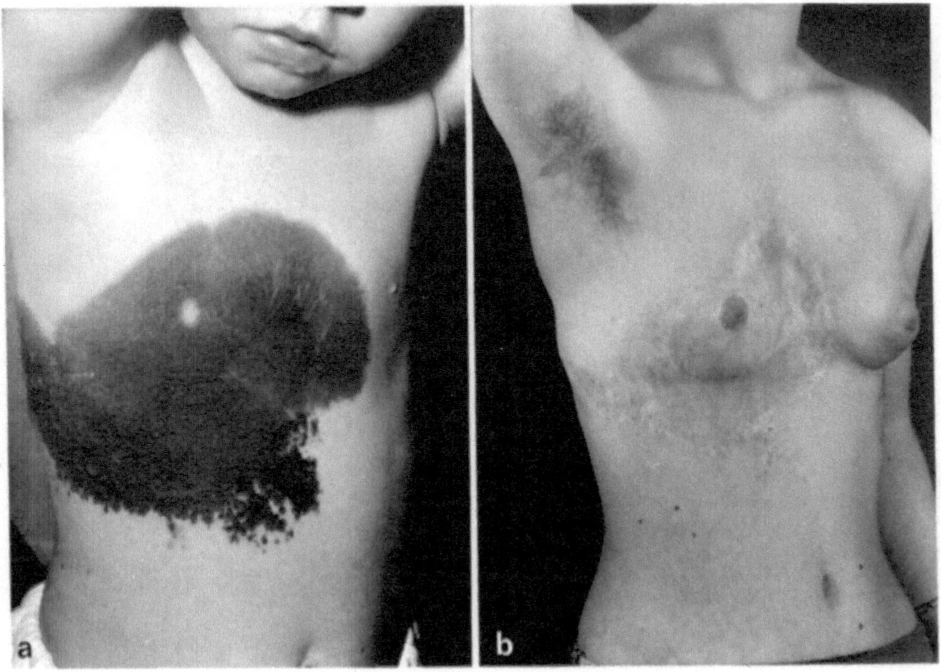

Abb. 3. a Kleinkind mit einem großflächigen Naevus pigmentosus. **b** Im Alter von 6,5 Jahren war der Naevus durch Einengungen und abschließender Vollhautverpflanzung eliminiert. Die Aufnahme zeigt die Patientin nach vollendeter Brustentwicklung

Bei der Entscheidung, ob ein Hämangiom operativ entfernt oder, der hohen Regressionsrate wegen, zugewartet werden soll, bewegen wir uns zwischen Scylla und Charybis. Bei Mädchen mit Hämangiomen im Brustbereich warte ich eine fragliche Regression nicht ab, um eine Ausdehnung auf die Drüsenkeimanlage und damit eine spätere Brustaplasie zu vermeiden. Die Behandlung besteht im schonenden Ausräumen der Tumoren. Die entstehenden Defekte kommen meist unauffällig primär oder durch einfache Gewebeverschiebungen geschlossen werden (Abb. 4). Es versteht sich, daß bei

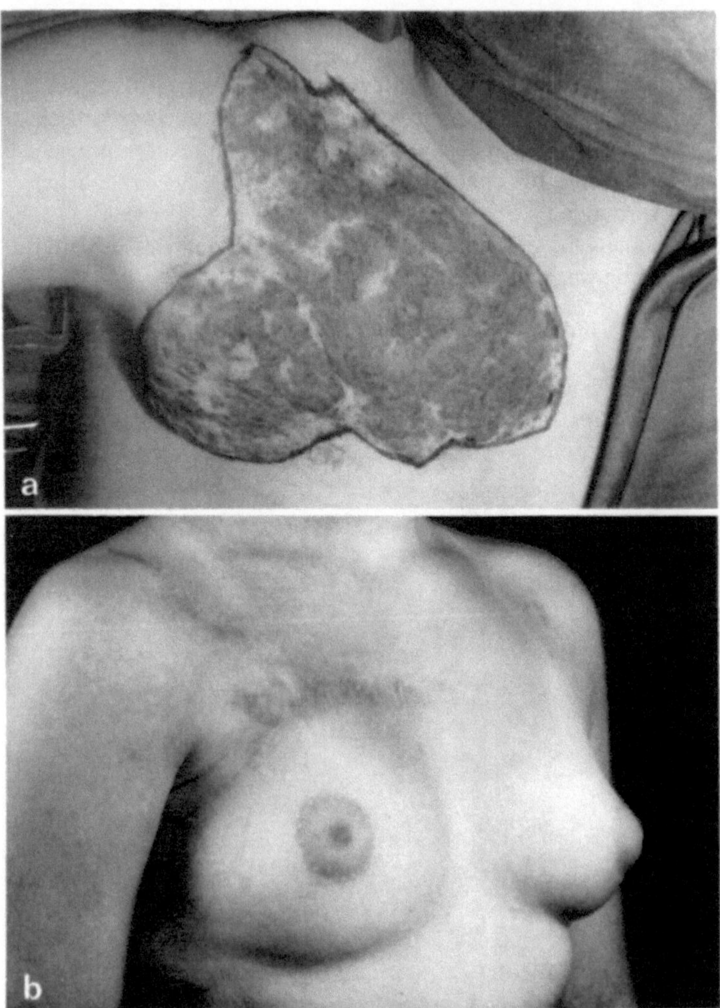

Abb. 4. a Kleinkind mit ausgedehntem cavernösem Hämangiom in der rechten Schulter-/Brustregion, das sich bis auf die Fascie des Musculus pectoralis erstreckte, **b** Die 14jährige Patientin weist eine normale Brustentwicklung auf. Die verbliebene Narbe bedarf noch der Korrektur

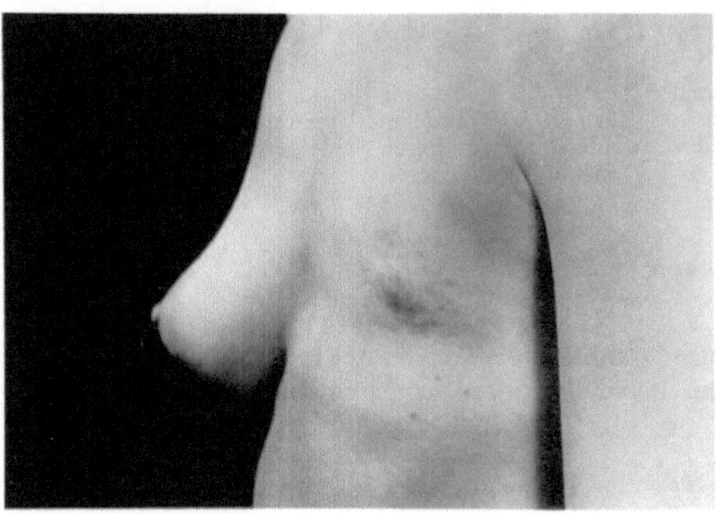

Abb. 5. Aplasie der linken Mamma nach Radiumspickung im Säuglingsalter

der Tumorexcision das Drüsenkeimgewebe, sofern möglich, geschont wird, da bei zu radikalem Vorgehen eine spätere Brustaplasie unvermeidbar ist.

Weitere Verfahren sind die Behandlung mit der Kryosonde, dem Argonlaser, die Sklerosierung der Gefäße sowie, auch heute noch angewandt, die Röntgenbestrahlung. Mit der Kryosonde können oberflächlich gelegene Hämangiome erreicht und vereist werden, wobei unter Umständen eine abschließende Korrektur der entstehenden Narbe erforderlich wird. Von einer Sklerosierung der Gefäße mit Äthoxysklerol, mit der ohnehin keine vollständige Tumorrückbildung erreicht wird, rate ich wegen einer möglichen medikamentösen Schädigung ab. Die Strahlenbehandlung gutartiger Geschwülste ist kontraindiziert, da Strahlenspätschäden und Atrophien nicht sicher vermeidbar sind und mit Wachstumsstörungen zu rechnen ist (Abb. 5).

Zusammenfassung

Bei Verbrennungen bzw. Verbrühungen im Kindesalter ist sehr häufig der Thorax betroffen. Da die starren Narbenplatten die Entwicklung der weiblichen Brust behindern würden, ist bei Mädchen die Wiederherstellung vor der Adolescenz durchzuführen. Eine oftmals erforderliche Vollhauttransplantation kann auch einfacher auf der noch flachen kindlichen Brust erfolgen.

Tumoröse Mißbildungen im Brustbereich sind ebenfalls so früh als möglich zu entfernen, vor allem, wenn die Gefahr der Brustdrüsenschädigung durch den Tumor besteht.

Literatur

Schmid E (1980) Die Bedeutung des Lagers für Vollhaut-Transplantation. In: Hierholzer, Zilch (Hrsg) Transplantatlager und Implantatlager bei verschiedenen Operationsverfahren. Springer, Berlin Heidelberg New York, p 161–166

Eingeschränkte subcutane Mastektomie mit Eigenaufbau zur Primärbehandlung des Brustcarcinoms

F.K. Beller und U. Winkler

Universitäts-Frauenklinik, Albert-Schweizer-Straße 33, D-4400 Münster

Nachdem randomierte Studien in den letzten Jahren gezeigt haben, daß, wenn nach einer Tylektomie und Bestrahlung (s. Harris et al.) oder einer Quadrantenresektion mit Bestrahlung (Veronesi et al.), kaum Zweittumoren in der ipsilatenten Brust entstehen, haben wir die Folgerung abgeleitet, daß die Bestrahlung vorhandene multizentrische Herde am Weiterwachsen hemmt. Hatten wir zunächst bei Vornahme der subcutanen Mastektomie die radikale Form gefordert, bei der wenigstens 95% des Drüsengewebes entfernt werden muß, so konnten wir nun davon ausgehen, daß eine weniger radikal durchgeführte Operation ausreicht, wenn nachbestrahlt wird. Damit ergab sich die Möglichkeit, Fettgewebe zu erhalten, das zu einem Eigenaufbau der Brust verwandt werden kann. Nachdem wir eine Operation entwickelt haben, bei der der Eigenaufbau aus Fettlappen erfolgt, schien es auch gerechtfertigt, die Operation bilateral an beiden Brüsten durchzuführen.

Im Prinzip entfernen wir die derben Schichten des Drüsenkörpers, lassen aber die Ausstrahlungen, einschließlich der Cooperschen Ligamente, in dem Fettkörper stehen. Dies ist bei größeren Brüsten naturgemäß leichter möglich als bei kleinen und hängt auch von der Beziehung Drüsenkörper zum Fettgewebe und zur Haut ab. Wenn die Brust größer ist als 300 g, läßt sich fast immer ein Eigenaufbau ermöglichen und eine Brust von ca. 100–150 g bilden, die sowohl in der Größe, vor allem in der Form für die Patientin kosmetisch akzeptabel ist. Es sei noch einmal betont, daß eine kleinere, gut aussehende (geliftete) Brust 80% der Patienten wichtiger ist, als eine größere Brust. Eine spätere Vergrößerung durch subpectoral gelegte Silikonimplantate kann jederzeit erfolgen. Das wurde aber von weniger als 10% der Frauen gewünscht.

Die Brust wird am Abend vorher für den Fall angezeichnet, daß die Probeexcision ein Carcinom ergibt. Bezüglich Einzelheiten wird auf eine größere Darstellung verwiesen [1, 2]. Die Probeexcision wird vorwiegend unter Anästhesie durchgeführt, da wir in der glücklichen Lage sind, uns auf die Beurteilung der Schnellschnitte durch unseren Pathologen verlassen zu können. Die nachfolgende Schnittführung, insbesondere hin-

Die Ästhetik von Form und Funktion
in der Plastischen u. Wiederherstellungschirurgie
Herausgegeben von G. Pfeifer

sichtlich der Blutversorgung des Warzenhofes, werden bei der Anlage der Probeexcision berücksichtigt. Wenn ein Schnellschnitt positiv ausfällt, werden die Schnittlinien eingeritzt und die Operation in typischer Form durchgeführt. Das Carcinom wird nach dem Aufklappen der Brust unter Sicht aus dem Gesunden entfernt und durch multiple Schnellschnitte gesichert. Dieses Vorgehen erlaubt es, auch bei größeren Tumoren das Carcinom sicher zu entfernen. Die andere Brust wird gleichzeitig von einer zweiten Mannschaft operiert. Auf der carcinomatösen Seite wird eine Lymphadenektomie der Axilla durchgeführt und dabei etwa 10–15 Knoten entfernt. Vergrößerte oder harte Knoten werden im Schnellschnitt untersucht. Sofern sich ein Carcinom ergibt, wird noch im Aufwachraum eine CFVM-Stoßtherapie durchgeführt (sofern die Patientin bei der Aufklärung des Vertrages zugestimmt hat) (Abb. 1a–c).

Wir haben es damit erreicht, daß wir seit Jahren hohe Dosen von Chemotherapeutica sofort nach der Operation verabreichen können, was in neuester Zeit gefordert wird. Nach etwa 6–7 Tagen erfolgt die Nachbestrahlung.

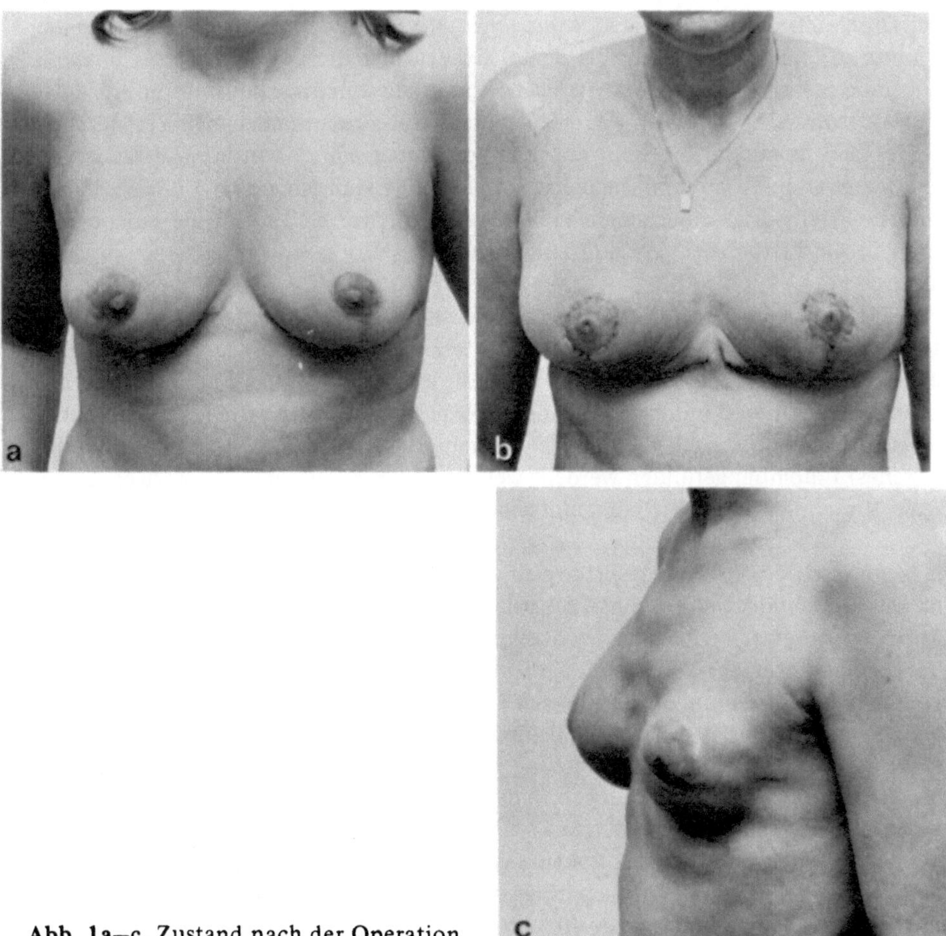

Abb. 1a–c. Zustand nach der Operation

Die Operation der *eingeschränkten subcutanen Mastektomie mit Eigenaufbau* wurde bei 200 Frauen bilateral durchgeführt. Die Resultate hinsichtlich Lokalrezidiven, aufgegliedert nach Tumorstadium, Lymphknotenbefall, histologischem Grading, Lokalisation und Rezidivfreiheit-Intervall, werden an anderer Stelle mitgeteilt.

In der kontralateralen Brust werden 13% kleine Carcinome und in 4% größere gefunden. Damit scheint die Notwendigkeit einer prophylaktischen Operation der anderen Brust erwiesen. Immerhin können sich sicher viele Operateure an Patienten erinnern, bei denen ein frühes Carcinom durch Radikaloperation entfernt wurde, die Frauen aber dann den Knoten in der anderen Brust beobachteten, bis es zu spät war und dann am verschleppten Zweitcarcinom gestorben sind.

Versuche, die andere Brust mitzubehandeln, gehen zurück bis in die 20er Jahre. Bald wurde aber erkannt, daß die doppelseitige Mastektomie ein zu radikaler Eingriff darstellt. Vor allem war das Argument entscheidend, daß eine radikale Überbehandlung bei mehr als 70% nicht zu vertreten ist. Diese Operationen wurden wieder aufgegeben. Obwohl vielfach wenigstens eine Probeexcision der anderen Brust befürwortet wird, gehört dies doch gegenwärtig nicht zum Operationsschnitt der eingeschränkten radikalen oder konservativen Operation.

Bei Durchführung der *radikalen subcutanen Mastektomie mit Lymphadenektomie* haben nur 25% dieser Patienten, bei denen ein Brustcarcinom bestand, einer bilateral durchgeführten radikalen subcutanen Mastektomie zugestimmt. Dies steht im Kontrast zu 135 Patientinnen, bei denen wegen einer standardisierten prämalignen Veränderung eine radikale subcutane Mastektomie bilateral durchgeführt wurde. Wir fanden in diesem Material eine Carcinom-Incidenz von kleinen Carcinomen von 17%. Wir haben an anderer Stelle Erklärungsmöglichkeiten versucht, warum Frauen bei einem Vorstadium in die bilaterale Operation einwilligten, bei Vorliegen eines Carcinoms aber nicht.

Für die Operation der *eingeschränkten subcutanen Mastektomie mit Eigenaufbau* bestand dieses Problem nicht. In mehr als 95% der Patienten wurde der Eingriff bilateral akzeptiert, wobei den Frauen meist die kosmetischen Ergebnisse einer gerade durchgeführten Operation bei einer anderen Frau demonstriert wurde. In der kontralateralen Brust konnte nach radikaler subcutaner Mastektomie kein vesiculäres (multizentrisches) Carcinom gefunden werden, weil nachbestrahlt wurde. So war zu erwarten, daß die Einschränkung der Radikalität einen gewissen Prozentsatz an multizentrisch entstandenen Carcinomen in der *kontralateralen* Brust erwarten lassen würde. Wenn man rechnerisch das Erwartungsrisiko von ca. 15% Carcinomen in der kontralateralen Brust der Einschränkung bei einer subcutanen Mastektomie von 75% des Drüsengewebes entgegensetzt, ergibt sich ein Risiko von ca. 5%. In drei Jahren beobachteten wir 5 Carcinome in der kontralateralen Brust (das sind 1,5%), die durch Tylektomie behandelt wurden. Gefunden wurde eine Häufigkeit von 13% kleinen Carcinomen in der nicht bestrahlten Brust. Unsere Folgerung daraus ist, daß wir Patienten, die keinerlei Risiko tragen wollen, die Bestrahlung auch der kontralateralen Brust empfehlen, wenn sich histologisch Veränderungen finden, die unserer Definition einer prämalignen Veränderung entsprechen. Dies dürfte als ein besserer Kompromiß zwischen Radikalität und kosmetischem Resultat anzusehen sein, als eine Erhöhung der Radikalität. Wir glauben, uns zu diesem Schritt berechtigt, weil wir in der bestrahlten carcinomatösen Brust, trotz nachgewiesener multizentrischer Herde, in keinem Fall ein Zweitcarcinom feststellen konnten. Wir empfehlen dieses Vorgehen der Bestrahlung der kontralateralen Brust, auch bei Aufdeckung einer prämalignen Veränderung durch eine Probeexcision der kontralateralen Brust, sofern sie kleiner ist als 200 g. Wenn die Brust kleiner ist, führen wir eine Tylektomie mit Lymphadenektomie und Nachbestrahlung durch.

Wir sind davon überzeugt, daß nicht nur psychologische und ästhetische, sondern auch präventive Gründe die bilaterale Operation der eingeschränkten subcutanen Mastektomie mit Eigenaufbau, Lymphadenektomie und Nachbestrahlung einen Schritt vorwärts in der Primärbehandlung des Mammacarcinoms darstellt. Entscheidend für die Durchführung dieser eingeschränkten Operation ist ein mit den Prinzipien der kosmetischen und Wiederherstellungschirurgie vertrauter Operateur, ein Strahlentherapeut, der die Prinzipien der Brustbestrahlung bei eingeschränkter Operation kennt (was nicht die Regel, sondern die Ausnahme ist), ein Pathologe, der die Dignität pathologischer Veränderungen in der Brust deuten kann und über Schnellschnittmöglichkeiten verfügt sowie die Möglichkeit einer standardisierten langfristigen Nachsorge. Wenn diese Möglichkeiten bestehen, ist die eingeschränkte Operation gerechtfertigt. Der Operateur hat die Verantwortung dafür, daß der Carcinomherd in toto entfernt ist (lokal control). Dies kann durch eine großzügige Resektion erreicht werden oder durch eine minimale Entfernung von erkranktem Gewebe, wenn sachgemäß nachbestrahlt wird.

Literatur

Beller FK (1985) Atlas der Mammchirurgie. Schattauer, Stuttgart New York

Beischer N, MacKay E, Beller FK (1985) Farbatals der Gynäkologie. Schattauer, Stuttgart New York

Ästhetisch-Plastische Mammachirurgie. Kritische Auswertung über 10 Jahre (1974–1984)

R. Lovas

Institut für Aesthetica für Plastische Chirurgie, Lindenstraße 12A, D-8000 München 90

Im Zeitraum von August 1974 bis Sommer 1984 haben wir 1 405 ästhetisch-chirurgische Mamma-Operationen durchgeführt. Obwohl wir versuchten, bei den Patientinnen eine regelmäßige Nachkontrolle durchzuführen, gelang dies nur teilweise, und zwar bei 935 Fällen. Das heißt, daß sich die folgende Auswertung auf etwa 66% der operierten Patientinnen bezieht.

Die Ästhetik von Form und Funktion
in der Plastischen u. Wiederherstellungschirurgie
Herausgegeben von G. Pfeifer

Im Juni 1984 haben wir an 350 Patientinnen einen Fragebogen geschickt, der anonym beantwortet werden sollte. 221 Patientinnen sandten den Bogen ausgefüllt zurück. Unter den 12 Punkten standen Fragen wie z.B.:

– Was hat Sie veranlaßt, eine Brustoperation durchführen zu lassen?
  Ergebnis: 79% durch Beeinflußung der Medien (Fernsehen, Zeitungen etc.),
  15% auf Rat bereits operierter Patientinnen bzw. auf den Rat der nächsten Umgebung,
  6% durch Hausarzt, Gynäkologen oder Orthopäden.
– Welchen Einfluß hatte das OP-Ergebnis auf Ihre Partnerschaft?
  87% positiv, 8% keinen, 5% negativ.
– Würden Sie sich, nachdem Sie den Verlauf der Operation sowie das Ergebnis kennen, noch einmal dafür entscheiden?
  82% ja, 18% nein.

Als erstes analysiere ich das Thema Reduktionsmammaplastik:

Von 484 operierten Patientinnen konnten wir 310 Patientinnen nachuntersuchen. Im Laufe der vergangenen 10 Jahre wurden mit verschiedenen Techniken operiert (Tabelle 1):

Die Patientinnen teilen sich in folgende Altersgruppen auf:

72 % 20–40 Jahre
28% 40–57 Jahre

Es wurden je Seite an Gewebemenge entfernt:

900–1300 cm^3 bei 36 Patientinnen = 7,4%
200– 400 cm^3 bei 154 Patientinnen = 31,8%
400– 900 cm^3 bei 294 Patientinnen = 60,8%.

Unabhängig davon, mit welcher Technik operiert wurde, war die sogenannte „Pan-Cake“-Deformität prozentual viel zu hoch vertreten. Darunter verstehen wir, daß sich die Brust nach einer gewissen Zeit trotz Überkorrektur aushängt und eine sogenannte superior depression entsteht, demzufolge die Brust ihre anfänglich guten Konturen verliert. Dieses Problem konnten wir erst dadurch erfolgreich beseitigen, daß wir – wie es Planas empfiehlt – einen in der Umschlagfalte gestielten Lappen vom Brustdrüsen-Fettgewebe nach weit cranialer Unterminierung in der suprapectoralen Schicht mit 3,0 Vicryl-Nähten hoch fixiert haben (Abb. 1).

Tabelle 1. Erfahrungen mit den nachstehenden Techniken

Weiner	21
Penn	70
McKissock	112
Rubin (Freie Brustwarzen Transfer)	9
Planas	84
Reich	164
Meyer “L”	13
Gesamtzahl	494

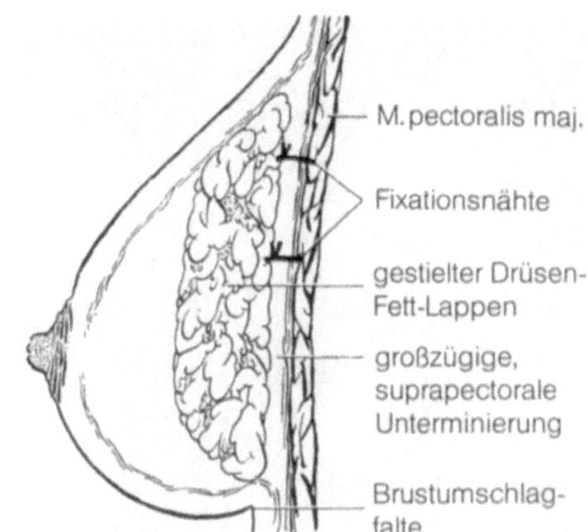

Abb. 1

Die Brustwarzen wurden meist mit einem breiten deepithelisierten Skoog-Lappen cranial versetzt. Trotz der später eingetretenen natürlichen Senkung des übrigen Brustdrüsengewebes konnte mit diesem Lappen die ästhetische Form der Brust bewahrt werden (Abb. 2).

In einigen Fällen kam es zu leichten bis mittelschweren Fettnekrosen, wodurch die Brust wiederum an Kontur verlieren kann (Tabelle 2):

Die Abb. 3a–d zeigt den besonders gravierenden Fall einer Patientin, die andernorts operiert wurde. Sie suchte uns auf wegen eines „Ausflusses" aus ihrer Brust. Die Fotos dokumentieren keine subcutane Mastektomie, sondern eine unsachgemäß durchgeführte Reduktionsmammaplastik. Hier sind mehrere schwierige Probleme gleichzeitig vertreten: schlechte Narbenbildung, 90%iger Verlust der Areola und 70%iger Verlust der Drüsenkörper bds. Eine Rekonstruktion mit Implantaten sowie die Warzenhof-Rekonstruktion mit inguinaler Haut konnte den Zustand verbessern.

Die Tabelle 3 zeigt die Auswertung der aufgetretenen Komplikationen im Brustwarzenbereich (Tabelle 3):

Hierzu ist noch zu erwähnen, daß uns die Langzeitentlastung der Narben durch „Micropor paper"-Streifen erfolgversprechend erschien.

Es besteht eine gewisse Parallelität der Komplikationen zwischen der Reduktionsmammaplastik und der Brusthebungs-Operation, worauf ich hier jedoch nicht näher eingehen möchte.

Das leidige Problem der Kapselbildung nach einer Augmentationsmammaplastik trat bei unserem Krankengut in dem Zeitraum 1974 bis 1981 in 42% der Fälle auf. In den letzten 3 Jahren gelang es, diese Zahl auf 30% zu senken, was eventuell auf die Verwendung der mit Kochsalzlösung auffüllbaren Prothesen und die hochdosierten E-Vitamin-Gaben zurückgeführt werden kann.

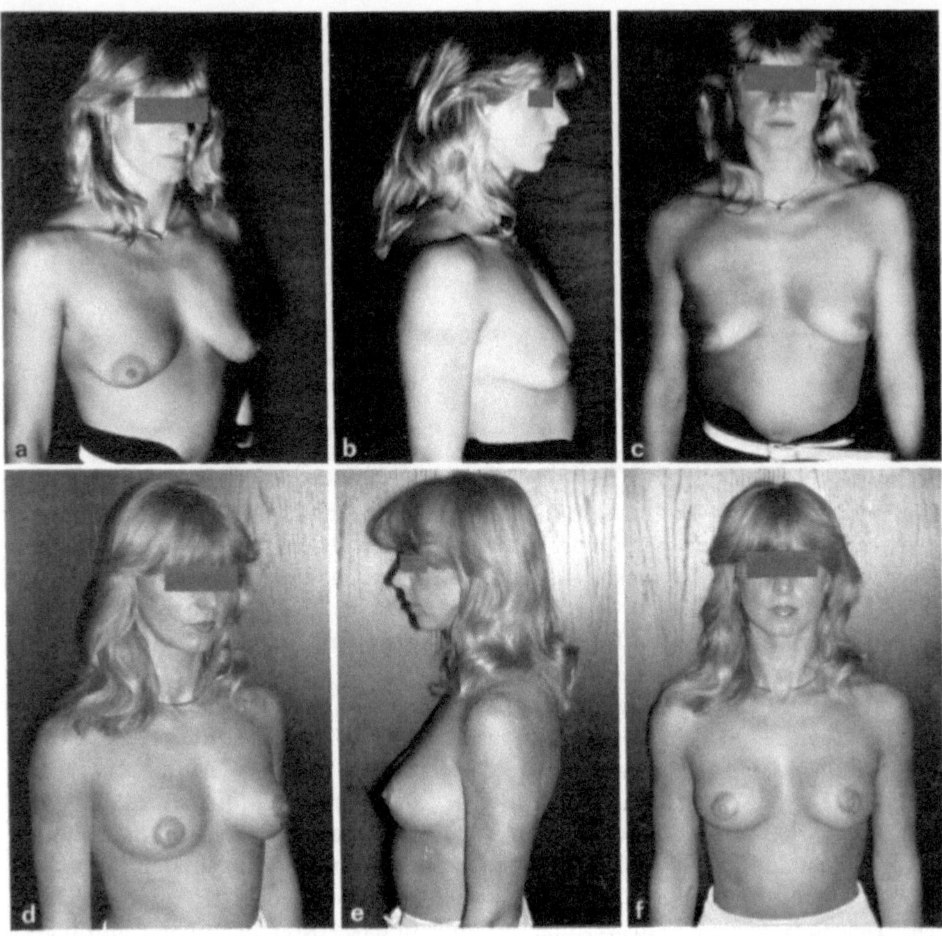

Abb. 2a–f. 28 Jahre alte Patientin vor und nach der Brusthebung. Operation mittels gestieltem Dermofett-Lappen zur Beseitigung der ‚Superior Depression' bzw. Reptosis

Tabelle 2. Schlußanalyse von Spätergebnissen aufgrund 310 nachkontrollierter Fälle

	Form-Gestalt	
„Superior Depression"	201	64,8%
Asymetrien	18	5,9%
Änderung der Form nach Fettnekrose	7	2,0%

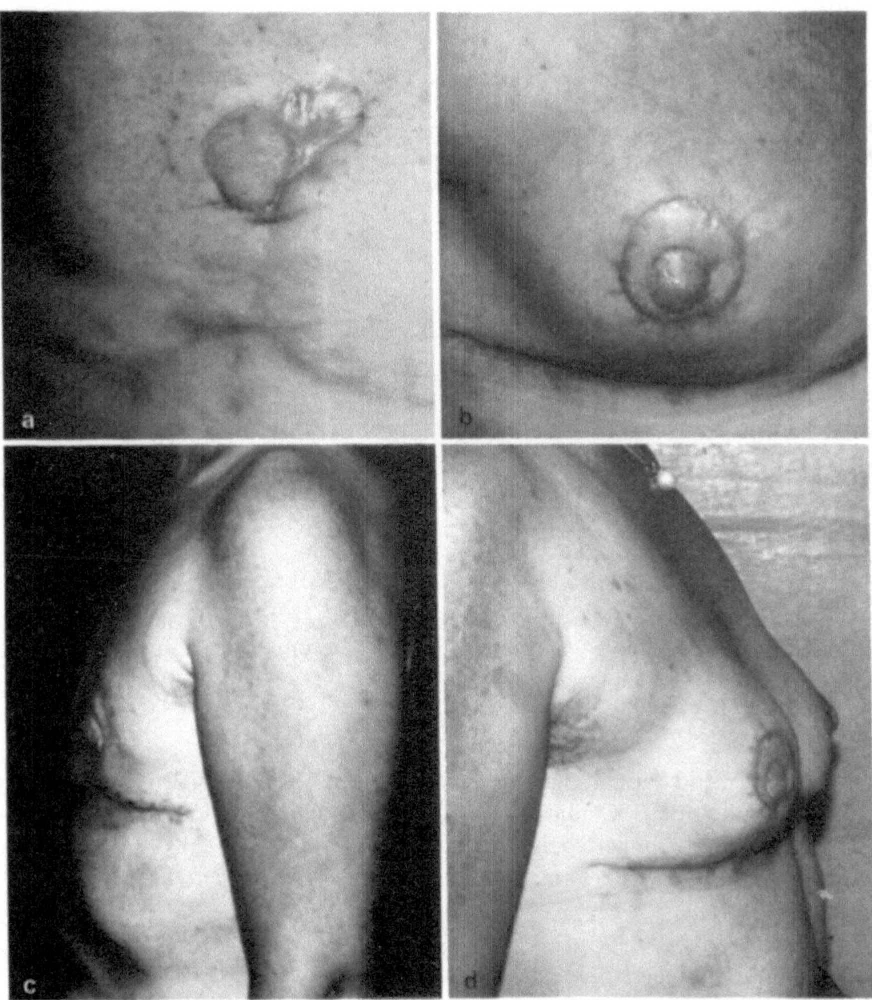

Abb. 3a–d. Zustand nach andernorts durchgeführter Reduktionsmammaplastik und der Zustand nach Rekonstruktion

Tabelle 3. Schlußanalyse von Spätergebnissen aufgrund 310 nachkontrollierter Fälle

	Brustwarzen	
Distorsio	19	6,1%
Verlust der erotischen Sensibilität	41	13,2%
Einseitige avasculäre Nekrosis	2	0,6%
Beidseitige avasculäre Nekrosis	1	0,3%
Teilnekrosis (unter 30% des Warzenvolumen)	8	2,4%

Literatur

1. Regnault (1976) Breast ptosis in Clinics in Plastic Surgery. Saunders, p 193–205
2. Chang WH (1984) The Breast – an atlas of reconstruction. Williams & Wilkins
3. Pitanguy (1981) Personal communications, Munich
4. Planas J (1981–83) Personal communications, Barcelona
5. Zoltan J (1974) Cicatrix optima Medicina

Klinische und mammographische Spätergebnisse nach Reduktionsplastiken der Brustdrüse

W. Friedl und H. Krebs

Chirurgische Klinik der Universität Heidelberg (Direktor: Prof. Dr. med. Ch. Herfarth), Sektion Unfallchirurgie und Plastische Chirurgie (Leiter: Prof. Dr. med. H. Krebs), Im Neuenheimer Feld 110, D-6900 Heidelberg

Nach T.D. Rees sind Patientinnen mit einer der nachfolgend aufgelisteten Brustdrüsenanomalien als potentielle Kandidatinnen für eine Mammareduktionsplastik anzusehen:
1. die adipöse, breite, hypertrophe Brust,
2. die pendulierende, sackförmige Brust, z.B. nach Schwangerschaft oder nach Gewichtsreduktion,
3. die Mammaasymetrie,
4. die jugendliche Hypertrophie der Mamma mit Ptose.

Die adipöse, breite Brust und die pendulierende, sackförmige Brust sind dabei die bei weitem häufigsten Operationsindikationen zur Mammareduktionsplastik.

Zusammen mit vielen anderen Autoren sehen wir aber in den obigen Anomalien per se keine behandlungbedürftigen Erkrankungen.

Die wichtigste und auch von den Krankenkassen anerkannte Operationsindikation ist das Auftreten von körperlichen Beschwerden, insbesondere im HWS-, BWS- und Schulterbereich. Das vermehrte Auftreten von degenerativen Veränderungen wurde bereits von Conway 1952 angegeben.

Das häufige Auftreten von intertriginösen Erscheinungen in der Submammärfalte sowie rezidivierende Mastitiden stellen ebenfalls eine Operationsindikation dar.

Bei einer ausgeprägten Mammaasymetrie sowie bei Auftreten psychischer Belastungen durch ein Mißverhältnis zwischen Körperbau und Brustdrüsenentwicklung sehen wir ebenfalls die Indikation zur einer Mammareduktionsplastik. Bei alleiniger Ptose sehen wir eine Operationsindikation nur bei Ausschluß sonstiger seelischer Störungen als Ursache der psychischen Beeinträchtigung.

Die Ästhetik von Form und Funktion
in der Plastischen u. Wiederherstellungschirurgie
Herausgegeben von G. Pfeifer

Patientengut

In den Jahren 1969–1984 haben wir 191 Mammareduktionsplastiken bei 97 Patientinnen durchgeführt. Bei 3 Frauen erfolgte die einseitige Reduktionsplastik bei ausgeprägter Mammaasymetrie. Das mittlere Alter der Patientinnen betrug 32,6 Jahre mit einer Streubreite von 15–65 Jahren; die stationäre Behandlungsdauer betrug 9,5 Tage.

Im Durchschnitt wurden bei der Reduktionsplastik 700 Gramm Drüsen- und Fettgewebe pro Seite entfernt. Die Anzahl der Patientinnen mit einer Gewichtsreduktion von über 1000 Gramm pro Seite war mit 18,2% relativ hoch. Nach Strömbeck besteht bei diesen ausgeprägten Reduktionsplastiken ein erhöhtes Risiko von lokalen Komplikationen (24% im Vergleich zu 2,5%).

Die häufigsten, von den Patientinnen angegebenen Gründe für die Operation waren körperliche Beschwerden sowie psychische Probleme aufgrund kosmetischer Beeinträchtigung in über 50% der Patientinnen. Nur 11mal war die Mamma-Ptose die wesentliche Operationsindikation.

Die weiteren Operationsindikationen sind aus Tabelle 1 ersichtlich.

Bis auf wenige Ausnahmen wurden alle Patientinnen nach der Methode von Strömbeck operiert.

In Abb. 1 ist ein in unserem Krankengut häufiger Fall mit ausgeprägter Makromastie und Asymetrie dargestellt.

Abbildung 2 zeigt einen Fall mit überwiegend kosmetischer Indikation bei mittelgradiger Mastopathie und Ptose.

Ergebnisse

Die mittlere Nachbeobachtungszeit der Patientinnen betrug 105 Monate. Das kosmetische Ergebnis wurde von 82% der Patientinnen als gut oder sehr gut bezeichnet, 14% waren mit dem Ergebnis nicht voll zufrieden. Bei der objektiven Bewertung durch den Nachuntersucher wurden 70% der Patientinnen mit „gut" und 30% als „befriedigend" eingestuft (Tabelle 2).

Die Mamillenform war in 74% normal, in 26% bestanden Verziehungen oder Retraktionen der Mamille. In 93% der Patientinnen war die Mamillensensibilität und in 90% die Brustwarzenmotilität voll erhalten.

Tabelle 1. Patientengut und Operationsindikation

Patientengut		Operationsindikation	
Zeitraum	1969–1984	Körperliche Beschwerden	50%
Patientenzahl	97	Psych./kosm.	63%
Anzahl der Reduktionsplastiken	191	Mastodynie	21%
Alter	32 ± 12	Carcinophobie	18%
Gewichtsreduktion/Brust	704 ± 418 g	Partnerwunsch	2,6%
Gewichtsreduktion über 100 g	18%		

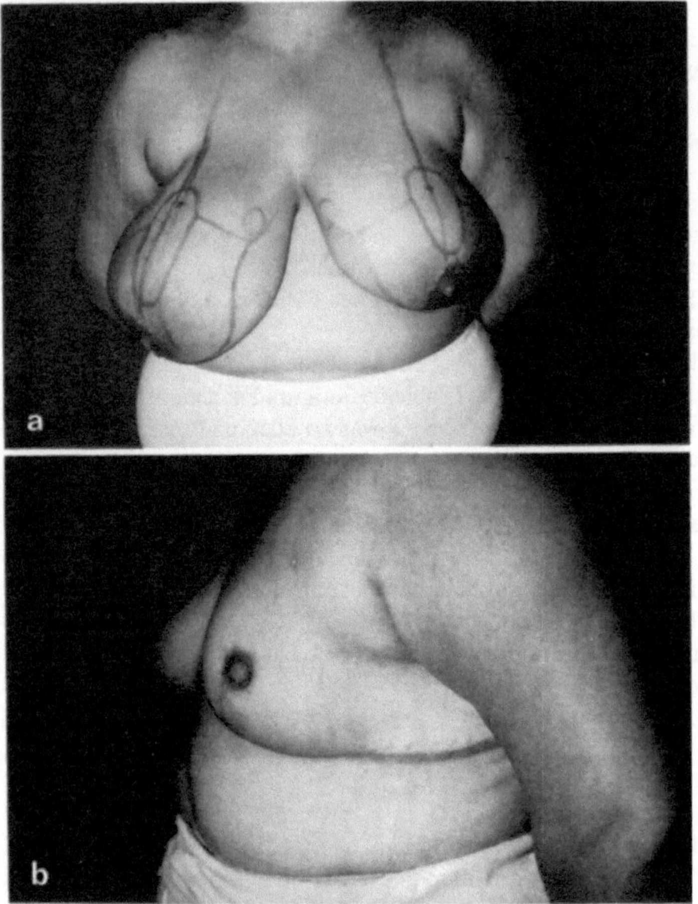

Abb. 1. a Präoperativer Befund mit ausgeprägter Makromastie und Asymetrie der Brustdrüsen. b Zustand nach Reduktionsplastik nach Strömbeck

Die Partnerbeziehungen wurden durch den Eingriff nur unwesentlich beeinflußt. In 78% waren diese unverändert, in 17,8% verbessert und in 3,5% trat sogar eine Verschlechterung der Partnerbeziehung nach Reduktionsplastik ein.

Wundheilungsstörungen traten in 4% auf. Davon waren sekundäre Wundheilungen mit 2,5% am häufigsten. In einem einzigen Fall kam es zu einer teilweisen Mamillennekrose bei einer Patientin mit einer Resektion von über 1000 Gramm Brustdrüsengewebe. Narbenkorrekturen wurden nur in 2,5% der Patientinnen durchgeführt (Tabelle 3).

Bei den Patientinnen mit einer Resektion von über 1000 Gramm Brustdrüsengewebe pro Seite war die Komplikationsrate mit insgesamt 14,5% erhöht.

Die histologische Untersuchung des resezierten Brustdrüsengewebes zeigte in 47,6% normales Brustdrüsengewebe und in 50% eine einfache Mastopathie. In 1,2% wurde eine proliferierende Mastopathie Grad III und in 2,4% Papillome der Milchgänge

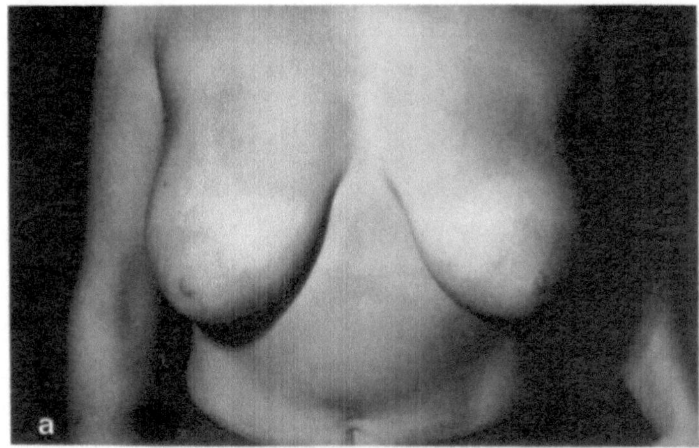

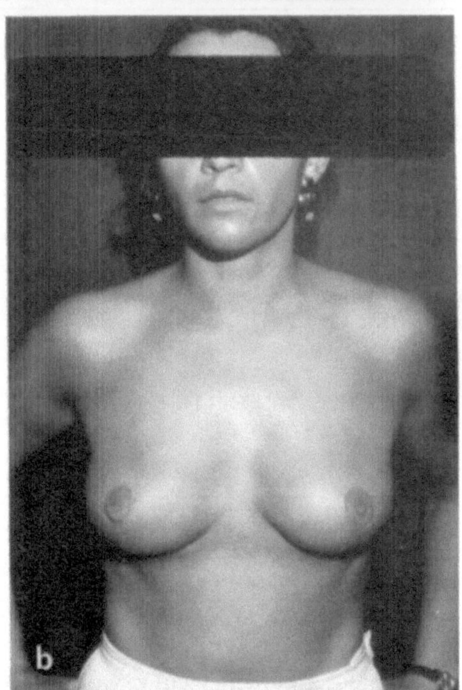

Abb. 2. a Präoperativer Befund bei mäßiger Mastropathie und Ptose. **b** Zustand nach Reduktionsplastik nach Strömbeck

festgestellt. Nur in einem Fall wurde ein Carcinoma ductal in situ als Zufallsbefund festgestellt (Tabelle 4).

Der Palpationsbefund der Brustdrüse bei der Nachuntersuchung war in 89% gut beurteilbar. In 11% war die Beurteilbarkeit durch Narbenbildung eingeschränkt (Tabelle 5).

Bei der Nachuntersuchung gaben 59,3% der Patientinnen keinerlei Beschwerden mehr an. Nur in 7,4% der Patientinnen bestanden noch leichte, körperliche Beschwerden. Die Rate an Patientinnen mit Mastodynie war jedoch, verglichen zu den prä-

Tabelle 2. Kosmetisches Ergebnis

Beurteilung durch Patientin gut–sehr gut	82%
Beurteilung durch Untersucher gut–sehr gut	70%
Mamillenform gut–sehr gut	74%
Mamillensensibilität normal	93%
Mamillenmotilität normal	90%
Partnerbeziehung verbessert	17,8%
Partnerbeziehung verschlechtert	3,5%
Narbenbildung störend	19,2%

Tabelle 3. Wundheilungsstörungen

Gesamtes Patientengut		Patientinnen mit über 1000 g Gewichtsreduktion
Infekt	1%	2%
Sekundärheilung	2,5%	8,3%
Mamillennekrosen (teilweise)	0,5%	4,2%
Narbenkorrekturen	2,5%	–

Tabelle 4. Histologische Untersuchungsbefunde

Normales Mammagewebe	47,6%
Mastopathie Gr. I	50%
Mastopathie Gr. II–III	1,2%
Papillome	2,4%
Carcinom	0,5%

Tabelle 5. Klinische Untersuchungsbefunde

Palpationsbefund normal	89%
Beurteilbarkeit erschwert	11%
Fettgewebsnekrosen	7,1%

operativen Beschwerden, nicht vermindert. Auch witterungsabhängige Narbenschmerzen und kosmetische Beschwerden wurden angegeben (Tabelle 6).

Die mammographische Kontrolluntersuchung 1–15 Jahre nach der Reduktionsplastik zeigte in 80% eine gute Beurteilbarkeit bezüglich Carcinomfrüherkennung. Die Sonographie der Brustdrüse zeigte im Rahmen der Nachuntersuchung als Screening-Methode keinen Vorteil. Sie erbrachte in keinem Fall eine zusätzliche Information gegenüber der Mammographie. Deshalb wurde diese Untersuchung auch nur bei 10 Patientinnen durchgeführt (Tabelle 7).

Tabelle 6. Beschwerden bei der Nachuntersuchung[a]

Körperliche Beschwerden	7,4%
Mastodynie	29,6%
Witterungsabhängige Narbenschmerzen	18,5%
Kosmetische Beschwerden	14,8%
Keine Beschwerden	60%

[a] Mehrfachangaben möglich

Tabelle 7. Mammographische und sonographische Spätergebnisse

Narbennachweis	100%
Mammographisch gut beurteilbar	80%
Eingeschränkte Beurteilbarkeit (Narben, Fettgewebsnekrosen, Mastopathie)	20%
Sonographische Zusatzinformation	–

Diskussion

Die Brustdrüsenreduktionsplastik ermöglicht in fast allen Fällen die weitgehende Beseitigung der körperlichen Beschwerden, die durch eine Mammahypertrophie bedingt sind.

Brustdrüsenschmerzen lassen sich hierdurch jedoch nicht beeinflussen.

Auch die Partnerbeziehungen bleiben im wesentlichen unbeeinflußt. Eine Operationsindikation sollte in diesen Fällen besonders zurückhaltend gestellt werden.

Bei rezidivierenden entzündlichen Komplikationen, wie auch bei Mammaasymetrie, bestehen günstige Langzeitergebnisse.

Auch in unserer Untersuchung besteht, wie von Strömbeck angegeben, eine Korrelation der lokalen Komplikationsrate mit dem Ausmaß der Brustdrüsenresektion. Die Rate ist jedoch mit 14,5% nicht so hoch wie die von Strömbeck angegebene Komplikationsrate.

Die klinische und mammographische Beurteilbarkeit bezüglich Carcinomfrüherkennung ist in 80–90% normal. In Anbetracht der ebenfalls erschwerten Beurteilbarkeit bei Makromastie-Patientinnen mit einer hohen Mastopathierate erscheint dieses Ergebnis günstig.

Die Sonografie ergibt keine zusätzliche Information als Screening-Methode bei der Untersuchung der Brust nach Mammareduktionsplastik.

Die Anlage einer künstlichen Scheide bei connataler Vaginalaplasie

H. Muth

Allgemeines Krankenhaus Altona, Frauenklinik, Bülowstraße 9, D-2000 Hamburg 50

Es gibt wohl kaum einen angeborenen Defekt, für welchen derartig viele verschiedene Operationsmethoden vorgeschlagen werden wie für die Behandlung der connatalen vaginalen Aplasie. Und das spricht sicherlich nicht für überzeugende Erfolge.

Die connatale Aplasie vaginae, die wir zur Gruppe der Gynatresien zählen, ist stets mit einer Aplasie uteri kombiniert. Außer beim Pseudohermaphroditismus femininus sowie dem connatalen adreno-genitalen Syndrom. Auch bei der testiculären Feminisierung kann man in Einzelfällen eine Vaginalaplasie beobachten.

Zwei wichtige Fragen müssen hinsichtlich der Therapie beantwortet werden:
1. *Wann* soll die Behandlung der Aplasie vaniae erfolgen?
2. *Welche* Methoden sind zu empfehlen?

Die Behandlung soll in jedem Falle dann erst aufgenommen werden, wenn feste partnerliche Bindungen bestehen, d.h. regelmäßiger Verkehr erfolgen soll. Ansonsten besteht die Gefahr der sekundären Schrumpfung und damit der Annullierung des postoperativen Resultates.

Bei den Behandlungsmethoden unterscheiden wir zwischen der unblutigen Bougierung oder Dehnung sowie der operativen Korrektur. Die unblutige Dehnung des Sinus urogenitalis wurde erstmals von Frank angegeben und zählt mit zu den ältesten Methoden der Behandlung der connatalen Aplasie. Die Bougierung erfolgt täglich zweimal mit Hilfe eines Hegarstiftes, die Dauer der Therapie beträgt bis zu 1 1/2 Jahren, wonach etwa eine 5 cm tiefe Scheide erzielt werden kann. Ein für wahr langwieriges Unternehmen. Die Methode nach Vecchietti ist an und für sich nichts anderes wie eine gedankliche Fortführung der einfachen Bougierung von außen. Es wird eine Olive im Itroitus mit einem festen Perlonfaden durch den Scheidenstumpf vor der Rectus-Fascie durch ständig wachsenden Zug elastisch fixiert.

Eine zwar im wesentlichen relativ einfache, aber für den Patienten sehr unangenehme und langwierige Prozedur.

Bei den operativen Methoden muß in sämtlichen Fällen zunächst der Sinus urogenitalis durch einen H-förmigen Schnitt scharf eröffnet und weiter teils stumpf, teils scharf unter Schonung von Urethra und Rectum bis in den Douglasschen Raum eröffnet werden.

Bei der Bildung einer Eihautscheide nach Burger wird nach Eröffnung des Sinus urogenitalis ein Phallus, der mit Amnionhaut überzogen ist, fixiert und etwa 8 bis 10 Tage belassen. Eine sehr erfolgreiche, gute Methode, wenn später laufend bis zur Aufnahme von regelmäßigen Kohabitationen eine Bougierung erfolgt. Ansonsten ist die Schrumpfungsgefahr relativ groß.

Die Bildung einer künstlichen Scheide mit Rectum oder Sigma ist ein unverhältnismäßig großer intra- und extraperitonealer Eingriff mit entsprechender Morbidität und auch Letalität, weshalb er heute nur noch selten durchgeführt wird. Das gleiche gilt

Die Ästhetik von Form und Funktion
in der Plastischen u. Wiederherstellungschirurgie
Herausgegeben von G. Pfeifer

auch für die Bildung einer künstlichen Scheide aus Dünndarmteilen, wobei auch hier das Operationsrisiko für den Eingriff als relativ groß erscheint.

Als weitere Methoden kennen wir die Bildung einer künstlichen Scheide mit *Epidermislappen* oder durch *Hautlappenplastik,* und letzten Endes die Anlage einer künstlichen Scheide nach Davidov. Diese jüngste Methode über die erstmals Friedberg 1974 in der Geburtshilfe und Frauenheilkunde berichtete, bietet den Vorteil einer guten Epithelisierung. Der Nachteil besteht darin, daß es sich um einen kombinierten abdominellen vaginalen Eingriff handelt. Die Methode nach Davidov wird ausführlich anhand von dargestellten Dias beschrieben.

Nach eigener Erfahrung hat sich die Eihautplastik, die ich selbst in 18 Fällen durchgeführt habe, recht gut bewährt, noch bessere Resultate werden meines Erachtens nur durch die Plastik Davidov, d.h. durch die Peritonealscheide erzielt. Ich habe selbst hier bisher lediglich 3 Fälle operiert, war mit den Resultaten sehr zufrieden.

Darstellung eines besonders interessanten Falles von Pseudoharmaphroditismus femininus mit partieller Scheidenaplasie bei adreno-genitalem Syndrom. Mit Hilfe einer Eihautplastik konnte hier ein normales Genitale hergestellt und durch cyclusgerechte Hormonapplikation regelähnliche Blutungen ausgelöst werden.

Zusammenfassend kann man sagen, daß die ideale Methode zur Anlage einer künstlichen Vagina bisher noch nicht gefunden worden ist. Nach eigenen Erfahrungen sind die besten Resultate mit der Eihautplastik nach Bauer sowie der Peritonealplastik nach Davidov zu erzielen. Voraussetzungen für den Erfolg, und das kann nicht genug betont werden, ist die spätere Bougierung bzw. das Offenhalten der Vagina. Sonst nützt auch die beste operative Technik herzlich wenig.

„Myocutane Lappen-Plastiken im Vulva-Vaginalbereich"

P.G. Knapstein

Städtische Frauenklinik, D-4150 Krefeld

Die optimale Therapie des Vulva-Carcinoms ist nach wie vor die radiakale Vulvektomie. Bei diesem Eingriff wird die Haut über die Leiste einschließlich der inguinalen und der Rosenmüllerschen Lymphknoten, der untere Teil des Mons pubis mit der Clitoris, die gesamte Vulva mit dem unteren Scheidendrittel, sowie das perineale Gewebe en bloc reseziert. Beim Übergreifen des Tumors auf das Rectum muß auch dieses i.S. einer hinteren Exenteration am Operationspräparat verbleiben.

Ein primärer Wundverschluß ist nur unter erheblicher Spannung der adaptierten Ränder oder gar nicht möglich. Häufig wird die Wundheilung noch zusätzlich durch das höhere Lebensalter der Patientin, Gefäßsklerose, Diabetes mellitus oder allgemeine Infektanfälligkeit beeinträchtigt. Ein langes Krankenlager, schmerzhafte Narben und

Die Ästhetik von Form und Funktion
in der Plastischen u. Wiederherstellungschirurgie
Herausgegeben von G. Pfeifer

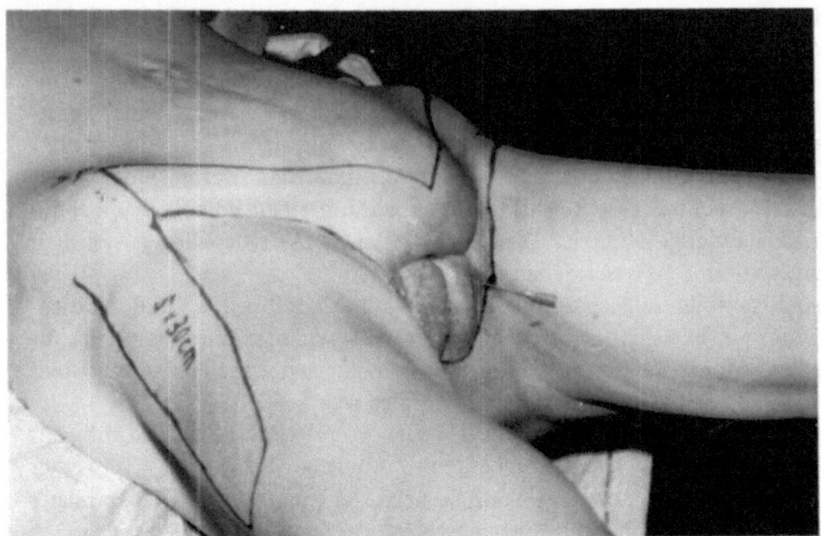

Abb. 1. 57jährige Pat., 6 Jahre nach Strahlentherapie eines Vulva-Carcinoms. Schmerzhaftes Skerlödem des gesamten bestrahlten Gebietes mit Osteonekrose des vorderen Beckenringes und Fistelbildung. Angezeichnet ist das zu resezierende Gebiet sowie auf der rechten Seite ein 5 x 30 cm großer Hautlappen über dem TFL

Störungen der Urinentleerung oder der Defäkation sind die Folgen der Sekundärheilung. Besonders ungünstige Verhältnisse ergeben sich beim Lokalrezidiv oder bei Sklerödem nach vorangegangenener Bestrahlung der Vulva, da auch kleine Wunden eine sehr schlechte Heilungstendenz haben. Eine wesentliche Erleichterung dieser operativen Probleme stellt der Hautersatz dar, insbesondere die myocutanen Lappen-Plastiken. Im vorderen Vulvabereich gelingt der Gewebsersatz mit dem M. tensor fasciae latae, die Rekonstruktion des Beckenbodens mit dem M. glutaeus maximus.

Im Folgenden sollen diese beiden Techniken anhand von Fotos demonstriert werden (Abb. 1–4).

Eigene Ergebnisse

Die TFL-Lappen-Plastik wandten wir bei 21 Patientinnen an. Davon heilten 18 vollständig ein, dreimal trat eine Nekrose an der Lappenspitze auf, die maximal 10% des Gewebes betraf.

Die Glutaeus-maximus-Plastik verwendeten wir in 6 Fällen, jeweils ohne Komplikationen.

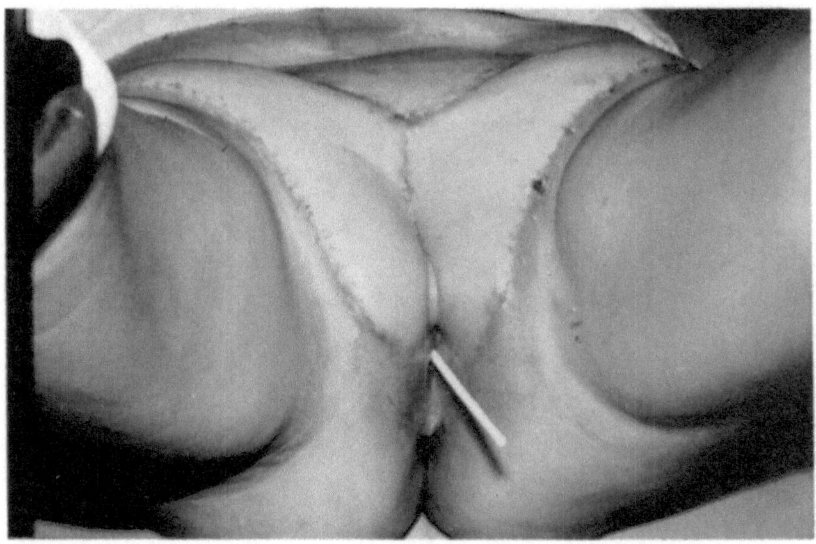

Abb. 2. Heilungsergebnis 4 Wochen nach der Operation: Defektdeckung durch beidseitige TFL-Lappen-Plastik. Völlige Beschwerdefreiheit der Patientin

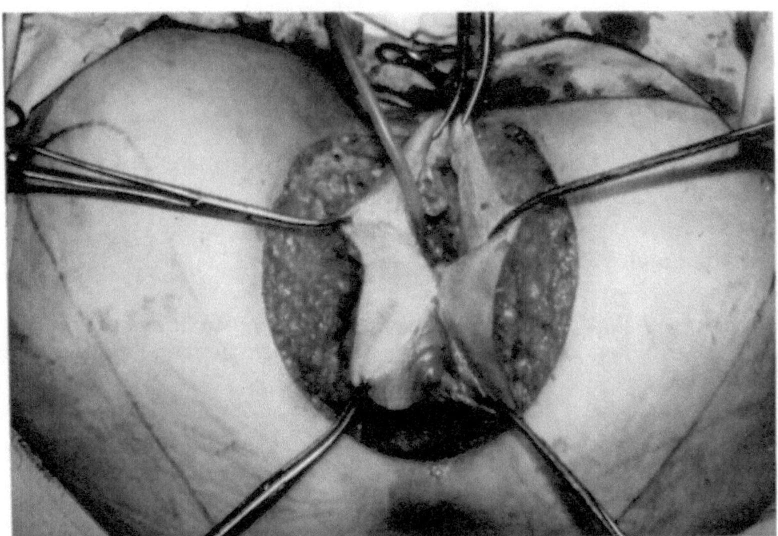

Abb. 3. 65jährige Pat., 9 Jahre nach Vulva-Radikal-Operation mit loco-regionärer Bestrahlung. Erneutes Rezidiv an der hinteren Kommissur mit Übergreifen auf den Anus. Die gesamte Vulva, das untere Scheidendrittel sowie der Anus mit einem tief-liegenden Hartmann-Stumpf des Rectum werden reseziert (vor dieser Operation wurde ein endständiger Anus praeter mit Teilresektion des Sigma und des oberen Rectum durchgeführt)

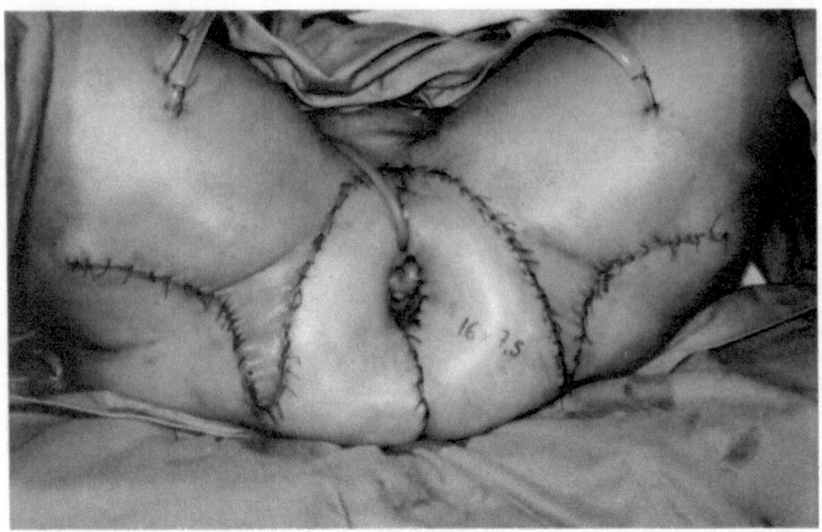

Abb. 4. Rekonstruktion des Beckenbodens, der Urethralöffnung, des Introitus vaginae und des Perineums durch doppelseitige Glutaeus-maximus-Plastik. Vollständige Einheilung und Beschwerdefreiheit der Patientin

Erfahrungen mit der Harnröhrenrekonstruktion nach Cecil

G. Staehler und W. Sturm

Urologische Klinik und Poliklinik der Ludwig-Maximilians-Universität München, Klinikum Großhadern (Direktor: Prof. Dr. E. Schmiedt), Marchionistraße 15, D-8000 München 70

Einleitung

Die hohe Zahl der zur Neubildung bzw. Rekonstruktion der männlichen Harnröhre angegebenen Operationsverfahren zeigt, daß eine voll befriedigende Lösung lange nicht gefunden werden konnte [4].

Nur wenige der vorgeschlagenen Methoden haben sich für die routinemäßige Anwendung durchgesetzt und Jahrzehnte lang galt das von Denis Brown 1949 veröffentlichte Verfahren als Methode der Wahl [1].

Dem Vorteil des einzeitigen Vorgehens nach Denis Brown stehen relativ hohe Komplikationsraten, insbesondere Harnfisteln entgegen [3, 4, 6].

Die Ästhetik von Form und Funktion
in der Plastischen u. Wiederherstellungschirurgie
Herausgegeben von G. Pfeifer

Eine ausgezeichnete Alternative steht nach unserer Erfahrung mit der von Cecil bereits 1932 veröffentlichten zweizeitigen Operationsmethode zur Verfügung [2].

Operationstechnik

a) 1. Sitzung

An der ventralen Penisfläche wird ein Hautstreifen unter Einbeziehung der hypospadischen Harnröhrenöffnung gebildet, dessen Breite je nach Größe des Penis zwischen 15 und 200 mm beträgt (Abb. 1).

Korrespondierend zu diesem Hautstreifen wird in der Raphe des Scrotums eine Längsincision durchgeführt. An der Glans penis werden mit der Schere zwei Dreiecke vom Epithel befreit, damit eine genügend breite Anheilungsfläche an den Scrotalhauträndern entsteht und der neugebildete Meatus möglichst weit an die Glansspitze verlagert werden kann. Anschließend werden die Hautränder der eingeschnittenen Scrotal- und Penishaut seitlich mobilisiert (Abb. 2).

Nach sorgfältiger Blutstillung werden die Ränder der Penis- und Scrotalhaut zusammengenäht (Abb. 3).

In die neugebildete Harnröhre wird ein 12 Charr. dickes gelochtes Drainageröhrchen eingelegt, das an der Glans mit einer Naht fixiert und nach 2–3 Tagen wieder entfernt wird. Die Harnableitung erfolgt für 12 Tage über eine Blasenpunktionsfistel (Zystofix). In den ersten Tagen ist es wichtig, eine Erektion zu vermeiden, da sie zu Nahtdehis-

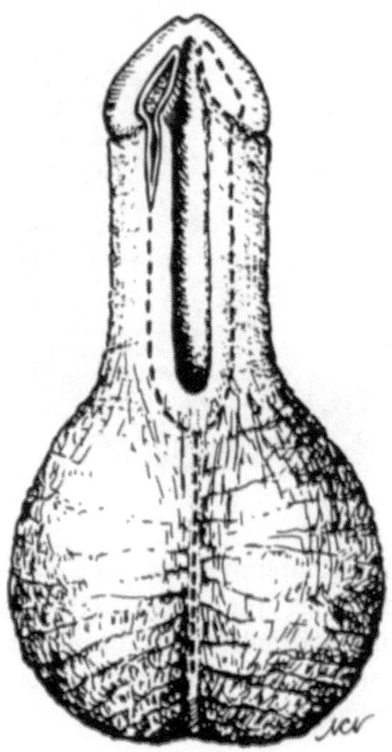

Abb. 1. Schnittführung nach Cecil-Michalowski

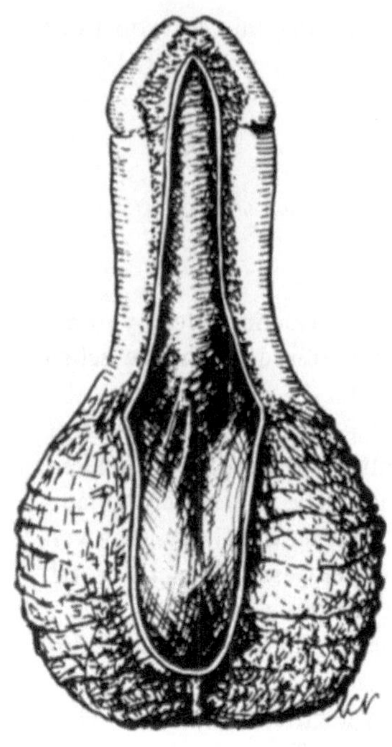

Abb. 2. Ausmuffung

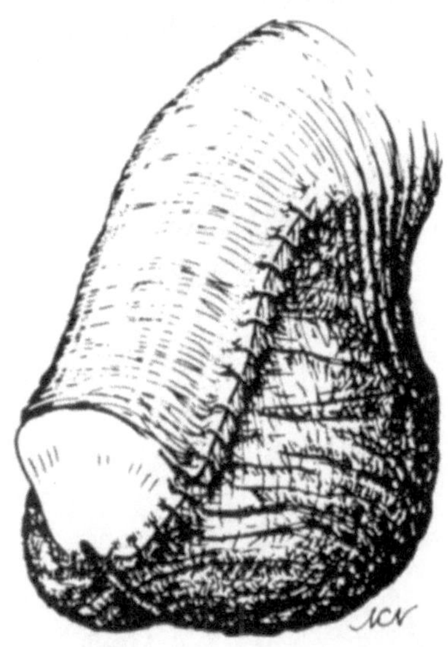

Abb. 3. Ausmuffung

cenzen führen können. Eine entsprechende Prophylaxe mit Diazepam; gegebenenfalls auch mit Cyproteron-Acetat für 8–10 Tage hat sich hierfür bewährt. Nach 12 Tagen kann der Kranke durch die neugebildete Harnröhre spontan urinieren und bei einwandfreier Miktion und guten anatomischen Verhältnissen wird die Blasenpunktionsfistel aufgelassen.

b) 2. Sitzung

Frühestens 2–3 Monate nach der 1. Sitzung kann die Befreiung des Penis aus dem Scrotum, die sogenannte Ausmuffung erfolgen. Im Abstand von 1–2 cm wird die Narbe der Penoscrotalnaht umschnitten (Abb. 4), wobei sorgfältig auf eine Schonung der Harnröhre zu achten ist. Nach diesem Akt werden die Penishautränder spannungsfrei mit Einzelknopfnähten wieder vereinigt und die Scrotalwunde nach Einlegen einer Lasche in das Subcutangewebe wieder verschlossen.

Indikation und Krankengut

Die Indikation zur Harnröhrenrekonstruktion nach Cecil-Michalowski wird bei folgenden Erkrankungen gestellt:

1. Bei hypospadischen Harnröhren, frühestens 2 Monate nach Aufrichtung des Penis.
2. Bei Strikturen der penilen Harnröhre, die nach Johanson I geschlitzt wurden.
3. Bei größeren Urethralfisteln, wie sie z.B. nach Spontananperforationen von paraurethralen Abscessen auftreten.

Krankengut

Von 1970–1984 wurden an unserer Klinik 119 Kranke nach der geschilderten Methode operiert, wobei wir bei den letzten 9 Kranken die Modifikation nach Wandschneider

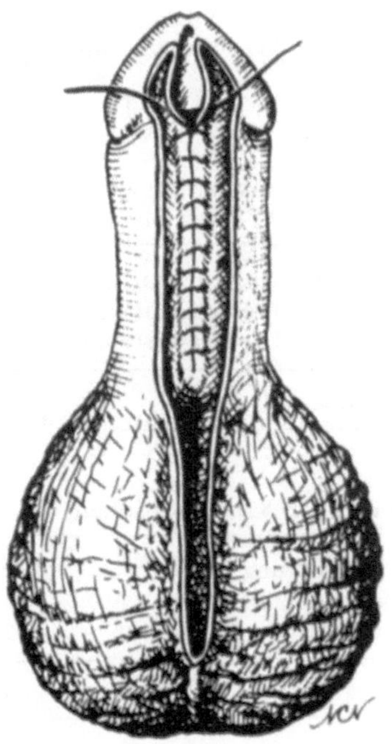

Abb. 4. Vereinigung der entsprechenden Hautränder

[6] durchführten. Bei diesem Verfahren wird nicht nur an der Ventralseite des Penis ein Hautstreifen umschnitten, sondern korrespondierend hierzu auch am Scrotum.

Die beiden Hautstreifen werden nach Herunterklappen des Penis auf das Scrotum miteinander vereint.

Es handelte sich um 64 hypospadische Harnröhren, 52 Kranke waren wegen rezidivierender bzw. langstreckiger Harnröhrenstrikturen nach Johanson I operiert worden, in 3 Fällen wurden größere Urethralfisteln verschlossen (Tabelle 1).

Komplikationen

Bei 9 Kranken traten postoperativ Fisteln in der neugebildeten Harnöhre auf, in 5 Fällen hatten die Kranken vor Abschluß der Wundheilung durch das neugebildete Rohr uriniert.

In 7 dieser 9 Fälle gelang es, im zweiten Anlauf mit der Methode von Cecil-Michalowski die Fisteln zu verschließen, bei 2 Kranken ist der 2. Versuch der Harnröhrenrekonstruktion noch nicht abgeschlossen.

Lediglich in zwei Fällen traten Meatusstenosen auf, die durch einfache Meatotomien korrigiert werden konnten.

Bei einem Kranken wurde bei der Ausmuffung des Penis aus dem Scrotum zu viel Scrotalhaut excidiert, so daß die überflüssige Epidermis in einer weiteren Sitzung entfernt werden mußte (Tabelle 2).

Spätergebnisse

Von den 119 Operierten standen 94 Männer (79%) frühestens nach 3 Monaten, spätestens nach 12 Jahren zur Verfügung.

Tabelle 1. Indikation zur Rekonstruktion der penilen Harnröhre nach Cecil-Michalowski-Wandschneider

1. Hypospadische Harnröhre (penil, penoscrotal)	64
2. Harnröhrenstriktur (nach Johanson-I-Schlitzung)	52
3. Große Urethra-Fisteln (nach perforiertem Harnröhrenabsceß)	3
Gesamtzahl	119

Tabelle 2. Komplikationen

Fistelbildung	9	7,6%
Meatusstenose	2	1,7%
Kosmetische Korrektur	1	0,8%
Gesamtzahl	12	10,1%

Tabelle 3. Spätergebnisse

Abgeschwächter Harnstrahl (Uroflow < 15 g/s)	9	9,7%
Harnwegsinfektion	6	6,4%
Streuender Harnstrahl	5	5,3%
Regelmäßige Bougierung erforderlich (Bis Charr. 22)	2	2,1%
Erektile Impotenz (postoperativ aufgetreten)	1	1,1%
Subjektive Zufriedenheit 100%		

Folgende Erfolgskriterien wurden der Beurteilung zugrunde gelegt: Die Propulsion des Harnstrahles (Uroflowmetrie), die Dirigierbarkeit des Harnstrahles, Harnwegsinfektionen, kosmetisches Ergebnis und Erektionsverhalten.

Subjektiv bestand bei allen 94 nachuntersuchten Männern Beschwerdefreiheit und Zufriedenheit mit dem Operationsergebnis. Die Propulsion des Harnstrahles lag bei 9 Männern unter 15 g/s, 6mal war als Ursache des abgeschwächten Harnstrahles ein Prostataadenom zumindestens wesentlich beteiligt, das retrograde Urethrocystogramm hatte bei ihnen ein ausreichend großes Kaliber der Harnröhre ergeben.

2 Patienten müssen wegen eines immer wieder abnehmenden Harnstrahles in 6–8-wöchigen Abständen bougiert werden. Nur 5 Patienten klagten über einen gießkannenartig streuenden Harnstrahl, so daß sie die Miktion im Sitzen durchführen müssen. Zu einer Korrektur konnten sie sich nicht entschließen, da sie mit dem operativen Ergebnis zufrieden waren.

Neun Männer im geschlechtsreifen Alter gaben an, unter einer erektilen Impotenz zu leiden, bis auf einen Fall handelt es sich um Operierte, die auch präoperativ über eine Potenzschwäche klagten. Bei einem Kranken fanden wir keine Erklärung für dieses Phänomen. Das kosmetische Ergebnis war bei allen Behandelten befriedigend bis sehr gut.

Eine Harnwegsinfektion wurde nur bei 6 Männern nachgewiesen.

Diskussion

Unseren eigenen Erfahrungen zufolge, traten bei der von Denis Brown angegebenen einzeitigen Harnröhrenrekonstruktion in 20% Harnröhrenfisteln auf [3].

Mit dem Verfahren nach Cecil-Michalowski entstanden Fisteln nur in 7,6%, die meist im 2. Anlauf verschlossen werden können. Gerade bei Rezidiv-Operationen kommt nämlich ein großer Vorteil des Operationsverfahrens nach Cecil gegenüber der Methode von Denis Brown zum Tragen, es steht immer genügend Scrotalhaut zur Deckung des Defektes zur Verfügung.

Bei einem vorselektionierten Krankengut mit mehrfachen Voroperationen erweist sich dieser Vorteil von großer Bedeutung. Wie bei allen Harnröhrenrekonstruktionen, entsteht mit der Neourethra ein relativ starres und zum Teil auch recht unregelmäßig konfiguriertes Rohr, die funktionellen Ergebnisse sind jedoch ebenso wie die kosmetischen Resultate zufriedenstellend, lediglich 2 Kranke müssen sich regelmäßigen Bougierungen unterziehen.

Ein weiterer Vorteil des Verfahrens besteht darin, daß der neugebildete Meatus bis nahe an die Spitze der Glans penis gebracht werden kann.

Als Nachteil muß in Kauf genommen werden, daß abgesehen von der Aufrichtungsoperation bei Hypospadien, 2 Sitzungen erforderlich sind, die frühestens im Abstand von 8, besser von 12 Wochen vorgenommen werden können.

Wir glauben aufgrund unserer Erfahrungen jedoch, daß sich die hierfür erforderliche Geduld, insbesondere von Seiten des Patienten, in Anbetracht der erzielten Ergebnisse durchaus lohnt.

Literatur

1. Brown D (1949) Proc R Soc Med 42:466
2. Cecil AB (1932) Surg J Urol (Baltimore) 27:507
3. Elsässer E, Schmiedt E, Staehler G (1972) Urologie (A) 11:245–247
4. Marberger H, Bandhauer H (1965) Urologe 4:185–191
5. Michalowski E, Modelski W, Kowalski A (1970) Urologe (A) 9:32–38
6. Wandschneider G, Narath P (1976) Urologe (A) 15:223–226

Erfahrungen mit zweizeitigen Hypospadie-Operationen

R. Hautmann[1], W. Lutzeyer[2] und J. Hannappel[2]

[1] Urologische Klinik, Prittwitzstraße 43, D-7900 Ulm
[2] Abteilung Urologie der RWTH, Pauwelsstraße, D-5100 Aachen

In der hier vorzustellenden Untersuchung sollen die Ergebnisse und möglichen Komplikationen zweier verschiedener Hypospadie-Techniken miteinander verglichen werden. Als Operationsverfahren werden einander gegenüber gestellt die Technik des versenkten Hautstreifens und die primäre operative Harnröhrenbildung.

Von 1976 bis 1982 wurden an der Abteilung Urologie der RWTH Aachen 82 Jungen wegen einer Hypospadie in zwei Sitzungen operiert (Abb. 1). Dabei wurde entweder das von Denis Brown angegebene Verfahren des versenkten Hautstreifens oder die Technik nach Belt-Fuque bzw. Byars mit primärer operativer Bildung der Harnröhre angewandt. In diese Studie wurden lediglich die Patienten aufgenommen, die wegen einer penilen Hypospadie in Schaftmitte oder an der Peniswurzel operiert werden mußten und die zusätzlich eine deutlich ausgeprägte Chorda zeigten, bei der es sich um eine narbige Fehlbildung des Corpus spongiosum urethrae handelt. Die Art einer

Die Ästhetik von Form und Funktion
in der Plastischen u. Wiederherstellungschirurgie
Herausgegeben von G. Pfeifer

Hypospadie wird nich in jedem Fall ausreichend durch die Lokalisation der Harnröhrenöffnung charakterisiert. Selbst bei Vorliegen einer ausgeprägten Chorda kann der Meastus nämlich durchaus nahe der Glansspitze lokalisiert sein. Es scheint uns daher viel eher gerechtfertigt, eine Hypospadie-Klassifikation anzuwenden, bei der die Lokalisation des Meatus nach Entfernung der mit dieser Fehlbildung verbundenen Chorda als Grundlage dient. Nach Entfernung der Chorda mußte bei 28 Patienten mit einer Meatus-Lokalisation in Penismitte und bei 54 Patienten mit einer Harnröhrenöffnung im Bereich des hinteren Penisdrittels oder penoscrotalen Winkels eine Urethra-Plastik durchgeführt werden. Die Operations-Techniken, die wir im folgenden beschreiben, sind geeignet, eine Harnröhre mit einer Länge von 2 bis etwa 7 cm aufzubauen. Von dieser Patientengruppe würde heute etwa 1/3 einer einzeitigen Operation zugeführt werden. Zweizeitige Operationen führen wir lediglich noch bei höhergradigen Hypospadien durch, etwa im hinteren Harnröhrendrittel, im penoskrotalen Winkel oder im Bereich des Scrotums.

In der hier ausgewerteten Patientengruppe wurde die erste Sitzung im Alter von 1,7 Jahren mit einer Schwankungsbreite zwischen 1 und 16 Jahren durchgeführt. Die zweite Sitzung schloß sich dann im Alter von durchschnittlich 4,9 Jahren an. In der ersten Sitzung wurde eine sehr gründliche Resektion der Chorda angestrebt. Das Erreichen dieses Operationszieles haben wir dadurch getestet, daß die Peniswurzel durch einen Tourniquet gestaut und anschließend physiologische Kochsalzlösung zur Auslösung einer artifiziellen Erektion in die Copora cavernosa injiziert wurde.

In der zweiten Sitzung wurde bei 23 Kindern die von Denis Brown angegebene Technik mit Versenken eines Hautstreifens angewandt (Abb. 2). Fortlaufende Subcutannaht und anschließende Intracutannaht geben besonders reizlose Wundverhältnisse in der Heilungsphase. Bei der von Byars angegebenen Technik (Abb. 3) ist die Breite des excidierten Hautstreifens von entscheidender Bedeutung. Der Hautstreifen

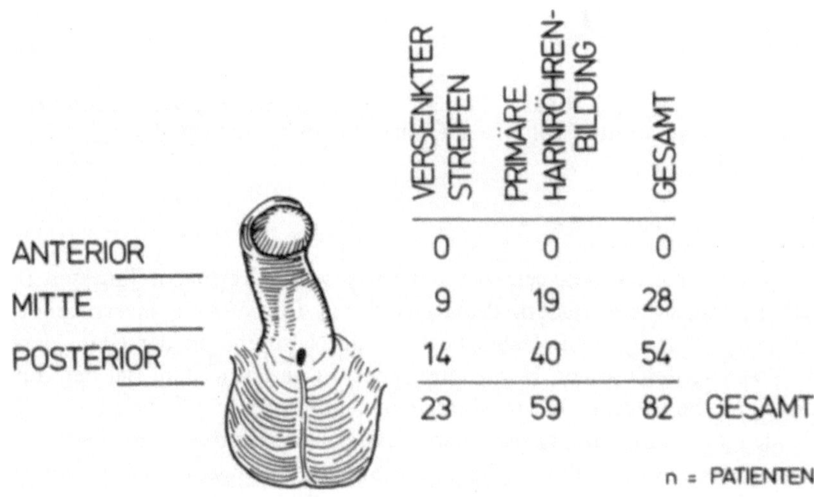

	VERSENKTER STREIFEN	PRIMÄRE HARNRÖHREN-BILDUNG	GESAMT
ANTERIOR	0	0	0
MITTE	9	19	28
POSTERIOR	14	40	54
GESAMT	23	59	82

Abb. 1. Hypospadie-Operationen an der Abteilung Urologie der RWTH Aachen von 1976–1982

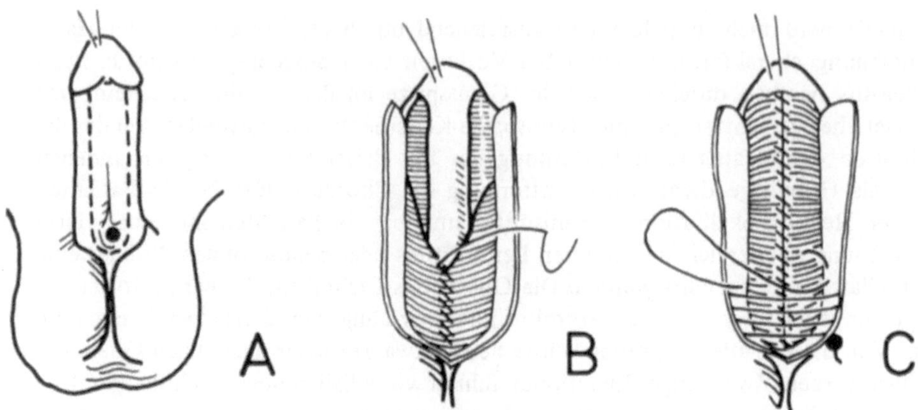

Abb. 2. Prinzip der von Denis Brown angegebenen Technik: Ein Hautstreifen wird subcutan versenkt, der sich zu einem epithelialen Rohr umformt

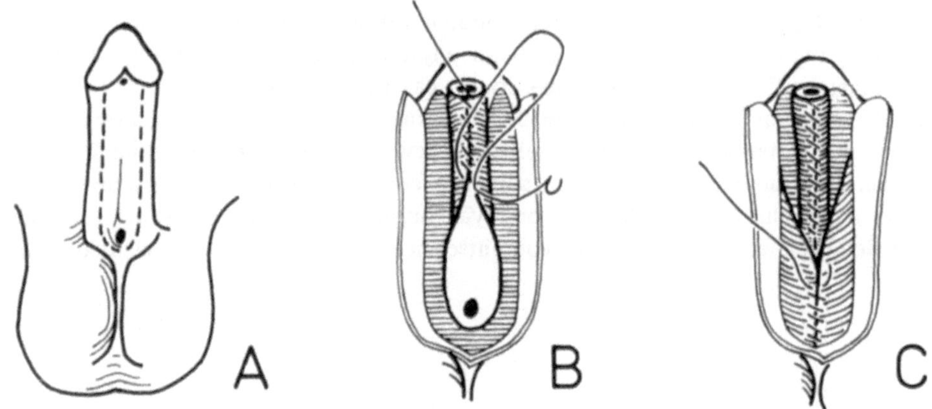

Abb. 3. Technik nach Byars: Primäre operative Bildung der Neourethra, der dazu verwendete Hautstreifen sollte etwa 3mal so breit sein wie der angestrebte Urethradurchmesser

sollte etwa 3mal so breit sein wie der angestrebte Uretrhadurchmesser. Dieser Hautstreifen wird in ein epidermales Rohr durch fortlaufende invertierende Naht mit 5–0 Vicryl umgewandelt. Dabei beginnt die Nahtreihe an der Glans penis, um eine gute Position des distalen Harnröhrenendes zu gewährleisten. Bei der von Belt angegebenen Methode (Abb. 4) wird durch eine Knopflochtechnik die gesamte Vorhaut zur ventralen Penisseite hin transponiert. Diese Transposition wird gleichzeitig mit der Excision der Chorda während der ersten Sitzung durchgeführt. Das transponierte Präputium dient dann in der zweiten Sitzung zur Bildung einer Harnröhre von geeigneter Weite und Länge. Diese neugebildete Urethra wird anschließend durch einen Tunnel

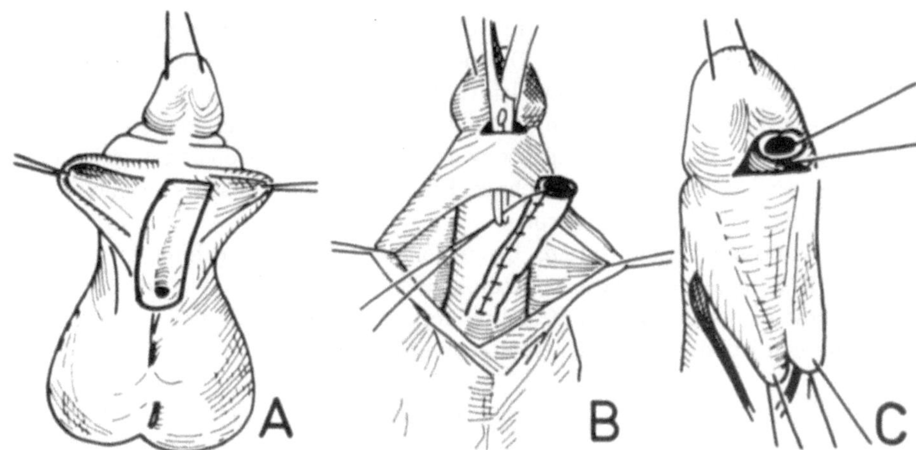

Abb. 4. Bei der von Belt angegebenen Methode wird durch eine Knopflochtechnik die gesamte Vorhaut zur ventralen Penisseite hin transportiert. In einer 2. Sitzung dient das transportierte Präputium zur Bildung der Harnröhre

zur Glans penis gezogen. Auf diese Weise ist die neugebildete Harnröhre durch vollständig intaktes Cutan- und Subcutangewebe geschützt. Diese Technik kann jedoch nur angewandt werden, wenn sie bereits bei der ersten Sitzung der Hypospadie-Operationen entsprechend geplant wurde.

In allen hier untersuchten Fällen wurde nach Bildung der Harnröhre eine suprapubische Cystofix-Ableitung angelegt. Diese Cystotomie wird frühestens am 11. Tag entfernt, nachdem eine befriedigende Durchgängigkeit der Harnröhre nachgewiesen ist. Wir verzichten auf postoperative Drainagen und legen lediglich einen lockeren Kompressionsverband an.

Bei 86,5% der Kinder waren lediglich zwei Operationen erforderlich, um die Chorda zu entfernen und die Hypospadie zu korrigieren. Werden Denis Brown Technik und das Verfahren mit primärer Bildung eines epidermalen Rohres verglichen, so findet sich

Tabelle 1. Ergebnisse

	Versenkter Streifen	Primäre Harnröhrenbildung	Gesamt
Ohne Komplikationen	69,6% (16/23)	93,2% (55/59)	86,6% (71/82)
Mit Komplikationen	30,4% (7/23)	6,8% (4/59)	13,4% (11/82)
Fisteln	n = 5	n = 1	n = 6
Stenosen			
Meatus	n = 2	n = 2	n = 4
Urethra		n = 1	n = 1

bei der erstgenannten Technik eine mit 30% wesentlich höhere Komplikationsrate als bei der zweiten Technik mit 6,8%. Die beobachteten Komplikationen gliedern sich folgendermaßen auf (Tabelle 1): Die häufigste Komplikation stellt die urethrocutane Fistel dar, die bei der Denis Brown Technik mit versenktem Hautstreifen ganz besonders häufig auftritt. Eine Meatusstenose wurde in vier Fällen beobachtet, gleich häufig bei der Streifen- und bei der Rohrtechnik. Eine tiefe Harnröhrenstriktur mußte durch Urethrotomia interna korrigiert werden.

Zusammenfassend ergibt unsere Untersuchung, daß die Technik mit primärer operativer Bildung eines epidermalen Rohres eine geringere Komplikationsrate hat, als das von Denis Brown angegebene Verfahren mit versenktem Hautstreifen. Insbesondere urethrocutane Fisteln scheinen dabei seltener aufzutreten.

IV. Traumatologie

Psycho-soziale Aspekte bei der Korrektur von Narben

E.-D. Voy

Abteilung Zahn-, Mund-, Kiefer- und Plastische Gesichtschirurgie (Ärztl. Direktor: Prof. Dr. Dr. W. Koberg) der medizinischen Fakultät der Rheinisch-Westfälischen Technischen Hochschule, Pauwelsstraße, D-5100 Aachen

Einleitung

Die Korrektur subjektiv oder objektiv entstellender Narben zählt mit zu den häufigsten Aufgaben in der Plastischen und Wiederherstellungschirurgie.

Wir haben versucht anhand dieses zahlenmäßig großen und von der Ausgangssituation relativ homogenen Krankengutes Aufschluß über die psycho-sozialen Begleitumstände derartiger Eingriffe zu erhalten.

Eigene Untersuchungen

Im Rahmen einer klinischen Nachuntersuchung nach Narbenkorrekturen, die auch technische Aspekte berücksichtigen, wurden mit der Einladung zur Untersuchung Fragebögen an die Patienten verschickt. Dadurch bestand die Möglichkeit einer anonymen, vom Besuch der Nachuntersuchung unabhängigen Beantwortung.

Es wurden im wesentlichen Fragen nach der eigenen, ästhetischen und funktionellen Einschätzung der Narbe *vor* und *nach* dem Eingriff, dem Verhalten der Umwelt aus der Perspektive des Patienten sowie Fragen zu sekundären Auswirkungen wir Kontaktverhalten und Veränderungen im Selbstwertempfinden gestellt. Daneben wurde auch nach der unmittelbaren Motivation zum operativen Eingriff gefragt. Um eine semiquantitative Auswertung der Fragebögen durchführen zu können, bestand die Möglichkeit zur abgestuften Beantwortung der Fragen.

Ergebnisse

Unter Beachtung subtiler, statistischer Methoden konnten 45 beantwortete Fragebögen ausgewertet werden.

Die Ästhetik von Form und Funktion
in der Plastischen u. Wiederherstellungschirurgie
Herausgegeben von G. Pfeifer

Die Ergebnisse sind aus den verschiedenen Fragekomplexen im folgenden thematisch kurz zusammengefaßt.

1. Ästhetisch-funktionelle Einschätzung der Narben durch den Patienten selbst

76% der Patienten gaben an, daß sie sich präoperativ durch die Narbe ästhetisch stark (38%) bis sehr stark (38%) beeinträchtigt gefühlt haben, wobei dieser Prozentsatz postoperativ nur auf 60% zurückgegangen war (Abb. 1). Am Kurvenverlauf der Grafik in Abb. 1 sieht man jedoch, daß der Grad der negativen Selbsteinschätzung nach der Operation deutlich besser geworden war (stark beeinträchtigt 47%; sehr stark beeinträchtigt 13%).

Die Frage nach funktionellen Behinderungen durch die Narben beantworteten präoperativ 38%, mit stark (25%), bis sehr stark (13%), wohingegen die korrigierte

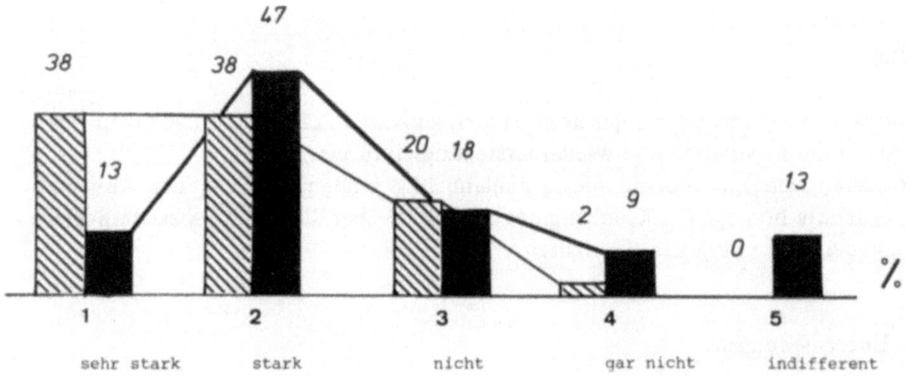

Abb. 1. Ästhetische Beeinträchtigung. *Schraffierte Säule* = präoperativ; *schwarze Säule* = postoperativ

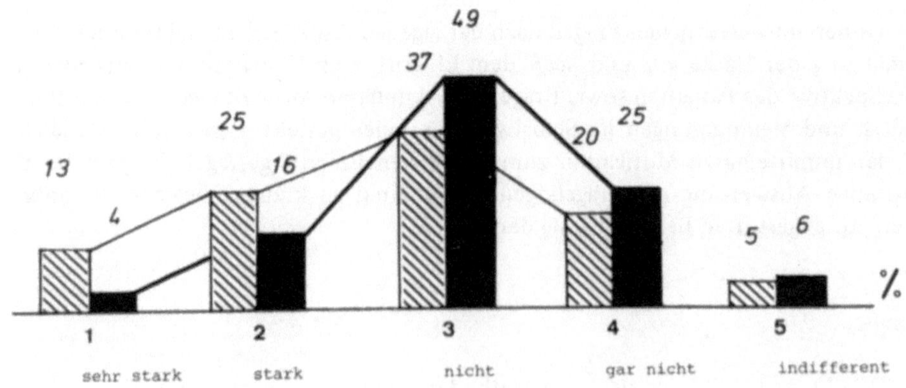

Abb. 2. Funktionelle Beeinträchtigung. *Schraffierte Säule* = präoperativ; *schwarze Säule* = postoperativ

Situation nur noch 20% der Patienten (16% stark; 4% sehr stark) körperlich behinderte (Abb. 2).

In der ästhetisch-funktionellen Beurteilung ist trotz Besserung nach der Operation der Prozentsatz der mit dem Resultat unzufriedenen Patienten noch sehr hoch. Dementsprechend äußerten ca. 31% den Wunsch nach weiteren Korrekturen.

In der Beurteilung durch zwei sachkundige Untersucher bei der Nachuntersuchung wurden nur in 16% unbefriedigende Resultate eingeräumt.

2. *Psychische Auswirkungen der Narben*

Psychische Auswirkungen zu quantifizieren ist schwer. Wir haben uns daher auf die zusammenfassende Wiedergabe der von den Patienten geäußerten seelisch-psychischen Empfindungen beschränkt.

Dabei fühlten sich 42% der Patienten durch die Narben im Umgang mit Freunden, Bekannten und Nachbarn stark (31%) bis sehr stark (11%) gehemmt. Dieser hohe Prozentsatz reduziert sich postoperativ auf 25% (stark 18%; sehr stark 7%) (Abb. 3).

40% empfanden eine starke (29%) bis sehr starke (11%) Minderung des Selbstwertgefühls und des inneren Gleichgewichtes. Nach der Narbenkorrektur sind es nur noch 31% (stark 22%; sehr stark 9%), die Einbußen an Selbstwertgefühl infolge der sichtbaren Narben beklagen (Abb. 4).

3. *Einschätzung der Narben durch die Umgebung*

Auf die Fragen, wie denn die nähere Umgebung – Freunde, Nachbarn, Familienangehörige – auf die Narben reagiert haben, gaben 38% der Patienten eine negative (36%) bis stark negativ (2%) Einschätzung durch Partner, Freunde und Bekannte an (Abb. 5). Demgemäß fühlten sich 64% der Patienten durch die Einstellung ihres nahen Kontaktkreises in ihrem Entschluß zur Operation bestätigt.

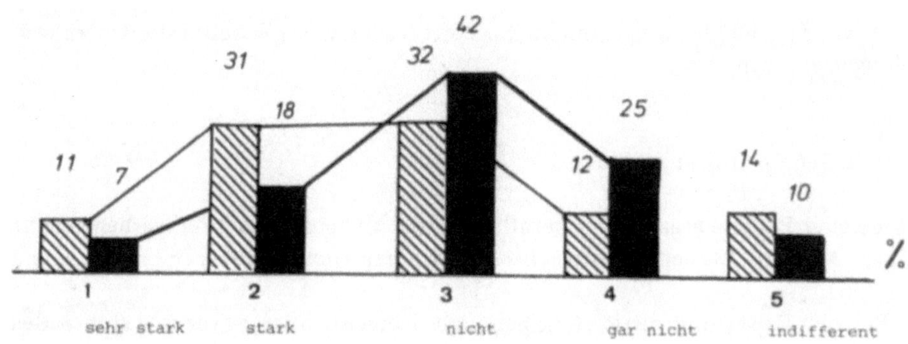

Abb. 3. Hemmungen beim Umgang mit Bekannten, Freunden, Nachbarn etc. *Schraffierte Säule* = präoperativ; *schwarze Säule* = postoperativ

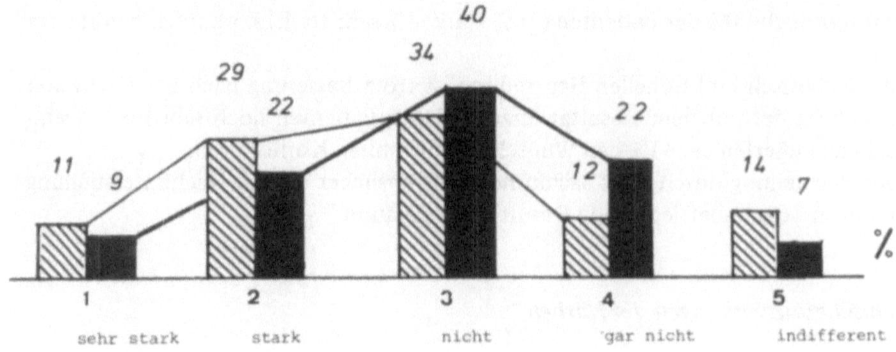

Abb. 4. Minderung des Selbstwertgefühls. *Schraffierte Säule* = präoperativ; *schwarze Säule* = postoperativ

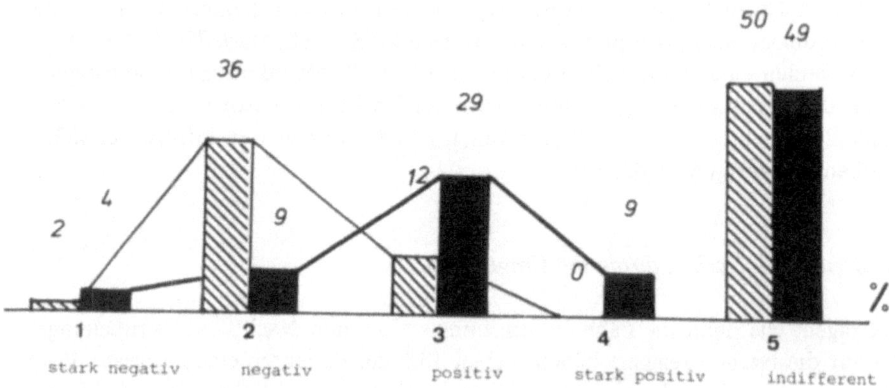

Abb. 5. Einschätzung der Narbe durch die Umgebung (Nachbarn, Freunde, Bekannte). *Schraffierte Säule* präoperativ; *schwarze Säule* = postoperativ

Nach der Korrektur wurde die Umgebungsreaktion deutlich anders empfunden. Nur noch 9% gaben eine negative und 4% eine stark negative Reaktion der Umgebung an (Abb. 5).

Demnach muß die Umgebung in ca. 25% der Fälle das Resultat der Operation als gelungen ansehen.

4. *Berufliche Auswirkungen*

7% unserer Patienten gaben an, berufliche Probleme aufgrund ihrer Narben gehabt zu haben. Nur bei 2% der Patienten habe sich daran auch postoperativ nichts geändert (Abb. 6).

Bei der Bewertung dieser Angaben muß berücksichtigt werden, daß bei Beantwortung gerade dieser Fragen die Furcht vor Verharmlosung im begutachtungsrechtlichen Sinn der oft unschuldig erworbenen Läsion mitgespielt hat.

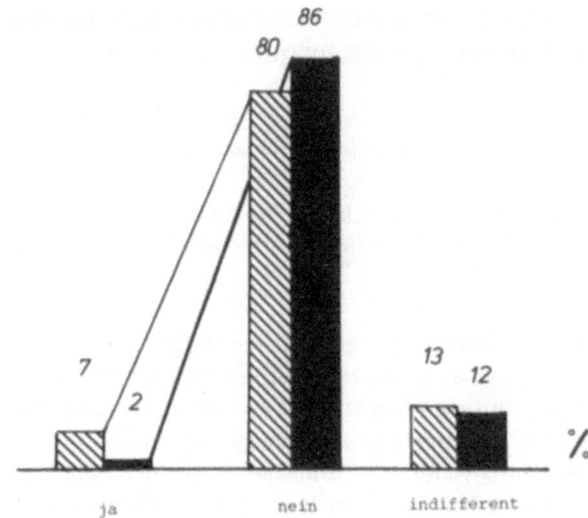

Abb. 6. Berufliche Auswirkungen. *Schraffierte Säule* = präoperativ; *schwarze Säule* = postoperativ

Diskussion

Aus den nur auszugsweise wiedergegebenen Ergebnissen lassen sich folgende Schlüsse ziehen:

1. Das Maß der psychischen Beeinträchtigung durch Narben steht nur in einem relativen Verhältnis zum Umfang des somatischen Befundes.
2. Auch eine technisch gut durchgeführte Narbenkorrektur kann nicht in jedem Fall zu einem Ausgleich der psychischen Beeinträchtigung führen.
3. Gerade im Bereich der Narbenkorrekturen besteht die Tendenz zur Aggravation, da der Patient Gefahr läuft, in operativen Korrekturmaßnahmen „Wiedergutmachungsmaßnahmen" des Narbenverursachers zu sehen.
4. Die Umgebung des Patienten und vor allem der behandelnde Chirurg neigt dazu, das Ergebnis positiver zu bewerten als der Patient.

Das Mißverhältnis zwischen außenstehender Beurteilung durch Arzt oder Umgebung und subjektivem Empfinden durch den Patienten ist die Hauptursache für Mißerfolge und Wiederholungstherapien. Da es sich bei Narben ausnahmslos um – oft unschuldig – erworbene Defekte handelt, setzen die Patienten das Resultat der Korrektur nicht, wie der Operateur in Relation zum Ausgangsbefund der Operation, sondern zum Ausgangsbefund vor der Läsion.

Diese so unrelatische, wie psychologisch verständliche Reaktion des Patienten muß durch sorgfältige Aufklärung auf den chirurgisch erzielbaren Kompromiß gebracht werden. Erst bei weitgehender Kongruenz zwischen den Vorstellungen des Patienten und dem operativ Machbaren wird ein beiderseits befriedigendes Resultat zu erzielen sein.

Klinische Erfahrungen nach Anwendung eines neuen gelartigen Wundverbandes bei Hauttransplantationen

H.D. Rahn, U. Knapp und F. Schauwecker

Unfallchirurgische Klinik der Dr.-Horst-Schmidt-Kliniken, Klinikum der Landeshauptstadt Wiesbaden, Ludwig-Erhard-Straße 100, D-6200 Wiesbaden

In der Unfallchirurgie gibt es eine Vielzahl von Indikationen für eine Spalthauttransplantation, z.B. nach primär offener Wundbehandlung oder bei der Behandlung drittgradiger Verbrennungswunden, wo sich nach frühzeitiger Nekrotomie die anschließende autologe Hauttransplantation allgemein durchgesetzt hat. Obwohl es sich also um einen häufig geübten Routineeingriff handelt, stellt ein enttäuschender Ausgang nichts ungewöhnliches dar. Dies liegt im wesentlichen daran, daß ein idealer Wundverband, der die bestmöglichen Voraussetzungen für eine problemlose Anheilung des Transplantates gewährleistet, bislang noch nicht gefunden wurde.

Nach unseren heutigen Kenntnissen über die physiologischen Vorgänge bei der Transplantatanheilung stellen wir an den idealen Wundverband folgende Forderungen:

- Aufrechterhaltung des physiologischen Wundmilieus mit Schutz der Wunde vor Austrocknung und mechanischer Alteration,
- Aufnahmevermögen für Wundsekret,
- Gaspermeabilität,
- Schutz vor eindrigenden Bakterien,
- kein Verkleben mit der Wunde,
- Durchsichtigkeit des Deckmaterials mit der Fähigkeit, sich der Wundform anzupassen,
- immunologische Verträglichkeit.

Seit 1983 haben wir den transparenten Wundverband Geliperm unter diesen Gesichtspunkten angewandt und sind der Meinung, daß er diesen Forderungen am ehesten nachkommt.

Der transparente Wundverband besteht aus einem gelierfähigen Polysaccharid, das in ein quellfähiges Gerüst eines organischen Polymer auf Acrylbasis eingebettet ist. Er besitzt ein hohes Wasserbindungsvermögen und ist für Bakterien undurchlässig. Weiterhin wird ein physiologisches Wundmilieu geschaffen, d.h. die natürlichen Vorgänge der Wundheilung laufen ungestört ab. Ein Austrocknen der Wunde wird verhindert, andererseits vermag der Wundverband Wundsekret aufzunehmen. Wenn es sich um stark sezernierende Wunden handelt, reicht die Saugfähigkeit jedoch in allen Fällen aus und es ist dann erforderlich, die Gele mittels einer sterilen Hautstanz mit Löchern zu versehen, um ein Abfließen des Wundsekretes zu ermöglichen. Ein Verbandswechsel sollte hier zweimal pro Tag durchgeführt werden. Dank seiner hochen Elastizität paßt sich der Verband der Wundoberfläche an, ohne mit ihr zu verkleben, so daß auch Verbandswechsel in der Regel schmerzfrei sind. Selbst bei Patienten mit Kontakallergien haben wir Reaktionen nicht beobachtet. Durch seine Durchsichtigkeit gestattet Geliperm eine visuelle Kontrolle der Wunde und des Heilverlaufes.

Die Ästhetik von Form und Funktion
in der Plastischen u. Wiederherstellungschirurgie
Herausgegeben von G. Pfeifer

Ergebnisse

Wir verwenden den transparenten Wundverband seit 1983 zur temporären Deckung frischer Spalthauttransplantate und überblicken die Ergebnisse bei 36 derart behandelter Patienten. Die Indikation zur Spalthauttransplantation war in der überwiegenden Zahl der Fälle zum definitiven Wundverschluß nach primär offener Wundbehandlung gegeben.

Von den 36 freien Spalthauttransplantaten heilten 31 unter Geliperm-Anwendung problemlos an.

Lediglich in der Anfangsphase hatten wir fünf Mißerfolge zu verzeichnen. Bei vier Patienten war es infolge zu langer Verweildauer des Wundverbandes auf dem Transplantat zur Sekretverhaltung mit nachfolgender infektionsbedingter Zersetzung und Maceration des Transplantates gekommen.

Auch kann zu langes Belassen der Geliperm-Auflage zur Eintrocknung und Verklebung mit der Wunde führen, hier läßt sich jedoch die eingetrockente Gelplatte nach Befeuchten mit Ringerlösung problemlos vom Transplantat ablösen.

Diese Mißerfolge in der Anfangsphase der klinischen Anwendung lassen sich bei täglichem, wenn notwendig auch zweimal täglichem Verbandswechsel der Gelplatten sicher verhindern. Bei Beachtung und sorgfältiger Einhaltung der Anwendungsvorschriften haben wir keine Probleme mehr gehabt.

Literatur

1. Andina F (1970) Die freien Hauttransplantationen. Springer, Berlin Heidelberg New York
2. Knapp U (1981) Die Wunde – Pathophysiologie, Behandlung, Komplikationen. Thieme, Stuttgart
3. Knapp U (1984) Die primär offene Wundbehandlung zur Vermeidung septischer Komplikationen in der Unfallchirurgie. Habilitationsschrift, Mainz
4. Knapp U, Rahn HD, Schauwecker F (1984) Klinische Erfahrungen mit einem neuen gelartigen Wundverband nach Hauttransplantationen. Akt Traumatol 14
5. Wokalek H, Schöpf E, Vaubel E, Kickhöfen B, Fischer H (1979) Erste Erfahrungen mit einem Transparent-Flüssigkeits-Gel bei der Behandlung frischer Operationswunden und chronischer Epitheldefekte der Haut. Akt Dermatol 5:255

Ästhetische und funktionelle Gesichtspunkte bei der Laparatomie von Schwerverletzten

H. Kropshofer

II. Chirurgische Klinik, Diakoniekrankenhaus, Elise-Averdick-Straße 17,
D-2720 Rotenburg/Wümme

Der akut traumatologisch tätige Chirurg denkt sicher nicht an Probleme der Ästhetik, wenn er mit den meisten unästhetischen Verletzungsfolgen Schwerverletzter konfrontiert wird.

Dies gilt auch für Verletzungen des Bauchraumes beim Polytraumatisierten. Bei der Primärversorgung haben vitale Forderungen obenanzustehen. Jedoch muß heute jeder Chirurg damit rechnen, daß dem geheilten Patienten ohne Berücksichtigung des schweren Traumas der ästhetische oder hier besser kosmetische Erfolg – sichtbar an der Narbe – am Wesentlichsten erscheint. Dieser Gesichtspunkt sollte bei der Laparatomie von Schwerverletzten mit einbezogen werden.

Wir eröffnen die Bauchdecke bei Bauchinnenraumverletzungen grundsätzlich durch quere Laparatomie.

Hierzu einige anatomische Vorbemerkungen: Die Bauchwand ist motorisch und sensibel segmental innerviert. Aponeurosen sind Zonen größter Zugbeanspruchung. Bei der Laparatomie ist die Innervation geringstmöglich zu schädigen, denn ein denervierter Muskel athrohiert und wird zu funktionell minderwertigem Bindegewebe.

Die Durchtrennung einer Aponeurose bedeutet per se schon eine Schädigung im Zugkräften ausgesetzten Bereich.

Die Langerschen Spaltlinien der Haut verlaufen auf der Bauchdecke quer.

Folgende Forderungen sind unter Berücksichtigung funktioneller und ästhetischer Gesichtspunkte an die Laparatpmie zu stellen:

1. Übersichtliche Darstellung der Bauchhöhle bzw. der Organsysteme.
2. Rasche Durchführbarkeit und Erweiterungsmöglichkeit.
3. Größtmögliche Schonung der anatomischen Gegebenheiten des Bauchdeckenaufbaus.
4. Geringer Wundschmerz zur Reduzierung postoperativer respiratorischer Probleme.
5. Sicherheit gegen Dehiscenzen und Hernienbildung und
6. kosmetisch gute Narbenbildung durch Schnittführung parallel der Hautspaltlinien.

Der quere Bauchdeckenschnitt trägt diesen Forderungen Rechnung.

Die Darstellung aller abdominalen und retroperitonealen Organsysteme ist sehr gut möglich.

Zwerchfellverletzungen können meist problemlos versorgt werden.

Die Laparatomie ist schnell durchführbar. Man kann auch nicht in eine falsche Schicht geraten. Der Zeitfaktor spielt erst bei Peritonealeröffnung und Aufhebung der abdominalen Selbsttamponade eine Rolle.

Eine Erweiterung zur Thoracotomie ist möglich.

Unterbauchverletzungen können bei breiter Schnittführung unproblematisch versorgt werden.

Die Ästhetik von Form und Funktion
in der Plastischen u. Wiederherstellungschirurgie
Herausgegeben von G. Pfeifer

Die geraden Bauchmuskeln werden quer unter Schonung der queren Innervation, die schrägen Bauchmuskeln längs unter der Schonung der längsverlaufenden Innervation durchtrennt. Der Hautschnitt verläuft in den Spaltlinien.

Wegen der geringen Spannung auf der Narbe ist der postoperative Wundschmerz und das repiratorische Problem gemindert. Dehiscenzen, Hernien und unästhetische hypertrophe Narben sind selten.

1975 bis 1983 wurden an der II. Chirurgischen Klinik des Diakoniekrankenhauses Rotenburg 109 Verletzte notfallmäßig laparatomiert.

In fast allen Fällen war die Diagnose präoperativ bereits gesichert. Der abdominale Zugangsweg war somit weitgehend vorgegeben.

Bei 109 Bauchverletzungen waren 64 = 58,7% isoliert am Abdomen und 45 = 41,3% polytraumatisiert. Das Durchschnittsalter betrug 30,2 Jahre bei einer Spanne von 20 Monaten bis 88 Jahre (Tabelle 1).

In 10 Fällen = 9,2% lag eine Zwerchfellverletzung vor, 3mal war zusätzlich eine Thoracotomie zur Versorgung von Lungenverletzungen notwendig.

Im Rahmen der ambulanten Nachbehandlung wurden 71 = 65,1% der Verletzten durchschnittlich 6 Monate nachbetreut. Wir fanden unter diesen 71 Patienten 2mal oberflächliche Wundheilungsstörungen mit reizloser Abheilung.

Wir haben keine Narbenhernie, keine hypertrophe Narbenbildung mit der Notwendigkeit einer operativen Korrektur vermerken müssen.

Zusammenfassend ist festzustellen: Bei den mannigfaltigen Überlegungen vor Laparatomien von Schwerverletzten sollte der Gesichtspunkt des ästhetischen Ergebnisses nicht unberücksichtigt bleiben. Die Planung der Incision ist durch die ausgezeichnete präoperative Diagnostik heute erleichtert. Intraoperativ ermöglicht die quere Eröffnung, die Versorgung aller Verletzungsmuster in der Bauchhöhle.

Postoperativ ist das respiratorische Problem gering, die Narbenbildung ästhetisch meist einwandfrei und Hernienbildung die Ausnahme.

Tabelle 1. Verletzungsmuster bei Abdominaltrauma (n = 109)

Milz	40	=	36,7%
Darm/Mesenterium	28	=	25,7%
Leber	22	=	20,2%
Zwerchfell	10	=	9,2%
Niere	9	=	8,3%
Pankreas	2	=	1,8%
Sonstige	3	=	2,8%

Mehrfachverletzungen eingeschlossen

Bißverletzungen im Gesichtsbereich – Folgen, chirurgische Versorgung und Spätergebnisse

N. Hartmann und R. Schmitz

Nordwestdeutsche Kieferklinik (Mund-Kiefer-Gesichtschirurgie), Universitätskrankenhaus Eppendorf, Martinistraße 52, D-2000 Hamburg 20

Die Versorgung von Bißverletzungen im Gesichtsbereich stellt an den erstbehandelnden Chirurgen besondere Anforderungen, da die Folgezustände solcher Verletzungen für den betroffenen Patienten in funktioneller, ästhetischer und psychologischer Hinsicht gleichermaßen außerordentlich bedeutsam sind.

In den letzten Jahren ist die früher geübte Zurückhaltung gegenüber der defnitiven Primärversorgung solcher Verletzungen weitgehend aufgegeben worden (Dieckmann u. Machtens 1984; Lemperle 1981); nach gründlicher mechanischer Wundtoilette und systemischer antibiotischer Behandlung treten Infekte kaum auf, außerdem bildet die primäre Behandlung die Grundlage für eine funktionell und ästhetisch zufriedenstellende Rehabilitation (Pfeifer u. Lentrodt 1974). Dennoch bleibt in vielen Fällen die Notwendigkeit zur verzögert primären oder sekundären Versorgung bestehen, abhängig vom Allgemeinzustand des Patienten, von der Trauma-Therapie-Spanne,

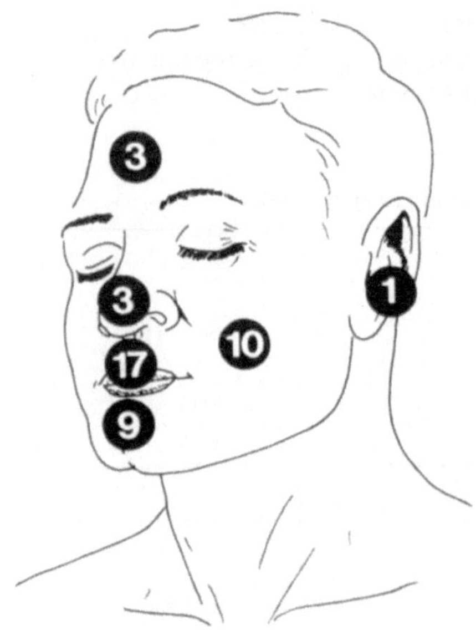

Umschriebene Verletzung: n = 43

Disseminierte Verletzung: n = 8

Abb. 1. Verletzungs-Lokalisation bei Hundebissen im Gesichtsbereich (n = 51)

Die Ästhetik von Form und Funktion
in der Plastischen u. Wiederherstellungschirurgie
Herausgegeben von G. Pfeifer

von Muster und Lokalisation der Verletzung und nicht zuletzt vom Wundzustand (Dieckmann 1979). Unberührt vom Zeitpunkt der Versorgung bleibt das Erfordernis einer prinzipiellen Tetanusprophylaxe, zusätzlich muß bei Tierbissen einem Tollwut-Verdacht nachgegangen werden.

Etwa 90% der in der Literatur berichteten Tierbißverletzungen entfallen auf Hundebisse (Strassburg et al. 1981); daher haben wir das stationäre Krankengut unserer Klinik aus den letzten 10 Jahren unter diesem speziellen Aspekt katamnestisch aufgearbeitet.

Unter den 51 in diesem Zeitraum stationär versorgten Patienten waren 70% weiblich und 30% männlich. Vorwiegend waren Kinder bis zu 10 Jahren betroffen, in 30% der Fälle lag das Alter sogar unter 5 Jahren. Ein akuter Gewebsverlust lag in 27 Fällen vor – am häufigsten resultierten Defektverletzungen von Schäferhundbissen –, die restlichen Wunden wurden als Avulsion, Laceration, Abrasion oder Punktwunden eingestuft. Die Gesichtsmitte mit Nase, Wange und Perioralbereich war in 75% der Fälle betroffen (Abb. 1).

Als Behandlungskonzept wurde, nach Abwägung der vorgenannten Kriterien, alternativ ein einzeitiges Vorgehen mit primärem Wundverschluß oder Primärverschluß mit Nahlappenbildung durchgeführt oder eine zweizeitige Wundversorgung (Abb. 2, 3, 4) gewählt; dabei achteten wir besonders darauf, den vorhandenen Defekt bis zur definitiven Versorgung mit einer guten Wundabdeckung zu versehen. In 3 Fällen haben wir dazu das abgebissene und mitgebrachte Gewebsstück als Composite graft benutzt, das zwar nie vollständig einheilte, aber ebenso wie die ansonsten bis zu 7 Tagen belassene passagere Wundabdeckung aus Epigard zur Ausbildung eines zufriedenstellenden Transplantatlagers führte.

Eine Infektion mit Störung der Wundheilung war nur in einem Fall einer primären Wundversorgung nach Jagdhund-Biß zu beobachten; hier fanden wir im Wundabstrich

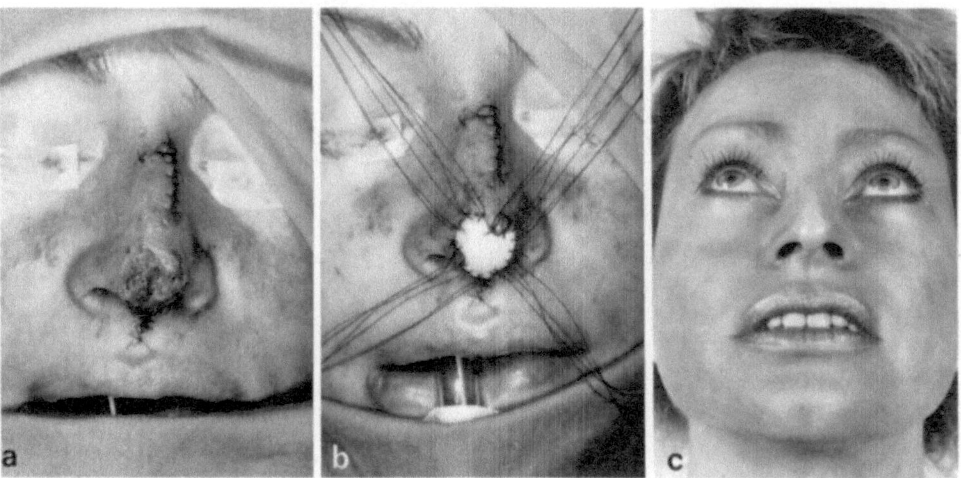

Abb. 2. a Defekt der Nasenspitzenregion nach Hundebißverletzung, Wundkonditionierung nach passagerer Epigard-Abdeckung, **b** Deckung durch einen retroaurikulären Vollhautlappen, **c** Zustand nach 1 Jahr

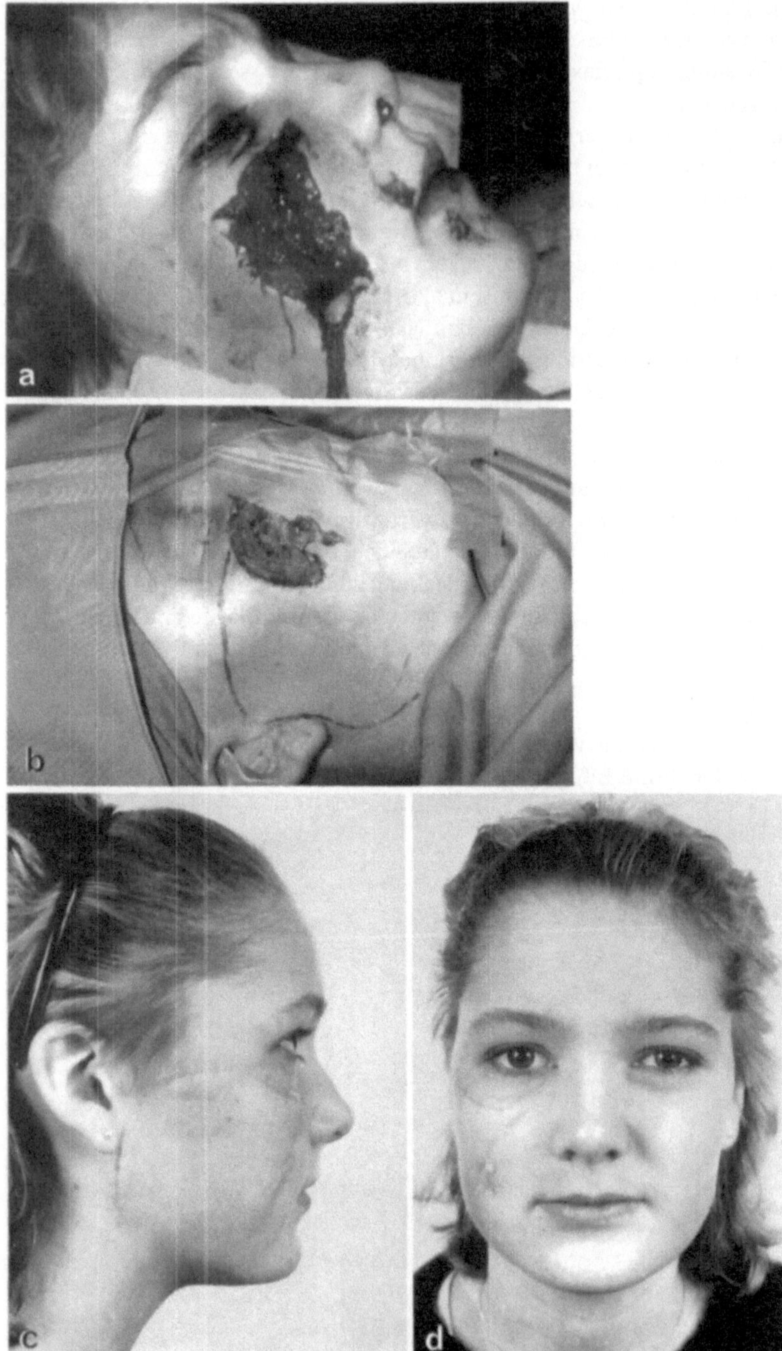

Abb. 3. a Mehrschichtiger Wangendefekt nach Jagdhundbiß, **b** Zustand nach temporärer Wundabdeckung mit Epigard und Konditionierung des Wundgrundes, vor Defektdeckung mit Wangenrotationslappen, **c, d** Zustand nach 6 Monaten

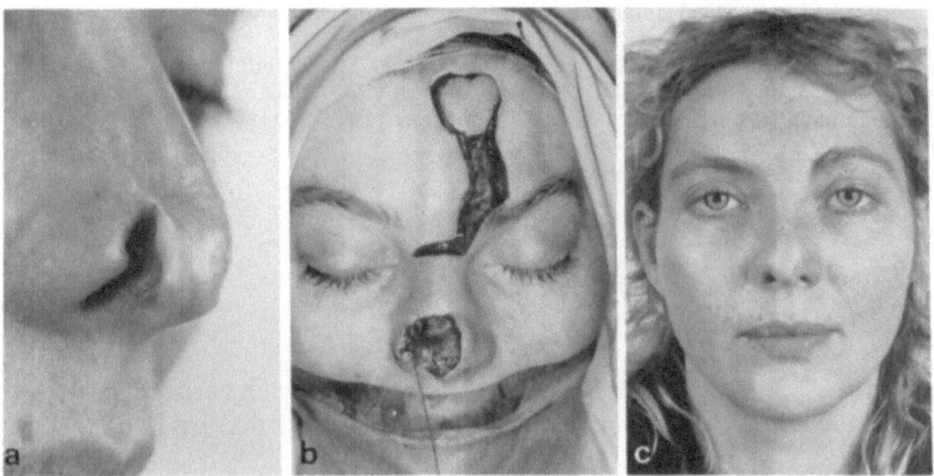

Abb. 4. a Nasenflügeldefekt nach Hundebiß, **b** Zustand nach Umschneidung eines paramedianen Stirninsellappens (doppler-sonographische Darstellung der A. supratrochlearis) und Bildung der inneren Nasenauskleidung durch einen Umklapplappen, **c** Zustand nach einem Jahr

Staphylococcus aureus. Die als klassisch beschriebene Infektion nach Hundebißverletzungen mit Pasteurella multocida trat in unserem Krankengut nicht auf.

Zusammenfassend läßt sich feststellen:

1. Nach sorgfältiger Wundtoilette und unter antibiotischer Abschirmung ist, unter Berücksichtigung der Wundgröße und -lokalisation, eine primäre Versorgung von Tierbißverletzungen im Gesichtsbereich die Methode der Wahl;
2. Ist eine primäre definitive Versorgung bei Defektverletzungen nicht möglich, sollte der Wundgrund durch eine passagere Abdeckung (z.B. Epigard) zur Ausbildung eines guten Transplantatlagers konditioniert werden:
3. Bei mehrzeitigem Vorgehen oder zur Defektrekonstruktion bei Sekundärversorgung stehen solche Lappenkonzepte zur Verfügung (Stirninsellappen, Wangenrotationslappen, bilobed flap, retroauriculäre Vollhaut etc.), die einerseits durch ihre der Defektregion ähnliche Hautfarbe und -textur sehr gute Ergebnisse zeitigten, andererseits dem Patienten die zusätzliche psychiche und physische Alteration einer aufwendigeren Wanderlappenplastik ersparen.

Literatur

Dieckmann J (1979) Prinzipielle Überlegungen zur Defektversorgung nach Bißverletzungen im Lippen-, Wangen- und Nasenbereich. Fortschr Kiefer Gesichtschir 24:19

Dieckmann J, Machtens E (1984) Chirurgische Versorgung von frischen Bißverletzungen im Bereich des Gesichts. In: Jungbluth KH, Mommsen U (Hrsg) Plastische und wiederherstellende Maßnahmen bei Unfallverletzungen. Springer, Berlin Heidelberg New York, p 13

Lemperle G (1981) Die Primärversorgung frischer Hundebißverletzungen im Gesicht. Ethicon OP-Termin 108–23
Pfeifer G, Lentrodt J (1974) Die Versorgung frischer Defektverletzungen der Lippen und Wangen. In: Naumann HH, Kastenbauer ER (Hrsg) Plastisch-chirurgische Maßnahmen nach frischen Verletzungen. Thieme, Stuttgart, p 131
Strassburg MA, Greenland S, Marron JA, Mahoney LE (1981) Animal bites: patterus of treatment. Ann Emerg Med 10:193

Operative Technik und Ergebnisse der Rekonstruktionen zertrümmerter Stirnhöhlenvorderwände bei schweren frontobasalen Frakturen

B. Hoffmeister[1], S. Godbersen[2] und R. Ewers[1]

[1] Abteilung Kieferchirurgie des Zentrums Zahn-, Mund- und Kieferheilkunde der Christian-Albrechts-Universität Kiel (Direktor: Prof. Dr. Dr. F. Härle), Arnold-Heller-Straße, D-2300 Kiel
[2] Abteilung Hals-, Nasen- und Ohrenkrankheiten des Zentrums Operative Medizin II der Christian-Albrechts-Universität Kiel (Direktor: Prof. Dr. H. Rudert), Hospitalstraße 20, D-2300 Kiel

Einleitung

Die Behandlung frontobasaler Schädelfrakturen, häufig in Verbindung mit anderen Frakturen des Gesichtsschädels und des Unterkiefers, erfordern eine fachübergreifende Zusammenarbeit.

Je nach der im Vordergrund stehenden Verletzung des Patienten liegt der Schwerpunkt der Behandlung im neurochirurgischen, kiefer-gesichtschirurgischen oder hals-, nasen-, ohrenärztlichen Fachgebiet. Verletzungen der Orbita werden durch den Opthalmologen beurteilt und behandelt.

Die Therapie der zertrümmerten Stirnhöhlenvorderwand ist prinzipiell auf zwei verschiedenen Wegen möglich. Die Verödung der Stirnhöhle im Sinne der Riedelschen Operation wird mit sorgfältiger Entfernung der Schleimhaut und Resektion sämtlicher vorhandener Anteile der Stirnhöhlenvorderwand vorgenommen. Diese Methode macht eine sekundäre Rekonstruktion mit autologen, homologen, heterologen oder allogenen Material erforderlich.

Verödende Maßnahmen unter Erhalt der Stirnhöhlenvorderwand und Interposition autologen Gewebes wurden von Matras und Kuderna (1980) und in einer Übersicht von Nichols (1984) angegeben.

Der unserer Meinung nach bessere Weg in der Behandlung frontobasaler Trümmerfrakturen ist die Rekonstruktion der Stirnhöhlenvorderwand mit Erhalt des Lumens

Die Ästhetik von Form und Funktion
in der Plastischen u. Wiederherstellungschirurgie
Herausgegeben von G. Pfeifer

der Stirnhöhle. Dieses Verfahren wurde unter anderem von Rudert (1973), Peri et al. (1981) und Raveh et al. (1984) angegeben.

Zur Wiederherstellung werden in den meisten Fällen Drahtnähte zur Fixation der Fragmente bevorzugt. Schwerste Trümmerungen der Stirnhöhlenvorderwand mit vielen kleinen Fragmenten sind nur schwer mit diesen Osteosyntheseverfahren in ihrer ursprünglichen Form zu rekonstruieren. In diesen Fällen bewährt sich das schon von Ewers (1977), Weerda et al (1979), Freitag (1982) und Härle et al (1984) angegebene Verfahren der Miniplattenosteosynthese besonders.

Ergebnisse

Mit der Miniplattenosteosynthese ist im Mittelgesicht eine stabile Fixation der knöchernen Fragmente gegeben. Bei großen Stirnhöhlen ist dieses Verfahren besonders geeignet, die konvexe Wölbung der Stirnhöhlenvorderwand wieder herzustellen. Neben der in diesem Fall vorrangigen ästhetischen Komponente ist die funktionelle Wiederherstellung der Stirnhöhle ein weiteres Behandlungsziel.

In Zusammenarbeit mit der Hals-, Nasen-, Ohrenklinik der Christian-Albrechts-Universität Kiel wurden in den Jahren 1981–1984 sechs Patienten mit schweren frontobasalen Trümmerfrakturen mit der Miniplattenosteosynthese behandelt. Je nach Verletzungstyp wurde ein transfrontaler oder transkranieller operativer Zugang gewählt. Bei den in unserer Klinik primär behandelten Patienten bevorzugten wir den operativen Zugang nach der Unterberger-Schnittführung.

In allen Fällen zeigte sich bei der Nachuntersuchung im Röntgenbild eine pneumatisierte Stirnhöhle. Die Patienten hatten keinerlei Beschwerden.

In drei Fällen wurde eine transnasale Sinuskopie des Sinus frontalis vorgenommen. In diesen Fällen fanden wir eine reizlose Schleimhaut, welche die Lumina der Stirnhöhlen auskleidete. In keinem Fall war es zu einer Obliteration der Stirnhöhle gekommen.

Fallbeschreibung

An dem Fall einer zum Unfallzeitpunkt 23jährigen Patientin möchten wir das operativer Verfahren und das ästhetische und funktionelle Spätergebnis exemplarisch vorstellen.

Die polytraumatisierte Patientin hatte sich neben einer schweren Lungenkontusion und der frontobasalen Trümmerfraktur vom Typ Escher I, eine Mittelgesichtsfraktur vom Typ Le Fort II, eine Jochbeinfraktur rechtsseitig, eine Alveolarfortsatzfraktur mit Verlust sämtlicher Oberkieferfrontzähne sowie eine Bulbusruptur, die zur Eviscaratio orbitae rechts führte, zugezogen.

Aufgrund der schweren Lungenkontusion war nach primärer intermaxillärer Immobilisation über Drahtligaturenschienen nach Stout-Obwegeser und Gummizüge eine frühestmögliche Versorgung wegen der notwendigen allgemein-chirurgischen Intensivtherapie erst nach 14 Tagen nach dem Unfall im Sinne einer früh-sekundären Versorgung an unserer Klinik möglich.

Starke Zertrümmerung der Stirnhöhlenvorderwand mit verkeilter Fraktur der Stirnhöhlenrückwand ist in Abb. 1 am präoperativen Röntgenbild im seitlichen Strahlengang zu sehen. Eine neurochirurgische Intervention war wegen des nur leichten Schädel-Hirn-Traumas bei dieser Patientin nicht erforderlich.

Nach einer Unterberger-Schnittführung legten wir die zertrümmerte Stirnhöhle frei, wie es der intraoperative Situs in Abb. 2 zeigt. Mit langen fortlaufenden Miniplatten der AO, die wir kreuzweise zur besseren Stabilität anordneten, rekonstruierten wir die Stirnhöhlenvorderwand. Kleinere Fragmente wurden mit resorbierbaren Fäden (Vicryl) fixiert. Über diese Plattenkonstruktion wurde das Nasenbein mit einer Schraube fixiert. Die Jochbeinfraktur konnte durch diesen operativen Zugang mit einer Miniplattenosteosynthese gleichzeitig versorgt werden. Die postoperativen Röntgenbilder (Abb. 3a, b) verdeutlichen die Anordnung der Osteosyntheseplatten. In die rechte und linke Stirnhöhle eingebrachte Drainageröhrchen wurden für sechs Wochen in situ belassen.

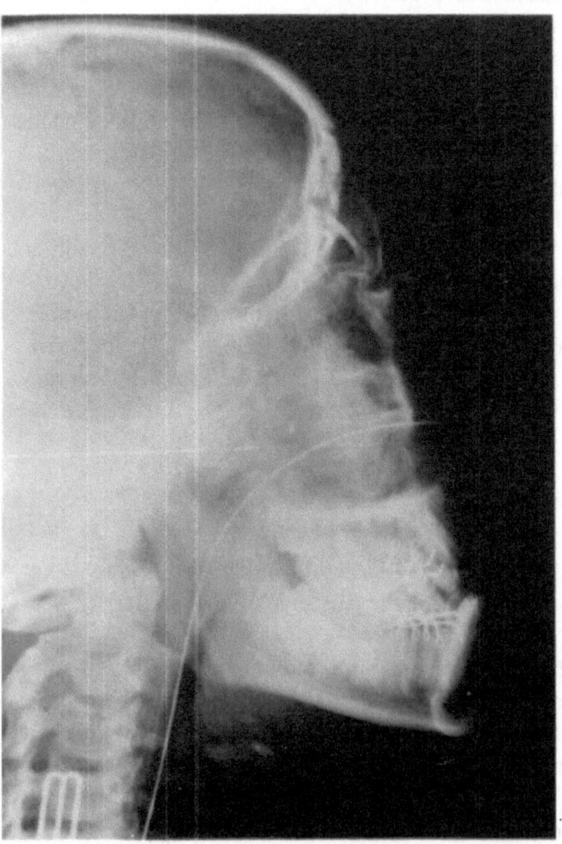

Abb. 1. Röntgenbild des Schädels im seitlichen Strahlengang einer 23jährigen Patientin am Unfalltage nach Verkehrsunfall mit intermaxillärer Immobilisation über Drahtligaturenschienen und Gummizügen. Frontobasale Trümmerfraktur vom Typ Escher I neben anderen Frakturen

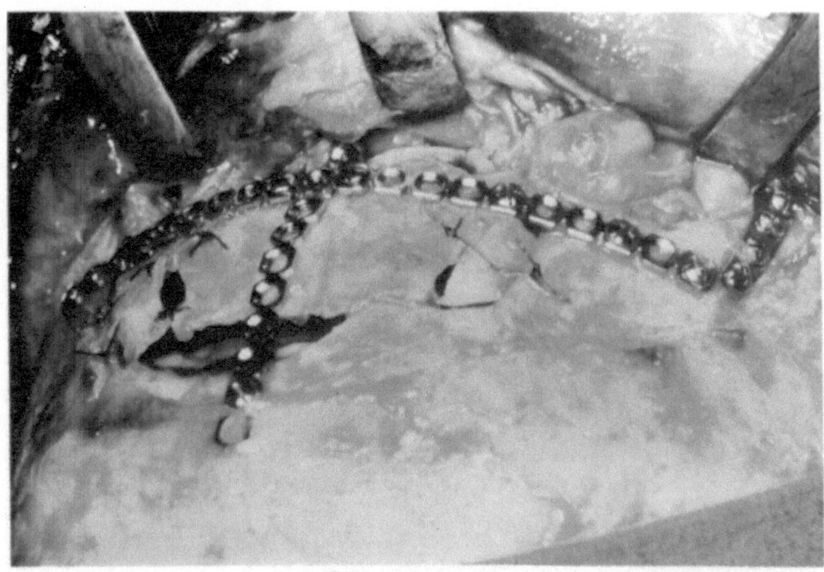

Abb. 2. Intraoperativer Situs der Miniplattenosteosynthese zur Rekonstruktion der Stirnhöhlenvorderwand, Fixation der Jochbeinfraktur rechts. An die kreuzweise angeordneten gewölbten Platten konnten die Fragmente mit Schrauben fixiert werden. Kleinere Fragmente wurden mit resorbierbaren Fäden (PDS) fixiert

Die Patientin stellte sich acht Monate später zur Entfernung des Osteosynthesematerials vor. Nach der Schnittführung in der alten Narbe wurden die Osteosyntheseplatten, die nur geringfügig von Periost und fibrösen Strängen umwachsen waren, entfernt. Die unter den Platten vollständig wiederhergestellte Stirnhöhlenvorderwand zeigt Ihnen die Abb. 4. Die transnasale Sinuskopie zeigte bei dieser Patientin eine mit reizloser Schleimhaut ausgekleidete Stirnhöhle. Das gute funktionelle Ergebnis bestätigen die beidseits gut pneumatisierten Stirnhöhlen, welche mit supraorbitalen Siebbeinzellen, die selbst noch gekammert waren, eine Einheit bildeten (Abb. 5).

Diskussion

Die Riedelsche Operation mit Verödung der Stirnhöhle birgt in sich die Gefahr, daß belassene Schleimhautreste bzw. infizierte Gewebsanteile postoperative Infektionen oder Bildung von Mucocelen zur Folge haben. Neben dem äthetisch befriedigenden primären Ergebnis ist mit der sekundären Rekonstruktion ein weiterer komplizierter operativer Eingriff erforderlich. Wir sehen nur in extremen Ausnahmefällen eine Indikation zur Verödung der Stirnhöhle.

Mit der Drahtosteosynthese ist die Rekonstruktion der Stirnhöhlenvorderwand gut möglich. Jedoch sind die Grenzen bei ausgedehnten Trümmerungen mit großen Stirnhöhlen errreicht. Die Rekonstruktion mit fortlaufenden Miniplatten hat eine stabile

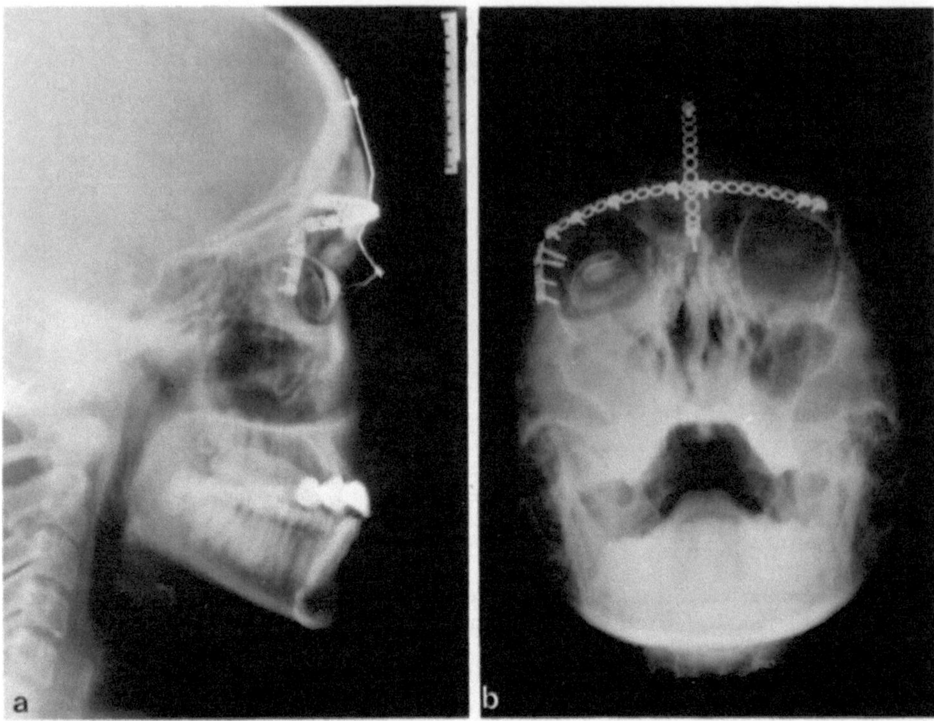

Abb. 3. a Postoperatives Röntgenbild nach versorgter frontobasaler Fraktur und der Mittelgesichtsfrakturen. In der rechten Orbita nach Evisceratio bulbi eine Augenprothese in situ, **b** Rekonstruktion der Stirnhöhlenvorderwand im seitlichen Fernröntgenbild mit Wiederherstellung des ursprünglichen Profils (vergl. Abb. 1)

Rekonstruktion der konvexen Wölbung der Stirnhöhlenvorderwand mit ausgezeichneten ästhetischen Spätergebnissen zur Folge.

Neben der Möglichkeit, durch die Miniplattenosteosynthese selbst schwer zertrümmerte Stirnhöhlen zu rekonstruieren, spielt die mögliche Fixation der Fragmente der zentralen Mittelgesichtstrümmerung über die Osteosyntheseplatten eine wichtige Rolle. Wie an dem in dieser Arbeit gezeigten Fall zu sehen ist, ermöglicht die Anordnung der Miniplatten Teile des zentralen Mittelgesichts am Os frontale zu fixieren und damit eine Rekonstruktion des zertrümmerten Gesichtsschädels zu verbessern.

Neben dem unbedingt erforderlichen Zweiteingriff zur Entfernung der Osteosyntheseplatten besteht ein Nachteil der Miniplattenosteosynthese frontobasaler Frakturen in der Überstrahlung des Computertomogramms bei kontrollbedürftigen endokraniellen Prozessen. Die überstrahlenden Miniplatten machen es oft schwer, die Hirnsubstanz im Bereich der vorderen Schädelgrube einwandfrei zu beurteilen.

Ideal wäre die Verwendung resorbierbarer kleiner Osteosyntheseplatten, die einen zweiten operativen Eingriff zur Materialentfernung überflüssig machen und computertomographische Untersuchungen nicht störend beeinflussen. Die Bearbeitung dieses Problems wird uns vielleicht in Zukunft die operative Therapie schwerer frontobasaler Schädelfrakturen weiter erleichtern.

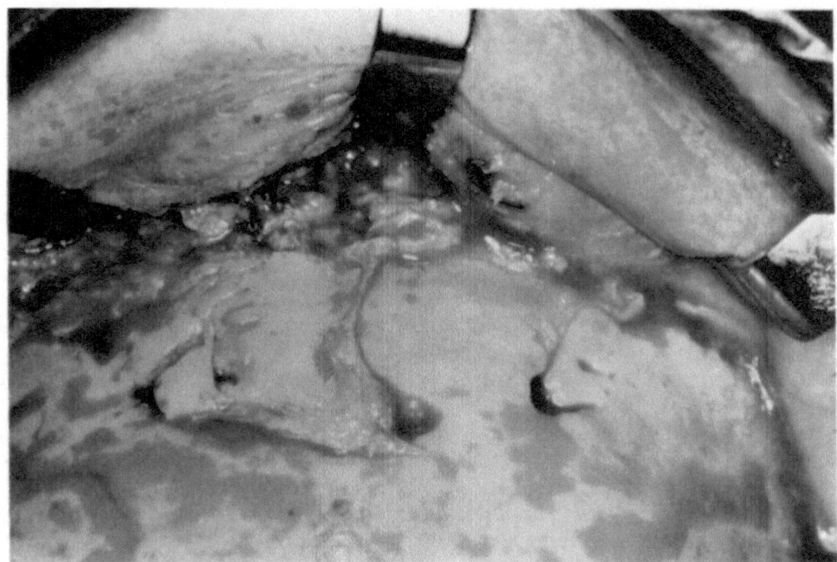

Abb. 4. Intraoperativer Situs nach der Entfernung des Osteosynthesematerials 8 Monate nach der Frakturversorgung. Die Stirnhöhlenvorderwand ist wiederhergestellt und knöchern konsolidiert

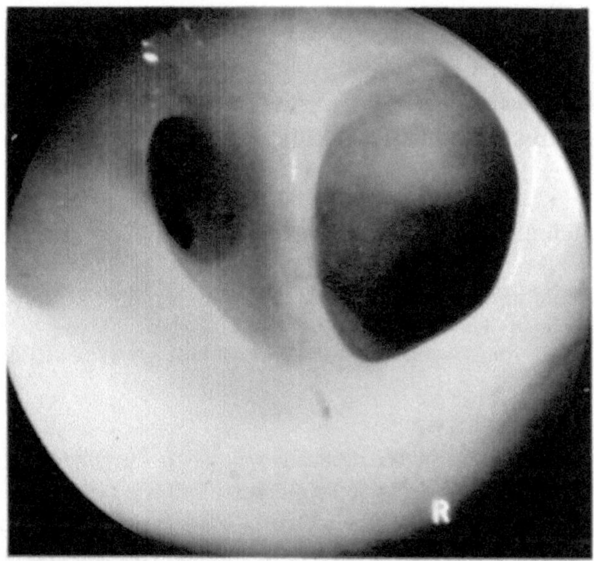

Abb. 5. Transnasale Sinuskopie mit Blick auf die Öffnung beider Stirnhöhlen. Beide Stirnhöhlen waren von reizloser Schleimhaut ausgekleidet und zeigten Verbindung mit in sich noch gekammerten supraorbitalen Siebbeinzellen

Literatur

Ewers R (1977) Die Wiederherstellung des knöchernen Orbitaringes mit einer „langen Orbitaplatte" bei Trümmerfrakturen. Dtsch Zahnärztl Z 32:763

Freitag V (1982) Zur Therapie frontomaxillärer Frakturen. Dtsch Z Mund Kiefer Gesichtschir 6:384

Härle F, Rudert H, Ewers R (1984) Die Miniplattenosteosynthese von Jochbein, Orbita und Stirnbein. In: Jungbluth KH, Mommsen U (Hrsg) Plastische und wiederherstellende Maßnahmen bei Unfallverletzungen. Springer, Berlin Heidelberg New York Tokyo, p 149

Matras H, Kuderna H (1980) Combined Cranio-facial Fractures. J Maxillofac Surg 8:52

Nichols RD (1984) Treatment of Frontal Sinus Fractures. In: Mathog H (ed) Maxillo-Facial Trauma, Kap. 22. Williams & Wilkins, Baltimore, p 288

Peri G, Chabannes J, Menes R, Jourde J, Fain J (1981) Fractures of the Frontal Sinus. J Maxillofac Surg 9:73

Raveh J, Redli M, Markwalder TM (1984) Operative Management of 194 Cases of Combined Maxillofacial-frontobasal Fractures; Principles and Surgical Modifications. J Oral Maxillofac Surg 42:555

Rudert H (1973) Beitrag zur operativen Stirnhöhlenversorgung bei frontobasalen Frakturen unter besonderer Berücksichtigung der Rekonstruktion von Stirnhöhle und Glabella. HNO 21:217

Weerda H, Niederdellmann H, Ewers R (1979) Erfahrungen mit der stabilen Osteosynthese im Gesichtsschädelbereich. HNO 27:318

Wiederaufbau der Stirn mit Tricalciumphosphat-Keramik. 5-Jahresbericht mit Ausblick

K. Jahnke[1] und C.M. Büsing[2]

[1] Eberhard-Karls-Universität, Hals-, Nasen- und Ohrenklinik, Silcherstraße 5, D-7400 Tübingen

[2] Pathologisches Institut der Städischen Krankenanstalten, D-8070 Ingolstadt

Indikationen zum Wiederaufbau der Stirn ergeben sich vor allem a) nach schwerem Trauma in Rahmen der Primärversorgung oder der Spätversorgung, b) nach Entzündungen wie z.B. Stirnbein-Ostitis bzw. -osteomyelitis und c) bei Zustand nach heute nur selten durchgeführten Stirnhöhlen-Radikal-Operationen nach Riedel. Körpereigene Transplantate wie Knochen vom Beckenkamm oder der Rippe oder Knorpel z.B. vom Nasenseptum haben zwar den Vorteil der optimalen Verträglichkeit, sind jedoch durch die Notwendigkeit eines zusätzlichen Eingriffs kompromittiert. Sie sind ebenso wie allogene Transplantate infektionsgefährdet. Letztere sind oft nur aufwendig zu gewinnen und in einer Gewebebank aufzubewahren. Bei Primärver-

Die Ästhetik von Form und Funktion
in der Plastischen u. Wiederherstellungschirurgie
Herausgegeben von G. Pfeifer

sorgung stehen sie wegen der erforderlichen Wässerungszeit z.B. nach Cialit-Konservierung nicht immer rechtzeitig zur Verfügung. Metallplatten z.B. aus Tantal haben den Nachteil, daß sie meistens schwierig zu formen sind. Kunststoffe wie Palacos weisen eine eingeschränkte Verträglichkeit auf, die sich besonders dann zeigte, wenn sie Kontakt zur Nasennebenhöhlenschleimhaut hatten.

Seit 1978 standen uns Platten aus bionierter Aluminiomoxid-Keramik[1] zur Verfügung, seit 1979 auch Platten aus poröser Tricalciumphosphat-Keramik[1] (Gesamtporosität 25–30%, Mikroporengrößen 1–20 µm, Makroporengrößen 100 µm bis 1 mm). Diese Keramiken setzten wir nach ausgedehnten tierexperimentellen Untersuchungen klinisch in der Mittelohr-, Nasennebenhöhlen- und Frontobasis-Chirurgie ein. Die ersten klinischen Erfahrungen waren auch an der Schädelbasis sehr günstig (Jahnke 1980). Über unsere tierexperimentellen und klinischen Ergebnisse mit bioinerten Aluminiumoxid-Keramik-Implantaten und mit bioaktiver poröser Tricalciumphosphat-Keramik sowohl in der Mittelohrchirurgie als auch in der Nasennebenhöhlenchirurgie wurde schon berichtet (vgl. Jahnke 1984). Hier sollen unsere 5jährigen klinischen Erfahrungen mit poröser Tricalciumphosphat-Keramik beim Wiederaufbau der Stirn unter materialtechnischen und chirurgischen Gesichtspunkten besprochen werden. Dabei ist kritisch dazu Stellung zu nehmen, wann die Implantation von poröser Tricalciumphosphat-Keramik sinnvoll ist, welche Einsatzmöglichkeiten – bei Fehlen anderer Materialien – vertretbar sind und für welche Implantatlager dieses Material keinesfalls geeignet ist.

In knöchernem Implantatlager können poröse Tricalciumphosphat-Keramiken teilweise oder vollständig resorbiert und durch körpereigenes Knochengewebe ersetzt werden (Literatur bei Jahnke u. Plester 1980). Dieser Vorgang ist von zahlreichen Faktoren abhängig:

1. Vom Grad der Porosität der Keramik,
2. von ihrem kristallinen Aufbau,
3. von der Implantatgröße,
4. vom knöchernen Implantatlager (z.B. mit oder ohne Periost),
5. vom Empfänger (z.B. Alter).

Wir erhielten dieses kristalline Material größtenteils in Form von 1–2 mm dicken Platten, die aufgrund ihrer geringen Härte und Elastizität von vornherein auf die Auffüllung von Defekten und nur relativ geringgradig tragende Funktionen beschränkt ist. Sie werden entweder mit der Luer-Zange oder mit der Diamant-Fräse bearbeitet. Für das Auffüllen von Knochendefekten zogen wir es in den letzten 3 Jahren vielfach vor, die Keramik zu zermörsern, um sie besser einpassen zu können und eine schnellere Umwandlung in körpereigenen Knochen zu erzielen. Die Keramik wurde grundsätzlich mit Gentamycin-Lösung getränkt und wirkte somit als Medikamentendepot. Bakteriologische Untersuchungen, die an hämophilus influenzae, Streptococcus pneumoniae und Streptococcus pyogenes human A aus der Routinediagnostik unseres Fachgebietes in unterschiedlichen Verdünnungsreihen durchgeführt worden waren, hatten weder

---

[1] Friedrichsfeld GmbH, Postfach 7, D-6800 Mannheim 71

eine bakteriostatische Wirkung der Tricalciumphosphat-Keramik noch eine Förderung des Keimwachstums gezeigt.

Im Stirnbereich setzten wir poröse Tricalciumphosphat-Keramik als vorgeformte Teile oder als Granulat vor allem zum Auffüllen von Knochendefekten nach schwerem Trauma (Primärversorgung, Spätversorgung), bei entzündungsbedingten Defekten oder nach Riedelscher Radikaloperation der Stirnhöhle ein. Bei Kontakt zur Stirnhöhle wurde deren gesamte Schleimhaut vorher entfernt und der Knochen nachgeschliffen. Günstige Verhältnisse bestanden bei breitflächigem Kontakt der Keramik mit der Stirnhöhlenhinterwand und bei zugleich flacher Stirnhöhle. Doch selbst dann wurde die Keramik nur langsam umgebaut, dieser Prozeß dauerte je nach Implantatgröße bis zu mehreren Jahren. Das Auffüllen tiefer Stirnhöhlen ist abzulehnen, da die Umwandlung des Materials in körpereigenen Knochen lange Zeit, möglicherweise immer unvollständig bleibt. Im allgemeinen wurde die Keramik mit Humanfibrinkleber[2] beschichtet eingefügt. Die Abb. 1a, b zeigen die Röntgenbilder eines Patienten 3 und 12 Monate nach Wiederaufbau der Stirn. In diesem Fall einer offenen Hirnverletzung fehlten Teile der linken Stirnhöhlenvorder- und -hinterwand, so daß der Kontakt der Keramik zum Knochen des Stirnbeines nicht optimal war. Als Folge war die Keramik trotz erhaltenen Periostes im lateralen Anteil teilweise ohne knöchernen Ersatz resorbiert worden. Obwohl das klinische Ergebnis auch nach 5 Jahren sehr zufriedenstellend war, verdeutlicht dieser Fall bereits die Grenzen der Verwendung poröser Tricalciumphosphat-Keramik als Knochenersatz-Material.

In einem ähnlichen Fall konten wir 2 Jahre postoperativ bei einer Nachoperation zum weiteren Aufbau der völlig zertrümmerten Nase Material aus dem Implantationsbereich der Stirn gewinnen und histologisch untersuchen (Abb. 2a, b).

Neben unauffälligem neugebildeten Knochen waren Reste des kristallinen Materials und gefäßreiches Bindegewebe nachweisbar, das in die Poren der Keramik eingesproßt war. Fremdkörperreaktionen stellten sich nicht dar. Die Histologie verdeutlicht den außerordentlich langsamen Umwandlungsprozeß dieses Materials und spricht dafür, daß zunächst nur relativ kleine, flache knöcherne Defekte damit aufgefüllt werden sollten.

Für die Rekonstruktion von Stirnhöhlen-Wänden eignet sich diese Keramik nur sehr bedingt, das gilt auch für die Rekonstruktion des Siebbeindaches. Voraussetzung ist neben dem breitflächigen Kontakt zum vorhandenen Knochen das erhaltene Periost. Entsprechende Vorhältnisse lagen bei einem Patienten vor, bei dem wir vor 5 Jahren die Stirnhöhlenvorderwand rekonstruierten. Das gute ästhetische Ergebnis ist bis heute konstant, obwohl in einem derartigen Fall nicht – oder wenig – resorbierbare bioaktive Keramik-Platten, z.B. aus Hydroxylapatit oder gut verträglicher Glaskeramik vorteilhafter wären. Das Auffüllen von Defekten im Bereich des Nasenrückens – z.B. bei traumatisch bedingter Sattelnase – mit poröser Tricalciumphosphat-Keramik wäre nur dann indiziert, wenn sich das Material zwischen erhaltenem Periost und Knochen einfügen ließe. Überhaupt nicht eignet sich poröse Tricalciumphosphat-Keramik für

---

2 Tissucol, Immuno GmbH, Slevogtstraße 3–5, D-6900 Heidelberg 1

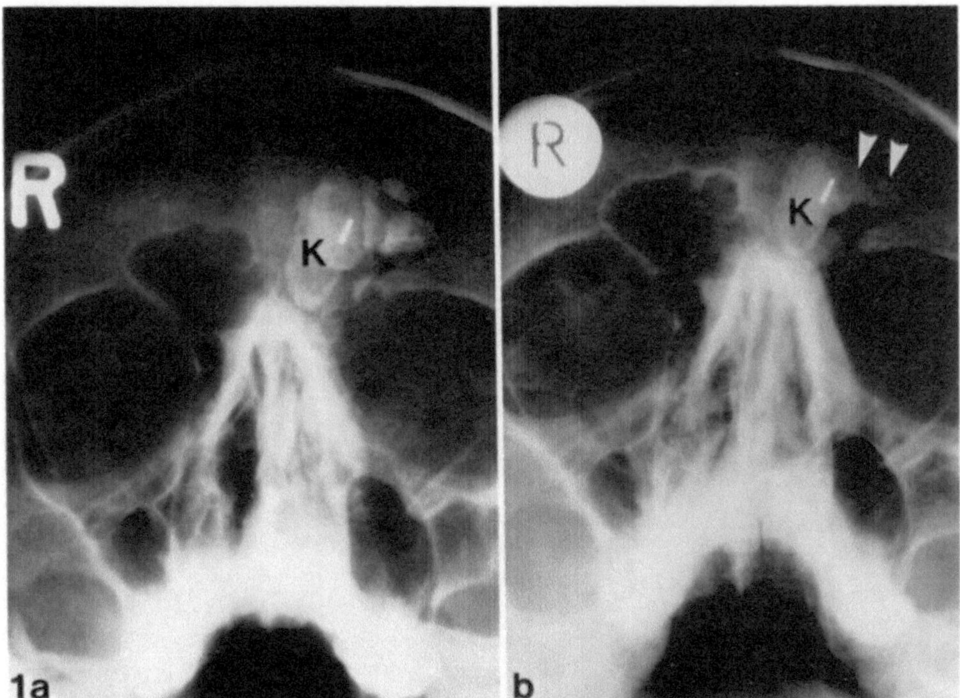

Abb. 1a, b. Nasennebenhöhlen-Aufnahmen eines 18 Jahre alten Patienten, der 15 Monate zuvor ein schweres frontobasales Trauma links mit Erblindung erlitten hatte. Das Sehvermögen hatte sich nach Dekompression des Nervus opticus 4 h nach dem Trauma normalisiert. Der Defekt der linken Stirn mit teilweisem Fehlen der linken Stirnhöhlenvorder- und -hinterwand wurde 12 Monate nach Trauma mit mehreren 1 mm dicken Platten aus poröser Tricalciumphosphat-Keramik gedeckt. **a** 3 Monate postoperativ, **b** 12 Monate postoperativ. Die Keramik hatte lateral keinen Kontakt zu Knochen und wurde weitgehend resorbiert, medial wurde sie durch körpereigenen Knochen ersetzt, das ästhetische Ergebnis ist auch nach 5 Jahren sehr zufriedenstellend. Der Fall zeigt deutlich die Möglichkeit und Grenzen der Anwendung dieser porösen Keramik

die Implantation in Weichteilgewebe, d.h. auch bei großflächigen Defekten im Stirnbeinbereich. In einer derartigen Situation implantieren wir Platten aus Aluminiumoxid-Keramik (Jahnke 1980, 1984), eine Alternative wären Platten aus Glaskeramik.

Für den erfolgreichen Einsatz von poröser Tricalciumphosphat-Keramik im Stirnbereich sind die Fakten entscheidend, die schon für die Nasennebenhöhlen-Chirurgie erwähnt wurden, nämlich

1. ein sauberes, schleimhautfreies knöchernes Implantatlager,
2. ein erhaltenes Periost,
3. ein möglichst flacher knöcherner Defekt, damit die Tricalciumphosphat-Keramik-Schicht nicht zu dick wird und
4. eine vitale oder bradytrophe Abschottung zur Nasenhaupthöhle.

Die Vor- und Nachteile des Materials sind in Tabelle 1 zusammengefaßt. Ein besonderer Vorteil ist in der Tatsache zu sehen, daß poröse Tricalciumphosphat-Keramik

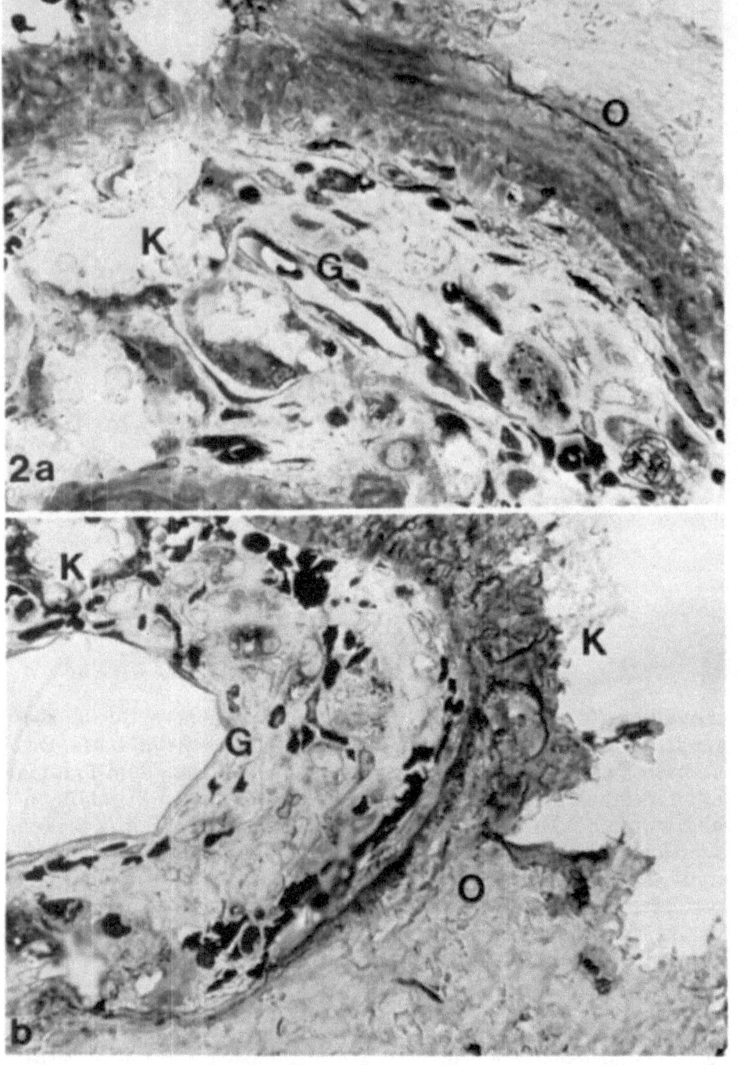

Abb. 2a, b. Neugebildeter Knochen (*O*), Gefäßbindegewebe (*G*) und Keramikreste 2 Jahre nach Auffüllen einer Stirnhöhle, weiteres s. Text

unter den beschriebenen günstigen Voraussetzungen durch körpereigenen Knochen ersetzt und somit vollständig integriert werden kann. Liegen nicht alle diese Voraussetzungen vor, so ist die Indikationsstellung äußerst kritisch zu überdenken.

In weiteren Studien testen wir z.Z. tierexperimentell, ob die Beschichtung dieser Keramik mit allogenen osteogenetischen Substanzen zu einer schnelleren und zu einer vollständigen Umwandlung des Implantates in körpereigenen Knochen führt, auch in ungünstigeren Implantatlagern.

Tabelle 1. Poröse Tricalciumphosphat-Keramik als Knochenersatz

Vorteile:

1. Ausgezeichnete Biokompatibilität
2. Verfügbarkeit, kein zusätzlicher Eingriff
3. Primäre Rekonstruktion auch bei keimgefährdetem Operationsgebiet (Antibiotica-Depot, kein Nährboden)
4. Vorgeformte Teile

Nachteile:

1. Abhängig von knöchernem Implantatlager
2. Relativ instabil
3. Hohe Kosten

Zusammenfassung

Poröse Tricalciumphosphat-Keramik hatte sich tierexperimentell als außerordentlich gewebeverträglich erwiesen. In den letzten 5 Jahren verwandten wir dieses Material analog zu anderen Indikationsbereichen (Mittelohr- und Nasennebenhöhlenchirurgie) auch zur Rekonstruktion des Stirnreliefs bei verletzungs- oder entzündungsbedingten Defekten. Bei jederzeitiger Verfügbarkeit und einfacher Operationstechnik bewährte sich dieses Material als Füllsubstanz in knöchernem Implantatlager. In Einzelfällen setzten wir poröse Tricalciumphosphat-Keramik auch in der Primärversorgung bei keimgefährdetem Operationsgebiet ein, da sie – in antibiotischer Lösung getränkt – als Antibiotica-Depot wirken kann und zugleich keinen Nährboden für Keimwachstum darstellt. Die Auswertung klinischer, röntgenologischer und histologischer Befunde zeigte die Möglichkeit und Grenzen der Verwendung poröser Tricalciumphosphat-Keramik in der Chirurgie des Gesichtsschädels. Von einer Implantation dieses Materials in Weichteillager ist abzuraten.

Literatur

Jahnke K (1980) Zur Rekonstruktion der Frontobasis mit Keramikwerkstoffen. Laryng Rhinol 59:111

Jahnke K, Plester D (1980) Keramik-Implantate in der Mittelohrchirurgie. HNO 28: 109

Jahnke K (1984) Zur Eignung keramischer Werkstoffe für die rekonstruktive Chirurgie des Gesichtsschädels und des Mittelohres. In: Rettig H (Hrsg) Biomaterialien und Nahtmaterial. Springer, Berlin Heidelberg New York Tokyo, p 66

Köster K, Heide H, König R (1977) Resorbierbare Calciumphosphatkeramik im Tierexperiment unter Belastung. Langenbecks Arch Chir 343:173

Winter M, Griss P, de Groot K, Tagai H, Heimke G, van Dijk HJA, Sawai K (1981) Comparative histocompatibility testing of seven calcium phosphate ceramics. Biomaterials 2:159

Zöllner Ch, Strutz J, Beck Chl, Büsing CM, Jahnke K, Heimke G (1983) Verödung des Warzenfortsatzes mit poröser Tricalciumphosphat-Keramik. Laryng Rhinol Otol 62: 106

Sekundärkorrekturen nach Orbitaringfrakturen

K. Wangerin[1], R. Ewers[1], F. Härle[1] und W. de Decker[2]

[1] Klinikum der Christian-Albrechts-Universität Kiel, Zentrum Zahn-, Mund- und Kieferheilkunde, Abteilung Kieferchirurgie, Arnold-Heller-Straße, D-2300 Kiel 1
[2] Klinikum der Christian-Albrechts-Universität Kiel, Zentrum Operative Medizin II, Abteilung der Orth- und Pleoptik, Hegewischstraße 2, D-2300 Kiel 1

Einleitung

Im Zeitraum Januar 1981 bis September 1984 wurden in Kiel 248 Frakturen mit Beteiligung der Orbita operativ versorgt (Tabelle 1). Primäre Rekonstruktionsmaßnahmen von Orbitaringfrakturen werden von Michelet und Festal (1971) bzw. Härle und Düker (1975) empfohlen bzw. gefordert.

Mehrere Gründe können jedoch zu ausbleibenden, unvollständigen oder unzureichenden Primärversorgungen von Orbitafrakturen führen (Bowerman 1977). Lebensbedrohliche Situationen erfordern manchmal für einen längeren Zeitraum die künstliche Erhaltung der Vitalfunktionen durch Intensivtherapie, ohne Rücksicht auf die knöchernen Gesichtsschädelverletzungen (Lentrodt 1977). Sie können sowohl allgemeintraumatologisch, z.B. durch Schocksymptomatik auftreten, als auch fachspezifisch neurochirurgisch bei Schädel-Hirnverletzungen oder opthalmologisch-traumatologisch bei Bulbusperforationen. Weiterhin können auch offene Trümmerverletzungen mit nachfolgenden Wundinfektionen und posttraumatische akute und chronische Schwellungen die Symptomatik verschleiern, die Diagnostik erschweren und eine Sekundärkorrektur notwendig machen.

Sekundärkorrekturen

Bei 28 unserer Patienten wurde die Indikation zur operativen Sekundärbehandlung gestellt (Tabelle 2). Verschiedene chirurgische Maßnahmen wurden in opthalmologisch-traumatologischer Zusammenarbeit durchgeführt (Tabelle 3). Eine Dislokation

Tabelle 1

Orbitaringfrakturen (1981–1984)	n
Jochbeinfrakturen	174
Orbitarandfrakturen	7
Orbitabodenfrakturen	3
Kombinationsfrakturen	64
Gesamtzahl	248

Die Ästhetik von Form und Funktion
in der Plastischen u. Wiederherstellungschirurgie
Herausgegeben von G. Pfeifer

Tabelle 2. Indikationen zur operativen Sekundärbehandlung

- Diskolation im Orbitaringbereich
- Motilitätsstörungen des Bulbus oculi
- Diplopie
- Bulbustiefstand
- En- oder Exophthalmus
- Ptosis
- neuralgiforme Beschwerden des Nervus infraorbitalis

Tabelle 3

Operative Sekundärmaßnahmen	n
Orbitaschwenkosteotomie	2
Jochbeinumstellungsosteotomie	2
Orbitadefektrekonstruktion mit Rippentransplantaten	4
Orbitabodenunterfütterung (Hydroxylapatit)	4
Orbitabodenrevision mit Einlage lyophilisierter Dura	4
Augenmuskelkorrektur	4
Ptosiskorrektur	1
Dekompression des Nervus infraorbitalis	2
Narbenkorrektur	5

im Orbitabereich ist häufigster Anlaß zur Sekundärosteotomie. Bei lateral geschwenktem, in Fehlstellung verheilten lateralen Orbitarand mit Distraktion der Frakturenden im Orbitaboden haben wir die Schwenkosteotomie (Ewers und Härle 1984) vorgenommen und den reponierten Orbitaringanteil durch fortlaufende Miniplatten fixiert. Dadurch wurde bei 2 Patienten der vergrößerte Orbitaraum verkleinert und durch Wiederherstellung des Orbitabodens der Bulbus um das notwendige Maß angehoben.

Zweimal war eine Jochbeinumstellungsosteotomie notwendig, wenn nach primärer oder primär verzögerter Therapie durch Schwellungen bzw. verbliebene Restschwellungen im Gesichtsbereich oder durch ausgedehnte Trümmerfrakturen keine exakte Reposition gelang. Kontinuitätsunterbrechungen des Orbitaringes wurden mit Rippentransplantaten rekonstruiert. Sie waren nach lokalen Infektionen, ausgedehnten Trümmerfrakturen und Schußverletzungen nötig.

Extremer Enophthalmus bei einem Patienten mit Mittelgesichtsfraktur mit frontobasaler Beteiligung wurde zunächst mit dem in Resorption befindlichen retrobulbären Hämatom erklärt. Ein Jahr später wies der Supraorbitalraum bei Palpation jedoch ein auffälliges Strömungsschwirren auf. Computertomographisch wurde ein raumfordernder retrobulbärer Prozeß festgestellt und angiographisch die Diagnose Sinus-cavernosus-Fistel gestellt. Der operative Fistelverschluß wurde durch einen intraarteriell dauerhaft bleibenden, aufblasbaren Katheter andernorts vorgenommen.

Bei einem Patienten mit Mittelgesichtstrümmerung und Verlust des rechten Bulbus wurde wegen Oculomotoriusparese die Ptosis mit ästhetisch zufriedenstellendem Resultat operativ nach Friedenwald-Guyton korrigiert (Hollwich 1977). Narbenkorrekturen waren mehrfach notwendig und wurden bei einem Patienten mit einer operativen Freilegung des Nervus infraorbitalis im Canalis infraorbitalis kombiniert, da neuralgiforme Beschwerden durch Nervkompression aufgetreten waren. Der Eingriff erfolgte bei diesem Patienten 8 Monate nach dem Unfall und besserte die Beschwerden, während ein weiterer entsprechender Fall beschwerdefrei wurde.

Enophthalmusbedingte Probleme

Enophthalmus mit Diplopie aufgrund der Insuffizienz der Augenmuskeln und ihres Bandapparates (Abb. 1), die nach primärer Orbitabodenrevision mit Interposition lyophilisierter Dura zurückgeblieben waren, wurden durch Volumenauffüllung der Orbita früher mit verschiedenen Materialien behoben.

Durch einen einfachen Trick gelingt es oft, nachzuweisen, daß lediglich das Mißverhältnis zwischen Orbitavolumen und -inhalt zu dieser Pseudoherberparese führt. Wird durch einen infraorbital eingesetzten Spatel der intraorbitale Druck erhöht und der Bulbus angehoben, ist der Blick nach oben fast uneingeschränkt möglich (Abb. 2). Mit der sekundären Korrektur solcher funktionellen Störungen haben wir etwas Erfahrung (Bumm u. de Decker 1981; de Decker u. Ewers 1984). Die notwendige Auffüllung haben wir bislang – ganz konventionell – mit autoplastischen oder konservierten Knorpel- bzw. Knochentransplantaten vorgenommen. Seit kurzem verwenden wir in bislang 4 Fällen Hydroxylapatitgranulat (Calcitite; Abb. 3), weil es sich leicht einlegen und verteilen läßt und das Ausmaß der Bulbusanhebung bzw. des Enophthalmusausgleiches nach Augenmaß korrigierbar ist (Abb. 4). Außerdem verhält sich dieses Material gewebefreundlich und bleibt auf Dauer reaktionslos im Gewebe (Osborn 1983).

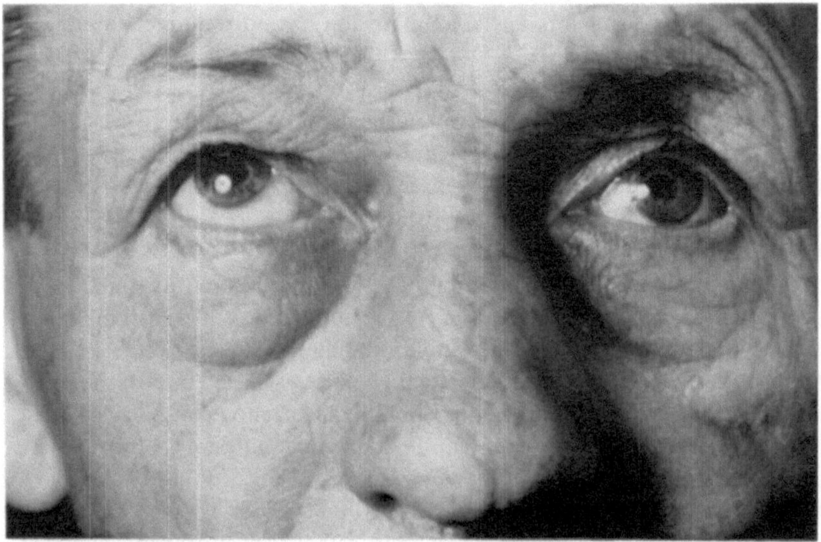

Abb. 1. Syndrom der erweiterten Orbita mit Blickhebungseinschränkung links

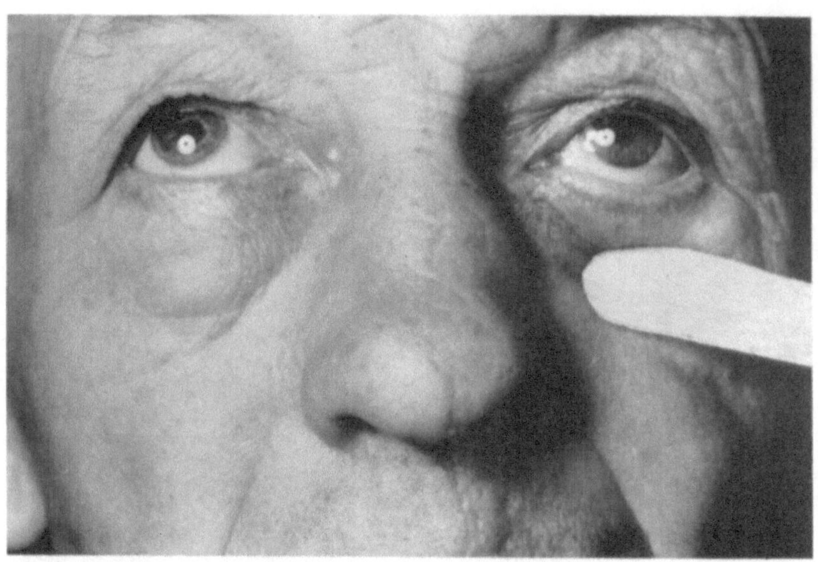

Abb. 2. Auflösung der Pseudoheberparese links durch infraorbitalen Spateldruck

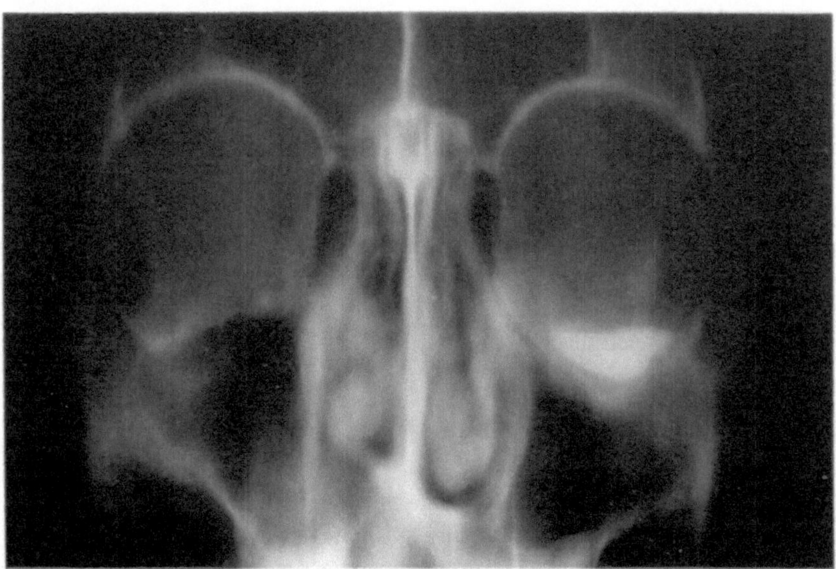

Abb. 3. Tomographie des Schädels nach Orbitabodenunterfütterung links mit Hydroxylapatitgranulat

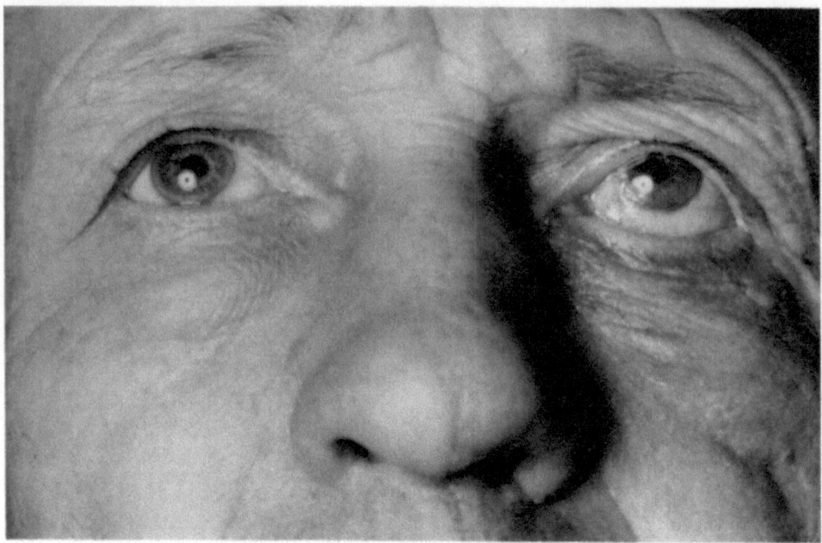

Abb. 4. Uneingeschränkte Blickhebung nach Orbitabodenunterfütterung mit Hydroxylapatitgranulat

Ausmaß und Richtung des Doppelsehens waren postoperativ in allen Fällen gebessert, so daß binoculares Einfachsehen im Gebrauchsblickfeld möglich wurde. Augenmuskelkorrekturen zur Beseitigung der Diplopie in extremen Blickrichtungsbereichen wurden primär auf der traumatisierten Seite vorgenommen. In manchen Fällen war zusätzlich auch Augenmuskelchirurgie erforderlich, mitunter auch am anderen Auge („Gegenparese"; Cüppers 1974). Der Enophthalmus konnte nicht mehr in allen Fällen ausgeglichen werden. Dieses Phänomen haben wir „Syndrom der erweiterten Orbita" genannt. Mit dem einfachen Spateltrick konnte differentialdiagnostisch eine intraorbitale augenmusculäre Einklemmung ausgeschlossen werden (de Decker u. Ewers 1984). Die Therapie ist sekundär durch Orbitabodenunterfütterung vorgenommen worden, der Blick nach oben war frei.

Diskussion

Sekundäre Osteotomien zur Wiederherstellung der knöchernen Mittelgesichtsstrukturen werden bei korrekter Indikationsstellung unter Anwendung der beschriebenen unterschiedlichen Methoden und Verwendung von Osteosynthesematerialien, die eine stabile Fixierung ermöglichen (Weerda et al. 1979), empfohlen.

Eine gesonderte Betrachtung erfordert die Problematik der erweiterten Orbita: Solche Eingriffe werden vielerorts praktisch durchgeführt, jedoch meist unter der Annahme einer persistierenden Adhärenz des Musculus rectus inferior im Rahmen einer begleitenden Orbitabodenfraktur. Die behinderte Hebung beruht bei Orbitafrakturen mit Bodenbeteiligung aber nicht immer auf einer Adhärenz, sondern ist oft Ausdruck einer ineffektiven Oculomotorik. In der Literatur ist beschrieben, daß begleitende

Orbitabodenfrakturen viel seltener Adhärenz verursachen als isolierte Blow-out-Frakturen (Loewen et al. 1979). Ist trotz Fehlens einer Adhärenz des M. rect. inferior die Hebung dennoch eingeschränkt, so müssen andere Mechanismen im Spiel sein.

1. Der Bandapparat des Muskels kann durch Frakturhämatom versteift sein (Koornneef 1982). Hämatom und symptomatische Heberparese bilden sich gewöhnlich spontan zurück.
2. Die Muskulatur kann durch ein Mißverhältnis zwischen Volumen und Inhalt der Orbita ineffektiv geworden sein („Syndrom der erweiterten Orbita").

Dieses Syndrom der erweiterten Orbita läßt sich aus praktischen Gründen in zwei Formen einteilen:

2a. Eine absolute Form mit Vergrößerung der knöchernen Augenhöhlenbegrenzung, hervorgerufen durch Dislokation von Orbitarand- und Orbitawandanteilen, und

2b. eine relative Form mit Verringerung des Orbitainhaltes, hervorgerufen durch traumatische Orbitafettnekrose oder intraorbitale Vernarbungen.

Als Pathogenese wird eine rein funktionelle Insuffizienz des Musculus rectus superior diskutiert, die durch Drehmomentverlust nach Zugrichtungsänderung durch Bulbustiefstand auftritt oder die posttraumatischen Spannungsänderungen der netzbodenartigen Augenaufhängung (Koorneef 1982).

Orbitabodenanhebungen bzw. -unterfütterungen mit Hydroxylapatitgranulat haben gegenüber herkömmlichen Methoden mit Implantation verschiedenster Materialien den Vorteil, daß diese Methode schnell und mit nur geringer interoperativer Gewebeschwellung durchgeführt werden kann. Dadurch ist eine Bulbusanhebung möglich und es kann ein Enophthalmusausgleich angestrebt werden. Es ist nicht ratsam, in jedem Falle einen vollständigen Ausgleich des Enophthalmus erzwingen zu wollen. Liegt neben der knöchernen Erweiterung auch ein Fettschwund vor, so kann die zu rigorose Auffüllung zu neuen Motilitätsstörungen führen.

Vor Verkennung eines Muskelscheidenhämatoms schützt der „Traktionstest" (die passive Hebung des Bulbus gelingt), vor Fehlinterpretation eines Erweiterungssyndroms der Spatelversuch. Diese beiden Formen von „Pseudoadhärenz" bilden Kontraindikationen für eine frühe Operation. Der beschriebene „Spateltrick" erhöht unsere diagnostische Sicherheit. Er ersetzt natürlich nicht die gewissenhafte ophthalmologische Untersuchung, evtl. unter Einschluß des Elektrogramms, da mechanische Paresen nicht selten mit echten, neuralen, die mit somatisch unklaren kombiniert sind, auftreten.

Literatur

Bowerman J (1977) Late Reconstruction of the Orbit. Fortschr Kiefer Gesichtschir 22:72

Cüppers C (1974) The so-called Fadenoperation. In: Fells P (Hrsg) II. Congr. ISA Marseille 1974. Diffus. Gen Libr 1976, p 395

de Decker W, Ewers R (1985) Enlarged orbit: Eye motility and surgical therapy. Europ Strab Ass, Kopenhagen 1984 (Bericht)

Ewers R, Härle F (1984) Die Schwenkosteotomie des in Fehlstellung verheilten Orbitabodens und lateralen Orbitarandes. In: Jungbluth KH, Mommsen U (Hrsg) Plastische und wiederherstellende Maßnahmen bei Unfallverletzungen. Springer, Berlin Heidelberg New York Tokyo, S 168

Härle F, Düker J (1975) Druckplattenosteosynthese bei Jochbeinfrakturen. Dtsch Zahnärztl Z 30:71

Hollwich F (1977) Eingriffe gegen die Ptosis. Fortschr Kiefer Gesichtschir 22:92

Koornneef L (1982) In: de Decker W et al. (Hrsg) Rundtischgespräch über Blow-out-Frakturen. Fortschr Ophthalmol 79:174

Lentrodt J (1977) Zur Therapie von in Dislokation verheilten Jochbeinfrakturen bzw. Brücken der kaudalen und/oder lateralen Orbitawandbegrenzung. Fortschr Kiefer Gesichtschir 22:68

Loewen U, Friedburg D, Westphal D (1979) Die Bulbusmotilität bei Früh- und Spätversorgungen von Orbitafrakturen. Klin Mbl Augenheilkd 175:475

Michelet FX, Festal F (1972) Osteosynthese par plaques vissees dans les fractures de l'etage moyen. Sci Rech Odontostomatol 2:4

Osborn JF (1983) Hydroxylapatitkeramik – ein osteotroper Werkstoff für den Knochenersatz. Fortschr Kiefer Gesichtschir 28:37

Weerda H, Niederdellmann H, Ewers R (1979) Erfahrungen mit der stabilen Osteosynthese im Gesichtsschädelbereich. HNO 27:318

Neue Konzepte der Osteoplastik durch die Einbeziehung von Hydroxylapatitkeramik in Kieferchirurgie, Orthopädie und Neurochirurgie

J.F. Osborn[1], U. Heise[2] und K.D. Böker[3]

[1] Abt. für Mund-, Kiefer- und Gesichts-Chirurgie der Klinik für Zahn-, Mund- und Kieferkrankheiten, Universität Bonn, Welschnonnenstraße 17, D-5300 Bonn 1

[2] Klinik für Orthopädie der Universität Hamburg, Martinistr. 52, D-2000 Hamburg 20

[3] Klinik für Neurochirurgie der Universität Bonn, Sigmund-Freud-Straße 25, D-5300 Bonn 1

Charakterisierung der Hydroxylapatitkeramik

Die anorganische Komponente des menschlichen Knochengewebes besteht aus Pentacalciummonohydroxytriorthophosphat, das in der Kristallstruktur des Hydroxylapatits vorliegt.

Unterzieht man synthetisches Hydroxylapatitpulver einem fraktionierten Sinterprozeß, so entsteht Hydroxylapatit-*Keramik* – ein Werkstoff, der seine Gestaltfestigkeit ohne störende Bindemittelzusätze allein durch das keramische Gefüge erhält. Hydroxylapatitkeramik besteht daher ausschließlich aus Calcium und Phosphat und kann als synthetisches Äquivalent des biologischen Knochenmaterials beschrieben werden (Osborn u. Weiss 1978). In verschiedenen Herstellungsverfahren gelangt man zu Hydroxylapatitkeramik-Granulat oder porösen Festkörpern. Durch das interkonnektierende Porengefüge entspricht der Aufbau der porösen Hydroxyalatitkeramik weitgehend der Struktur der natürlichen Knochenspongiosa. Das Hydroxylapatitkeramik-Granulat der Gradation 0,8 hat seine Indikation bei der Rekonstruktion sehr kleiner

Die Ästhetik von Form und Funktion
in der Plastischen u. Wiederherstellungschirurgie
Herausgegeben von G. Pfeifer

Läsionen wie sie bei parodontalen Osteolysen entstehen. Die Fraktion mit dem Partikeldurchmesser von 1,2 mm ist für die Füllung mittelgroßer Knochencavitäten, wie Cysten, traumatische Defekte oder zum Aufbau des atrophischen Kieferkammes geeignet, und das Hydroxylapatitkeramik-Granulat der Gradation 1,8 findet bei der Osteoplastik größerer Knochenhohlräume als Monosubstrat oder in Verbindung mit autologer Spongiosa klinische Anwendung.

Die hier vorgestellt Hydroxylapatitkeramik[1] wurde seit 1976 im eigenen Labor entwickelt, seit 1977 an Ratten und Hunden in Kurzzeit- und Langzeitversuch biologisch geprüft und seit 1980 humanklinisch angewendet.

Hydroxylapatitkeramik unterscheidet sich grundsätzlich vom biologischen Interaktionsprofil konventioneller Implantatwerstoffe (Osborn u. Newesely 1980). Nach den umfangreichen tierexperimentellen Studien und der vierjährigen klinischen Auswertung ist Hydroxylapatitkeramik durch die Eigenschaften Atoxizität, antigenetische und cancerogenetische Inaktivität, Osteotrophie und physiologische Integration charakterisiert (Osborn 1985). Als synthetisches Äquivalent der ossären Mineralphase ist Hydroxylapatitkeramik nicht osteo*induktiv*, sondern osteo*trop*. Dieser Begriff reflektiert die Tatsache, daß Hydroxylapatitkeramik im Weichgewebekontakt keine Knochenneubildung hervorruft. Damit stellt (dichte) Hydroxylapatitkeramik ein geeignetes Implantatmaterial zur Augmentation von Konturdefekten dar. Steht Hydroxylapatitkeramik hingegen mit Gewebe in Kontakt, das osteogenetische Potenz besitzt, kommt es zur ausgeprägten epi- und periimplantären Neubildung von Knochen, wobei – aufgrund der materialspezifischen Osteotrophie – die Knochenneubildung auf der Hydroxylapatitkeramik-Grenzfläche in exakter Analogie zur Osteogenese auf natürlichen Knochenoberflächen verläuft – mit dem Ergebnis der nicht mehr abgrenzbaren Verwachsung zwischen der Hydroxylapatitkeramik und dem vitalen Knochengewebe (Osborn u. Newesely 1982). Damit stellt poröse Hydroxylapatitkeramik ein osteoplastisches Material dar, das zur Rekonstruktion von Knochendefekten geeignet ist. Dieses, und daß Hydroxylapatitkeramik modellierend in das menschliche Knochengewebe integriert wird, konnte anhand von Biopsien aus rekonstruierten Knochenregionen histologisch gesichert werden (Osborn u. Donath 1984).

Klinische Beispiele

Während schalenförmige Segmente aus dichter Hydroxylapatitkeramik für die Rekonstruktion des Orbitabodens und bogenförmige Segmente aus poröser Hydroxylapatitkeramik für die Interpositionsplastik zur Erhöhung des atrophischen Unterkiefers bereits vorgefertigt zur Verfügung stehen, müssen die für die Augmentation von Konturdefekten benötigten Formteile noch individuell aus Hydroxylapatitkeramik-Standardblöcken modelliert werden.

Die Indikation für die Anwendung von Hydroxylapatitkeramik-Implantaten ergab sich bei diesem 19jährigen Patienten (Abb. 1, 2) nachdem zweimalige Korrekturversuche durch Auflagerung autologen Materials im Bereich beider Kieferwinkel und des

---

[1] jetzt OSPROVIT, Feldmühle AG, D-7310 Plochingen

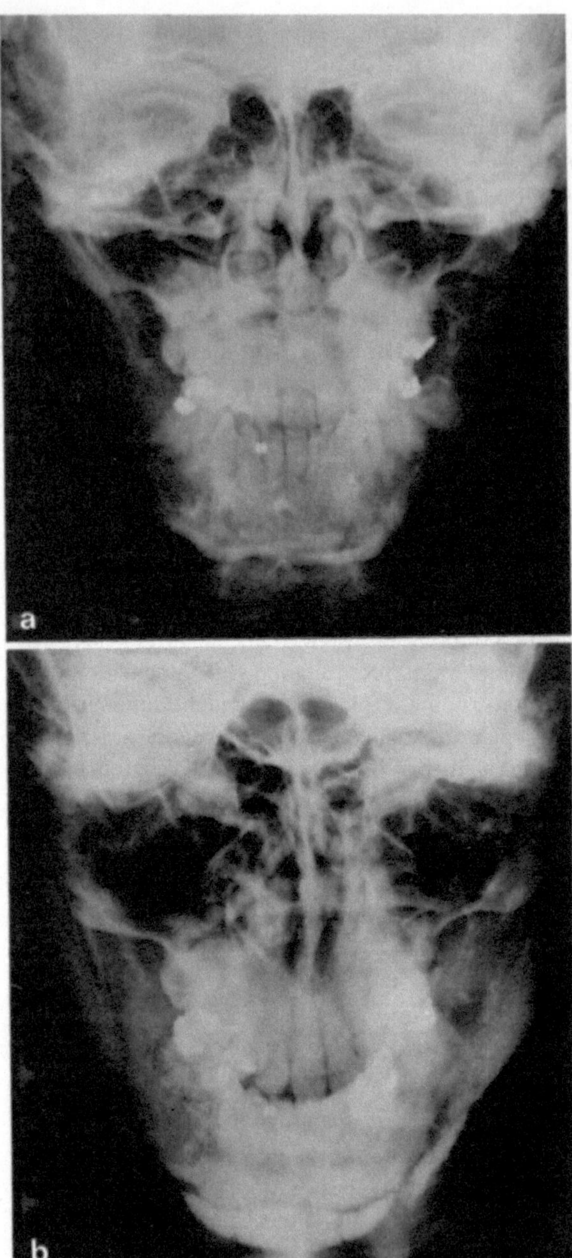

Abb. 1. a Mikrogenie und horizontale Hypoplasie des Unterkiefers (Rö-Schädel p.a. 15°), **b** Hydroxylapatitkeramik-Onlay-Implantate angulär beideseits und mental (Rö-Schädel p.a. 15°)

Kinns infolge Resorption erfolgslos waren. Die als Status nach frühkindlicher Osteomyelitis bestehende Mikrogenie und horizontale Hypoplasie des Unterkiefers wurden durch *Augmentationen* mit Hydroxylapatitkeramik-Implantaten mental und angulär beidseits formativ ausgeglichen. Der Eingriff erfolge unter Ausnutzung der vorbestehenden Narben von extraoral. Die Onlays wurden auf der äußeren Unterkiefercorticalis

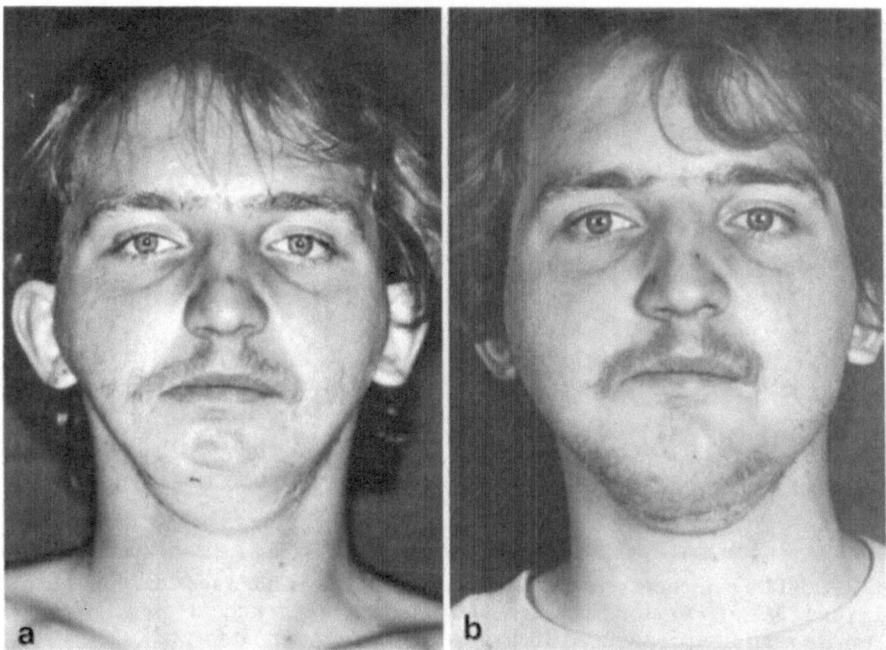

Abb. 2. a Fehlform des Untergesichtes en face, **b** Untergesicht nach der Konturverbesserung durch Hydroxylapatitkeramik-Onlays

durch straffe Adaptierung der bedeckenden Weichgewebe in loco fixiert. Die Röntgenkontrolle (Abb. 1) zeigt die radioopaken Hydroxylapatitkeramik-Implantate in der gewünschten Position. Die En-Face-Bilder (Abb. 2) demonstrieren die durch den Eingriff erreichte ästhetische Verbesserung der Gesichtskonturen. Das durch den Kinnaufbau harmonisierte Profil wird bei seitlicher Betrachtung erkennbar (ohne Abbildung).

Mit dem Ziel, *einen Defekt* durch Neubildung von Skelettsubstanz anatomisch und funktionell zu *rekonstruieren,* wurde die 56 x 2 x 3 cm große solitäre Knochencyste der proximalen Tibia (Abb. 3), die dem 12jährigen Jungen seit 3 Monaten Schmerzen bereitet hatte, curettiert und mit Hydroxylapatitkeramik-Granulat aufgefüllt. Bei erhaltener mechanischer Stabilität der Tibia erfolgte keine postoperative Ruhigstellung, sondern nur eine Entlastung des rechten Beines mit Stockstützen für 6 Wochen. Nach komplikationsloser Heilung spielte der Junge bereits 6 Monate postoperativ wieder Fußball. Die Röntgendokumentation 13 Monate nach der Hydroxylapatitkeramik-Implantation zeigt die anatomisch rekonstruierte Tibiametaphyse mit keramoossärer Konsolidierung der Defektregion (Abb. 3). Dabei zeigen die sich ursprünglich postoperativ als scharfe Konturen abbildenden Granulatkomplexe jetzt fließende Übergänge und abnehmende Unterschiede der Röntgendichte. Diese Befunde entwickeln sich in Korrelation zu der knöchernen Integration und dem physiologischen Umbau der Hydroxylapatitkeramik. Erste Zeichen auch der texturellen Adaptierung sind in den Randzonen zum Originalknochen erkennbar. Hervorzuheben ist, daß die zur Zeit der Implantation direkte räumliche Beziehung des Hydroxylapatitkeramik-Granulates

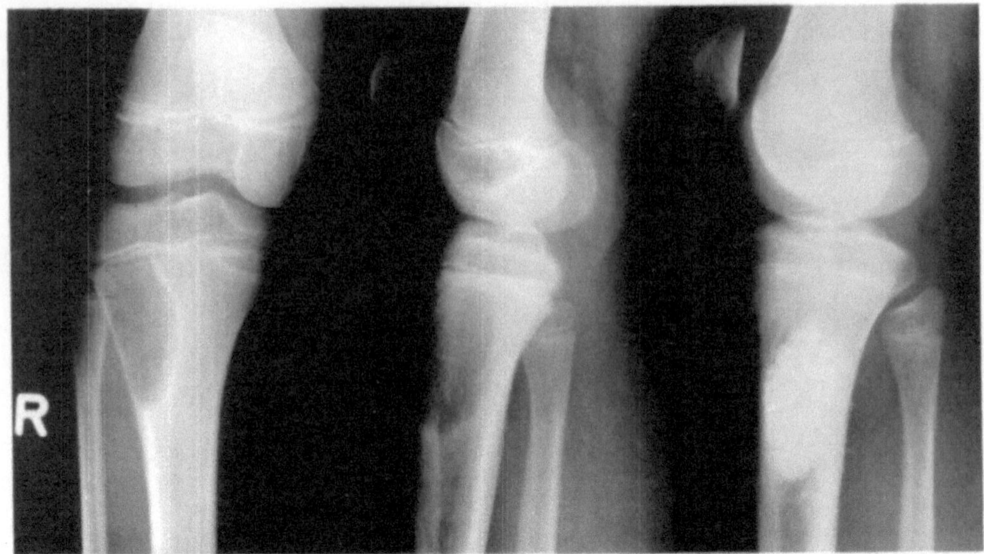

Abb. 3. Solitäre Knochencyste der proximalen Tibia bis an die Wachstumsfuge reichend (*links* und *Mitte*). Anatomische Rekonstruktions durch keramo-ossäres Regenerat 13 Monate nach Insertion von Hydroxylapatitkeramik-Granulat (*rechts*)

zur Wachstumsfuge keinerlei negative Wirkung auf die knöcherne Entwicklung der Epiphyse zeigt.

Einen ebenfalls – wenn auch erst viermonatigen – komplikationslosen Verlauf ergab die mit einem Festkörper aus großporiger Hydroxylapatitkeramik durchgeführte Teilrekonstruktion eines ausgedehnten frontalen Schädeldefektes nach Resektion multipler intrakranieller und enossaler Meningeome. Um eine dichte Abdeckung gegen die Nasennebenhöhlen zu erreichen, erfolgte nach Unterlegung des Implantates mit einem Periostlappen die Rekonstruktion der basisnahen Stirnanteile bzw. der frontalen Schädelbasis mit der Hydroxylapatitkeramik-Platte unter beidseitigem Kontakt mit dem Originalknochen (Abb. 4).

Ob hier das nur an den schmalen Stirnseiten mit dem Hydroxylapatitkeramik-Segment korrespondierende Knochengewebe, oder das alle übrigen Oberflächen des Implantates bedeckende Weichgewebe die Vitalisierung des interkonnektierenden Porengefüges der Hydroxylapatitkeramik dominiert, muß abgewartet werden.

Schlußfolgerung

Bei Nachuntersuchungszeiten von bis zu 50 Monaten waren in der Kiefer- und Gesichts-Chirurgie 45 von 47 (Osborn 1985) und in der Orthopädie 28 von 30 (Heise u. Osborn 1984) der Osteoplastiken und Augmentationen mit Hydroxylapatitkeramik erfolgreich. Daraus ergibt sich die Berechtigung, Hydroxylapatitkeramik zukünftig

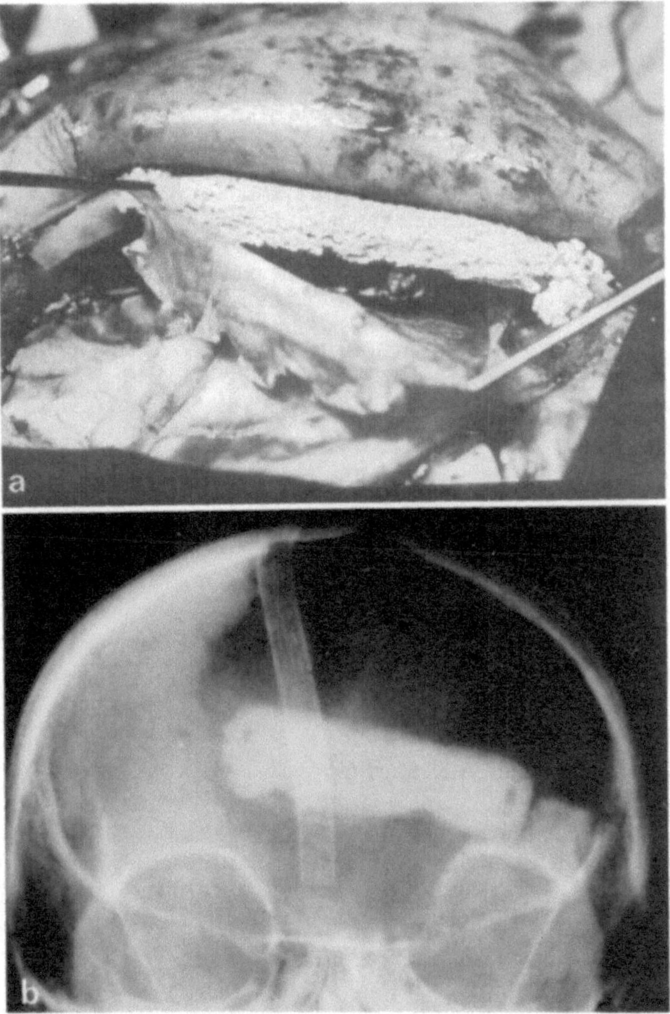

Abb. 4. a Operationssitus nach der Tumorresektion. Die Platte aus der Hydroxylapatitkeramik hat beidseits Kontakt zum defektrandigen Originalknochen des Stirnbeins, **b** Ausgedehnter tumorbedingter frontaler Kalottendefekt. Teilrekonstruktion basal frontal durch eine Platte aus äquidenser Hydroxylapatitkeramik (Rö-Schädel p.a.)

vermehrt auch zur Lösung therapeutischer Probleme im Bereich der Plastischen und Wiederherstellungs-Chirurgie einzusetzen.

Literatur

Heise U, Osborn JF (1984) Verwendungsmöglichkeiten von Hydroxylapatitkeramik in der Orthopädie – Erste klinische Ergebnisse. 71. Kongreß der Dtsch. Gesellschaft für Traumatologie und Orthopädie, Nürnberg, 15.–17.9.1984

Osborn JF (1985) Implantatwerkstoffe Hydroxylapatitkeramik – Grundlagen und klinische Anwendung. Quintessenz-Verlag, Berlin

Osborn JF, Donath K (1984) Die enossale Implantation von Hydroxylapatitkeramik und Tricalciumphosphatkeramik: Integration versus Substitution. Dtsch Zahnärztl Z 39

Osborn JF, Newesely H (1980) Dynamic aspects of the implant-bone-interface. In: Heinke G (ed) Dental Implants. Hanser, München, p 111–123

Osborn JF, Newesely H (1982) Bonding osteogenesis induced by calcium phosphate ceramic implants. In: Winter GC, Gibbons DF, Plenk H (eds) Biomaterials 1980. Wiley & Sons Ltd, p 51–58

Osborn JF, Weiss T (1978) Hydroxylapatitkeramik – ein knochenähnlicher Biowerkstoff. SSO 88:118–124

Abgrenzung der Indikation zur Gliedmaßenerhaltung oder Amputation unter Berücksichtigung der Ästhetik

E. Marquardt[1] und A.K. Martini[2]

[1] Orthopädische Klinik und Poliklinik der Universität, Abt. für Dysmalie und technische Orthopädie, Schlierbacher Landstraße 200, D-6900 Heidelberg

[2] Orthopädische Klinik und Poliklinik der Universität (Direktor: Prof. Dr. H. Cotta), Schlierbacher Landstraße 200, D-6900 Heidelberg

Die Hauptindikation zur primären Amputation aus ästhetischen Gesichtspunkten sind Fehlbildungen der Extremitäten. Selbstverständlich kommt nur die Absetzung ästhetisch störender und fast funktionsloser Körperteile in Frage, wobei die Gesamtfunktion der Extremität nicht darunter leiden darf. Dazu einige Beispiele:

Der partielle Riesenwuchs beeinträchtigt die gesamte Funktion des betroffenen Organs, außerdem ist der ästhetische Störfaktor und damit die psychiche Belastung des Patienten erheblich. Die korrigierenden Maßnahmen sind äußerst kompliziert und führen oftmals nicht zum gewünschten Erfolg. Die Amputation ist meist der einzig vernünftige Weg.

Aus diesen Gründen ist auch die Amputation bei überzähligen oder flottierenden Fingern, bzw. Zehen, indiziert; damit kann neben der Erscheinungsform auch die Gesamtfunktion der Hand bzw. des Fußes verbessert werden.

Die Fibuladiysplasie führt zu einer massiven Deformierung des Fußes, verbunden mit einer Verkürzung und Achsenfehlstellung des Unterschenkels. Die Amputation mit

Die Ästhetik von Form und Funktion
in der Plastischen u. Wiederherstellungschirurgie
Herausgegeben von G. Pfeifer

Bildung eines endbelastungsfähigen Stumpfes befreit das Kind von dem stark deformierten und funktionsuntüchtigen Fuß.

Die primäre Amputation aus chirurgischer Indikation hat das Ziel, Leben zu erhalten und schwerwiegende Komplikationen abzuwenden. Dies ist der Fall bei schweren Quetschungen, unkontrollierbaren Infektionen, Tumoren und Starkstromverbrennungen. Die Entscheidungsfindung in der Akutphase ist abhängig vom Lokalbefund und dem Allgemeinzustand des Patienten, was ein gesundes Urteilsvermögen, die Kenntnis der verschiedenen Möglichkeiten der Wiederherstellungschirurgie und selbstverständlich die technischen Fähigkeiten, die Erstversorgung so optimal wie möglich zu gestalten, voraussetzt. Es gilt Entscheidungen zu treffen, die für den unmittelberen, aber auch für den fernen Heilungsverlauf und letztlich auch für das künftige Schicksal des Patienten von entscheidender Bedeutung sind, wenn es darum geht, eine sinnvolle Indikationsstellung zum Erhaltungsversuch oder zur Amputation zu finden. Die Problematik ist vielschichtig; zum einen bedeutet die Gliedmaßenamputation für den Betroffenen zunächst einmal den unwiederbringlichen Verlust eines Körperteiles, der sich auch mit der modernsten Prothesentechnik nur unvollständig ersetzen läßt und zum anderen hat auch die Wiederherstellungs- und Mikrochirurgie ihre Grenzen.

Ein von vornherein fragwürdiger Erhaltungsversuch bedeutet für den Patienten seelische und körperliche Belastungen und zahlreiche Operationen, eine langzeitige Krankenhausbehandlung und die große Enttäuschung, wenn trotzdem das Ergebnis unter jeglicher Erwartung bleibt. Die Entscheidung über die Amputation in einer späteren Behandlungsphase ist oft leichter zu treffen als im Rahmen der Akutversorgung, da zu dieser Zeit das Ausmaß der Schädigung sowohl für den Behandelnden, als auch für den Patienten klar geworden ist und die Möglichkeiten der Wiederherstellungschirurgie entweder ausgeschöpft sind, oder keine weitere Verbesserung der Situation mehr erwarten lassen.

Als Entscheidungshilfen möchten wir einige Beispiele demonstrieren, in denen sich unseres Erachtens die primäre Einschätzung im weiteren Verlauf als falsch erwiesen hat:

32jähriger Patient, der beim Bereitstellen eines Zuges unter einen Waggon kam und sich dabei schwere Verletzungen beider oberen Extremitäten mit Verlust des rechten Armes zuzog. Die rechte Hand wurde stark beschädigt mit Verlust des Zeige- und Mittelfingers sowie Aushülsung des 2. Mittelhandknochens und Amputation des Daumens. Es wurden mehrere Operationen, verbunden mit einer langzeitigen Krankenhausbehandlung, durchgeführt. Der Handrest verfügte über keinerlei Greifmöglichkeit, da sämtliche Gelenke versteift waren, die Hauttransplantate zeigten sich instabil, die Sensibilität war erloschen. Wir haben den Patienten mit einer elektromechanischen Oberarmprothese rechtsseitig versorgt und links einen aktiven Greifarm verordnet (Abb. 1).

Wir sind der Meinung, daß der Patient mit einem Krunkenberg-Arm mit sensibler Greiffähigkeit besser gedient wäre.

51jährige Patientin, die eine schwere Quetsch-Brandverletzung des linken Armes erlitten hatte, wobei der Unterarm auf die Dicke von 1,8 cm zusammengepreßt wurde. Der Leidensweg der Patientin zog sich über 5 1/2 Jahre hin und beinhaltete zahlreiche Operationen mit Hauttransplantationen und Arthrolysen, mehrere langzeitige Krankenhausaufenthalte und verschiedenste Behandlungsarten. Eine massive Neuralgie trieb die Patientin zu Suicidgedanken; sie wandte sich an uns mit der Bitte um Amputa-

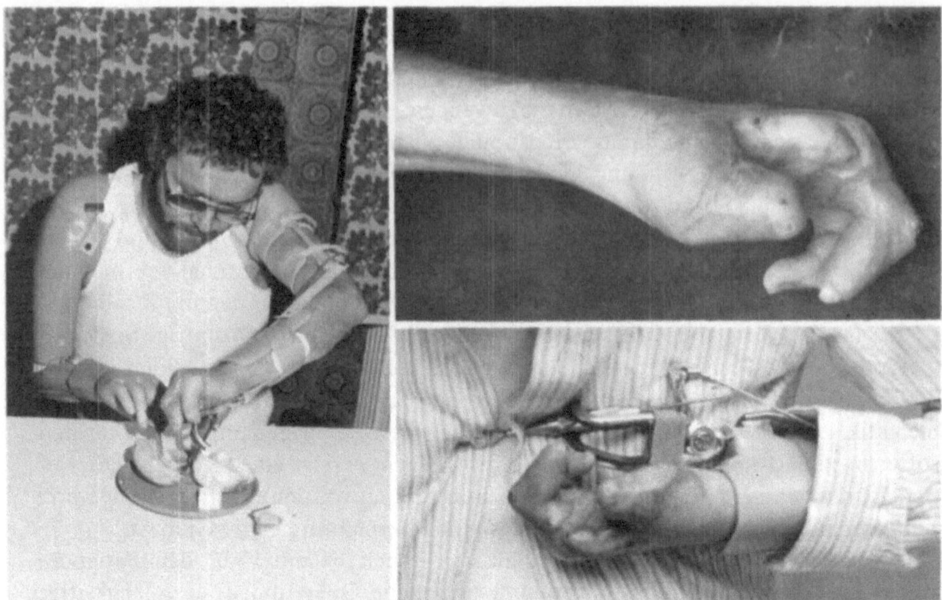

Abb. 1. Der linke Handrest ist funktionslos; Motorik und Sensibilität fehlen, die Hauttransplantate sind belastungsunfähig. Zum Greifen kleinerer und größerer Gegenstände ist die Prothese „aktiver Greifarm" notwendig

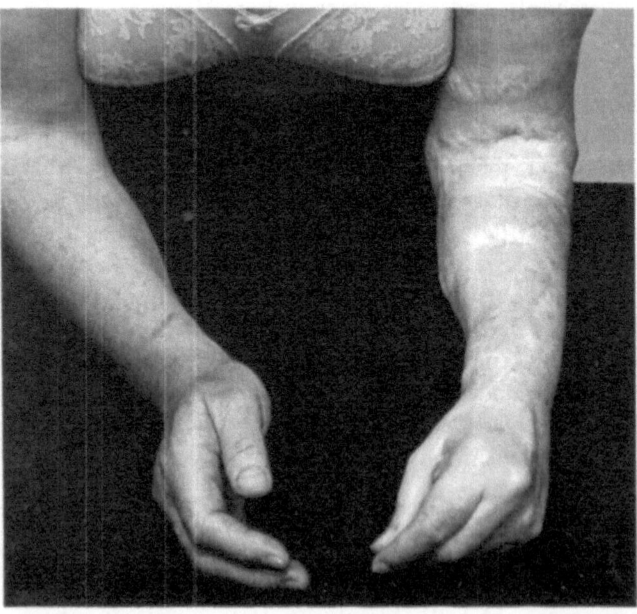

Abb. 2. Der linke Unterarm und die Hand sind nicht nur funktionslos, sondern auch sehr berührungsempfindlich. Der Patient hat die Hand stets versteckt

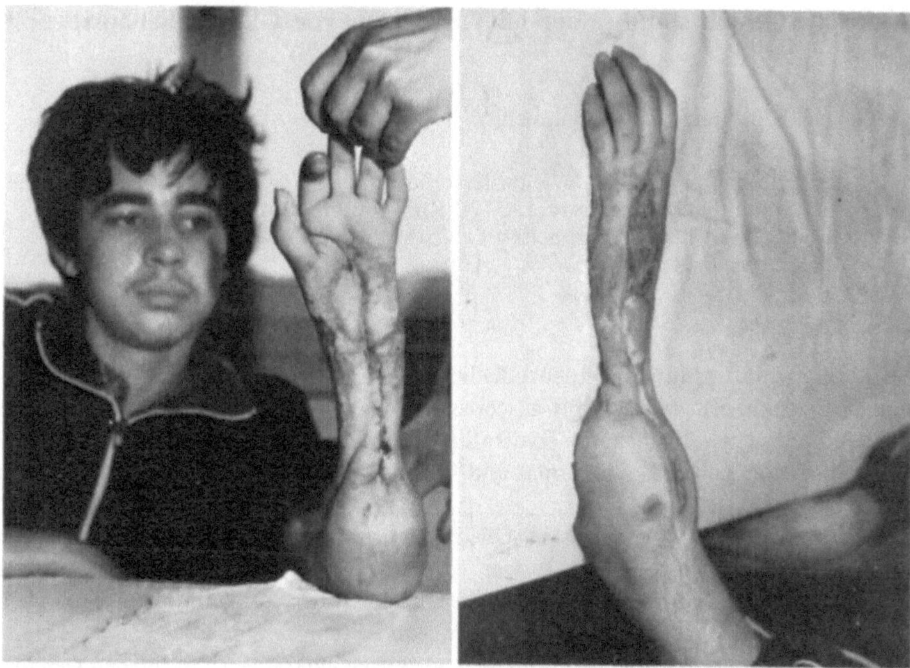

Abb. 3. Der Endzustand nach mehrmaligen Operationen und zahlreichen Komplikationen: ein funktionsloser und ästhetisch störender Unterarm

tion. Die Hand war extrem berührungsempfindlich und völlig gebrauchsunfähig durch fehlende Sensibilität und Motorik (Abb. 2).

14jähriger Junge, der sich in der Turnstunde eine Radiusfraktur an typischer Stelle zuzog. Die Behandlung erfolgte konservativ mit einem zirkulären Oberarmgips. Obwohl der Junge über Schmerzen klagte, wurde der Gips erst 3 Tage nach dem Unfall gespalten und entfernt. Zu diesem Zeitpunkt zeigte sich eine massive Haut- und Muskelnekrose. Ein toxisch septischer Schockzustand entwickelte sich. Es kam zur Entfernung der Unterarmmuskulatur und zur Denudierung der Unterarmknochen. In der Folgezeit entwickelte sich eine Osteomyelitis, die eine Sequestrotomie und mehrmalige Hauttransplantationen notwendig machten. Zusätzlich erkrankte der Junge an einer posttransfusionen Hepatitis. Die Eltern äußerten den Wunsch zur Amputation und prothetischen Versorgung, damit „wenn auch nur optisch, ein besseres Aussehen erreicht wird und der Junge wieder gesund und lebensfroh wird."

Unser Ziel ist es, Grenzsituationen aufzuzeigen und gleichzeitig zu versuchen, verwertbare Entscheidungskriterien zur Indikationsstellung der Amputation stark geschädigter Extremitäten zu erarbeiten. Unseres Erachtens sollten die Grenzen der Wiederherstellungschirurgie erkannt und gleichzeitig die Erscheinungsform und Funktionalität der betroffenen Extremität in das Konzept miteinbezogen werden.

Ästhetische Gesichtspunkte bei der Versorgung von Gliedmaßenausrissen

H. Dölle[1], H. Rudolph[1] und G. Dahmen[2]

[1] II. Chir. Klinik für Unfall-, Wiederherstellungs-, Gefäß- u. Plastische Chirurgie, Diakoniekrankenhaus Rotenburg, D-2720 Rotenburg/Wümme
[2] Universitätsklinik Hamburg-Eppendorf, Orthopädische Klinik, Martinistraße 52, D-2000 Hamburg-Eppendorf

Einer antiken Statue mit fehlenden Gliedmaßen wird niemand ein ästhetisches Aussehen absprechen. Ein Mensch mit ausgerissenen Gliedmaßen jedoch wird bei seinem Anblick immer ein Unbehagen hervorrufen. Ärzte und Orthopädiemeister sind gefordert, in diesen Fällen einen formal und funktionell möglichst optimalen Ersatz zu schaffen.

Grundsätzlich unterscheiden sich Gliedmaßenausrisse von Abtrennungen durch extreme Weichteilverletzungen mit weit proximal ausgerissenen Muskeln, Nerven und Gefäßen. Diese Voraussetzungen machen in der Regel Replantationen unmöglich und erschweren die Reparation. Die verbliebenen Stümpfe sind schlecht gepolstert, die Hautqualität durch Narben gemindert. Die Beweglichkeit der proximalen Gelenke ist häufig eingeschränkt oder zumindest deutlich kraftgemindert.

Im folgenden stellen wir 2 jugendliche Patienten mit Gliedmaßenausrissen vor: Die jetzt 21jährige Patientin erlitt 1979 im Rahmen eines Arbeitsunfalles als Motorradfahrerin einen Verlust des linken Beines im Oberschenkel. Die Muskulatur war bis in Beckenhöhe größtenteils ausgerissen, der Oberschenkelknochen zertrümmert, die A. femoralis communis abgerissen, der N. ischiadicus bis zum Foramen ischiadicum zerfetzt. Das ausgerissene Bein war zusätzlich mehrfach offen frakturiert, die Weichteile des Unterschenkels schwer kontusioniert.

Wegen massivster Schmutzeinsprengungen wurde der Stumpf offen gelassen. Unter mehrfachen Revisionen, teilweise mit Einlegen von Septopalketten, erfolgte dann die Ausheilung. Die stationäre Behandlungsdauer betrug rund 6 Monate.

Die prothetische Versorgung, insbesondere die Belastungsfähigkeit war durch die äußerst ungünstigen Narbenverhältnisse erschwert. Die Patientin unterzieht sich auch heute noch einer zeitweilig stationären Gangschulung.

Die zweite, jetzt 23jährige Patientin erlitt 1979 als Sozius auf einem Moped eine traumatische Hemipelvektomie links, als sie von einem Pkw mit hoher Geschwindigkeit gerammt wurde.

Vom linken Becken verblieben lediglich ein Schambein- und Sitzbeinanteil. Glücklicherweise wurde die Bauchhöhle nicht eröffnet. Die Muskelausrisse reichten jedoch bis an den unteren Thorax. Die A. und V. iliaca waren bis zur Internagabel abgerissen, der N. ischiadicus völlig zerfetzt.

Ein primärer Wundverschluß war nicht möglich, es verblieb eine Wundfläche von 30 x 40 cm. Nach ausreichender Granulation Deckung mit Spalthaut, später teilweise Ersatz durch Verschiebelappen. Unter der langwierigen Wundbehandlung und wegen der linksseitigen Muskelausrisse, insbesondere der Paravertebralmuskulatur, kam es zu

Die Ästhetik von Form und Funktion
in der Plastischen u. Wiederherstellungschirurgie
Herausgegeben von G. Pfeifer

einer Adduktions-Beugekontraktur in der rechten Hüfte und zu einer erheblichen Skoliose mit Progredienz.

6 Monate nach dem Unfall wurde die Patientin zur prothetischen Versorgung in eine Orthopädische Klinik verlegt. Dort zunächst intensive Skoliosebehandlung und Mobilisierung und Kräftigung der rechten Hüfte, anschließend Gehübungen mit Unterarmgehstützen, anfangs mit Orthese links. Erst jetzt Anpassung einer Prothese mit Beckenkorb und Abstützung am rechten Thorax.

Seit 1982 arbeitet die Patientin halbtags in einer Telefonzentrale. Seit Entlassung nimmt sie zweimal wöchentlich am Schwimmtraining und physiotherapeutischer Behandlung teil.

Im nun folgenden Film wurden die beiden Patientinnen in der Bewegung demonstriert: Zunächst die 21jährige Patientin mit dem Oberschenkelausriß und weitgehender Skelettierung. Das noch mühsame Aufsteigen auf das Fahrrad wollte sie nicht filmen lassen. Sie fährt gelegentlich sogar schon wieder als Sozius auf dem Motorrad und besitzt und fährt ein eigenes Auto mit Automatikgetriebe, welches nicht speziell umgerüstet werden mußte. Die vor dem Unfall begonnene Tischlerlehre wurde zugunsten einer Ausbildung als Töpfer aufgegeben. Mittlerweile hat die Patientin die Lehre abgeschlossen und arbeitet vollwertig und ganztätig in ihrem Beruf.

Die Prothese ist als Saugprothese gearbeitet und benötigt keinen Beckenhaltegurt. Hier geht sie im Kreis ihrer Familie. Das Gangbild ist flüssig unter leichtem Hinken. Sie unternimmt gelegentlich Spaziergänge von 2–3 km Länge. Das Hinsetzen ist mühelos, das Aufstehen aus dem Sitzen etwas mühsam unter Abstützung durch die Hände.

Die Patientin mit der traumatischen Hemipelvektomie geht längere Strecken noch mit Unterarmgehstützen, kürzere ganz frei. Sie kommt mit der Prothese ausgezeichnet zurecht. Die zunehmende Skoliose verursacht ihr bisher keine Beschwerden. Sie macht ausgedehnte Spaziergänge bis zu 2 km Länge, jedoch mit Unterarmgehstützen. Trotz der schweren Verletzungen auf einem Moped ist auch sie schon wieder auf einem Motorrad mitgefahren. Sie besitzt einen Pkw mit Schaltautomatik, mit dem sie auch lange Strecken fahren kann. Seit 2 1/2 Jahren betätigt sich die Patientin in einem Behindertensportverein im Bogenschießen. Sie wurde mittlerweile Niedersächsische Landesmeisterin und erreichte Platz 6 bei den Deutschen Meisterschaften.

Differenzierte rekonstruktive Therapie bei rezidivierender Schulterluxation. Technik und funktionelle Resultate

H. Kehr

Chirurgische Klinik des Evangelischen Krankenhauses, Lutherhaus, Hellweg 100, D-4300 Essen 14

Der gewohnheitsmäßigen Schulterverrenkung liegen unterschiedliche Ursachen mit verschiedenen pathologisch-anatomischen Veränderungen am Schultergelenk zugrunde. Hieraus ist zwangsläufig abzuleiten, daß zur Behebung des Leidens nicht eine bestimmte Operationsmethode allein genügen kann. Notwendig ist vielmehr ein Konzept, das sämtliche Gelenkveränderungen im Sinne einer differenzierten, zielgerichteten Therapie berücksichtigt. Eine standardisierte präoperative Röntgentechnik ist die Voraussetzung zur Auswahl des jeweils geeigneten operativen Korrekturverfahrens, wodurch eine kausale Therapie möglich wird.

Routinemäßig wird an der hiesigen Klinik der sogenannte „ Schwedenstatus" nach Haffner und Meuli angefertigt. Dabei kommt es auf die Identifikation eines allfälligen dorso-cranialen Defektes am Humeruskopf – auch typischer Defekt oder Hill-Sachs-Delle genannt – sowie auf einen Defekt am Pfannenrand – sogenannte Bankart-Läsion – an. In einigen Fällen, in Sonderheit bei willkürlichen Verrenkungen, kann durch gehaltene Aufnahmen eine Luxation verifiziert werden.

Der Defekt am Humeruskopf entsteht als Impressionsfraktur bei der Erstverrenkung und löst im folgenden bei bestimmten Schulterbewegungen durch einen Zahnradmechanismus wiederkehrende Verrenkungen aus. Der Bankart-Läsion entspricht ein Weichteilschaden am Limbus glenoidalis bzw. eine Fraktur am antero-caudalen Pfannenrand, was röntgenologisch einer kalkdichten Verschattung in diesem Bereich entspricht.

Grundsätzlich sind drei operative Maßnahmen möglich, die gelegentlich auch kombiniert anzuwenden sind:

1. Die Raffung des Musculus subscapularis mit Drehosteotomie des Humerus (Weber);
2. die Limbus-Rekonstruktion mit Raffung des Musculus subscapularis;
3. die Spanplastik.

Als dominierende Methode hat sich in unserem Krankengut die Drehosteotomie nach Weber bestätigt (Abb. 1), zum Teil ergänzt durch weitere Korrekturen nach Maßgabe der zugrunde liegenden pathologisch-anatomischen Veränderungen. Die zusätzlichen Korrektureingriffe betrafen vor allem Verletzungen des Limbus glenoidalis, deren Rekonstruktion entweder durch Limbus-Verschraubung oder Spaninterposition vorgenommen wurde.

Bei einem durchschnittlichen postoperativen Beobachtungszeitraum von 2 Jahren haben sich bei 10 operierten Fällen keine Luxations-Rezidive ergeben. Die funktionellen Resultate zeigten in allen Fällen freie Elevation und Abduktion, in einzelnen Fällen war die Außenrotation um ca. 10° eingeschränkt.

Die Ästhetik von Form und Funktion
in der Plastischen u. Wiederherstellungschirurgie
Herausgegeben von G. Pfeifer

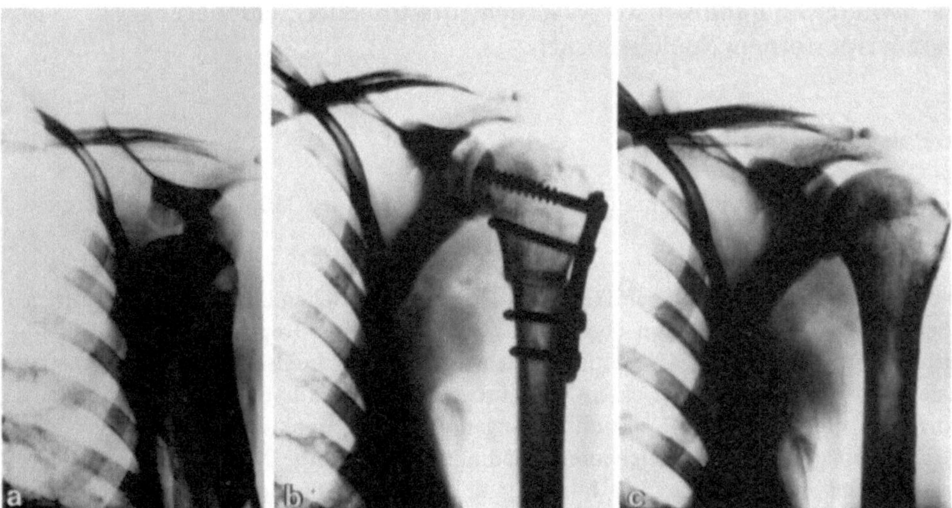

Abb. 1a–c. UK. 20 Jahre, weiblich, rezidivierende Schulterluxation. **a** Gelenk in Verrenkungsstellung (anamn. 5mal luxiert), **b** Weber-Osteotomie, c Status nach Metallentfernung

Insgesamt läßt sich anhand des eigenen Operationsgutes der Wandel nachvollziehen, der sich im Sinne eines differenzierten therapeutischen Konzeptes bei der rezidivierenden Schulterluxation im neueren Schrifttum ergeben hat. Grundlage hierfür bilden umfassendere Kenntnisse bezüglich der verletzten oder veränderten Strukturen, die im Operationsplan im einzelnen zu berücksichtigen sind.

Inwieweit hier neben der speziellen Röntgendiagnostsk zukünftig die Arthroskopie eine Rolle spielen wird, sollen derzeit laufende Untersuchungen abklären.

Literatur

1. Haffner E. Meuli HCh (1975) Röntgenuntersuchung in der Orthopädie. Huber, Bern Stuttgart Wien
2. Weber BG (1979) Die gewohnheitsmäßige Schulterverrenkung. Unfallheilkunde 82: 413
3. Müller-Färber J, Müller KH, Scheuer I (1983) Die differenzierte Therapie der rezidivierenden Schulterluxation. Unfallheilkunde 86:87

Die ästhetische Fehlform als Ausdruck funktioneller Behinderung nach körperfernem Speichenbruch

M. Roesgen und G. Hierholzer

Berufsgenossenschaftliche Unfallklinik, Großenbaumer Allee 250, D-4100 Duisburg

Die konservative Therapie wird in ihrer Domäne zur Behandlung des körperfernen Speichenbruches immer dann überfordert, wenn ein gutes Repositionsergebnis nicht retiniert werden kann. Es resultiert eine Ausheilung in Fehlstellung, die auch dem Laien ästhetisch auffällig erscheint. Die Provokation des äthetischen Mißempfindens korreliert mit erheblichen Funktionsstörungen von Handgelenk und Hand.

Die Fehlstellung der Speichenbasis bedingt eine abnorme Neigung der Speichengelenkfläche in frontaler sowie horizontaler Richtung. Die Verkürzung der Speiche erzeugt relativen Ulnarvorschub. Das distale Radio-Ulargelenk ist luxiert.

Durch den Zusammenbruch der Speichenbasis kommt es zur Inkongruenz der Gelenkflächen zwischen Handwurzel und Unterarm. Diese ist Folge der Stufenbildung der radio-ulnaren Gelenkfläche, die durch den relativen Ulnarvorschub verursacht wird.

Das Ulnaköpfchen erhält einen ihm nicht zustehenden Gelenkkontakt. Die Handwurzel kippt in Richtung der Fehlstellung ab. Da nunmehr der Handrücken nicht in direkter Fortsetzung des deutlich konturierten Unterarmes eingestellt ist, imponiert die Fehlstellung ästhetisch eindrucksvoll. Die Einschränkung der Handgelenksbeweglichkeit *entgegen* der Fehlstellung und abnorme Bewegungseinschränkung *in Richtung* der Fehlstellung gehen einher mit Einschränkung der Umwendebewegung und Behinderung des Greifvermögens der Hand. Bei länger dauernder Fehlstellung resultiert eine Arthrose im Radio-Carpalgelenk sowie im Radio-Ulnargelenk.

Die Bewegungseinschränkung ist nicht nur ossär durch die Position des Fragmentes bedingt, sondern ebenso durch Kapselnarben, Kapselüberdehnung der Gegenseite sowie eine chronische Synovitis. Die Fehlstellung und der Zusammenbruch der Speichenbasis geben einer primären Instabilität Ausdruck. Infolgedessen ist eine Sudecksche Knochendystrophie häufig zu beobachten.

Nach der klinischen Untersuchung sind die ästhetische Fehlform, die Bewegungseinschränkung des Handgelenkes, die gestörte Kraftentfaltung und die Schmerzen bei Handgelenksbewegungen die Indikation zur Korrekturosteotomie. Nach dem Röntgenbild wird die Radiusgelenkfläche ab einer Fragmentkippung von 20° in eine Richtung oder in Kombination in zweiter Richtung durchgeführt. Ein Verkürzungsausgleich muß ab 3 mm durchgeführt werden.

Der Schlüssel zur Behebung sowohl der knöchernen Fehlstellung als auch der funktionellen Beeinträchtigung sowie der Mißgestaltung des Handgelenkes liegt im distalen Radio-Ulnargelenk. Dieses fällt bei dauernder Fehlstellung der schmerzhaften Arthrose anheim. Radiale und ulnare Bewegungsausschläge werden blockiert. Jede Belastung der Hand wird schmerzhaft registriert. Die Gebrauchsfähigkeit der Hand ist schwer gestört.

Die Ästhetik von Form und Funktion
in der Plastischen u. Wiederherstellungschirurgie
Herausgegeben von G. Pfeifer

Ziel der Korrekturosteosynthese ist es, die Gelenkflächenneigung sowie das Radio-Ulnargelenk wiederherzustellen und damit Kraft und Funktion der Hand zu erhalten. Als Korrekturmöglichkeiten ergeben sich die Verkürzungsosteotomie der Ulna, die Resektion des Ulnarköpfchens oder die Aufrichtungsosteotomie der Speichenbasis.

Bei Verkürzungsosteotomie der Ulna oder Resektion des Ulnarköpfchens verbleiben die Fehlstellung und Verkürzung der Speiche. Die Verkürzungsosteotomie der Ulna weist regelmäßig eine verzögerte Heilungstendenz auf. Die Resektion des Ulnarköpfchens macht das Handgelenk durch Teilresektion der Kapsel-Bandverbindungen zusätzlich instabil. Sie stellt die ungeeignete Problemlösung dar.

Die eigentliche gelenkwiederherstellende Maßnahme ist die Aufrichtungsosteotomie der Speiche unter Einfügen eines cortico-spongiösen Beckenkammspanes in Verbindung mit einer stabilen T-Plattenosteosynthese. Die Gelenkflächenneigung wird wiederhergestellt (Abb. 1, 2). Durch den Längenausgleich wird das Radio-Ulnargelenk auf Niveau gebracht, so daß alle Gelenkflächenanteile wieder korrespondieren können. Bei dieser anatomischen Zielsetzung können grobe Kraft und Funktion der Hand wiederhergestellt werden.

Je nach Richtung der Fehlstellung erfolgt die Osteotomie der Speiche dorsal, volar, radial oder in entsprechenden Kombinationen aufklappend. Die gleichzeitige Verlängerung ist durchaus möglich (Abb. 3, 4). Die in der Literatur oft zitierte Begrenzung des Längenausgleiches auf 10 mm schien uns nicht gegeben, wenn man einen trapezförmigen Beckenkammspan einbolzt. Hierzu ist auch die der Korrektur gegenüberliegende Corticalis zu durchtrennen und zu distrahieren.

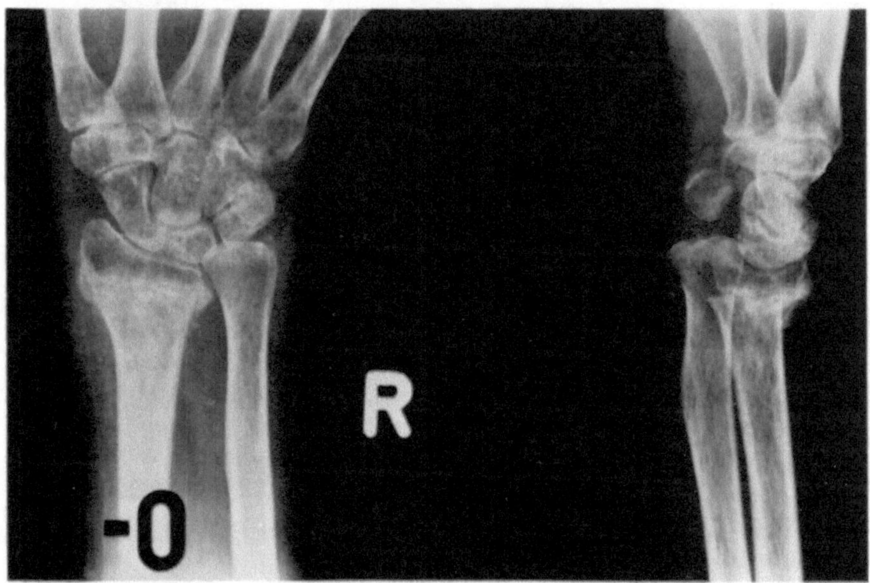

Abb. 1. Konservativ behandelter körperferner Speichenbruch. Ulnavorschub, dorsale Abkippung, Dystrophie. Aufrichtung von *dorsal* mit cortico-spongiösem Span und T-Platte

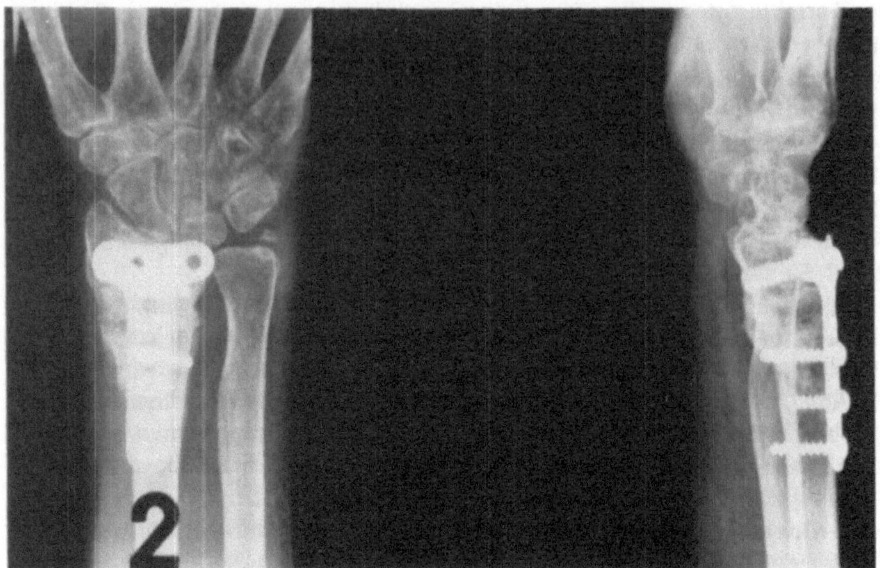

Abb. 2. S. Legende zu Abb. 1

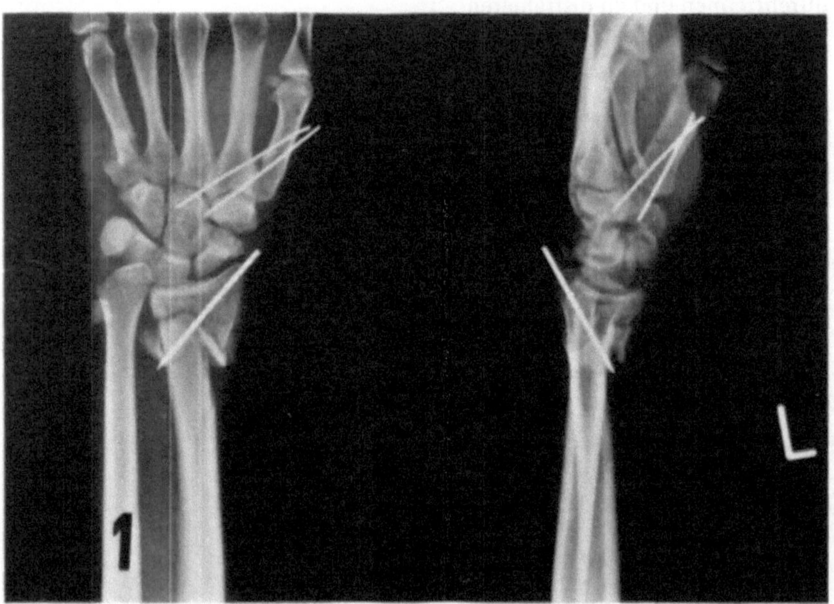

Abb. 3. Zusammenbruch der Speichenbasis 3 Monate nach Bohrdrahtosteosynthese. Korrekturosteotomie mit Beckenkammspan und Abstützplatte von *volar*

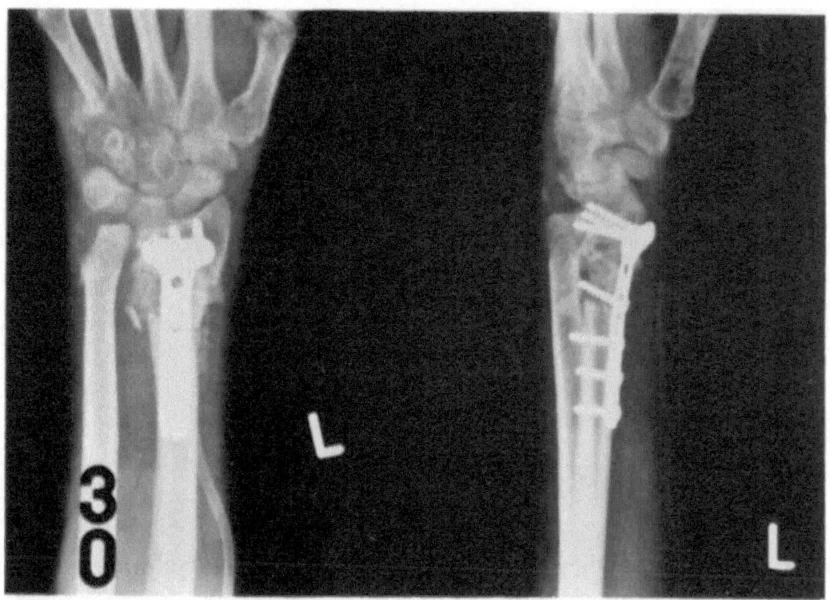

Abb. 4. S. Legende zu Abb. 3

Die Kontraindikation zur Aufrichtungsosteotomie sehen wir in der bereits manifesten Arthrose des Radio-Carpalgelenkes sowie des Radio-Ulnargelenkes, in einer Stufenbildung der Radiusgelenkfläche sowie bei schlechten Weichteilverhältnissen, insbesondere kontrakten Narbenbildungen, die die Verlängerung verhindern. Ist das Beschwerdebild derart ausgeprägt, daß alltägliche Funktionen mit der Hand nicht mehr ausgeübt werden können, bleibt als funktionsverbessernder Eingriff noch die Handgelenksarthrodese. Da mit dieser eine weitgehende Beschwerdearmut erreicht werden kann, ist sie dem Status quo der schmerzhaften Wackelbeweglichkeit im Gelenk unbedingt vorzuziehen. Sie sollte dadurch zu verhindern sein, daß frühzeitig, d.h. innerhalb von 6–12 Monaten nach fehlverheilter Verletzung, die besprochene Korrekturosteotomie durchgeführt wird.

Zusammenfassung

Der gelenkwiederherstellende Eingriff beim fehlverheilten körperfernen Speichenbruch ist die Aufrichtungsosteotomie der Speiche. Funktion und ästhetische Form des Handgelenksegmentes werden wiedererlangt. Die durch eingebolzte cortigo-spongiösen Span rekonstruierte Speichenbasis wird mit einer Kleinfragment-T-Platte fixiert. Kontraindikationen sind der manifeste Gelenkverschleiß und das hohe Alter.

Literatur

1. Cotta H (1980) Die Indikation und Technik der Korrektureingriffe nach Brüchen am distalen Unterarmende. In: Hefte zur Unfallheilkunde, 148. Springer, Berlin Heidelberg New York, p 106
2. Ehalt W (1935) Die Bruchformen am unteren Ende der Speiche und Elle. Arch Orthop Unfallchir 35:397
3. Fernandez DL (1982) Correction of Post-Traumatic Wrist Deformity in Adults by Osteotomy, Bone-Grafting, and Internal Fixation. J Bone Joint Surg 64:1164
4. Lanz U, Kron W (1976) Neue Technik zur Korrektur in Fehlstellung verheilter distaler Radiusfrakturen. Handchirurgie 8:203
5. Müller-Färber J, Griebel W (1979) Der sekundäre Korrektureingriff am distalen Radius bei posttraumatischer Fehlstellung. Unfallheilkunde 82:23

Funktionelle und ästhetische Bedeutung der Handverschmälerung nach schweren Verletzungen

H. Towfigh

Abteilung für Unfallchirurgie, Universitätsklinikum Essen, Medizinische Einrichtungen der Universität – Gesamthochschule Esseh – Hufelandstraße 55, D-4300 Essen 1

Trotz großer Fortschritte in der Mikrochirurgie in den letzten 10 Jahren ist bei ausgedehnten Quetschverletzungen der Hand bald die Grenze der Wiederherstellung einzelner Strukturen erreicht. Eine Replantation des stark traumatisierten Gewebes bringt selten das gewünschte funktionelle und kosmetische Ergebnis.

Ziel aller wiederherstellenden Maßnahmen ist es, aus der noch vorhandenen Gewebsstruktur ein möglichst funktionsfähiges Greiforgan zu erhalten.

Bei schweren Rißquetschverletzungen der Hand und subtotaler Amputation läßt sich nur in Ausnahmefällen primär eine brauchbare definitive Stumpfbildung oder eine volle Rekonstruktion der einzelnen Strukturen erzielen.

In der ersten Phase geht es darum, zerstörtes Gewebe zu entfernen, jedoch alle Strukturen, die Überlebenschance besitzen, zu erhalten. Erst in einer zweiten Phase besteht die Möglichkeit, einer definitiven und optimalen Rekonstruktion der Stumpfbildung. Für einen brauchbaren funktionellen Einsatz der Finger der Hand müssen dann sekundär die aufgetretenen Funktionsstörungen durch eventuelle Fehlstellung der Finger und Mittelhandknochen wegen Rotationsfehlstellung, Achsenknickung, Verkürzung und Seitenverschiebung, beseitigt und die verbleibenden Amputationsstümpfe korrigiert, aufgebaut oder auch umgesetzt werden.

Bei dem 32jährigen Drucker kam es nach einer schweren Quetschverletzung in einer rotierenden Maschine zur Amputation am Daumenendglied und am Mittelgelenk

Die Ästhetik von Form und Funktion
in der Plastischen u. Wiederherstellungschirurgie
Herausgegeben von G. Pfeifer

des III. Fingers, sowie zur Luxation im Mittelgelenk des II. Fingers. Die Primärversorgung bestand in Kapselnaht und Beseitigung der Luxation des II. Fingers und der Deckung der Stümpfe des Daumens und des III. Fingers. Sekundär wurde zur besseren Greiffunktion der Transfer des II. Strahles auf den III. Strahl des Mittelhandknochens durchgeführt und damit die störende Lückenbildung beim Faustschluß durch Verlust des III. Fingers beseitigt. Ein Aufbau des Daumens oder eine Vertiefung der ersten Kommissur wurde bei guter Funktion der rechten Hand und Ausführung aller Greifformen des Grob-, Spitz- und Schlüsselgriffes vom Patienten abgelehnt. Er arbeitet weiterhin in seinem früheren Beruf als Drucker.

Nach schweren Quetschverletzungen und Amputation verursachen die Stumpfenden nicht selten eine Behinderung der noch verbleibenden funktionstüchtigen Anteile der Hand. Die Amputation und Resektion eines Mittelhandstrahles zur Schmalhandbildung trägt dann zu einem besseren funktionellen und kosmetischen Ergebnis bei und erleichtert die psychische Bewältigung der durch Verstümmelung der Hand eingetretenen neuen Situation, wie bei der 28jährigen Frau, die während der Arbeit mit einer rotierenden Maschine eine Rißquetschverletzung ihres IV. Fingers erlitten hatte (Abb. 1, 2). Eine Rekonstruktion war aufgrund der schweren Traumatisierung

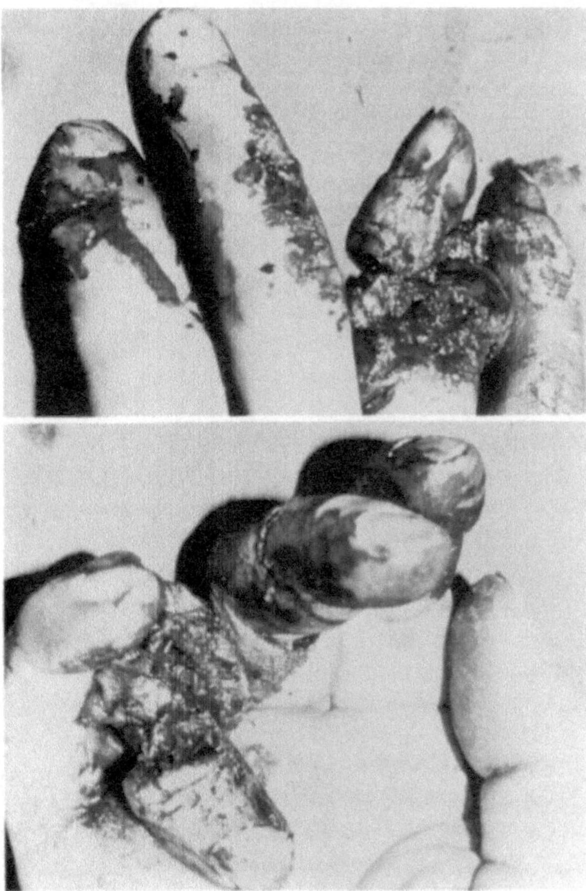

Abb. 1. Traumatische Riß-Quetschverletzung IV. Finger rechts

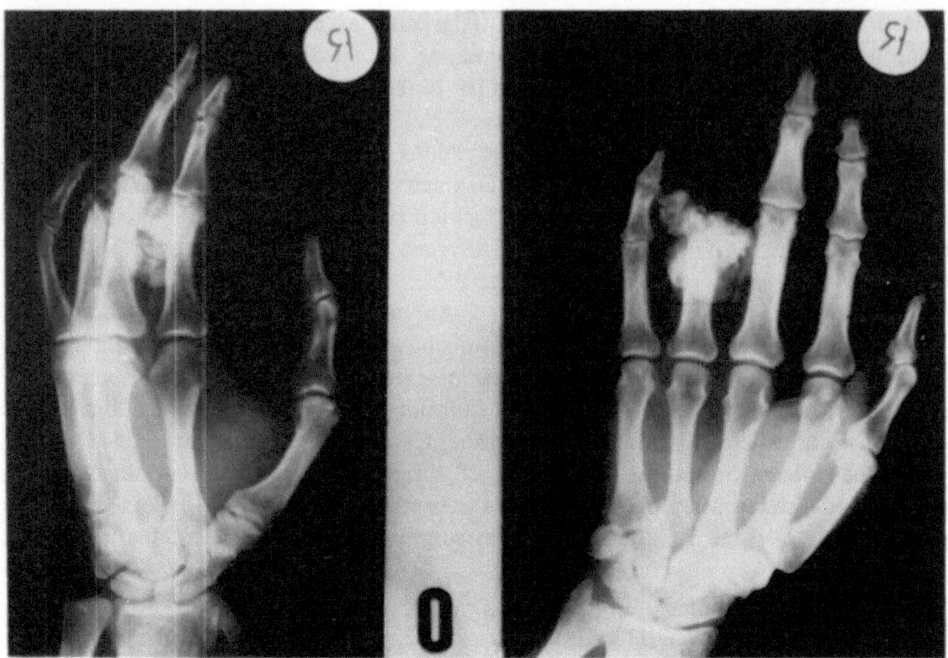

Abb. 2. S. Legende zu Abb. 1

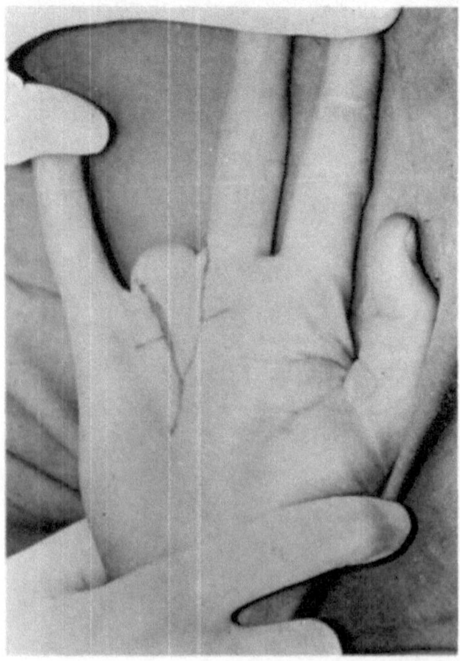

Abb. 3. Stumpfbildung IV. Finger; störende Funktion durch den Ausfall des IV. Fingers und Lückenbildung

des Amputates nicht mehr möglich. Zunächst wurde eine Stumpfdeckung des IV. Strahles durchgeführt (Abb. 3). Erst sekundär ist der Stumpf zusammen mit dem IV. Mittehandknochen reseziert und der V. Strahl nach radial umgesetzt worden. Das ästhetische und funktionelle Ergebnis ist zufriedenstellend (Abb. 4).

Wichtiger als die Form des Stumpfes erscheint aber die Beurteilung der Funktionen und die Qualität der noch vorhandenen Greifmöglichkeiten zwischen Aufbau der Mittelhand und Deckung mit einem neurovasculär gestielten Lappen im Bereich der Finger.

Der funktionelle Wert des Daumens nach traumatischem Verlust beider Phalangen kann durch Aufstockung wesentlich verbessert werden. Durch Resensibilisierung des Stumpfes oder des Gegengriffes wird die Möglichkeit eines maximalen Einsetzens des vorhandenen Handskeletts geschaffen.

Der 32jährige Patient wurde nach einer Abrißverletzung des Daumens und des Zeigefingers nach 10 h zu uns überwiesen. Unter Resektion und Verwendung des

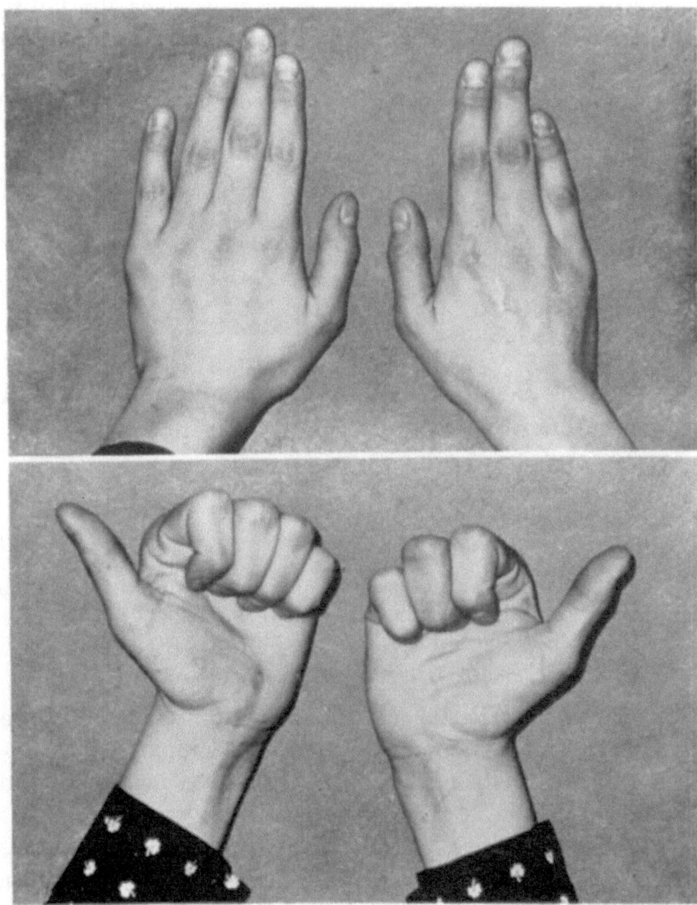

Abb. 4. Ästhetische und funktionelle Ergebnisse der Hand nach Umsetzung des V. Strahls auf den IV. Mittelhandknochen

II. Mittelhandknochens und Stabilisierung durch Osteosynthese konnte der Daumen aufgestockt werden. Der Stumpf wurde mit einem Bauchhautlappen gedeckt. Mit einem neurovasculären Lappen wurde eine gute Sensibilisierung des neuen Daumens erreicht. Eine sorgfältige und ausgiebige Vertiefung der ersten Kommissur ergänzte die Wiederherstellung der angestrebten Greiffunktion, bzw. Abduktion des Daumens. Der Patient ist bei voll erhaltenem Grob-, Spitz- und Schlüsselgriff und guter Funktion der linken Hand weiterhin als selbständiger Kaufmann tätig.

Nach Verlust des Daumens kann neben Zehentransplantation auch der II. Strahl der Hand zur Polycisation verwendet werden.

Wie hier im folgenden Fall, bei dem nach Verlust des Daumens der II. Finger mit Mittelhandknochen unter Erhaltung der Gefäß- und Nervenstränge auf den I. Strahl umgesetzt und mittels Osteosynthese stabilisiert wurde. Bei guter Kraftentwicklung ist die rechte Hand wieder voll funktionsfähig. Alle drei Greifformen sind wiederhergestellt.

Schwere Handverletzungen hinterlassen sicher weniger störende Folgen, wenn den verbleibenden Strukturen bei der Primärversorgung die nötige Aufmerksamkeit geschenkt wird. Die operativen Aufbaumöglichkeiten an der Hand sind vielfältig, sie helfen dem Patienten, mit schweren Verstümmelungen der Hand zur Unabhängigkeit von fremder Hilfe und ermöglichen ihm, eine neue Tätigkeit aufzunehmen.

Die Kniegelenksmobilisation bei posttraumatischer Kniegelenkssteife – Behandlung und Ergebnisse

G. Lob, C. Burri und O. Wörsdörfer

Klinik für Unfallchirurgie, Hand-, Plastische- und Wiederherstellungschirurgie der Universität, Steinhövelstraße 9, D-7900 Ulm/Donau

Nach schweren Verletzungen der unteren Extremitäten, z.B. nach Motorradunfällen, finden sich häufig posttraumatische Kniegelenksteifen.

In einem modernen Berufs- und Sportleben sind die Patienten hierdurch stark behindert.

Durch die operative Arthrolyse, zusammen mit einer kontrollierten Nachbehandlung ist in vielen Fällen eine gute Kniegelenksbeweglichkeit zurückzugewinnen.

Der Begriff „Arthrolyse“ stammt von Wolff, 1895. Nach M. Hackenbroch sen. versteht man darunger eine „operative Gelenkentsperrung unter Belassung der natürlichen Gelenkflächen“.

Die Ästhetik von Form und Funktion
in der Plastischen u. Wiederherstellungschirurgie
Herausgegeben von G. Pfeifer

A.N. Witt unterteilt die Gelenksteifen in
- fibröse Steifen,
- Gelenksperren,
- Kontrakturen,
- Ankylosen.

Für die Wahl des Operationsverfahrens ist wichtig zu unterscheiden, ob die Ursache der Gelenksteife intraarticulär, extraarticulär oder intra- und extraarticulär zu suchen ist [4].

Eine *intraarticuläre Steife* kann durch eine knöcherne Gelenksperre verursacht sein (Abb. 1a, b). Werden bei Gelenkfrakturen die Gelenkflächen nicht wieder in ihrer Kontinuität hergestellt, so verbleiben intraarticuläre Stufen. Der Bewegungsablauf ist mehr oder minder stark behindert und damit die Gelenkbeweglichkeit eingeschränkt.

Fibröse Steifen entstehen nach längerer Ruhigstellung des Kniegelenkes, wobei folgende Faktoren eine wesentliche zusätzliche Rolle spielen.
- Einblutungen in das Gelenk,
- Verletzungen von Knochen und Knorpel,
- Band/Kapselverletzungen.

Insbesondere nach Kniegelenksinfekten und deren Behandlung durch Ruhigstellung kommt es zu ausgedehnten Verklebungen und Verwachsungen der Gelenkflächen [6].

Die *extraarticuläre Ursache* der fibrösen Gelenksteifen ist in den meisten Fällen eine Verklebung und Vernarbung des Weichteil- und Muskelmantels am Oberschenkel. Sie entsteht nach ausgedehnten Muskelquetschungen und -zerreissungen, z.B. nach Überrollverletzungen oder offenen Oberschenkeltrümmerfrakturen. Fibröse Gelenksteifen finden sich häufig nach chronischer posttraumatischer Osteitis des Oberschenkels. Mehrfache operative Revisionen, langzeitige Ruhigstellung des Kniegelenkes und eine spezifische, durch die Infektion hervorgerufenen Fibrosierung der Muskulatur führen zur Einsteifung des Kniegelenkes.

Posttraumatische spontane Ankylosen des Kniegelenkes sind heute selten.

Posttraumatische Kontrakturen mit Streckhemmungen entstehen z.B. nach Verbrennungen oder schweren cerebralen Schädigungen.

Behandlung

Die Behandlung gliedert sich in 3 Abschnitte:
1. Operative Verfahren.
2. Stationäre Behandlung.
3. Ambulante Nachbehandlung.

Die funktionellen Ergebnisse nach Arthrolyse sind nur dann gut, wenn das während der Operation erreichte Bewegungsausmaß durch kontrollierte Krankengymnastik erhalten wird. Die aktive willentliche Mitarbeit des Patienten ist hierfür eine weitere Voraussetzung [1, 2].

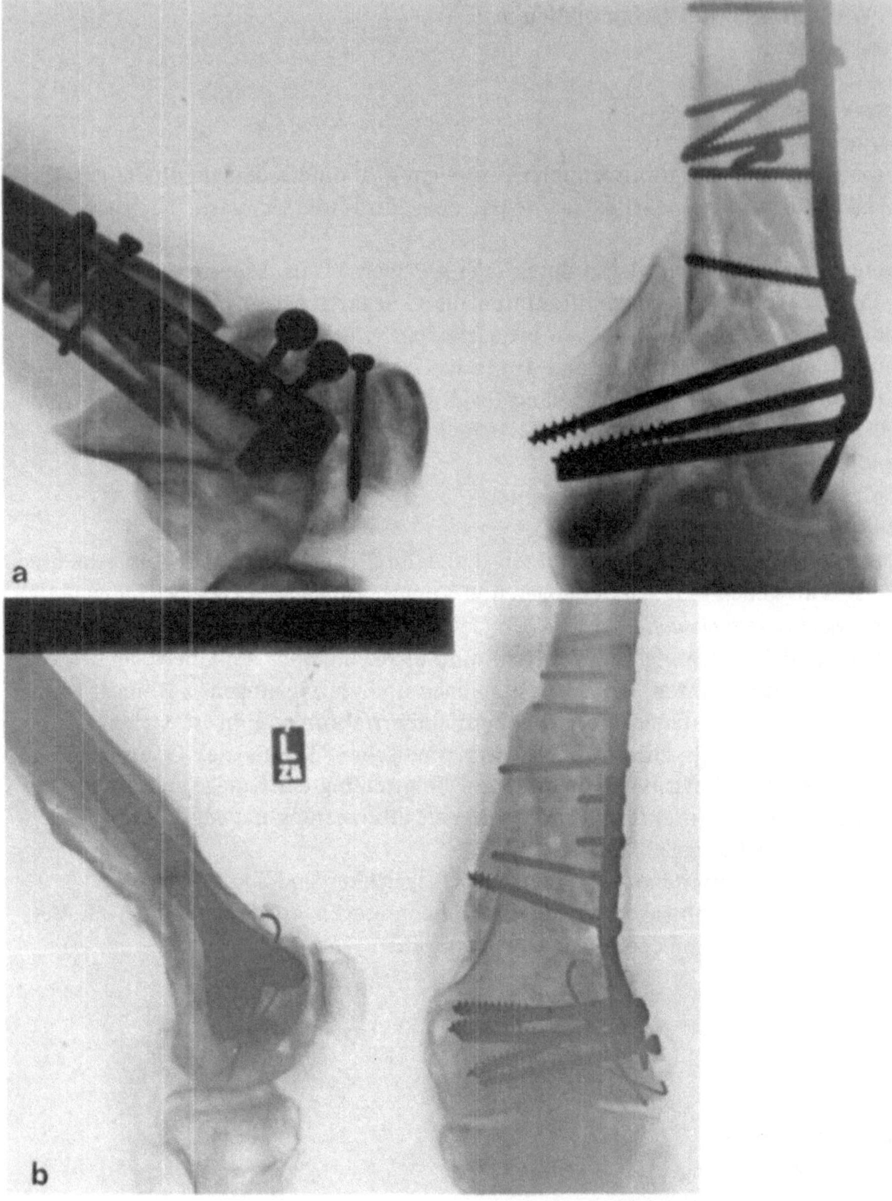

Abb. 1. **a** Zustand nach offener distaler intraarticulärer Femurfraktur und Osteosynthese: Gelenkinkongruenz – Gelenksteife. **b** Zustand nach distaler intraarticulärer Femurfraktur, Reosteosynthese: Gelenkkongruenz wiederhergestellt, Beweglichkeit nicht mehr eingeschränkt

1. Operative Verfahren

Gelingt eine Mobilisation des eingesteiften Kniegelenkes unter konservativen Maßnahmen nicht, wird eine Narkosemobilisation versucht. Läßt sich auch bei dosierter Gewaltanwendung (Brisement modere) das Kniegelenk in Narkose nicht entsprechend durchbewegen, so ist die operative Arthrolyse in gleicher Narkose anzuschließen.

Intraarticuläre Verklebungen können von einem parapatellaren Payrschen Zugang gelöst werden. Bindegewebige Narbenstränge lassen sich vom häufig gut erhaltenen Knorpel abpräparieren. Nur selten ist ein Doppelzugang notwendig.

Die Kniestrecksteife hat ihre wesentliche Ursache in Vernarbung und Verkürzung der Quadricepsmuskulatur (Abb. 2a, b). Sehr verschiedene Methoden zur Dehnung und Verlängerung der Quadricepssehnen wurden beschrieben. Bereits Payr [8] weist darauf hin, daß bei Verlängerungsoperationen möglichst der M. rectus femoris und seine Sehnen erhalten bleiben. Die 3 Mm. vasti werden V-förmig vom M. rectus femoris abgelöst und nach Arthrolyse bei einer Beugestellung von 60° reinseriert. Eine zusätzliche Z-Plastik des M. rectus sollte nur bei sonst nicht zu überwindender Verkürzung durchgeführt werden.

Robert Judet [5] beschreibt die langstreckige Lyse der Quadricepsmuskulatur am Oberschenkel. Diese ist dann notwendig, wenn nach ausgedehnten Verletzungen der Oberschenkelmuskulatur die Gleitschichten zwischen Femur und Quadriceps, sowie zwischen den einzelnen Muskelsepten verklebt und vernarbt sind. An die Eröffnung des Gelenkes von medial und intraarticuläre Arthrolyse schließt sich die Freilegung des Femur von der Außenseite her an. Die fibrosierten Mm. vasti werden von der Femurdiaphyse und den Septa intermuscularia abgelöst (Desinsertion). Intraoperativ kann durch Bewegung festgestellt werden, welche zusätzlichen Strukturen hemmen, so daß eine weitere gezielte Verlängerung möglich ist (z.B. Tractus iliotibialis).

2. Stationäre Nachbehandlung

Bereits Robert Judet [5] weist auf die Notwendigkeit der sofortigen postoperativen Bewegungstherapie hin:

„C'est dans les premiers jours, que se joue le resultat".

Die *sofortige Mobilisation* verhindert erneute Verklebungen.

Die *sofortige postoperative Bewegungstherapie* verhindert eine erneute, schmerzbedingte Bewegungseinschränkung.

Die *sofortige Mobilisation,* insbesondere die passive Bewegung fördert den Austausch von Ernährungsstoffen im Knorpel.

Unter kontinuierlicher Periduralanästhesie kann die postoperative sofortige Mobilisation schmerzfrei erfolgen. Der Periduralkatheter wird präoperativ vom Anästhesisten gelegt. Sowohl die operative Arthrolyse wie die postoperative Nachbehandlung erfolgen unter der gleichen Periduralanästhesie. Postoperativ wird auf der Station entweder über einen Perfusor kontinuierlich oder über Einzelgaben, je nach Notwendigkeit, Lokalanaestheticum nachinstilliert.

Die gesamte intra- und postoperative Schmerztherapie wird bis zum Ziehen des Periduralkatheters vom Anästhesisten durchgeführt.

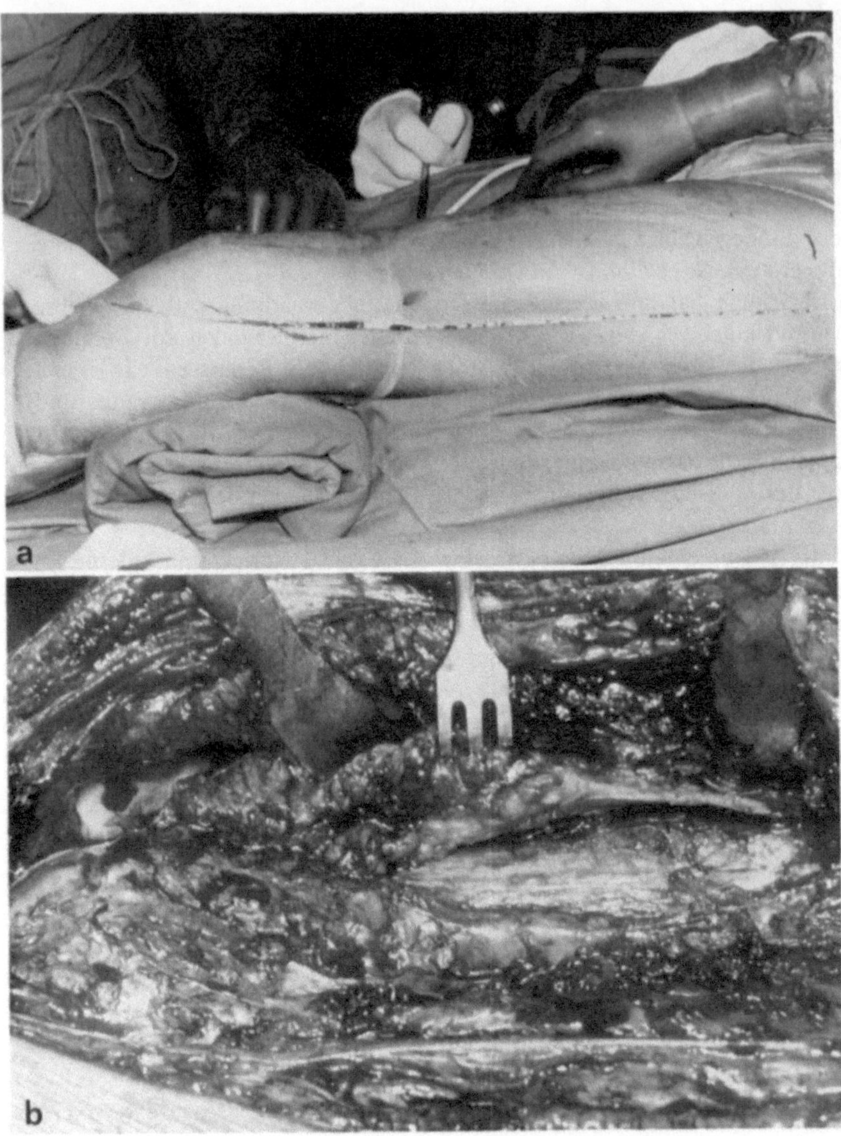

Abb. 2a, b. Posttraumatische Kniegelenkssteife: **a, b** Arthrolyse nach Judet, Freilegung des Femur, Lösung von Narben, Desinsertion der Muskulatur

Postoperativ wird die Extremität noch im Operationssaal auf die Elektrobewegungsschiene gelagert (Abb. 3a, b). Eine sorgfältige Kontrolle von Operationswunde und Hautnähten ist unter Periduralanästhesie unerläßlich, um postoperative Hämatome, Druckstellen durch Lagerung oder Zeichen des Reinfektes sofort zu erkennen.

Die Bewegungstherapie wird vom Krankengymnasten durchgeführt und vom Operateur überwacht. Der Krankengymnast sollte mindestens zweimal am Tag mit dem

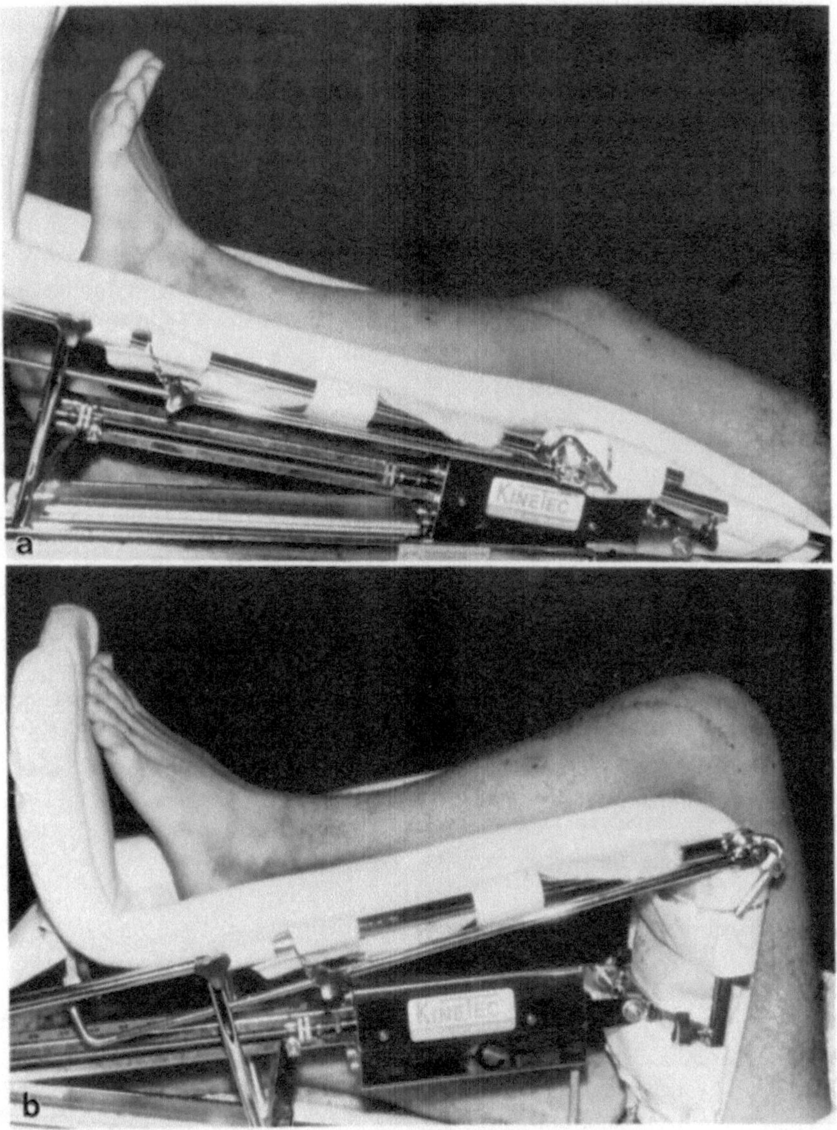

Abb. 3a, b. Elektrobewegungsschiene – Bewegungsausschlag und Geschwindigkeit individuell einstellbar

Patienten üben. Durch die Elektrobewegungsschiene (Fa. Orthomed: Kinetec 3040) kann über mehrere Stunden eine kontinuierliche passive Gelenksbewegung gesichert werden. Auch nach Absetzen der Periduralanästhesie wird die passive Bewegung auf der Elektrobewegungsschiene für mehrere Stunden täglich weitergeführt.

3. Ambulante Nachbehandlung

Blauth [2] weist darauf hin, daß die intraoperativ erreichte Kniegelenksbeweglichkeit in den ersten postoperativen Wochen nicht voll gehalten werden kann. Es ist daher notwendig, nach Entlassung des Patienten eine intensive krankengymnastische Behandlung weiterzuführen. Eine ambulante ärztliche Kontrolle in kurzen Zeitabständen ist notwendig, um zu einem bestmöglichen Ergebnis zu kommen. Bestätigt werden diese Therapievorschläge durch Angaben aus der Literatur [1, 2, 3, 4], sowie durch eigene Nachuntersuchungsergebnisse. Die in den ersten postoperativen Wochen im Vergleich zum intraoperativen Ergebnis verloren gegangene Beweglichkeit wird durch kontinuierliche krankengymnastische Beübung im Laufe des ersten postoperativen Jahres wiedergewonnen.

Ergebnisse

Es wurden 22 Patienten im Durchschnitt 1 Jahr (8–16 Monate) nach operativer Kniegelenksarthrolyse nachuntersucht. Die Nachbehandlung erfolgte jeweils unter Periduralanästhesie mit Sofortmobilisation auf der Elektrobewegungsschiene [7].

Die Ursache der Kniegelenkssteife war in 11 Fällen eine Verletzung der Kniebänder, in 2 Fällen gelenknahe Frakturen und in 3 Fällen traumatische Knorpelschäden. 6 Arthrolysen wurden bei Einsteifung nach Kniegelenksempyem durchgeführt.

Der Schweregrad der präoperativen Bewegungseinschränkung wurde folgendermaßen definiert:

– Sehr schwer Bewegungsumfang unter 30°	4 Patienten
– Schwer: Bewegungsumfang 30–60°	5 Patienten
– Mittel: Bewegungsumfang 60–90°	7 Patienten
– Leicht: Bewegungsumfang über 90°	–

Alle 6 Patienten mit postinfektiöser Einsteifung wurden mit einem Bewegungsumfang von unter 30% als „sehr schwer“ eingestuft.

Intraoperativ ließ sich bei allen 16 Patienten mit posttraumatischer Kniegelenkssteife eine freie Streckung und eine Beugung über 120° erreichen. Bei 6 Patienten mit postinfektiöser Kniegelenkeinsteifung konnte lediglich eine durchschnittliche Beugung von 100° erzielt werden.

Die intraoperativ erzielte Beweglichkeit wurde unter Periduralanästhesie auf der Elektrobewegungsschiene voll erhalten. Nach Entfernung des Periduralkatheters ging die Beweglichkeit auf 2/3 bis die Hälfte des ursprünglich erreichten Bewegungsumfanges zurück. Bei der Nachuntersuchung konnte die intraoperativ erreichte Beweglichkeit bei den Patienten, deren Einsteifung durch ein Trauma verursacht war, voll wieder erreicht werden. Bei den Patienten mit einer Arthrolyse nach Kniegelenksinfekt konnte jedoch der intraoperativ erreichte Bewegungsumfang nicht voll gehalten werden.

Zusammenfassung

1. Die Indikation zur Arthrolyse sollte nach erfolgloser konservativer Therapie möglichst früh gestellt werden.
2. Nur nach genauer Analyse der mechanischen Ursachen der Gelenksteife kann ein entsprechendes Operationsverfahren gewählt werden.
3. Das intraoperativ gewonnene Bewegungsausmaß kann durch die sofortige postoperative Bewegungstherapie unter Periduralanästhesie auf der Elektrobewegungsschiene gehalten werden.
4. Nach Absetzen der Periduralanästhesie kommt es zunächst zu einer erneuten Einschränkung der Beweglichkeit. Diese kann jedoch durch konsequente ambulante Weiterführung der Krankengymnastik wieder voll ausgeglichen werden.

Die Arthrolyse bei posttraumatischer Einsteifung eines Gelenkes gehört zu den dankbarsten Aufgaben der Gelenkchirurgie, wie Blauth sagt.

Literatur

1. Blauth W (1982) Allgemeine Grundsätze und Techniken von Arthrolysen. Unfallchirurgie 8:279–293 (Nr. 5)
2. Blauth W, Hassenpflug J (1982) Ergebnisse operativer Kniegelenksarthrolysen. Z Orthop 120:250–258
3. Hierholzer G, Skuginna A (1982) Die posttraumatische Kniestrecksteife. Unfallchirurgie 8:328–333 (Nr. 5)
4. Jäger M, Wirth CJ (1981) Die Arthrolyse und Arthroplastik des Ellbogen- und Kniegelenkes. In: Akutelle Probleme in Chirurgie und Orthopädie, Bd 17. Huber, Bern Stuttgart Wien
5. Judet R, Judet J, Lagrange J (1956) Une technique de liberation de l'appareil extenseur dans le raideurs du genou. Mem Acad Chir 31:944–951
6. Lob G, Burri C (1983) Gelenkverletzungen und posttraumatische Infektionen. Therapiewoche 33:5734–5755
7. Mayer Th (1984) Arthrolyse des Kniegelenkes und postoperative Frühmobilisation mittels Katheter-Periduralanaesthesie auf einer elektrischen Bewegungsschiene. Dissertation, Ulm
8. Payr E (1917) Zur operativen Behandlung der Kniegelenkssteife nach langdauernder Ruhigstellung. Zentralbl Chir 36:809–816, Jahrgang 44

Die Wiederherstellung eines funktionellen Gangbildes durch Arthrodese des oberen Sprunggelenkes nach posttraumatischer Zerstörung

G. Hörster

Berufsgenossenschaftliche Unfallklinik Duisburg-Buchholz (Direktor: Professor Dr. G. Hierholzer), Großenbaumer Allee 250, D-4100 Duisburg 28

Die Weiterentwicklung künstlicher Gelenke hat in den letzten Jahren Versteifungsoperationen zunehmend in den Hintergrund treten lassen. Obwohl weder Probleme der Verankerung noch konstruktive Details der Kunstgelenke bis heute endgültig gelöst werden konnten, bietet ein – wenn auch nur vorübergehender – weitgehend schmerzfreier Ersatz zerstörter Gelenke dem Patienten eine deutlich erhöhte Lebensqualität. Der unwiderrufliche Funktionsausfall eines Gelenkes nach durchgeführter Arthrodese läßt diese Operationsmethode demgegenüber als veraltet erscheinen.

Im Bereich des oberen Sprunggelenkes haben diese Gedankengänge zwar ebenfalls Gültigkeit, werden im klinischen Alltag jedoch insbesondere bei posttraumatischen Zustandsbildern relativiert. Die Anatomie dieses Gelenkes hat bisher die Implantation künstlicher Gelenke mit einer vertretbaren Erfolgschance nicht zugelassen.

Mit Hilfe von Langzeituntersuchungen nach Versteifungsoperation des oberen Sprunggelenkes wollen wir einen Beitrag zur Klärung der Frage liefern, in welchem Ausmaß eine funktionelle Beeinträchtigung des Gangbildes eintritt, dadurch daß die dorso-plantare Bewegungsfähigkeit des Fußes gegenüber dem Unterschenkel ausfällt.

Ergebnisse

In einer Nachuntersuchungsserie wurden 75 Patienten erfaßt. Um echte Spätresultate ermitteln zu können, wurden nur Patienten nachuntersucht, bei welchen die Operation mindestens 7 Jahre zurücklag. Es wurde eine mittlere Überwachungszeit von 11,3 Jahren ab Operationszeitpunkt erreicht. Um zu gewährleisten, daß auch nach durchgeführter Operation das Bein einer gewissen Belastung unterzogen war, wurden nur Patienten nachuntersucht, welche zum Operationszeitpunkt jünger als 50 Jahre waren. Das Durchschnittsalter der Patienten zum Zeitpunkt der Operation lag bei 44 Jahren. Es soll hier nur auf den Teil der Nachuntersuchungsergebnisse eingegangen werden, welche thematisch bedeutsam sind.

Zur Nachuntersuchung erschienen 52 der Patienten mit orthopädischem Schuhwerk, 23 mit Konfektionsschuhwerk. 57 Patienten boten zu ebener Erde ein flüssiges, kaum behindertes Gangbild. Eine deutliche Verschlechterung war beim Gehen auf unebenem Boden zu erkennen, eine unbehinderte Fortbewegung war nur noch 16 Patienten möglich. Beim Barfußlaufen war bei 20 Patienten eine so günstige Abrollfunktion des Fußes erhalten, daß die durchgemachte Versteifungsoperation nicht auf den ersten Blick diagnostiziert werden konnte. Verantwortlich für die gute Gehfähigkeit war eine Kompensationsbeweglichkeit im Talo-Naviculargelenk. Diese wurde bei 40 Patienten

Die Ästhetik von Form und Funktion
in der Plastischen u. Wiederherstellungschirurgie
Herausgegeben von G. Pfeifer

mittels gehaltener Aufnahmen gemessen. Nur 9 dieser Patienten wiesen eine Kompensationsbeweglichkeit von unter 10° auf, bei 31 Patienten betrug sie 10° und mehr. Im Maximum wurden 26° erreicht.

Die röntgenologische Situation des Talo-Navicular- und Talo-Calcaneargelenkes war angesichts des langen Beobachtungszeitraumes erstaunlich günstig. Nur 21 der Patienten wiesen im Talo-Naviculargelenk, 27 der Patienten wiesen im Talo-Calcaneargelenk starke Verschleißerscheinungen auf. Insbesondere im Talo-Naviculargelenk führte eine auch über viele Jahre bestehende mechanische Belastung in dorso-plantarer Richtung nicht zwangsläufig zur Arthrose.

Insgesamt waren 61 der Patienten mit dem Operationsergebnis zufrieden, nur 9 klagten über dauernde Beschwerden und eine deutlich verbleibende Behinderung. Auffallend war die Feststellung, daß 2–5 Jahre nach durchgeführter Operation in der Regel eine deutliche subjektive Befundbesserung eintrat.

Diskussion

Die posttraumatische Zerstörung des oberen Sprunggelnkes verhindert eine sinnvolle Funktion und führt damit zur eingreifenden Störung des Gangbildes. Das Abrollen beim Gehen ist wesentlich an die Funktion des oberen Sprunggelenkes gekoppelt. Die Ausschaltung der Belastungsbeschwerden stellt damit die erste Voraussetzung für eine Wiederherstellung schmerzfreier Belastung der betroffenen Extremität dar. Darüberhinaus ist jedoch – evtl. unter Unterstützung mit orthopädischen Hilfsmitteln – ein möglichst unbehindertes Gangbild erwünscht.

Beim *normalen Abrollvorgang* berührt der Fuß zunächst mit der Ferse den Boden, das obere Sprunggelenk befindet sich dabei in Spitzfußstellung. Die anschließende Berührung zwischen Fußsohle und Boden wird durch die Fußhebermuskulatur gesteuert. Die Fußplatte ist in der Lage sich durch ein funktionierendes unteres Sprunggelenk Bodenunebenheiten anzupassen. Während des Abrollvorganges bewegt sich der Unterschenkel gegenüber dem Fuß im oberen Sprunggelenk über den rechten zum spitzen Winkel. Dadurch wird die gesamte Fußlänge zur Schrittverlängerung gewonnen. In der abschließenden Abstoßphase kommt es zur Abwicklung von Ballen und Zehen. Aktiv sind hieran insbesondere die Waden- und Fußsohlenmuskulatur beteiligt. Stabilisierende Funktionen haben auch die beiden Peronealsehnen. Das Talo-Naviculargelenk ist nach Zollinger schon normalerweise am Abrollvorgang funktionell mitbeteiligt [5]. Bei der fixierten *Spitzfußstellung* wird der plantigrade Auftritt erschwert. Es kommt dadurch zur Überlastung der Mittelfußgelenke und Vorfußbeschwerden. Funktionell resultiert eine Beinverlängerung, durch die erforderliche Überstreckung des Kniegelenkes eine Ausweitung der dorsalen Kapselanteile. In der Belastungsphase des Fußes bleibt die Abwicklung von Ballen und Zehen erhalten, während der Fersenauftritt reduziert wird. In der Schwungphase muß das Bein höher gehoben werden, um die funktionelle Beinverlängerung auszugleichen. Beim *Hackenfuß* fehlt die Ballen- und meist auch die Zehenabrollung. Der Fuß setzt mit der Ferse auf und rollt über sie ab.

Entsprechend dem normalen Abrollvorgang sollte für die Fußstellung bei der Arthrodese des oberen Sprunggelenkes eine Rechtwinkel- oder leichte Spitzfußstellung gefordert werden. Diese Stellung wird auch von den meisten Autoren bevorzugt [1, 5].

Es hat sich allerdings bei unseren Nachuntersuchungen gezeigt, daß in einem mittleren Ausmaß zwischen 5° Hackenstellung und 15° Spitzfußstellung das Endresultat nicht entscheidend beeinträchtigt wird (Abb. 1, 2). Der Gewöhnungsvorgang nach Jahren gestattet in Zusammenhang mit einer entsprechenden orthopädischen Versorgung innerhalb dieses Versteifungsausmaßes ein gleich gutes Gangbild. Nachteilig sind gleichermaßen vermehrte Varus- und Valgusfehlstellungen des Rückfußes. Die talocalcaneare Ausgleichsbeweglichkeit beim Gehen auf unebenem Boden fällt weitgehend aus; insbesondere beim Varus kommt es damit zur Überlastung des äußeren Fußrandes und entsprechenden Kontrakturbeschwerden [1].

Eine wesentliche Bedeutung für das subjektive und objektive Ergebnis in Bezug auf das Gangbild hatte bei unseren Nachuntersuchungen das Talo-Naviculargelenk. Eine an diesen Gelenkbereich gekoppelte dorso-plantare Ausgleichsbeweglichkeit war die Grundlage für einen in ausreichender Weise erhaltenen Abrollvorgang. Dieser machte sogar bei einem großen Teil der Patienten orthopädische Schuhzurichtungen über-

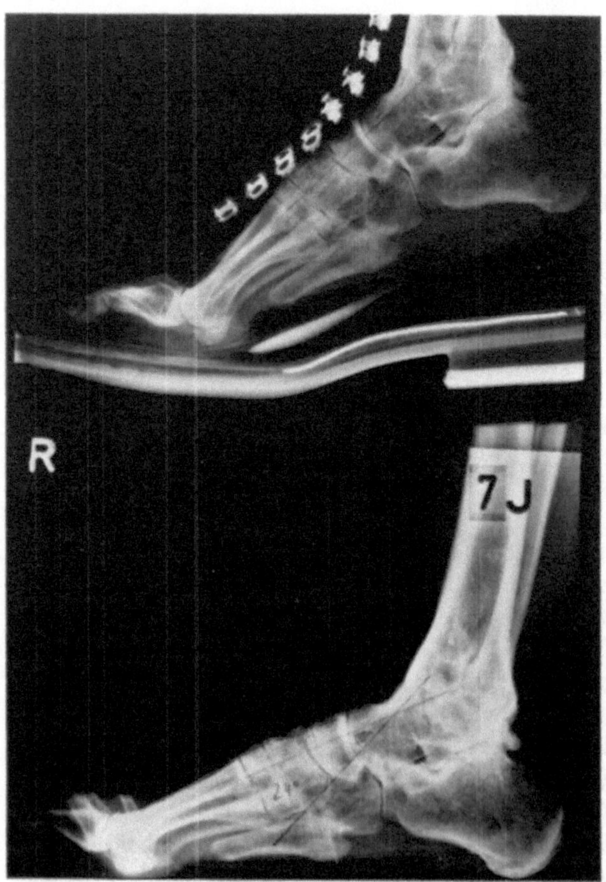

Abb. 1. Funktion des Fußes nach Versteifung in leichter Spitzfußstellung; Kompensationsbeweglichkeit 24°; nur geringe Anschlußarthrose talo-navicular

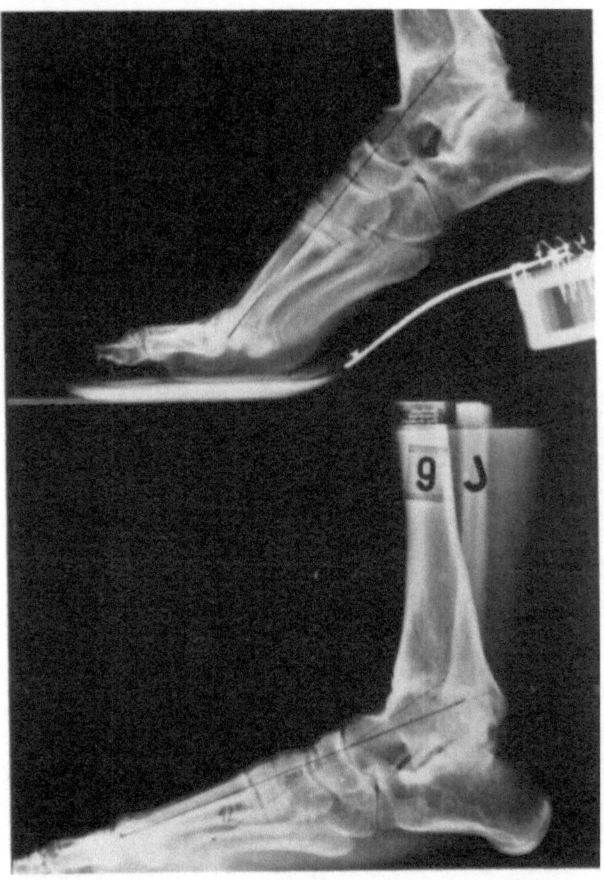

Abb. 2. Funktion des Fußes nach Versteifung in angedeuteter Hackenfußstellung; Kompensationsbeweglichkeit 12°; praktisch keine Anschlußarthrose talo-navicular

flüssig. Gehaltene Röntgenaufnahmen haben gezeigt, daß die Bewegungsausschläge offensichtlich nur geringfügig im Talo-Calcaneargelenk, überwiegend aber im Talo-Naviculargelenk lokalisiert werden können. Die geschilderte Kompensationsbeweglichkeit wird von allen Autoren bestätigt [1, 2, 3, 4, 5]. Unterschiedliche Meinungen bestehen darüber, ob es sich um eine nach der Arthrodese entstandene kompensatorische Bewegungszunahme handelt, wie dieses von Zimmermann angenommen wird, oder ob die nach Arthrodese festzustellenden Bewegungsausschläge auch normalerweise am Abrollvorgang bereits beteiligt sind [4]. Wir haben durch gehaltene Aufnahmen direkt nach Durchführung einer Arthrodese intraoperativ feststellen können, daß eine dorsoplantare Restbeweglichkeit von 30° verblieb, so daß wir mit Jäger, Thom und Zollinger eher der Meinung sind, daß das Talo-Naviculargelenk schon normalerweise in die Bewegungen des oberen Sprunggelenkes in dieser Weise funktionell integriert ist [1, 3, 5]. Erst nach Arthrodese wird dieses Bewegungsausmaß klinisch deutlich. In jedem Fall ist festzustellen, daß die Funktionstüchtigkeit des Talo-Naviculargelenkes die wesent-

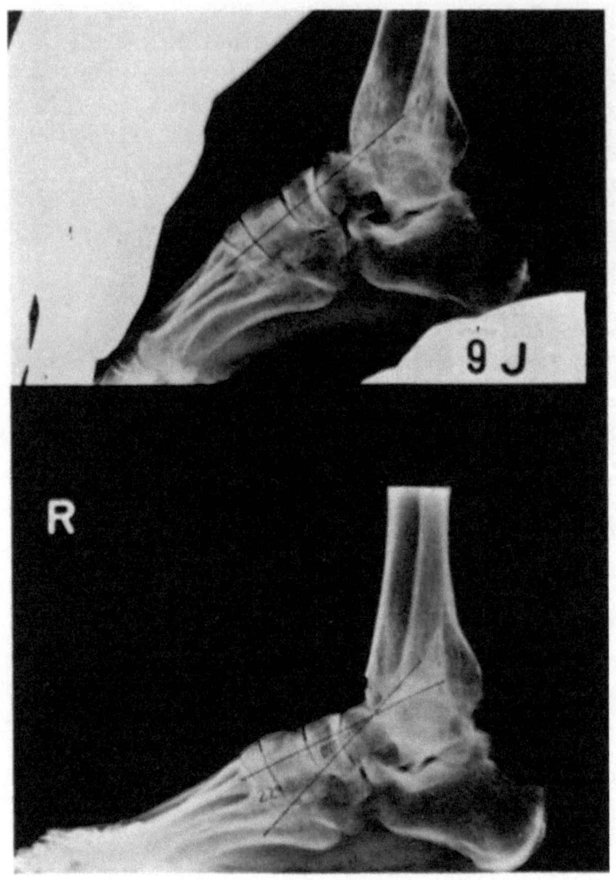

Abb. 3. Darstellung der passiven Kompensationsbeweglichkeit (in diesem Fall 22°)

liche Voraussetzung für den Erhalt des Abrollvorganges und damit die Funktionstüchtigkeit des Fußes beim Gehen darstellt. Das Talo-Calcaneargelenk zeigte demgegenüber zum Zeitpunkt der Nachuntersuchung überwiegend eine starke Funktionseinbuße, wodurch die Unsicherheit beim Gehen auf unebenem Boden wesentlich mitbedingt war [1]. Bei den meisten Patienten war es zu einer klinisch beschwerdearmen Ankylose dieses Gelenkbereiches gekommen. Anschlußarthrodesen waren entsprechend dem geringen Beschwerdeausmaß nur in 3 Fällen erforderlich gewesen. Die Ballen- und Zehenabwicklung wird prinzipiell durch die Arthrodese des oberen Sprunggelenkes nicht gestört. Die postoperativ häufig festzustellende Krallenzehenbildung läßt sich operativ beseitigen und stört die Funktion des Fußes nicht grundsätzlich.

Eine Rückversetzung des Fußes gegenüber dem Unterschenkel war bei den hier nachuntersuchten Patienten nicht vorgenommen worden. Ein Nachteil in Bezug auf die Abrollfähigkeit war dadurch offensichtlich nicht bedingt. Da die im Rückflußbereich verlaufenden, teilweise das Fußgewölbe unterstützenden Sehnen durch eine Rückversetzung des Fußes in ihrem Gleichgewicht gestört werden, verzichten wir in Anbetracht dieser Nachuntersuchungsergebnisse auf eine routinemäßige Rückversetzung.

Mit einer vermehrten Anfälligkeit der Arthrodese benachbarter Gelenke in Bezug auf Anschlußarthrosen muß gerechnet werden. Wir konnten allerdings feststellen, daß auch bei erheblichen Bewegungsausschlägen im Talo-Naviculargelenk gröbere Anschlußarthrosen eher selten waren und klinisch auch nicht immer mit entsprechenden Beschwerden korrelieren. Die Arthrosezeichen bestanden in beiden Gelenkabschnitten in knöchernen Ausziehungen der Gelenkflächenbegrenzungen, womit sie wohl als Abstützungsreaktionen interpretiert werden müssen. Eine routinemäßige Mitversteifung dieser Gelenkabschnitte wird durch das Ausmaß beschwerdeerzeugender Anschlußarthrosen nicht begründet (Abb. 3). Die im Schrifttum angegebenen Arthroseraten sind unterschiedlich hoch, Zollinger sieht mit 80% schwerer Anschlußarthrosen im Talo-Navicular- und Talo-Calcaneargelenk die schlechtesten Resultate, weist jedoch ebenso auf die Diskrepanz zwischen Röntgenbefund und Beschwerdebild hin; 70% der nachuntersuchten Patienten waren zufrieden [5].

Eine Mitbeteiligung der übrigen Fußwurzelgelenke in Bezug auf Anschlußarthrosen haben wir nur in Ausnahmefällen gesehen. Dieses hängt offensichtlich mit den hier nur in geringem Ausmaß vorhandenen Bewegungsausschlägen zusammen.

Zusammenfassung

Aus der Tatsache, daß über 80% der Patienten nach durchgeführter Arthrodese des oberen Sprunggelenkes mit dem Operationsergebnis zufrieden sind, resultiert die Sicherheit, dieses Operationsverfahren dem Patienten guten Gewissens anbieten zu können. Im Vordergrund steht dabei die postoperative Beschwerearmut im Gegensatz zum präoperativen Zustandsbild. Auch in Bezug auf den Erhalt eines funktionellen Gangbildes sind dann gute Ergebnisse möglich, wenn zum Zeitpunkt der Arthrodese die Chopartsche Gelenklinie erhalten ist. Versteifungsoperationen sollten deshalb so frühzeitig durchgeführt werden, daß dieser Gelenkbereich funktionstüchtig bleibt. Die besten funktionellen Resultate werden bei einer mittleren Fußstellung (0–10° Spitzfuß) erreicht; der normale Abrollvorgang kann bei dieser Fußstellung am ehesten imitiert werden. Ein großer Teil der Patienten kann nach einer Übergangszeit von 2–5 Jahren postoperativ auf orthopädische Hilfsmittel ganz verzichten. Das Ausmaß der schmerzhaften Anschlußarthrose hält sich unter Berücksichtigung der Belastungsänderung in Grenzen, so daß die routinemäßige Mitversteifung des Talo-Naviculargelenkes bzw. des Talo-Calcaneargelenkes nicht indiziert ist.

Literatur

1. Jäger M (1978) Die obere Sprunggelenksarthrodese. Indikation – Technik und Ergebnisse. Hefte Unfallheilkd 133:85
2. Thelen E (1979) Ergebnisse nach Arthrodesen des oberen Sprunggelenkes. Arch Orthop Traumat Surg 95:209

3. Thom H (1973) Spätergebnisse nach 81 Arthrodesen des oberen Sprunggelenkes. Z Orthop 111:446
4. Zimmermann M (1937) Die Bedeutung des Chopartschen Gelenkes für die Dorsal- und Platarflexion bei Versteifungen des oberen Sprunggelenkes. Z Orthop 66:20
5. Zollinger H, Schreiber A (1978) Ergebnisse nach oberen Sprunggelenkesarthrodesen. Hefte Unfallheilkd 133:90

V. Mikrochirurgie, Onkologie

Der Verschluß eines Thoraxwanddefektes nach Tumorexcision mittels Omentum- und myocutaner Lappenplastik

R. Hettich[1], D. Voy[2] und C. Huth[3]

[1] Chirurgische Universitäts-Klinik – Sektion Plastische Chirurgie und Verbrennungen an der Abteilung für Allgemeine Chirurgie und Unfallchirurgie, Calwer Straße 7, D-7400 Tübingen

[2] Abteilung Zahn-, Mund-, Kiefer- und Plastische Gesichtschirurgie der Medizinischen Fakultät an der Rhein.-Westf. Techn. Hochschule Aachen, Goethestraße 27–29, D-5100 Aachen

[3] Abteilung für Thorax-, Herz- und Gefäßchirurgie der Chirurgischen Universitäts-Klinik, Calwer Straße 7, D-7400 Tübingen

Das für den hier vorgestellten Verlauf verantwortliche mesenchymale Chondrosarkom ist zwar ein sehr seltenes Malignom des Sternalbereiches. Die Rekonstruktion der Thoraxstabilität nach ähnlich gelagerten Defekten anderer Genese ist aber durchaus ein relevantes Problem. Die Wiederherstellung der Atmungsaktivität erfordert hier mehr als einen durchbluteten und evtl. innervierten Lappen. Es geht um die Stabilität der Thoraxapertur, die Wiederherstellung der Atmungsexkusion des Thorax und das Verhindern einer paradoxen Atmung.

Bei unserem Patienten war erstmals vor 14 Jahren ein langsam an Größe zunehmender handtellergroßer und knochenharter Tumor des unteren Sternums mit Beteiligung der Knorpel-Knochengrenze der 5. und 7. Rippe beidseits beobachtet worden. Aus der Probeexcision diagnostizierte Prof. Uhlinger aus Zürich damals ein mesenchymales Chondrosarkom, gekennzeichnet durch kurze Spindelzellen mit großen ovoiden chromatinarmen Ein- bis Zwei-Kernkörperchen enthaltenden Kernen, die nur gelegentlich Mitosen aufwiesen; demgegenüber zeigte der Tumor größtenteils aber reifes Knorpelgewebe. Aufgrund dieser Diagnose wurde eine axiale monosegmentale Telekobaltbestrahlung der mittleren und unteren Parasternalregion in Einzeldosen von 250 r bis zu einer Gesamtdosis von 6000 r RHD durchgeführt. Der Patient war danach bis zum Jahre 1983 praktisch beschwerdefrei. Danach trat jedoch eine deutlich erkennbare Volumenzunahme der Weichteile über dem Sternum mit einer Ulcusbildung im Zentrum des Bestrahlungsgebietes auf. Computertomografisch und röntgenologisch wurde ein Tumorrezidiv unter erheblicher Mitbeteiligung der umgebenden Weichteile des Mediastinums diagnostiziert (Röntgen + Computertomografie).

Aufgrund der sehr langen Laufzeit und der dadurch günstig eingeschätzten Prognose wurde der Versuch einer radikalen Tumorexstirpation gemacht, wobei das Manubrium

Die Ästhetik von Form und Funktion
in der Plastischen u. Wiederherstellungschirurgie
Herausgegeben von G. Pfeifer

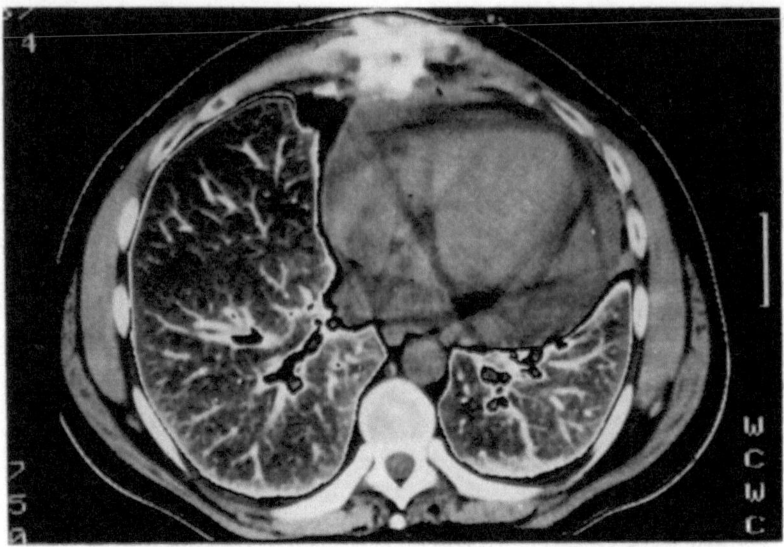

Abb. 1. Computertomografische Darstellung des Tumors zum Zeitpunkt der Operation

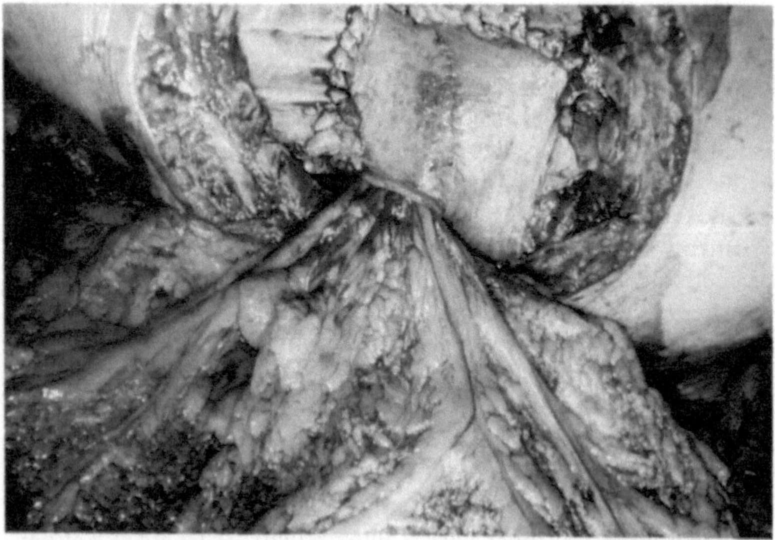

Abb. 2. Situs nach Einnähen der Durapatches zum Verschluß des Perikard- und Pleuradefektes sowie einer Cutisplastik zum Verschluß der Zwerchfellzwinge mit Durchführung des Omentum majus zur Patchabdeckung

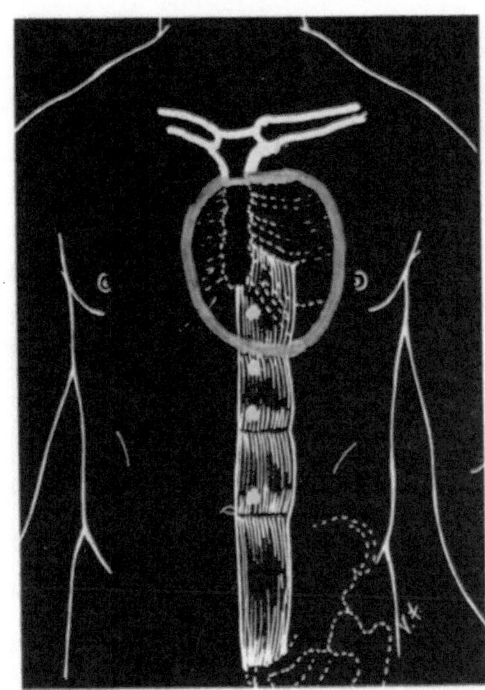

Abb. 3. Halbschematische Darstellung des Defektbereiches mit den durch Punkte angedeuteten Durchtrittsstellen der den Hautlappen ernährenden Gefäße

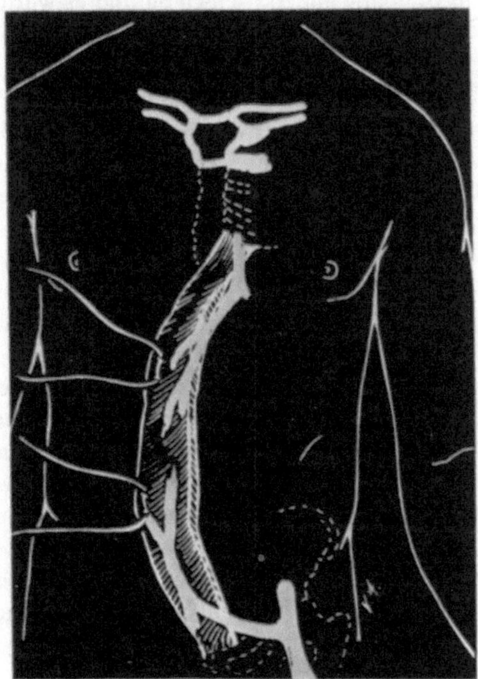

Abb. 4. Halbschematische Darstellung der Gefäßversorgung des M. rectus abdominis durch die epigastrischen Gefäße, wobei jeweils das craniale oder caudale Gefäßbündel eine ausreichende Ernährung des Muskels und der entsprechenden Hautlappen sicherstellt

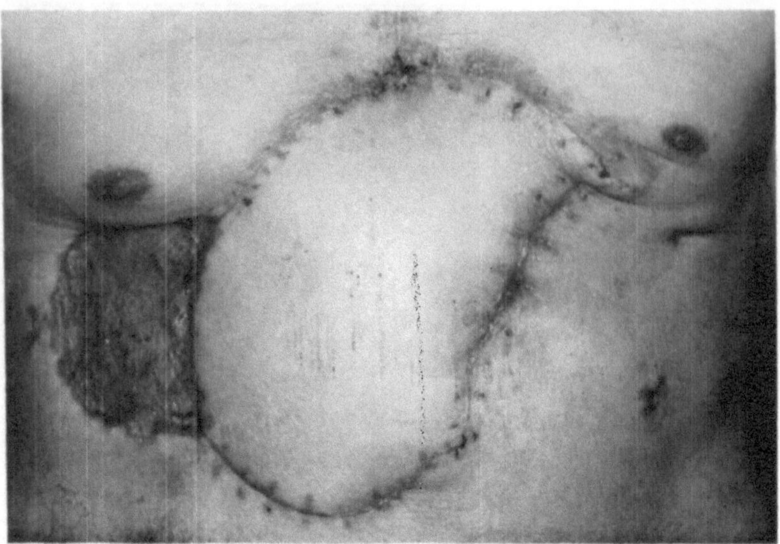

Abb. 5. Abschlußergebnis nach 3 Wochen

sterni und die Costo-Sternalregion in einer Ausdehnung von 26 x 18 cm excidiert wurde. Die Beurteilbarkeit der Tumorinfiltration war aufgrund der vorangegangenen Bestrahlung äußerst schwierig und es wurde außer dem tumoranliegenden rechten und linken Pleurablatt auch der benachbarte Anteil des Perikards sowie die beiden Zwerchfellschenkel in Handtellergröße reseziert.

Perikard und Pleuradefekt wurden mit 2 jeweils 5 x 15 cm großen Durapatches verschlossen. Der Zwerchfelldefekt von 5 x 10 cm wurde nach Mobilisierung des Omentum durch den Defekt hindurch an der rechten A. und V. gastroepiploica gestielt an der dort eingenähten Cutisplastik vorbei in den Defekt eingeschwenkt, um dort als Plombe über den Durapatches zu dienen. Der Thoraxwanddefekt wurde dann durch einen atypischen Rectuslappen verschlossen, zu dessen Stabilisierung der M. rectus abdominis links wie die Seite einer Violine nach cranial zur 3. Rippe ausgespannt wurde. Die Mobilisierung des M. rectus aus der Rectusscheide heraus erfolgte unter Mitnahme des oberen Anteiles der vorderen Rectusscheide und nach völliger Mobilisierung des gesamten Muskels aus dem vorderen und hinteren Blatt, woraufhin sich der Muskel um 16 cm nach cranial ausspannen ließ. Die Gefäßversorgung des mitgenommenen Hautfettlappens war dadurch nicht gestört. Der Lappen wurde dann nach 90° Drehung zweischichtig eingenäht und in typischer Weise drainiert. Der Patient konnte bereits nach 2 Tagen von der Beatmung abgehängt und einer Spontanatmung zugeführt werden.

Ich halte diesen atypischen Rectuslappen zum Verschluß entsprechender medianer Thoraxwanddefekte für hervorragend geeignet, wobei mit Sicherheit die zusätzliche Anwendung des Omentumtransponats postoperative Komplikationen verhindern konnte.

Mikrochirurgische Operationsmethoden – Eine Verbesserung auch in Form und Funktion

A. Berger und C. Tizian

Klinik für Hand-, Plastische und Wiederherstellungschirurgie der Medizinischen Hochschule Hannover, Krankenhaus Oststadt, Podbielskistraße 380, D-3000 Hannover 51

Die mikrochirurgischen Techniken wurden im wesentlichen in der Plastischen Chirurgie entwickelt und ursprünglich angewandt. Gerade der Wunschtraum des rekonstruktiven Plastischen Chirurgen, Wiederherstellungen nach Verletzungen oder Defektbildungen so vornehmen zu können, daß sie der ursprünglichen Form und der Wiederherstellung der vollen Funktion möglichst nahekommen, haben in den letzten Jahren zur Verfeinerung, zum vollen Einsatz und zur raschen Entwicklung dieser Techniken geführt.

Durch die Verbesserung der mikrochirurgischen Operationstechniken und die dadurch entstandenen, erweiterten Möglichkeiten Gewebe und Gewebeeinheiten als Gesamtheit zur Wiederherstellung von Funktion und Form zu übertragen, hat sich die Plastische und Rekonstruktive Chirurgie neue und formvollendetere Wege geschaffen. Die Forderung, die Funktion wiederherzustellen, kann daher vielfach auch mit dem Wunsch eines ästhetisch akzeptablen Resultates vereinigt werden. Sicher sind hier noch viele Probleme offen, aber der Weg ist gebahnt und zeigt bereits deutliche Ergebnisse.

In unserer Klinik wurden in den letzten drei Jahren 127 freie Gewebstransfers vorgenommen. Die Eingriffe erstreckten sich von der Wiederherstellung der Hautoberfläche, der Rekonstruktion verlorengegangener Muskelfunktion, der Wiederherstellung von Knochendefekten bis zur Rekonstruktion im Bereiche des Oesophagus- und Pharynx-Grenzgebietes.

Es soll an einigen klinischen Beispielen repräsentativ die gestellte Forderung der Verbesserung von Funktion und Form dargestellt werden.

Im Bereiche der unteren Extremität, vor allem in Zonen, die früher nur durch zwei- oder mehrzeitige Fernlappenplastiken rekonstruiert werden konnten, ist es mit dem freien Latissimus-dorsi-Lappen möglich, nicht nur die Funktion verlorengegangener Muskelanteile, sondern auch Sensibilität und Form zufriedenstellend wiederherzustellen (Abb. 1, 2).

Bei mehr oberflächlichen Weichteildefekten kann durch den freien Arteria-radialis-Lappen neben der Weichteildeckung eine Verbesserung der Form und Funktion erreicht werden.

Im Bereiche der oberen Extremität zeigt sich der Einsatz mikrovasculärer Methoden in der funktions- und formgerechten Rekonstruktionsmöglichkeit eines amputierten oder aplastischen Daumens, fehlender Hautareale, sowie in der Wiederherstellung von fehlenden Sehnen- und Muskelanteilen des Unterarmes. Als Beispiele seien der freie Zehentransfer für den Daumenersatz (Abb. 3, 4), sowie der freie Muskeltransfer zur Behandlung der ischämischen Kontraktur am Unterarm genannt.

Bei rezidivierenden Verbrennungskontrakturen im Halsbereich kann durch den freien Gewebetransfer eine dauerhafte, sowohl funktionelle, als auch formgerechte Rekonstruktion erreicht werden.

Die Ästhetik von Form und Funktion
in der Plastischen u. Wiederherstellungschirurgie
Herausgegeben von G. Pfeifer

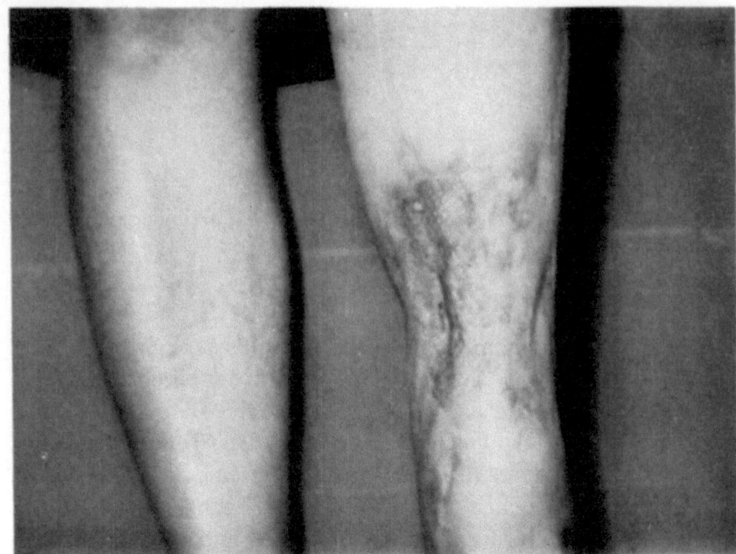

Abb. 1

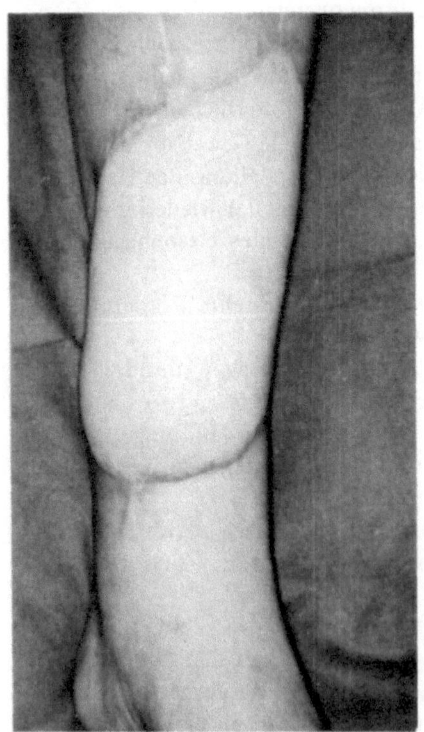

Abb. 2

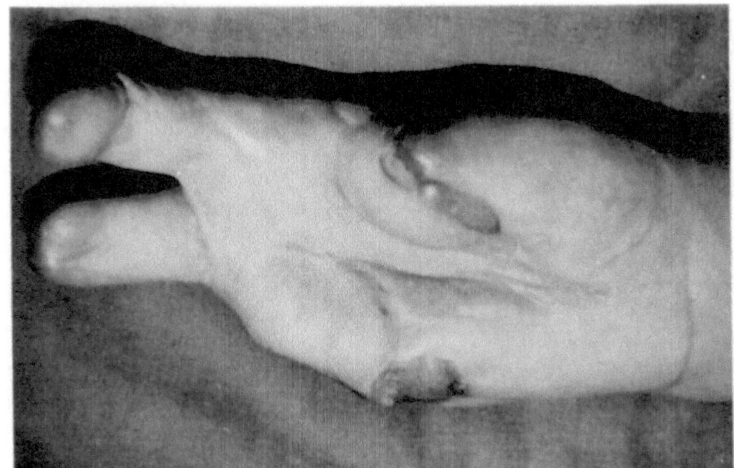

Abb. 3

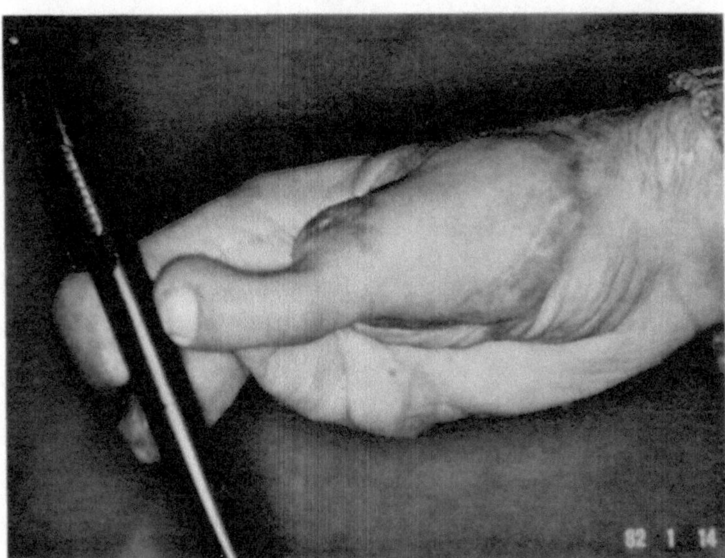

Abb. 4

Besonders im Gesichts- und Halsbereich sind durch den freien Gewebetransfer wesentliche Verbesserungen möglich geworden. Nicht nur die Rekonstruktion von verlorengegangenen Funktionen bei der Facialisparese hat eine wesentliche Verbesserung der Resultate ermöglicht, sondern auch die Wiederherstellung von Mundboden-, Zungengrund-, Pharynx- und Ösophagusdefekten nach Tumorresektionen, wovon in Zusammenarbeit mit der Kieferchirurgie und HNO-Klinik der MHH 43 Patienten operiert wurden, haben einen wesentlichen positiven Unterschied zu den konventionellen Rekonstruktionsmöglichkeiten gebracht (Abb, 5, 6, 7, 8).

Es läßt sich daher feststellen, daß der freie Gewebetransfer nicht nur die Wiederherstellung der Funktion, die auch mit anderen Methoden nicht möglich ist, verbessert

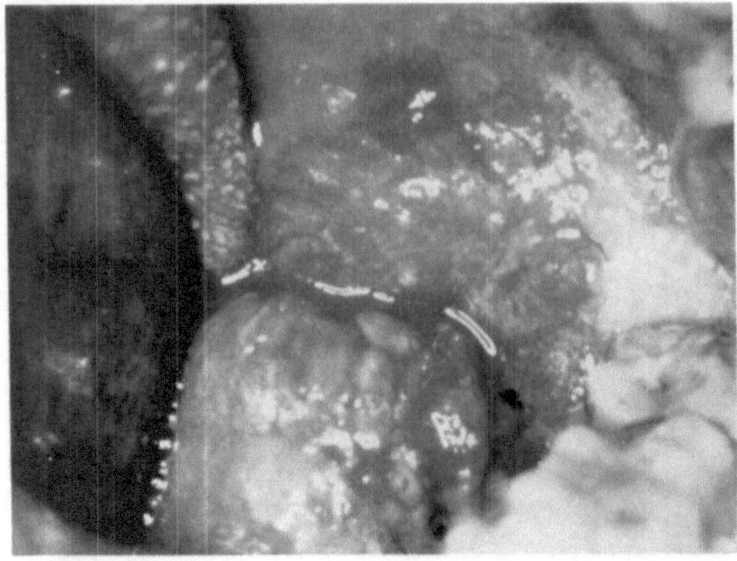

Abb. 5

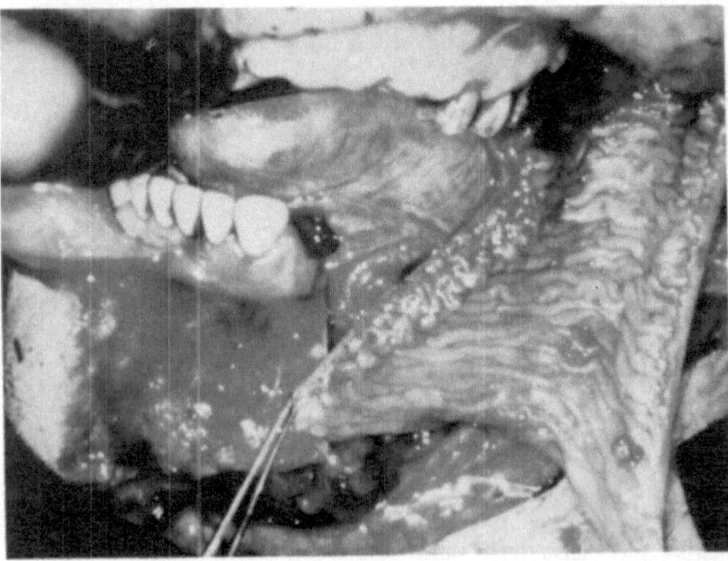

Abb. 6

hat, sondern auch die Indikationsstellung zu radikalen Eingriffen mit einer Verbesserung der ästhetischen Ergebnisse wesentlich erweitert hat.

Es kommt noch dazu die kürzere postoperative Dauer der Krankenhausaufenthalte sowie die erwähnte Möglichkeit, auch formgebend bessere Resultate zu erreichen. In Bezug auf letzteres sind für die Zukunft noch viele Möglichkeiten offen, deren Realisierung der Forschung an unseren Kliniken anvertraut ist.

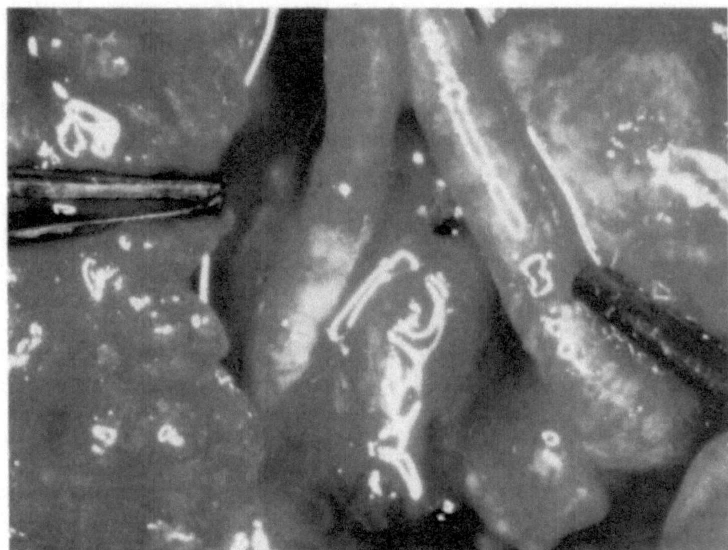

Abb. 7

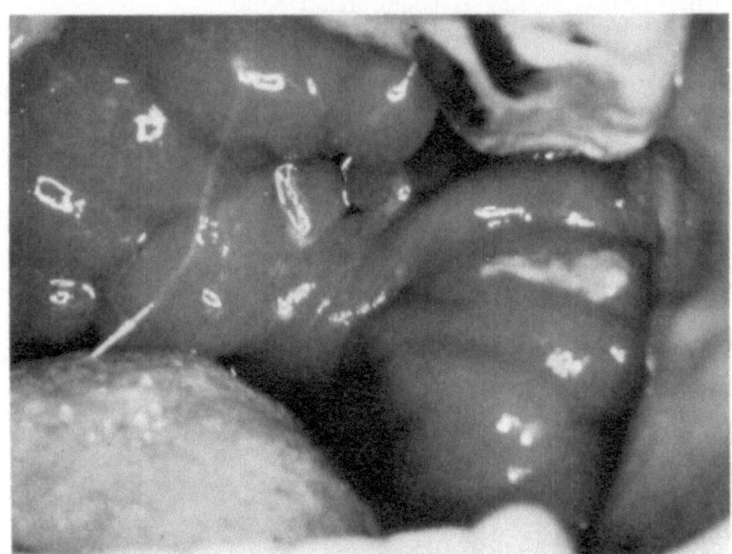

Abb. 8

Zusammenfassung

Ziel der mikrochirurgischen Methode, besonders des freien Gewebetransfers ist nicht nur in der Möglichkeit der Verbesserung der Funktion, sondern auch in einer Verbesserung der Form des zu erreichenden Resultates gegeben. Diesbezüglich haben die mikrochirurgischen Techniken, besonders im Gesichts-, Hals- auch im peripheren

Extremitätenbereich, vor allem in den letzten Jahren, einen deutlichen Fortschritt in der Wiederherstellung von Form und Funktion ermöglicht.

Mit der Erfahrung an 127 freien Gewebetransfers, welche in den letzten drei Jahren an unserer Klinik durchgeführt wurden, sollen die Wiederherstellungsmöglichkeiten von Form und Funktion dargestellt werden.

Besondere Gesichtspunkte sind nicht nur die verkürzte postoperative Dauer des Krankenhausaufenthaltes, sondern vor allem die Möglichkeit, formgerechte Gewebeanteile für die Rekonstruktion von Defekten im Gesichts- und Extremitätenbereich zu verwenden.

Literatur

Berger A (1983) Replantationschirurgie – Indikation und Grenze. In: Hefte Unfallheilkd Heft 162. Springer, Berlin Heidelberg New York, S 144

Berger A, Hausamen JE, Löhlein D (1983) Schleimhautersatz in der Mundhöhle mit freiem Dünndarmtransplantat nach Tumorresektion. Handchirurgie 15:164

Berger A, Titzian C (1984) Motorische Variationen der Gefäße und ihr Einfluß auf die Technik bei Zehentransfer. Handchirurgie (i.p.)

Berger A, Tizian C (1983) Problematik der Durchblutung bei Hautmuskellappen im Unterschenkelbereich. Handchirurgie 15:200

O'Brien BM (1977) Microvascular Reconstructive Sugery. Churchill Livingstone, Edinburg London New York

Tizian C, Berger A (1984) Spezielle Techniken zur Verbesserung in der Replantationschirurgie. Handchirurgie (i.p.)

Mikrochirurgie des Nervus facialis aus der Sicht des Neurochirurgen

M. Samii und G. Penkert

Neurochirurgische Klinik, Nordstadt-Krankenhaus, Haltenhoffstraße 41, D-3000 Hannover 1

Einleitung

Mit Standardisierung der mikrochirurgischen Operationstechnik hat die Behandlung pathologischer Prozesse im Kleinhirnbrückenwinkel entscheidende Fortschritte erzielt: die Operationsmortalität und -mobidität konnten durchgreifend gesenkt werden. Dennoch ist in einzelnen Fällen als Folge außergewöhnlicher Verwachsungen und Adhärenzen eine Schädigung des N. facialis möglich. Darüber hinaus besteht die

Die Ästhetik von Form und Funktion
in der Plastischen u. Wiederherstellungschirurgie
Herausgegeben von G. Pfeifer

Gefahr einer intratemporalen oder extratemporalen Facialisnervenverletzungen durch Unfälle. Mit den Methoden der modernen Neurochirurgie und Otochirurgie sind wir in der Lage, den N. facialis in allen Abschnitten freizulegen und zu versorgen.

Der intrakranielle Verlauf des N. facialis ist durch das Wachstum von Tumoren des Kleinhirnbrückenwinkels gefährdert. Abbildung 1a, b zeigen den Zustand vor und nach mikrochirurgischer Entfernung eines 2,5 cm großen Akustikneurinoms mit Erhaltung der Facialisnervenkontinuität. Wir haben die letzten 200 Kleinhirnbrückenwinkel-Tumoren im Hinblick auf den präoperativen Facialisnervenstatus untersucht. Die Ergebnisse zeigen, daß nur in 23 Fällen die Facialisnervenfunktion nicht erhalten werden konnte, wie aus Schema 1 ersichtlich ist.

In diesen Fällen gab es drei Möglichkeiten (Tabelle 1):

1. proximaler und distaler Nervenstumpf im Kleinhirnbrückenwinkel erreichbar;
2. proximaler Nervenstumpf vorhanden, distaler Nervenstumpf im Gehörgang nicht erreichbar;
3. proximaler Nervenstumpf nicht zur Verfügung – bzw. Nervenkontinuität anatomisch erhalten, jedoch postoperativ erloschene Funktion.

Für die ersten beiden Möglichkeiten wurde eine Rekonstruktion des N. facialis noch in gleicher Operationssitzung angestrebt. In einem Fall wurde der Nervendefekt mit einem kurzen Transplantat überbrückt. Abbildung 2 zeigt dieses Transplantat im linken Kleinhirnbrückenwinkel.

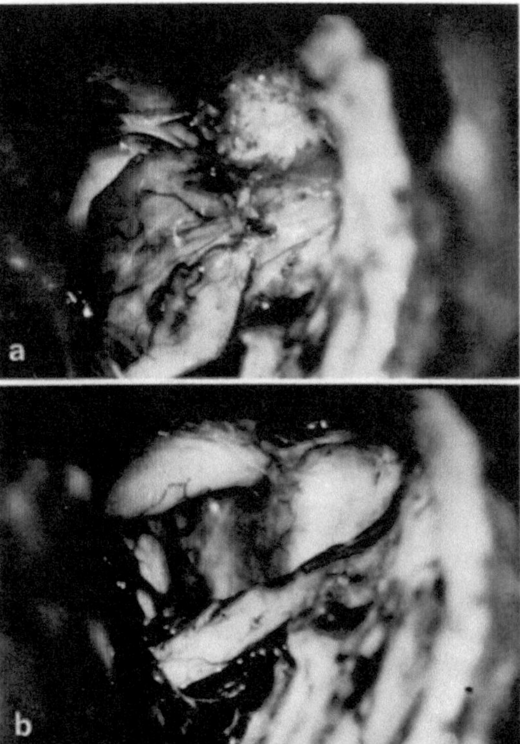

Abb. 1a, b. 1,5 cm großes Akusticusneurinom rechts, innerer Gehörgang eröffnet. Tumor unter Erhaltung des N. facialis total entfernt

Schema 1. Facialiesnervenfunktion nach 200 Kleinhirnbrückenwinkeltumor-Operationen (davon 167 Akusticusneuriome, 21 Meningeome, 10 Epidermoidtumoren, 2 Angioblastome)

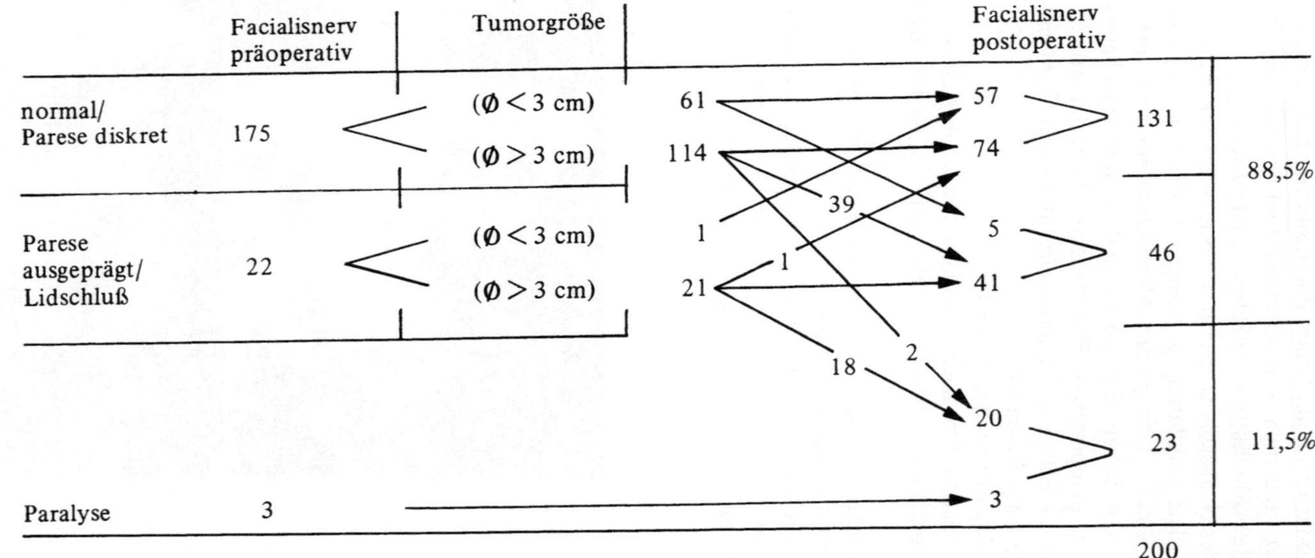

Tabelle 1. Proximaler und/oder distaler Facialisnervenstumpf

Intrakranielle Verletzung des N. Facialis	Proximaler und distaler Stumpf vorhanden
	Nur proximaler Stumpf erreichbar
	Kein proximaler Stumpf

Die schonungsvolle mikrochirurgische Tumorentfernung über den lateralen suboccipitalen Zugang setzt eine Eröffnung des inneren Gehörganges voraus. In denjenigen Fällen, in denen eine Kontinuitätserhaltung des N. facialis dennoch nicht gelang, steht in den meisten Fällen auch kein brauchbarer distaler Facialisnervenstumpf im inneren Gehörgang zur Verfügung.

Für diese zweite Möglichkeit – peripherer Nervenstumpf im inneren Gehörgang nicht erreichbar – wurde von Dott 1958 die Überbrückung des Nervendefektes mittels eines 15–20 cm langen Transplantates eingeführt. Dabei wird das Transplantat nach zentraler Anastomose aus der Craniotomieeröffnung herausgeführt und unter dem M. digastricus hindurch in die Nähe des F. stylomastoideum gelegt. Die distale Anastomose erfolgt sodann extratemporal (Abb. 3). Die Literatur enthält nur vereinzelte Fallmitteilungen über die Anwendung dieser Methode [1, 2, 4].

Seit 1975 haben wir in Zusammenarbeit mit Otochirurgen (Prof. Wigand, Prof. Draf, Prof. Osterwald) die intrakraniell-intratemporale Nerventransplantation entwickelt. Es wird ein nur 4–5 cm langes Transplantat zwischen den zentralen Facialisnervenstumpf und den mastoidalen Verlaufsabschnitt des N. facialis gefügt. Nach einer Mastoidektomie wird die Felsenbeindura vor dem Sinus sigmoideus incidiert und das Transplantat nach zentraler Anastomose durch diese Öffnung herausgezogen. Die intratemporale Anastomose erfolgt unterhalb des Ganglion geniculi, wie Abb. 4 schematisch darstellt. Die Ergebnisse hinsichtlich Willkürmimik und Gesichtssymmetrie sind sehr zufriedenstellend [3, 5, 6, 7, 8].

Die Versorgung des N. facialis bei laterobasalen Frakturen des Felsenbeins gehört in den Behandlungsbereich der Otochirurgen. In einigen Fällen hat sich jedoch gezeigt,

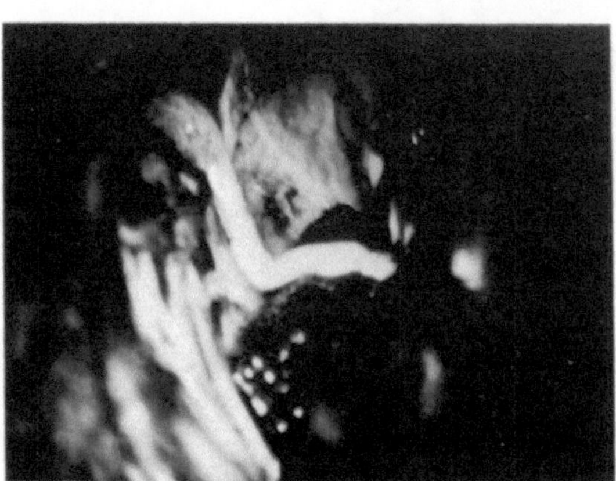

Abb. 2. Kurzes intrakranielles Transplantat

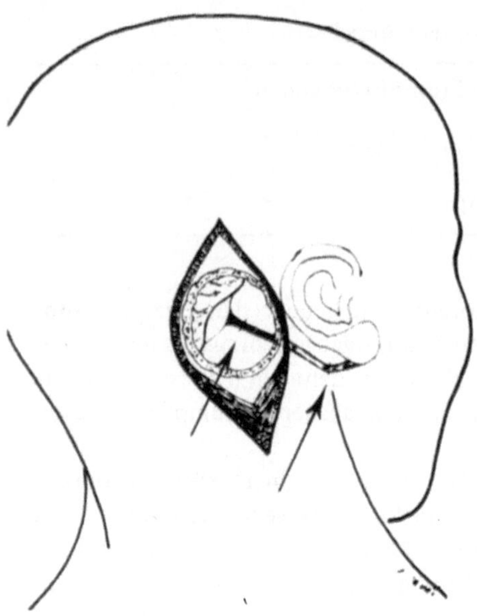

Abb. 3. Prinzip der Dottschen Transplantation. Pfeile weisen auf Anastomosen intrakraniell und extratemporal

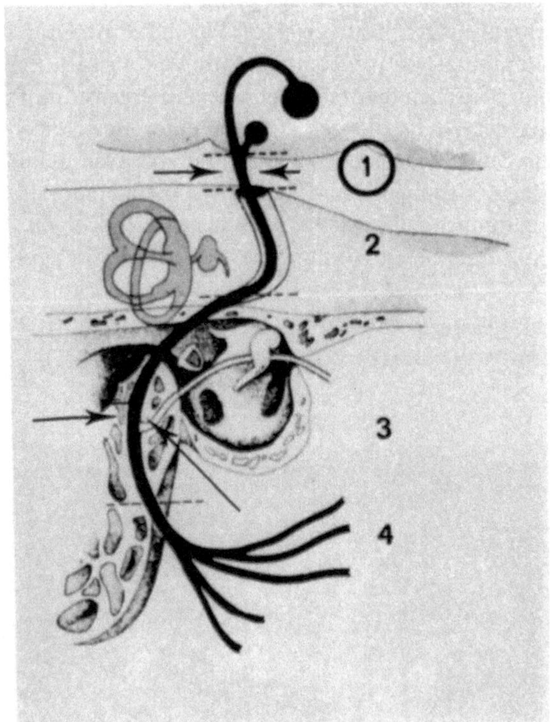

Abb. 4. Prinzip der intrakraniell-intratemporalen Transplantation, Pfeile weisen auf die Anastomosen

daß der gewünschte Erfolg einer intratemporalen Nervennaht oder -tansplantation durch retrograde Degeneration und Fibrose in Richtung auf den zentralen Facialisabschnitt ausblieb. Daher ist zu diskutieren, ob nicht durch die intrakraniell-intratemporale Transplantation eine größere Erfolgssicherheit erreicht werden kann, wenn die Schädigung über das Felsenbein hinaus geht. Abb. 5a–c zeigen einen jungen Patienten, der innerhalb von vier Jahren nach einem Trauma des Felsenbeins zweimal erfolglos otochirurgisch versorgt wurde. Erst die intrakraniell-intratemporale Nerventransplantation zeigte nach weiteren zwei Jahren den gewünschten Erfolg.

Wenn der zentrale Nervenstumpf am Hirnstamm nicht zur Verfügung steht bzw. eine Erhöhung der postoperativ erloschenen Facialisnervenfunktion ausgeblieben ist,

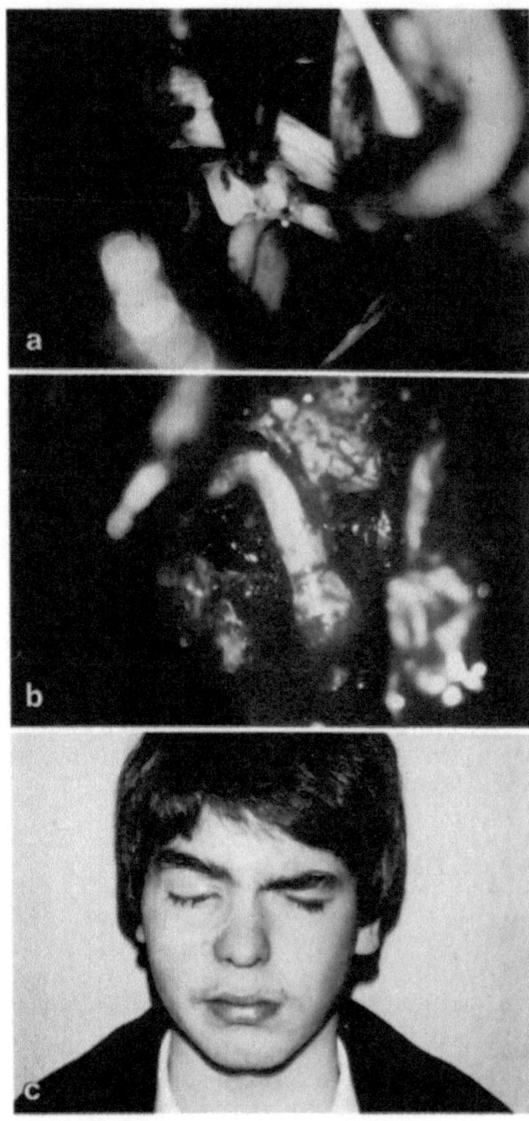

Abb. 5a–c. Laterobasale Fraktur rechts. **a** intrakranielle Anastomose, **b** intratemporale periphere Anastomose, Transplantatlänge 4 cm, **c** 20 Monate postop

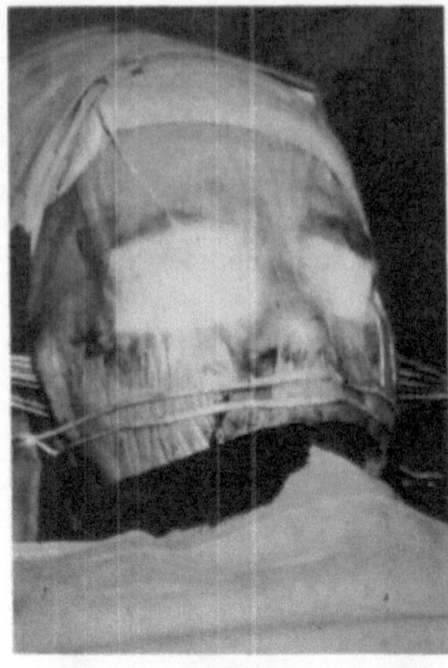

Abb. 6. Cross-face Transplantation

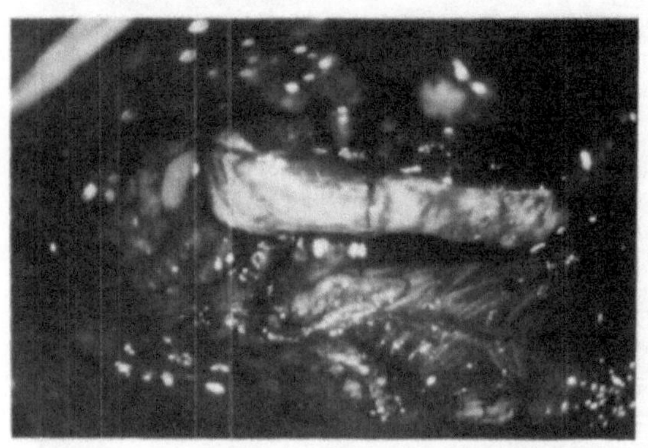

Abb. 7. Op.-Situs bei Facialis-Hypoglossus-Anastomose

so bietet sich die von Scaramella und Smith 1971 eingeführte Cross-Face-Transplantation an (Abb. 6). Raschere Ergebnisse konnten wir mit der Anastomose zwischen N. hypoglossus und N. facialis erzielen (Abb. 7), wie sie schon seit Beginn des Jahrhunderts bekannt ist. Auch eine Kombination dieser beiden peripheren extratemporalen Nervenrekonstruktionen wurde angeregt.

Tabelle 2. Plastische Ersatzoperation

Aktiv	Masseter-Transfer Temporalis-Transfer Freie Muskeltransplantation mit Nerven- u. Gefäßanschluß
Passiv	Ovaläre Hautexcision Fascien-Zügel-Plastik

Die Chirurgie der Parotistumoren kann in malignen Fällen die Opferung des extratemporalen Facialisnerven erfordern. Die Mikrochirurgie erlaubt die saubere Darstellung der sich verzweigenden Facialisnervenäste sowie deren Rekonstruktion durch Transplantate.

Abschließend soll Tabelle 3 unser Konzept einer modernen Facialisnervenchirurgie zeigen. Eine enge fachübergreifende Zusammenarbeit mit den Otochirurgen stellt dabei im intratemporalen Verlaufsbereich des N. facialis eine wichtige Voraussetzung dar. Tabelle 4 enthält die mittels intrakranieller Nervenrekonstruktion bislang erzielten Resultate.

Tabelle 3. Facialisnervenrekonstruktion

Schädigungsort	Schädigungsursache	Nervenchirurgische Behandlung bei Facialisnervenparalyse	
Intrakraniell	Kleinhirnbrückenwinkeltumor	Dottsche Operation intrakraniell-intratemporale Transplantation intrakranielle Naht oder Transplantation	Cross-face Facialis-Hypoglossus Anastomose
Intratemporal	laterobasales Trauma otochirurg. Eingriffe Bellsche Paralyse	evtl. intratemporale Nervenrekonstruktion	
Extratemporal	Tumoren der Schädelbasis perfor. Gesichtsverletzung maligne Parotistumoren	extratemporale Nervenrekonstruktion	

Voraussetzung: betroffene Gesichtsmuskulatur enthält noch ausreichend kontraktile Fibrillen

Tabelle 4. Ergebnisse der intrakraniellen Facialis-Nervenrekonstruktion nach Akusticusneurinom und laterobasalem Trauma seit 1978

	N	Gutes Resultat	Keine Funktion	Für Auswertung zu früh
Intrakranielle Transplantation	1	–	–	1
Dottsche Transplantation	5	3	2	–
Intrakraniell-intratemporale Transplantation	14	12	1	1

Literatur

1. Dott NM (1958) Facial Paralysis – Restitution by Extrapetrous Nerve Graft. Proc Roy Soc Med 51:900–902
2. Dott NM (1963) Facial Nerve Reconstruction by Graft Bypassing the Petrous Bone. Arch Otolaryngol 78:426–428
3. Draf W, Samii M (1982) Intracranial-intratemporal Anastomosis of the Facial Nerve After Cerebellopontine Angle Tumor Surgery. In: Graham MD, House WF (Eds) Disorders of the Facial Nerve. Raven Press, New York, pp 441–449
4. Loew F (1962) Die kombinierte intracranielle extratemporale Faszialisplastik nach Dott. Langenbecks Arch Chir 298:934–935
5. Samii M (1979) Neurochirurgische Gesichtspunkte der Behandlung der Akustikusneurinome mit besonderer Berücksichtigung des N. facialis. Laryngol Rhinol Otol 58:97–106
6. Samii M (1981) Preservation and Reconstruction of the Facial Nerve in the Cerebellopontine Angle In: Samii M, Jannetta P (Eds) The Cranial Nerves. Springer, Berlin Heidelberg New York, pp 438–450
7. Samii M (1983) Intra-Cranial Reconstruction of Facial Nerve After Lateral Basal Fracture. In: Samii M, Brihaye J (Eds) Traumatology of the Skull Base. Springer, Berlin Heidelberg New York, pp 164–170
8. Samii M (1984) Facial Nerve Grafting in Acoustic Neurinoma. Clin Plast Surg 11: 221–225

Mikrochirurgische Transplantate zur Rekonstruktion des Kopf-Hals-Bereichs

J. Reuther, J. Mühling und Ch. Michel

Klinik und Poliklinik für Kieferchirurgie der Universität, Pleicherwall 2, D-8700 Würzburg

Die operative Behandlung maligner Geschwülste im Kiefer- und Gesichtsbereich hat in den letzten drei Jahrzehnten einen wesentlichen Wandel erfahren. Während ursprünglich die radiakle Tumorausräumung ausschließlich im Vordergrund stand, so stellt sie heute aufgrund der Weiterentwicklung moderner Verfahren zur Wiederherstellung von Form und Funktion der Gesichtsregion allein kein ausreichendes Therapiekonzept mehr dar. Durch die Einführung der gestielten Nahlappen und der Myocutanlappen sowie insbesondere mit der Möglichkeit der mikrochirurgischen Revascularisierung von Geweben steht uns heute eine Vielfalt unterschiedlich zusammengesetzter Transplantate zur Rekonstruktion der Kiefer- Gesichtsregion zur Verfügung. Vor allem für ausgedehnte Substanzdefekte in anatomisch schwieriger Lokalisation ist mit den

Die Ästhetik von Form und Funktion
in der Plastischen u. Wiederherstellungschirurgie
Herausgegeben von G. Pfeifer

mikrochirurgischen Operationsverfahren die primäre einzeitige Wiederherstellung des Oropharynx unter Erhalt seiner vitalen Funktionen möglich. Damit läßt sich die Morbidität durch die radikalchirurgischen Eingriffe deutlich verringern.

Für die Rekonstruktion der Gesichtsregion bevorzugen wir in unserer Klinik Transplantate aus der seitlichen Thoraxwand bzw. vom Musculus latissimus dorsi. Die Anwendung des Latissimus-dorsi-Myocutanlappens wurde bereits 1896 von Tansini zur Brustrekonstruktion angegeben. Für die mikrochirurgische Transplantation wurde die Anatomie dieser Region besonders von de Conninck et al. 1975; Baudet et al. 1979 und Riediger 1983 an Kadaverdissektionen studiert und detailiert beschrieben. Die Lappen aus dieser Region zeichnen sich durch meist kaliberstarke Gefäße mit relativ konstantem Verlauf aus. Die Länge des Gefäßstiels beträgt 10 cm oder darüber. Der Hebedefekt in der seitlichen Thoraxwand kann in der Regel problemlos durch Mobilisation der Wundränder End-zu-End vereinigt werden, und hinterläßt eine relativ unauffällige und funktionell nicht störende Narbe. Bei hängendem Arm kann sie fast vollständig verdeckt werden. Durch die gute Vascularisierung bietet dieser Lappen auch in vorbestrahlten Regionen gute Heilungschancen. Von den bisher in unserer Klinik transplantierten 11 Lappen aus dieser Region haben wie zweimal intraoperativ aufgrund anatomischer Varianten Schwierigkeiten bei der Präparation und Lappenhebung beobachtet, die jedoch weder die Transplantation verhindert noch zu postoperativen Heilungsstörungen geführt haben. Die klinische Anwendung im Kiefer-Gesichtsbereich soll an zwei typischen klinischen Beispielen demonstriert werden.

Fallbericht 1

Bei einer heute 24jährigen jungen Frau war im Alter von sechs Jahren eine Oberkieferhalbseitenresektion mit Enucleation und Entfernung des gesamten Jochbeinmassives sowie eine Unterkieferteilresektion mit Exarticulation auf der rechten Seite wegen eines Sarkoms durchgeführt worden (Abb. 1a). Postoperativ wurde das Wundgebiet mit 8000 Rad bestrahlt. Wir haben den ausgedehnten Defekt im Oberkiefer und der Orbitaregion mit einem frei transplantierten Hautmuskellappen vom Latissimus dorsi aufgefüllt (Abb. 1b). Der Defekt im harten und weichen Gaumen konnte mit Muskulatur dabei vollständig geschlossen werden. Dabei erfolgte die mikrochirurgische Anastomosierung des Transplantates in der rechten Submandibularregion mit der Arteria thyreoidea cranialis und der Arteria thoracodorsalis sowie einer drainierenden Vene aus dem Plexus thyreocervicalis mit der Vena thoracodorsalis. Der Entnahmedefekt am Rücken und in der Axillarregion ließ sich wie auch bei Entnahme wesentlich größerer Transplantate primär decken.

Fallbericht 2

Bei einer 74jährigen Frau war wegen eines ausgedehnten, infiltrierend wachsenden, vorbestrahlten Basalioms im Bereich des rechten Nasenflügels mit Übergreifen auf die Nase und die Wangenregion ein perforierender Defekt zur rechten Nase und Kieferhöhle unumgänglich (Abb. 2a). Der Operationsdefekt wurde nach Sicherung der Tumorfreiheit aller Resektionsgrenzen primär und einzeitig mit einem freien Myocutanlappen vom Latissimus dorsi gedeckt. Der ernährende Gefäßstiel wurde durch ein Hauttunnel in die rechte Submandibularregion gelegt, wo die End-zu-End-Anastomose der Arteria und Vena facialis mit den Lappengefäßen mikrochirurgisch erfolgte (Abb.

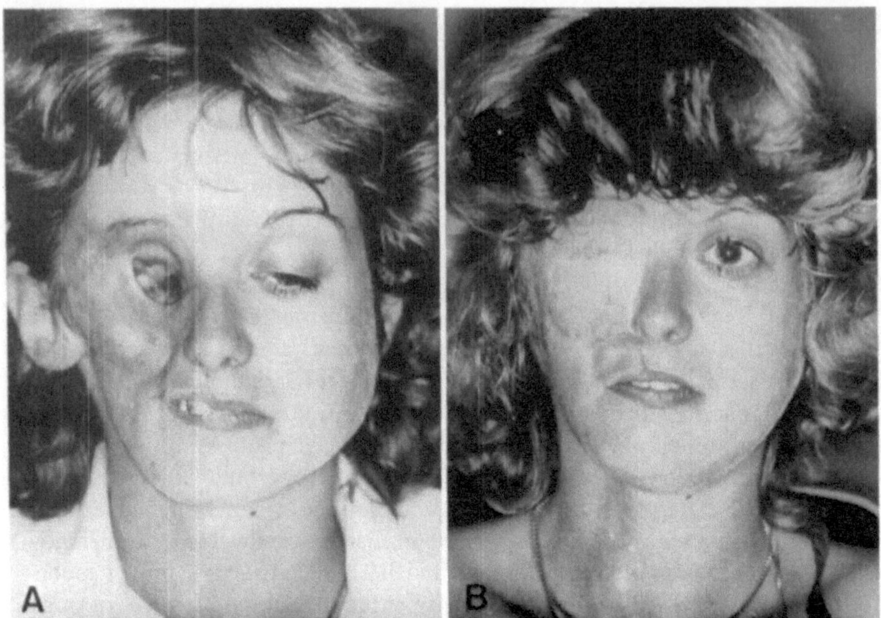

Abb. 1. A Zustand nach Oberkieferteilresektion mit Enucleation und Unterkiefer-exarticulation sowie Nachbestrahlung mit 80 Gy bei einer 24jährigen Frau, **B** Auffüllung der Augenhöhle und des Oberkiefers mit einem mikrochirurgisch transplantierten Myocutanlappen vom M. latissimus dorsi. Zustand 9 Monate p. op

2b). Die Patientin ist mit dem bisher erzielten ästhetischen Ergebnis so zufrieden, daß sie bisher weitere plastisch-chirurgische Maßnahmen abgelehnt hat (Abb. 2c).

Hautfettlappen aus der Leistenregion, der sog. „groin flap", der erstmals klinisch 1973 mikrochirurgisch transplantiert wurde, verwenden wir in unserer Klinik heute nur noch als freies Fettgewebstransplantat zur Auffüllung von Gesichtsasymmetrien bzw. Weichgewebsverlusten unterschiedlichster Genese. Mit der mikrochirurgischen Revascularisierung läßt sich das Fettgewebe, welches durch die Arteria und Vena circumflexa ilium superficialis ernährt wird, sicher vital erhalten, wodurch die zu transplantierende Fettgewebsmenge besser kalkulierbar wird, Vorzüge auf die Höltje 1978 bereits hingewiesen hat.

Für die Rekonstruktion des Oropharynx haben wir bis vor fünf Jahren neben den gestielten Transplantaten Hautfettlappen vom Fußrücken zur Rekonstruktion des Mundbodens und der Zunge eingesetzt. Die Ergebnisse waren relativ zufriedenstellend, jedoch bestanden die bekannten Probleme von seiten der äußeren Haut in der Mundhöhle. Seit fünf Jahren verwenden wir die freie Dünndarmtransplantation zur Wiederherstellung des Oropharynx (Reuther u. Steinau 1980; Reuther et al. 1984). Die Dünndarmtransplantate können durch unterschiedliche Verfahren, wie z.B. Doppelung oder hufeisenförmige Vernährung der Mundhöhle universell angepaßt werden.

Bei 76 Patienten haben wir bisher den Mundhöhlenanteil der Zunge, den Mundboden, die Wange und den Hypopharynx in verschiedensten Lokalisationen mit guten

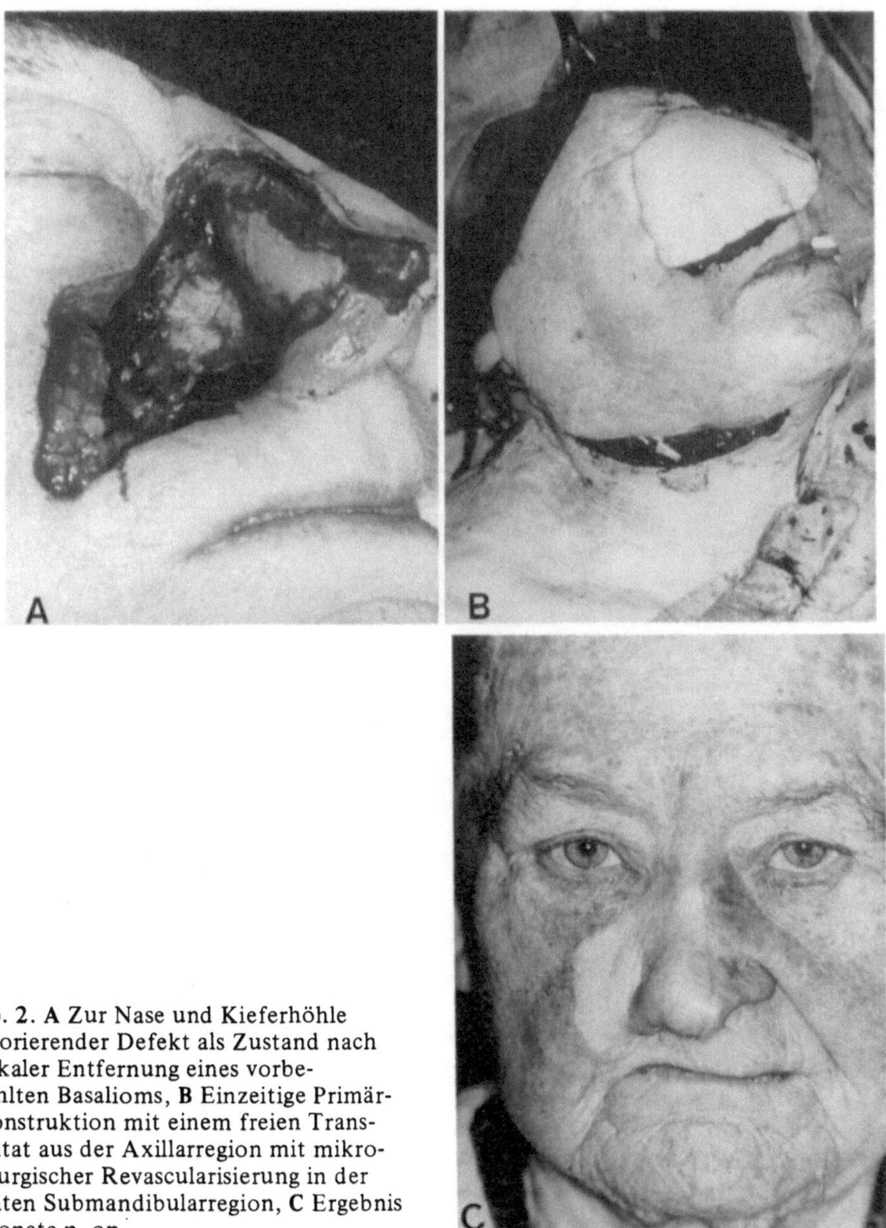

Abb. 2. A Zur Nase und Kieferhöhle perforierender Defekt als Zustand nach radikaler Entfernung eines vorbestrahlten Basalioms, **B** Einzeitige Primärrekonstruktion mit einem freien Transplantat aus der Axillarregion mit mikrochirurgischer Revascularisierung in der rechten Submandibularregion, **C** Ergebnis 6 Monate p. op

funktionellen Ergebnissen rekonstruieren können (Abb. 3a–d). Daneben erfolgte der Ersatz des cervicalen Ösophagus mit einem freien Dünndarminterponat bei bisher 3 Patienten (Tabelle 1). Besonders bei der Wiederherstellung von Zungengrund und Hypopharynxregion ergeben sich durch diese Operationstechnik besondere Vorteile für unsere Patienten, da Atmung und Schluckakt ohne Tracheotomie erhalten bleiben. Auch bei der Rekonstruktion der Wange und des Oberkiefers haben wir mit diesem

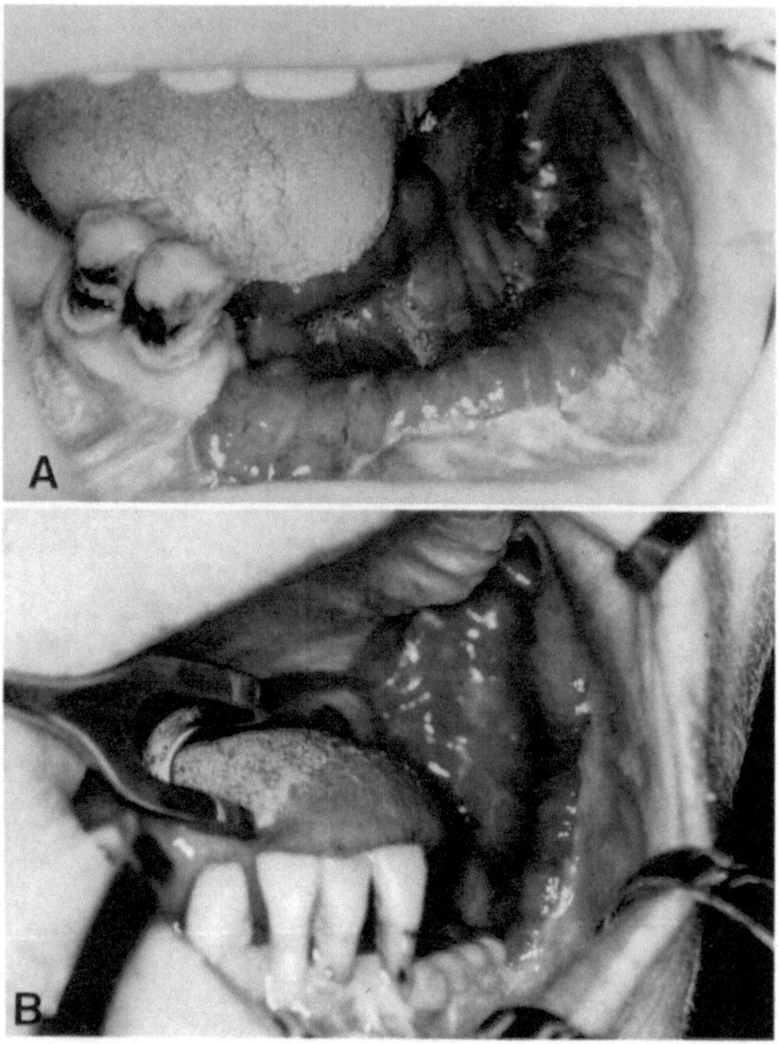

Abb. 3A–D. Mikrochirurgischer Dünndarmtransfer zur Rekonstruktion. **A** des sulcus glossoalveolaris, **B** der Hypopharynxregion

Verfahren ein gutes funktionelles Ergebnis erzielen können, wobei die Mundöffnung trotz ausgedehnter Resektion weitgehend normal erhalten werden konnte.

Bei der kritischen Übersicht unseres Krankengutes waren bei allen Patienten von seiten der Dünndarmentnahme keinerlei Früh- oder Spätkomplikationen zu beobachten. Bei fünf unserer Patienten haben wir im postoperativen Verlauf das Dünndarmtransplantat aufgrund einer zunehmenden venösen Thrombose verloren. Bei zwei Patienten war eine massive ödematöse Schwellung im Bereich der Mikrogefäßanastomosen die Ursache für die zunehmende Thrombose. Bei einem Patienten, bei dem die Dünndarmtransplantation sekundär zur Rekonstruktion eines ausgedehnten Mundbodendefektes

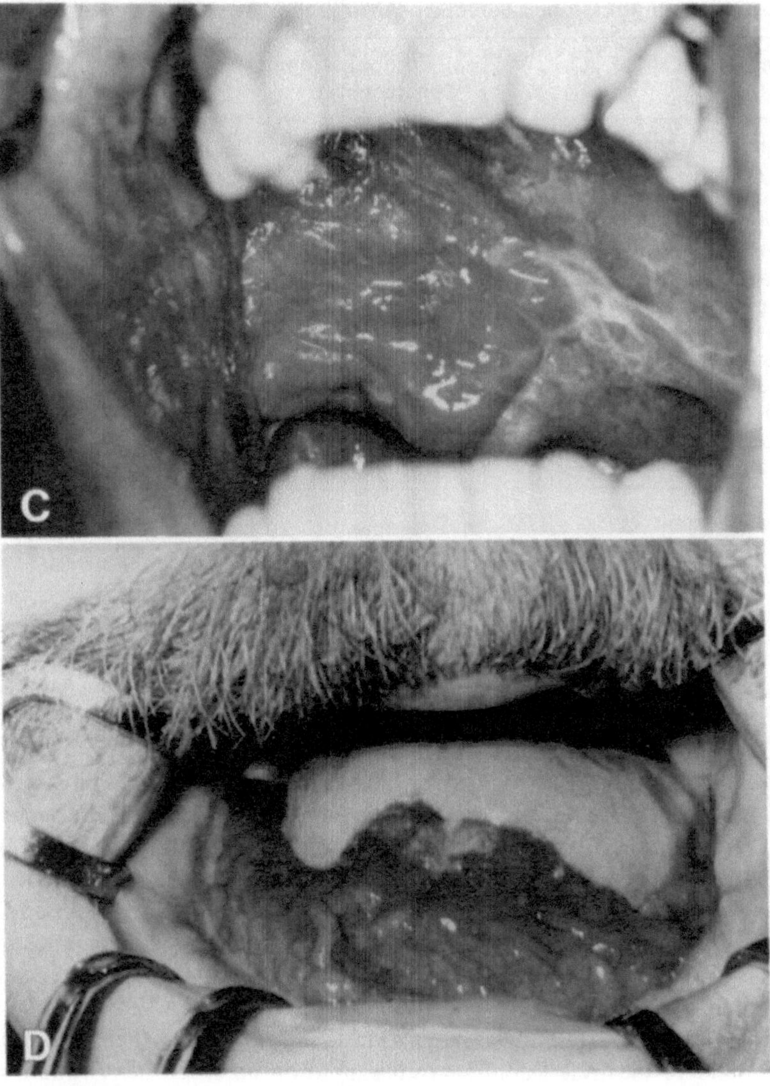

Abb. 3. C von Wange, weichem Gaumen und Hypopharynx, **D** des gesamten Mundbodens mit Anteilen der Zunge

durchgeführt worden war, war die Schädigung der Gefäße auf die postoperative Strahlentherapie nach der Primäroperation zurückzuführen. Bei einem weiteren Patienten war das Gefäßsystem durch eine altersbedingte Arteriosklerose geschädigt gewesen. Bei zwei Patienten haben wir intraoperativ bzw. direkt postoperativ Probleme mit der mikrochirurgischen Operation beobachtet. Bei der Umlagerung auf die Transportliege kam es bei einer Patientin zum Abreißen der arteriellen Anastomose, die zu einer sofortigen Reoperation führte, mit der dann der weitere Verlauf komplikationslos gestaltet werden konnte. Bei einer weiteren Patientin kam es aufgrund der Strahlen-

Tabelle 1. Komplikationen bei mikrochirurgischer Gewebetransplantation

Transplantat	Komplikationen intraoperativ	postoperativ
Dünndarmtransfer n = 79	2	5 = 6,32%
Myocutanlappen n = 11	2	–
Hautfettlappen bzw. Fetttransplantat Leistenregion n = 6	–	1
Hautfettlappen Fußrücken n = 3	–	–
Hautfettlappen Unterarm n = 1	–	–
n = 100	4	6 = 6,0%

schädigung des Operationsgebietes zu einer raschen Thrombose der Vene, wobei durch sofortige Reoperation mit Interposition von Veneninterponaten das Problem gelöst werden konnte.

Bei den Patienten, die aus unserem Krankengut bisher verstorben sind, war in keinem Fall der Langzeiteingriff oder die Dünndarmresektion als direkte oder indirekte Todesursache gegeben. Ein Patient starb am 20. postoperativen Tag an einer nicht beherrschbaren Pseudomonassepsis. Eine weitere Patientin kam sechs Wochen postoperativ an einer massiven Lungenembolie zu Tode. Die übrigen Patienten verstarben mehrere Monate bzw. Jahre postoperativ entweder an einem lokalen Tumorrezidiv oder an einer Lymphknotenmetastasierung. Dabei ist zu berücksichtigen, daß die Eingriffe ausschließlich bei Patienten mit fortgeschrittener Tumorerkrankung vorgenommen wurden.

Nach unseren Erfahrungen halten wir die mikrochirurgischen Operationsmethoden, insbesondere die freie Dünndarmtransplantation bei kritischer Auswahl der Patienten für eine gute Alternative zu anderen Rekonstruktionsmaßnahmen, da uns diese Technik eine große Variationsbreite bei der Gewebsauswahl und eine meist universelle Formung der Transplantate ermöglicht. In Kombination mit anderen Rekonstruktionsmaßnahmen z.B. mit der primären Unterkieferrekonstruktion sind ästhetisch und funktionelle zufriedenstellende Wiederherstellungen der Kiefer-Gesichtsregion möglich, die zu einer erheblichen Verkürzung der stationären Behandlungsdauer und der Morbidität nach dem radikal-chirurgischen Eingriff in dieser Region führen. Die frühzeitige soziale Wiedereingliederung durch die individuelle Defektrekonstruktion unter Erhaltung der vitalen Funktionen des Oropharynx und der natürlichen Gesichtskonturen tragen ganz wesentlich zur Erleichterung des schweren Schicksals unserer Tumorpatienten bei. Dabei gehen wir davon aus, daß bei einem Teil unserer Patienten die Eingriffe eine Palliativmaßnahme darstellen. Dennoch erscheinen auch in diesen Fällen die Eingriffe durchaus sinnvoll, da eine Verbesserung der Lebensqualität durch die Erhaltung bzw. Wiederherstellung der vitalen Funktionen ermöglicht wird.

Literatur

1. Baudet J, Garbe JF, Guimberteau JC, Lemaire JM (1979) Axillary Flap. In: Serafin D, Buncke HJ Jr (eds) Microsurgical Composite Tissue Transplantation. Mosby, St. Louis Toronto London, p 317
2. de Conninck A, Boeckx W, Vanderlinden E (1975) Autotransplants avec microsutures vasculaires. Anatomie des zones donneuses. Ann Chir Plast 20:163
3. Höltje WJ (1978) Freie Fettgewebstransplantation unter Verwendung der mikrovaskulären Anastomose. Fortschr Kiefer Gesichtschir, Bd XXIII. Thieme, Stuttgart
4. Reuther J, Steinau U (1980) Mikrochirurgische Dünndarmtransplantation zur Rekonstruktion großer Tumordefekte der Mundhöhle. Dtsch Z Mund Kiefer Gesichtschir 4:131
5. Reuther J. Steinau HU, Wagner R (1984) Reconstruction of Large Defects in the Oropharynx with a Revascularized Intestinal Graft: An Experimental and Clinical Report. Plast Reconstr Surg 345, March 1984
6. Riediger D (1983) Mikrochirurgische Weichgewebstransplantation in die Gesichtsregion. Hanser, München Wien
7. Tansini I (1896) Nuovo processo per l'amputazione della mamella per canero. Riforma Medica, Jan 2 (Reprinted in Langenbeck: Arch Klin Chir 1896)

Die Schluckfunktion nach Pharynx- und Ösophagusersatz mit freiem Dünndarmtransplantat

C. Naumann, J. Reuther und J. Mühling

Univ. HNO-Klinik, Kopfklinikum, D-8700 Würzburg

„Ein Dünndarmsegment wurde mit seinem Mesenterium und seinen Gefäßen reseziert. Der Darm wurde an den Hals gebracht und die Gefäße an die Carotis bzw. Jugularis End-zu-End-Seit angeschlossen. Wenig später war die Zirkulation wiederhergestellt und nach 20 min konnte man peristaltische Bewegungen beobachten. Sie entstanden spontan und ließen sich durch mechanische Reizung auslösen."

Diese Sätze entstammen einem Vortrag, den Alescis Carrel im April 1906 vor der John Hopkins Medical Society über seine Tierexperimente gehalten hat [1].

50 Jahre später berichteten Seidenberg und Mitarb. [2] über die einzeitige Rekonstruktion des cervicalen Ösophagus bei Hunden mit einem freien Dünndarmsegment mit Anschluß an die Halsgefäße. Ihnen gelang 1957 erstmalig auch beim Menschen der Ösophagusersatz mit einem Dünndarmtransplantat.

Die Ästhetik von Form und Funktion
in der Plastischen u. Wiederherstellungschirurgie
Herausgegeben von G. Pfeifer

Schultz-Coulon [3] stellte 1983 die Ergebnisse der Arbeitsgruppe aus Hannover vor, die bei vier Patienten eine Jejuneminterposition erfolgreich durchführte.

In über 70 Fällen konnten Reuther und Mitarb. [4] ausgedehnte Schleimhaut-Weichteil-Defekte der Mundhöhle und des Oropharynx nach Tumoroperationen mit mikrochirurgischen Dünndarmtransfer wiederherstellen. Gemeinsam führten wir bei einer Patientin die Rekonstruktion von Oro- und Hypopharynx mit Kehlkopfteilresektion und bei drei weiteren Patienten die einzeitige Rekonstruktion von Hypopharynx und cervicalem Ösophagus nach Laryngo-Pharyngektomie durch. In allen vier Fällen wurde zum Pharynx bzw. Ösophagusersatz ein freies Jejunimtransplantat mit mikrochirurgischem Anschluß an die Halsgefäße verwendet.

Bei einem 73jährigen Patienten war es nach Pharynxteilresektion zu einer Stenose und in der Folge einer Bougierungsbehandlung durch Infektion zum Verlust von Hypopharynx gekommen. Der entstandene Defekt zwischen Oropharynx und oberem Ösophagus wurde mit einem freien Jejunumtransplantat überbrückt (Abb. 1b). Die Mesenterialgefäße wurden mikrochirurgisch an die Schilddrüsenarterie bzw. die Gesichtsvene angeschlossen. Das Darmsegment wurde mit einem myocutanen Latissimus dorsi-Lappen bedeckt (Abb. 1a). Postoperativ kam es zu keinerlei Problemen mit der Einheilung der Transplantate. Die Schluckfunktion war nach einer anfänglich vermehrten Schleimbildung vom 10. postoperativen Tag an normal.

Anders bei einem 57jährigen Patienten mit einem Rezidiv eines Plattenepithelcarcinoms im cervicalen Ösophagus. Er hatte seit einem Jahr Schluckstörungen, die auch nach Bestrahlung nicht beseitigt waren. Endoskopisch zeigte sich ein Tumor im rechten

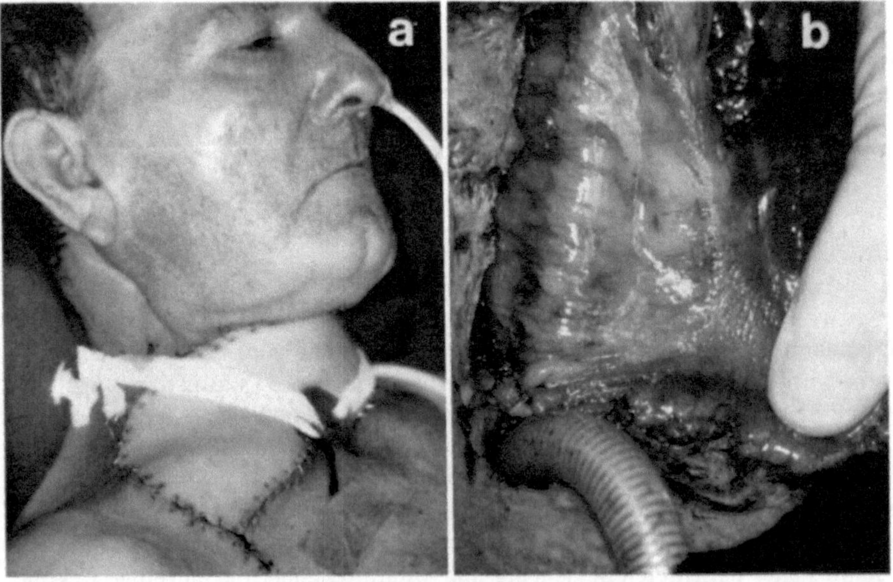

Abb. 1. **a** Zustand nach Pharynxrekonstruktion mit einem freien revascularisierten Jejunumtransplantat und Hautverschluß mit einem myocutanen Latissimus-dorsi-Lappen. **b** Das freie Interponat aus Jejunum mit anhängendem Mesenterium (*links*)

Sinus piriformis und Ösophaguseingang. Nach Laryngektomie, Pharynx- und Ösophagusresektion bis in die obere Thoraxapertur wurde der Defekt mit einem freien Jejunumtransplantat geschlossen. Obwohl das Transplantat gut versorgt war und die beiden Schleimhautanastomosen gut heilten, kam es nach einigen Wochen zunehmend zu Schluckstörungen. Eine Schleimhautfalte aus überschüssiger Dünndarmwand verlegte die Passage am Übergang von Oropharynx in den Dünndarm (Abb. 2a). Hierdurch wurde das Einschlucken in den Darmanteil verhindert. Der röntgenologische Befund ließ sich endoskopisch sichern. Auf endoskopischem Wege konnte mit dem CO_2 Laser in mehreren Sitzungen die Schleimhautfalte abgetragen werden, ohne daß eine operative Revision nötig wurde. Erst danach war die Schluckfunktion normal, wie sich mit Kontrastmittel (Abb. 2b) und endoskopischer Kontrolle nachweisen ließ. Die Fibrinmembranen (Abb. 3a) hatten sich nach 14 Tagen weitgehend abgestoßen und gaben den Einblick in das Darmrohr frei (Abb. 3b).

- Durch die Rekonstruktion mit einem freien Dünndarmtransplantat läßt sich der mehrzeitige Aufbau der Schluckstraße auf einen einzeitigen Eingriff reduzieren, ohne daß Hautlappen z.B. vom Thorax benötigt werden.
- Die Verwendung eines röhrenförmigen Schleimhauttransplantats zum Ersatz eines röhrenförmigen Defekts macht das Einrollen der Hauttransplantate überflüssig. Ungewolltes Haarwachstum und Trockenheit der Haut an Stelle von Schleimhaut entfallen. Eine anfänglich vermehrte Schleimproduktion aus dem Darmanteil macht sich – im Gegensatz zur Verwendung der Transplantate in der Mundhöhle – nicht unangenehm bemerkbar.

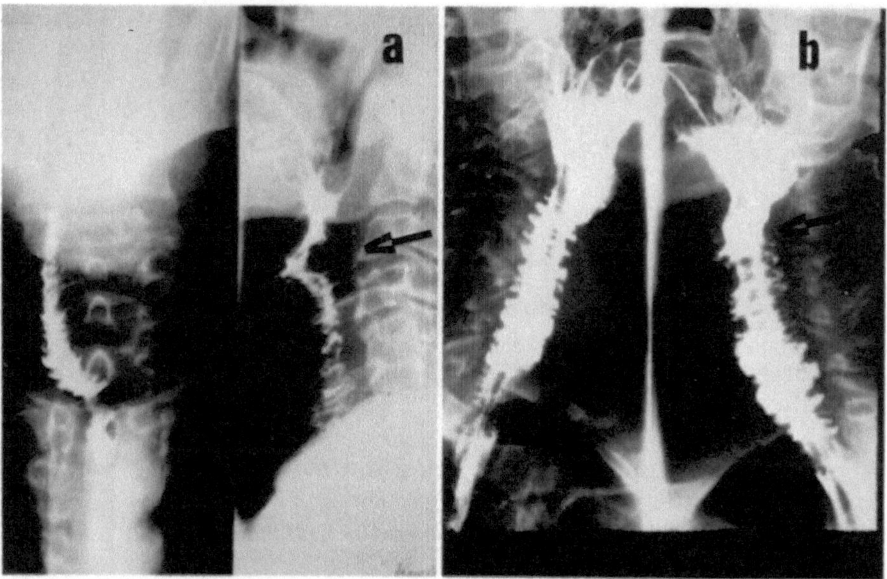

Abb. 2. a Schleimhautfalte unterhalb der oberen Anastomose (*Pfeil*) verhindert Einschlucken in das Darmsegment. **b** Freie Passage nach Resektion der Schleimhautfalte mit dem CO_2-Laser

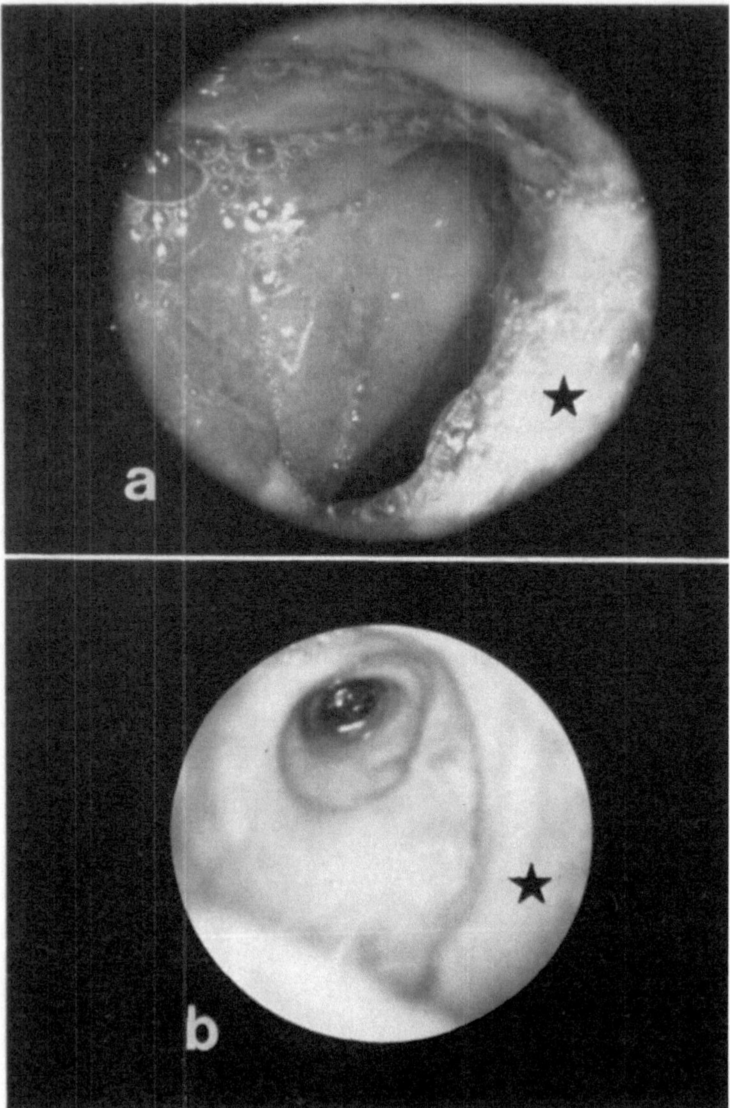

Abb. 3. a Obere Anastomose zwischen Oropharynx und Jejunum. Fibrinlänge (*rechts*) 14 Tage nach Laser-Anwendung. b Freier Einblick in das Jejunum nach einigen Wochen

- Die Schleimhautanastomosen lassen sich sehr sicher nähen, da ein Transplantat in nahezu unbegrenzter Länge zur Verfügung steht.
- Durch die Entnahme der Transplantate kam es bei über 70 Patienten zu keinerlei abdominellen Problemen.

Literatur

1. Carrel A (1907) The surgery of blood vessels, etc. Bulletin John Hopkins-Hospital 18
2. Seidenberg B (1959) Immediate reconstruction of the cervical oesophagus by means of revascularized isolated jejunal loop. Ann Surg 149:162
3. Schultz-Coulon HJ (1983) Möglichkeiten der Hypopharynxrekonstruktion und ihre Indikationen. Arch Ohr Nas KKHeilkd (Suppl 1983) II:202
4. Reuther JF, Steinau HU, Wagner R (1984) Reconstruction of large defects in the oropharynx with a revascularized intestinal graft: an experimental and clinical report. Plast Reconstr Surg 73:345–356

Die Bedeutung des mikrochirurgisch transplantierten Beckenkamms sowie des Osteomyocutanlappens für die Wiederherstellung von Form und Funktion des Unterkiefers

D. Riediger

Abteilung für Kiefer- und Gesichtschirurgie, Universität, Osianderstraße 2–8, D-7400 Tübingen

Die Kontinuitätsunterbrechung des Unterkiefers nach Resektion tumortragender Knochenabschnitte führt zu erheblichen funktionellen und ästhetischen Störungen, die am besten durch die Transplantation autologen Knochens beseitigt werden können. Hierfür hat sich das freie Beckenkammtransplantat bewährt. Dieses Verfahren führt in aller Regel zu befriedigenden Resultaten. Probleme treten erfahrungsgemäß nur dann auf, wenn das Transplantatbett in seiner biologischen Qualität gemindert, d.h. durch Infektionen oder ionisierende Strahlen vorgeschädigt ist, sodaß es die für das freie Transplantat notwendige Ernährungsfunktion nicht mehr in vollem Umfang übernehmen kann. In solchen Problemfällen besitzt das Beckenkammtransplantat mit mikrovasculärem Anschluß aufgrund seiner ernährungsphysiologischen Unabhängigkeit vom Transplantatbett bessere Überlebenschancen. Das gut durchblutete Transplantat kann sogar dazu beitragen, sowohl das Knochen- als auch das Weichgewebslager besser zu vascularisieren, ein Gesichtspunkt; der besonders beim ersatzschwachen vorbestrahlten Lagergewebe von Bedeutung ist.

So wurden an der Abteilung für Kiefer- und Gesichtschirurgie der Universität Tübingen in den vergangenen 2 Jahren bei 13 Patienten zum Unterkieferersatz freie Beckenkämme bzw. Osteomyocutanlappen mikrochirurgisch transplantiert. Dabei lag entweder ein minderwertiges Transplantatlager vor oder es ging um den Ersatz großer Knochenabschnitte. Bei 2 Patienten traten postoperativ Infektionen auf, Transplantatverluste waren nicht zu beklagen.

Die Ästhetik von Form und Funktion
in der Plastischen u. Wiederherstellungschirurgie
Herausgegeben von G. Pfeifer

Das erstmals von Taylor und Watson (1978) erwähnte osteocutane Transplantat wird von einem oberflächlichen und einem tiefen Gefäßsystem versorgt. Dabei sind die klassischen Gefäße des „groin-flap", die Arteria und Vena circum flexa ilium superficialis lediglich für die Versorgung eines schmalen Knochensaumes verantwortlich und somit für die Rekonstruktion großer Knochenabschnitte ungeeignet. Ein wesentlich breiterer Knochenanteil der Darmbeinschaufel erhält seine Zufuhr über die Arteria circum flexa ilium profunda. Diese entspringt ebenfalls der Arteria femoralis und wird von der gleichnamigen Vene begleitet. Sie verläuft dicht unterhalb des Leistenbandes von der Femoralfascie bedeckt zur Spina iliaca anterior superior und zur Innenseite der Darmbeinschaufel und gibt in konstanten Abständen kleine, in den Knochen ziehende Äste ab. Neben der Ernährung des Knochens gewährleisten diese Gefäße auch die Versorgung eines exakt definierten Myocutanlappenanteils, sodaß dieses Transplantat als kombinierter Osteomyocutanlappen gehoben werden kann. Hinsichtlich der anatomischen Grundlagen dieser Region sei auf die grundlegenden Arbeiten von Taylor et al. (1979) sowie Bitter et al. (1983) verwiesen.

Wir haben das Beckenkammtransplantat mit Gefäßanschluß zur Rekonstruktion der Kinnregion zur gleichzeitigen Wiederherstellung des horizontalen und aufsteigenden Unterkieferastes sowie zur einzeitigen Rekonstruktion von Kinn und beider horizontaler Unterkieferäste transplantiert. Zur Spanfixation benutzten wir Drähte oder miniaturisierte Osteosyntheseplatten, wobei besonders darauf zu achten war,

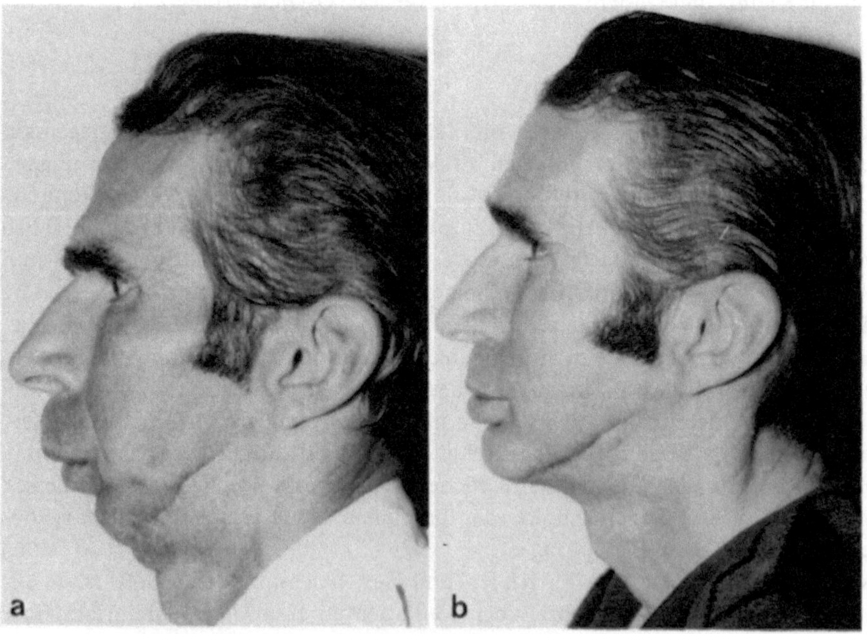

Abb. 1. a Patient nach Unterkieferresektion von Kieferwinkel bis Kieferwinkelregion. Zustand nach mißlungener Unterkieferrekonstruktion mit einem freien Beckenkammtransplantat (alio loco), **b** Rekonstruktion des Unterkiefers durch das in Abb. 2 gezeigte Beckenkammtransplantat mit mikrochirurgischem Anschluß

bei der Osteosynthese die Blutgefäße des Transplantates nicht zu traumatisieren. Großvolumige Unterkieferrekonstruktionsplatten kamen dann zur Anwendung, wenn es um die Wiederherstellung großer Unterkieferabschnitte ging, wie bei dem in Abb. 1 gezeigten Patienten, bei dem die Wiederherstellung der von Kieferwinkel bis Kieferwinkelregion resezierten Mandibula notwendig wurde. Dies gelang durch das in Abb. 2 gezeigte Beckenkammtransplantat, dessen mikrochirurgischer Anschluß an die Reststümpfe der Arteria facialis und der Arteria lingualis und deren Begleitvenen erfolgte.

Zum gleichzeitigen Ersatz von Knochen, Weichgewebe, äußerer Haut oder Mundschleimhaut wurde der kombinierte Osteomyocutanlappen herangezogen. Dabei war es stets besonders wichtig, die entnommene Haut durch Haltenähte am Rand der musculären Unterlage zu fixieren, um ein Ablösen derselben zu verhindern. Bei dem in Abb. 4 gezeigten Patienten wurde ein kombinierter Osteomyocutanlappen (Abb. 3) zum gleichzeitigen Knochen- und Weichgewebsersatz der Wange transplantiert. Vorausgegangen war eine Unterkiefer-Mundboden-Wangenteilresektion sowie Neck dissection mit anschließender Radiatio wegen eines Mundbodencarcinoms ($T_2N_0M_0$). Die Rekonstruktion erfolgte 3 Jahre nach der Primäroperation.

Anhand dieses Beitrages soll auf die Anwendungsmöglichkeiten mikrochirurgisch transplantierter Knochen bzw. Osteomyocutanlappen im Kiefer-Gesichtsbereich hingewiesen werden. Sie stellen nach unserer Ansicht eine sinnvolle Ergänzung und in dem einen oder anderer Fall sogar eine Alternative zu den bereits bekannten und bewährten Verfahren dar.

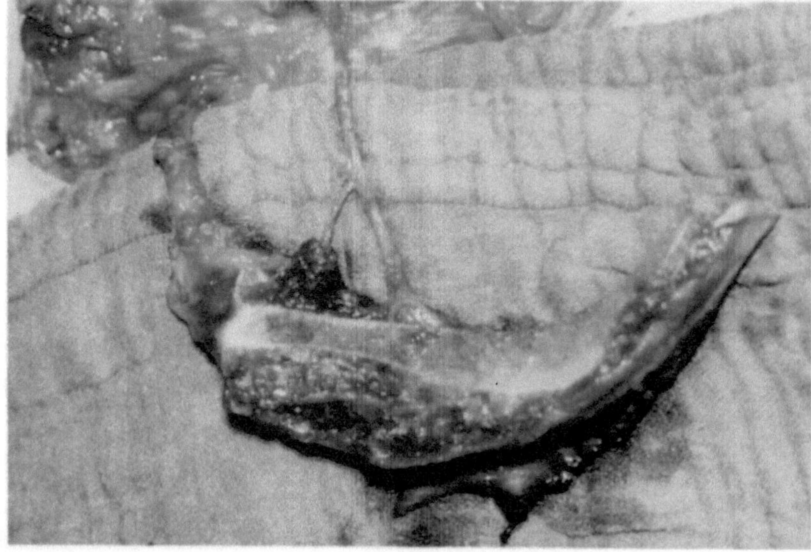

Abb. 2. Beckenkammtransplantat, das an der Arteria und Vena circum flexa ilium superficialis und der Arteria und Vena circum flexa ilium profunda gestielt ist

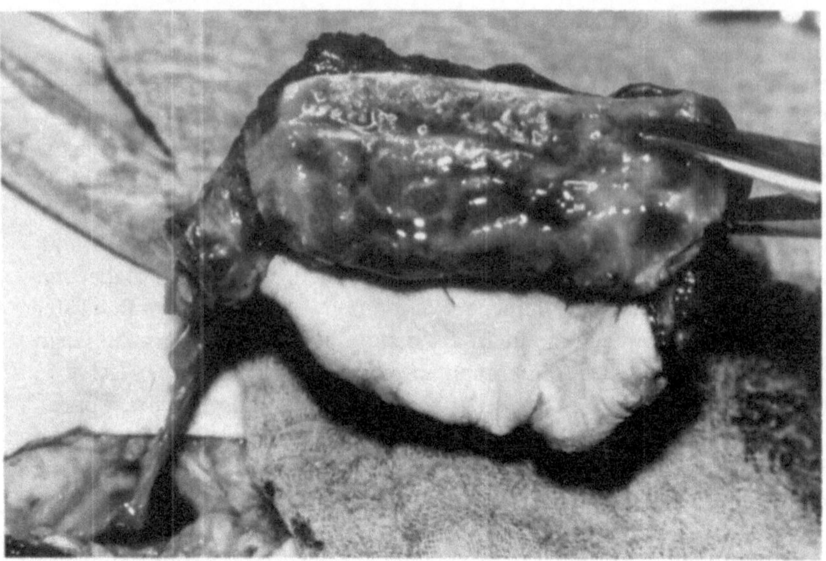

Abb. 3. Kombinierter Osteomyocutanlappen aus seinem Entnahmebett gehoben. Links erkennbar der Gefäßstiel

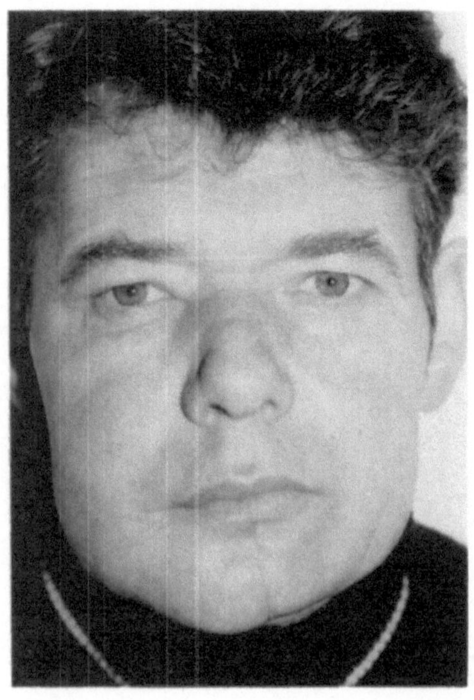

Abb. 4. Wiederherstellung von Form und Funktion der Unterkiefer- und Wangenregion durch den in Abb. 3 gezeigten Osteomyocutanlappen. Weitere Erläuterungen s. Text

Literatur

Bitter K, Danai T (1983) The iliac Bone or Osteocutaneous Transplant Pedicled to the Deep Circumflex Iliac Artery. J Maxillofac Surg 11:195
Taylor GI, Watson N (1978) One-Stage repair of compound leg defects with 3 revascularized flaps of groin skin and iliac bone. Plast Reconstr Surg 61:494
Taylor GI, Towndsend P, Corlett R (1979) Superiority of the deep circumflex iliac vessels as the supply for free gron flaps. Plast Reconstr Surg 64:595–604

Die Umkehrplastik nach Borggrewe als extremitätenerhaltende Operation nach der Resektion maligner Tumoren

U. Heise

Orthopädische Universitätsklinik Hamburg-Eppendorf, Martinistraße 52,
D-2000 Hamburg

Primäre maligne Knochentumoren treten bevorzugt im Kindes- und Jugendlichenalter auf, das Osteosarkom als häufigster Tumor dieser Gruppe bevorzugt die Kniegelenksregion. Unter der heute möglichen hochdosierten Kombinationschemotherapie sind extremitätenerhaltende Eingriffe mit Resektion des Tumors möglich geworden. Der Einsatz von Endoprothesen verbietet sich bei Kindern im Wachstumsalter, ist technisch nur bei relativ kleinen Tumoren möglich. Hier hat sich die Umkehrplastik als radikaler Eingriff, der gegenüber der Amputation eine wesentliche Funktionsverbesserung bringt, bewährt.

Die Idee ist einfach: Der gesunde Unterschenkel wird, um 180° verdreht, anstelle des amputierten Oberschenkels angesetzt. Das Sprunggelenk wird funktionell zum Kniegelenk, der Gastrocnemius als Agonist übernimmt ohne Probleme die Funktion des Quadriceps.

Erstmals publiziert wurde diese Methode von Borggrewe 1930, er dreht einen Fuß bei Zustand nach Tuberkulose des Kniegelenkes im Säuglingsalter, um eine bessere prothetische Versorgung zu ermöglichen.

Demel und Gold berichteten über die gleiche Operation bei der angeborenen Femurdysplasie 1932.

Für die Knochentumoren der Kniegelenksregion wurde die Methode von Salzer in Wien 1975 erstmals angegeben.

Onkologisch hat die Operation die gleiche Radikalität wie eine Amputation, da Haut und alle Weichteile mit dem Tumor reseziert werden können. Lediglich der relativ oberflächlich dorsal gelegene Nervus ischiadicus muß erhalten werden.

Die Ästhetik von Form und Funktion
in der Plastischen u. Wiederherstellungschirurgie
Herausgegeben von G. Pfeifer

Das zeigt sich auch in den Nachuntersuchungsergebnissen der kooperativen Osteosarkomstudie COSS, die bei den resezierten Osteosarkomen eine höhere Rate an Lungenmetastasen zeigte, als bei transmedullären Amputationen oder Umkehrplastiken.

Die funktionellen Vorteile gegenüber der Amputation sind evident: Belastet wird der normale Fuß, mit erhaltener Tiefensensibilität, mit der Möglichkeit der Haut, Schwielen zu bilden.

Der Stumpf wird wesentlich länger, statt einer hohen Oberschenkelamputation entspricht das Ergebnis einer günstigen Unterschenkelamputation. Zum Beispiel können alle Patienten mit einem normalen Fahrrad fahren.

Ein Phantomschmerz oder Neurome treten nicht auf. Das Sprunggelenk wird als Kniegelenk mit einer Beweglichkeit von ca. 60° und aktiver Beugung und Streckung eingesetzt.

Entgegen dem Eindruck des unbeteiligten Beobachters empfinden die Patienten und ihre näheren Angehörigen selbst das „kleine Bein" kosmetisch als wesentlich angenehmer als einen Stumpf. Das Angebot, die kosmetisch störenden Zehen zu amputieren, wiesen alle befragten Patienten empört zurück.

Gegenüber der Resektion und dem Einsatz einer Endoprothese handelt es sich hier um eine einmalige endgültige Maßnahme, Kunstgelenke mit ihren Lockerungs-, Infektions-, Verschleißmöglichkeiten werden nicht eingesetzt. Im Gegensatz zur Endoprothese kann die Umkehrplastik auch beim wachsenden Kind durchgeführt werden.

Dabei wird aufgrund der Berechnung des Restwachstums die neue Kniegelenksachse beim 6jährigen 9 cm, beim 9jährigen 4 cm, beim 12jährigen 2 cm weiter distal gelegt, so daß zum Wachstumsabschluß die Kniegelenksachsen beidseits in gleicher Höhe stehen.

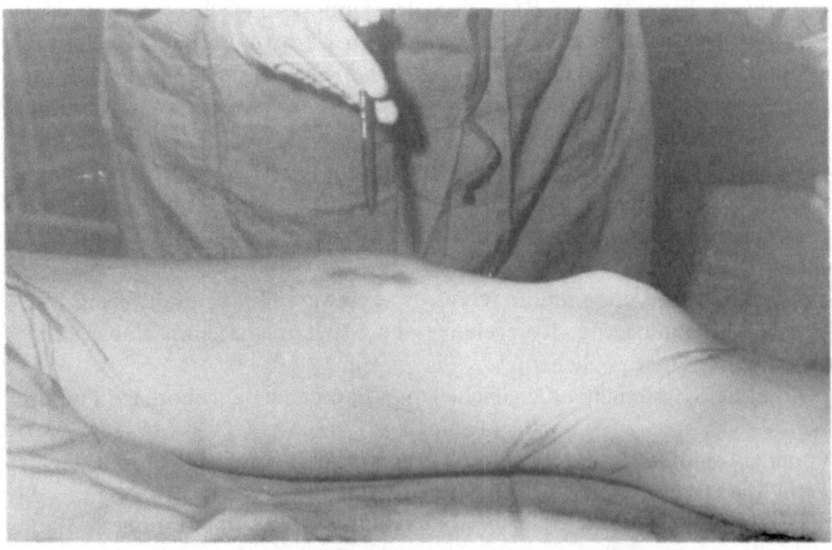

Abb. 1. Hautschnitt, die Probeexcisionsnarbe ist markiert

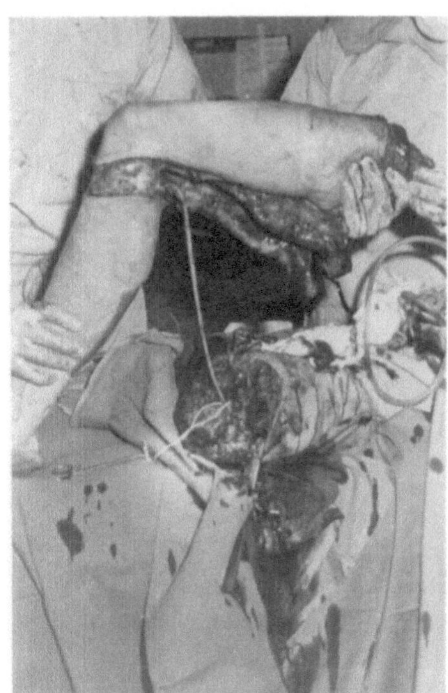

Abb. 2. Operationssitus nach Resektion des gesamten Oberschenkels vom Trochanter major bis zum Kniegelenk. Als einzige Verbindung zwischen Körper und Unterschenkel steht der Nervus ischiadicus

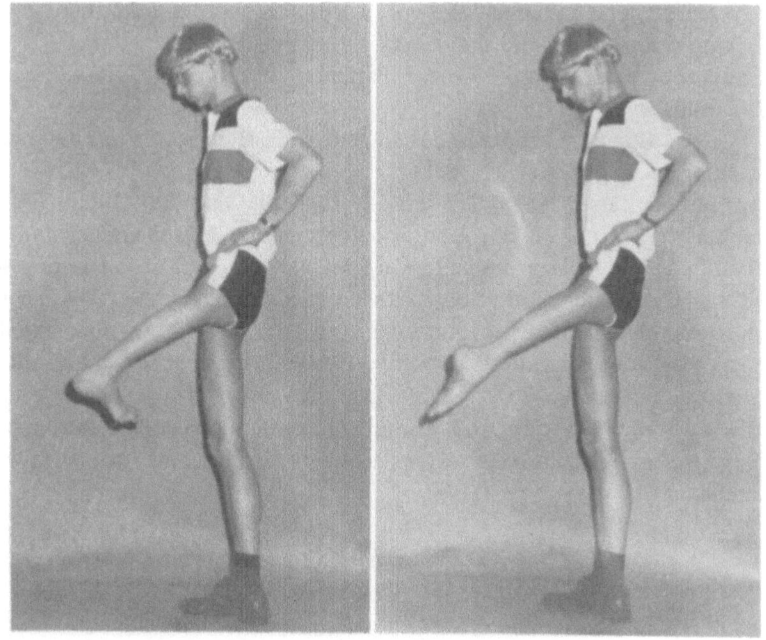

Abb. 3. Sprunggelenkfunktion und äußeres Erscheinungsbild des Patienten von Abb. 1

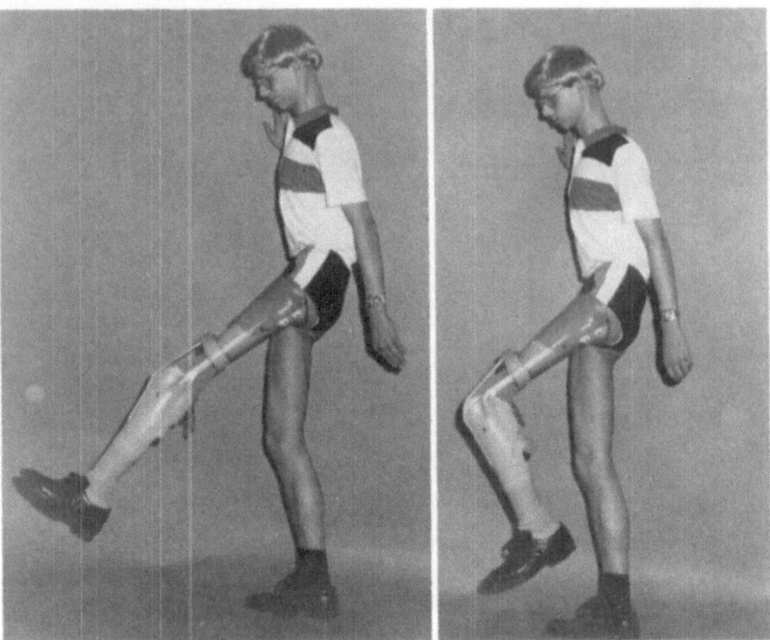

Abb. 4. Prothetische Versorgung, Funktion mit Prothese

In einer Gemeinschaftsstudie von 9 Kliniken wurden 77 Patienten nachuntersucht, 52 postoperative Verläufe sind länger als 1 Jahr.

Subjektiv beurteilten 55% der Patienten das Ergebnis als sehr gut, 33% als gut, 12% als mäßig.

Die emotionale Akzeptanz des so gedrehten Beines war nur bei 2 von 76 befragten Patienten nicht gut oder sehr gut.

Zusammenfassend hat die Methode folgende Vorteile: Onkologisch ist die gleiche Radikalität wie bei einer Amputation erreichbar, besser als bei anderen Resektionsbehandlungen. Die Haut und alle Weichteile können mit dem Tumor reseziert werden.

Gegenüber der Amputation bestehen funktionell die Vorteile der möglichen Endbelastung, eines wesentlich längeren Stumpfes, der Einsatzmöglichkeit des Sprunggelenkes als Kniegelenk, der subjektiv wesentlich besseren Kosmetik und des fehlenden Phantomschmerzes.

Gegenüber Resektion und Endoprothese handelt es sich um eine einmalige endgültige Maßnahme, die keine Kunstgelenke erfordert und auch beim wachsenden Kind möglich ist.

Die Borggreve-Umdrehplastik beim kindlichen Osteosarkom des distalen Femur

L. Zichner und L. Hovy

Orthopädische Universitätsklinik Friedrichsheim, Marienburgstraße 2, D-6000 Frankfurt 71

Im Jahre 1930 beschrieb Borggreve erstmals einen Kniegelenksersatz durch das in der Beinlängenachse um 180° gedrehte Fußgelenk zur Stabilisierung großer Defekte im Kniebereich nach Tuberkulose. In den letzten Jahren wird die Borggreve-Umdrehplastik zunehmend in der Resektionsbehandlung maligner Knochentumoren angewendet.

Patientengut

In den vergangenen 4 Jahren haben wir 4 Patienten mit Osteosarkom des distalen Femur im Alter von 6–22 Jahren nach dieser Methode operiert. Alle Patienten erhielten nach der diagnostischen Biopsie eine adjuvante Chemotherapie nach den Protokollen COSS–80 bzw. COSS–82. Das Resektionsausmaß wurde unter Würdigung eines ausreichenden Sicherheitsabstandes präoperativ so bestimmt, daß – wie in der Literatur angegeben – nach Abschluß des Längenwachstums das distale Tibiaende des operierten Beines in Höhe des gegenseitigen Kniegelenkspaltes stehen sollte.

Die Osteosynthese erfolgte in einem Fall durch einen Marknagel, in den übrigen Fällen mittels Platten.

Ergebnisse

Alle in dieser Form Behandelten leben nun bereits bis zu 4 Jahre nach dem operativen Eingriff. Funktionell sind die Ergebnisse durchweg als gut anzusehen. Durch den voll erhaltenen, belastbaren Fuß genügt in der prothetischen Versorgung eine Schienenhülse am Oberschenkel ohne Tuberabstützung.

Die Sprunggelenksbeweglichkeit verbesserte sich durch die dauernde Spitzfußstellung in der Prothese deutlich. Dies ist beim jüngsten Patienten mit 6 Jahren besonders offensichtlich.

Diskussion

Drei Punkte sollen insbesondere angesprochen werden:

1. Die Osteosynthesemethode,
2. die Höhe der „Kniegelenksachse“ und
3. die funktionelle Adaptation des Sprunggelenkes.

Die Ästhetik von Form und Funktion
in der Plastischen u. Wiederherstellungschirurgie
Herausgegeben von G. Pfeifer

Zu 1.:
Bei der reinen Marknagelung ist durch die unterschiedliche Weite des Tibiaschaftes am Übergang Metaphyse/Diaphyse eine rotationsstabile Osteosynthese nicht möglich. In unserem Fall kam es nach 5 Monaten durch die axiale Belastung zur Sinterung des Femurs in die proximale Tibia. Röntgenologisch war die Osteotomie erst nach 12 Monaten knöchern fest durchgebaut. Allerdings war die Extremität in der Primärprothese, mit Beckenring zur Rotationssicherung, voll belastbar.

Bei Plattenosteosynthese der Fragmente wurde das distale Femurende konisch zugearbeitet und in die proximale Corticalis des Schienbeines eingepaßt. Dadurch wurde eine gute interfragmentäre Adaptation erzielt und die Osteotomien heilten in der Regel innerhalb von 3 Monaten. In einem Fall kam es jedoch zum Plattenbruch. Der 6jährige Junge befand sich durch die Chemotherapie in stark reduziertem Allgemeinzustand, wodurch die Knochenheilung beeinträchtigt war.

Bei ungünstigen anatomischen Voraussetzungen wie z.B. in der proximalen Tibiaregion, bei der eine ausreichende interfragmentäre Adaptation nicht möglich ist, sollte eine Z-förmige Osteosynthese von Femur und Tibia erfolgen.

Zu 2.:
Die Kniegelenksachse liegt etwa 20–25 mm cranial des Gelenkspaltes, nimmt man vereinfachend eine Kompromißachse an, welche dem relativen Mittelpunkt der Polkurve entspricht. Die Drehachse des oberen Sprunggelenkes liegt in Höhe der Außenknöchelspitze und unterhalb des Malleolus internus, also deutlich distal des Gelenkspaltes in einem Abstand von etwa 25–30 mm.

Will man also Sprunggelenksachse und kontralaterale Kniegelenksachse auf gleiche Höhe einstellen, muß die distale Tibiagelenkfläche des operierten Beines etwa 45–55 mm höher als der Kniegelenksspalt der gesunden Seite stehen. Diese Einstellung ist nicht nur aus biomechanischer Sicht von Bedeutung, auch kosmetisch-prothetisch ist sie anzustreben. Bei rechtwinkelig gebeugtem Knie im Sitzen befinden sich dann Ferse und Patella auf gleicher Höhe in der Frontalebene. Der Abstand der Kompromißachse zur Kniescheibenvorderfläche ist etwa genau so groß, wie der Abstand Außenknöchelspitze zur Fersenspitze bzw. Fersensohle bei rechtwinkelig gebeugtem Sprunggelenk. Auch im Stehen liegt bei kürzerer „Stumpflänge" der breiteste Anteil des rotierten Fußes in Höhe der gegenseitigen Wadenmuskulatur.

Die Überlänge des operierten Beines wird von all unseren Patienten, die noch nicht nach diesen Gesichtspunkten operiert wurden, als kosmetisch störend empfunden. Bei Kindern ist allerdings, abhängig vom Alter, eine Überlänge des operierten Beines notwendig, zum Ausgleich des Wachstums der kontralateralen, gesunden Seite. Diese ist jedoch nicht exakt vorauszuberechnen. Dementsprechend ist die Differenz eher kürzer zu wählen und sollte zum Zeitpunkt der Operation nicht mehr als 6 cm betragen. Aus funktioneller Sicht ist anzustreben, die Gelenkachsen auf gleiche Höhe einzustellen. Dann würden nicht Probleme beim Übergang aus der Standbeinphase in die Schwungbeinphase, z.B. beim Treppengehen, auftreten, welche zum Hängenbleiben an den Stufen führen.

Alle Patienten haben unabhängig von der Prothesenlänge, d.h. der Hebelarmlänge nahezu seitengleiche Muskelkraft, welche orientierend durch Anhängen eines 5 kg Gewichtes gemessen wurde. Das Gewicht wurde in Höhe der Sprunggelenksachse am

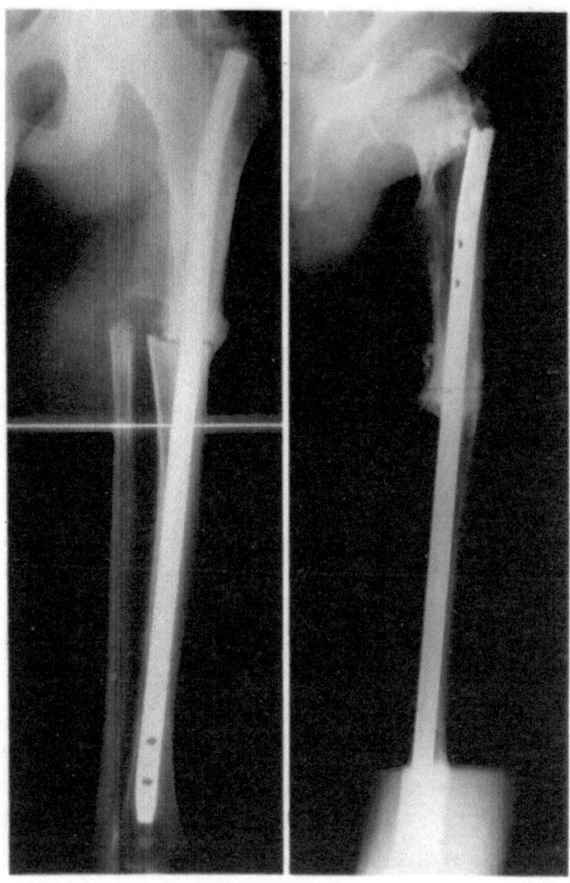

Abb. 1. Osteosynthese mit Küntscher-Nagel: Aufgrund der nicht formschlüssigen Nagellage verzögerte Knochenheilung der Fragment (Pat.: A.O., 22 Jahre)

gesunden Bein, wie auch an der Prothese befestigt und die Zeit bei voller „Kniestrekkung" und 45° „Kniebeugung" im Seitenvergleich registriert. Auch dies spricht gegen die verschiedentlich aufgestellte Forderung, einen möglichst langen Stumpf zu erhalten. Bei unseren Fällen war auch das Gangbild nicht von einer bestimmten Prothesenlänge abhängig.

Zu 3.:

Nach Borggreve-Umdrehplastik wird das um 180° gedrehte obere Sprunggelenk mit angelegter Prothese in eine maximale Plantarflexion gebracht. Die hauptsächliche axiale Druckbelastung des Talo-Cruralgelenkes durch das Körpergewicht muß dabei in meist maximaler Plantarflexion auf die Prothese übertragen werden. Der Druck wird fast ausschließlich auf die dorsalen Anteile des Talus übertragen und nicht wie bei physiologischer Belastung auf die oberen Anteile der Talusrolle. Nach relativ kurzer Zeit kommt es zur Adaptation des Gelenkes, die sich klinisch durch eine verbesserte

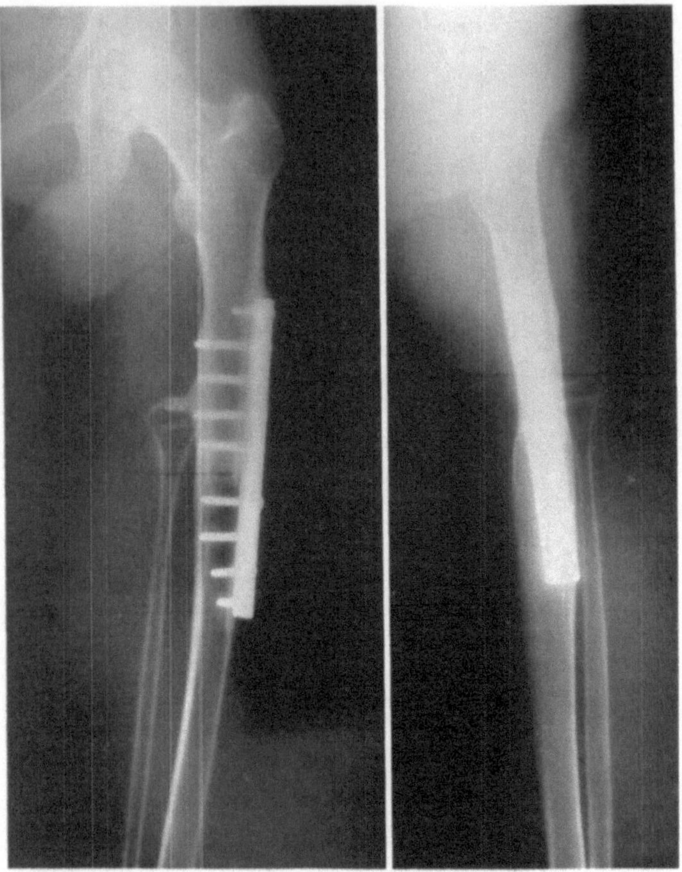

Abb. 2. Osteosynthese mit Platte: Durch exakte Adaptation und Kompression Ausheilung in 11 Wochen (Pat.: K.R., 14 Jahre)

aktive Plantarflexion von durchschnittlich 10° gegenüber der Kontralateralen messen läßt. Die aktive Dorsalflexion wird nur wenig beeinträchtigt.

Röntgenologisch fiel uns eine konstante Umformung am Talus auf. Im anteroposterioren Strahlengang stellte sich eine Verbreiterung der unteren Anteile der Talusrolle am Übergang zum Corpus tali am rotierten Gelenk dar unter Vergrößerung des sog. Alphawinkel. Gleichzeitig verkleinert sich der Betawinkel.

Erwartungsgemäß fanden sich diese adaptiven knöchernen Umformungen des Talus lediglich bei Kindern und Jugendlichen.

Wir erklären diese Veränderungen durch die überwiegend axiale Krafteinleitung. Seitliche Druckbelastungen, wie beim normalen Sprunggelenk, treten infolge der Führung durch die Schienen der Prothese praktisch nicht auf. Durch den Wegfall der seitlichen Belastungsmomente kommt es offenbar entsprechend auch zu einer Angleichung der beiden seitlichen Gelenkflächen. Verdeutlicht wird dieses durch die Medialverlagerung des Winkelschnittpunktes zur Tibia hin.

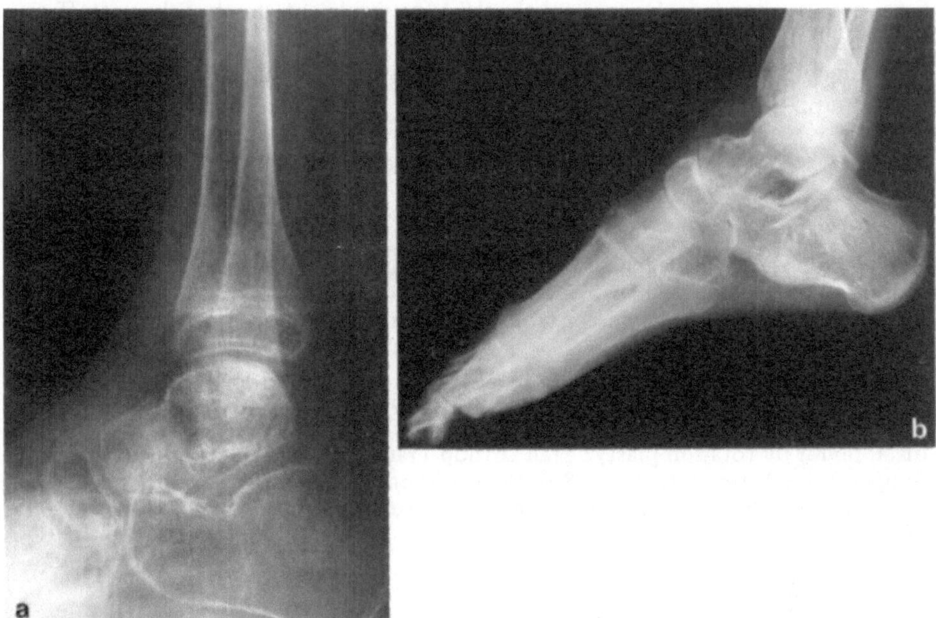

Abb. 3a, b. Adaptation des oberen Sprunggelenkes: Nach anfänglich noch annähernd anatomischer Form (**a**) bildet sich der Taluskörper dorsal zu einer flachen Form um und nähert sich der Femurrollenform (Pat. K.M., 6 Jahre und K.R. 16 Jahre)

Weiterhin kommt es zu einer deutlichen Abflachung des dorsalen Anteiles der Rolle, d.h. im Bereich der maximalen Druckbelastung, so daß sich die Talusrolle der Form und Funktion der Femurrolle zu nähern scheint. Es ist zu diskutieren, ob eine Adaptation an den Gleitrollenvorgang des Kniegelenkes zur besseren Stabilisierung des Gelenkes bei Streckung einsetzt.

Zusammenfassung

In der Resektionsbehandlung maligner Tumoren des Kniebereiches stellt die Borggreve-Plastik besonders bei Kindern und Jugendlichen eine gute Alternative zur endoprothetischen Versorgung oder gar Amputation dar.

Die Ergebnisse sind bei Kindern durch die funktionelle und später auch röntgenologische Adaptation des Sprunggelenkes als Kniegelenk ausgezeichnet.

Aufgrund der nicht exakt zu berechnenden Beinlänge nach Wachstumsabschluß sollte die endgültige Stumpflänge eher kürzer gewählt werden. Die Ferse sollte auf gleicher Höhe oder sogar 1–2 cm höher stehen als die gegenseitige Patella.

Prothetisch ist ein kürzerer Stumpf mit ungleicher Höhe der Sprung- bzw. Kniegelenksachse auch kosmetisch besser zu versorgen als ein „Bein mit Überlänge“:

1. Es steht der breiteste Anteil des rotierten Fußes auf gleicher Höhe wie die gegenseitige Wade.

2. Eine evtl. vorhandene Oberschenkelverkürzung ist leicht durch Schaumstoffverkleidung zu kaschieren.

Das Gangbild wird hierdurch nicht beeinträchtigt. Wir bevorzugen als Osteosyntheseform die Verplattung.

Literatur

1. Borggreve J (1930) Kniegelenksersatz durch das in der Beinlängsachse um 180 Grad gedrehte Fußgelenk. Arch Orthop Unfallchir 28:175–178
2. Johnston JO (1980) Local resection in primary malignant bone tumors. Clin Orthop 153:73–80
3. Kristen H, Knahr K, Salzer M (1975) Atypische Amputationsformen bei Knochentumoren der unteren Extremität. Arch Orthop Unfallchir 83:91–107
4. Salzer M, Knahr K, Kotz R, Kristen H (1981) Treatment of osteosarcomata of the distal femur by rotation-plasty. Arch Orthop Traumatol Surg 99:131–136
5. Suppelna G, Marquardt E (1980) Die orthoprothetische Versorgung der fehlgebildeten unteren Extremitäten nach Borggreve-Osteotomie. Orthop Praxis 163: 191–195

Technik und Ergebnisse der Palacos-Verbundosteosynthese im Bereich der Wirbelsäule

O. Schmitt und B.D. Katthagen

Orthopädische Universitäts- und Poliklinik (Direktor: Prof. Dr. med. H. Mittelmeier), D-6650 Homburg/Saar

Tumorosteolysen im Bereich der Wirbelsäule verursachen eine meist rasch fortschreitende Wirbelkörperdestruktion. Infolge zunehmender Wirbelsäulenfehlstellung und Tumorwachstum entwickeln sich gleichzeitig zunehmende, überwiegend durch mechanischen Druck bedingte, neurologische Funktionsstörungen. Je nach Lokalisation der mechanischen Wirbelkanaleinengung entsteht dabei das klinische Bild einer spastischen bzw. schlaffen Querschnittslähmung, unter Umständen mit Blasen- und Mastdarmfunktionsstörungen einhergehend, die ein rasches chirurgisches Handeln erforderlich machen.

Das *therapeutische Ziel* besteht in der Verhinderung zunehmender Ausfälle und weitgehenden Wiederherstellung der ursprünglichen neurologischen Funktion bei möglichst rascher Mobilisierung der Patienten. Daher muß eine frühzeitige Rückenmarksdekompression mit weitgehender Beseitigung der Tumormassen und Wiederherstellung belastungsstabiler Wirbelsäulenverhältnisse erfolgen.

Die Ästhetik von Form und Funktion
in der Plastischen u. Wiederherstellungschirurgie
Herausgegeben von G. Pfeifer

Mit Hilfe einer *Palacos-Verbundosteosynthese* kann dies in idealer Weise realisiert werden, indem die Tumorresthöhle mit Palacoszement aufgefüllt und durch eine Autokompressions-Osteosynthese stabilisiert wird.

Der *operative Zugang* erfolgt im HWS bzw. cervico-thorakalen Übergang (Robinson u. Smith 1955; Kirkaldi-Willis 1965) der BWS sowie des thoraco-lumbalen Überganges (Hodgson u. Stock 1956; Hodgson u. Yau 1969) sowie der LWS von ventral, da die vollständige Rückenmarksdekompression mit gleichzeitiger Defektauffüllung und Osteosynthese nur von diesem Operationszugang her erfolgen kann.

Die *Operationstechnik* besteht in der weitgehenden Resektion des betroffenen Wirbelkörpers, Fixierung der Autokompressions-Osteosyntheseplatte im Bereich der Nachbarwirbel, Einbringen der Palacosmasse und anschließender Verspannung der Verbundosteosynthese nach Abhärten des Knochenzementes, wobei zur Vermeidung von Hitzeschäden eine Spülung des Rückenmarkes mit Ringerlösung erfolgt (Abb. 1). Zur Beurteilung der Tumorausdehnung werden die präoperativ angefertigten röntgenologischen, computertomographischen bzw. myelographischen Untersuchungsergebnisse herangezogen. Zur Beurteilung des Ausmaßes der Rückenmarksschädigung wird ein SSEP (somatosensorisch evoziertes Potential) mit Ableitung im Bereich der Schädelkallote angefertigt (Abb. 4, unten).

Die *Mobilisierung der Patienten* konnte durchschnittlich nach 2 Wochen erfolgen. Nach Eingriffen im Bereich der Brustwirbelsäule wurde bis zum 3. postoperativen Monat eine 3-Punkt-Abstützpelotte verordnet. Nach Eingriffen im thoracolumbalen Übergangsbereich zw. der Lumbalregion wurde für die gleiche Zeit ein Überbrückungsmieder getragen.

Je nach Tumorart erfolgte postoperativ eine *medikamentöse Nachbehandlung* (cytostatisch bzw. hormonell). Zusätzlich wurde in Abstimmung mit dem histologischen Untersuchungsergebnis eine lokale *Bestrahlungsbehandlung* angeschlossen.

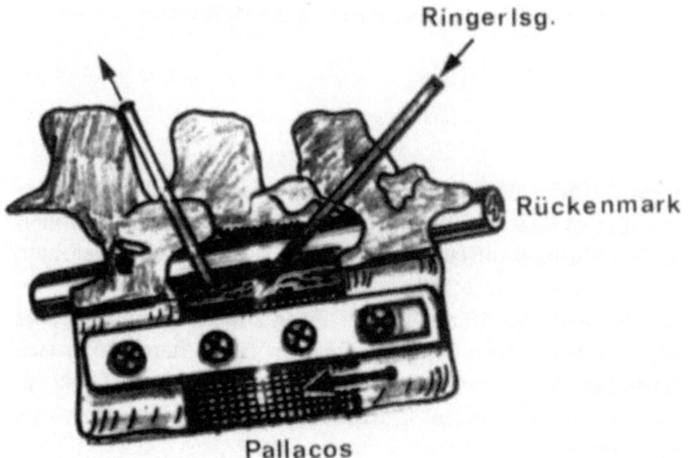

Abb. 1. Schematische Darstellung der Palacos-Verbundosteosynthese nach Wirbelkörperresektion und nachfolgender Verspannung nach dem Autokompressionsprinzip. Zur Vermeidung einer Hitzeschädigung des Rückenmarkes erfolgt während des Polymerisationsvorganges kontinuierliche Bespülung mit Ringerlösung

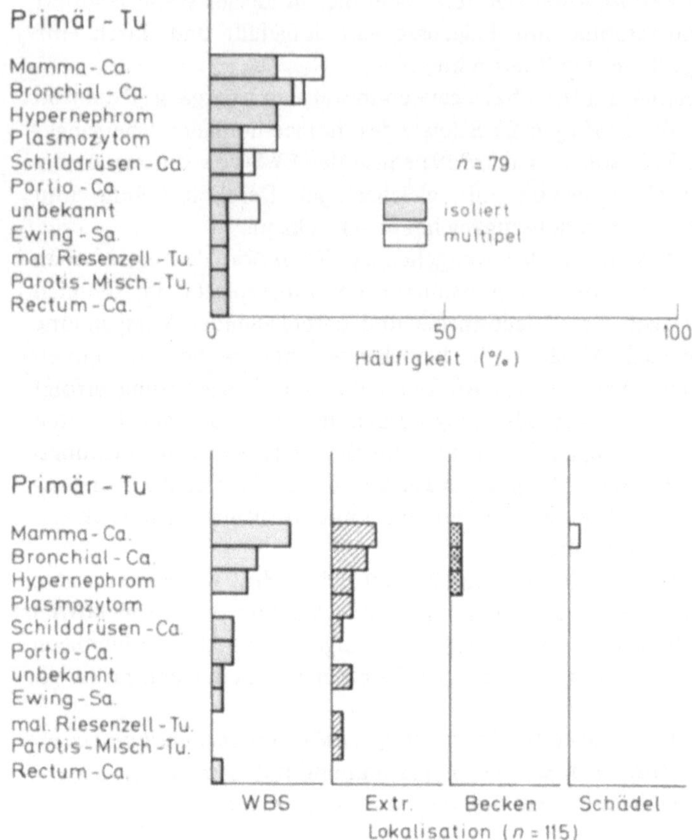

Abb. 2. Häufigkeit der Primärtumoren (*oben*). Lokalisation aller Metastasen (*unten*)

Kasuistik

An unserer Klinik kamen von 1965–1983 insgesamt 115 Patienten mit Skelettmetastasen zur Behandlung, wobei es sich in 79 Fällen um Wirbelsäulenlokalisationen handelte (Abb. 2, unten). Das Durchschnittsalter betrug 57,2 Jahre (53% weiblich, 47% männlich).

Bei den Primärtumoren überwog das Mamma- bzw. Bronchialcarcinom. Seltener lag eine Hypernephrommetastase bzw. Plasmocytombefall vor. Dabei handelte es sich entsprechend der Indikationsstellung überwiegend um isolierte Metastasen (Abb. 2, oben). In 1 Fall handelte es sich um die seltene Lokalisation eines Ewingsarkoms im Bereich der Wirbelsäule (Abb. 3).

Der Primärtumor war in 87% der Fälle bekannt. Die Metastase trat hierbei durchschnittlich 2,9 Jahre nach Ersterkennung des Primärtumors auf.

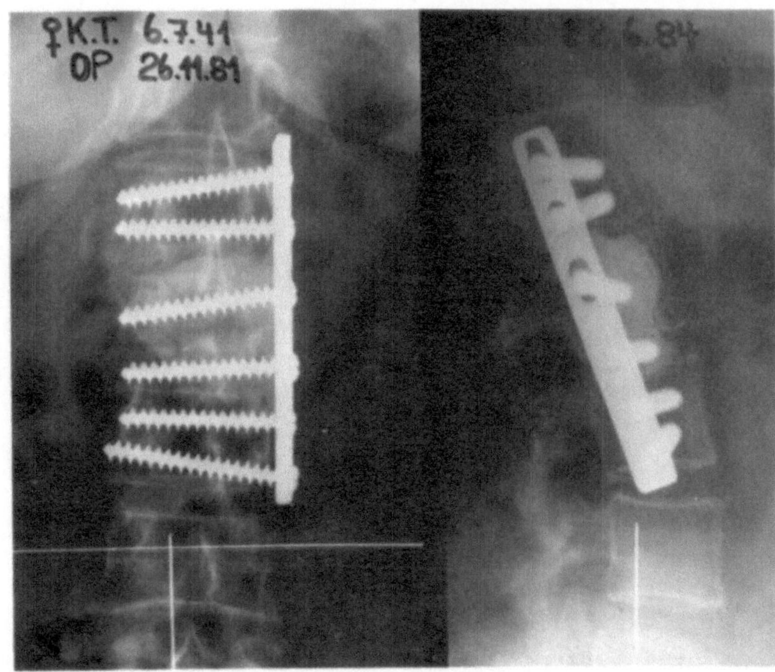

Abb. 3. Ewing-Sarkom im Bereich von LKW 2. Zustand nach Wirbelkörperteilresektion und Palacos-Verbundosteosynthese. Nachfolgend wurde eine adjuvante Chemotherapie und lokale Nachbestrahlung durchgeführt. Die Patientin ist jetzt 3 Jahre nach dem Eingriff beschwerdefrei und übt den Beruf als Hausfrau uneingeschränkt aus

Ergebnisse

Eine *erfolgreiche Mobilisierung* (Fähigkeit der Patienten mit Stockbenutzung ohne fremde Hilfe zu gehen) konnte auf diese Weise bei 84% erreicht werden. In 16% gelang eine Mobilisierung nicht mehr. Es handelte sich dabei überwiegend um Patienten mit multipler Metastasierung im Bereich der Wirbelsäule.

Wiederholungseingriffe aufgrund nachfolgender zusätzlicher Metastasierung, die sich meist peripher im Bereich der Extremitäten entwickelten, waren in 5 Fällen erforderlich.

Die *postoperative Überlebenszeit* betrug unter Einschluß aller Fälle durchschnittlich 9,3 Monate.

Komplikationen traten in 1 Falle in Form einer vorübergehenden postoperativ aufgetretenen inkompletten Paraplegie auf, die sich jedoch wieder vollständig zurückbildete. Komplikationen durch Plattenausbruch trat in keinem Falle auf. Unmittelbar operationsbedingte Komplikationen mit tödlichem Ausgang waren in keinem Fall zu beklagen.

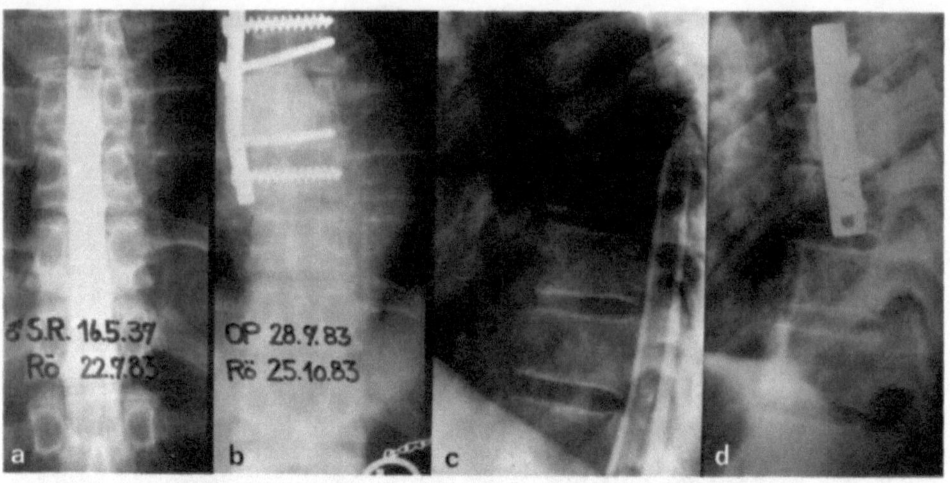

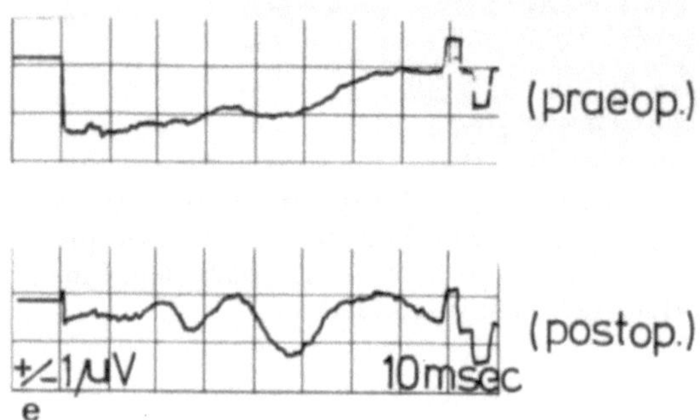

Abb. 4a–e. Metastase eines Schilddrüsen-Carcinoms mit Rückenmarkskompression und zunehmenden neurologischen Ausfällen (**a**, **c**). Zustand nach Wirbelkörperteilresektion und Osteosynthese (**b**, **d**). Das prä- und postoperativ angefertigt SSEP zeigt bereits am 1. postoperativen Tag eine deutliche Verbesserung der afferenten Überleitung (**e**)

Diskussion

Mit Hilfe der Palacos-Verbundosteosynthese steht somit eine Behandlungsmethode zur Verfügung, die sofortige Stabilisierung und frühestmögliche Mobilisierung der Patienten erlaubt. Die absolute Indikation stellt sich dabei in all den Fällen, bei denen der Allgemeinzustand der Patienten und die Prognose des Grundleidens den insbesondere im Bereich der Wirbelsäule meist größeren Eingriff noch sinnvoll erscheinen läßt. Dabei gilt es die drohende Gefahr der Querschnittslähmung mit all den damit verbundenen pflegerischen Problemen und weiteren Entwicklung des individuellen Schicksals abzuwenden. Bei den von uns behandelten Patienten wurde durch unmittelbare Operationsfolgen in keinem Falle der schicksalhafte Verlauf der Grunderkrankung ungünstig beeinflußt. Ein weiterer Vorteil der operativen Behandlung besteht in der exakten histologischen Diagnosesicherung, sodaß alle zusätzlichen Möglichkeiten der medikamentösen Tumorbehandlung (cytostatisch, hormonell) insbesondere bei Mamma-Carcinom, Schilddrüsen-Carcinom und auch beim kleinzelligen Bronchialcarcinom ausgeschöpft werden können. Die Dosierbarkeit der lokalen Bestrahlung ist infolge der Gefahr einer Rückenmarksschädigung begrenzt. Sie wird jedoch routinemäßig je nach histologischem Untersuchungsergebnis in interdisziplinärer Zusammenarbeit mit der therapeutischen Radiologie durchgeführt.

Literatur

Hodgson AR, Stock FE (1956) Anterior Spinal Fusion. Preliminary Communication on the Radical Treatment of Pott's Disease and Pott's Paraplegia. Brit J Surg 44:266

Hodgson AR, Yau ACMC (1969) Anterior Surgical Approach to the Spinal Column. In: Graham Apley A (ed) Recent Advances in Orthopaedics. Churchill, London

Krikaldy-Willis WH, Thomas DG (1965) Anterior Approaches in the Diagnosis and Treatment of Infections of the Vertebral Bodies. J Bone Joint Surg 47-A:87

Robinson RA, Smith GW (1955) Anterolateral disc removal and interbody fusion for cervical disc syndrome. Bull John Hopkins Hosp 96:223–224

Die Bedeutung und der Stellenwert der Ästhetik bei der Defektdeckung nach Hauttumoroperationen im Gesichtsbereich

J. Lentrodt

Universitätsklinik für Kiefer- und Plastische Gesichtschirurgie, Moorenstraße 5, D-4000 Düsseldorf

85% aller Hauttumoren sind im Gesichts-Halsbereich lokalisiert. Obwohl die Hauttumoren im Gegensatz zu den übrigen Geschwülsten auf der sichtbaren Körperoberfläche wachsen und deshalb frühzeitig diagnostiziert werden könnten, kommen auch heute noch zahlreiche Patienten erst in einem fortgeschrittenen Tumorstadium in fachgerechte Behandlung, wobei das Problem der Tumorverschleppung patientenbedingt oder aber auch iatrogen verursacht sein kann.

Das oberste Ziel jeder Tumorbehandlung muß die radikale Beseitigung der Geschwulst ein. Durch die chirurgische Therapie entstehen nach der Resektion von Hauttumoren regelhaft Defekte, deren Deckung gerade im Gesichtsbereich, auch unabhängig von ihrer Größe, nicht selten Probleme aufwirft. Da die Patienten in den letzten Jahren anspruchsvoller geworden und nicht mehr bereit sind, postoperativ ästhetische Beeinträchtigungen ohne weiteres hinzunehmen, hat die Ästhetik bei der Deckung tumoroperationsbedingter Hautdefekte im Gesichtsbereich eine große Bedeutung.

Die Ästhetik von Form und Funktion
in der Plastischen u. Wiederherstellungschirurgie
Herausgegeben von G. Pfeifer

In unserem Fachgebiet hängt es von der Tumorgröße einerseits, besonders aber von der Lokalisation andererseits ab, ob der durch die Tumorentfernung entstandene Gewebsdefekt nach Mobilisation der Wundränder primär verschlossen werden kann, oder ob zur Defektdeckung eine Nahlappenplastik erforderlich ist. Die Fortschritte in der plastischen Chirurgie ermöglichen es in der Regel heute, den ästhetischen Forderungen Rechnung zu tragen. Durch Mobilisation, durch Verschiebeplastiken sowie durch Rotations- und Transpositionslappen aus der angrenzenden Nachbarschaft lassen sich in dieser Hinsicht befriedigende Ergebnisse erzielen. Hierbei kommt es auf die persönliche Erfahrung des Operateurs an, welcher der zahlreichen zur Verfügung stehenden Methoden er sich bedient. Dies möchte ich Ihnen anhand einiger Beispiele demonstrieren (Abb. 1–4).

Der Stellenwert der Ästhetik hat jedoch eine völlig andere Bedeutung, wenn es sich um die Deckung operationsbedingter Defekte handelt, die durch die operative Entfernung von Rezidivtumoren entstanden sind. In zahlrechen Untersuchungen ist in der Literatur einheitlich festgehalten, daß derartige Tumoren eine erwiesen schlechtere Prognose haben, d.h., nach der chirurgischen Entfernung von Rezidivtumoren treten etwa 3mal so häufig erneut Rezidive auf, wie nach der Behandlung von Primärtumoren (Bull u. Mitarb 1982; Gebhardt u. Mitarb 1982; Nissen u. Schmidseder 1982; Sooss u. Mitarb 1982). Dem berechtigten Wunsch nach einem möglichst optimalen ästhetischen Resultat steht deshalb hier die Notwendigkeit gegenüber, ein abermaliges Rezidiv frühzeitig erkennen zu können. Da nach einer Lappenplastik ein erneutes Rezidiv natur-

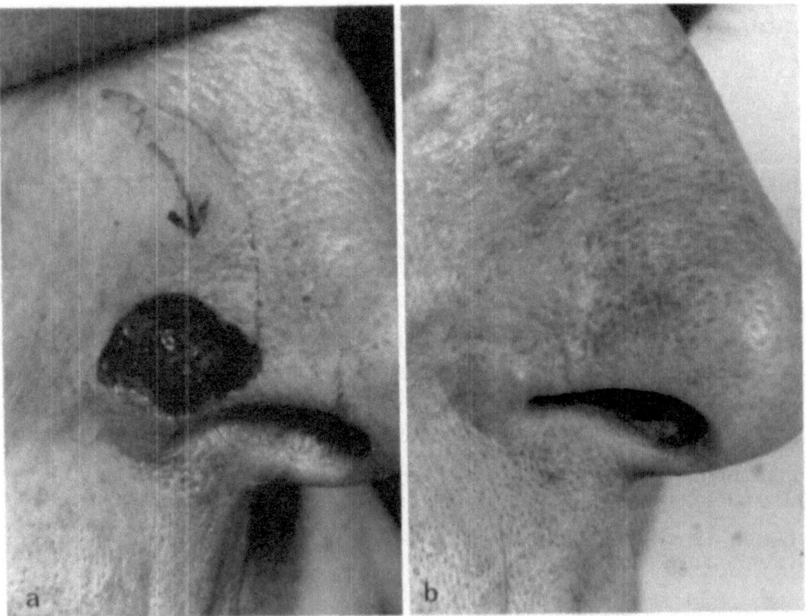

Abb. 1. a Zustand nach operativer Entfernung eines Basalioms im Bereich des rechten Nasenflügels. Der zur Defektdeckung vorgesehene Rotationslappen ist eingezeichnet. **b** Zustand 1 Jahr postoperativ mit gutem ästhetischem Resultat

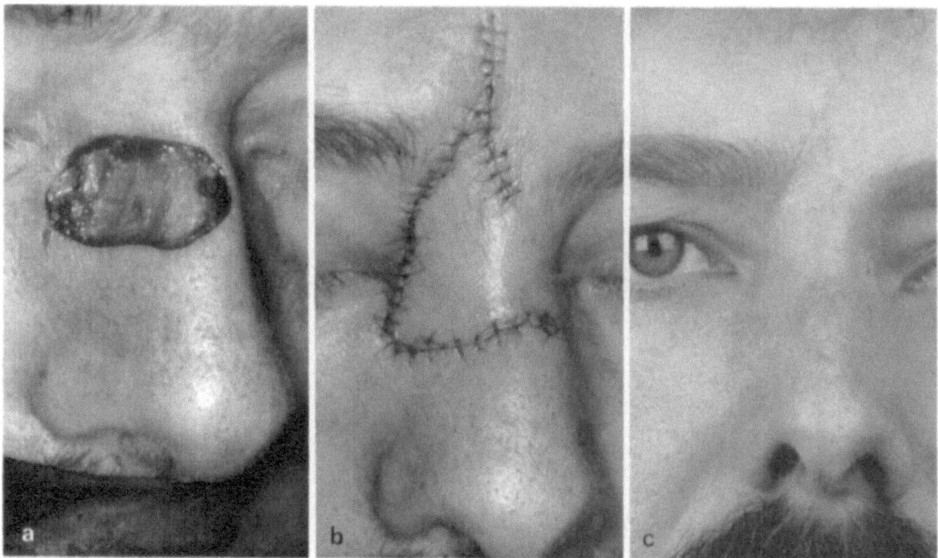

Abb. 2. a Ausgedehnter Haut-Subcutandefekt im Bereich der Nase nach operativer Basaliomentfernung. b Zustand nach Defektdeckung durch einen Schleppenlappen von der Glabella. c Gutes ästhetisches Ergebnis 8 Monate postoperativ

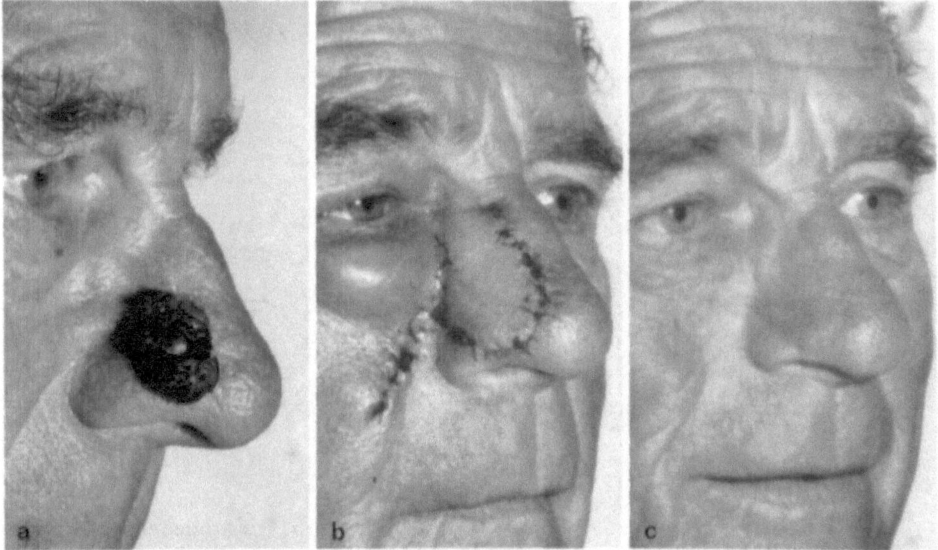

Abb. 3. a Ausgedehntes Basaliom im Bereich des rechten Nasenabhangs. b Zustand nach histologisch kontrollierter operativer Tumorentfernung und Defektdeckung durch einen cranial gestielten Nasolabiallappen. c Sehr befriedigendes ästhetisches Resultat 1 Jahr postoperativ

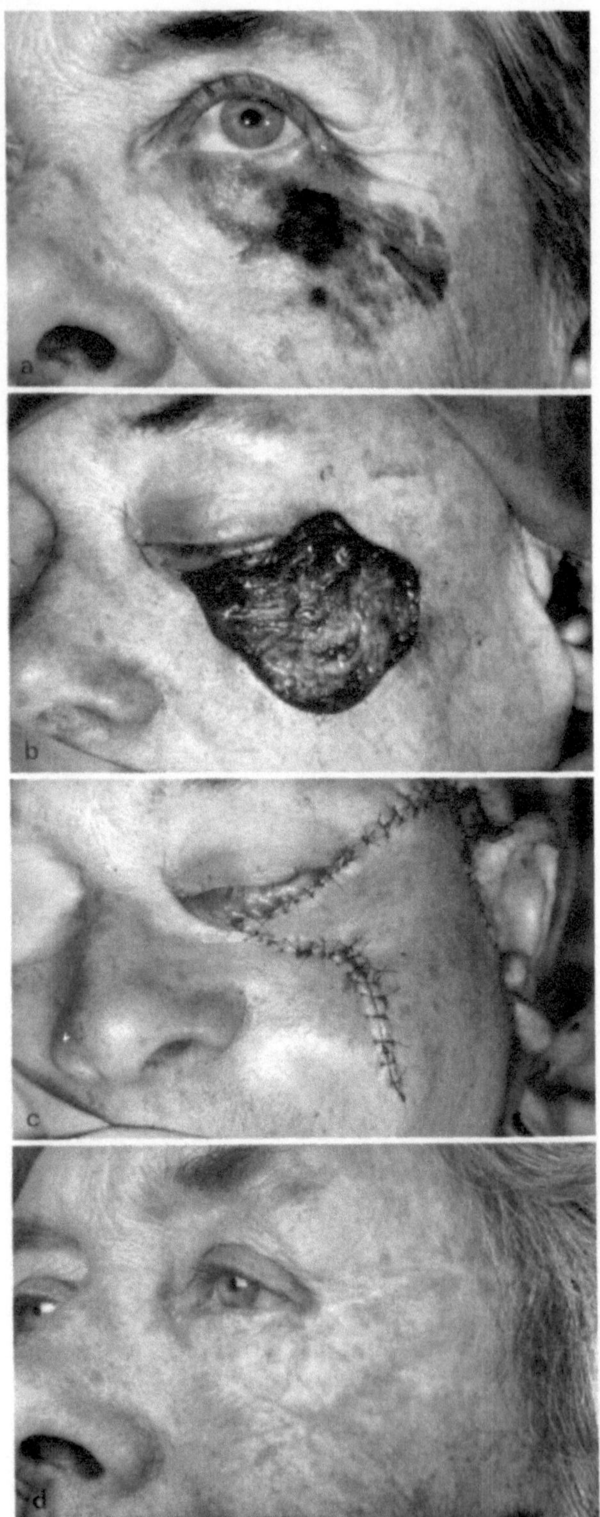

Abb. 4. a Ausgedehnte Lentigo maligna mit Übergang in ein Lentigo-maligna-Melanom im Bereich der Wange. **b** Zustand nach histologisch kontrollierter Tumorexcision. **c** Deckung des Defektes durch einen Wangenrotationslappen. **d** Zustand 3 1/4 Jahre postoperativ ohne Anhalt für Rezidiv

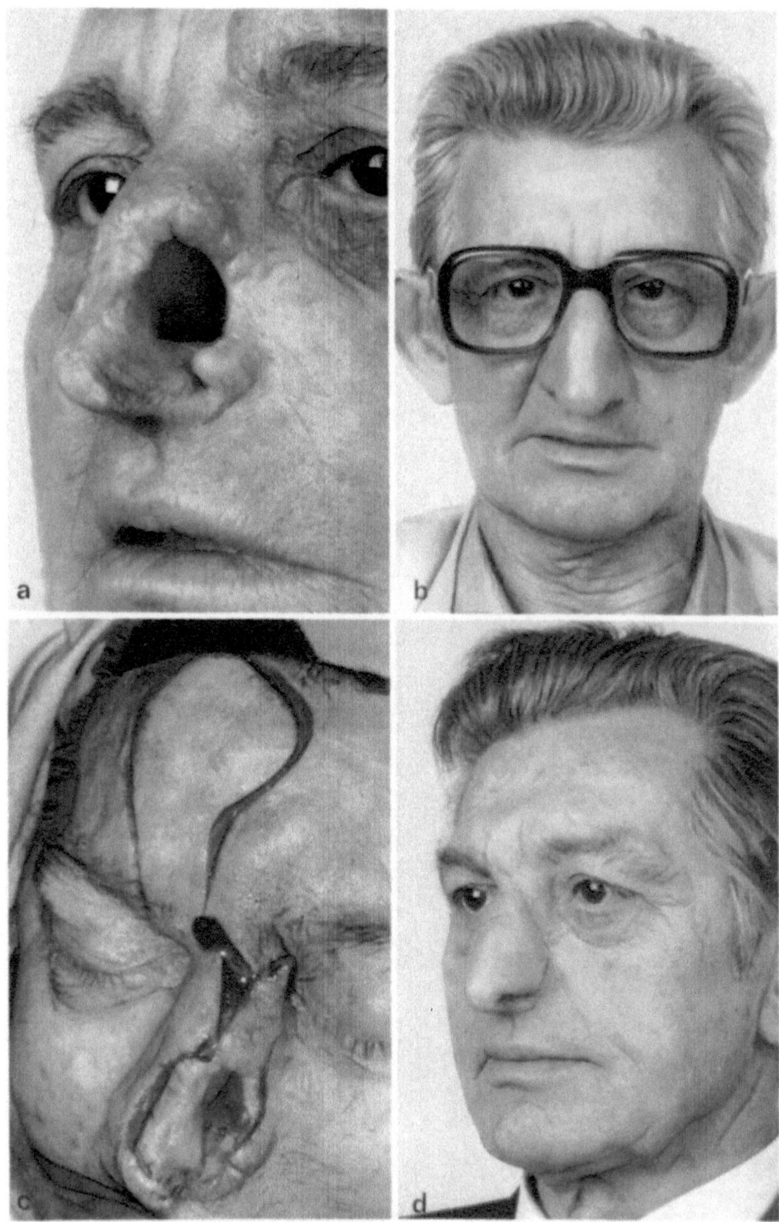

Abb. 5. a Linksseitiger Nasendefekt nach chirurgischer Entfernung eines mehrfach voroperierten Basaliomrezidivs. Um ein evtl. auftretendes Rezidiv frühzeitig erkennen zu können, wurde bewußt auf eine primäre Nasen-Rekonstruktion verzichtet. **b** Interimslösung mit Defektabdeckung durch eine an einer Brille befestigten Kunststoffepithese, **c** Nach knapp zweijähriger Rezidivfreiheit erfolgte die sekundäre Defektdeckung durch Nahlappen. Innenauskleidung der Nase durch Defektrand-Umklapplappen, Rekonstruktion der äußeren Nase durch paramedianen Stirnlappen. **d** Gutes ästhetisches Ergebnis 1 Jahr nach sekundärer Nasenrekonstruktion. Keine weiteren Korrekturmaßnahmen, mit Ausnahme der Abtrennung des gefäßführenden Lappenstiels

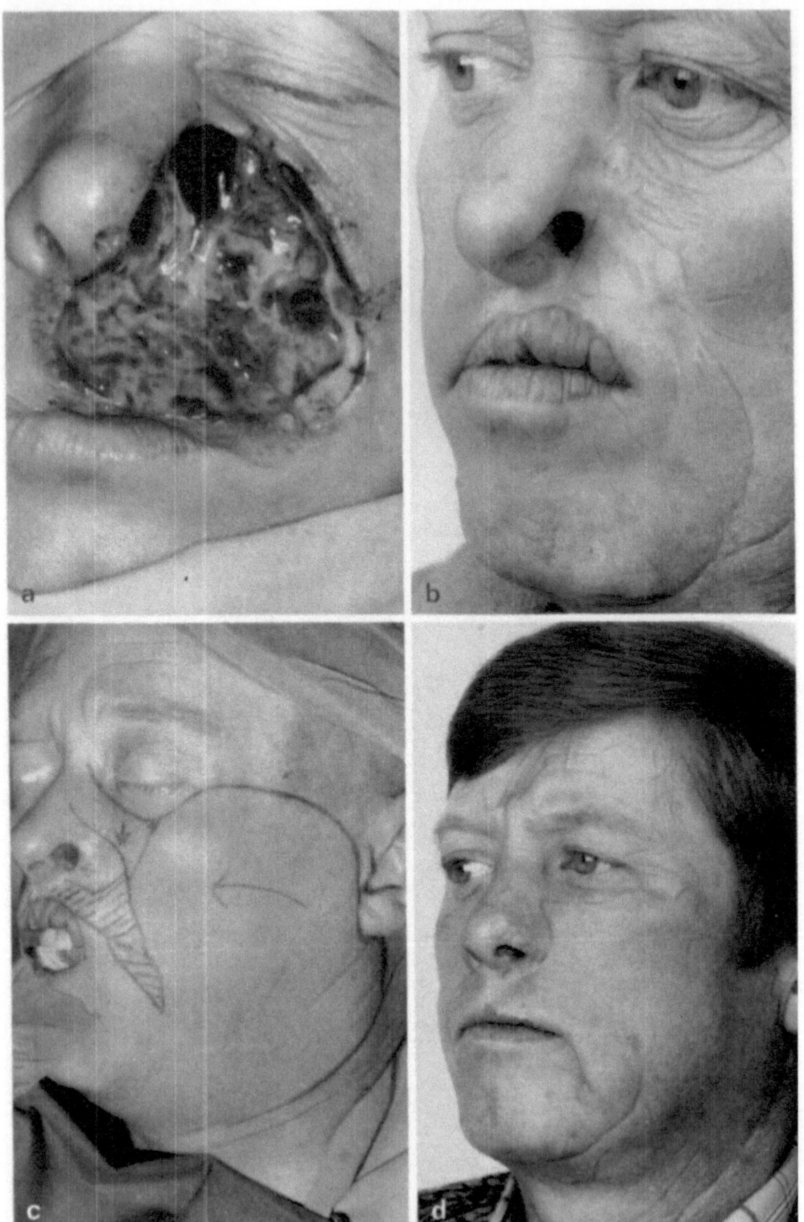

Abb. 6. a Ausgedehnter Oberlippen-Nasen-Wangendefekt nach operativer Entfernung eines mehrfach vorbehandelten Basalioms der Wange. **b** Zur besseren Kontrolle des ehemaligen Tumorareales wurde als Interimslösung das Wundgebiet mit einem freien Hauttransplantat abgedeckt. Das unbefriedigende ästhetische Resultat wurde bewußt in Kauf genommen. **c** Eingezeichnete Rekonstruktion nach 1 1/2jähriger Rezidivfreiheit: Wiederherstellung der Innenauskleidung der Nase durch Defektrandlappen, Rekonstruktion der äußeren Nase durch gestielten Nasen-Wangenrotationslappen, Ausgleich der narbigen Verziehung von Wange und Oberlippe durch Wangenrotation. **d** Gutes ästhetisches Resultat 6 Monate nach sekundärer Rekonstruktion ohne weitere Korrekturmaßnahmen

gemäß schlechter diagnostiziert werden kann, muß je nach Lokalisation und erforderlicher Funktion in diesen Fällen überlegt werden, ob nicht im Sinne einer Interimsversorgung durch ein Spalthauttransplantat bzw. auf epithetischem Wege das bessere Therapiekonzept verwirklicht wird, auch wenn hierdurch die Ästhetik häufig relativiert werden muß. Andererseits sind auch auf diesem Wege meist ästhetisch akzeptable Ergebnisse zu erzielen, die dann nach einer rezidivfreien Zeit von ca. 2 Jahren durch eine definitive, auch ästhetisch anspruchsvolle, Defektdeckung optimiert werden kann. Auch dieses möchte ich Ihnen anhand einiger Beispiele demonstrieren (Abb. 5–6).

Meine Damen und Herren! Ich hoffe, es ist mir gelungen, Ihnen darzulegen, daß die Ästhetik bei der Defektdeckung nach Hauttumoroperationen im Gesichtsbereich eine große Bedeutung hat, der wir nach der Entfernung von Primärtumoren in der Regel gerecht werden können. Bei Rezidivtumoren gebührt ihrem Stellenwert nicht die höchste Priorität, denn auch höhe ästhetische Ansprüche dürfen in der Tumorchirurgie nicht eine dauerhafte Beseitigung der Geschwulst infrage stellen.

Literatur

Bull H, Ploke G, Maerker R (1982) Ergebnisse der chirurgischen Behandlung des Basalioms im Gesichtsbereich. Fortschr Kiefer Gesichtschir 27:39

Gerhardt P, Salland Th, Fritzemeier C-U, Lentrodt J (1982) Zur Klinik und Therapie der Basaliome im Gesichtsbereich. Fortschr Kiefer Gesichtschir 27:41

Nissen G, Schmidseder R (1982) Zur Therapie des Basalioms in Abhängigkeit von Lokalisation und Histologie. Fortschr Kiefer Gesichtschir 27:47

Sooss WG, Schmetzer F, Schwenzer N (1982) Klinik und chirurgische Therapie des Gesichtshautbasalioms. Fortschr Kiefer Gesichtschir 27:35

Der Hautersatz im Gesichtsbereich. Vor- und Nachteile unterschiedlicher Fernlappen

R. Schmelzle

Abt. für Kiefer- und Gesichtschirurgie der Universität, Osianderstraße 2–8, D-7400 Tübingen

Einleitung

Wenn nachfolgend Vor- und Nachteile des Hautersatzes im Gesichtsbereich angesprochen werden, so geschieht dies weniger vor dem Hintergrund technischer Gesichtspunkte als vielmehr im Sinne der Ästhetik.

Die Ästhetik von Form und Funktion
in der Plastischen u. Wiederherstellungschirurgie
Herausgegeben von G. Pfeifer

Klinik

Die modernen Verfahren der Verpflanzung von gefäßgestielten oder mikrovasculär reanastomosierten myocutanen oder osteomyocutanen Lappen ermöglichen zwar die rasche einzeitige Deckung sehr großer Defekte des Gesichtes, stellen aber wesentlich höhere technische und personelle Anforderungen als die bekannten Verfahren der Voll- und Spalthautverpflanzung sowie der Rundstiellappenplastik.

Unter ästhetischen Gesichtspunkten ist durch die neueren Verfahren keine prinzipielle Verlagerung der bekannten Probleme eingetreten, wenn man Oberflächenstruktur, Konsistenz, Farbe und Schrumpfungsneigung der Haut sowie Kontur der Lappen als Parameter heranzieht, worauf im Prinzip auch Pfeifer (1982) hinweist.

Es ist bekannt, daß die ästhetischen Ergebnisse der Hauttransplantation umso schlechter sind, je weiter die Entnahmestelle vom Empfängerort entfernt liegt, worauf in neuerer Zeit u.a. Ponten (1973) und Kapovits (1979) besonders in Bezug auf die Farbe der Transplantate hingewiesen haben.

Die postoperative Verfärbung der Hauttransplantate unterliegt keinen erkennbaren Gesetzmäßigkeiten, wie eigene Fälle von Latissimus dorsi-, Pectoralis- und osteomyocutanen Lappen gezeigt haben, gleichgültig ob diese gefäßgestielt oder mikrochirurgisch revascularisiert verpflanzt wurden. Die Haut dieser Lappen wird auffällig weiß oder erhält eine bronzefarbene Tönung, wobei die unterschiedlichen Hautcolorite oft erst nach einigen Monaten auftreten.

Ob intensive Sonnenbestrahlung, wie es Burian (1978) vermutete, positiven Einfluß auf die Farbe hat, ist eine wichtige Frage. Die gute Angleichung bei einem Fall einer eigenen myocutanen Lappentransplantation vom Brustbereich zur Wange bei einem Mann, der intensiver Sonnenbestrahlung ausgesetzt war, scheint Burian Recht zu geben. Bezogen auf die freie Hauttransplantation und Sonneneinstrahlung hat auch Kapovits (1979) eindrucksvolle Beispiele publiziert.

Die Erkenntnis von Edgerton und Hansen (1960), daß Spalthauttransplantate vom Hals zu guten ästhetischen Ergebnissen im Gesichtsbereich führen, kann man sich zu Nutze machen, wenn die Haut von Fernlappen durch Halshaut ersetzt wird. Selbst durch ein Spalthaut-Meshgraft kann eine wesentliche Verbesserung der Ästhetik erreicht werden (Abb. 1, 2). Dazu wird das Hautnetz auf das Corium des Lappens überpflanzt. Sehr gute Ergebnisse lassen sich durch Verpflanzung von Rundstiellappen vom Hals in den Gesichtsbereich erreichen (Pfeifer 1982).

Auch Spalthauttransplantate vom Kopf können in die Gesichtsregion verpflanzt werden (Abb. 3, 4). Beim Mann ist dieses Verfahren besonders im behaarten Gesichtsbereich günstig. Die Entnahmestelle epithelisiert rasch und ist weiterhin behaart.

Kopfhautdefekte werden, wenn die Ästhetik im Vordergrund steht, am besten nicht durch Fernlappen sondern durch Kopfhaut gedeckt, was auch bei größeren Defekten häufig durch Lappenverschiebung oder auch durch Spalthauttransplantate vom Kopf selbst gelingt. Die Nachteile der freien Hautverpflanzung bei entfernt liegendem Transplantatentnahmeort treten im Bereich der Stirn jedoch weniger in den Vordergrund als im behaarten Kopfanteil.

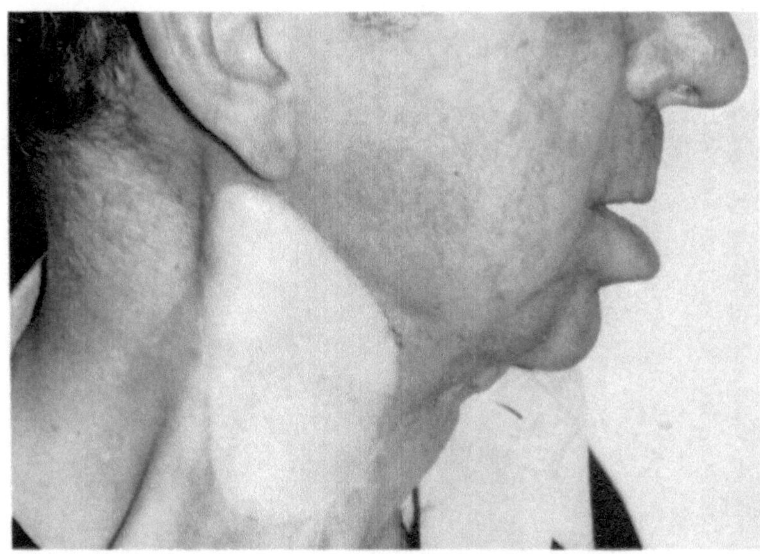

Abb. 1. Der Osteomyocutanlappen setzt sich deutlich von der umgebenden Halshaut ab

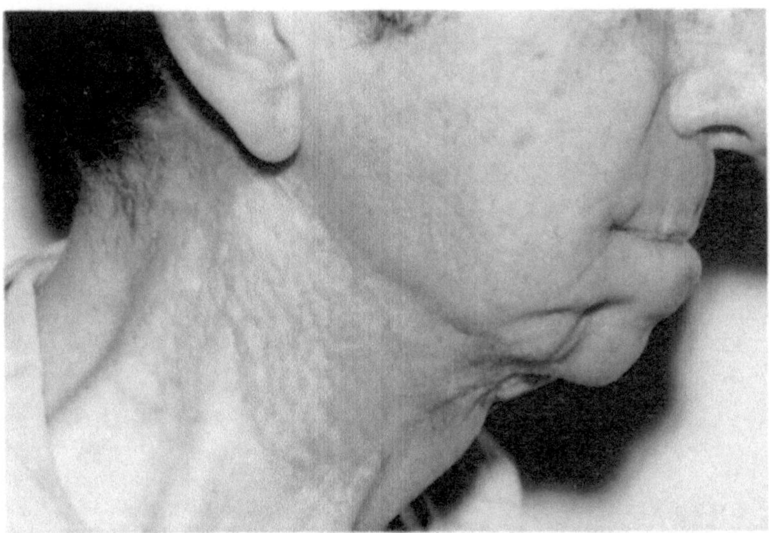

Abb. 2. Zustand 6 Monate nach Ersatz der Brusthaut durch ein Meshgraft vom Hals

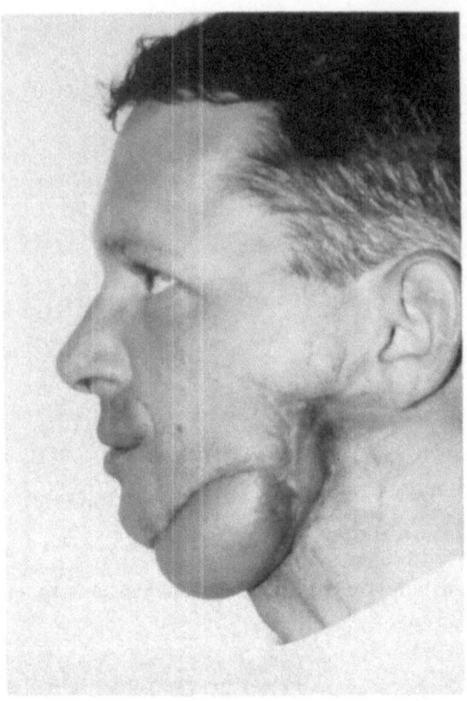

Abb. 3. Etwa 6 Monate nach Verpflanzung eines mikrovasculär reanastomosierten osteomyocutanen Beckenkammtransplantates hat sich die nicht behaarte Haut bräunlich verfärbt

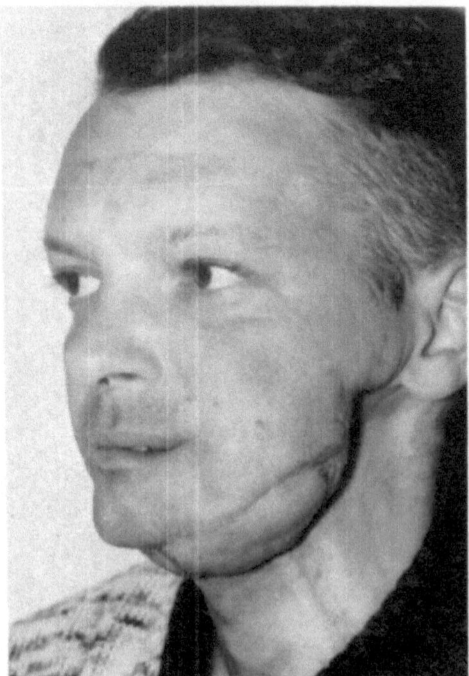

Abb. 4. Die verfärbte Haut der Leistenregion ist durch Spalthaut vom Hinterkopf ersetzt. Dieses Spalthauttransplantat ist teilweise behaart und farblich kaum von der umgebenden Gesichtshaut zu unterscheiden. Der Entnahmedefekt am Hinterkopf ist nicht mehr sichtbar

Zusammenfassung

Es ist zu sagen, daß dem großen Vorteil verschiedener Fernlappen, besonders von Brust, Rücken, Gesäß, Bauch, Becken oder Oberschenkelregion, über Haut in ausreichender Menge zu verfügen, zum Teil ästhetische Nachteile gegenüberstehen. Dies trifft auch für die gefäßgestielt oder mikrochirurgisch revascularisierten myocutanen und osteomyocutanen Lappen zu. Es wird vorgeschlagen, im Einzelfalle die Haut der Fernlappen in einem Zweiteingriff durch Spalthauttransplantate aus der Umgebung der Gesichtsregion von Hals- und Kopfanteilen zu ersetzen.

Literatur

Burian F (1978) Atlas der plastischen Chirurgie, Karger, Basel

Edgerton MT, Hansen FC (1960) Matching facial color with split thickness skin grafts from adjacent areas. Plast Surg 5:435

Kapovits M (1979) Spätergebnisse nach Versorgung von Naevi flammei und Gesichtshautverbrennungen mit Spalthauttransplantaten unter besonderer Berücksichtigung der postoperativen farblichen Veränderungen. In: Schwenzer N (Hrsg) Plastische Chirurgie im Mund-, Kiefer- u. Gesichtsbereich, Bd. XXIV. Thieme, Stuttgart

Kapovits M (1979) Late Results Following Treatment of Naevus Flammeus and Facial Burns with Split Thickness Skin Grafts, with Special Reference to Post-Operative Colour Changes. J Maxillofac Surg 7:243

Pfeifer G (1982) Rundstiellappen im Zeitalter der mikrovaskularen Chirurgie. In: Pfeifer G (Hrsg) Die Rundstiellappenplastik und weitere Fortschritte der Mund-, Kiefer- und Gesichtschirurgie. Thieme, Stuttgart New York

Ponten B (1973) Versorgung von Verbrennungen. In: Gohrbandt E, Gabka J, Berndorfer A (Hrsg) Handbuch der plastischen Chirurgie, Bd. II. de Gruyter, Berlin

Zur Deckung perforierender Nasendefekte

K. Paulsen

Hals-Nasen-Ohrenklinik im Städtischen Klinikum Braunschweig, Holwedestraße 13–16, D-3300 Braunschweig

Zahlreiche Methoden zur Behandlung perforierender Defekte der seitlichen Nasenwand sind bekannt: Für kleine Defekte die Verwendung eines dreischichtigen Composit graft aus der Ohrmuschel, für größere die Innendeckung mit einem Insellappen aus der Wange, die Außendeckung mit einem Verschiebelappen derselben Region. Am häufigsten wird wohl heute der fronto-temporale Lappen benutzt, seltener Fernlappen.

Die Ästhetik von Form und Funktion
in der Plastischen u. Wiederherstellungschirurgie
Herausgegeben von G. Pfeifer

Nachteile der Methoden sind auffällige Narbenbildung oder unpassendes Hautcolorit. Eine Methode, die diese Nachteile umgeht, soll hier vorgestellt werden: Die Deckung des perforierenden Defektes der seitlichen Nasenwand mittels Septumlappen und Verschiebelappen aus der Nasolabialregion.

Der Defekt (Abb. 1) – hier entstanden nach Entfernung einer aggressiven Fibromatose – wird sauber angefrischt, der zu bildende Septumlappen mit einem spitzen Skalpell durch die Perforation vorn, hinten und unten passend umschnitten. Im unteren Schnittbereich werden zunächst nur die sichtbare Schleimhaut und der Knorpel durchtrennt. Die Schleimhaut der Gegenseite wird von der intakten Nasenseite wenig höher durchschnitten, um für die zweite Sitzung einen Schleimhautüberhang zu gewinnen, der jetzt über den freiliegenden unteren Knorpelrand geschlagen wird (Abb. 2). Der dreiseitig freie Lappen mit der Basis im Nasenrückenbereich läßt sich ohne Spannung in den Defekt der seitlichen Nasenwand schwenken, nachdem über einen schmalen oberen Tunnel der Gegenseite der Knorpel durchtrennt wurde.

Die der Perforation zugewandte Schleimhaut wird im unteren und den beiden seitlichen Partien mit der Haut des Defektes vernäht. In der Nase resultiert zunächst eine große Septumperforation. Damit ist die erste Sitzung des Eingriffes beendet.

Die Abdeckung erfolgt mittels weicher Nasensalbe und Eye-pad, um eine Austrocknung zu verhindern. Innen werden die Septumperforation und der lateral geschlagene Lappen für etwa 5 Tage mit Salbengaze versorgt. Nach 2 Wochen ist der Septumlappen im Nahtbereich eingeheilt.

An der oberen Kante des versorgten Nasendefektes entwickeln sich Granulationen, die zu Beginn der zweiten Sitzung abgetragen werden müssen. Die Ränder der Septumperforation haben sich inzwischen weitgehend epithelisiert und müssen für die neue Manipulation freipräpariert werden, wodurch an den Randgebieten der Perforation erstaunlich viel Schleimhaut zur Verfügung steht (Abb. 3). Danach wird der äußere in den Nasendefekt eingeheilte Schleimhautlappen vorsichtig mit einem Teil des Septum-

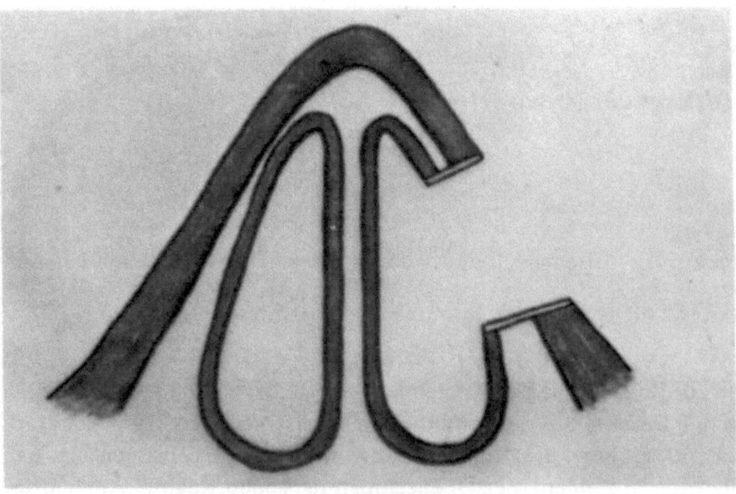

Abb. 1. Perforierender seitlicher Nasendefekt

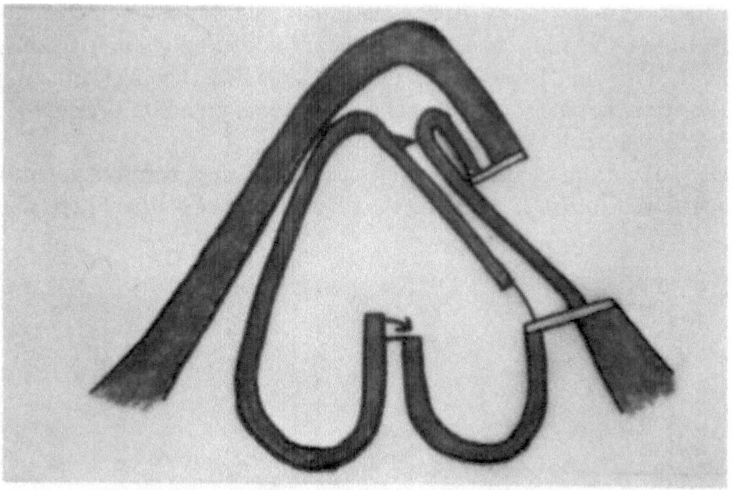

Abb. 2. Mobilisierter dreischichtiger Septumlappen mit Basis im Nasenrückenbereich eingenäht in den seitlichen Nasendefekt

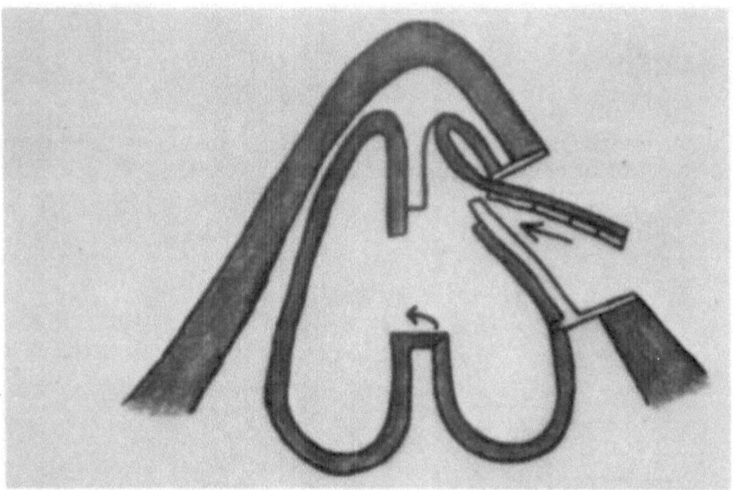

Abb. 3. Mobilisation des äußeren Schleimhautblattes mit streifenförmig eingeschnittenem Septumknorpel vor der Verlagerung in das Naseninnere zur Deckung des Septumdefektes

knorpels – eher mehr als die Hälfte der Knorpeldicke – mobilisiert, bis er abgehoben werden kann. Der an der Schleimhaut haftende Knorpel wird streifenförmig eingeschnitten, damit sich dieses Knorpel-Schleimhautblatt in die Nasenhöhle leichtgängiger zurückverlagern läßt.

Danach erfolgt die Durchtrennung der inneren Schleimhaut wie anfangs wiederum stufenförmig, um mehr bedeckende Schleimhaut für die zu verschließende Septumperforation zu gewinnen. Erst danach läßt sich das äußere Schleimhaut-Knorpelblatt in die Nase und damit passend in den Septumdefekt zurückverlagern.

Es wird hier mit Fibrinkleber an alter Stelle fixiert, wobei vorn zwei Situationsnähte die Position festigen (Abb. 4). Die schleimhautenblößte Gegenseite epithelisiert sich in den folgenden 10 Tagen.

Der äußere von Schleimhaut befreite Nasendefekt wird mit einem Verschiebelappen aus der Nasolabialfalte gedeckt, so daß eine geringe Narbenbildung bei intaktem Haut-

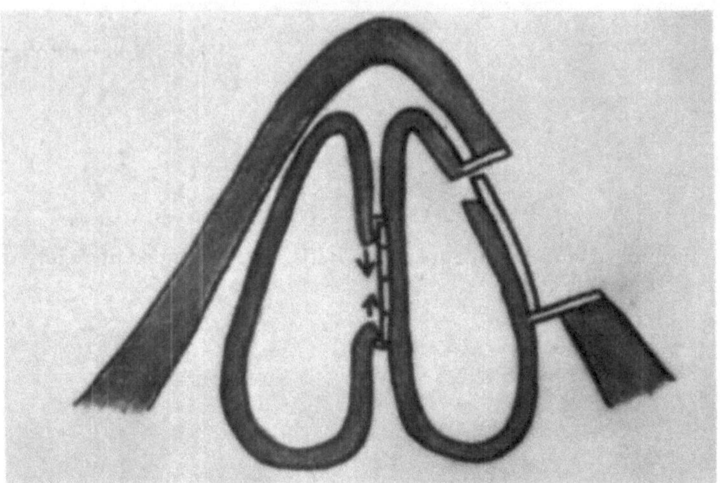

Abb. 4. Septumperforation gedeckt. Äußerer Defekt aufgebaut mit Septumknorpel und Schleimhautbekleidung innen

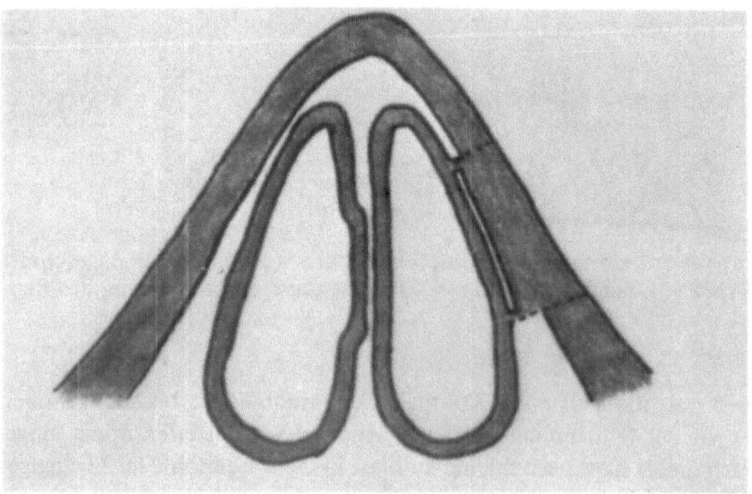

Abb. 5. Vollständig gedeckter seitlicher Nasendefekt nach Einheilung eines Verschiebelappens aus der Nasolabialregion

colorit resultiert (Abb. 5). Alle Manipulationen lassen sich nur optimal unter optischer Vergrößerung ausführen (Operationsmikroskop oder Lupenbrille).

Die Rekonstruktion eines Nasendefektes mittels Septumlappen wurde schon 1902 von de Quervain veröffentlicht. Er operierte seinerzeit in einer Sitzung: Er entfernte das dem Defekt zugewandte Schleimhautblatt und deckte mit einem Rotations- oder Transpositionslappen der Wangenhaut. Seine Methode setzte sich aber nicht durch, da er die Septumperforation mit ihren unangenehmen Begleiterscheinungen beließ.

Literatur

Denecke HJ, Meyer R (1964) Plastische Operationen an Kopf und Hals, Bd I. Korrigierende und rekonstruktive Nasenplastik. Springer, Berlin Göttingen Heidelberg
Quervain F de (1902) Über partielle seitliche Rhinoplastiken. Zbl Chir 29:297

Plastische Deckung bei Verlust des Gewebes im Wangen- und Parotisbereich (Ein neues operatives Konzept)

J. Beck-Mannagetta[1] und Z. Roscic[2]

[1] Abt. für Kiefer- und Gesichtschirurgie des Landeskrankenhauses, Müllner Hauptstraße 49, A-5020 Salzburg
[2] Abt. für Kiefer- und Gesichtschirurgie des Allgemeinen öffentlichen Krankenhauses der Stadt Linz, Krankenhausstraße 9, A-4020 Linz

Einleitung

Nach partieller oder totaler Entfernung der Gl. Parotis entstehen auffallende Gewebsdefekte in Form einer Mulde im Wangen- und Parotisbereich. Nach der kosmetischen Beeinträchtigung soll es auf diese Weise auch zu einer Fehlinnervation der Haut in dieser Region kommen, die sich als Auftreten des auriculotemporalen Syndroms manifestiert.

Die Beseitigung dieser Volumendefekte wurde von vielen Autoren beschrieben. Die ersten Versuche mit Gelschaumplatten oder mit dem Fettgewebe haben heute nur historische Bedeutung.

Meistens wurden die Muskeln aus der Umgebung verwendet (Rauch 1965; Wilk et al 1978). Bei der Methode nach Rauch wird zu diesem Zweck ein cranial gestielter Muskellappen des M. sternocleidomastoideus verwendet. Wilk empfahl die mobilisierten Teile des M. Temporalis als Defektdeckung. Das Problem liegt in der Tatsache, daß an

Die Ästhetik von Form und Funktion
in der Plastischen u. Wiederherstellungschirurgie
Herausgegeben von G. Pfeifer

der Entnahmestelle neuerlich sichtbare Defekte entstehen. Die Verletzung des N. Facialis bei Freipräparieren von M. Temporalis beziehungsweise des N. Accessorius bei dem M. Sternocleidomastoideus kann manchmal nicht ausgeschlossen werden.

Seit einigen Jahren wird an der Abteilung für Kiefer- und Gesichtschirurgie ein Verfahren angewendet, das leicht im Rahmen der Primäroperation durchführbar ist und auch keinen sichtbaren Defekt an der Entnahmestelle hinterläßt (Roscic 1979, 1980).

Methodik

Bei Freilegung des Nervus Facialis wird das Drüsengewebe partiell oder vollständig entfernt, dabei ist es möglich, den cranialen Platysmaansatz sowohl von der Unterhaut als auch von der Gl. Parotis zu lösen. Wenn die ganze Breite des Muskels so gelöst wird, kann jetzt der Muskel leicht nach caudal weitgehend freigelegt und auch mobilisiert werden (Abb. 1). Die Beweglichkeit des Muskels kann durch gezielte Incisionen weiter erhöht werden. Die Freilegung des Muskels soll mindestens bis zum Zungenbein in die caudale Richtung erfolgen. Falls die Beweglichkeit des Platysmas nicht für eine gründliche Deckung des Operationsfeldes ausreicht, wird der Muskel durch gezielte Incisionen zur Verschiebung vorbereitet, wobei die Endaufzweigung des Ramus colli des N. Facialis nicht verletzt werden darf. Anschließend ist es spielend leicht, den Muskel über die Operationsgrube auszubreiten und an den Hinterrand des Operationsfeldes zu fixieren (Abb. 2).

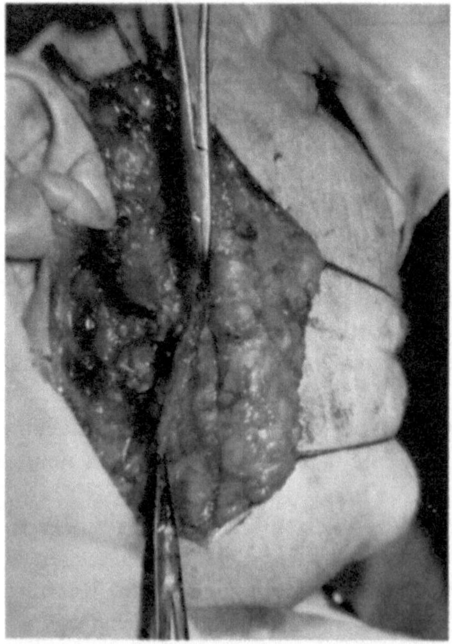

Abb. 1. Mobilisiertes Platysma bei abgesetzter Gl. Parotis

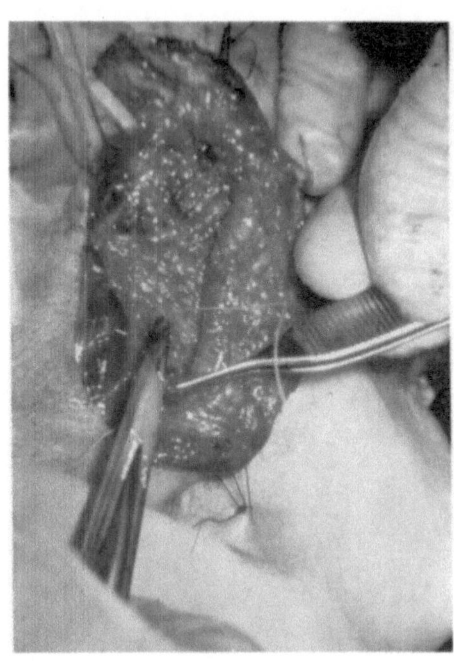

Abb. 2. Durchgeführte Defektdeckung über Parotis und Fossa retromadibularis

Am Anfang haben wir zu diesem Zweck nur das Platysma benützt, dabei kann der Defekt nicht ausgefüllt werden, der Muskel wird nur über spaltförmige Fossa retromandibularis zeltartig hinübergezogen. Meistens reicht die Muskelbeweglichkeit aus, wie wir anhand einer Leichenstudie beweisen konnten, für die Defekte bis zu einem Ausmaß von 4 x 6 cm. Liegen größere Defekte vor, muß das muscoloaponeurotische System, sogenanntes SMAS, auch mobilisiert werden (Abb. 3).

Resultate

Dieses Vorgehen ist ein Teil des Operationsverfahrens bei der partiellen oder totalen Parotidektomie. Seit 1976 wird die Methode an der Abteilung für Kiefer- und Gesichtschirurgie in Linz angewendet. Die Verschiebung des Platysmas und des superficialen musculoaponeurotischen Systems ist seit 1975 bekannt (Skoog 1975) und wird in der kosmetischen Chirurgie bei Face lifting praktiziert, darüberhinaus ist es möglich, die echten Gewebsdefekte mit dieser Methode zu beseitigen. Am Anfang wurde nur das Platysma zur Defektdeckung verwendet, in dieser Zeit haben wir keinerlei Einwirkung auf die Entstehung des auriculotemporalen Syndroms feststellen können. Dies hat sich schlagartig geändert in den Fällen, wo auch das musculoaponeurotische System zur Defektdeckung angewendet wurde.

Offensichtlich spielt die dichte Gewebsschicht eine große Rolle bei Vermeidung der Fehlinnervation der Haut, beziehungsweise bei Entstehung des auriculotemporalen Syndroms.

Ausgesprochen große Volumendefekte beim Fehlen des M. masseter sollen zuerst mit dem Muskellappen von einem benachbarten Muskel aufgefüllt und dann mit

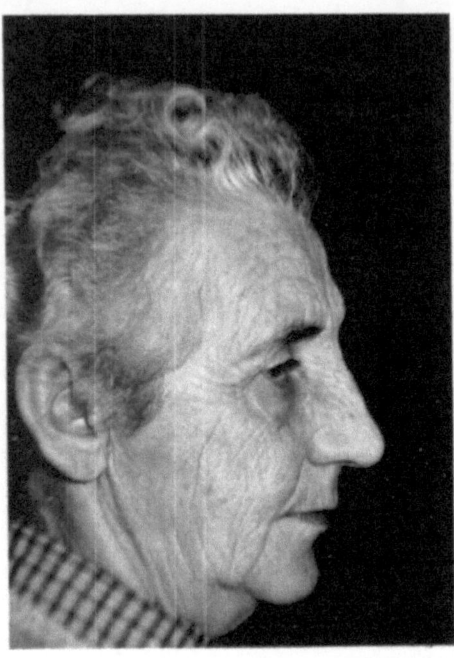

Abb. 3. Ergebnis nach partieller Parotidektomie

Platysma gedeckt werden. Diese zweischichtige Deckungsweise gleicht den großen Defekt völlig aus und sorgt für die glatte Oberfläche, die sonst bei fächerförmiger Ausbreitung des M. sternocleidomastoideus oder M. Temporalis nicht möglich ist.

Die erhaltene Innervation des Platysmas brachte durch den Muskeltonus das natürliche Aussehen und sogar Beweglichkeit in der betreffenden Region.

Diskussion

Die Substitutionsplastik nach der Parotidektomie mit irgendeinem alloplastischen Material oder mit dem Fettgewebe soll prinzipiell abgelehnt werden. Es bleiben noch die Methoden, die zur Defektdeckung entweder den M. sternoicleidomastoideus oder die Muskellappen aus der Temporalregion benützen. Das gewonnene Muskelvolumen ist bei beiden Methoden geringfügig größer als bei der Defektdeckung mit Platysma; hinzu kommt immer der sichtbare Defekt an der Entnahmestelle. Die Verletzung des N. accessorius bzw. der Rr. temporales des N. Facialis läßt sich manchmal nicht vermeiden.

Über die Substitutionsplastik mit Platysma und das musculoaponeurotische System läßt sich zusammenfassend sagen:

1. Die Präparation des Muskels erfolgt während der Primäroperation, daraus ergibt sich keine Operationsverlängerung.
2. Der mobilisierte Muskel deckt ausreichend das Operationsfeld.
3. Die erhaltende Innervation des Platysmas sorgt durch Muskeltonus für die zufriedenstellenden Ergebnisse.

4. Es entsteht dadurch kein sichtbarer Gewebsdefekt.
5. Es besteht keine Regressionsneigung.

Literatur

Rauch S (1965) Muskuläre Substitutionsplastik nach Parotidektomie. Hals Nasen Ohrenheilkd 13:20

Roscic Z (1979) Zur chirurgischen Anastomie des N. Facialis im Rahmen der konser. Parotidektomie. Dtsch Z Mund Kiefer Gesichtschir 3:106

Roscic Z (1980) Die Substitutionsplastik mit Platysma zur Defektversorgung nach Parotidektomien. Anatomische Grundlagen und klinische Ergebnisse. Dtsch Z Mund Kiefer Gesichtschir 4 (Jahrg. Supplementheft)

Skoog T (1975) Plastic Surgery. Saunders, Philadelphia

Wilk A, Lodde JT, Grasset NB (1978) Die Wiederherstellung der Wangenkontur nach Parotidektomien mit Muskelperiostlappen vom Schädel. Pers. Mitteilung

Zur Problematik der einzeitigen chirurgischen Wiederherstellung von Noma-Patienten in Nordkamerun

G. Ehmann

Allgemeines Krankenhaus Barmbek, Zahnklinik, Rübenkamp 148, D-2000 Hamburg 60

Ein chinesischer Chirurg der Ming-Dynastie hatte bereit 1617 eine moderne Beschreibung der sogenannten „*Wasserkrebskrankheit*" wie folgt geliefert: Dzo-ma-ga (Suahelisprache) ist eine Erkrankung, die sich sehr rasch am Patienten ausbreitet, sie tritt meistens als Folge nach Masern, Windpocken oder anderen fieberhaften exanthemischen Erkrankungen auf. Zu Beginn tritt eine schwarze, faulende Gangraen in der Nähe der Zunge auf, dann fällt das tote Gewebe ab, und ein paar Tage später kann dann die Wange perforieren und die Lippen nekrotisch werden.

Schon Hippokrates und Galen haben dieses Erscheinungsbild als verschlingende Sucht – daher der Name Noma – beschrieben. Die Bezeichnung „Wasserkrebs" ist auf den ständigen Speichelfluß zurückzuführen.

An dieser Darstellung hat sich bis heute nichts geändert; medikamentös und chirurgisch nicht behandelt, schreitet Noma oder Cancrum oris kontinuierlich fort und kann zur Zerstörung ganzer Gesichtshälften führen. Durch die in den meisten Fällen vorhandene Kieferklemme kann nur noch reduziert Nahrung aufgenommen werden. Der Teufelskreis der Mangelernährung ist geschlossen.

Von 1973 bis 1983 haben wir insgesamt 134 Patienten mit Noma im Hospital Pette in Nordkamerun behandelt (Abb. 1).

Die Ästhetik von Form und Funktion
in der Plastischen u. Wiederherstellungschirurgie
Herausgegeben von G. Pfeifer

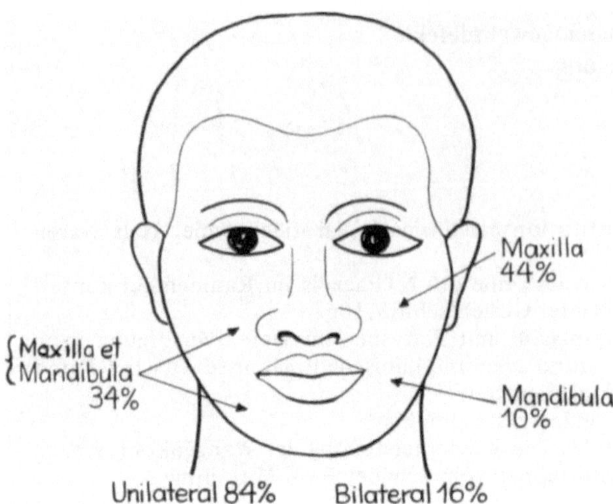

Abb. 1. Prozentuale Aufteilung der befallenen Gebiete im Kopfbereich

Von den betroffenen Regionen steht der Oberkiefer deutlich im Vordergrund, während der Unterkiefer allein nur mit 10% und beide zusammen etwa mit 34% betroffen sind; in der überwiegenden Anzahl finden wir Noma nur unilateral.

Als prädisponierende Erkrankungen finden wir vor allem Malaria und Masern, wie sie speziell in dieser Region sehr stark verbreitet sind.

Nach antibiotischer Vorbereitung von täglich 4 Mill. Einheiten Penicillin i.m. über eine Woche lang und einer speziellen eiweiß- und eisenhaltigen Ernährung werden die Operationen jeweils in den Monaten November bis Februar – also während der Trockenzeit – durchgeführt. Nur in diesem Zeitraum können die Kranken ihre Felder bzw. Viehherden verlassen. Es muß also versucht werden, mit *einer* Operation das bestmögliche Ergebnis, vor allem bezüglich der Funktion, zu erzielen. Bei weiblichen Patienten – dies ist die Mehrzahl – spielt auch die Ästhetik eine nicht geringe Rolle, da mit einem entstellenden Gesichtsdefekt, sei es Noma oder eine Lippen-Kiefer-Gaumenspalte, eine Heirat nur schwer möglich ist.

Weiterhin sind Intubations- bzw. Gasnarkosen dort nicht möglich. Wir verwenden örtliche Betäubung, bei Kindern und ausgedehnten Krankheitsfällen unterstützt mit Ketanest i.m. Da die Ketanestapplikation nicht beliebig wiederholt werden kann, sind uns ausgerechnet bei größeren Defekten zeitliche Grenzen gesetzt.

So muß nach all diesen Kriterien und ärtlichen Gegebenheiten das chirurgische Vorgehen in jedem einzelnen Fall gesondert durchdacht werden, zumal eine *schrittweise Rekonstruktion* im Rahmen mehrerer Operationen nicht durchgeführt werden kann.

Bei partiellem Ober- oder Unterlippenverlust wird nach Excision aller Narben – übrigens eine Grundvoraussetzung bei Noma-Operationen – mit Schwenk- und Rotationslappen aus angrenzendem Gewebe der Defekt gedeckt und die Lippenstümpfe nach dem Wellenschnittverfahren geschlossen. Reicht das angrenzende Gewebe nicht aus, so werden je nach Ausmaß des Defektes ein- oder beidseitige Fanflaps, wie sie von Millard und Gillies 1957 beschrieben wurden, verwandt (Abb. 2).

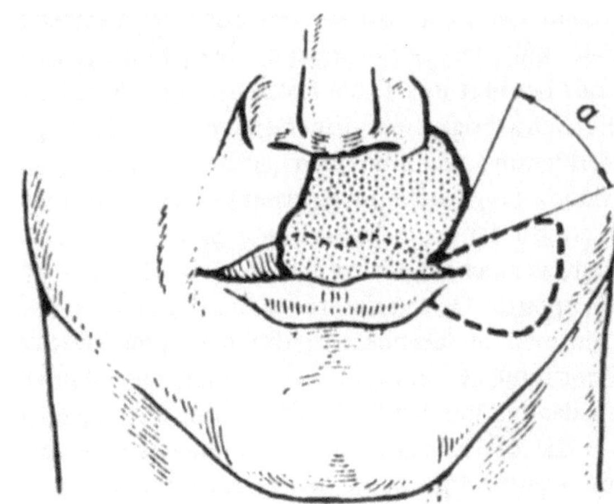

Abb. 2. Fanflap nach Gillies: Modifikation nach Iljjn

Ist die Mundwinkelregion mitbeteiligt, so verwenden wir einen Wangenlappen, welcher Haut, Mucosa und Muskulatur enthält. Wegen der Funktion legen wir großen Wert auf die Rekonstruktion des Orbicularis oris. Die Patienten sollten postoperativ „wasserdicht" sein, d.h. eine dauernde Salivatio ex ore mit der Gefahr der ständigen Reinfektion sollte vermieden werden (Abb. 3).

Das charakteristische Bild des vollausgeprägten Noma-Patienten zeigt Wangen-, Oberlippen- bzw. Unterlippenverlust mit einer Kieferklemme III. Grades. Dies ist die

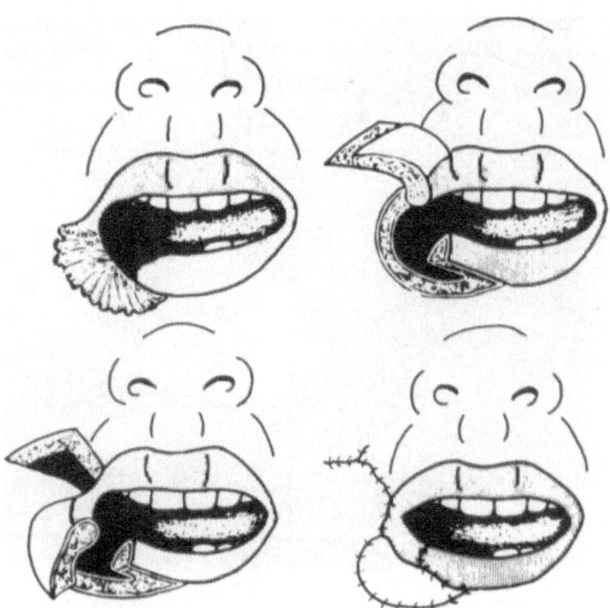

Abb. 3. Wangenrotationslappen mit Innenauskleidung

Mehrzahl der Fälle; oft kommt noch der Verlust der Columella, der Nasenweichteile und der knöchernen Substanz der Nase hinzu (Abb. 4).

Hier bereitet uns 1. die Lokalanästhesie und 2. vor allem das chirurgische Procedere große Schwierigkeiten. Einerseits ist der Zugang zur buccalen Narbenplatte infolge Kieferklemme nicht möglich, andererseits kann das Narbengewebe nicht durchtrennt werden, solange nicht ein gewisser Grad von Mundöffnung errreicht ist. Mit dem Heister dehnen wir langsam bis auf eine SKD von 15 mm auf. Wenn es von intraoral nicht gelingt, versuchen wir von submandibulär den Muskelfortsatz zu durchtrennen, die Narbenplatte transversal zu spalten und eine treppenförmige corticale Osteotomie im hinteren Molarenbereich durchzuführen. Dadurch wird bei weiterer Dehnung das Kiefergelenk geschont und einer möglichen knöchernen Ankylosis vorgebeugt. Jetzt kann das Narbenband zwischen dem aufsteigenden Ast und der tuberositas maxillae sowie die oft calcifizierte Temporalissehne entfernt werden. Derartiges Gewebe wird dann, wenn möglich, in den Osteotomiespalt mit perforierenden Nähten eingenäht. Zur Innenauskleidung dient oft ein Freihauttransplantat, welches über einen perforierten Guttapercha- oder Palladurblock von innen eingenäht wird (Abb. 5).

Obwohl sich Kopfhaut- und Stirnlappen im Rahmen einer *einzeitigen* Defektdeckung als gute Lösung anbieten, ist dies bei unseren Patienten ebenfalls nur selten möglich. Das Freihauttransplantat zur Sekundärdeckung ist immer gut sichtbar. Mohammedanische Frauen ziehen es aber vor, den mehr oder weniger gut rekonstruierten Noma-Defekt unter dem Schleier zu verbergen, als das Freihauttransplantat auf der Stirn zu zeigen. Kopfhautlappen und deren Freihautdeckung sind ebenfalls

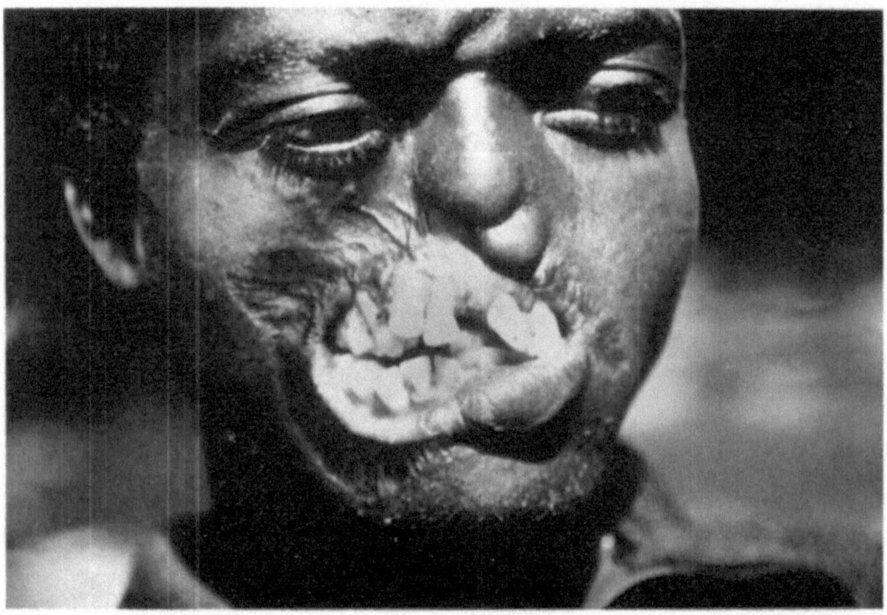

Abb. 4. S. Text

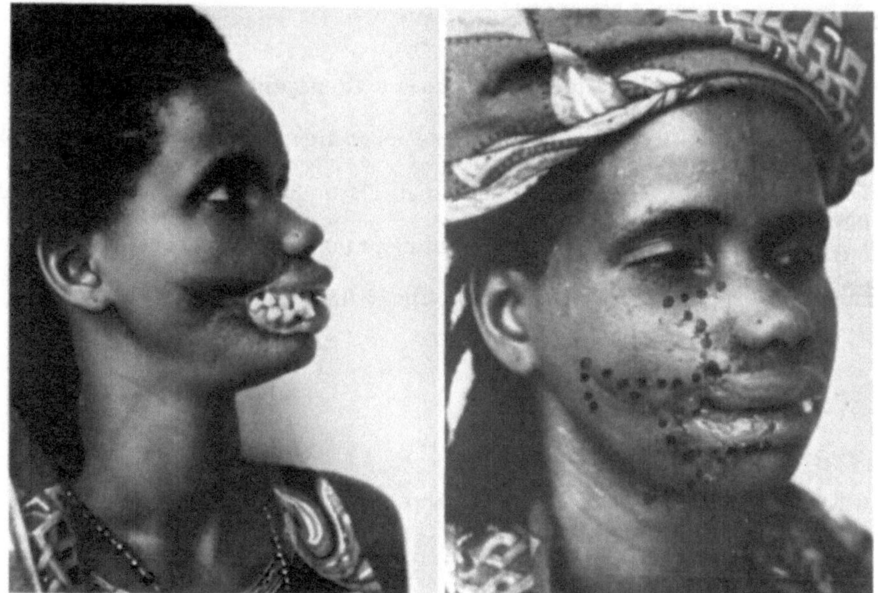

Abb. 5. Noma-Patientin mit Kieferklemme III. Grades vor und nach der Operation (Wangenrotationslappen nach Iljn)

nicht möglich, da von Erwachsenen wie auch von Kindern schwere Lasten auf dem Kopf getragen werden.

Liegt ein totaler Verlust der Oberlippe, der Prämaxilla, der Columella und der knorpeligen Nase vor, so kann mit zwei Wangenrotationslappen wenigstens ein Oberlippenverschluß versucht werden. Die Ergebnisse sind jedoch enttäuschend, weil wir ja wissen, daß mit mehreren Operationsschritten sicher bessere Resultate erzielt werden können.

Um das Vertrauen in die schönen Möglichkeiten der plastisch-rekonstruktiven Chirurgie im Kiefer-Gesichtsbereich, wie wir sie auf diesem Kongreß gesehen haben, langsam wieder zu gewinnen, gibt es zwei Möglichkeiten:

1. Man nehme eine doppelseitige Lippen-Kiefer-Gaumenspalte und operiere sie nach dem Wellenschnittverfahren (Pfeifer).
2. Man versucht, den Patienten davon zu überzeugen, daß eine Operation nicht möglich ist. Diese Ablehnung kreuzt sich mit dem Willen des Mallum (Dorfältester, Zauberer), dem die Patienten am meisten vertrauen und der sie auch immer ins Hospital begleitet. Ihn zu überzeugen, kostet mehr Zeit und Mühe, als den operativen Versuch dennoch zu wagen.

Literatur

Couly G et al (1978) Noma facial et lambeau delto-pectoral modifie. Rev Stomat 79, Nr 3:222–223
Durrani K (1971) Use of flaps in repair and reconstruction of the face. Pakistan Med Forum 6:9
Millard DR (1957) The Principles and Art of Plastic Surgery. Butterworth, London, pp 118–123, 134
Peri G (1978) Reconstitution de la levre inferieur pour sequelles de noma. Rev Stomat 79, Nr 4:347
Tempest MN (1966) Cancrum oris. Brit J Surg 53:958

Die Rekonstruktion der Lippenregion nach Tumorresektion

D. Collo

Universitäts-Hals-Nasen-Ohrenklinik, Langenbeckstraße 1, D-6500 Mainz

Plattenepithelcarcinome stellen mit mehr als 95% den Hauptanteil der Lippenmalignome. Sie sind zu 90% auf die Unterlippe beschränkt.

Lippencarcinome entstehen in der Regel im Bereiche des Lippensaumes, des seitlichen Lippenrotes, seltener in der Mitte oder im Mundwinkelbereich ohne charakteristische Veränderungen. Erosionen, Hyperkeratose, Ulcera mit und ohne Induration können Hinweise auf ein Neoplasma sein [4].

Das Lippencarcinom entwickelt sich überwiegend auf einem krankhaft veränderten Terrain. Außer sonnenbedingter Unterlippenatrophie sind Keratoma senile, verschiedene Cheilitisformen, Rauchgewohnheiten, wie Pfeife und Zigarre, ungenügende Mundhöhlenhygiene, neben chemischen, mechanischen oder theramischen Reizen disponierende Faktoren [3, 4].

Metastasen im Bereiche des Mundbodens oder des Halses sind selten, Fernmetastasen gehören zu den Raritäten.

Die Therapie der Wahl besteht in der radikalen Tumorexcision sowie der beiderseitigen suprahyiodalen Ausräumung. Werden im Operationspräparat regionale Mundbodenmetastasen nachgewiesen, sollte die Halslymphknotenausräumung im Sinne der Neck dissection angeschlossen werden. Auf eine Bestrahlung als primäre und ausschließliche Therapie ist wegen der ungünstigen Spätresultate – Rezidive, Strahlenveränderungen der Haut, Entstehung von Spättumoren auf geschädigter Haut – zu verzichten.

Nach radikaler Tumorentfernung ist bei der Rekonstruktion der Lippen auf Funktion und Ästhetik gleichrangig zu achten. Prinzipiell bieten sich zur Rekonstruktion nach Tumorresektion vier Möglichkeiten an:

Die Ästhetik von Form und Funktion
in der Plastischen u. Wiederherstellungschirurgie
Herausgegeben von G. Pfeifer

1. Verschluß des Defektes durch Zusammenziehen der Wundränder,
2. Rekonstruktion mit Teilen der Gegenlippe,
3. Wiederaufbau mit Lappen aus entfernterer Nachbarschaft,
4. Wiederaufbau mit benachbarten Schleimhautpartien aus Wange, Vestibulum oris oder Zunge.

1. Der Verschluß von Lippendefekten durch Zusammenziehen der Wundränder nach entsprechender Keilexcision gelingt nur bei einem Gewebsverlust von maximal 1/4 bis 1/3 Lippenbreite. Verschließt man größere Defekte, resultiert eine ästhetisch und funktionell unbefriedigende straffe Restlippe mit entsprechender Störung des Seitenprofils und der Funktion.
2. Für die Rekonstruktion aus Segmenten der Gegenlippe stehen die beiden Verfahren nach Abbe und Estlander zur Verfügung [1, 3].
   Nachteile dieser Methoden, die gleichzeitig auch ihre Anwendbarkeit einschränken, sind die vorübergehende Störung der Nahrungsaufnahme, die Zweizeitigkeit des Vorgehens, besonders aber die Narbenbildung und die Verkleinerung der Spenderlippe.
3. Der Wiederaufbau der Lippen mit Lappen aus entfernterer Nachbarschaft wird durch bitemporal gestielte Stirnvisierlappen empfohlen [4]. Nachteil dieses Verfahrens ist die narbige Entstellung der Spenderregion im Bereiche der Stirn.
4. Der Lippenrekonstruktion aus angrenzenden Teilen der Wange kommt heute erstrangige Bedeutung zu.

In unserer Klinik hat sich das 1964 von Hertig angegebene und 1970 von Meyer weiterentwickelte Verfahren zur Rekonstruktion mittlerer und großer Lippendefekte bewährt [4, 5]. Diese Methode basiert auf dem Prinzip, Hautdreiecke mit der Basis

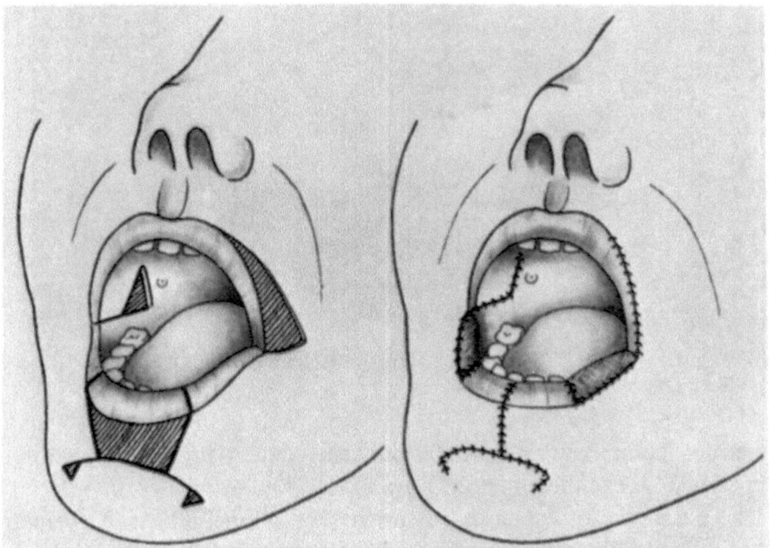

Abb. 1. Resektions- und Rekonstruktionsprinzip im Bereiche der Unterlippe nach Hertig-Meyer

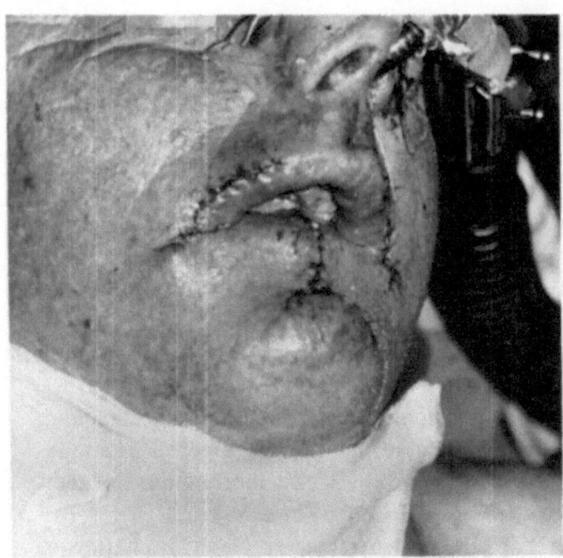

Abb. 2. Zustand nach 2/3 Resektion der Unterlippe und Rekonstruktion am Op.-Ende

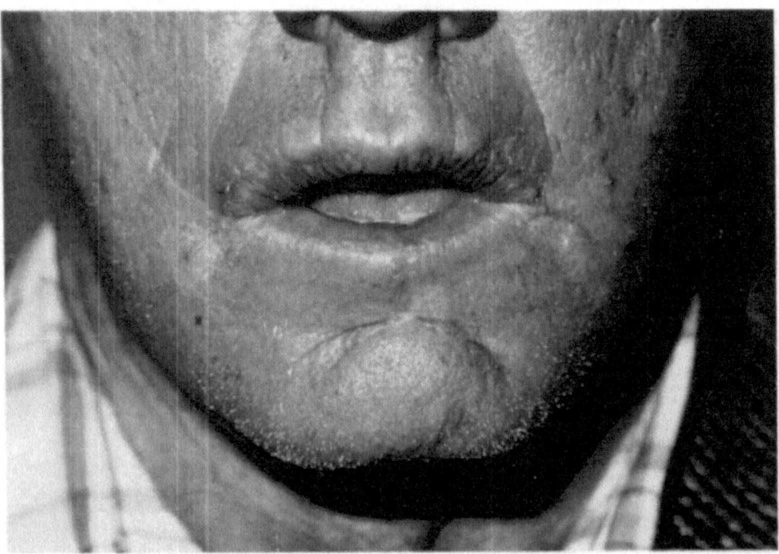

Abb. 3. Zustand ein Jahr nach Unterlippenrekonstruktion

lateral der Kommissur und dem langen Schenkel entlang der Lippenrotgrenze ein- oder doppelseitig zu excidieren (Abb. 1).

Die Basis dieser Dreiecke entspricht bei doppelseitiger Anwendung jeweils der Hälfte des Unterlippendefektes, bei einseitiger der Defektgröße. Die laterale Begrenzung dieser Dreiecksbasis liegt in der neu zu bildenden Lippenkommissur.

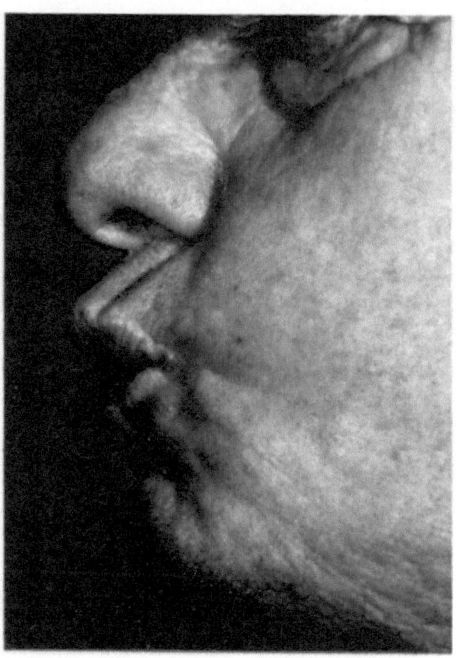

Abb. 4. Funktion des M. orbicularis oris nach Unterlippenrekonstruktion

Die Tumorresektion wird trapezförmig vorgenommen, und zwar durch alle drei Schichten der Unterlippe. Um die Verschiebemöglichkeiten im Bereiche des Kinns zu verbessern, werden Burowsche Dreiecke excidiert (Abb. 1). Zur Versorgung des nach Vereinigung der Unterlippenstümpfe entstehenden kommissurnahen Lippenrotdefektes werden rechteckige, ein- oder doppelseitige Wangenschleimhautlappen mobilisiert, die nach Excision von der der Stenonschen Papille gelegenen Burowschen Schleimhautdreiecke in die Kommissur verschoben werden (Abb. 1).

Der wesentliche Vorteil dieses Verfahrens besteht in der Schonung des Musculus orbicularis oris, vor allem im Kommissurbereich (Abb. 2, 3, 4).

Die Hertig-Meyersche Methode zur Rekonstruktion von Lippendefekten bietet also folgende Vorteile:

1. Die Größe des Lippendefektes ist unerheblich. Es können subtotale und totale Lippenrotdefekte ersetzt werden.
2. Die Anwendung der Methode ist unabhängig vom Sitz des Defektes.
3. Das Verfahren erfordert nur eine Sitzung, ist auch in Kombination mit der beiderseitigen Mundbodenausräumung nicht zeitaufwendig und kann, falls erforderlich, in Lokalanästhesie vorgenommen werden.
4. Das ästhetische und funktionelle Ergebnis ist gut, da die Schonung des Musculus orbicularis oris eine Speiseinkontinenz verhindert. Die Lippenrotkommissur wirkt natürlich.

Literatur

1. Abbe R (1898) A new plastic operation for the relief of deformity due to double lip. Med Record 53:477
2. Burow CA (1855) Beschreibung einer neuen Transplantationsmethode zum Wiederersatz verlorengegangener Teile des Gesichts. Berlin 1955. Abstr. In: Schmidts Jahrbücher der in- und ausländischen gesamten Medizin, S 140
3. Estlander JA (1872) Eine Methode, aus der einen Lippe Substanzdefekte der anderen zu ersetzen. Langenbecks Arch Klin Chir 14:622
4. Hertig P (1965) Une nouvelle technique de reconstruction plastique de la levre inferieure. Pract Oto Rhino Laryng 27:157–166
5. Meyer R, Shapiro MA (1973) A technique for the immediate reconstruction of the lower lip after ablation of tumour. Chir Plastica (Berlin) 2:1–16

Spätergebnisse nach totalem Unterlippenersatz

W. Hoppe

Klinik für Kiefer- und Gesichtschirurgie, Medizinische Hochschule Lübeck,
Ratzeburger Allee 160, D-2400 Lübeck 1

Der vor 13 Jahren 74jährige ehemalige Werftarbeiter, wurde uns mit einem exulcerierenden verhornenden Plattenepithelcarcinom der Unterlippe überwiesen (Abb. 1), das als T_3, N_1, M_0 klassifiziert wurde.

Der Tumor wurde unter histologischer Kontrolle excidiert. Die radikale Neck dissection links schloß eine wandständige Resektion des Unterkiefers im Bereich einer dem Periost adhärenten Lymphknotenmetastase ein.

8 Wochen später erfolgte wegen einer submental rechts sich abzeichnenden Metastase, zusätzlich eine nochmalige submentale Revision, die Ausräumung der rechten Submandibularregion.

Die sofortige Rekonstruktion der Unterlippe, deren Excision einen rechteckigen Defekt hinterließ, wurde nach dem von Bernhard 1853 angegebenen Prinzip – entsprechend modifiziert – vorgenommen.

Damit wurde, wie Ihnen bekannt ist, die Wiederherstellung in allen Schichten angestrebt, nicht nur zur formalen Gestaltung, sondern vor allem um eine möglichst optimale Funktion zu gewährleisten und insbesondere einer Speichelinkontinenz vorzubeugen.

Nach einer komplikationslosen Heilphase stellte sich ebenso, wie bei anderen Autoren erkennbar, eine narbenbedingte Verkleinerung der Mundspalte mit Inver-

Die Ästhetik von Form und Funktion
in der Plastischen u. Wiederherstellungschirurgie
Herausgegeben von G. Pfeifer

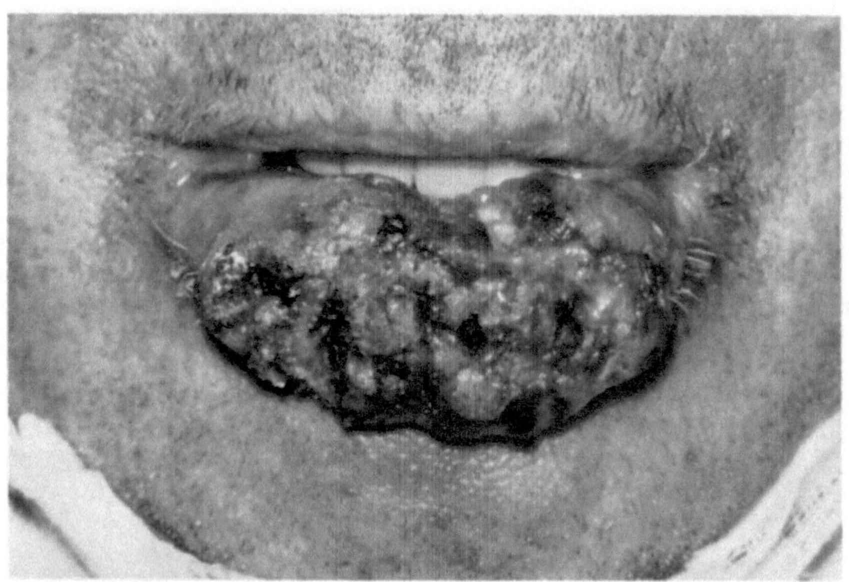

Abb. 1. Exulcerierendes vorhornendes Plattenepithelcarcinom der Unterlippe

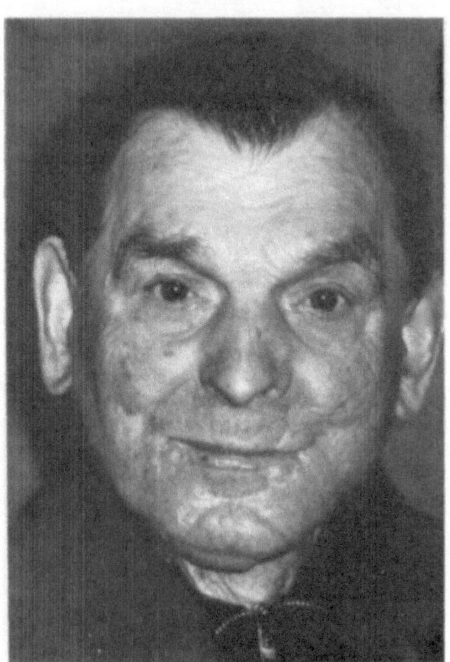

Abb. 2. Zustand 13 Jahre nach totaler Unterlippenplastik; modifiziert nach Berhard mit Abbe-Lappen

tierung der Lippenrotregion unter gleichzeitiger Einengung des unteren Vestibulums, ein.

Dieser schweren Funktionseinbuße begegneten wir mit einer modifizierten Abbe-Plastik. Sie ermöglichte schließlich auch die Eingliederung von Zahnersatz.

Der Patient, jetzt 87 Jahre alt (Abb. 2), ist weiterhin rezidivfrei.

Die Funktion des geschaffenen Unterlippenersatzes scheint nach dem klinisch sich bietenden Bild optimal. Die Sprache ist normal, gut verständlich; der dem Alter entsprechend cerebralsklerotische, relativ einfach strukturierte Patient, demonstriert die ungehinderte Nahrungsaufnahme ebenso wie das Trinken von Wasser ohne Ablaufen über die Lippen oder Mundwinkel. Der Lippenschluß ist gut; keinerlei Belästigung durch Speichelinkontinenz.

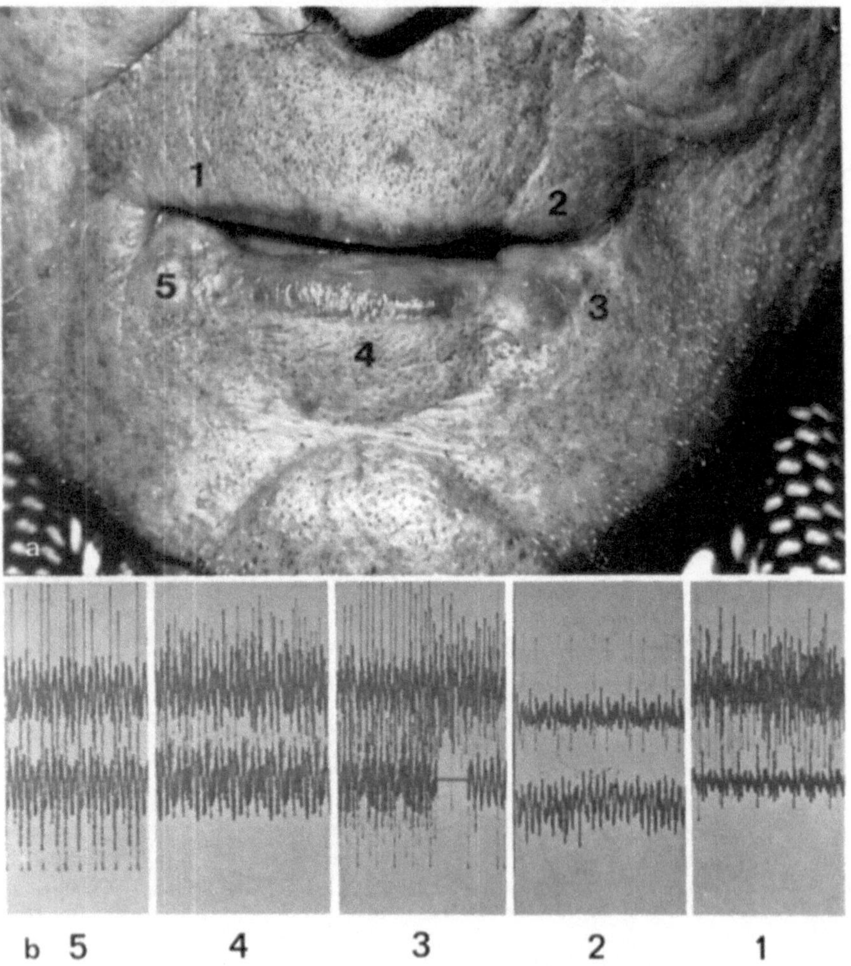

Abb. 3. Elektromyogramme (**b**) der verschiedenen Lippenabschnitte (**a**) dokumentieren deren musculäre Funktion

Ein so befriedigendes funktionelles Ergebnis verlangt nach Objektivierung. Die grobe Sensibilitätsprüfung zeigt im Vergleich zur Oberlippe keinerlei Unterschied zum neu geschaffenen Lippenrot- und Schleimhautgebiet, samt zugehörigen Cutanbereichen. Die musculäre Situation wird bestimmt durch den Faserverlauf der in den Verschiebelappen enthaltenden mimischen Muskulatur (Mm. triangularis, risorius, depressor labii inf. und Platysma).

Eine gewisse Rigidität der geschaffenen Lippe erklärt sich aus einer altersbedingten Elastose sowie einer zunehmenden Kollagenisierung der Narben. Trotzdem lassen sich bei Lippenbewegung im EMG entsprechende Aktionspotentiale nachweisen (Abb. 3).

Derartig objektivierbare Resultate forderten zur weiteren Dokumentation zusätzlich Film- und Videoaufnahmen.

Diese in Ruhe analysiert, ließen beim Trinken überraschenderweise eine zunächst nicht bemerkte Besonderheit erkennen:

Beim Ansetzen des Glases übernimmt kaum wahrnehmbar die über den unteren Lippenrand ausgebreitete Zungenspitze vor der Flüssigkeitsaufnahme vollen kontrollierten Kontakt mit dem Glasrand (Abb. 4). Die Aufnahme des Flüssigkeitsstromes wird dann offenbar durch das feinere sensible Receptorensystem gelenkt und der Schluckakt eingeleitet.

Unser Patient trinkt absolut sauber, ohne zu sabbern.

13 Jahre nach Unterlippenersatz bietet unser nach wie vor rezidivfreier Patient ein Beispiel dafür, daß der Organismus durch unbewußte Ausbildung entsprechender Mechanismen kompensatorisch alltägliche, aber lebensnotwendige Vorgänge optimiert und somit die Lebensqualität entscheidend mitgestaltet bzw. bewahrt.

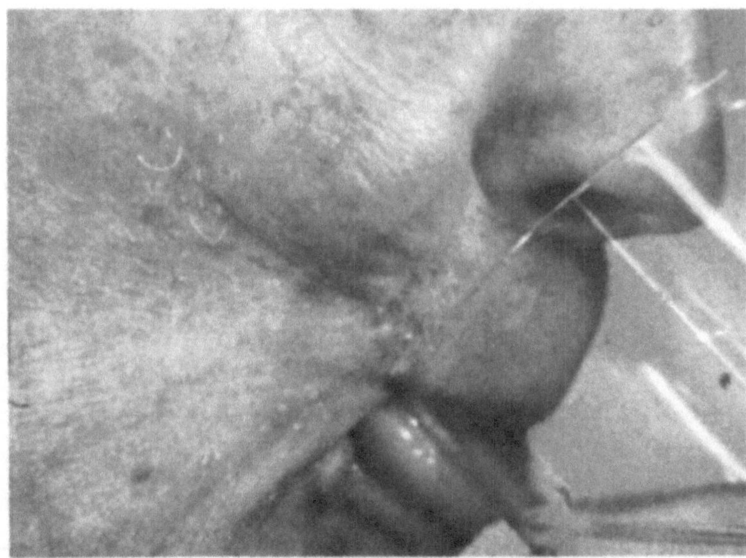

Abb. 4. Das Filmbild läßt das beschriebene Adaptationsphänomen beim Trinkvorgang erkennen

Zwölfjährige Erfahrung bei der primären Unterkieferrekonstruktion mit funktionsstabiler Osteosyntheseplatte

J. Weiser, J. Reuther und W. Gutwerk

Klinik und Poliklinik für Kieferchirurgie der Universität, Pleicherwall 2, D-8700 Würzburg

Die sofortige Rekonstruktion des Unterkiefers nach Kontinuitätsresektionen ist heute in der Mund-, Kiefer- und Gesichtschirurgie ein Standardverfahren. Zur primären Überbrückung von Unterkieferdefekten nach Resektion eines gutartigen Tumors oder nach traumatischem Knochenverlust ist die freie autologe Beckenkammtransplantation die Methode der Wahl. Bei Malignomresektionen verzichten wir jedoch auf den primären Knochenersatz, da das Transplantat durch das meist schwache Weichteillager zu stark gefährdet ist. Prinzipiell sollte jedoch auf die primäre Rekonstruktion des Unterkiefers heute nicht mehr verzichtet werden, da Kontinuitätsverluste der Mandibula je nach Lokalisation und Ausdehnung zu erheblichen ästhetischen und funktionellen Beeinträchtigungen führen.

1975 haben wir auf der 13. Jahrestagung dieser Gesellschaft über die ersten Erfahrungen mit unserem Plattensystem in Kombination mit einem Silastikinterponat zur Rekonstruktion des Unterkiefers nach Malignomresektion berichtet (Abb. 1). Bei dieser Implantatkombination traten durch Infektion oder Dehiscenzen häufig Komplikationen ein, wie eine Nachuntersuchung von Schmidseder und Esswein 1979 nach Kinnrekonstruktionen deutlich gemacht hat. Als Ursache für diese Probleme

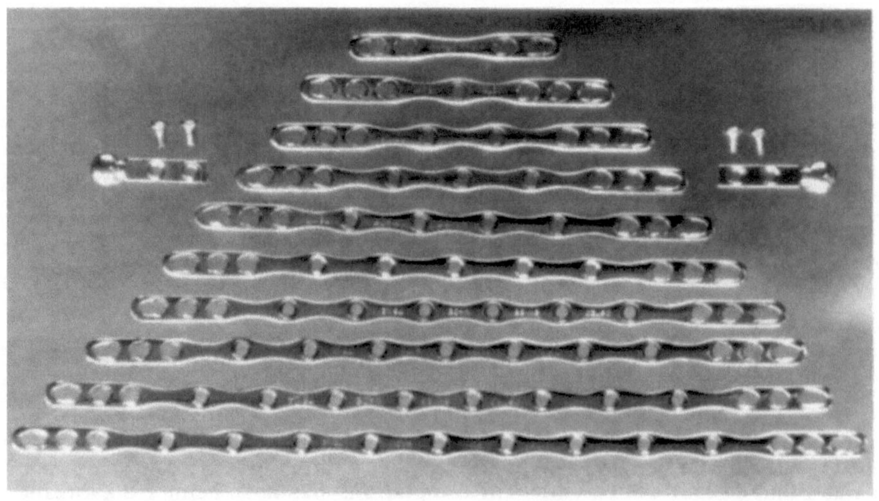

Abb. 1. Plattensystem nach Reuther und Hausamen (1977) zur Unterkieferrekonstruktion

Die Ästhetik von Form und Funktion
in der Plastischen u. Wiederherstellungschirurgie
Herausgegeben von G. Pfeifer

haben wir einmal die schlechte Bearbeitbarkeit des Silastikmaterials, die zu scharfen Kanten und ungenügender Adaptation an die Resektionsstümpfe führt sowie die mehrfach beschriebenen starken Bindegewebsreaktion mit narbiger Strangulation um das Silastikinterponat erkannt (Scheunemann 1970, 1976). Daneben waren ca. 50% der Verluste auf die Infektion der Transplantatregion bei den kombinierten intra- und extraoralen Eingriffen zurückzuführen. Seit 1979 verwenden wir daher für die Überbrückung des Knochendefektes neben der Osteosyntheseplatte ein Refobacin-Palacosinterponat (Abb. 2). Wir sind dabei von der Überlegung ausgegangen, daß einmal das dem Methyl-Metacrylat beigemischte Gentamycinsulfat, eine Kombination, die in der Osteomyelitisbehandlung als Septopalkette eingesetzt wird, für die lokale Infektabwehr günstig wirken müßte. Daneben halten wir die individuelle Anformbarkeit und exakte Adaptation dieses Materials an die individuelle Defektsituation als besonders günstig. Nach dem Aushärten des Kunststoffes läßt sich das Interponat jeder gewünschten Situation sofort steril anpassen. Mit perforierenden Bohrungen wird die Implantatoberfläche vergrößert, womit die Voraussetzung für eine verbesserte Freisetzung des Gentamycinsulfates geschaffen wird. In den Perforationen lassen sich Muskulatur und Weichteile problemlos fixieren (Abb. 3). Durch das rasche Einwachsen der Weichteile in diese Perforationen erfolgt eine Stabilisierung und Ruhigstellung der umgebenden Weichteile, so daß Scheuerwirkungen nicht mehr in dem früher bekannten Maße auftreten.

Zur Zeit überblicken wir insgesamt 161 primäre Unterkieferrekonstruktionen mit unserem Plattensystem. Für die Beurteilung der funktionellen und ästhetischen Ergebnisse haben wir aus unserem Würzburger Krankengut mit insgesamt 92 primären Unterkieferrekonstruktionen 43 Patienten nachuntersucht, bei denen die Rekonstruktion mindestens 12 Monate zurücklag. Die Unterkieferresektion wurde bei den

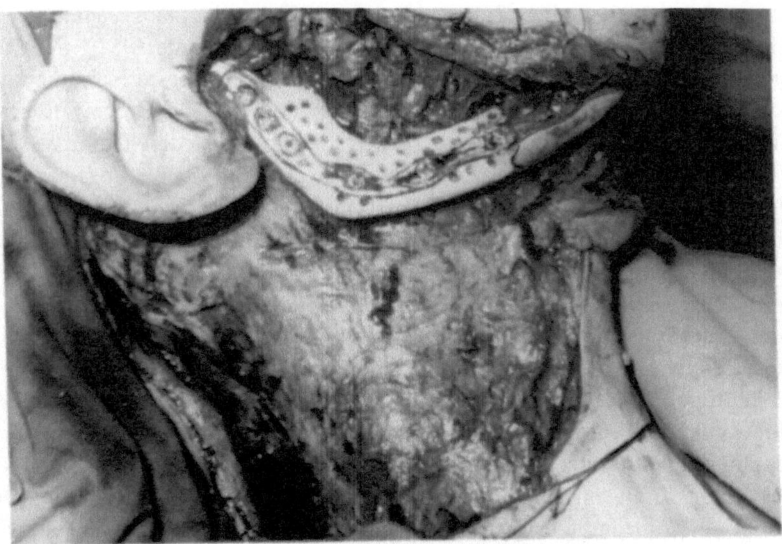

Abb. 2. Osteosyntheseplatte mit Refobacin-Palacosinterponat zur Rekonstruktion des aufsteigenden Unterkieferastes

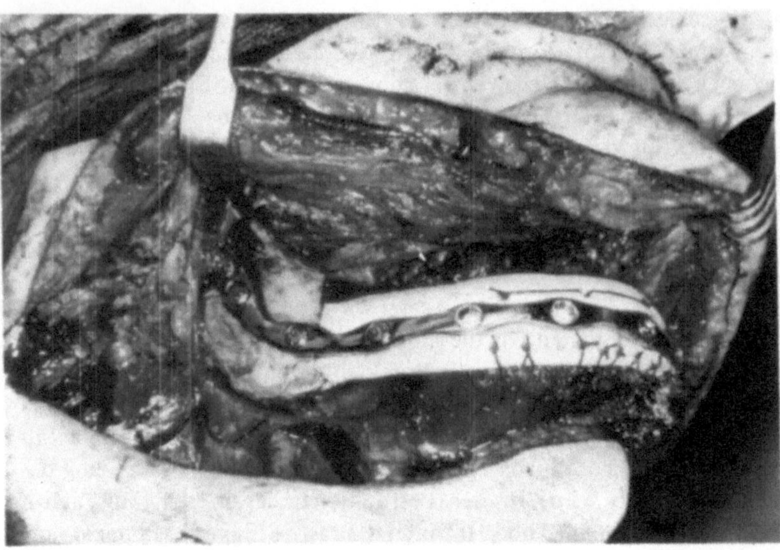

Abb. 3. Fixation der suprahyoidalen Muskulatur an Perforationen des Refobacin-Palacosinterponat

meisten Patienten aufgrund eines Plattenepithelcarcinomes notwendig. Deshalb war bei 66% der Patienten eine Vorbehandlung chemotherapeutisch nach dem Dösak-Schema und bei 18% eine Vorbestrahlung erfolgt. Der Knochendefekt am Unterkiefer erstreckte sich meist über mehrere Kieferbereiche und beinhaltete bei 18 Patienten das Kinnmittelstück (Abb. 4). Die funktionelle Beurteilung der postoperativen Ergebnisse erbrachte bei allen Patienten eine weitgehend uneingeschränkte Mundöffnung und bei 61% der Patienten war der Schluckakt unbehindert. 51% der Patienten waren auch kaufunktionell so weit wiederhergestellt, daß sie feste Nahrung zu sich nehmen konnten. Subjektiv gaben zwei Drittel der Patienten keine Beschwerden von seiten der Kiefergelenke an, während die objektive Beurteilung der Kiefergelenksposition mit Darstellung der Kiefergelenke mit dem Grafschen Außenbogen bei 21% stärkere Dislokationen, insbesondere mit Distraktionen aufwiesen. Mit der primären Unterkieferrekonstruktion konnte bei allen Patienten die Tracheotomie umgangen werden. Die Sprache war bei fast allen Patienten gut verständlich.

Bei 8 Patienten aus dem untersuchten Krankengut war eine Perforation nach intra- oder extraoral über dem Unterkiefersatz zu beobachten. Bei der kritischen Analyse dieser Patienten zeigte sich, daß die Fistelbildung bei der Hälfte dieser Patienten eindeutig auf operationstechnische Mängel zurückzuführen war, wobei es sich um eine Überdimensionierung der Platte oder des Refobacin-Palacosinterponats handelte. Bei diesen vier Patienten konnte durch sofortige Entfernung des Interponates und Ersatz desselben durch eine kleinere Platte bzw. durch ein kleineres Refobacin-Palacosinterponat ein vollständig ungestörter Heilungsverlauf beobachtet werden, wie bei dem auf dem Dia gezeigten Patienten. Bei den anderen vier Implantatverlusten war eine erneute Rekonstruktion aufgrund der Lokalisation bzw. der bereits eingetretenen narbigen

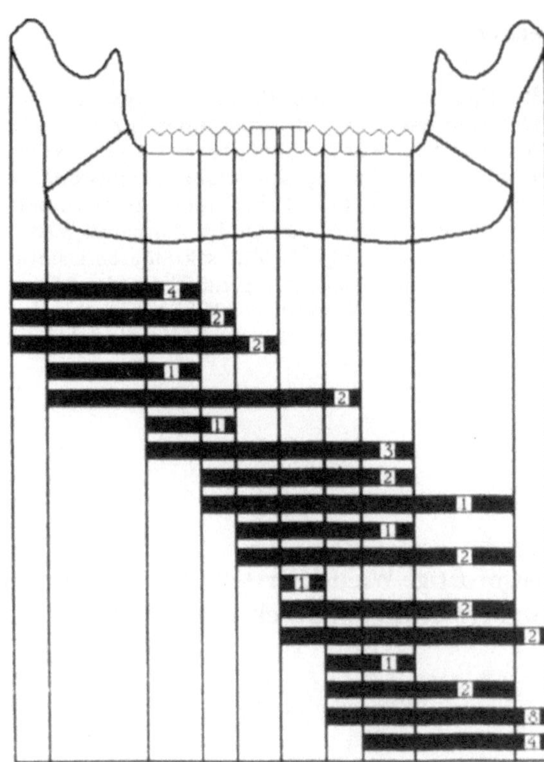

Abb. 4. Lokalisation des Unterkieferdefektes bei dem untersuchten Patientengut

Abstützung der Weichteile nicht notwendig, so daß wir sie als vollständigen Verlust gewertet haben.

Zusammenfassend möchten wir unsere insgesamt zwölfjährige Erfahrung mit unserem Plattensystem dahingehend interpretieren, daß bei der primären Unterkieferrekonstruktion mit der sofortigen Überbrückung des Unterkieferdefektes sowohl ästhetisch wie auch insbesondere funktionell sehr gute Ergebnisse zu erzielen sind. Bei keinem der insgesamt 161 Patienten war auch bei Verlust des Kinnmittelteiles eine Tracheotomie zur Erhaltung der Atemfunktion notwendig. Durch die Verwendung des Refobacin-Palacos zur Überbrückung des Knochendefektes konnte die Infektionsquote ganz erheblich abgesenkt werden. Bei den außen anliegenden Platten ist besonders die Überdimensionierung der Unterkieferrekonstruktion als Ursache für den Implantatverlust zu bewerten. Durch exakte dreidimensionale Adaptation der Platten an den Unterkiefer und insbesondere die Berücksichtigung der normalen Unterkieferkonturen haben wir in unserem Krankengut die Verlustquote des Implantates auf 10% reduzieren können.

Literatur

1. Reuther J, Hausamen JE (1977) System zur alloplastischen Überbrückung von Unterkieferdefekten. Dtsch Zahnärztl Z 32:334
2. Reuther J (1979) Druckplattenosteosynthese und freie Knochentransplantation zur Unterkieferrekonstruktion. Habil Quintessenz, Berlin
3. Scheunemann H (1970) Kinnrekonstruktion mit Silastik in Kombination mit einem formgebenden Kirschner-Draht. Zahnärztl Welt 79:100
4. Scheunemann H (1976) Zur sekundären Osteoplastik nach temporärer Kinnrekonstruktion mit Silastik im jugendlichen Alter. Fortschr Kiefer Gesichtschir, Bd XX: 42
5. Schmidseder R, Eßwein W (1979) Plastisch-chirurgische Eingriffe zur Rekonstruktion der Kinnregion. Fortschr Kiefer Gesichtschir, Bd XXIV:102

Die sofortige Wiederherstellung von Form und Funktion bei ausgedehnten Tumorresektionen durch Verwendung autoclavierter Knochen-Replantate

R. Ewers, K. Wangerin und F. Härle

Klinikum der Christian-Albrechts-Universität, Zentrum Zahn-, Mund- und Kieferheilkunde, Abt. Kieferchirurgie (Direktor: Prof. Dr. Dr. F. Härle), Arnold Heller Straße, D-2300 Kiel 1

Einleitung

Ausgedehnte Resektionen im Kiefer-Gesichtsbereich verursachen Störungen in funktioneller und kosmetischer Hinsicht. Seit Generationen sind Kiefer- und Gesichtschirurgen bemüht, derartige Störungen zu minimieren. Die Idee eines sofortigen autologen oder auch heterologen Span-Ersatzes im Sinne eines exakten anatomischen Hohlkörperersatzes geht auf Gallie im 1918 zurück, der diesen Versuch im Tierexperiment durchführte. Im Jahre 1937 berichtet Orell erstmals über einen sofortigen autologen Span-Ersatz nach Behandlung des Knochens mit Hitze. Harding berichtet 1957 über 15 mit Knochenspänen behandelte Patienten. Diese Ergebnisse hat er 1971 mit dem Bericht über eine siebzehnjährige Kontrollzeit einer Patientin ergänzt. Beim Studium der Literatur muß gegenüber diesem sofortigen autologen Hohlkörperersatz Zurückhaltung festgestellt werden. Sicher wegen den folgenden zu erwartenden Schwierigkeiten:

1. erhötes Infektionsrisiko,
2. Antigenität durch Destruktion der organischen Substanzen,
3. Fremdkörperreaktionen,
4. Vorhandensein nicht-resorbierbarer Substanzen.

Die Ästhetik von Form und Funktion
in der Plastischen u. Wiederherstellungschirurgie
Herausgegeben von G. Pfeifer

Ergebnisse

Aufgrund der guten Ergebnisse unserer tierexperimentellen Untersuchungen (Wangerin et al. 1983) und älteren Berichten (Orell 1937; Harding 1957; Harding 1971; Niederdellmann et al. 1982) fühlten wir uns ermuntert, diese Methode bei Patienten mit Unterkieferresektionen anzuwenden. Durch die vorangegangenen Veröffentlichungen gewarnt, erwarteten wir Komplikationen, die zum Verlust der Knochenspäne führen könnten. Von den bis heute durchgeführten sechs Sofort-Rekonstruktionen sind vier primär reizlos eingeheilt (Tabelle 1). Ein infizierter autoclavierter Knochenspan mußte nach sechs Wochen und ein zweiter nach zwei Monaten entfernt werden. Ein dritter infizierter autoclavierter Span mußte nach dem zehnten postoperativen Monat entfernt werden, nachdem er reizlos eingeheilt war und dann erst eine intra-extraorale Fistel entwickelt hatte. Bei einer Patientin wurde in der 28. postoperativen Woche nach reizloser Einheilung des Hohlkörperersatzes (Abb. 1) die Metallentfernung durchgeführt. Dabei konnte die reizlose Einheilung des autoclavierten Knochens beobachtet werden (Abb. 2). Der autoclavierte Knochen war reizlos eingeheilt und fest mit dem Transplantatbett verwachsen. Eine Knochenbiopsie zeigte bei der histologischen Aufarbeitung ein stark vasculiertes Transplantatbett mit beginnender Tetracyclinmarkierung des devitalisierten Knochens und vereinzelten Resorptionslacunen (Abb. 3). Die Pa-

Tabelle 1. Autoclavierte Knochenreplantate ZMK-Klinik Kiel (1981–1984) (n = 6)

w.	68 J.	8 Monate reizlos in situ, Tumor-unabhängig gestorben
m.	68 J.	nach 6 Wochen infiziert und entfernt
m.	64 J.	nach 2 Monaten infiziert, entfernt und mit Beckenspongiosa ersetzt
w.	63 J	nach 10 Monaten infiziert, entfernt und mit Beckenspongiosa ersetzt
m.	56 J.	seit 7 Monaten reizlos in situ
m.	63. J.	seit 6 Monaten reizlos in situ

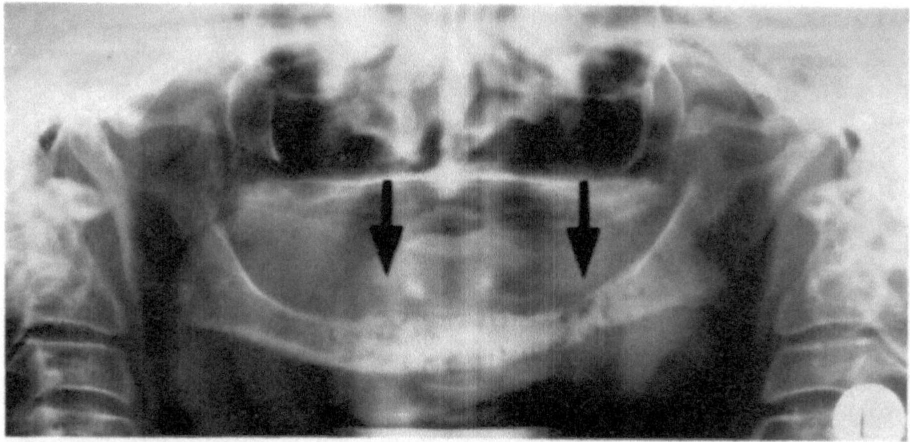

Abb. 1. Panoramaschichtaufnahme nach Metallentfernung in der 28. postoperativen Woche. Pfeile markieren die ehemaligen Osteotomiestellen

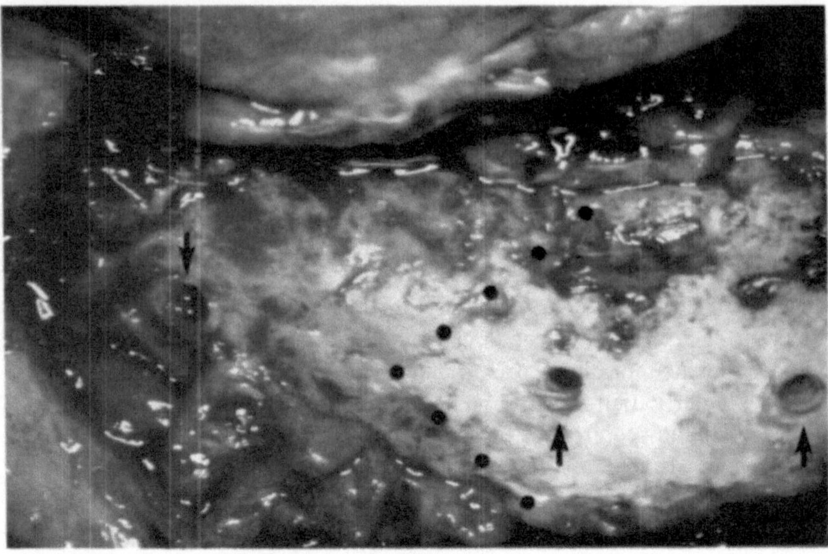

Abb. 2. Operationssitus rechte Unterkieferseite bei Metallentfernung in der 28. postoperativen Woche. Reizlose Einheilung des Knochens (*gepunktete Linie*) (*Pfeile* = Schraubenlöcher)

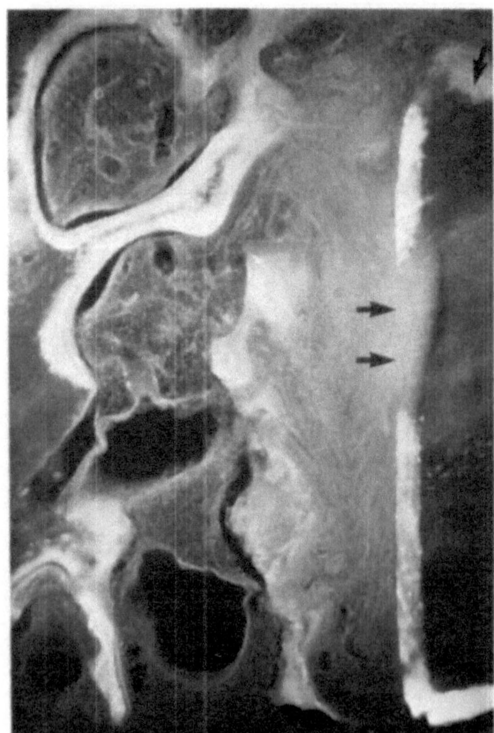

Abb. 3. 60 μm dickes unentkalktes Schliffpräparat der Biopsie regio ehemals 44 (Kontaktstelle Transplantatbett = *links* und autoclaviertem Knochen = *rechts*). Tetracyclinmarkierung = *helle Linien* (Resorptionslacunen = *Pfeile*). Fluorescenzauflichtmikroskopie Blauanregung

tientin verstarb in der 35. postoperativen Woche an einer tumorabhängigen Ursache. Die histologische Aufarbeitung des Autopsiematerials ergab eine fortgeschrittene Knochenreseption vom autoclavierten devitalisierten Knochen bei starker bindegewebiger periossärer Reaktion (Abb. 4).

Bei den Patienten, bei denen wir die infizierten autoclavierten Unterkieferspäne entfernen mußten, konnten wir sie mit autologer Beckenkammspongiosa ersetzen, so daß der autoclavierte Knochen seinen Zweck als Hohlkörperersatz erfüllt hat. Es entstanden keine Narbenkonstrikionen und Einbrüche der Unterkieferkontinuität oder ästhetisch störende Einziehungen im Unterkieferbereich.

Diskussion der Ergebnisse

In der histologischen Auswertung unserer tierexperimentellen Untersuchungen (Wangerin et al. 1983) konnten wir neben einer reaktionslosen Einheilung des Knochenspanes einen beginnenden Umbau des autoclavierten Knochens beobachten, ohne die von Hardin 1957 beschriebenen Fremdkörperumscheidung zu finden. Aufgrund dieser guten experimentellen Ergebnisse verwendeten wir den autoclavierten Sofortersatz bei Unterkieferresektionen. Die histologische Aufarbeitung der Präparate der Biopsie während der Metallentfernung und der Autopsie bei der einen Patientin zeigten ähnliche histologische Befunde. Eine ausgesprochene Fremdkörperreaktion mit binde-

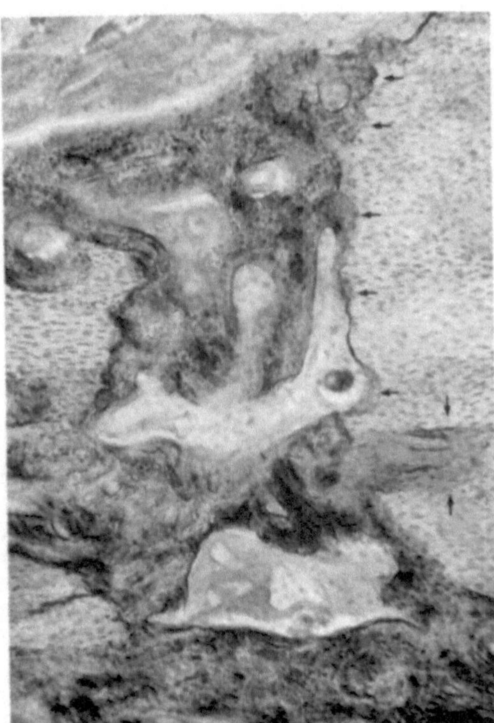

Abb. 4. 60 μm dickes unentkalktes Schliffpräparat vom Autopsiematerial (35. postoperative Woche). Pfeile markieren Resorptionslacunen im autoclavierten, devitalisierten Knochenreplantat. Polarisationsdurchlichtmikroskopie

gewebiger Umscheidung, wie von Harding 1957 beschrieben, konnten wir nicht beobachten. Unsere Präparate deuten darauf hin, daß eine reizlose Einheilung mit beginnendem Umbau im Sinne einer Resorption und anschließender Remineralisation der Hartgewebstrukturen nach Einsprossen der Gewebe stattgefunden hat. Die Osteonverbindungen zwischen dem autoclavierten Span und dem vitalen Spanlager lassen den zu erwartenden kompletten Ersatz des als Platzhalter fungierenden Mineralgerüstes erwarten. Für einen langsamen Umbauprozeß ist sicherlich eine 28 bis 35wöchige postoperative Kontrolle zu kurz. Wie schon von Niederdellmann et al. 1982 angedeutet, führt die stabile Überbrückung und Fixierung des autoclavierten Knochenspanes zu einer besseren Einheilung. Längere histologische Kontrollen werden weiteren Aufschluß über diese Methode geben, die für die extreme Situation der ausgedehnten Unterkieferresektion bei malignen Tumoren ihren Platz in der Indikation zum sofortigen Hohlkörperersatz finden wird, obwohl es trotz exakter Paßgenauigkeit nicht das geeignetste Knochentransplantationsmaterial darstellt. Auch bei Verlust des Spanes durch Infektion dient die sofortige Replantation des autoclavierten Knochens als Hohlkörperersatz, der dann durch autologe Beckenkammspongiosa ersetzt werden kann.

Zusammenfassung

Aufgrund guter tierexperimenteller Ergebnisse mit autoclaviertem sofortigem Unterkieferersatz bei Resektionen werden über klinische Erfahrungen an sechs durchgeführten Operationen sowie von Biopsie- und Autopsiematerial über autoclavierte Unterkieferresektate berichtet. Eine von Harding 1957 beschriebene bindegewebige Fremdkörperumscheidung und ein fehlender Knochenabbau durch Osteoclasten konnte, wie schon in unseren Tierexperimenten, nicht bestätigt werden. Die histologischen Befunde nach 28 bzw. 35 Wochen postoperativ zeigen neben einer knöchernen Überbrückung der Osteotomiestelle einen reizlosen Einbau des Sofortimplantates, sowie einen beginnenden Umbau des Mineralgerüstes des als Platzhalter fungierenden autoclavierten Sofort-Replantates.

Literatur

Gallie WE (1918) The use of boiled bone in operative surgery. Amer J Orthop Surg 16:373–383

Harding RL (1957) Replantation of the mandible in cancer surgery. Plast Reconstr Surg 19:373–383

Harding RL (1971) Follow-up Clinic of Replantation of the Mandible in Cancer Surgery. Plast Reconstr Surg 48:586

Niederdellmann H, Schilli W, Scheibe B, Rahn BA, Cordey J (1982) Der autologe autoklavierte Knochenspan – Eine Alternative nach Unterkieferresektion. Plastische und Wiederherstellungschirurgie bei bösartigen Tumoren. In: Scheunemann H, Schmidseder R (Hrsg) 18. Jahrestagung der Deutschen Gesellschaft für Plastische und Wiederherstellungschirurgie. Springer, Berlin Heidelberg New York, p 144–147

Orell S (1937) Surgical bone grafting with „Os Purum", „Os Novum" und „Boiled Bone". J Bone Joint Surg 19:873

Wangerin K, Ewers R, Wottge H-U, Randzio G (1983) Autoklavierter Knochenspan im Tierexperiment. Fortschr Kiefer Gesichtschir 28:26–28

Ästhetische Gesichtspunkte bei der Rekonstruktion ausgedehnter Unterkieferdefekte

S.A. Geiger[1] und J. Dumbach[2]

[1] Zahn-, Mund- und Kieferklinik des Städt. Klinikums, Moltkestraße 18, D-7500 Karlsruhe
[2] Klinik und Poliklinik für Kieferchirurgie der Universität Erlangen-Nürnberg, Glückstraße 11, D-8520 Erlangen

Einleitung

Plastisch rekonstruktive Maßnahmen im Kiefer-Gesichtsbereich erfordern neben funktionellen, im besonderen Maße die Berücksichtigung ästhetischer Gesichtspunkte. Bei der Rekonstruktion der Kontinuität des Unterkiefers kommt deshalb der symmetrischen Gestaltung des neugebildeten Unterkieferanteils eine wesentliche Bedeutung zu, Neben der Konfiguration der Kieferwinkelregion ist auch die Wiederherstellung harmonischer Konturen des Kinns ästhetisch von großer Wichtigkeit. Ausgedehnte Resektionsdefekte gehen zudem oft mit erheblichem Weichteilverlust einher, weshalb dann Muskel- und Hautgewebe in das Operationsgebiet gebracht werden müssen.

Material

Im Krankengut der Karlsruher und Erlanger Kieferkliniken der letzten 10 Jahre fanden sich 58 Patienten, bei denen nach Verlust der Kontinuität des Unterkiefers unterschiedlicher Genese eine Rekonstruktion mit autogenen Knochentransplantaten erfolgreich durchgeführt wurde. 43 dieser Patienten wurden u.a. im Hinblick auf das ästhetische Ergebnis der Rekonstruktion nachuntersucht.

Operationsmethoden

In 4 Fällen war die Kontinuität des Unterkiefers mit Rippentransplantaten, in 14 Fällen mit großvolumigen Beckenkammtransplantaten und in 25 Fällen mit Hilfe des Titan-Mesh Systems rekonstruiert worden.

Teilweise hielten wir die Unterkieferstümpfe durch eine Überbrückungsplatte in ihrer Position und transplantierten erst in einem Sekundäreingriff nach längerer Rezidivfreiheit Knochen in den Defekt. In zunehmendem Maße füllen wir ausgedehnte Weichteilverluste primär mit gestielten Myocutanlappen auf.

Die Ästhetik von Form und Funktion
in der Plastischen u. Wiederherstellungschirurgie
Herausgegeben von G. Pfeifer

Ergebnisse

Ein Vergleich der verschiedenen Rekonstruktionsmethoden war wegen der Inhomogenität des Patientengutes nur bedingt möglich. Neben der unterschiedlichen Lokalisation und Ausdehnung der rekonstruierten Unterkieferdefekte beeinflußten Operationsnarben, Nervschädigungen des marginalen Facialisastes (Abb. 1) und Gewebsdefekte im Neck dissection-Bereich die ästhetischen Resultate in sehr unterschiedlichem Ausmaß. Entscheidend waren vor allem bei Tumorpatienten die zum Teil ausgedehnten Weichteildefekt, welche das äußere Gesamtbild häufig trotz erfolgreicher knöcherner Rekonstruktion des Unterkiefers verschlechterten.

Bei Patienten ohne wesentlichen Verlust des Weichteilmantels oder bei primärem Ersatz desselben mit einem Myocutanlappen (Abb. 2) waren die ästhetischen Ergebnisse deutlich besser und ein Vergleich der verschiedenen Knochentransplantate hinsichtlich ihres postoperativen Verhaltens möglich.

In unserem Krankengut gelang die Nachbildung der Unterkieferform, insbesondere der Kieferwinkelregion, mit Hilfe des Titan-Mesh Systems am besten (Abb. 1).

Auch mit großvolumigen Beckenkammtransplantaten wurden befriedigende Ergebnisse erzielt. Hier waren bei großen Defekten mit Verlust des Kieferwinkels jedoch mehr oder weniger große Abflachungen im Kieferwinkelbereich festzustellen.

Die Wiederherstellung der Unterkieferform und besonders der Kieferwinkel- und Kinnregion mit Hilfe gekrümmter Rippentransplantate zeigte die ästhetisch ungünstigen Ergebnisse. Entscheidend aber für die Ästhetik war, unabhängig von der Rekonstruktionsmethode, das Ausmaß des Weichgewebedefektes.

Diskussion

Bei der Wiederherstellung der Kontinuität des Unterkiefers ist im Hinblick auf die ästhetische, aber auch funktionelle Rehabilitation eine anatomisch korrekte Wiederherstellung der Unterkieferform anzustreben. Der Unterkiefer sollte weitgehend exakt nachgebildet und die Länge des horizontalen und aufsteigenden Unterkieferastes eingehalten werden (Pape und Hauenstein 1979). Fries (1976) berichtet über gute Ergebnisse mit großvolumigen Transplantaten, welche aus der homolateralen Beckenschaufel entnommen werden. Im Gegensatz zu Fries fanden sich in unserem Krankengut bei der Anwendung von Beckenkammtransplantaten im Verlauf mehrerer Jahre Kieferwinkelabflachungen, welche durch resorptive Umbauvorgänge erklärbar sind. Luhr (1980) empfiehlt die Anwendung zusammengesetzter Transplantate in Kombination mit einer Überbrückungsplatte. Lexer (1931) wies bereits auf das Problem hin, „ein Transplantat von richtiger Form zu finden, das gleichzeitig die nötige Biegung und zur kosmetischen Wirkung einen dem Angulus entsprechenden stumpfen Winkel bzw. Vorsprung hat". Diese Anforderungen wird das Titan-Mehs System zwar in idealer Weise gerecht, es steht jedoch die dafür notwendige Beckenkamm-Spongiosa nur in begrenztem Umfange zur Verfügung (Dumbach u. Steinhäuser 1984).

Für die primäre Rekonstruktion bei Malignomen empfiehlt es sich auch temporär den Unterkieferdefekt mit einem alloplastischen System zu überbrücken (Reuter u. Hausamen 1977).

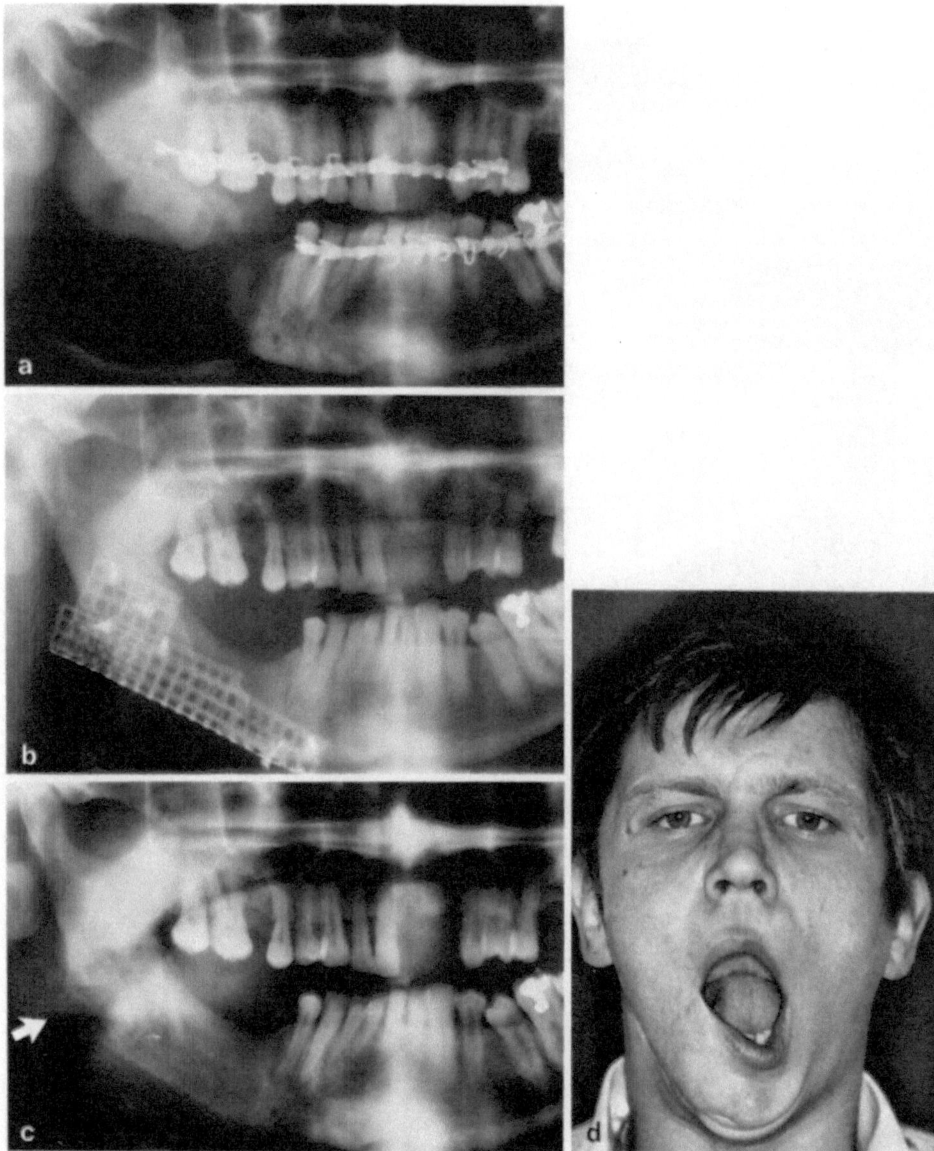

Abb. 1a–d. Zustand nach partieller Unterkieferresektion wegen osteomyelitischer Pseudarthrose am Kieferwinkel rechts bei einem 28jährigen Patienten, sekundäre Rekonstruktion mit dem Titan-Mesh System und autogener Beckenkammspongiosa mit Wiederherstellung der Kontur des Kieferwinkels (↗). Röntgenbefund **a** vor, **b** 1 Jahr nach Rekonstruktion, **c** nach operativer Entfernung des Titangitters, **d** ästhetische Störung durch die Parese des marginalen Facialisastes rechts bei Mundöffnung

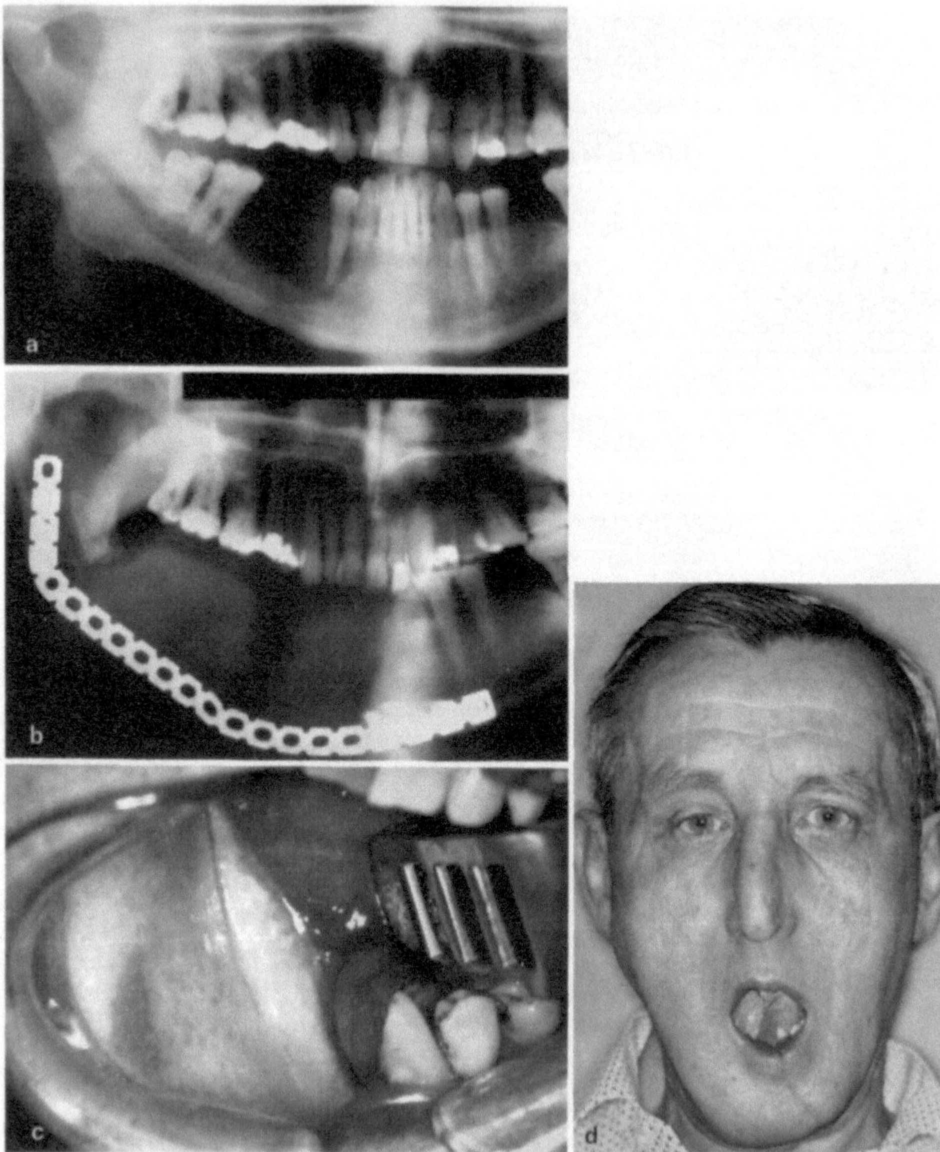

Abb. 2a–d. Zustand nach Resektion eines Unterkiefermundboden-Carcinoms mit Knochenarrosion rechts bei einem 54jährigen Patienten, primäre Rekonstruktion mit Überbrückungsplatte und Pectoralis major-Myocutanlappen. **a** Präoperativer, **b** postoperativer Röntgenbefund, **c** intraoraler Befund, **d** ästhetisch und funktionell befriedigendes Ergebnis

Trotz erfolgreicher anatomisch korrekter Rekonstruktion der Kontinuität des Unterkiefers kann durch Weichteildefekte, Narben und Nervschädigungen ein ästhetisch störender Konturverlust in der betroffenen Gesichtsregion resultieren. Scheunemann (1979) hat bereits auf die Möglichkeiten und Grenzen bei der Wiederherstellung der Gesichtsweichteilkonturen hingewiesen.

Unsere Nachuntersuchungen führten zu dem Ergebnis, daß die ästhetische Rehabilitation nach Wiederherstellung der Kontinuität des Unterkiefers weitgehend von der Güte des jeweiligen Weichteilmantels abhängt.

Es erscheint somit, nicht zuletzt aus ästhetischen Gründen gerechtfertigt, ausgedehnte Weichteildefekte mit Myocutanlappen zu decken, um den zurecht hohen Ansprüchen an die Ästhetik bei der Rekonstruktion von Gesichtsdefekten zu genügen.

Zusammenfassung

Die Ästhetik hängt bei rekonstruierten Unterkieferdefekten in hohem Maße von der Güte des Weichteilmantels ab. Größere Weichgewebsverluste bringen trotz guter Rekonstruktion der knöchernen Kontinuität der Mandibula in den meisten Fällen ungünstige ästhetische Resultate, wenngleich die Funktion den Patienten meist zufriedenstellt.

Bei günstiger Weichteilummantelung geben Rekonstruktionen mit Hilfe des Titan-Mesh Systems eine ausgezeichnete Konturierung von Kinn und Kieferwinkel, aber auch großvolumige Beckenkammtransplantate liefern zufriedenstellende Ergebnisse. Um Ästhetik und Transplantatlager zu verbessern, sollten schon bei der primären Rekonstruktion die technisch nicht allzu aufwendigen Myocutanlappen großzügig angewendet werden.

Literatur

Dumbach J, Steinhäuser EW (1984) Wiederherstellung der Kontinuität des Unterkiefers mit dem Titan-Mesh System nach Knochen- und Weichteilinfektionen. Fortschr Kiefer Gesichtschir 29:55

Fries R, Wepner F (1976) Zum autoplastischen Ersatz des Unterkiefers nach Halbseitenresektion. Fortschr Kiefer Gesichtschir 20:38

Lexer E (1931) Die gesamte Wiederherstellungschirurgie, Bd I. Barth, Leipzig, p 374

Luhr H-G (1980) Möglichkeiten und Grenzen der definitiven Unterkieferrekonstruktion nach Resektion maligner Tumoren. In: Scheunemann H, Schmidseder R (Hrsg) Plastische und Wiederherstellungschirurgie bei bösartigen Tumoren. Springer, Berlin Heidelberg New York, p 137

Pape H-D, Hauenstein H (1979) Untersuchungen zur Kieferwinkelkontur nach Unterkieferrekonstruktion. Fortschr Kiefer Gesichtschir 24:94

Reuther J, Hausamen J-E (1977) System zur alloplastischen Überbrückung von Unterkieferdefekten. Dtsch Zahnärztl Z 32:343

Scheunemann H, Schmidsweder R (1979) Zur Wiederherstellung der Gesichtsweichteilkonturen nach Unterkieferresektion und Weichteilrekonstruktion. Fortschr Kiefer Gesichtschir 24:13

Intraorale Knochentransplantation bei Kindern zum Unterkiefer- und Kieferköpfchenersatz

F. Härle und R. Ewers

Klinikum der Christian-Albrechts-Universität, Abt. Kieferchirurgie, Arnold-Heller-Straße, D-2300 Kiel

Der enorale Zugang ist für die korrektiven Kieferosteotomien mit und ohne Osteoplastik ein Standardverfahren. Für den osteoplastischen Unterkiefersofortersatz nach Kontinuitätsresektion bei gutartigen Tumoren und für die operative Frakturversorgung am Unterkiefer wird die Diskussion intraoral versus extraoral immer noch kontrovers geführt (Hoffmeister 1985). Während Obwegeser (1963) schon lange den intraoralen Zugangsweg propagiert, fordert Lentrodt (1983) für die Unterkieferresektion, wenn sofort rekonstruiert werden soll, den extraoralen Zugang.

Der extraorale Zugang hat seine Berechtigung, wenn bei der Tumorresektion wegen der Radikalität umgebendes Weichgewebe mitentfernt werden muß. Die gutartigen und rezidivfreudigen Tumoren, wie das ameloblastische Fibrom, das odontogene Myxom, das zementbildende Fibrom sowie die gutartigen, rezidivfreudigen und lokalaggressiven Ameloblastome und Odontoameloblastome müssen zwar 1 cm im Gesunden reseziert, können aber subperiostal ausgelöst werden, solange kein Einbruch ins Weichgewebe stattgefunden hat.

Die Erfahrungen mit der Kieferspaltosteoplastik haben gezeigt, daß bei Kindern die Einheilung und Transformation von enoral verpflanztem Knochen in der Regel keine Schwierigkeiten macht. Es liegt deshalb nahe, bei Kindern für die Unterkieferersatzosteoplastik den intraoralen Zugang zu fordern und auch dann durchzuführen, wenn das Kieferköpfchen reseziert werden muß.

Die ästhetisch und funktionell befriedigende Wiederherstellung der Unterkieferform und damit der bedeckenden Weichteile gelingt einfacher und besser, wenn der Unterkiefer mit dem Köpfchen reseziert wird. Der Transplantatanschluß an den osteotomierten aufsteigenden Unterkieferast bzw. das Collum mandibulae ist schwierig und das Köpfchen neigt postoperativ durch den Muskelzug zur Dislokation.

Seit wir aus den Untersuchungen von Petrovic (1979) wissen, daß das Unterkieferwachstum nicht nur vom Kieferköpfchen ausgeht, sondern durch die formativen Impulse einer kieferorthopädischen Behandlung stimuliert werden kann, fällt der Entschluß leichter, das Kieferköpfchen bei ausgedehnten Tumoren des aufsteigenden Unterkieferastes zu entfernen.

Alle sieben von uns in den Jahren 1980–1984 durchgeführten intraoralen Unterkiefersofortersatzosteoplastiken bei Tumoren mit autologen Becken- und Rippenspänen, davon vier mit Gelenkersatz, sind eingeheilt.

Es ist keine spätere Behinderung der Mundöffnung eingetreten und bei zwei Kindern unter 10 Jahren hat sich sogar der Seitschub des Unterkiefers wieder normalisiert.

Bei Kindern und Jugendlichen ist dem Rippentransplantat der Vorzug zu geben, da die subperiostal entnommene Rippe wieder vollständig ersetzt wird und das Periost

Die Ästhetik von Form und Funktion
in der Plastischen u. Wiederherstellungschirurgie
Herausgegeben von G. Pfeifer

des Transplantatlagers eine enorme formative Kraft auf das Rippentransplant ausübt. Je jünger der Patient, desto schneller die Wiederherstellung von Form und Funktion. Bei einem 9jährigen Jungen wurde das als Platzhalter eingebrachte Rippentransplantat in einem Jahr vollständig umgebaut und nahm die Form des Unterkiefers einschließlich von Kieferköpfchen und Processus muscularis an. Selbst die Sensibilität der Lippe kehrte trotz Resektion des Nervus mandibularis nach einem halben Jahr wieder.

Im Gegensatz zu Erwachsenen, bei denen sich die Fixation der Transplantate mit den Methoden der Platten- und Zugschraubenosteosynthese bewährt hat, ist bei Kindern, die Drahtnaht und intermaxilläre Immobilisation angezeigt, um Zahnkeimverletzungen zu vermeiden.

Nach der Einheilung der Transplantate und Transformation in einen funktionsstabilen Unterkiefer können die Weisheitszahnkeime in das Transplantat verpflanzt werden, um die prothetischen Probleme des einseitig zahnlosen Unterkiefers lösen zu können. Während des Wachstumsalters muß eine kieferorthopädische Behandlung stattfinden, die dafür Sorge zu tragen hat, daß die Zähne des Gegenkiefers nicht über die Occlusionsebene herunterwachsen und die an das Knochentransplantat angrenzenden Zähne und der oder die verpflanzten Weisheitszähne nicht in die Lücke hineinkippen.

Um die komplikationslose Einheilung des Transplantates zu sichern, führen wir in den präoperativen Tagen eine penible Zahnreinigung und Desinfektion der Mundhöhle durch, verschließen die Schleimhaut durch aufstellende Naht, ernähren eine Woche lang bis auf klare Flüssigkeiten über eine Nährsonde, desinfizieren postoperativ täglich die Mundhöhle und verordnen fünf Tage lang das gute alte Penicillin.

Unser Vorgehen und die Ergebnisse bei der sofort nach der Resektion durchgeführten rekonstruktiven intraoralen Osteoplastik mit Kieferköpfchenersatz möchten wir an einem Jungen demonstrieren (Abb. 1–4).

Das Beispiel zeigt, daß sich die Rippe als Transplantat hervorragend eignet und zu einer fast vollständigen Wiederherstellung des Unterkiefers geführt hat.

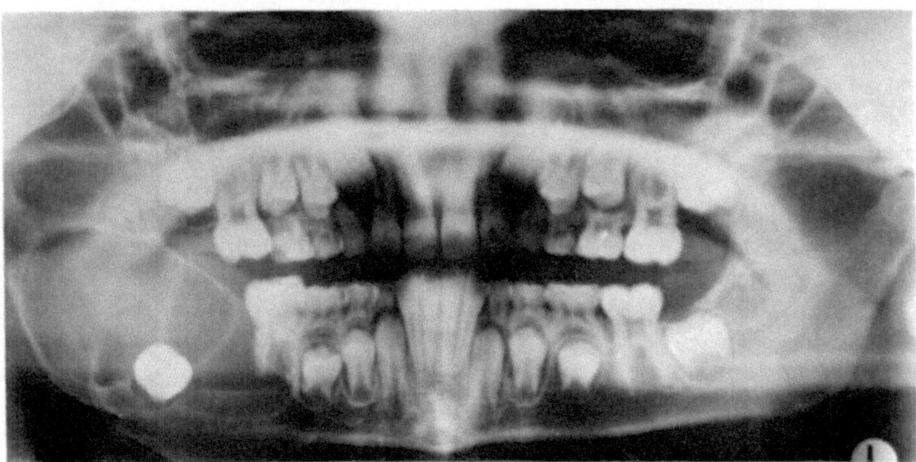

Abb. 1. Amoloblastom eines 9jährigen Jungen im rechten Unterkiefer

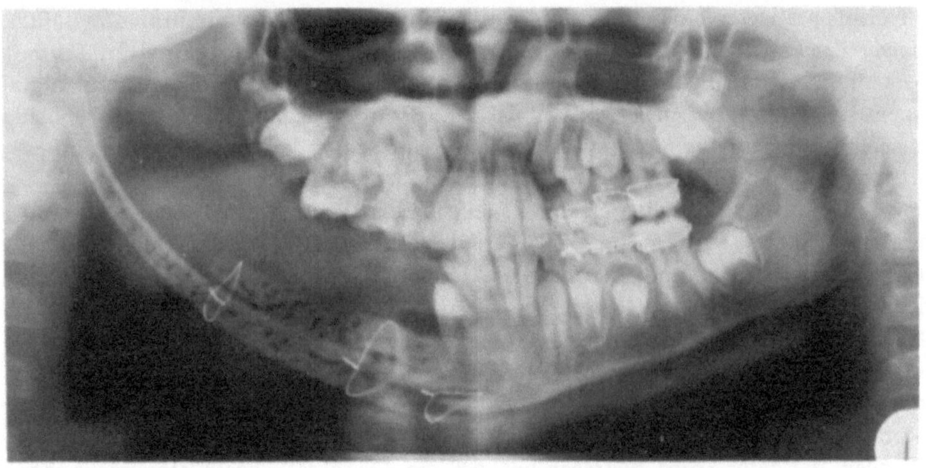

Abb. 2. Sofortersatz des Unterkiefers mit zwei vielfach aufgeschlossenen Rippen

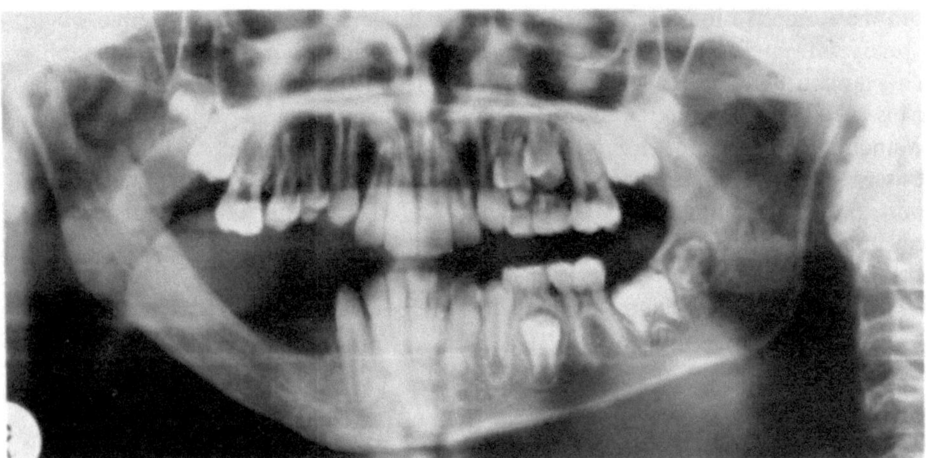

Abb. 3. Durchgebauter Unterkiefer 18 Monate postoperativ

Wir planen später in das Transplantat einen zu zwei Drittel entwickelten Weisheitszahnkeim zu transplantieren. Dann kann eine funktionelle befriedigende prothetische Versorgung durch Brückenersatz erfolgen, wie das Beispiel einer anderen Patientin zeigt (Abb. 5).

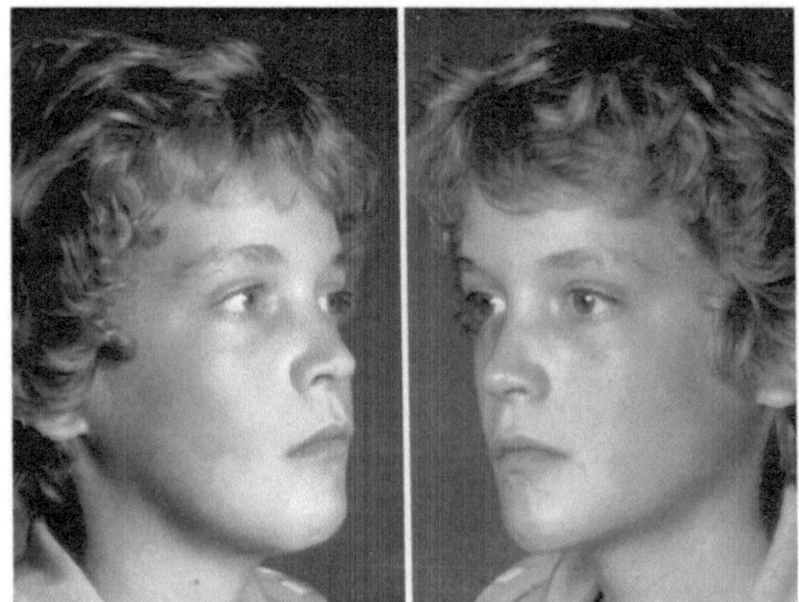

Abb. 4. Harmonische Gesichtsproportionen 18 Monate postoperativ (Halbprofil von beiden Seiten)

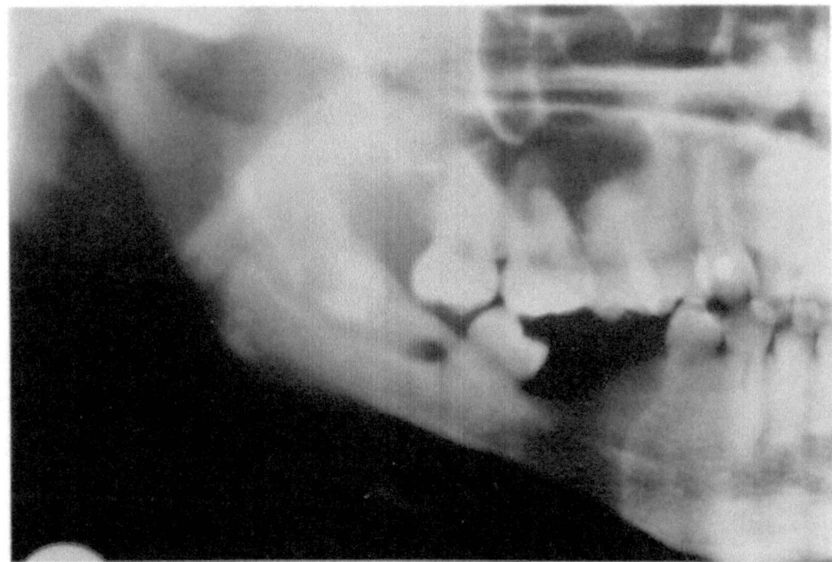

Abb. 5. In das horizontale Unterkiefertransplantat rechts vor drei Jahren verpflanzter Weisheitszahnkeim in Occlusion und mit vitaler Reaktion

Literatur

Hoffmeister B, Härle F (1985) Vermeidung postoperativer Schäden beim extra- und intraoralen Zugang zur Unterkieferfraktur. Fortschr Kiefer Gesichtschir (im Druck)

Lentrodt J, Fritzemeier CU, Schmitz R (1983) Beitrag zur rekonstruktiven Ersatzosteoplastik im kindlichen Unterkiefer. In: Kley W, Naumann C (Hrsg) Regionale plastische und rekonstruktive Chirurgie im Kindesalter. Springer, Berlin Heidelberg New York, p 247

Obwegeser H (1965) Probleme und Möglichkeiten der Unterkieferresektion und gleichzeitigen Rekonstruktion auf oralem Operationsweg. Schweiz Mschr Zahnheilkd 62: 261–269

Petrovic A, Stutzmann J (1979) Die Progenie, experimentelle Untersuchungen über Pathogenese und Therapie. Fortschr Kieferorthop 40:372–381

VI. Freie Vorträge

Aplasie und Hypoplasie des Ramus ascendens mandibulae – Klinische und experimentelle Daten

K.H. Gundlach und V. Schwipper

Nordwestdeutsche Kieferklinik, Mund-Kiefer-Gesichtschirurgie, Universitätskrankenhaus Eppendorf, Martinistraße 52, D-2000 Hamburg 20

Im Zentrum aller Mißbildungen des seitlichen Kiefer-Gesichtsbereiches steht das Kiefergelenk. Zur Erforschung der Fehlbildungen in dieser Region werden seit einigen Jahren von der Forschungsgruppe Experimentelle Biologie, Teratologie und Onkologie (Leiter: Prof. Dr. Th. von Kreybig †) an der Nordwestdeutschen Kieferklinik in Hamburg tierexperimentelle Serien an Ratten analysiert. Unabhängig von diesen Untersuchungen ist uns in unserem norddeutschen Zentrum für craniofaciale Anomalien ausreichend Gelegenheit gegeben, Unterkiefer- und Kiefergelenk-Fehlbildungen mit klinischen Mitteln auszuwerten.

Eine Zusammenstellung von Daten aus früheren eigenen Untersuchungen an über 50 Patienten mit Dysplasien im seitlichen Kiefer-Gesichtsbereich (Gundlach 1982) ergab, daß als ausgeprägteste Störung die Hypoplasien des aufsteigenden Unterkieferastes imponieren. Manchmal endet die Mandibula bereits direkt dorsal des letzten Zahnkeimes (Aplasie des Ramus ascendens, Abb. 1).

Faßt man alle derartigen klinischen Befunde zusammen, so läßt sich zwanglos eine teratologische Reihe darstellen: Sie beginnt mit einer blinden Knochenspitze (Fehlen des Ramus ascendens), führt über unfertig erscheinende Anlagen des aufsteigenden Astes mit hypoplastischen Formen eines Processus condylaris hin bis zur Normoplasie des Ramus ascendens mit einem unauffällig erscheinenden Kiefergelenkfortsatz (Abb. 2).

An 287 Ratten, die bereits intrauterin mit einer teratogenen Substanz behandelt worden waren, konnte nach Schnittentbindung der jeweilige Entwicklungszustand der dorsalen Mandibula-Abschnitte untersucht werden. Hierzu wurden sowohl Alizarinfärbungen zur Skelettdarstellung als auch histologische Serienschnitte angefertig. Letztere wurden mit Hämatoxilin und Eosin angefärbt (Gundlach 1983). In den tierexperimentellen Untersuchungen stellte sich heraus, daß sowohl mit der Gabe von 550 mg/kg Formhydroxamsäure am 13. Tag, von 25–50 mg/kg 6-Mercaptopurin am 12. oder 13. Tag, als auch von 10–40 mg/kg N-Methyl-N-Nitrosoharnstoff an Ratten (13. Tag eine Entwicklungshemmung des aufsteigenden Unterkieferastes incl. des Gelenkfortsatzes erzielt worden war (Abb. 3).

Die Ästhetik von Form und Funktion
in der Plastischen u. Wiederherstellungschirurgie
Herausgegeben von G. Pfeifer

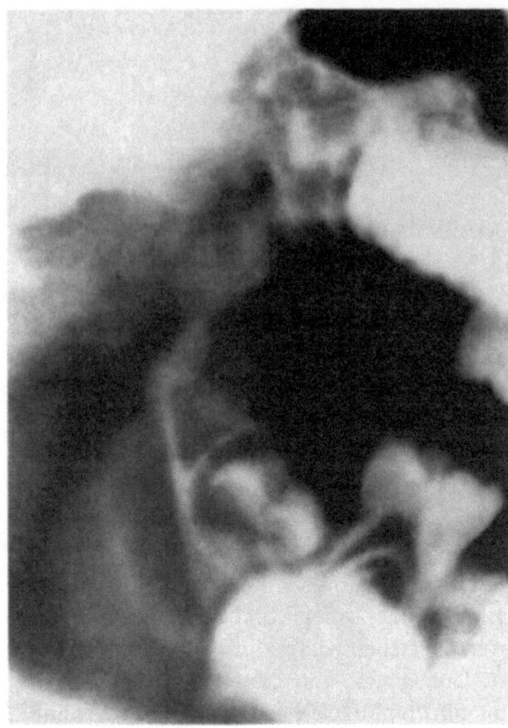

Abb. 1. Aplasie des Ramus ascendens mandibulae (*rechts*). Der Unterkiefer endet blind dorsal des letzten Zahnkeimes (5 J. altes Mädchen)

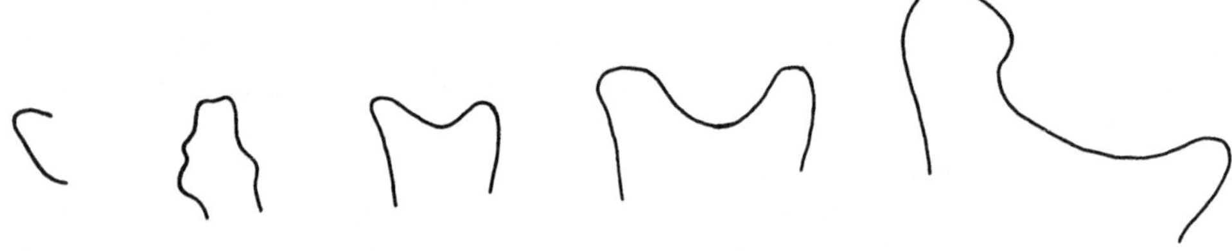

Abb. 2. Teratologische Reihe der Fehlbildungen des Ramus ascendens mandibulae

Da sich die Embryonalphase der Ratte (vom Nabelanschluß bis zum Ende der Hauptorganbildung) vom 12. bis zum 15. intrauterinen Tag erstreckte, können die gefundenen Fehlbildungen als Embryopathien angesehen werden. Nach dem 15. Tag beginnt bei diesem Laboratoriumstier die Ausbildung der definitiven Gesichtsregion (V. Kreybig 1975). Durch die intrauterine Kaumuskelaktivität wird dabei dann die weitere Ausformung des Unterkiefers mitgestaltet und führt letztlich zu der von uns am schnittentbundenen Tier bzw. am Patienten angetroffenen Kieferfehlform (Bluntschli 1926).

Rechnet man nun um auf die menschliche Entwicklung, so läßt sich folgern, daß Hypo- und Aplasien des Unterkiefers beim Menschen auch in der Zeit zwischen Nabelschnuranschluß und Ende der Hauptorganbildung (der Embryonalphase), also zwischen

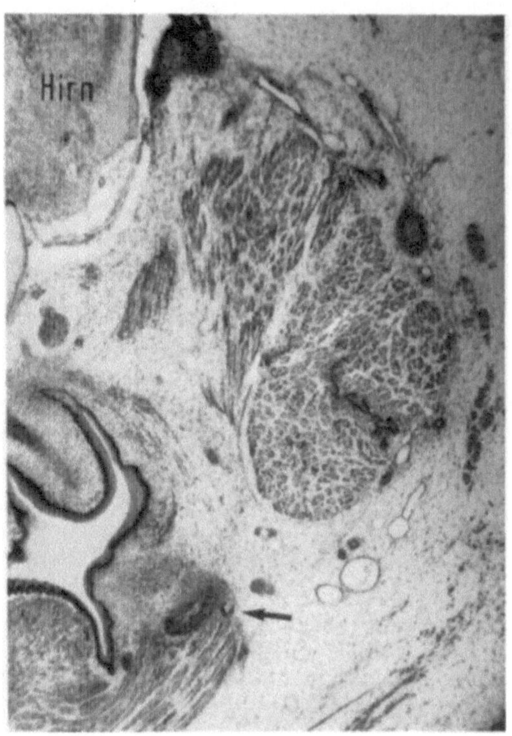

Abb. 3. Aplasie des Ramus ascendens mandibulae: In der Gegend der Mahlzähne endet die knöcherne Anlage der Mandibula einseitig (←); Fasern der Mundbodenmuskulatur ziehen als einziges noch zu dieser dorsalen Knochenspitze (Ratte, 21. Tag der Tragzeit nach Gabe von 25 mg/kg 6-MPU am 12. Tag; Frontalschnitt, x 4)

dem 25. und 50. Tag der Schwangerschaft auftreten dürften. In Übereinstimmung hiermit teilte 1963 Furstman mit, daß er bei einem 6,5 Wochen alten menschlichen Keimling (14 mm SchStL) histologisch bereits die desmale Knochenbildung im Bereich des Corpus mandibulae nachweisen konnte. Bei einem 10 Wochen alten Feten (45 mm SchStL) war bereits die bindegewebig präformierte Anlage des Processus condylaris erkennbar.

Die beschriebenen Embryopathien des aufsteigenden Unterkieferastes waren im Tierexperiment meist gekoppelt mit weiteren Anomalien. Auch die von uns untersuchten Patienten wiesen häufig zusätzliche Gesichtsfehlbildungen auf, worauf vor uns schon andere Autoren hingewiesen haben (z.B. Entien 1958). Die Fehlbildungen der Mandibula werden besonders als Teilsymptom klassischer Fehlbildungssyndrome beobachtet, so bei der hemifacialen Mikrosomie und dem Goldenhar Syndrom sowie bei der mandibulofacialen Dysostosis Franceschetti und der acrofacialen Dystostosis Nager.

Literatur

Bluntschli H (1926) Rückwirkungen des Kieferapparates auf den Gesamtschädel. Z Zahnärztl Orthopdie 18:57–80

Entin MA (1958) Reconstruction in congenital deformity of the temporo-mandibular component. Plast Reconstr Surg 21:461–469

Furstman L (1963) The early development of the human temporomandibular joint. Am J Orthodont 49:672–682
Gundlach KKH (1982) Mißbildungen des Kiefergelenkes. Experimentelle und klinische Untersuchungen. Hanser, München Wien
Gundlach KKH (1983) Fehlbildungen des Kiefergelenkes bei Ratten und Mäusen. Fortschr Kiefer Gesichtschir, Bd XXVIII. Thieme, Stuttgart New York, p 123–127
Kreybig Th v (1975) Entstehung von Mißbildungen aus inneren und äußeren Ursachen. Urban & Schwarzenberg, München Berlin Wien

Dreidimensionale Vermessung von Gesichtsasymmetrien mit Hilfe der Moiré-Topographie

I. Jend-Rossmann[1], M. Feindt[1] und H.H. Jend[2]

[1] Nordwestdeutsche Kieferklinik, Universitätskrankenhaus Eppendorf, Martinistraße 52, D-2000 Hamburg 20
[2] Radiologische Klinik, Universitätskrankenhaus Eppendorf, Martinistraße 52, D-2000 Hamburg 20

Einleitung

Bei zahlreichen angeborenen oder erworbenen Asymmetrien des Gesichtes ist vor und nach einer operativen Korrektur eine quantitative Objektivierung der vorliegenden Störung erwünscht. Während die übliche Fotodokumentation zwar metrische Aussagen über horizontale und vertikale Abweichungen zuläßt, wird die sagittale Dimension dabei nicht erfaßt.

Die Moiré-Topographie (Takasaki 1970; Meadows et al. 1970) ist eine relativ einfache optische Methode zur Oberflächenvermessung, die bisher vorwiegend im technisch-industriellen Bereich und nur gelegentlich in der Medizin angewandt wurde. Mit ihrer Hilfe können in einem einzigen Dokumentationsfoto drei Dimensionen metrisch erfaßt werden.

Prinzip der Moiré-Topographie

Moirés sind Sekundärmuster aus hellen und dunklen Streifen, die bei der Überlagerung periodischer Strukturen entstehen (Abb. 1). Beim sogenannten Gitter-Schatten-Verfahren überlagern sich die Schattenlinien eines beleuchteten Gitters mit dem Gitter selbst. Ein hinter dem Gitter stehendes Objekt erscheint für den durch das Gitter blickenden Beobachter von Moirés überzogen. Befinden sich der Beobachter bzw. die

Die Ästhetik von Form und Funktion
in der Plastischen u. Wiederherstellungschirurgie
Herausgegeben von G. Pfeifer

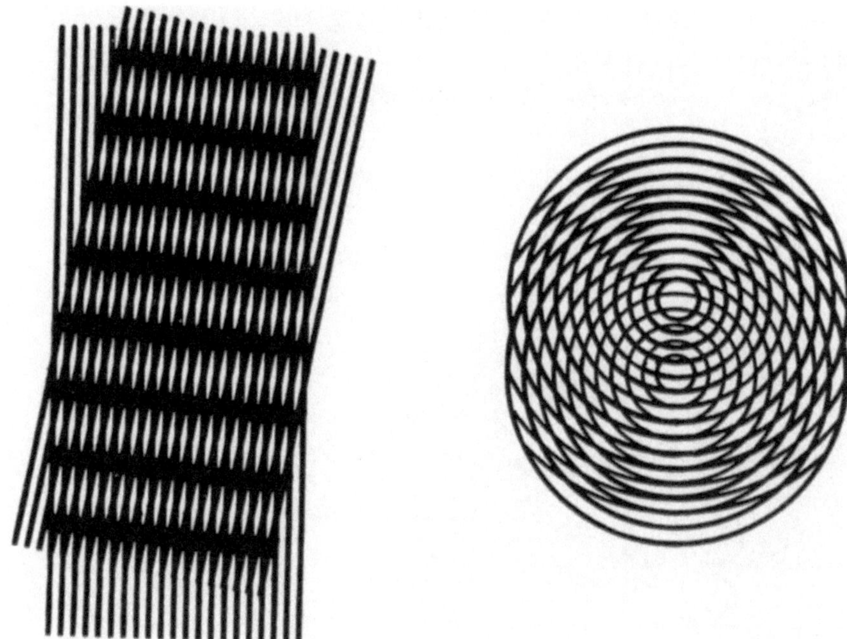

Abb. 1. Moiré-Bildung bei Überlagerung von Liniengittern bzw. konzentrischen Kreisscharen

Fotokamera und die Lichtquelle in gleichem Abstand vom Gitter, so verlaufen die Moiré-Linien parallel zum Gitter und stellen damit Höhenschichtlinien dar. Der Streifenabstand ist im erforderlichen Meßbereich annähernd konstant und hängt von der Gitterkonstante (p) sowie dem jeweiligen Abstand der Kamera vom Gitter (l) und von der Lichtquelle (d) ab. Es besteht die vereinfachte Beziehung

$$\triangle Z = \frac{p \cdot l}{d}$$

(Meadows et al. 1970). Eine parallel zur Kamera aufgestellte zweite Lichtquelle bewirkt eine schattenfreie Beleuchtung des Objektes, ohne die Moires zu verändern (Abb. 2).

Untersuchungsmethodik

Die klinische Anwendung erfolgte mit einem horizontal angeordneten Versuchsaufbau (Abb. 3). Wir verwenden ein Gitter aus schwarz besprühten Nylonfäden der Fadenstärke 0,5 mm bei einer Gitterkonstanten von 1 mm, die durch Spannen der Fäden über entsprechende Gewindestangen eingehalten wurde. Als Lichtquellen dienten zwei handelsübliche Halogen-Fotogebläseleuchten, die mit einer parallel zum Gitter ausge-

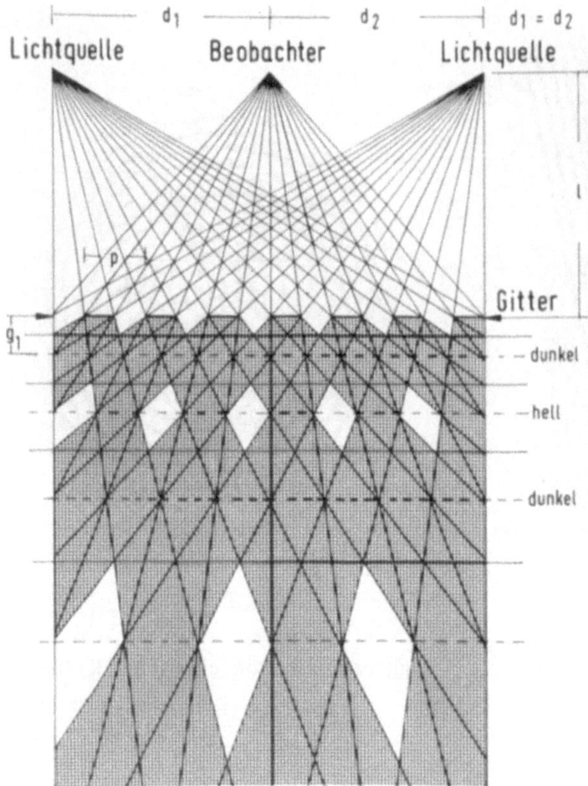

Abb. 2. Entstehung parallel zum Gitter ausgerichteter Moirés im Gitter-Schatten-Verfahren: gleiche Abstände des Beobachters und der symmetrisch angeordneten Lichtquellen vom Gitter

richteten Schlitzblende ausgerüstet wurden. Der Abstand der Fotokamera zum Gitter betrug 2 m, zu den Lichtquellen jeweils 50 cm.

Bei jedem Neuaufbau wurden die Abstände sorgfältig ausgemessen und die eingestellte Moiré-Streifentiefe mit Hilfe eines mit Höhenmarkierungen versehenen Gipskegels überprüft. Die Patienten wurden gebeten, zur Erhöhung des Linienkontrastes weißen Puder im Gesicht aufzutragen.

Auswertung

Bereits geringe Störungen der Gesichtssymmetrie äußern sich in einer deutlichen Abweichung des Moiré-Musters im Vergleich zur Gegenseite. Besteht in einer Region eine Abflachung, so rücken an dieser Stelle die Linien nach medial (Abb. 4). Eine Volumenzunahme dagegen ist durch eine Lateralverschiebung gekennzeichnet.

Die metrische Auswertung geschieht durch den Linienvergleich an bestimmten korrespondierenden Punkten und Auszählen der Liniendifferenz. Eine Streifenbreite

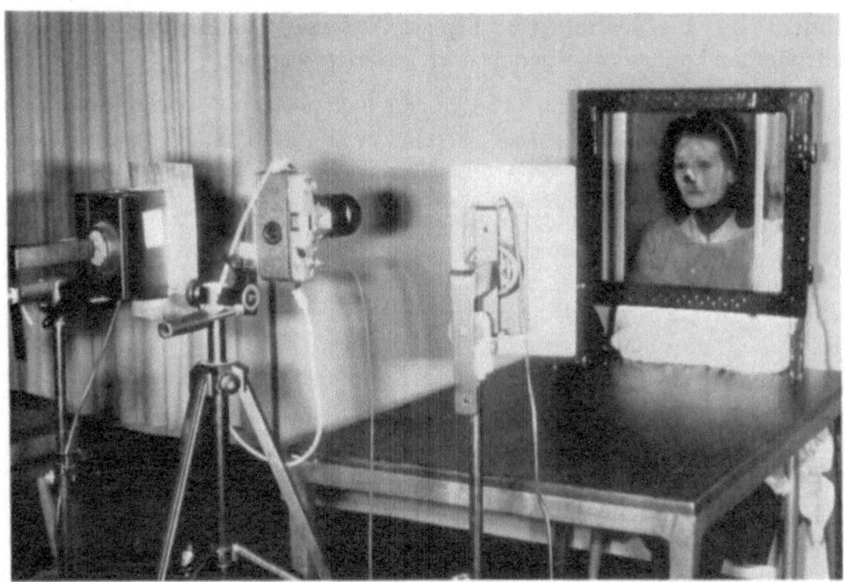

Abb. 3. Aufbau zur Patientenuntersuchung

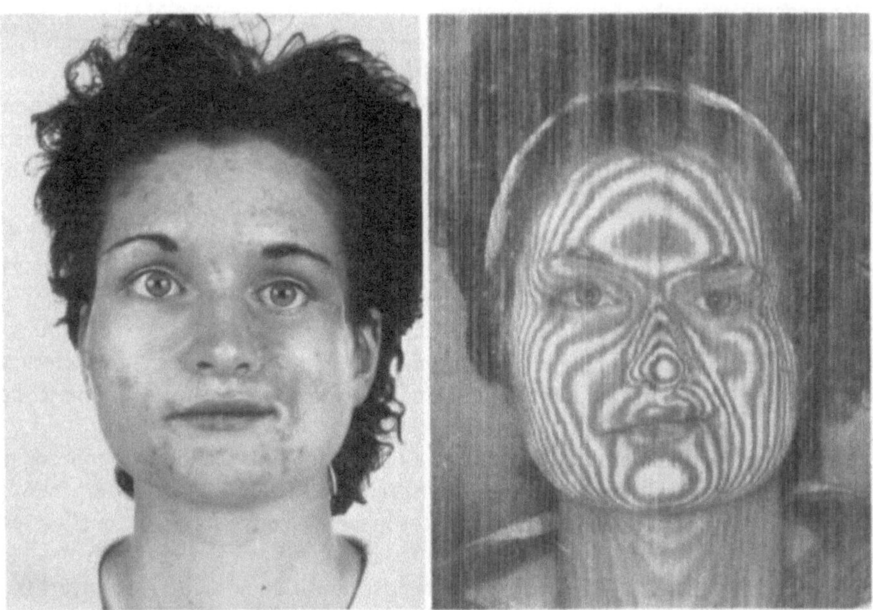

Abb. 4. Patientin mit hemifacialer Atrophie links. Die ausgeprägte Abflachung zeigt sich in einer Medialverschiebung der linksseitigen Moirés. Die Auswertung erfolgt durch den Linienvergleich an korrespondierenden Punkten.

entspricht unter den gewählten Bedingungen einer sagittalen Distanz von 2 mm. Halbe Streifenbreiten können dabei gerade noch geschätzt werden.

Diskussion

Zur dreidimensionalen Gesichtsvermessung sind bereits zahlreiche Methoden angewandt worden. An optischen Vermessungsmethoden wurden die Stereophotogrammetrie (Björn et al. 1954), die Stereophotographie (Burke 1971) und ähnliche Verfahren beschrieben. Alle erfordern eine spezielle technisch-apparativer Ausrüstung und verursachen hohe Untersuchungskosten.

Das von Fritzemeier (1981) angegebene optische Verfahren, bei dem in Anlehnung an die Astigmatismus-Diagnostik ein Kreisraster auf das Gesicht projiziert wird, ist einfacher in der Anwendung, wurde aber primär lediglich für einen qualitativen Asymmetrienachweis empfohlen. Eine vom Autor als möglich angedeutete quantitative Auswertung der Rasterbildmethode ist mit umständlichen Rechenoperationen verbunden, die die Anwendung von Computern erforderlich machen.

Pape et al. (1977) entwickelten ein Gerät zur mechanischen Abtastung der Oberfläche. Der apparative und zeitliche Aufwand dieser Methode ist jedoch erheblich, die Auswertung kann ebenfalls nur mit entsprechenden Rechnerkapazitäten bewältigt werden.

Demgegenüber zeichnet sich die Moiré-Topographie durch ihre einfache Anwendung und leichte Auswertung aus. Das Ausmaß einer vorhandenen Asymmetrie kann in allen drei Dimensionen aus dem angefertigten Dokumentationsfoto direkt abgelesen werden, ohne daß die Computertechnik eingesetzt werden muß. Die Belastung des Patienten, z.B. im Vergleich zur Anfertigung einer Gesichtsmaske, ist dabei minimal. Dies erlaubt vor allem auch die Anwendung bei Kindern. Notfalls kann man auf das Auftragen von Kontrastpuder verzichten.

Die Ortsauflösung läßt sich durch die Wahl eines entsprechenden Gitters oder durch Veränderung des Aufbaus variieren. Eine höhere Auflösung erscheint uns allerdings nur bei besonders interessierenden Teilbereichen sinnvoll, da bei dichterem Linienmuster das Auszählen erschwert ist. Wir halten eine Auflösung in der Größenordnung von 1 mm, die bei unserem Verfahren durch Schätzen von halben Streifenbreiten gegeben ist, für optimal, da sie im Meßfehlerbereich der zweidimensionalen Foto- und Röntgenbildauswertung liegt.

Die bei der beschriebenen Methodik resultierenden Bilder sind aufgrund des in Erscheinung tretenden Gitters mit einer gewissen Unschärfe behaftet. Durch Bewegung des Gitters während der Belichtungszeit könnte eine verbesserte Bildqualität erzielt werden (Takasaki 1970). Dieser erhebliche zusätzliche Aufwand erscheint uns jedoch für klinische Fragestellungen nicht erforderlich und daher nicht gerechtfertigt. Wir sehen vielmehr einen wesentlichen Vorteil darin, daß die Methode in der beschriebenen Form ohne kostspielige apparative Ausstattung in jeder Klinik anwendbar ist.

Die Moiré-Topographie kann daher bei allen Arten der Gesichtsasymmetrie, insbesondere bei Mißbildungen (Abb. 4), Traumafolgen und Tumoren, als Dokumentationsmethode prä- und postoperativer Zustände uneingeschränkt empfohlen werden.

Zusammenfassung

Die Moiré-Topographie ist eine einfache optische Methode zur Oberflächenvermessung. Durch die Überlagerung zweier Gitterstrukturen werden auf einem Objekt Höhensichtlinien mit annähernd konstantem definiertem Abstand erzeugt, der durch Wahl der Meßbedingungen variiert werden kann. Aus der Abweichung einer Moire-Linie im Seitenvergleich kann das Ausmaß einer Asymmetrie in der Sagittalen direkt abgelesen werden. Somit ist mit einem einzigen Dokumentationsfoto eine dreidimensionale Auswertung möglich.

Literatur

Björn H, Lundquist P, Hjelmström P (1954) A photogrammetric method of measuring the volume of facial swellings. J Dent Res 33:295–308

Burke PH (1971) Stereophotographic measurement of normal facial asymmetry in children. Hum Biol 43:536–48

Fritzemeier CU (1981) Optische Gesichtsreliefvermessung. In: Schuchard K, Schwenzer N (Hrsg) Fortschritte der Kiefer- und Gesichtschirurgie, Bd XXVI, Thieme, Stuttgart New York, p 1

Meadows DM, Johnson WO, Allen JB (1970) Generation of Surface Contours by Moire-Patterns. Appl Opt 9:4, 942–47

Pape HD, Galanski M, Rothe F (1977) Metrischer und röntgenologischer Vergleich des Mittelgesichtes nach periorbitalen Frakturen. In: Schuchardt K, Becker R (Hrsg) Fortschr der Kiefer- und Gesichtschir, Bd XXII. Thieme, Stuttgart, p 128

Zur klinischen Problematik bei Kontinuitätsresektionen des Unterkiefers

E. Dielert und E. Fischer-Brandies

Klinik und Poliklinik für Kieferchirurgie der Universität, Lindenwurmstraße 2a, D-8000 München 2

Einleitung

Bei Unterkieferteilresektionen wegen benigner Tumoren und bei sicherer Radikalität der Entfernung von Malignomen wird heute die sofortige Rekonstruktion resezierter Unterkieferanteile durch autologe Knochentransplantate angestrebt.

Die Ästhetik von Form und Funktion
in der Plastischen u. Wiederherstellungschirurgie
Herausgegeben von G. Pfeifer

1. Primäre-sekundäre Osteoplastik

Nicht indiziert ist die primäre Osteoplastik bei chronisch oder subakut entzündlich verändertem Lagergewebe, problematischer Weichteildeckung und eventuell erforderlich werdender Nachbestrahlung. In diesen Fällen kommen die temporäre weichteilgedeckte alloplastische Defektüberbrückung oder Freiendimplantate zum Einsatz. Die definitive Wiederherstellung der Kontinuität des resezierten Unterkiefers mittels sekundärer Osteoplastik ist zum Zeitpunkt der Wahl durchführbar.

2. Alloplastische Defektüberbrückung

Zur Defektüberbrückung im Bereich des Corpus und Ramus mandibulae ist inzwischen eine Vielzahl gut brauchbarer spezieller Resektionssysteme entwickelt worden. Sie gewährleisten mittels Schraubenverbindungen eine stabile Verankerung der Alloplastik an den Resektionsstümpfen. Die Kraftträger nehmen die erheblichen Kräfte durch Muskelkontraktur sowie Narbenschrumpfung auf und gewährleisten eine normale Unterkieferfunktion.

3. Alloplastischer Freiendersatz

Dagegen nicht gelöst ist bis heute das Problem des Freiendersatzes der Mandibula mit speziellen Kiefergelenksendoprothesen. Da in diesen Fällen die Alloplastik nur an einem Resektionsstumpf fixiert werden kann, werden regelmäßig Osteolysen und Fistelbildungen im Bereich der Schraubenverankerungen beobachtet. Spiessl und Tschopp stellten deshalb bereits 1974 fest, daß sich Immediatimplantate mit künstlichem Gelenkkopf als völlig unzweckmäßig erwiesen haben.

Bei der partiellen Endoprothesenarthroplastik – mit erhaltener Gelenkpfanne – kommt das Problem des außerordentlich hohen Belastungsdruckes im Kiefergelenk (bis zu 400 kg/cm^2) hinzu – wenn man bedenkt –, daß die Gelenkpfanne im Zentrum nur durch eine 2 mm starke Knochenschicht gegen das Cerebrum abgegrenzt ist. Aber auch die Endoprothesenarthroplastik (Morgan 1973; Frenkel u. Mitarb 1976) hat sich in der Klinik bisher nicht bewähren können.

4. Sekundäre Osteoplastik

Das zweiphasige Vorgehen zum Ersatz des Kiefergelenkes mittels sekundärer Osteoplastik und primärer Interposition eines Platzhalters aus Palavit hat Rehrmann (1967) erstmals angegeben, während Stellmach (1967) den Einsatz von Silastikkörpern zur temporären Rekonstruktion des Unterkiefers inaugurierte. Auf die Vorteile der temporären alloplastischen Defektüberbrückung bei mangelhaftem Weichteillager haben Scheunemann (1970), Reuther und Hausamen (1975) sowie Luhr (1978) hingewiesen.

Immer dann, wenn die primäre Osteoplastik nicht durchführbar ist, hat sich zum Freiendersatz des Unterkiefers das zweiphasige Vorgehen bewährt. Dies sei an einer ausgedehnten Keratocyste (regio 34–li. Capitulum) dargestellt (Abb. 1). Aufgrund mehrfacher Probeexcisionen durch den einweisenden Arzt bestanden ausgedehnte enorale Schleimhautdefekte mit einer Infektion des Umgebungsgewebes und schwere Zirkulationsstörungen. Nach dem Absetzen des li. Unterkiefers in regio 33 wird anhand des Resektates ein Silastikimplantat geformt, welches in Gebieten mit problematischer Weichteildeckung kleinvolumig gestaltet werden kann (Abb. 2). Seine Fixation erfolgt am Resektionsstumpf durch Drahtnähte bei intermaxillärer Immobilisation. Nach dem Abklingen der Entzündungsreaktionen und sicherer Abheilung der Operationswunden wird die sekundäre Osteoplastik unter streng aseptischen Kautelen von extraoral durchgeführt (Abb. 3). Dies zum frühest möglichen Zeitpunkt, da die Narbenbildung mit verschlechterter Vascularisation zwei bis drei Wochen nach der Erstoperation einsetzt, wodurch die Prognose für den frei verpflanzten Beckenspan von nun an ungünstiger wird. Zu seiner Formgebung dient das entnommene Silastik-

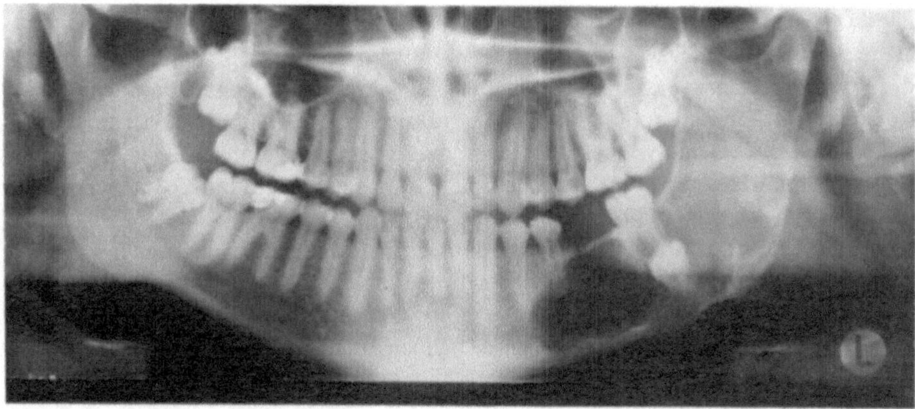

Abb. 1

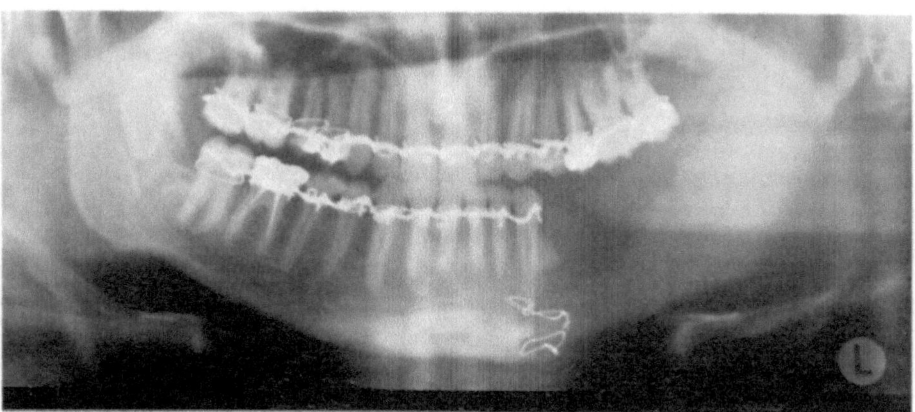

Abb. 2

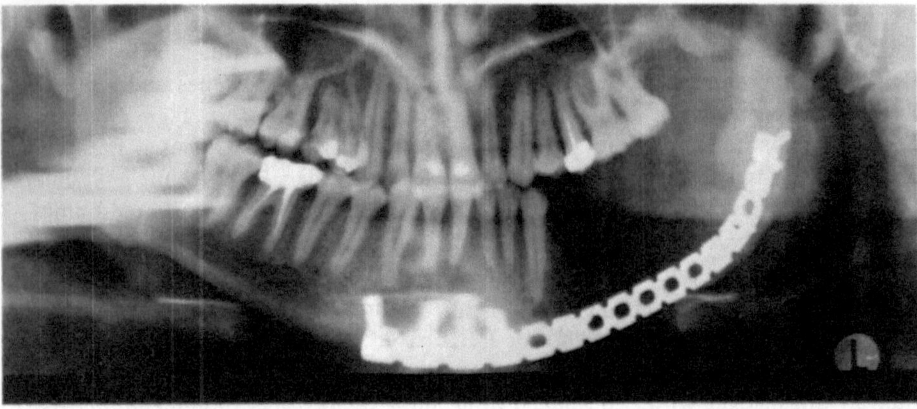

Abb. 3

implantat als Schablone, welches inzwischen ein günstiges Transplantatlager bis hinein in die Fovea articularis präformiert hat. Bereits nach 3 bis 4 Monaten entnehmen wir die den die Beckenspan fixierende Rekonstruktionsplatte (Abb. 4), da von uns bei längerer Liegezeit Osteolysen im Bereich der Schraubenverankerungen aber auch Querschnittsminderungen des Knochenspanes infolge mangelnder statischer und dynamischer Belastung beobachtet wurden. Stellmanach (1978) beläßt Fixationselemente über 4 bis 6 Monate und weist darauf hin, „daß der Knochenanbau mächtig aktiviert wird, wenn der Knochen wieder unter seine volle physiologische Beanspruchung kommt".

Immer dann, wenn beim zweiphasigen Vorgehen zur Rekonstruktion des resezierten Unterkiefers die genannten Zeiträume eingehalten wurden, war der Heilverlauf ungestört. So traten nach 12 partiellen Hemimandibulektomien keine Transplantaverluste, Störungen der Unterkieferfunktion und der Gesichtssymmetrie auf. Die sekundäre

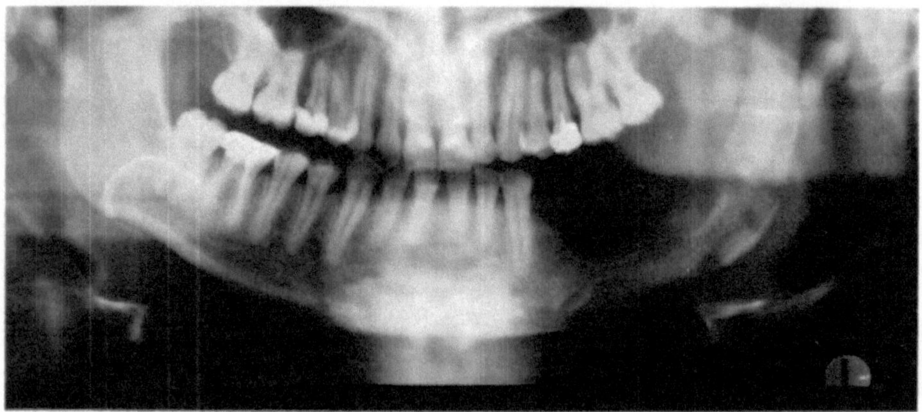

Abb. 4

Osteoplastik wurde in 5 Fällen wegen primär problematischer Weichteildeckung (3x Plattenepithel-Carcinom, 2x Ameloblastom) durchgeführt. Bei 7 ausgedehnt cystischen Prozessen (4x Ameloblastom, 2x Keratocyste, 1x Residualcyste) bestand aufgrund vorausgegangener Eingriffe eine Infektion des Lagergewebes mit Zirkulationsstörungen.

Mißerfolge bei der primären Osteoplastik haben uns veranlaßt, in solchen Fällen die Indikation zum zweiphasigen Vorgehen eher großzügig zu stellen. Ein Transplantverlust beim Freiendersatz des Unterkiefers stellt eine gravierende Komplikation dar. Neben häufig kaum mehr zu behebenden Spätschäden ist abhängig von der Defektgröße wertvolles autologes Material sogar aus beiden Beckenschaufeln geopfert.

Zusammenfassung

Der Freiendersatz des Unterkiefers mit Gelenksendoprothesen hat sich nicht bewährt. Die zweiphasige Rekonstruktion mittels primärer alloplastischer Defektüberbrückung und sekundärer Osteoplastik bietet gute Erfolgsaussichten.

Literatur

Frenkel G, Niederdellmann H, Spitz PA (1976) Zur Problematik des Kiefergelenkersatzes. In: Schuchard K (Hrsg) Fortschr Kiefer Gesichtschir, Bd XXI. Thieme, Stuttgart, S 117

Luhr HG (1978) Der freie Unterkieferersatz – Berücksichtigung des Transplantatlagers bei der Rekonstruktion. In: Schuchard K (Hrsg) Fortschr Kiefer Gesichtschir, Bd XXIII. Thieme, Stuttgart, S 48

Morgan DH (1973) Temporomandibular joint surgery (correction of pain, tinnitus and vertigo). Dent Radiogr Photogr 46:2

Rehrmann A (1967) Eine Methode zur operativen Beseitigung der doppelseitigen Ankylose der Kiefergelenke durch breite Knochenresektion, temporäre Implantation von Palavitkörper und autogene Knochentransplantation. In: Schuchardt K (Hrsg) Fortschr Kiefer Gesichtschir, Bd XII. Thieme, Stuttgart, S 64

Reuther J, Hausamen JE (1975) Zur primären und sekundären Versorgung bei Kinndefektfrakturen. In: Schuchard K, Spiessl B (Hrsg) Fortschr Kiefer Gesichtschir, Bd XIX. Thieme, Stuttgart, S 215

Scheunemann H (1970) Kinnkonstruktion mit Silastik in Kombination mit einem formgebenden Kirschner-Draht. Zahnärztl Welt 79:100

Spiessl B, Tschopp HM (1974) Chirurgie der malignen Tumoren des Unterkiefers. In: Naumann HH (Hrsg) Kopf- u. Halschirurgie, Bd II, Teil 2. Thieme, Stuttgart, S 683

Stellmach R (1967) Aufbau der Gesichtskonturen mit Silastic. In: Schuchardt K (Hrsg) Fortschr Kiefer Gesichtschir, Bd XXI. Thieme, Stuttgart, S 141

Stellmach R (1978) Die Fixierung des Spans bei der freien Knochentransplantation. In: Schuchard K, Schilli W (Hrsg) Fortschr Kiefer Gesichtschir, Bd XXIII. Thieme, Stuttgart, S 58

Zur Anatomie der Kopfarterien – Präparation und röntgenologische Untersuchungen für die Anwendung der Doppler-Sonographie

V. Schwipper[1] und A. Fuhrmann[2]

[1] Universitätsklinik und Poliklinik für Zahn-, Mund- und Kieferkrankheiten, Abt. für Zahn-, Mund-, Kiefer- und Gesichtschirurgie, Nordwestdeutsche Kieferklinik (Direktor: Prof. Dr. Dr. G. Pfeifer), Martinistraße 52, D-2000 Hamburg 20

[2] Abtl. für Röntgendiagnostik in der Zahn-, Mund- und Kieferheilkunde (Direktor: Prof. Dr. Dr. B. Rottke), Universitätskrankenhaus Eppendorf, Martinistraße 52, D-2000 Hamburg 20

Einleitung

Bei der routinemäßigen Anwendung der Doppler-Sonographie zur Identifikation der Gefäßstiele von Stirn-, Temporal-, Occipital- und Gesichtshautlappen werden oft sonographische Befunde erhoben, die nicht mit den Darstellungen des Verlaufes der Kopfarterien in den anatomischen Lehrbüchern übereinstimmen.

In der anatomischen und klinischen Literatur finden sich nur spärliche Angaben über die Variationsbreite des Verlaufes der A. occipitalis. Dagegen wurde die Topographie der A. facialis und A. temporalis superfacialis häufig von Klinikern untersucht. Insbesondere zwei französische Arbeitsgruppen um Combelles (1974a, b) sowie Mitz et al. (1973) und Ricbourg et al. (1975a, b 1976) haben das Variationsspektrum im Verlauf dieser beiden Gefäße überprüft. Die umfangsreichste Studie aller Kopfarterien stammt von Adachi (1928). Grote (1901) untersuchte den Verlauf der oberflächlichen Schläfenarterie an 100 Fällen. In einer Literaturübersicht berichtete Krmpotic-Nemanic (1978) über Anatomie und Variationen aller Gefäße im Kopf-Hals-Bereich.

In anatomischen Lehrbüchern nehmen lediglich Henle (1868), Merkel (1885), Rauber und Kopsch (1955) sowie Lanz und Wachsmuth (1955, 1979) auf die „Varietäten" bzw. „Abarten" der Gefäße Bezug.

Um für die eigenen sonographisch erhobenen Befunde eine genauere Kontrolle über die Variationen der Gefäßverläufe, ihre Größe und Lage in den Gesichtsweichteilen und der Kopfschwarte zu erhalten, waren anatomische Präparationen notwendig. Die Methode der Plastoid-Füllung von Kopfarterien und ihre Darstellung in Korrosionspräparaten (Schröder 1960) war wegen der fehlenden anatomischen Zuordnung in den Gesichtsweichteilen für den Vergleich mit der Doppler-Technik nicht geeignet. Schräder präparierte bei seinen anatomischen Untersuchungen an Foeten und Totgeburten außerdem auch mit Latex-Gummimilch (Revertex) gefüllte Gefäße. Für die eigenen Untersuchungen der oft sehr kleinen Äste der Kopfarterien von weniger als 1 mm fand eine Füllungsmethode Verwendung, die 1980 von Mangold et al. bei einer anatomischen Untersuchung über den Verlauf der Stirnäste der A. ophthalmica vorgestellt wurde.

Die Ästhetik von Form und Funktion
in der Plastischen u. Wiederherstellungschirurgie
Herausgegeben von G. Pfeifer

Eigene Untersuchungen

Insgesamt 34 Leichen[1] konnten untersucht werden. Bei vier Leichen wurde die A. carotis communis beiderseits operativ dargestellt und das arterielle Gefäßbett mit einem Silikon-Kautschuk-Material (Silicosehl RTV 110 mit Vernetzer KA-1 der Firma Possehl, Lübeck) über einen Injektionsapparat gefüllt. Nach der Konservierung erfolgte die Präparation der drei Gefäßbögen des Kopfes (Braus 1960) durch Freilegung des Stammes und der Äste der A. occipitalis, A. temporalis superficialis und A. facialis sowie der Stirnäste der A. ophthalmica. Die Darstellung erlaubte eine Aussage über die Größe und Lage der drei genannten Arterien mit ihren Verzweigungen. Da sich bei den zeitaufwendigen Präparationen der vier Köpfe bereits eine Fülle von Gefäßvariationen sogar beim Vergleich der rechten und linken Seite einer Leiche nachweisen ließ (Abb. 1a, b), mußten weitere Untersuchungen angeschlossen werden. Bei 30 Leichen wurde jeweils ein Arterienstamm dargestellt, dieser mit einer unverdünnten Barium-Sulfat-Emulsion (Micropaque, Firma Nicholas, Sulzbach/Ts.) gefüllt, und

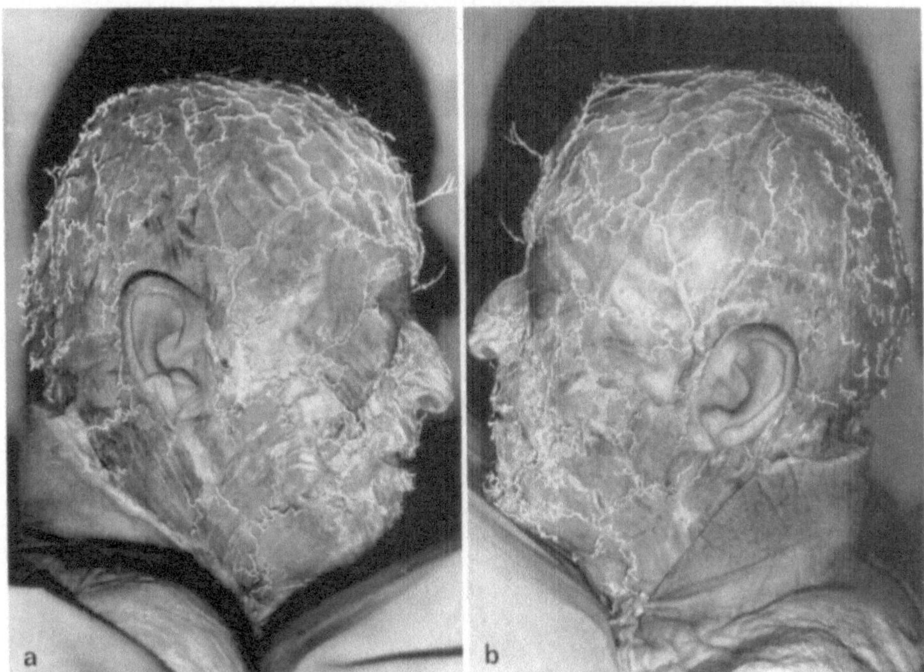

Abb. 1a, b. Gefäßdarstellung der A. temporalis superficialis: unterschiedliche Gabelbildung und Verlauf des R. frontalis et parietalis rechts und links

[1] Die Untersuchungen erfolgten im Anatomischen Institut des Universitätskrankenhauses Eppendorf, Hamburg (Geschäftsführender Direktor: Prof. Dr. W. Lierse)

mehrdimensionale Röntgen-Schädel-Aufnahmen angefertigt. Als Röntgengerät konnte nur eine transportable Röntgenkugel verwandt werden, die mit 65 KV und 20 mA arbeitete. Es wurden feinzeichnende Film-Folien-Kombinationen eingesetzt, die Belichtungszeiten lagen zwischen 10 und 18 s. Für die seitlichen Gesichtsschädel-Aufnahmen fand ein Medichrome-Film (Firma Agfa, Leverkusen) mit einer Spezialausgleichsfolie Verwendung. Die Belichtungszeiten lagen zwischen 0,5 und 0,7 s.

Alle Präparationen wurden fotographisch dokumentiert, die Befunde der Röntgenaufnahmen auf Klarsichtfolie zeichnerisch übertragen.

Ergebnisse

Die *Arteria occipitalis* ist mit nur seltenen Ausnahmen die stärkste unter den zur Kopfschwarte herantrentenden Gefäße (Merkel 1885). Ihre Darstellung war 33mal möglich. Das Gefäß betritt am medialen Rand des M. splenius capitis, über dem M. semispinalis capitis und im Zwischensehnenbereich des M. trapezius und M. sternocleidomastoideus, die Subcutanregion des Hinterhauptes (Abb. 2a). Im bindegewebig durchsetzten Fett der Nackenregion ist der 2 bis 3 mm starke Gefäßteil beim Lebenden selten zu tasten. Die Hinterhauptarterie liegt mit ihrem oberflächlichen Stamm im

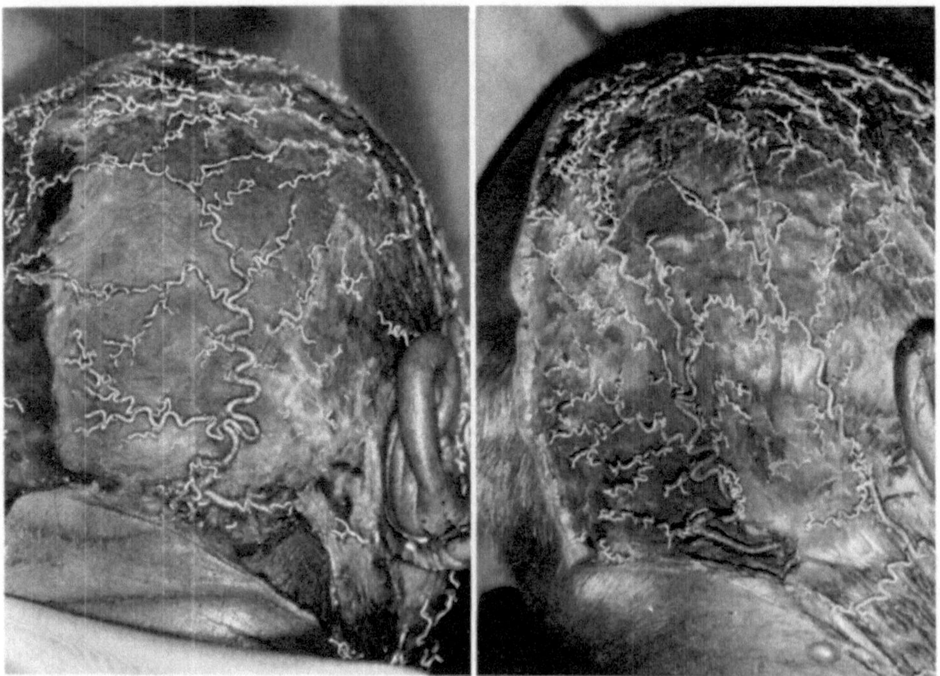

Abb. 2. a Gefäßdarstellung der A. occipitalis und ihrer Äste am Hinterkopf, **b** Gefäßdarstellung des Hinterkopfes: Konkurrierende arterielle Versorgung durch die A. occipitalis und A. auricularis posterior

mittleren Drittel einer konstruierten Linie zwischen Protuberantia occipitalis externa und Mastoid (Typ 1). Von dort breitet sie sich am Hinterkopf in 2 bis 5 größeren Ästen aus, die mit der Gegenseite und dem Ramus parientalis der A. temporalis superficialis anastomosieren. Bei vier der acht präparierten Hinterhauptshälften konkurriert die A. auricularis posterior mit dem Versorgungsgebiet der Occipital-Arterie (Abb. 2b). Dabei ist die dorsale Ohr-Arterie im lateralen Drittel der gedachten Linie hinter dem Mastoid zu finden, während die A. occipitalis, weiter zur Hinterhauptsmitte verdrängt, im medialen Drittel verläuft (Typ 2). Bei den anderen vier präparierten Hinterhauptsregionen ist die A. auricularis posterior ein bedeutungsloses Gefäß, das in der Mastoidregion endet. Diese Verteilung der beiden Gefäße am Hinterkopf war röntgenologisch wegen des kleinen Lumens der A. auricularis posterior von 1 bis 1,5 mm bei den eigenen Untersuchungen nicht darzustellen. Die Präparationen machten aber deutlich, daß es für die Konzeption occipitaler Lappen von Bedeutung sein kann, ob ein oder zwei Gefäßstiele vorhanden sind (Abb. 3). Sonographisch können beide Gefäße mit ihrem Hauptstamm nachgewiesen werden.

Die oberflächliche Endarterie der A. carotis externa, die *Arteria temporalis superficialis,* steigt nach ihrer Teilung von der A. maxillaris zunächst von der Parotisdrüse bedeckt zur Oberfläche, um sich dann in einer siphonähnlichen Krümmung über die Wurzel des Jochbogens zu legen. Von dort breitet sie sich auf der Fascie des M. temporalis subcutan über der seitlichen Kopfschwarte und Stirnregion aus. Bei den acht präparierten sowie 16 röntgenologisch dargestellten Schläfenarterien ist, in Übereinstimmung mit den Feststellungen von Adachi (1928), eine Teilungsstelle in den Ramus

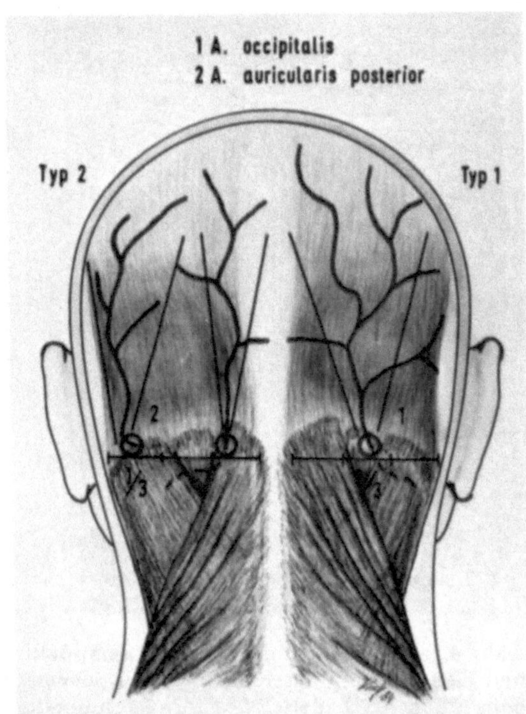

Abb. 3. Schematisierte Darstellung der Gefäßversorgung des Hinterkopfes durch die A. occipitalis und A. auricularis posterior

frontalis et parietalis nicht immer sicher zu benennen. Der dorsale Ast ist manchmal schwach ausgebildet, er fehlt in 9% der Fälle ganz (Grote 1901), und eine Gabelbildung von gleichlumigen Verzweigungen des frontalen Astes darf nicht mit der Teilungsstelle der beiden Hauptäste verwechselt werden (Abb. 4a). Eine Fehlbeurteilung der Höhe der Teilungsstelle ist insbesondere bei Röntgen-Kontrastdarstellungen möglich. Meist liegt die Gabelbildung des Scheitel- und Stirnastes der Arteria 2 cm oberhalb und 1 cm vor dem Tragus. Beide Gefäße bilden ein spitz aufliegendes Dreieck von beinahe 90° (Abb. 4b). Zwei regelmäßig vorhandene Äste des oberflächlichen Temporalis-Gefäßes, die A. transversa faciei und A. zygomatico-orbitalis, liegen typischerweise parallel und unter bzw. oberhalb des Jochbogens. Beide Temporalis-Äste anastomosieren untereinander und mit der Occipital-Arteria bzw. den Stirnästen der A. ophthalmica. Über dem Schädeldach findet sich ein reiches Anastomosennetz der Gefäße zwischen der rechten und linken Gesichtshälfte.

Wegen des Gefäßkalibers von 2 bis 3 mm ist eine sonographische Darstellung des Stammes und der beiden Hauptäste der A. temporalis superficialis (obere Gesichtsarterie nach Krmpotic-Nemanic 1978) immer möglich. Für schmale Gefäßstiellappen ist nach sonographischer Darstellung zu beachten, daß die Schläfenarterie auch bei Jugendlichen einen stark geschlängelten Verlauf hat. Ein schläfenwärts gerichteter R. frontalis der Arterie zeigt regelmäßig oberhalb der Brauenregion einen Knick

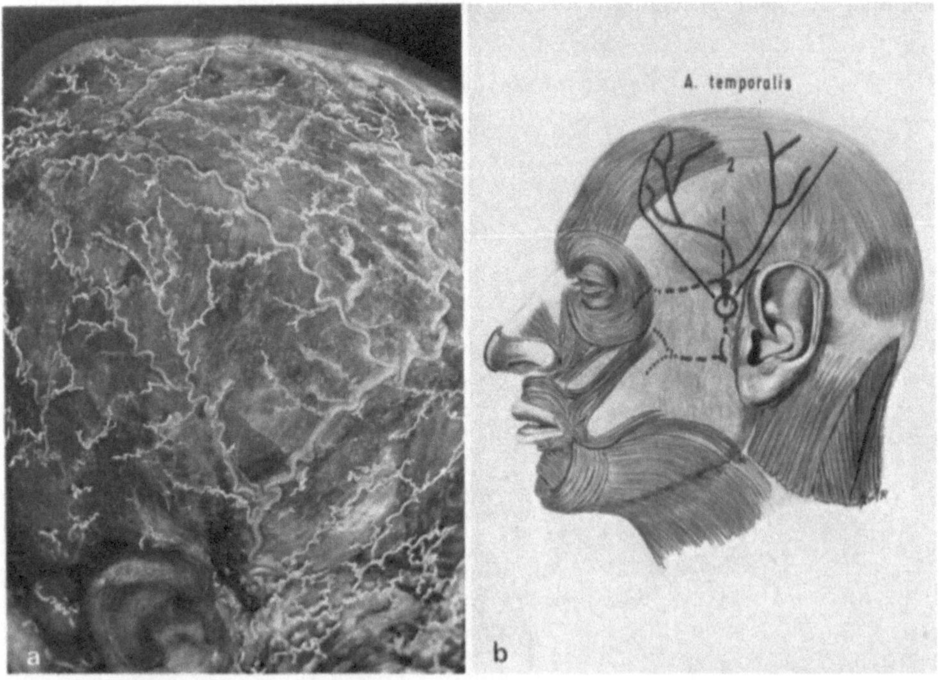

Abb. 4. a Gefäßdarstellung der A. temporalis superficialis: kleinlumiger R. parietalis und Gabelbildung des R. frontalis, **b** Schematisierte Darstellung der Gefäßversorgung des seitlichen Schädels: Lage der A. temporalis mit dem Ramus frontalis et parietalis

nach dorsal, um sich dann in der vorderen Kopfschwartenregion auszubreiten. Die Anastomosen zu den Ophthalmica-Stirngefäßen (Mangold et al. 1980) haben ein ähnliches Kaliber wie der Hauptstamm, so daß sonographische Fehlinterpretationen möglich sind.

Die *Arteria facialis* ist in einer Stärke bis zu 4 mm in der Regel am Unterkieferrand unmittelbar vor dem Ansatz des Masseter-Muskels nachweisbar. Dort Tritt sie aus der Tiefe des Trigonum submandibulare hervor und hat zentral lediglich den für die Gefäßversorgung der Kinnhaut wichtigen Ast der A. submentalis abgegeben. Im Unterschied zu den Darstellungen in den meisten Lehrbüchern und anatomischen Atlanten zieht die Gesichtsarterie nur in Ausnahmefällen als A. angularis zum medialen Lidwinkel (4% nach Mitz et al. 1973).

Bei den 10 röntgenologisch dargestellten Verläufen endet sie immer über dem mittleren Nasenrücken (Abb. 5a), bei 7 der 8 präparierten Gesichtsseiten als Lippenast oder am seitlichen Nasenrücken. Bei keinem der 8 Darstellung der A. facialis ist der Gefäßverlauf der rechten und linken Gesichtshälfte symmetrisch. In einem Fall wurde die Oberlippe nur von einer Lippenarterie versorgt. Häufig besteht im Feld zwischen dem Nasenrücken und dem Jochbeinmassiv eine so ausgeprägte Ballung von Gefäßanastomosen der A. facialis, A. infraorbitalis und A. tranversa faciei, zusammen

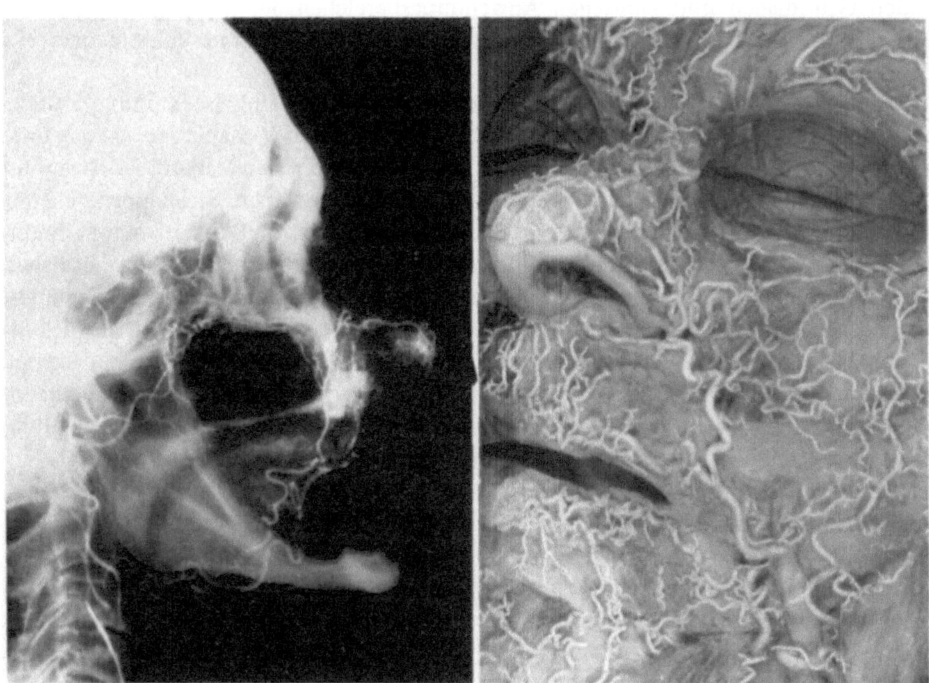

Abb. 5. a Röntgenaufnahme des seitlichen Gesichtsschädels: Darstellung der A. facialis und ihrer Endverzweigung über dem Nasenrücken, **b** Gefäßdarstellung der A. facialis mit Anastomosenknäuel zur A. infraobitalis; am Nasenrücken Zusammenfluß mit gleichlumiger A. dorsalis nasi

mit dem Ophthalmica-Ast der A. dorsalis nasi, daß eine anatomische Zuordnung zu den einzelnen Stämmen nicht mehr möglich ist (Abb. 5b). Der von Adachi (1928) beschriebene seltene „Ramus prämassetericus" der Gesichtsarterie findet sich bei 3 der 8 Präparate in der seitlichen Wangenregion.

Die Gefäßversorgung des vorderen Wangenfeldes macht deutlich, daß es bei Lappenumscheidungen unerheblich ist, ob man einen caudalen oder cranialen Lappenstiel wählt. Die Ernährung eines Nahlappens ist in dieser Region aufgrund der vielfältigen Vascularisation immer gewährleistet. Bei der Wangenrotation ist dagegen die A. facialis mit ihren Verbindungen zu der tiefer gelegenen A. transversa faciei von Bedeutung (Esser 1918).

Für sonographische Gefäßdarstellungen ist festzustellen: Eine sichere Identifikation der Lage der A. facialis mit ihren Hauptästen ist nur vom Unterkieferrand bis zu den Lippenarterien, cranial davon am seitlichen Nasenrücken möglich. Nasolabial ist der Verlauf der Gesichtsarterie wegen der zahlreichen Anastomosen, der Gefäßdichte in verschiedenen Tiefen und durch die Überlagerung des M. zygomaticus major nicht sicher festzulegen.

Diskussion

Zu den Grundlagen und klinischen Anwendungsbereichen der Doppler-Sonographie nehmen Kriessmann und Bollinger (1979), Büdingen et al. (1982) und Kriessmann et al. (1982) in drei Lehrbüchern Stellung.

1981 berichtete Drommer erstmals über eine Untersuchung im Mund-, Kiefer-, Gesichtsbereich. Vor Mittelgesichtsosteotomien wurde der Verlauf der A. palatina major dargestellt. Jend-Rossmann et al. (1982) untersuchten den Verlauf der A. supratrochlearis zur Vorbereitung von gefäßgestielten paramedianen Stirnlappen. Damit stand fest, daß selbst kleine Gefäße mit einem Durchmesser von 0,5 bis 1 mm in ihrem Verlauf durch die Doppler-Ultraschall-Methode nachzuweisen sind. Es lag daher nahe, den Verlauf aller Gesichtsarterien sonographisch zu prüfen und neue Anwendungsbereiche für die Mund-, Kiefer-, Gesichtschirurgie zu finden. Krüger et al. (1984) stellten das ernährende Gefäß von Myocutanlappen dar, die für Defektdeckungen im Gesicht verwandt wurden. Von Domarus et al. (1984) untersuchten an 60 Probanden den Verlauf der Gesichtsgefäße und diskutierten an Hand ihrer computererrechneten mittleren Verläufe der Gefäße die Bedeutung der Sonographie für die Bildung von gefäßgestielten Lappenplastiken. Diese Untersuchung macht die Grenzen der Aussagefähigkeit der Methode deutlich.

Obwohl die Autoren feststellen, daß ihre Ergebnisse nur ein „funktionelles Bild der tatsächlichen Blutversorgung" wiedergeben und „nicht direkt mit anatomischen Präparaten zu vergleichen" sind, werden aus der Untersuchung Schlüsse bezüglich der Anatomie gezogen. Angesichts der Vielfalt der Variationen der Kopfgeräte muß sich die sonographische Darstellung der Arterien auf die Hauptstämme beschränken und eng an die anatomischen Grundlagen anlehnen. Einige Beispiele mögen dies verdeutlichen:

Von Domarus et al. (1984) untersuchten an ihren Patienten den Ramus frontalis der A. temporalis superficialis, da eine Doppler-Darstellung der Gefäße in der behaarten Kopfschwarte nicht möglich ist. Dabei wurden z.T. nur Anastomosen zwischen der Temporalarterie und den Stirngefäßen dargestellt, die einen Verlauf der Schläfenarterie nahe der Augenbraue vortäuschen. Zusätzlich gilt, daß sich die ungenaue sonographische Darstellung des Verlaufes in der seitlichen Stirn im Grenzgebiet zwischen der A. ophthalmica und der A. temporalis superficialis verbessern läßt, wenn man die Temporalis-Arterie während der Untersuchung komprimiert.

Die gleichen Autoren stellten fest, daß die A. infraorbitalis wegen ihres kleinen Durchmessers sonographisch nicht darstellbar ist. Dies ist weniger auf ihren kleinen Querschnitt zurückzuführen, sondern vielmehr in der Topographie begründet. Die Arterie verläuft fast immer unmittelbar über dem Periost der facialen Kieferhöhlenwand und anastomosiert frühzeitig mit Ästen der A. facialis. Sie ist sonographisch mit einer 10 Mhz-Sonde in einer Tiefe von 1 bis 1,5 cm nicht erfaßbar. Ihr Verlauf wird von den Ästen der A. facialis überlagert. Von Domarus et al. (1984) stellten bei ihren Untersuchungen fest, daß die A. facialis bei der Mehrzahl der Fälle nicht bis an die A. ophthalmica am inneren Augenwinkel heranreicht. Sie sind der Auffassung, daß die A. dorsalis nasi als Abgang aus der A. facialis/angularis mediocranial auf dem Nasenrücken ansteigt. Aufgrund unserer eigenen Untersuchungen meinen wir, daß dieses Gefäß, oft einseitig betont, vom medialen Lidwinkel als Endast der A. ophthalmica über dem Nasenrücken verläuft und mit der Gesichtsarterie im Bereich der seitlichen Nase anastomosiert. Strömungsrichtung und Stärke des Gefäßes beweisen uns, daß es nicht über die Gesichtsarterie sondern aus der A. ophthalmica gespeist wird.

Die eigenen anatomischen und röntgenologischen Untersuchungen wurden immer wieder den sonographisch erhobenen Befunden gegenübergestellt, an ca. 120 Patienten die Aussagekraft der Doppler-Sonographie untersucht.

Der sonographisch ermittelte Gefäßverlauf wurde am operativen Situs von unterschiedlichen Lappen, z.T. auch durch zusätzlich vorliegende Arteriographie überprüft.

Die nicht invasive Gefäßdarstellung der Doppler-Sonographie vermag bei ausgewählten Lappenkonzepten den Verlauf der Arterienstämme des Kopfes sicher darzustellen. Die Grenzen der Aussagefähigkeit der Methode sind beim Nachweis des Verlaufes der Äste und Anastomosen der A. facialis in der Tiefe der Gesichtsweichteile deutlich geworden.

Literatur

Adachi B: Das Arteriensystem der Japaner, Bd 1. Aus: Anatomie der Japaner, Verlag der kaiserlich-japanischen Universität zu Kyoto 1928. In Kommission bei „Maruzen Co.", gedruckt von Kenkyusha in Tokyo

Braus H (1960) Anatomie des Menschen, Bd 3, 2. Aufl., fortgeführt con Elze C. Springer, Berlin Göttingen Heidelberg

Büdingen HJ, von Reutern G-H, Freund H-J (1982) Doppler-Sonographie der extrakraniellen Hirnarterien. Grundlagen, Methodik, Fehlermöglichkeiten, Ergebnisse. Thieme, Stuttgart New York

Combelles R (1974a) Vascularisation de la cavite buccale. Arch Anat (Strasbourg) 55:179–208

Combelles R, Bastide G, Juskiewenski S, Becue H, Vayasse PH, Roux P (1974b) Vascularisation arterielle superficielle de la face. Bull Assoc Anat (Nancy) 58:833–41

Domarus H von, Weimer J, Friedrich H-J (1984) Die Hautarterien des Gesichtes. Variationen und mittlerer Verlauf, dargestellt mit der Ultraschall-Doppler-Sonographie. Dtsch Z Mund Kiefer Gesichtschir 8:112–21

Drommer R (1981) Die Doppler-Sonographie als diagnostisches Hilfsmittel zur Beurteilung der Blutversorgung des Oberkiefers bei geplanten Mittelgesichtsosteotomien. Dtsch Z Mund Kiefer Gesichtschir 5:117–20

Esser JFS (1918) Die Rotation der Wange und allgemeine Bemerkungen der chirurgischen Gesichtsplastik. Vogel, Leipzig

Grote G (1901) Die Varietäten der Arteria temporalis superficialis. Z Morphol Anthropol 3:1–20

Henle J (1868) Handbuch des Systematischen Anatomie des Menschen (Handbuch der Gefässlehre), Bd 1, 1. Abt. Gefäßlehre. Vieweg, Braunschweig

Jend-Rossmann I, Pfeifer G, Höltje WJ (1982) Die Doppler-Sonographie als Grundlage der Bildung von Gefäßstiellappen für die Deckung von Gesichtsdefekten. Fortschr Kiefer Gesichtschir 27:43–47

Kriesmann A, Bollinger A, Keller H (1982) Praxis der Doppler-Sonographie. Periphere Arterien und Venen, hirnversorgende Arterien. Thieme, Stuttgart New York

Kriesmann A, Bollinger A (1979) Ultraschall-Doppler-Diagnostik in der Angiologie. Thieme, Stuttgart

Krmpotic-Nemanic J (1978) Anatomie, Variationen und Mißbildungen der Gefäße im Kopf- und Halsbereich. Arch Oto-Rhino-Laryng 219:1–99, 285–305

Krüger E, Krumholz, Hoischer R, Ludwig M (1984) Gefäßdarstellung in myocutanen Lappen durch Doppler-Sonographie. Dtsch Z Mund Kiefer Gesichtschir 8:105–108

Lanz T von, Wachsmuth W (1955, 1979) Praktische Anatomie. Ein Lehr- und Hilfsbuch der anatomischen Grundlagen ärztlichen Handelns. 1. Band, 2. Teil: Hals. Springer, Berlin Göttingen Heidelberg
1. Band, 1. Teil: Kopf, Teil B Gehirn und Augenschädel fortgeführt und herausgegeben von Lang J und Wachsmuth W. Springer, Berlin Heidelberg New York

Mangold U, Lierse W, Pfeifer G (1980) Die Arterien der Stirn als Grundlagen des Nasenersatzes mit Stirnlappen. Acta Anat 107:18–25

Merkel FR (1885–1890) Handbuch der topographischen Antomie, Erster Band: Kopf. Vieweg, Braunschweig

Mitz V, Ricbourg B, Lassau JB (1973) Les branches faciales de l'artere faciale chez l'adulte. Typologie, varation et territorires cutanes respectifs. Ann Chir plast 18: 339–50

Rauber A, Kopsch F (1955) Lehrbuch und Atlas der Anatomie des Menschen. In: Kopsch F (Hrsg) Band 1: Allgemeines, Skelettsystem-Muskelsystem-Gefäßsystem, 19. Aufl. Thieme, Stutgart

Ricbourg B, Lassau JB, Merland JJ (1975a) Anatomie fonctionelle des vaisseaux temporeaux superficiels. Bull Assoc Anat (Nancy) 59:969–984

Ricbourg B, Mitz V, Lassau JP (1975b) Artere temporale superficielle; etude anatomique et deductions pratiques. Ann Chir Plast 20:197–213

Ricbourg B, Cernea P, Lassau JP, Cabanis EA, Tba Zizen MT (1976) Vascularisation de l'orifice buccal. Rev Stomat (Paris) 77:195–204

Schröder F (1960) Zur Verwendung gestielter Lappen in der plastischen Chirurgie des Kiefer-Gesichtsbereiches. Experimentelle Untersuchungen und klinische Beobachtungen. Med habil, Hamburg

Sachverzeichnis

Jahrestagungen der Deutschen Gesellschaft für Plastische und Wiederherstellungschirurgie

18. Band:

Plastische und Wiederherstellungs-chirurgie bei bösartigen Tumoren

18. Jahrestagung 27.-29. November 1980, Mainz

Herausgeber: **H. Scheunemann, R. Schmidseder**

1982. 269 Abbildungen. XXVI, 342 Seiten.
Broschiert DM 198,-. ISBN 3-540-11476-9

16. Band:

Transplantatlager und Implantatlager bei verschiedenen Operationsverfahren

16. Jahrestagung 2.-4. November 1978, Düsseldorf
Herausgeber: **G. Hierholzer, H. Zilch**
Unter Mitarbeit zahlreicher Fachwissenschaftler

1980. 275 Abbildungen in 365 Teilbildern, 19 Tabellen.
XIX, 328 Seiten. Broschiert DM 139,-. ISBN 3-540-09833-X

15. Band:

Plastische und Wiederherstellungschirurgie bei und nach Infektionen

Pathologie Chemotherapie Klinik Rehabilitation

15. Jahrestagung 7.-8. Oktober 1977, Murnau/Obb.
Herausgeber: **J. Probst**
Unter Mitwirkung von F. Hollwich, G. Pfeifer, W. Kley, P. Rathert

1980. 242 Abbildungen, 69 Tabellen. XIX, 403 Seiten.
Broschiert DM 128,-. ISBN 3-540-09854-2

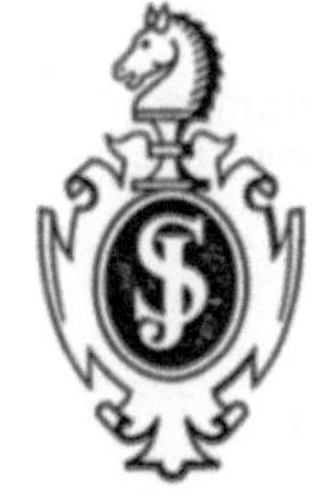

Springer-Verlag
Berlin
Heidelberg
New York
Tokyo

Jahrestagungen der Deutschen Gesellschaft für Plastische und Wiederherstellungschirurgie

21. Band:

Biomaterialien und Nahtmaterial

21. Jahrestagung 20.–22. Oktober 1983, Gießen
Herausgeber: **H. Rettig**

1984. 181 Abbildungen, 37 Tabellen. XVI, 334 Seiten.
Broschiert DM 236,–. ISBN 3-540-13689-4

Inhaltsübersicht: Eröffnungsansprache. – Festvortrag: Haftpflichtprobleme im Rahmen plastisch-rekonstruktiver Operationen. – Implantant und Implantatlager. – Keramische Implantate. – Implantate aus Kohlenstoff. – Metallimplantate. – Homologe und heterologe Implantatmaterialien. – Kunststoffmaterialen. – Nahtmaterialien. – Freie Vorträge. – Sachverzeichnis.

20. Band:

Plastische und wiederherstellende Maßnahmen bei Unfallverletzungen

Primär- und Sekundärversorgung
20. Jahrestagung 7.–9. Oktober 1982, Hamburg
Herausgeber: **K. H. Jungbluth, U. Mommsen**

1984. 291 Abbildungen in 431 Einzeldarstellungen, 64 Tabellen. XIV, 320 Seiten. Broschiert DM 246,–
ISBN 3-540-13036-5

19. Band:

Regionale plastische und rekonstruktive Chirurgie im Kindesalter

19. Jahrestagung 29.–31. Oktober 1981, Würzburg
Herausgeber: **W. Kley, C. Naumann**

1983. 266 Abbildungen, 39 Tabellen. XIX, 343 Seiten.
Broschiert DM 236,–. ISBN 3-540-12105-6

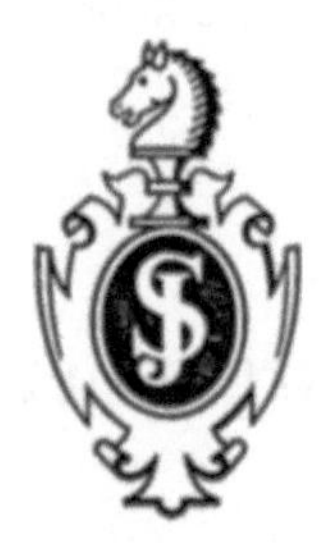

Springer-Verlag
Berlin
Heidelberg
New York
Tokyo